LES

GRANDS MAUX

ET

LES GRANDS REMÈDES

F. AUREAU. — IMPRIMERIE DE LAGNY.

LES

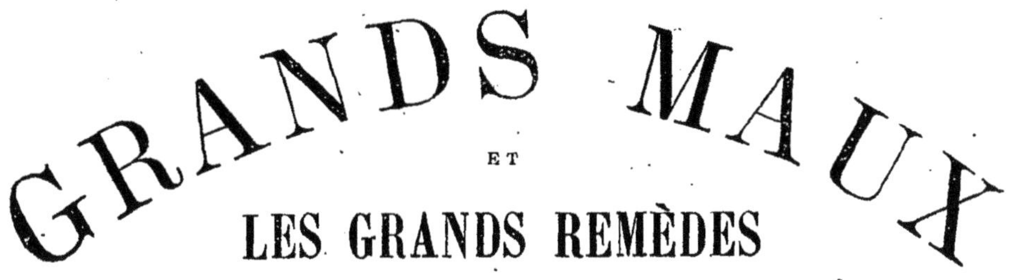

ET

LES GRANDS REMÈDES

TRAITÉ COMPLET DES MALADIES QUI FRAPPENT LE GENRE HUMAIN

AVEC L'EXPOSITION DÉTAILLÉE DE LEURS CAUSES
DE LEURS SYMPTÔMES, DES TROUBLES ET DES LÉSIONS QU'ELLES PRODUISENT DANS L'ORGANISME
ET DES MOYENS LES PLUS RATIONNELS DE LES PRÉVENIR ET DE LES COMBATTRE

PAR

LE DOCTEUR J. RENGADE

MALADIES GÉNÉRALES

MALADIES CONSTITUTIONNELLES — MALADIES INFECTIEUSES

MALADIES LOCALES

MALADIES DE L'APPAREIL RESPIRATOIRE — MALADIES DE L'APPAREIL DIGESTIF
MALADIES DES APPAREILS DE SÉCRÉTION — MALADIES DE L'APPAREIL CIRCULATOIRE
MALADIES DE L'APPAREIL INNERVATEUR ET DES ORGANES DES SENS
MALADIES DE L'APPAREIL LOCOMOTEUR

MALADIES ACCIDENTELLES

MANUEL DU MALADE

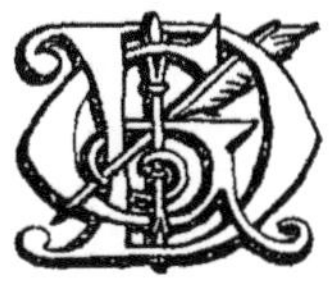

PARIS

LIBRAIRIE ILLUSTRÉE
7, RUE DU CROISSANT, 7

LIBRAIRIE M. DREYFOUS
13, RUE DU FAUBOURG-MONTMARTRE, 13

1879

A MON FILS

PIERRE-ROGER RENGADE

A peine commences-tu, mon cher enfant, à lire tes premières lettres, quand j'écris les dernières pages de ce livre.

Dans quelques années, si tu parviens, — c'est mon plus doux espoir! — à l'âge où l'on comprend que la vie est une incessante lutte, un combat de chaque jour, peut-être cet ouvrage te fournira-t-il quelques utiles enseignements pour ta sauvegarde ou ta défense.

Au moins, t'apprendra-t-il comment la Nature, plus sévère que les hommes, toujours châtie le vice avec une rigueur extrême, pour ne donner jamais la santé qu'en récompense à la vertu.

Cette étude te rendra sage, honnête, humain, charitable, indulgent. Elle te dictera ta conduite et tes devoirs avec plus de force et d'autorité que la meilleure leçon de morale.

C'est assez pour me permettre d'attacher quelque prix à ce livre que je te dédie, et me laisser croire bien employé le temps que j'ai mis à l'écrire.

Ton père,

Dr J. RENGADE.

Paris, Février 1879.

TABLE DES MATIÈRES

PRÉLIMINAIRES

LIVRE I. — MALADIES GÉNÉRALES

MALADIES CONSTITUTIONNELLES. — DYSTROPHIES

MALADIES CONSTITUTIONNELLES. — DIATHÈSES

MALADIES INFECTIEUSES OU ZYMOTIQUES

LIVRE II. — MALADIES LOCALES.

MALADIES DE L'APPAREIL RESPIRATOIRE.

MALADIES DE L'APPAREIL DIGESTIF

MALADIES DES APPAREILS DE SÉCRÉTION

MALADIES DE L'APPAREIL CIRCULATOIRE

MALADIES DE L'APPAREIL INNERVATEUR

APPENDICE. — MANUEL DU MALADE.

FIN DE LA TABLE DES MATIÈRES.

Avis au Relieur. — La *table des matières* doit être placée au commencement, la *table alphabétique* à la fin du volume.

LES GRANDS MAUX & LES GRANDS REMÈDES

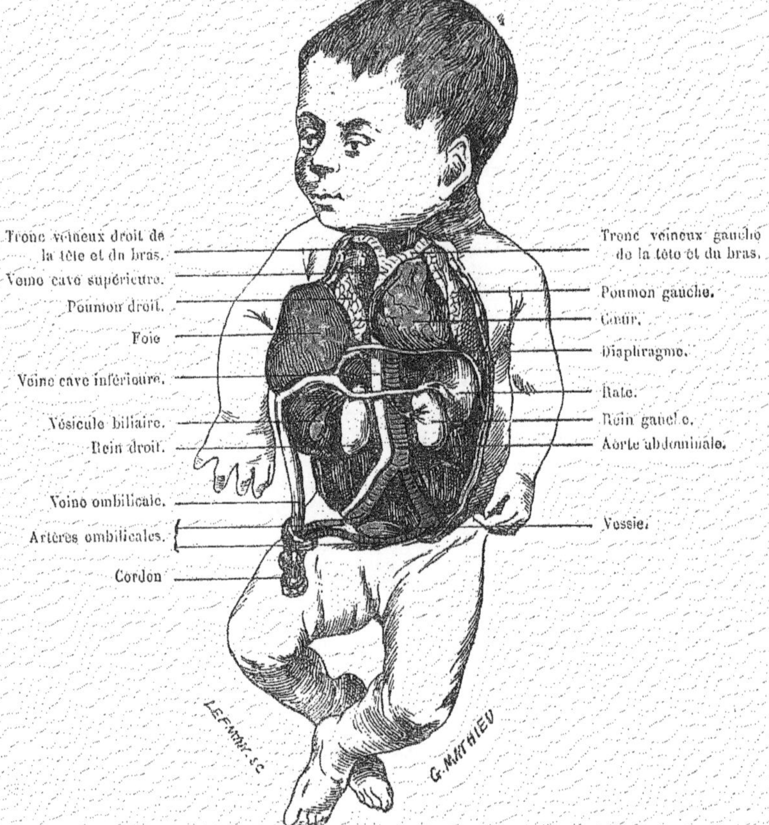

Organisation normale de l'enfant au moment de la naissance.

PRÉLIMINAIRES

I

LA SANTÉ PARFAITE ET LES CAUSES DES MALADIES

Quand on voit, chaque jour, passer sous ses yeux le triste et monotone défilé des malades, enfants blêmis, femmes pâlies, hommes épuisés, on en vient bientôt à se demander si la santé parfaite est bien de ce monde, et si, raisonnablement, on peut croire à l'existence ici-bas d'un être assez heureux pour jouir d'une constitution entièrement irréprochable, d'un sang absolument pur, d'une vie, en un mot, s'accomplissant dans les meilleures conditions physiologiques possibles?...

Si la terre a donné naissance à ce type, encore inconnu, de la santé idéale, quel est-il? où se cache-t-il?

Beau comme l'Apollon antique, il ne doit être ni trop grand, ni trop petit, ni trop maigre, ni trop gras, ni trop faible, ni trop fort, ni trop intelligent, ni trop bête, — qualité difficile à remplir! — Il est indispensable qu'il ne mange et ne boive que ce qui est tout juste nécessaire au fonctionnement quotidien et régulier de ses organes, qu'il absorbe, à ses repas, la même quantité d'aliments combustibles et plastiques, qu'il rejette, sous la forme la plus louable, la même quantité de résidus; qu'il respire un air d'une densité constante, ni froid, ni chaud, ni humide, ni sec, et d'une inaltérable pureté; qu'il prenne le même repos quotidien après avoir fait le même travail, et qu'il dorme, chaque nuit, le même sommeil, afin qu'un parfait équilibre se maintienne sans cesse dans le budget de son économie, entre la recette alimentaire et la dépense physique et morale de chaque jour.

L'homme qui vit dans ces conditions, — s'il en est un, — durera plus longtemps que les anciens patriarches.

Seule, une vieillesse extrêmement lente à venir affaiblira ses forces, et dans la suite des années, le dernier souffle s'exhalera de son corps, aussi doucement que s'évanouit la dernière lueur d'une lampe manquant d'huile.

Sa mort sera la diminution progressive, la cessation rationnelle et fatale d'un travail physiologique, et non la terminaison brusque et brutale d'une maladie.

Mais je doute de le rencontrer parmi nous, ce vivant modèle de la santé idéale, et s'il existe quelque part, sous le ciel, qu'il ne vienne point demander à notre climat et à notre civilisation la suite des longs jours qui lui sont assurés dans un monde meilleur. La continuation n'en serait pas possible, dans un milieu comme le nôtre, où, dans mille circonstances et par mille raisons, sa précieuse santé risquerait fort d'être gravement compromise.

Le vent, la pluie, le froid, l'humidité, la chaleur, dans sa maison comme dans la rue, le saisiraient traîtreusement tour à tour.

Les aliments nécessaires à sa nourriture journalière, le pain, la viande, le vin, le lait, frelatés par l'industrie ou par la main même de son cuisinier, détérioreraient en six mois son estomac et, par contre-coup, tout son organisme.

L'air vicié de nos villes, les émanations malsaines de nos lieux de travail et de plaisir, corroderaient ses poumons; l'amour facile empoisonnerait son sang; le tabac, l'alcool et l'absinthe épuiseraient son cerveau; le tracas des affaires, les soucis du ménage, les déceptions et les déboires de toutes les heures surexciteraient ses nerfs et feraient éclater son cœur.

Je ne cite que pour mémoire le chien enragé qui pourrait le mordre, le cheval qui s'emporte, le train qui déraille, l'incendie qui s'allume, le bateau qui sombre, et les cent autres accidents possibles qui, vingt fois le jour, l'exposeraient à être estropié, broyé, brûlé, noyé !...

Dans notre monde, la santé absolue est donc impossible; voilà pourquoi, tous, plus ou moins, hommes et femmes, nous ne jouissons que d'une santé relative, affligés que nous sommes, dès le sein maternel, d'une tache qui nous donne, suivant sa nature et sa pénétration, tel *tempérament*, telle *constitution*, telle *aptitude* à contracter certaines maladies, telle *immunité* contre certaines autres.

C'est de nos parents, entachés eux-mêmes, que nous tenons cette manière d'être, qui, le plus souvent en somme, est compatible avec la santé, mais qui peut être aussi la maladie; quand la tache transmise est un vice véritable, dont les précédentes générations n'ont point épuisé la maligne influence.

Au point de vue physique, plus encore qu'au point de vue moral, l'homme adulte est donc irrévocablement contenu dans l'enfant qui vient de naître.

L'allaitement et l'éducation ne modifieront que fort peu le développement qui lui est assigné d'avance; l'hygiène et la médecine, toutes puissantes qu'elles sont contre les maux innés dont il pourra souffrir, ne transformeront point son organisation ni ses aptitudes.

Ainsi la *transmission héréditaire* est bien la plus féconde source de nos maladies.

Toutes celles dont nous n'apportons point le germe en naissant nous viennent, en effet, plus tard, des *fautes d'hygiène* que nous commettons sans cesse; des *poisons* et des *miasmes* disséminés dans l'air que nous respirons; des *virus* contagieux qui peuvent nous être communiqués; des *parasites* qui se développent à nos dépens; des *accidents* qui nous frappent; des *impressions morales*, enfin, que nous causent nos relations sociales et les événements de chaque jour.

I. — Transmission héréditaire. — Les parents et les enfants.

On sait combien sont répandues et redoutables les grandes maladies héréditaires, la *scrofule*, le *cancer*, la *tuberculose*, la *folie*, pour ne citer que les plus fatales à l'espèce humaine.

Eh bien, je ne crains point d'avancer ici que leur effrayante propagation est presque exclusivement due aux mariages mal assortis, à l'union d'époux trop pauvrement constitués l'un ou l'autre, et souvent tous les deux, pour donner à leur enfant le bien qu'ils ne possèdent pas eux-mêmes, pour engendrer et reproduire la santé.

Comment en pourrait-il être autrement, d'ailleurs, avec les mœurs actuelles?

Si quelques rares familles encore tiennent, en effet, à la sympathie de caractère et d'humeur entre les jeunes époux, combien en est-il qui s'inquiètent de savoir s'ils sont bien faits physiquement l'un pour l'autre, et si, de leur mariage, ne résultera point quelque pauvre petit être scrofuleux ou rachitique dont l'existence éphémère ne sera qu'une affreuse torture, qu'une longue agonie?...

Je sais bien que l'on recule, parfois, en présence de la folie menaçante, d'une maladie honteuse ou d'une phthisie à la dernière période; mais pour peu que l'on se croie en sûreté soi-même, ou que les intérêts en jeu soient considérables, comme on fait bon marché de toutes ces craintes, comme on traite bien vite la prudence de puérilité!...

Un mariage accompli dans ces conditions n'est-il pas, cependant, une action misérable, malhonnête, criminelle même, si l'on veut bien songer à la situation du malheureux enfant qui doit en résulter?

Et pas une loi pour empêcher cela! pas une ligne du Code qui punisse ces infanticides anticipés?

Nos sociétés agricoles n'ont pas assez de médailles pour honorer l'éleveur qui, par des croisements habiles, obtient des taureaux d'une vigueur extraordinaire ou des porcs d'une graisse incomparable, et chaque année des milliers d'enfants ou de jeunes hommes meurent, parce qu'ils ont reçu, en même temps qu'un souffle de vie, le germe fatal qui les tue; parce qu'ils sont le produit de deux malades impuissants à créer autre chose que des êtres malades!

N'est-il pas étrange, encore, que pour envoyer des jeunes gens à la guerre, recevoir ou donner la mort, l'État exige de chacun la force et la santé nécessaires, et que nul certificat d'aptitude ne soit demandé à ceux qui prétendent donner la vie et créer des hommes?

En suivant ce raisonnement, j'arriverais inévitablement, je le sais, aux idées de Fourier, qui, pour peupler ses phalanstères de bons citoyens, ne permettait le mariage qu'à des couples choisis, les *géniteurs* et les *génitrices;* mais sans aller jusqu'à cette utopie dont le bon sens a fait justice; sans vouloir interdire à personne de se marier, — malgré le grand service que ce serait rendre à beaucoup en les en empêchant, — il est de mon devoir, dans un livre de science et de vérité, comme celui-ci, de signaler toutes les funestes conséquences d'un trop grand nombre de mariages, et d'exprimer le désir qu'ils se fassent, pour le bien de l'humanité, avec plus de prévoyance, plus de réflexion, plus de sagesse; avec plus de souci surtout de l'innocente créature qui doit en être le fruit!

Dans le but de provoquer une réforme sur ce point, je n'adresserai certainement pas une supplique à l'Assemblée nationale, mais je dirai, sans intermédiaire, aux intéressés :

Au jeune homme :

— « Choisis pour ta compagne une femme bien constituée, robuste, aux hanches et aux épaules amplement développées, à la gorge proéminente, au teint coloré, aux yeux vifs et noirs, aux lèvres rouges et fraîches. Qu'elle possède le courage, la tendresse et la douceur indispensables à la bonne mère; l'agréable et chaste gaieté qui convient à la femme aimable et fidèle. »

A la jeune fille :

— « Ne donne ta beauté, ta jeunesse et ta fortune qu'au jeune homme actif et laborieux, dont la vigueur n'a point été compromise par les excès et les débauches qui naissent de l'oisiveté. Ne crains point de mettre ta main dans la main rugueuse, mais loyale et forte, d'un honnête artisan. Ne te prends point aux menteuses paroles du joli monsieur dont le libertinage a corrompu le sang autant qu'il a vidé la bourse; ne te sacrifie point au vieillard lascif, au vieux garçon qui ne t'apporterait que son impuissance et ses rhumatismes ! »

J'ajouterai, en m'adressant à tous les deux :

— « Vous êtes responsables, l'un et l'autre, de l'enfant que vous allez engendrer. Ses organes et son sang, sa bonne humeur ou ses souffrances, sa joie ou sa tristesse de toute la vie, il ne les devra qu'à vous seuls.

« Toute l'existence heureuse ou malheureuse d'un homme dépend de l'acte que vous allez accomplir.

« Pouvez-vous, en vérité, vous occuper de questions d'intérêt avant que ne soit résolue cette question capitale, à laquelle vous ne songez même pas?

« Le but suprême et naturel du mariage n'est-il point, avant tout, la conservation de l'espèce, la procréation d'enfants sains et robustes, capables, un jour, d'engendrer d'autres hommes qui leur ressembleront?

« Et ce n'est point seulement un mal héréditaire que vous devez éviter de transmettre à votre enfant. Il faut encore que ce petit être reçoive de vous la force, et qu'il ne soit point affligé, en naissant, de cette faiblesse constitutionnelle qui n'est point la maladie sans doute, mais qui certainement est une condition des plus favorables à l'invasion de la scrofule et de la tuberculose. »

Dans le nombre considérable des jeunes filles que l'on marie, il en est, relativement peu, cependant, à Paris surtout, et dans les grandes villes, qui soient réellement aptes à concevoir et à mettre au monde un enfant d'une constitution irréprochable. Aussi le phénomène tout physiologique de la grossesse est-il, pour la plupart d'entre elles, pire qu'une grave maladie.

Combien en voit-on qui ne peuvent porter plus de quelques semaines le germe vivant que leur sang est impropre à nourrir?

Combien qui, parvenues à grand'peine au terme normal de la gestation, n'ont plus, à ce moment, la force de continuer leur rôle de mère et doivent renoncer à en remplir la plus douce, la plus belle, mais aussi la plus pénible moitié?

Quels enfants peut-on attendre, aussi, de ces malheureuses femmes?

Et n'est-ce point, quand ils naissent dans de telles conditions, les livrer à la mort même que de les remettre aux mains d'une nourrice mercenaire?

Je sais bien qu'une jeune fille, à vingt ans, ne songe qu'au mariage, et que ses parents n'ont point de plus cher désir que de lui trouver un mari; mais comme il serait sage, d'abord, au lieu de promener de bal en soirée cette âme confiante et naïve, de la prendre à part et de lui tenir à peu près ce langage:

— « Vous voulez vous marier? C'est fort bien, mademoiselle, mais êtes-vous réellement capable de supporter l'énorme et fatigant travail qu'en échange d'un nouveau plaisir, vous imposera la nature?

« Énumérons un peu vos forces, s'il vous plaît, et faisons le bilan de vos moyens de lutte et de défense : teint blême, poitrine essoufflée, estomac délabré, flancs rétrécis, cœur palpitant, sang appauvri... pensez-vous affronter avec cela, petite malheureuse, le formidable assaut dont vous êtes menacée et ses terribles conséquences?

« Armez-vous, d'abord, contre l'énervement, l'épuisement, l'avortement que vous avez à craindre; allez demander à la campagne son grand air revivifiant, délivrez votre sein du corset qui l'étouffe, respirez à pleine poitrine, mangez à belles dents, comme une paysanne, et quand vous nous reviendrez, rose, forte, vigoureuse, après six mois de ce régime-là, mariez-vous, alors, et donnez à votre époux, autant qu'il en désirera, des enfants qui lui ressemblent, et qui seront des hommes!...»

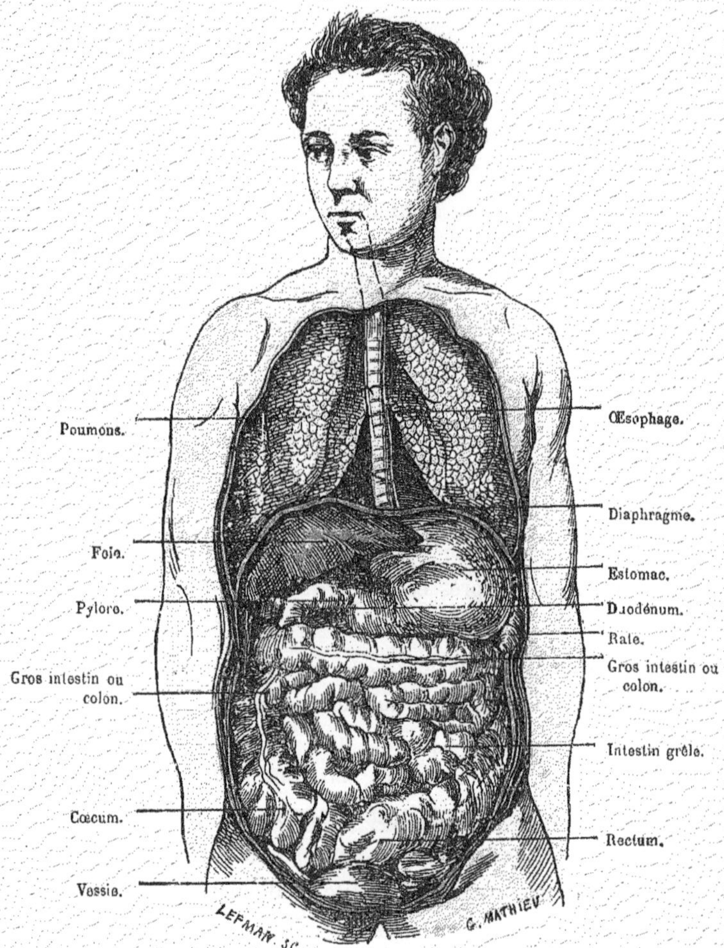

Organes de la digestion et de la respiration à l'état normal.

II. — Fautes d'hygiène. — Misère et richesse

Quels que soient les vices physiques que nous aient légués nos parents, ou l'aptitude à les acquérir qu'ils nous aient transmise, il serait injuste autant que faux, cependant, d'attribuer uniquement à la prédisposition native tous les maux dont nous pouvons souffrir.

Presque toujours contraires aux besoins et aux instincts naturels, les exigences et les conventions de la vie moderne ne sont pas moins nuisibles à notre santé que la tache originelle que nous apportons en naissant.

De toutes les classes de la société, il n'en est aucune, toutefois, à qui les conditions sociales actuelles soient plus funestes qu'à cette intéressante population ouvrière qui, par son labeur quotidien, donne pourtant, à nos grandes villes la richesse et le renom.

N'est-ce point, toujours, en effet, dans les habitations froides et sombres des vieux quartiers, dans les mansardes et les sous-sol des ruelles humides et mal aérées, que les modestes familles du peuple sont forcées, par la nécessité, de trouver un asile?

Un sentiment de pitié profonde me saisit, chaque fois que les devoirs de ma profession me conduisent dans ces tristes maisons de nos faubourgs, où cent pauvres ménages étroitement parqués dans des logements insuffisants résolvent, au jour le jour, le difficile problème de vivre de rien et de faire sortir du plus profond dénuement l'existence quotidienne.

Il faut visiter chez eux ces pauvres gens, pour se rendre compte de leurs souffrances; il faut entrer dans ces masures aux murailles dégradées, gravir ces escaliers crasseux qu'infectent les émanations des plombs et des lieux d'aisances, pénétrer à tâtons dans ces logis ouverts à tous les vents, pour deviner de quels fléaux terribles leurs hôtes sont menacés!...

Et ce n'est point seulement l'insalubrité de l'habitation qui peut leur être fatale!

Que de fois la maladie leur vient, encore, d'une nourriture parcimonieuse et malsaine, de vêtements insuffisants ou malpropres, du travail même qu'ils doivent accomplir en échange d'un modeste salaire, et qui leur ravit ainsi, d'un côté, l'existence qu'il leur donne de l'autre!

Combien de professions, en effet, obligent ceux qui les exercent à la manipulation de substances vénéneuses, les exposent à l'absortion de poussières irritantes ou de vapeurs toxiques, les épuisent par les excès de fatigue qu'elles exigent trop souvent!

Une loi récente, à laquelle on ne saurait trop applaudir, protége désormais les malheureux enfants si cruellement exploités et maltraités jusqu'à ce jour dans les ateliers et les manufactures.

Pourquoi cette loi tutélaire ne s'étend-elle pas jusqu'à la jeune fille, à la femme sans ressources, que la lâcheté d'un séducteur, la misère et souvent un infâme marché jettent dans la prostitution, le plus dégradant et le plus vil des métiers qui tuent?

Mais, pour ces humbles familles d'ouvriers, déjà soumises à tant d'épreuves, il est encore une infortune aussi redoutable que les précédentes et que je ne puis passer sous silence. C'est la mauvaise conduite trop fréquente du père, qui dépense à boire une partie de son gain et n'apporte à la maison, au lieu d'un peu de bien-être, qu'un déplorable exemple et des brutalités.

Ah! malgré mon profond respect pour la liberté individuelle, je ne me sens, en vérité, aucune indulgence pour ce misérable aussi stupide que méchant qui, revenant de s'empoisonner sottement au cabaret, rentre chez lui, le soir, ivre de tabac et de vin, et la menace ou l'injure à la bouche, s'avilit encore jusqu'à frapper sa femme et ses enfants.

Honte à ce malfaiteur, et que le châtiment de la loi ne lui soit pas plus épargné que le mépris de l'honnête homme!

Il n'est pas difficile de comprendre, à présent, comment, dans ces conditions d'existence, contraires à l'hygiène la plus élémentaire, cette nombreuse population des humbles et des pauvres est surtout exposée à souffrir.

Les maladies s'abattent sur elle comme une nuée d'orage; les épidémies la déciment; les maux que l'on a si justement nommés *maux de misère*: la *scrofule*, la *phthisie*, le *rachitisme*, la *chlorose*, enfoncent chaque jour plus avant dans son sein leurs profondes racines.

Est-ce à dire, cependant, que la fortune défende ceux qui la possèdent et les préserve du mal?

Non certes!

Les riches, comme les pauvres, ont à subir des souffrances communes, et s'il est vrai que certaines maladies viennent à ceux-ci par la misère, il n'est pas moins incontestable que beaucoup d'autres viennent à ceux-là par l'abus qu'ils font de l'argent.

L'excès épuise et tue comme la privation. Le millionnaire et le prolétaire sont égaux devant la douleur.

Presque toujours, le riche est l'esclave du monde. Il consacre ses nuits aux plaisirs énervants, il fatigue son estomac aux dîners prolongés, l'affadit par les friandises, l'irrite par l'excès des boissons ou des apéritifs malsains.

Sa femme et ses filles s'étiolent dans les théâtres et les soirées, se laissent torturer par la mode, se flétrissent ou s'empoisonnent lentement avec les parfums de leur toilette.

Ses fils compromettent dans les tristes émotions du jeu, dans les orgies nocturnes, dans les bras des courtisanes, leur force morale et physique, l'ardeur et la pureté de leur sang.

La *goutte* et ses crises atroces sont la moindre punition de cette vie enviée et réputée heureuse. Le *cancer*, la *tuberculose*, l'*apoplexie*, les *névroses* graves, les *maladies des reins* et *du cœur*, jettent chaque jour le deuil dans ces familles et vengent ainsi de sa misère le malheureux qui meurt à l'hôpital.

III. — Poisons. — Miasmes et virus.

Riches ou pauvres, nous pourrions, avec plus de sagesse ou de prévoyance, nous préserver, chacun en particulier, de la plupart des maladies inhérentes à notre condition sociale. Mais il en est un grand nombre d'autres que notre seule volonté individuelle ne saurait empêcher, et qui, pour être efficacement combattues, demandent l'entente et le concours de tous les habitants d'un pays ou, du moins, tous les efforts des magistrats chargés de veiller à la salubrité publique.

Ces maladies comprennent le groupe considérable des empoisonnements par la sophistication ou la corruption des substances alimentaires, et toute la classe naturelle des maladies infectieuses ou *zymotiques*, c'est-à-dire causées par l'introduction, dans l'économie, d'un virus ou d'un poison miasmatique.

On ne saurait croire jusqu'à quel déplorable degré de perfection s'est élevé de nos jours l'art de falsifier les aliments même de première nécessité : le pain, le vin, le lait, les denrées de toute espèce qui servent journellement à notre consommation.

La chimie, dans cet art funeste, a fait encore des prodiges, et si quelquefois les fraudeurs n'incorporent à leurs produits que des substances inertes, bien souvent, pour donner plus d'apparence à leur marchandise ou la corriger d'un mauvais goût, ils y mêlent, suivant les besoins, du plâtre, de l'alun, de la litharge, des sels de plomb, d'arsenic ou de cuivre.

De temps en temps, à Paris, quand l'empoisonnement de tout un quartier, par un marchand de vin, arrache trop de cris aux victimes, la police va bien, solennellement, faire défoncer à Bercy quelques centaines de futailles; mais qu'est-ce que cela auprès des monceaux énormes d'aliments solides et liquides qui, chaque jour engloutis par les estomacs parisiens, leur apportent une salutaire réfection ou de graves désordres?

Il n'est point jusqu'à l'eau potable qui ne puisse être le véhicule de poisons redoutables, et, dans une ville, la plus importante des questions qui s'imposent aux édiles est bien certainement celle de la distribution, dans toutes les maisons, d'une eau toujours abondante et pure.

Trop souvent l'eau des puits est malsaine, chargée de sels calcaires qui la rendent impropre à la cuisson des légumes, ou corrompue par des infiltrations des ruisseaux et des égouts. L'eau stagnante des puisards et des citernes ne vaut pas davantage ; aussi, malgré la mauvaise réputation injustement faite aux eaux potables de Paris circulant dans des tuyaux de plomb, ce sont encore, après les eaux directement puisées à la source, les meilleures dont nous puissions faire usage.

Constamment menacés d'une intoxication par nos aliments, nous n'en sommes pas moins exposés, d'ailleurs, à des accidents du même genre, par l'air que nous respirons.

Nous ne connaissons pas encore la nature intime des germes morbides qui pénètrent en nous par la voie aérienne, ou même, après un simple contact, par l'absorption cutanée; mais nous savons, à n'en plus douter, que certains d'entre eux sont des poisons *telluriques*, c'est-à-dire émanés du sol, et que d'autres, les miasmes *humains*, prennent naissance, ou du moins, se multiplient considérablement toutes les fois que les individus de notre espèce se trouvent placés dans les conditions d'insalubrité favorables à leur développement.

Les premiers, issus des eaux croupissantes, des terres marécageuses, des fumiers ou des débris organiques en décomposition dans le sol, occasionnent, localement, des endémies de *fièvres paludéennes*, de *suette miliaire*, de *fièvre typhoïde*, ou transportés de pays en pays, constituent ces redoutables épidémies de *choléra*, dont nous avons, à plusieurs reprises, subi les terribles atteintes.

Les seconds semblent plutôt éclore au sein des villes et des encombrements humains, dans les maisons mal tenues et trop peuplées, dans les pensionnats, les casernes, les camps, les hôpitaux surtout, où sont réunies à la fois toutes les maladies contagieuses, et les individus les plus susceptibles de les acquérir.

C'est ainsi qu'apparaissent et se répandent de proche en proche, la *variole*, la *rougeole*, la *scarlatine*, l'*érysipèle*, la *fièvre perpuérale*, ce fléau de nos maternités, la *dysenterie*, qui font l'une ou l'autre, chaque année, de si grandes moissons humaines!...

Ajoutons à ces dernières, pour clore la longue série des maladies infectieuses, toutes celles qui nous sont communiquées par l'inoculation d'un virus ou d'un venin : *rage, morve, charbon, infection purulente, syphilis, etc.*, et nous n'aurons pas encore terminé cette rapide esquisse des grands maux dont nous sommes à chaque instant menacés.

IV. — Parasites.

L'insecte venimeux qui nous inocule le poison dont il est chargé, fait prévoir, en effet, le parasite animal ou végétal qui vit à la surface de notre corps ou dans la profondeur de nos tissus : l'*arachnide de la gale*, qui creuse ses sillons dans la peau ; l'*helminthe*, qui se loge dans le tube digestif ou dans les principaux organes ; la *puce*, le *pou*, la *punaise*, qui boivent le sang ; la légion, enfin, des *microphytes*, qui, végétant sur les muqueuses ou la peau, provoquent toute une autre série d'affections, plus singulières, il est vrai, que dangereuses.

V. — Accidents.

C'est presque toujours accidentellement que nous sommes atteints par les parasites ; mais les maladies accidentelles auxquelles nous sommes exposés ne sont malheureusement pas limitées aux seules maladies parasitaires.

L'accident, au contraire, est aussi multiple qu'indéterminé ; il comprend, depuis la simple contusion jusqu'à la mort immédiate, toute une échelle de lésions et de douleurs. *Plaies* et *bosses*, *luxations* et *fractures*, *brûlures* à tous les degrés, *gelures*, *empoisonnements* et *asphyxies*, tels sont les principaux résultats de l'accident, d'autant plus graves que le hasard qui les a produits a été plus malheureux.

VI. — Causes morales.

Et nous n'en avons point fini, encore, avec les sources de nos maux !...

Toutes celles que je viens de signaler : hérédité, fautes d'hygiène, virus et poisons, parasites, accidents, sont en dehors de nous. Mais il en est une dernière, placée en nous-mêmes, la *source morale*, qui n'engendre ni les moindres ni les moins nombreuses de nos maladies.

Vainement on chercherait à nier l'influence des causes morales sur la production d'un trouble ou d'une lésion organique.

On sait avec quelle intensité la plus légère émotion, agissant par l'intermédiaire des nerfs vaso-moteurs, sur les vaisseaux du visage, amène aussitôt la rougeur des joues?

S'il suffit d'une impression si passagère pour provoquer une telle modification de la circulation faciale, quel désordre profond ne doit pas amener une peine morale prolongée, un inconsolable chagrin, un remords que rien n'étouffe?

Nous ignorons encore, à vrai dire, où nous frappent bien précisément les émotions de toute nature que nous éprouvons dans la vie, et quels troubles elles doivent occasionner dans nos organes.

Il est bien certain cependant, que les passions affectives et les peines qu'elles engendrent, agissent sur le cœur; l'enthousiasme, la colère, les déceptions et le désespoir sur le cerveau, la crainte et la frayeur sur les voies intestinales; et quoique les désordres causés par ces influences immatérielles ne se trahissent point par de véritables lésions, il n'en est pas moins vrai que l'on meurt, quelquefois encore, d'ennui, de tristesse ou d'amour, quand on a eu le malheur, dans ce siècle positif, de conserver trop longtemps les naïves illusions de la jeunesse.

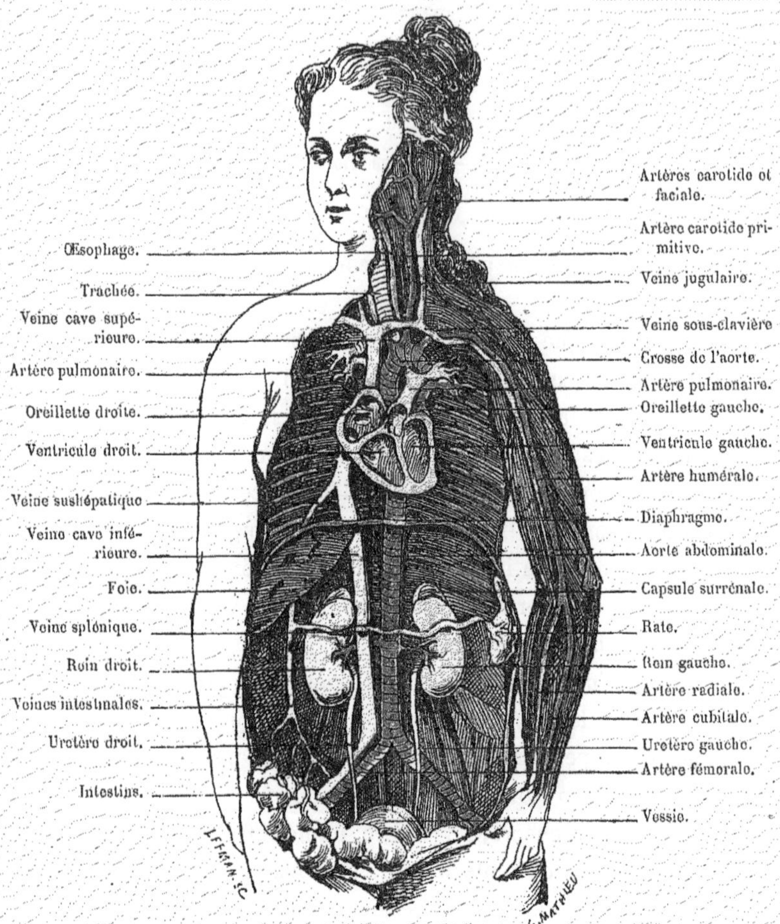

Organes de la circulation du sang, à l'état normal.

II

HYGIÈNE PRÉVENTIVE

Nés dans des conditions généralement défavorables, entourés d'ennemis toujours prêts à nous frapper, comment nous défendrons-nous, cependant, contre la foule des fléaux et des maladies provoqués par des causes si diverses?

Comment les préviendrons-nous, surtout, et quels moyens de défense opposerons-nous à leurs mille moyens d'invasion et d'attaque?

On me permettra, pour répondre succinctement à cette question complexe, de m'adresser encore à ces mêmes jeunes gens, idéalement unis, à qui je donnais tout à l'heure mes conseils :

— « Choisissez, leur dirai-je, pour y établir votre ménage, une habitation saine, propre, parfaitement sèche, autant que possible exposée au midi, et recevant, par de larges fenêtres, la lumière et la chaleur du soleil. Que l'ordre et la propreté règnent toujours dans votre appartement. Ne laissez s'y développer aucune mauvaise odeur, aucune émanation nuisible, et, chaque jour, même en hiver, aérez-en toutes les pièces.

« Nourrissez-vous simplement, eussiez-vous les moyens de vous offrir le luxe de la table; mais quelles que soient vos ressources, ne faites point de vaines et misérables économies aux dépens de votre estomac. Veillez surtout à la bonne qualité du pain, de la viande et du vin, ces bases essentielles d'une salutaire alimentation.

« Vêtissez-vous modestement, mais proprement, vous tenant toujours en garde contre les transitions brusques ou les variations de température, et ne commettez point la sottise ni l'imprudence, — vous surtout, madame, — de vous laisser infliger par la mode une cuirasse qui vous étouffe, un chapeau aérien qui ne couvre point votre tête, une bottine qui déforme, en l'étreignant et le cambrant outre mesure, votre pied, que la nature a fait si charmant.

« Travaillez! et travaillez avec intelligence, avec goût, sans excès ni paresse; régulièrement et non par boutades, comme le font malheureusement tant d'ouvriers.

« Habituez-vous à trouver chez vous, au sein même de la famille que vous avez formée, tous vos plaisirs et toutes vos joies. Aimez vos enfants, ces chers petits êtres qui nous causent tant d'alarmes, mais qui nous procurent aussi tant de douces émotions!... Vous, leur mère, soyez aussi leur nourrice. Occupez-vous de leur santé souvent si délicate, de leur éducation et de leur instruction. Développez en eux tous les bons instincts. Apprenez-leur à vous chérir plus qu'à vous craindre. Rendez-leur la vie aussi douce, aussi riante que possible, parce qu'il est honteux que l'enfant, c'est-à-dire l'innocence, la fragilité, la candeur, expie nos fautes par ses souffrances, et songez bien que, presque toujours, le malheur de l'enfant annonce la lâcheté, sinon l'infamie du père!...

« Au lieu de consacrer vos économies à de stériles ou de nuisibles amusements, appliquez-les à vous donner plus de bien-être. Un intérieur agréable attache et retient au logis le chef de famille, qui ne s'en éloigne, souvent, que parce qu'il n'y trouve aucune distraction, aucun agrément qui le repose un peu de ses fatigues.

« En été, le dimanche, allez demander à la campagne son air pur, ses horizons admirables, le calme et les saines émanations de ses bois. Étudiez la nature dans ses productions merveilleuses, et montrez à vos enfants, qui seront à la fois instruits et charmés de vos leçons, toutes les beautés de ce livre incomparable, qui s'ouvre, en avril, dans nos champs!

« La maladie, malgré votre prudence et votre sagesse, vient-elle, un jour, vous frapper inopinément? Faites choix d'un médecin doux et réfléchi, qui prenne le temps de vous entendre, et ne fasse point, pour vous éblouir, l'insipide étalage de sa vanité sotte et de son extraordinaire savoir. Restez, autant que possible, entourés des bons soins des vôtres, de leurs prévenances, de leurs attentions, que je me garderai bien de comparer au service soi-disant gratuit des hôpitaux, presque toujours insuffisant et rempli de si mauvaise grâce! Le malade, inquiet, aigri, surexcité par la souffrance, a surtout besoin d'une femme qui l'aime, et ce ne sont point des serviteurs mercenaires et cupides, esclaves d'un règlement administratif, qui remplaceront jamais ces anges du foyer : la mère, l'épouse, la fille !...

« Voulez-vous être préservés, enfin, des cruelles secousses morales qui retentissent si profondément sur nos organes et suffisent souvent à détruire la santé la plus robuste ? Soyez honnêtes, soyez justes, soyez bons, et n'opposez jamais qu'une douce philosophie aux méchancetés dirigées contre vous par l'envie ou les basses intrigues. Travaillez avec persévérance, avec patience, avec courage, sans vous jeter dans les spéculations hasardeuses, presque toujours suivies de si terribles déceptions. Sachez borner vos besoins et vos désirs, pour trouver le bonheur dans une modeste aisance. Soyez toujours pleins de sollicitude pour les êtres faibles et charmants dont vous êtes les soutiens ; moralisez-les avec le même soin que vous les nourrissez, car l'hygiène de l'esprit nous est au moins aussi nécessaire que l'hygiène du corps ; et vous n'aurez jamais, de leur part, aucun sujet d'inquiétude ou de peine. »

III

LA NATURE, LE MALADE ET LE MÉDECIN

I. — Rôle de la Nature.

Quand nous sommes en proie au mal qui nous a frappé, que se passe-t-il en nous, cependant, et que devons-nous faire pour recouvrer le plus promptement possible la santé perdue ?

— « Laissez agir la nature,.. » vous disent les sceptiques et les indifférents. — « Prenez ceci, buvez cela ! » jacassent les commères. — « Hâtez-vous d'appeler un médecin, » conseillent les craintifs... et les sages.

Laisser agir la nature peut être excellent quelquefois, mais la surveiller toujours et l'aider souvent est meilleur encore. Il est rare, en effet, quand nous souffrons, que la nature ne travaille point à notre soulagement, et qu'elle prenne, contre nous, le parti du mal. Son influence est généralement bienfaisante ; tous ses efforts tendent à nous guérir et à nous sauver.

Un homme tombe et se casse le bras : la nature forme aussitôt, entre les deux fragments de l'os brisé, une concrétion qui les réunit, un *cal* qui les rapproche et les soude l'un à l'autre.

Un poison accidentellement introduit ou spontanément formé dans notre sang menace de causer dans notre organisme les plus graves désordres ; la nature, si le poison peut s'éliminer, l'expulse par les appareils sécréteurs, qui sont comme autant de filtres destinés à purifier le sang. Elle le chasse, quand ces organes s'y refusent, par les glandes de la peau ou des muqueuses, par la voie pulmonaire ou digestive, par toutes les membranes excrétantes qui peuvent lui donner passage et nous en débarrasser. De là des sueurs profuses, des salives, des diarrhées, d'abondantes urines, qui sont bien, suivant l'expression populaire, de véritables « purgations naturelles », n'ayant d'autre but que d'emporter avec elles le principe malfaisant ou les produits qu'il a formés.

La toux, dans la coqueluche et dans certains asthmes occasionnés par des parasites fixés sur la muqueuse des voies aériennes, est de même, à mon avis, un phénomène utile, parce qu'il provoque l'expectoration, et que les crachats emportent avec eux les parasites.

Un grand nombre de maladies de la peau, les gourmes, entre autres, chez les enfants, me semblent déterminées aussi, quoi qu'on en ait dit, par l'expulsion naturelle d'un produit morbide, et malgré qu'elles soient ainsi l'indice d'une tache constitutionnelle ou d'un sang momentanément vicié, elles doivent toujours être regardées comme le résultat d'une élimination favorable.

Tel est, au moins dans ses manifestations les plus apparentes, le rôle salutaire que joue la nature dans un grand nombre de maladies.

Ce rôle est-il assez complet pour rendre l'intervention du médecin inutile ?

Très-souvent, sans doute, la seule action naturelle suffit à rendre au malade la santé ; mais de trop nombreux exemples nous montrent, chaque jour, que bien souvent aussi les efforts de la nature sont impuissants et, chose pire, dirigés en sens contraire du but à atteindre, plus funestes que bienfaisants !

Il a suffi, quelquefois, d'une négligence, d'une faute d'hygiène, d'une imprudence commise, d'une médication conseillée à tort par une bonne femme, ou même, hélas ! par un médecin inhabile, pour changer ainsi la marche du mal, comprometttre la guérison et faire de la nature auxiliaire une terrible ennemie !

C'est par milliers, malheureusement, qu'il faut compter les malades qui, par ignorance ou négligence, ont laissé s'aggraver leur mal jusqu'à l'incurabilité, ceux qu'une médication active et rationnelle eût sauvés, — appliquée en temps opportun, — ceux enfin qui, dangereusement atteints, ont suivi, guidés par de mauvais conseils, un traitement contraire à celui d'où pouvait résulter le salut.

Ainsi, pour en revenir aux exemples que je citais tout à l'heure, il peut arriver, dans une fracture du bras, que l'écartement des deux fragments de l'os étant trop considérable, un cal vicieusement formé entraîne la difformité du membre, ou même que la réparation soit impossible si le médecin n'intervient pas pour réduire la fracture et la maintenir au moyen d'un appareil approprié. — Dans un empoisonnement, la nature s'efforcera vainement d'éliminer, par les appareils de sécrétion, le toxique funeste. Si le médecin ne se hâte point d'en favoriser l'expulsion par les évacuants et les divers médicaments capables d'activer le travail des glandes éliminatoires, le malade mourra très-certainement, par le séjour trop prolongé du poison dans l'organisme.

II. — Rôle du médecin.

L'intervention médicale est donc toujours utile et souvent indispensable au début ou dans le cours d'une maladie, à la condition, toutefois, que le médecin soit doué d'assez d'intelligence et de sagacité pour reconnaître promptement la nature et la gravité du mal, apprécier les bonnes et les mauvaises conditions où se trouve le malade, et savoir choisir, dans le vaste arsenal de la thérapeutique, les médicaments les plus aptes à rétablir, sans augmenter le péril, l'équilibre rompu de l'organisme.

Est-il besoin de dire que c'est toujours dans le sens de l'effort naturel, s'il est favorable, que le médecin doit diriger tous ses efforts ?

Loin de contrarier la nature, il a le devoir de l'aider, de la soutenir et d'en être, selon l'expression des anciens, « le serviteur et l'interprète. »

Pour remplir dignement et glorieusement sa tâche, le médecin n'a point à chercher, en somme, en dehors de la nature, des moyens qui n'existent pas. La raison seule doit l'éclairer dans le choix des médicaments dont il connaît l'efficacité réelle ; la prudence toujours, et quelquefois une sage hardiesse, le guider dans leur application.

Il serait puéril de chercher à démontrer, d'ailleurs, que la médecine n'est point née du hasard, et qu'elle est, au contraire, de toutes les sciences, la plus instinctive à l'homme. Certains animaux même, quand ils souffrent, savent trouver parmi toutes les herbes d'un champ celle qui peut les soulager et les guérir. N'est-il donc pas incontestable, quand on considère surtout les effets si puissants et si variés des médicaments sur nos organes, qu'ils ont bien été destinés, par la nature, à l'emploi que nous en faisons dans les diverses maladies?

Ce n'est point, assurément, sans intention et sans but que l'opium donne le sommeil et supprime la douleur, que la belladone dilate la pupille oculaire, que la digitale modère les battements du cœur, que le quinquina fait tomber la fièvre, que l'iode et les altérants détruisent dans le sang les virus et les ferments morbides, que certaines substances provoquent le vomissement, d'autres l'irritation légère de telle ou telle partie de l'intestin, et, par suite, une purgation variable; qu'il en est dont l'élimination se fait par les reins et l'urine, d'autres par les glandes de la sueur, d'autres encore par les glandes des muqueuses, etc.

La vérité, en médecine, est donc absolument dans l'emploi rationnel et judicieux de ces moyens, et non dans l'empirisme aveugle qui livre le malade à tous les hasards du mal dont il souffre et de la médication incertaine qui lui est alors conseillée. De même, la grande variété des phénomènes pathologiques et l'étonnante diversité d'action des médicaments suffisent à démontrer combien il est absurde de chercher, pour la guérison de nos maux, une panacée universelle, et combien il est faux, par conséquent, d'employer un remède unique au traitement de toutes les maladies.

J'admets que la thérapeutique scientifique et précise est encore à créer. Tous nos formulaires, y compris le *Codex*, sont des capharnaüm où le fatras des recettes ineptes étouffe la formule de quelque valeur, et d'audacieuses réclames pharmaceutiques font constamment qu'au lieu d'une thérapeutique sérieuse, il n'existe pour ainsi dire que des remèdes à la mode, demandés par le malade et prescrits, — tant que dure leur vogue, — par le médecin sceptique ou complaisant.

Mais, sous l'encombrement de ces futilités, le médecin consciencieux sait trouver et choisir le médicament héroïque, le prescrire au moment opportun, à la dose convenable, et lui faire produire ainsi tous les bons effets qu'il est permis d'en attendre.

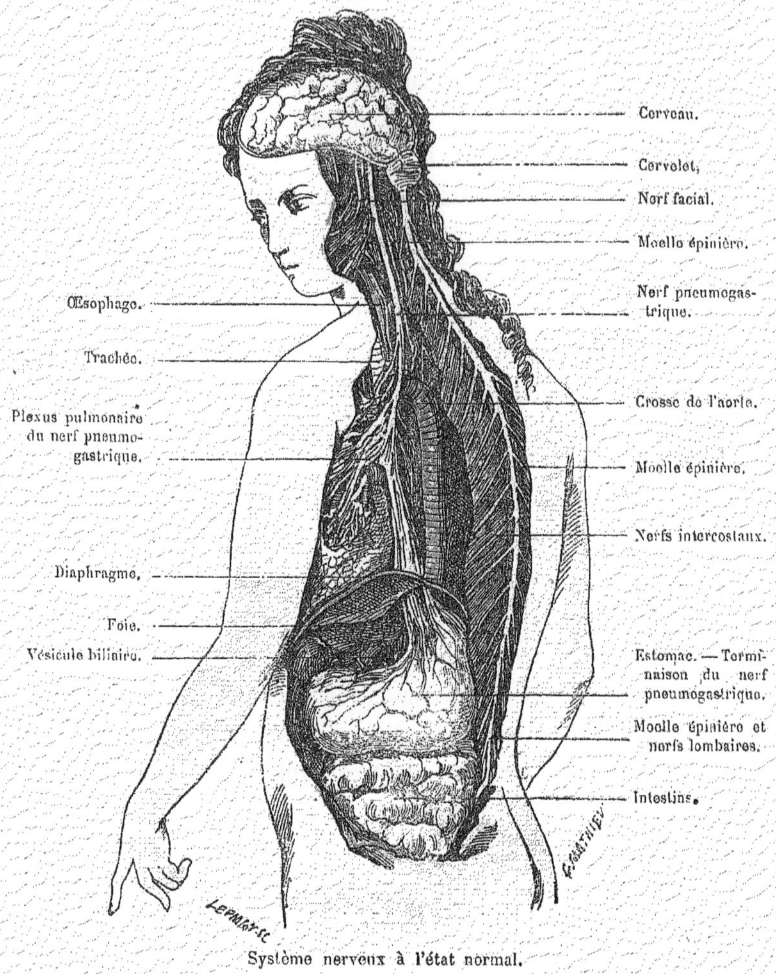

Système nerveux à l'état normal.

III. — Rôle du malade.

On pourrait croire que tout le rôle du malade doit consister à souffrir en patience et à suivre, le plus strictement possible, les prescriptions du médecin? C'est là beaucoup, sans doute; mais ce n'est pas assez. Il existe de bons et de mauvais malades, et n'est pas bon malade qui veut.

Il serait pourtant si utile et si sage de savoir se résigner quand il le faut!... Vainement vous essayerez de traiter par l'indifférence et le mépris une maladie commençante. Le mal nous tient bien, quand il nous a saisi, et c'est folie que de briser ses forces à se roidir contre lui quand il nous arrête. Ne lui faites point violence, vous l'irriteriez davantage, et l'heure viendrait, tout de même, où il aurait enfin raison de vous. Cessez de travailler dès que vous en sentez les atteintes ; gardez la chambre et le repos. Quelles que soient vos occupations et vos affaires, bannissez, autant que possible, tout souci, tout ennui, toute inquiétude; donnez-vous comme premier médicament le calme de l'esprit.

L'imagination peut exercer une influence considérable sur le développement et la marche d'une maladie. Gardez-vous donc de vous croire plus malade que vous ne l'êtes; mais ne tombez pas, non plus, dans l'illusion contraire, qui vous bercerait d'une trompeuse sécurité. Fermez votre porte aux visiteurs, aux curieux, qui, sans autorité, vous conseilleront tel ou tel remède et qui, par leurs maladroites paroles, vous inspireront tantôt une fâcheuse insouciance, tantôt, au contraire, une frayeur exagérée.

Quelque grave que soit le mal qui vous afflige, ne vous laissez point aller à l'accablement funeste que donnent l'inquiétude et le désespoir. Réagissez plutôt de toutes vos forces; ayez la ferme volonté de guérir; aidez, en un mot, la nature, « en y mettant du vôtre, » comme on dit familièrement.

Restez, s'il se peut, entouré de ceux qui vous aiment et vous sont chers, car ceux-là, seuls, vous soigneront avec autant de dévouement que d'intelligence. Heureux, si dans ces jours de souffrance et d'angoisse, vous avez auprès de vous une femme, une fille, une sœur, une mère qui vous gardent, vous consolent, et que la plus tendre sollicitude rend attentives à vos moindres désirs!

Des soins à donner au malade. — En ce cas, et sans qu'il ait été besoin de le lui recommander, votre bonne gardienne vous aura fait un lit moelleux et bien blanc, dans une chambre chaude et silencieuse, où nul bruit ne trouble votre repos.

Ce ne serait que par excès de zèle qu'une faute, dans ces conditions, pourrait être commise; mais ces erreurs-là n'étant pas moins fâcheuses que les autres, je recommanderai surtout à la personne dévouée qui veille sur vous, de ne point craindre, toutes précautions prises, d'aérer votre chambre et d'y entretenir la plus parfaite propreté.

Qu'elle ne redoute point, sur la foi d'un absurde préjugé, de changer fréquemment votre linge; qu'elle se garde bien, pour provoquer une transpiration souvent plus nuisible qu'utile, de vous étouffer sous les couvertures et les édredons. Que votre lit soit toujours garni, si c'est utile, d'un drap plié en plusieurs doubles, formant *alèze*, et même d'une toile cirée. Qu'une tisane légère, tiède ou fraîche, suivant les cas, et modérément sucrée, apaise votre soif et tempère votre fièvre. Que la sévérité du docteur, en ce qui concerne l'administration des médicaments et surtout la diète alimentaire, soit toujours rigoureusement respectée.

Outre la patience et le dévouement qui doivent être ses qualités principales, toute personne appelée à veiller sur un malade est nécessairement tenue à posséder encore assez de force d'âme pour dissimuler ses craintes et ses douleurs à celui qu'elle entoure de ses soins.

Un grand nombre de malades, gravement atteints, s'illusionnent d'autant plus que leur situation est plus périlleuse; mais il en est beaucoup dont la sagacité redouble, au contraire, à mesure qu'ils approchent du terme fatal, et qui savent lire sur le visage de leurs proches l'arrêt terrible que la science a prononcé contre eux. Il faut alors faire appel à tout son courage pour soutenir, par de charitables mensonges et par une sérénité factice, le moral de ces malheureux. Rarement, toutefois, la mort survient sans que l'intelligence ait été d'abord plus ou moins éteinte.

De l'agonie et de la mort. — L'agonie se révèle ordinairement par une aggravation considérable des symptômes, la prostration complète des forces, l'affaiblissement graduel de la lucidité mentale et de la sensibilité.

Un sommeil lourd et profond, le *coma*, s'empare du malade, qui ne pousse plus qu'un râle bruyant, dû à l'encombrement de la gorge par d'épaisses mucosités. A ce moment suprême, le visage amaigri se creuse au niveau des tempes et des joues, les yeux s'enfoncent, le nez s'effile, les lèvres pendent inertes et relâchées.

Il n'est point rare, toutefois, de voir persister encore un mouvement machinal et purement involontaire, signe trop certain d'une fin prochaine. L'agonisant, n'ayant plus la connaissance des choses qui l'environnent, saisit automatiquement les objets placés devant lui ; ses mains tremblantes et déjà froides cherchent à rouler les draps et à soulever les couvertures. Il tente de se lever et de s'enfuir, mais c'est pour retomber aussitôt, jusqu'à ce que, baigné d'une sueur froide, son dernier souffle s'exhale en même temps que son cœur bat pour la dernière fois.

Signes de la mort réelle. — Quand elle s'accomplit à la suite de ces graves phénomènes, la mort ne peut être douteuse pour personne; mais quand elle arrive subitement, on ne saurait trop s'assurer qu'elle est, en effet, bien réelle. Le malheur est que la *rigidité cadavérique* et le commencement de la *putréfaction*, les seuls signes *absolument certains*, ne peuvent être immédiatement constatés ; mais dans la plupart des cas, l'agrandissement et la fixité des pupilles oculaires, la chute des lèvres et de la mâchoire, la cessation de tout souffle respiratoire, dont on peut s'assurer en plaçant devant la bouche du sujet une glace qui se ternira s'il respire encore ; le silence absolu du cœur ; l'insensibilité complète ; la flexion du pouce dans la paume de la main ; suffisent à donner une présomption équivalente à la certitude.

De la convalescence. — Le mal, au contraire, a-t-il été vaincu par les moyens héroïques déployés contre lui, le patient aussitôt éprouve un sentiment de mieux-être qui se traduit par les signes non équivoques de la convalescence. C'est, d'abord, la chute de la fièvre et de la douleur, puis le retour du sommeil et de l'appétit, celui-ci presque toujours si impérieux, qu'il est utile, pour éviter au malade une rechute, de ne lui permettre que graduellement d'assouvir sa faim.

L'alimentation et le grand air, cependant, rendent bientôt au convalescent toutes ses forces et le relèvent de l'amaigrissement considérable où il était tombé. La pâleur et la bouffissure des tissus disparaissent, ses lèvres et ses joues se colorent, sa susceptibilité nerveuse et son extrême sensibilité au froid diminuent de plus en plus à mesure que se rétablissent les fonctions digestives et circulatoires. Le soleil lui semble plus chaud et plus joyeux, la campagne plus belle, les plaisirs plus attrayants. Le désir de vivre et la gaieté se réveillent dans son âme ; il a retrouvé le bien suprême, la santé !

IV

CLASSIFICATION DES MALADIES

Une des premières et des plus grandes difficultés que l'on rencontre dans l'étude des maladies, c'est de les classer avec méthode et de les grouper suivant leurs caractères communs, travail d'une haute utilité cependant, parce qu'il permet d'embrasser d'un coup d'œil tout le champ pathologique, de saisir les analogies et les différences que les maladies présentent entre elles, et d'éclairer ainsi ce que les unes peuvent avoir d'obscur, en les comparant à celles des autres qui leur ressemblent le plus et que l'on connaît davantage.

Longtemps avant d'être médecin, j'étais déjà naturaliste, une partie de ma jeunesse ayant été consacrée à l'étude de la flore et de la faune de notre pays[1], et j'ai trop souvent reconnu les immenses services rendus par les classifications à la *Botanique* et à la *Zoologie*, pour comprendre la Médecine sans cadre et sans méthode.

Je n'entends pas dire par là que l'ordre et la logique aient manqué, jusqu'à ce jour, aux traités de pathologie humaine. Dans ces derniers temps, au contraire, un certain nombre de classifications ont été proposées, qui sont déjà bien supérieures à celles que suivaient nos devanciers; mais ces nouvelles méthodes ont toujours le tort considérable d'être tantôt purement artificielles, tantôt beaucoup trop timides, et de ne point nous montrer l'enchaînement rationnel des maladies, leur répartition et leur groupement en familles naturelles.

Ce sont surtout ces fautes graves que je me suis efforcé d'éviter dans la classification résumée dans les lignes suivantes et que je donne, — sans toutefois la prétendre irréprochable, — comme une des plus naturelles qui aient été proposées jusqu'à ce jour. Peut-être m'accusera-t-on de quelque hardiesse dans la division des Maladies constitutionnelles en *dystrophiques* et *diathésiques*, et plus encore dans la subdivision de ces dernières en deux groupes fondés sur la différence d'action des poisons hypothétiques auxquels je les attribue.

(1) *La France naturelle*, par le docteur J. Rengade, publiée par la *Revue pour tous*, de 1867 à 1872. — *Promenades d'un naturaliste aux environs de Paris*. In-18, *Paris*, 1866, etc.

Mais je développerai à propos de chacune de ces maladies les raisons sérieuses qui m'ont permis d'établir cette distinction, et les puissantes analogies qui me paraissent péremptoirement démontrer la parfaite ressemblance existant entre les *diathèses* et les maladies *infectieuses virulentes*, que j'ai eu soin de rapprocher des précédentes pour cette même raison. Je n'agirai pas autrement, d'ailleurs, chaque fois que j'aurai l'occasion d'exposer une opinion personnelle ou une idée originale, soucieux, avant tout, de n'exprimer, dans ce livre, que ce qui est actuellement, ou sera peut-être un jour la vérité.

I. — MALADIES LOCALES.

C'est encore une question bien controversée que celle de savoir si dans le grand nombre des maladies qui nous frappent, — en dehors, bien entendu, des maladies accidentelles, — il en existe qui soient absolument *locales* et tout à fait indépendantes d'un état morbide général.

Un homme qui, par exemple, est atteint, en se refroidissant, d'une fluxion de poitrine, la doit-il uniquement à l'impression du froid, ou bien, préparée de longue date par un mauvais état constitutionnel, la pneumonie existait-elle chez lui à l'état latent, et n'attendait-elle qu'une occasion de se manifester?

J'espère être assez heureux pour convaincre mes lecteurs, avant la fin de cet ouvrage, de la probabilité de cette seconde hypothèse. Les maladies dont nous observons la localisation sur les divers organes ne sont jamais, pour ainsi dire, que les poussées, plus ou moins aiguës, d'un état morbide constitutionnel, que les conséquences d'une infection générale de l'économie.

Pour que de telles localisations puissent se produire, une cause *déterminante* est certainement presque toujours nécessaire; mais celle-ci n'est véritablement, alors, qu'une sorte d'*agent provocateur*, qui ne crée point la maladie, mais la force seulement à se révéler.

S'il n'en était pas ainsi, en effet, un même degré de froid devrait donner une pneumonie à tous les individus qui s'y trouveraient exposés dans des conditions semblables; tandis que nous voyons, au contraire, les sujets les plus chétifs supporter impunément les variations atmosphériques les plus brusques, et les personnes les mieux constituées, en apparence, gagner une fluxion de poitrine pour être restées quelques minutes dans un courant d'air. Dans ce dernier cas, il faut donc bien reconnaître, pour expliquer la production de la maladie, l'influence d'une tout autre cause que le froid; et c'est généralement, en effet, sur les sujets manifestement en proie à la diathèse tuberculeuse ou scrofuleuse que nous voyons éclater la pneumonie.

Chez ces malades, le vice constitutionnel, profond et caché, se comporte absolument comme ces plantes de nos bois, à tige souterraine, qui, tous les ans, laissent percer hors de terre un ou deux bourgeons. Frappant seul nos regards, ceux-ci nous paraissent vivre indépendants de toute attache. Mais il n'en est rien. Ces floraisons, en effet, ne sont que les rameaux d'une même souche, et il suffit de fouiller le sol à leur pied pour y trouver, rampant à une faible profondeur, la plante mère qui les nourrit.

Ainsi les maladies locales, quand elles ne dépendent point visiblement d'un accident ou d'un parasite, presque toujours sont greffées sur un état morbide général, et c'est de ce dernier, suivant sa nature, qu'elles reçoivent la forme, l'allure, les caractères variables sous lesquels elles se présentent à notre observation.

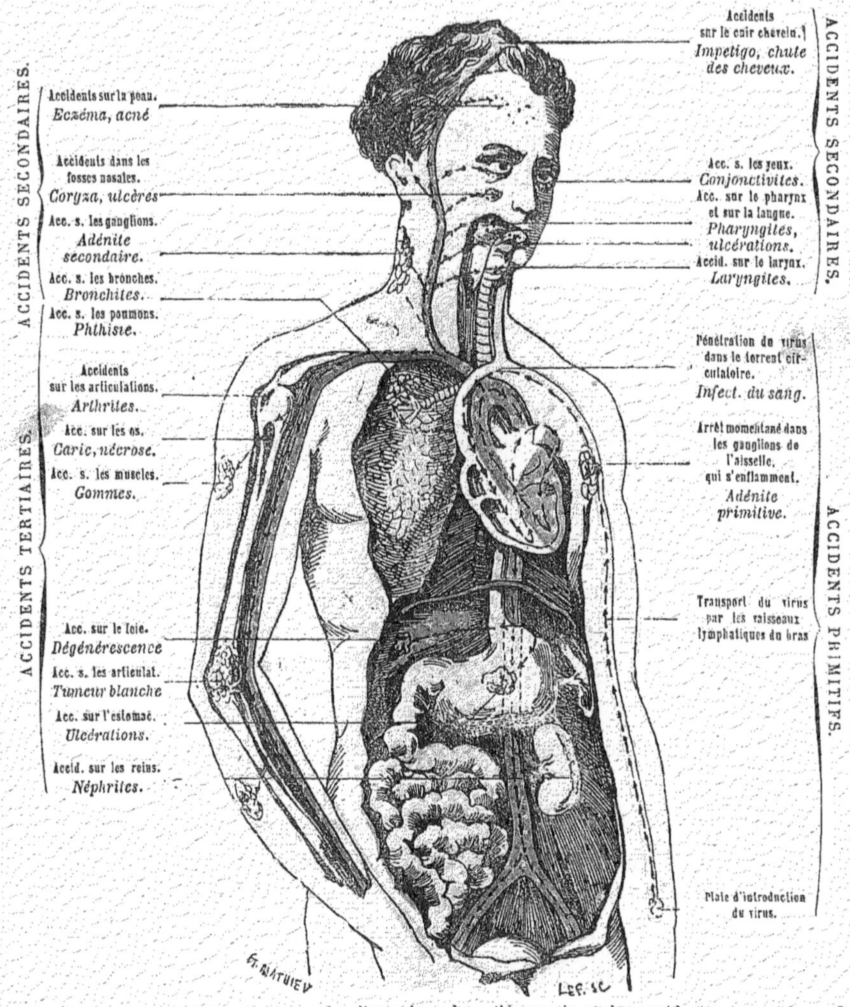

Figure idéale, montrant la marche d'un *virus* dans l'économie et les accidents successifs d'une diathèse à évolution complète, d'après la théorie de l'auteur.

II. — MALADIES GÉNÉRALES.

Il n'a fallu rien moins que les belles découvertes du microscope et de l'analyse chimique pour éclairer d'une vive lumière l'histoire complexe et jusqu'à ce jour un peu confuse des maladies générales.

C'est qu'en effet rien n'est plus subtil que le principe même de la plupart de ces maladies ; rien n'est plus difficile à saisir que l'influence spéciale exercée par chacune d'elles sur les fonctions de nos organes et sur les éléments de nos tissus.

Le sang, dans toute maladie générale, est ou a été d'abord, plus ou moins altéré, soit par une modification chimique de ses parties constituantes, soit par un poison *morbigène*, héréditairement ou accidentellement introduit dans l'économie.

Dans la classification que je propose, l'altération *chimique* du sang caractérise la première classe des maladies générales, les DYSTROPHIES (*dys*, mauvaise, *trophè*, nutrition), remarquables par les troubles qu'elles apportent dans la nutrition organique.

L'altération du sang par un *virus* à évolution lente, ordinairement *transmis par hérédité*, constitue le caractère commun aux DIATHÈSES (*diathesis*, constitution), qui, profondément enracinées dans l'économie, sont comme autant de souches dont émanent la plupart des maladies locales.

L'infection du sang, enfin, par un *virus*, un *miasme*, un *ferment accidentellement acquis*, caractérise les MALADIES INFECTIEUSES OU ZYMOTIQUES (*zymosis*, fermentation), la plupart fébriles, à marche aiguë, et d'une évolution trop rapide pour imprégner profondément l'économie ou pouvoir être héréditaires.

I. — Dystrophies.

Le sang étant constitué par deux parties essentielles, l'une solide, les *globules*, l'autre liquide, le *plasma*, composé de *fibrine*, d'*albu-*

mine et de diverses autres substances en solution dans une certaine quantité d'*eau*, il est facile de classer les maladies dystrophiques d'après la nature et le siége même de l'altération qu'elles déterminent dans le sang. C'est ainsi que la lésion des globules caractérise l'*anémie* et la *chlorose;* que la diminution ou la décomposition de la fibrine se retrouve dans toutes les *hémorrhagies adynamiques;* que la présence d'un excès de sucre dans le liquide sanguin, se trahit par la *glycosurie* et le *diabète*. Ce sont là des altérations déjà très-nettement précisées, et dont la connaissance absolue est intimement liée au perfectionnement des puissants moyens d'investigation que nous possédons aujourd'hui.

II. — Diathèses.

Les maladies diathésiques dominent, par leur importance, toute la pathologie humaine, non-seulement en considération des accidents nombreux et divers qu'elles peuvent directement occasionner, mais encore parce que toute autre maladie frappant un individu qui souffre déjà d'un vice constitutionnel, est profondément modifiée, dans ses symptômes et ses allures, par la diathèse préexistante.

Jusqu'à ce jour, cependant, une confusion absolue régnait dans la classification des diathèses; aussi, pour tenter de la dissiper, ai-je dû séparer d'abord celles de ces maladies qui, dans le cours de leur évolution, produisent des *éruptions sur la peau et sur les muqueuses*, des diathèses qui ne présentant pas ce caractère essentiel, à mon avis, ne se traduisent jamais que par une *irritation profonde ou cachée des tissus*, déterminant, au point où elle s'exerce, la multiplication, la *prolifération* — pour employer le mot technique — de leurs éléments et, par suite, la formation d'un *néoplasme* ou *tissu nouveau*, de nature variable :

Ce premier groupement des vices constitutionnels m'a permis, en outre, de faire cette précieuse remarque, que ce sont précisément les *diathèses sans manifestations éruptives* qui produisent les accidents de prolifération les plus graves, les néoplasmes les plus funestes, tels que le tubercule et le cancer.

Les *diathèses à manifestations éruptives*, au contraire, comme si elles se débarrassaient de leur malignité par la peau et les muqueuses, — qui sont bien, en effet, de puissants organes d'épuration du sang, — ne déterminent jamais, ou presque jamais, à leur période ultime, ces dangereux phénomènes de prolifération ; et quand ceux-ci se manifestent, peut-être est-ce parce que les éruptions qui les ont précédés n'ont point été assez aiguës ou assez fréquentes.

De la parfaite constatation de ces faits, je suis donc autorisé à déduire la loi suivante : *La gravité d'une diathèse est en raison inverse de l'acuité, de la fréquence et de l'étendue des éruptions qu'elle détermine.*

Évolution des diathèses. — Succession des accidents. — Parmi toutes les maladies constitutionnelles, on ne trouve guère que la *scrofulose* et la *syphilis* qui présentent des accidents éruptifs, puis des phénomènes de prolifération, relativement bénins, d'ailleurs, à leur période tertiaire. Aussi peut-on considérer ces diathèses à évolution complète, à *cycle* fermé, pour ainsi dire, comme les types de la classe.

Dans leur marche lente et progressive, de l'extérieur vers l'intérieur, l'une et l'autre, en effet, donnent lieu, d'abord, à des éruptions cutanées, accompagnées d'inflammations ganglionnaires : la syphilis, que nous pouvons suivre dès le jour même de sa pénétration dans l'économie, déterminant le chancre et le bubon; la scrofulose, les gourmes et l'adénite strumeuse; *accidents primitifs*, que suivent bientôt; de part et d'autre, des poussées inflammatoires sur les muqueuses de la gorge, du nez, des yeux, du larynx, des bronches, de l'intestin, c'est-à-dire des angines, des coryzas, des conjonctivites, des laryngites, des bronchites, des diarrhées, qui constituent les *accidents secondaires*. Plus tard, le virus poursuivant sa marche, et pénétrant de plus en plus l'économie, éclatent, dans les deux cas, les *accidents tertiaires :* éruptions nouvelles à la peau, induration ou suppuration des glandes lymphatiques, douleurs vives dans les membres, névralgies et névroses diverses, ostéite et carie des os, arthrites et tumeurs blanches, exostoses et phthisie, altérations graves des principaux viscères. (*Voir la figure.*)

Telle est, d'un coup d'œil, et pour ainsi dire à vol d'oiseau, la marche habituelle des diathèses-types.

Parmi les autres maladies de la même classe, l'*herpétisme* et l'*arthritisme*, qui ne sont pas autre chose que le vice dartreux et le vice rhumatismal, présentent, dans leur évolution, à peu près la même succession de phénomènes et, malgré l'opinion contraire de quelques médecins, frappent tour à tour, comme nous le verrons en les décrivant avec détail, la peau, les muqueuses, les muscles, les os, les viscères et les nerfs.

Seules, les diathèses sans manifestations éruptives, telles que la *tuberculose* et le *cancer*, ne se trahissent point par une évolution apparente. Elles ne présentent ni phases successives ni périodes distinctes, mais elles marquent généralement l'économie d'un cachet aisément reconnaissable pour l'observateur attentif, jusqu'au jour où les produits morbides qu'elles occasionnent, se développant avec plus ou moins de rapidité, laissent éclater, comme nous le verrons en les décrivant avec détail, les graves accidents qui terminent généralement ces diathèses.

III. — Maladies infectieuses ou zymotiques.

Il m'eût été difficile de ne point adopter, pour les maladies infectieuses, la même méthode et la même base de classification que pour les diathèses constitutionnelles.

L'infection aiguë du sang et de l'économie par un poison accidentellement entré dans l'organisme ne diffère point essentiellement, en effet, de l'empoisonnement lent et chronique causé par un virus héréditaire. La rapidité seule de l'évolution entraîne, on le conçoit, l'intensité plus grande et, pour ainsi dire, la condensation des symptômes; mais la dissémination et les effets du poison sont les mêmes; et j'appellerais volontiers les maladies zymotiques des diathèses aiguës.

Les accidents de prolifération, qui sont toujours le produit d'une irritation lente, n'ont point l'occasion de se manifester dans le cours d'une maladie infectieuse; aussi ne les observe-t-on guère que dans la syphilis acquise et la morve, qui, par l'ensemble de leurs caractères, forment, d'ailleurs, une transition des plus naturelles entre les deux classes de maladies. Mais les éruptions cutanées caractérisent certaines maladies zymotiques, comme certaines diathèses; elles constituent même le phénomène capital des *fièvres éruptives*, et, plus encore ici que dans les diathèses, elles exercent une influence considérable sur la terminaison de la maladie.

Personne n'ignore, en effet, combien deviennent graves les varioles et les rougeoles dont l'éruption ne se fait point ou disparaît après être sortie avec peine.

Il est à remarquer, aussi, que parallèlement à ce qui se passe dans les diathèses prolifératrices, la tuberculose et le cancer, les maladies infectieuses non éruptives, telles que la rage, l'infection purulente, la diphthérie, le typhus, etc., sont aussi les plus funestes, soit par leur localisation sur un organe, soit par la gravité des phénomènes généraux qu'elles déterminent.

La même loi que j'ai cru pouvoir déduire, plus haut, des caractères essentiels des diathèses, découle donc, tout naturellement, encore, des caractères essentiels des maladies infectieuses ; aussi, peut-on logiquement admettre que la *gravité* de ces dernières est pareillement, *en raison inverse de l'étendue et de l'acuité des éruptions qu'elles déterminent.*

Vainement on m'objecterait, ici, que les varioles les plus graves sont précisément celles dont l'éruption est le plus abondante. L'abondance de l'éruption ne prouve, en ce cas, que la profonde intoxication du malade, et l'extrême effort déployé par la nature pour le sauver. Si trop souvent alors, le patient succombe, ce n'est point, en effet, l'abondance de l'éruption qui le tue, mais bien l'excès même du poison dont il est imprégné ; la difficulté qu'éprouve celui-ci de s'éliminer par la peau et les muqueuses soulevées déjà par une première poussée éruptive ; la suppression enfin de la respiration cutanée par la confluence des pustules. La théorie que je soutiens permet de croire qu'en ces cas malheureux le malade ne courrait aucun péril, si l'éruption, pour se développer librement, avait un champ deux ou trois fois plus étendu. La mort survient alors parce que le sujet ne prête précisément pas à l'éruption une suffisante surface ; et le funeste phénomène qui s'accomplit ainsi, loin d'infirmer la thèse que je défends, apporte au contraire, en sa faveur, une preuve de plus.

Telles sont, aussi sommairement exposées que possible, les grandes considérations sur lesquelles j'ai cru pouvoir baser une classification naturelle des maladies. Le tableau suivant, qui permet de l'embrasser d'un coup d'œil, en éclaircira, je l'espère, tous les points qu'une explication succincte aurait laissés obscurs, condition essentielle, on le comprend, si l'on songe que cette classification constitue le plan tout entier, la méthode et la charpente même de cet ouvrage.

I. — MALADIES GÉNÉRALES

Envahissant l'économie tout entière à la suite d'une altération chimique ou virulente du sang, et déterminant, dans leur évolution, une série de troubles ou de lésions organiques.

MALADIES CONSTITUTIONNELLES

Provoquées par une altération chimique du sang spontanément développée dans l'organisme, ou par la présence dans l'économie, d'un *virus* morbigène. Maladies en général peu fébriles, à marche chronique, jamais épidémiques, difficilement contagieuses, très-souvent transmises par hérédité.

- ***Dystrophies.*** Maladies *non virulentes* causées par une altération chimique du sang spontanément développée dans l'organisme.
  - Altération des *globules* du sang. — Anémie et chlorose.
  - Altération du *plasma* ou partie liquide du sang. — Hémorrhagies adynamiques. Scorbut. — Purpura.
  - Altération du sang par un produit morbide s'éliminant avec l'urine. — Glycosurie. — Diabète.
- ***Diathèses.*** Maladies causées par la présence d'un *virus* souvent indéterminé, mais probable; ordinairement transmis par hérédité.
  - Diathèses à manifestations éruptives sur la peau et les muqueuses, suivies d'accidents sur les organes profonds.
    - Éruptions souvent fébriles. Prolifération très-rare des éléments des tissus. — Herpétisme. — Dartres. Arthritisme. Rhumatisme. — Goutte.
    - Éruptions rarement fébriles. Prolifération fréquente des éléments des tissus. — Syphilis congénitale. Scrofulose.
  - Diathèses sans manifestations éruptives. Accidents caractérisés par la prolifération constante des éléments des tissus. — Rachitisme. Tuberculose. Cancer. — Tumeurs.

MALADIES INFECTIEUSES OU ZYMOTIQUES

Provoquées par l'introduction dans l'économie d'un *ferment* virulent ou miasmatique. Maladies généralement fébriles, à marche aiguë ou rapide, la plupart épidémiques ou contagieuses, mais intransmissibles par hérédité.

- ***Ferments* humains et animaux.**
  - ***Virus.*** Reproductibles par le malade et transmissibles par inoculation.
    - Éruptions secondaires, intoxication du sang. — Syphilis acquise. Morve et farcin.
    - Pas d'éruptions secondaires.
      - Intoxication du système nerveux. — Rage.
      - Intoxication grave et rapide du sang. — Pustule maligne. Charbon. Infection purulente.
  - ***Miasmes.*** Reproductibles. Transmissibles par contagion et diffusion.
    - Éruptions primitives aiguës. Intoxication plus ou moins lente sans altération grave du sang. — *Fièvres éruptives.* — Variole et Vaccine. Varicelle. Rougeole. Scarlatine. Exanthèmes.
- ***Ferments* telluriques.**
  - ***Ferments*** reproductibles par le malade.
    - Ferments transmissibles par contagion et par diffusion, déterminant l'infection putride du sang. — Diphthérie. Fièvre typhoïde. Typhus. — Peste. Fièvre jaune.
    - Ferments transmissibles seulement par diffusion, et déterminant l'élimination de l'eau du sang. — Choléra. Suette.
  - Ferments non reproductibles; transmissibles seulement par diffusion. — Accès intermittents. — Fièvres paludéennes.

II. — MALADIES LOCALES

Frappant exclusivement un organe ou un même système anatomique; provoquées parfois par un agent extérieur ou un parasite, mais se développant, le plus souvent, sous l'influence d'une maladie générale.

CLASSIFICATION ANATOMIQUE.	CLASSIFICATION NOSOLOGIQUE.
Maladies de l'appareil respiratoire.	Anémies partielles. — Congestions. — Inflammations ou phlegmasies. — Gangrènes.
— de l'appareil digestif.	Hémorrhagies. — Hydropisies. — Flux. — Pneumatoses. — Névroses. — Parasitisme.
— des appareils de sécrétion.	Lésions organiques.
— de l'appareil circulatoire.	Transformations et dégénérescences.
— de l'appareil innervateur.	
— de l'appareil locomoteur.	

III. — MALADIES ACCIDENTELLES

Asphyxies. — Empoisonnements. — Accidents traumatiques.

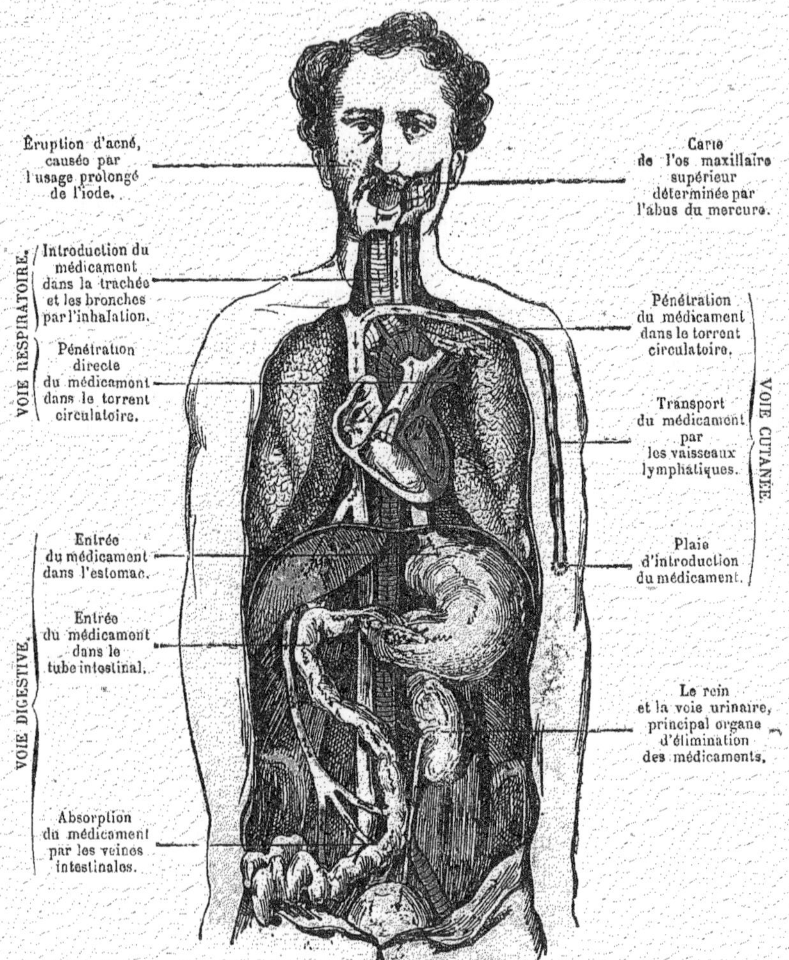

Figure idéale, montrant les diverses voies d'absorption des médicaments et les principaux accidents déterminés par l'abus de certains d'entre eux.

V

LES MÉDICAMENTS

Le temps n'est plus heureusement où les sceptiques pouvaient définir le médecin : « Un homme qui met dans un corps qu'il ne connaît pas des drogues qu'il connaît moins encore. » L'anatomie et la physiologie humaines, depuis les admirables travaux de Bichat et de Claude Bernard ; la chimie, depuis la révolution accomplie par Lavoisier, ont jeté la plus vive lumière sur les phénomènes de la vie, et révélé à la médecine un nombre considérable de substances actives, dont l'influence sur nos organes est aussi puissante que certaine.

Aucune excuse ne saurait donc être accordée aujourd'hui à l'empirisme aveugle qui voue le malade à tous les dangereux caprices de l'incertitude et du hasard, à l'homœopathie, qui se croise les bras quand il est urgent de combattre, aux trop nombreux imposteurs, enfin, qui ne craignent point de substituer une intervention surnaturelle quelconque aux formules du *Codex*.

De nos jours, le médecin vraiment digne de ce nom connaît, dans ses moindres détails, la structure du corps humain ; il sait comment, à l'état de santé ou de maladie, fonctionnent ses organes ; il a la certitude de trouver, au besoin, dans l'arsenal thérapeutique, une arme de précision qui lui donnera, maniée avec prudence, des résultats positifs et parfaitement déterminés.

Classification des médicaments. — Suivant leur siége et leur nature, les maladies peuvent être attaquées par des *moyens externes*, par des *substances médicamenteuses* administrées à l'intérieur, quelquefois, enfin, par un véritable *traitement moral* dont l'influence, dans certains cas, est incontestable.

La thérapeutique externe est presque toute du ressort de la chirurgie ; mais celle-ci, loin de constituer un art indépendant, n'est, en réalité, que la dernière ressource de la médecine, à peu près comme le canon est la dernière raison de la diplomatie.

Hormis les lésions accidentelles, toutes les maladies, à une certaine époque au moins de leur évolution, sont justiciables d'un traitement interne qui, bien ordonné, régulièrement suivi et prescrit à propos, doit suffire, le plus souvent, à sauver le malade ; il est, en effet, bien peu d'organes ou de fonctions que le médecin ne puisse atteindre ou modifier à son gré, s'il possède une parfaite connaissance des nombreux médicaments que la thérapeutique lui fournit, et s'il prend soin de les classer aussi méthodiquement dans son esprit que sur les rayons d'une officine.

Malgré que chaque médicament jouisse d'une action propre, on peut aisément, en effet, suivant les analogies et les ressemblances que présentent quelques-uns d'entre eux, en former un certain nombre de groupes naturels; mais il convient, avant tout, de distinguer les médicaments *assimilables*, qui se fixent dans nos tissus, les reconstituent, les réparent, de ceux qui, ne pouvant être assimilés, traversent seulement l'économie après avoir exercé sur tel ou tel organe ou sur le principe même du mal une influence plus ou moins modificatrice.

C'est ainsi que le fer et le phosphate de chaux, par exemple, sont de véritables *médicaments-aliments*, et que les substances mêmes qui servent à notre alimentation quotidienne peuvent agir à l'occasion comme des médicaments d'une extraordinaire puissance.

Mais ce sont surtout les substances *inassimilables*, incompatibles avec notre organisation, qui constituent les médicaments les plus énergiques. Chacun de ces derniers traverse l'économie avec plus ou moins de rapidité, presque toujours en déterminant, avant de s'éliminer par tel ou tel émonctoire, deux effets au moins sur nos organes ; l'un profond et caché, que nous ne percevons point ; l'autre, apparent et visible, ordinairement sous la dépendance du premier. L'opium, par exemple, fait dormir. Voilà son effet apparent. Mais il amène le sommeil en modifiant, par l'intermédiaire des nerfs vaso-moteurs, la circulation cérébrale, et c'est là son effet caché dont le sommeil est la conséquence.

Eh bien, de même que j'ai déjà fait ressortir combien sont plus profondément actives les diathèses sans éruptions, qui ne s'amendent point par des manifestations extérieures, de même ferai-je remarquer ici que l'effet profond des médicaments est d'autant plus intense qu'ils sont eux-mêmes d'une élimination plus lente et plus difficile, ce qui établit un très-important et très-curieux parallélisme entre les maladies et les agents destinés à les combattre.

Aussi, dans la classification thérapeutique que j'ai adoptée, me suis-je surtout efforcé de tenir compte de ces diverses propriétés des médicaments et de les grouper comme il suit à la fois d'après leur degré d'élimination et leurs effets intimes :

I° Stimulants excrétoires. — Agissant surtout par la rapidité même de leur élimination en surexcitant les fonctions de l'organe éliminateur.

Diurétiques, stimulants de la sécrétion urinaire : *bicarbonates de potasse et de soude, azotate, acétate, et chlorate de potasse, asperge, scille*, etc.

Sudorifiques, stimulants de la sécrétion sudorale : *soufre, ammoniaque, sureau, gaïac, salsepareille, jaborandi*, etc.

Balsamiques, stimulants de la sécrétion muqueuse : *térébenthine, goudron, baumes de tolu et du Pérou, benjoin, copahu*, etc.

Évacuants, vomitifs et purgatifs, agissant surtout par irritation topique : *émétique, ipécacuanha, asarum, polygala, scammonée, jalap, aloès, coloquinte, bryone, manne, rhubarbe, séné, ricin, nerprun, mercuriale, sulfates et citrates de magnésie, de soude*, etc.

II° Spécifiques. — S'éliminant avec plus ou moins de rapidité, mais exerçant toujours une action *neutralisante* sur les virus et les ferments morbides :

Altérants ou dépuratifs, spécifiques contre les virus diathésiques : *iode, brome, arsenic, chrôme, soude, potasse, lithine*, etc.

Antiseptiques, destructeurs des ferments organisés : *quinine, chlore, borax, acides thymique, phénique et salicylique*, etc.

III° Modificateurs physiologiques. — S'éliminant avec plus ou moins de lenteur, mais exerçant toujours une action cachée sur les organes profonds se traduisant ordinairement par des phénomènes appréciables :

Narcotiques, agissant particulièrement sur l'encéphale : *opium*, *belladone*, *jusquiame*, *datura*, *haschich*, *tabac*, *ciguë*, *aconit*, *laurier-cerise*, etc.

Anesthésiques, agissant sur tout le système nerveux : *chloroforme*, *chloral*, *éthers*, *amylène*, *benzine*, *acide carbonique*, etc.

Antispasmodiques, agissant sur le bulbe cérébral, la moelle et les nerfs : *valériane*, *camphre*, *asa fœtida*, *musc*, *tilleul*, *oranger*, *bromures alcalins*, etc.

Sédatifs, exerçant une action complexe sur le système nerveux et divers organes : *digitale*, *colchique*, *vératrine*, etc.

Excitants généraux, agissant sur les systèmes nerveux et circulatoire : *anis*, *angélique*, *mélisse*, *menthe*, *sauge*, *hysope*, *camomille*, *absinthe*, *vanille*, *cannelle*, *poivres*, *café*, *thé*, *crucifères*, *arnica*, *phosphore*, etc.

Excitants musculaires, agissant sur le système nerveux et musculaire : *noix vomique*, *strychnine*, *ergot de seigle*, *safran*, *rue*, *sabine*, etc.

Astringents et toniques, agissant topiquement ou par l'intermédiaire du système nerveux sur les tissus contractiles : *tanin*, *ratanhia*, *cachou*, *noyer*, *quinquina*, *gentiane*, *quassia*, *alun*, *plomb*, etc.

Irritants et caustiques, agissant surtout par irritation topique : *potasse*, *chaux*, *acides*, *argent*, *zinc*, *moutarde*, *cantharides*, etc.

Il serait facile, comme on le voit, de faire entrer dans ce cadre la pharmacopée universelle; mais quelque classification que l'on adopte, toute médication, pour être logique et réellement efficace, doit comprendre à la fois le traitement *spécifique*, qui s'attaque au principe même de la maladie, et le traitement *auxiliaire*, que l'on dirige, suivant l'urgence, contre tel symptôme prédominant, telle complication intercurrente. Ne combattre que les symptômes, comme toute une école médicale le pratique encore aujourd'hui, c'est se borner à faire dans un incendie la part du feu, sans jeter une goutte d'eau pour l'éteindre; et généralement le malade se trouve aussi mal que la maison qui flambe de cette tactique de découragement.

Voies d'absorption des médicaments. — C'est, le plus souvent, par *voie digestive* que sont administrés les médicaments. Leur absorption s'accomplit dans l'estomac ou le tube intestinal; le sang les entraîne avec lui dans l'économie tout entière, et les glandes éliminatrices, les reins surtout, les en retirent au fur et à mesure qu'ils traversent leur tissu, pour les rejeter au dehors. Cette route fort longue, et parfois peu sûre, n'est cependant pas la seule qui soit à la disposition du médecin. La *voie respiratoire* s'ouvre aussi toute grande pour lui permettre d'envoyer directement dans le foyer même des poumons, où le sang se revivifie, les substances volatiles les plus actives; et les nombreuses applications que je fais de cette méthode m'ont depuis longtemps démontré son incontestable supériorité dans le traitement des maladies des organes respiratoires [1]. La *peau*, enfin, grâce à ses remarquables facultés d'absorption, offre une troisième porte d'entrée aux substances médicamenteuses : que celles-ci soient simplement mises en contact avec l'épiderme, ou déposées à la surface vive d'un vésicatoire, ou bien, enfin, directement envoyées sous le derme par la méthode des injections sous-cutanées. (*Voir la figure.*)

Dosage. Tolérance. — Les proportions auxquelles il convient d'administrer les médicaments varient surtout suivant l'âge et la constitution des malades. En général, les doses pour un enfant doivent être trois ou quatre fois moins fortes que pour un adulte, et seulement moitié moindres pour un adolescent. Tous les organismes ne tolèrent point, d'ailleurs, au même degré, les substances médicamenteuses. Il en est chez lesquels le médicament agit d'abord avec une telle intensité que les doses les plus minimes dépassent quelquefois le but que l'on se propose, et d'autres, en revanche, qui semblent absolument rebelles à l'action de tout agent thérapeutique.

(1) *La Médecine pneumatique*, par le Dr J. Rengade. Paris, 1873. — *Traitement des maladies des voies respiratoires*, par le même. Paris, 1866.

Ces sensitives et ces réfractaires sont, il est vrai, des exceptions; mais un fait à peu près constant, c'est l'habitude et la tolérance rapides que l'on acquiert des poisons même les plus actifs par leur usage quotidien à doses croissantes. Il ne faudrait point croire, toutefois, qu'un médicament dont l'action est en apparence émoussée soit par cela même inoffensif. Trop souvent j'ai l'occasion de voir de malheureux malades qui n'apportent à mon observation que des accidents causés par l'abus ou l'illogique emploi des remèdes, et ces victimes d'une thérapeutique mal comprise courent bien plus de périls par la funeste médication qu'ils ont suivie que par la maladie même contre laquelle de tels moyens ont été mis en œuvre. Il n'est pas rare de rencontrer des personnes véritablement intoxiquées par l'usage exagéré de l'opium, de l'éther ou du chloroforme; mais il est bien plus fréquent encore, avec la manie que l'on a de nos jours de se purifier le sang à tort et à travers, d'en observer dont la santé se trouve sérieusement compromise par l'abus des *dépuratifs*. L'iode, le brome, l'arsenic, le mercure, pris en excès, finissent ainsi par engendrer de véritables *maladies artificielles*, l'*iodisme*, l'*arsenicisme*, l'*hydrargyrie*, caractérisées par des éruptions à la peau rappelant celles que l'on observe dans la plupart des diathèses naturelles et presque toujours accompagnées de vertiges, de douleurs de tête, d'une profonde anémie. Avec le mercure, ces premiers accidents peuvent être suivis de terribles phénomènes secondaires et tertiaires sur les muqueuses, les os, le cerveau et les nerfs; mais, fort heureusement, la médecine moderne est parvenue à restreindre considérablement l'emploi de ce poison redoutable, dont je ne cesserai, dans le cours de cet ouvrage, de signaler les dangers, chaque fois que l'occasion s'en présentera.

Choix du médicament. — L'extrême difficulté que l'on éprouve à réunir dans une préparation pharmaceutique toutes les qualités que le malade et le médecin sont en droit d'exiger, en multiplie si considérablement le nombre que la plupart des praticiens sont très-embarrassés aujourd'hui dans le choix à faire entre les diverses combinaisons d'une même substance. Quelle est, pour ne citer qu'un exemple, la meilleure des préparations ferrugineuses parmi les deux ou trois cents qui se disputent la première place? Est-ce l'iodure, le chlorure, le citrate, le tartrate, le lactate, le phosphate, le carbonate de fer?... Est-ce la limaille ou le fer réduit? le fer dialysé ou le dynamisé? le diastasé ou le porphyrisé?... Chaque préparation a ses partisans et ses détracteurs, qui seraient presque tous fort en peine de dire sur quelles raisons ils appuient leur réprobation ou leur préférence.

Eh bien, sur cette question, d'une importance majeure, je me suis laissé entraîner à de longues études et à des expériences multipliées, qui m'ont, en somme, laissé l'intime conviction qu'un médicament n'agit jamais mieux, — je dirais presque n'agit seulement — que lorsqu'il se présente, à l'*état naissant*, dans nos organes aux diverses combinaisons dont il est susceptible [1]. C'est une vérité depuis longtemps reconnue, en chimie, que tout corps *naissant*, c'est-à-dire se dégageant d'une réaction sous la forme gazeuse, liquide ou solide, se trouve dans les conditions les plus favorables pour la manifestation de ses diverses propriétés. Or ce qui est vrai en chimie est, en cette circonstance surtout, vrai en médecine, et s'il est difficile, inutile peut-être, d'obtenir à l'état naissant, dans l'organisme, un médicament complexe, tel, par exemple, que le sulfate de quinine, qui doit à sa composition même toute son action, en revanche, il est aussi nécessaire que facile d'administrer, sous cette forme, les grands médicaments simples : le fer, l'iode, le soufre, d'autant plus actifs qu'ils offrent plus de prise, par leur division extrême et leur affinité supérieure, aux réactifs organiques qui les attaquent sans cesse dans leur voyage à travers l'économie.

(¹) *Le Pulvérisateur à réactions* du Dr Rengade (*Bulletin de l'Académie de médecine* du 12 août 1873, etc.)

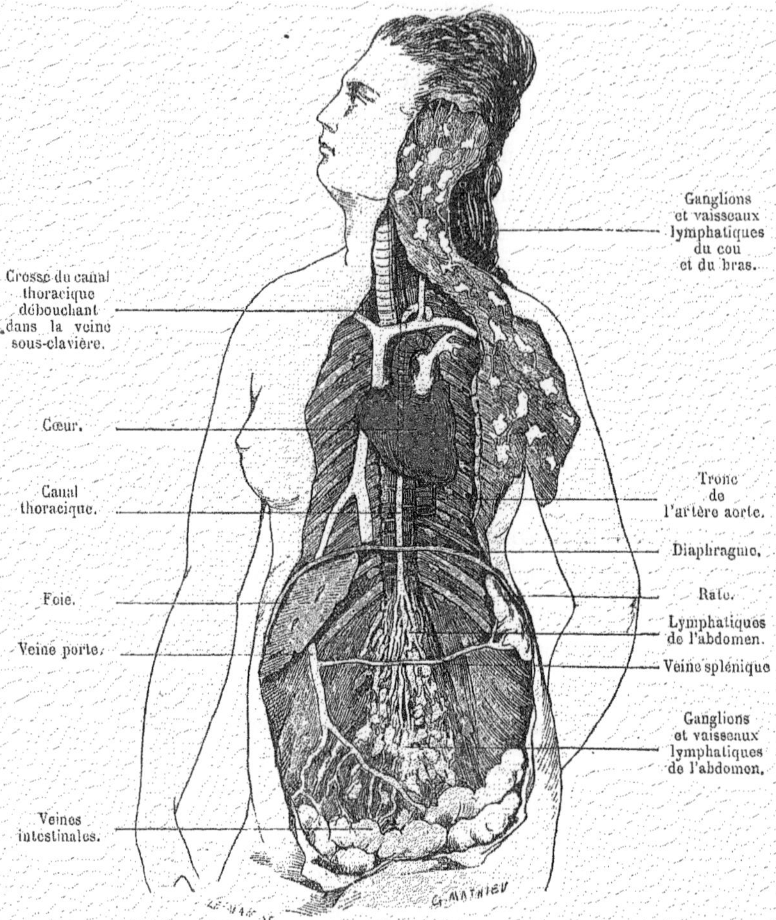

Organes de la production et de la circulation du sang chez une femme chlorotique.

LIVRE I — MALADIES GÉNÉRALES

MALADIES CONSTITUTIONNELLES — DYSTROPHIES

ANÉMIE ET CHLOROSE

C'est une dénomination devenue un peu vague que celle d'*anémie*, si communément employée, de nos jours, pour désigner toute maladie causée par une diminution de la quantité du sang ou par une altération de ses qualités.

Non-seulement le mot, littéralement traduit, signifie « *point de sang* », ce qui n'est heureusement pas vrai chez le plus grand nombre des personnes habituellement qualifiées d'anémiques; mais encore il sert d'étiquette commune à plusieurs altérations du sang de nature toute différente, et qu'il serait indispensable de distinguer entre elles et d'étudier séparément.

Tel malade, en effet, peut être anémique parce qu'il aura perdu, dans une hémorrhagie grave, une certaine quantité de sang, auquel cas il y aura chez lui *hypémie*, c'est-à-dire moins de sang, plutôt qu'anémie réelle. Chez tel autre, l'anémie sera due à l'augmentation exagérée de l'eau ou *sérum* du sang, et la dénomination, plus précise, d'*hydrémie* peindra mieux cet état pathologique. Chez un troisième, enfin, l'anémie sera caractérisée par l'altération même des éléments essentiels du fluide nourricier, par la lésion des globules du sang, et le terme classique de *chlorose* désignera cette forme d'anémie que l'on observe surtout chez les femmes.

Hypémie, ou diminution du sang; — *hydrémie*, ou dilution aqueuse du sang; — *chlorose*, ou lésion des globules : voilà donc trois formes de l'anémie aussi distinctes que naturelles; mais la troisième seule constituant une maladie véritable, une *espèce* pathologique, c'est à la chlorose, principalement, que sera consacrée cette étude.

GENÈSE DE LA MALADIE

Rôle physiologique des globules du sang. — Nous savons, aujourd'hui, comment se forment et se développent ces infiniment petites cellules qui répandent en nous la chaleur et la vie. La rate et les ganglions lymphatiques sont les grands centres de leur fabrication, et c'est de là qu'elles partent sans cesse pour aller se mêler, sous la forme pas-

Étymologies. — ANÉMIE : *a* privatif; *héma*, sang : *Point de sang*. — CHLOROSE : *klôros*, verdâtre : Allusion à la couleur de la peau, dans la chlorose. — LEUCÉMIE : *leucos*, blanc; *héma*, sang : *Sang blanc*. — LEUCOCYTHOSE : *kutos*, cellule, globule : Globules blancs.

sagère de *globules blancs*, au sang rouge qui circule dans les vaisseaux. Ces globules blancs, en effet, ne sont que provisoires; bientôt ils se remplissent d'une substance à la fois organique et minérale, l'*hémoglobine*, qui les transforme en *globules rouges;* et dès lors, ils jouissent de toutes les propriétés vitales que possèdent ces derniers. A mesure que ceux-ci sont utilisés ou détruits par la nutrition, les globules jeunes les remplacent, et c'est ainsi qu'à l'état normal, s'entretient et se continue, dans nos organes, l'admirable phénomène de la vie.

On sait quelle est la fonction essentielle des globules rouges. Ils absorbent, dans les poumons, l'oxygène de l'air que la respiration y fait affluer sans cesse, et s'y débarrassent, en échange, du charbon qu'ils ramènent de tous les points de l'économie. Or c'est l'hémoglobine seule qui permet aux globules d'accomplir ce merveilleux travail, et, sans être un profond chimiste, on s'expliquera facilement ce phénomène, si l'on considère que l'hémoglobine, outre la matière albuminoïde dont elle se compose, contient aussi du *fer*, en notable proportion. Tout le monde, assurément, connaît la grande affinité qui existe entre ce métal et l'oxygène, pour avoir vu, cent fois, du fer *s'oxyder* et se couvrir de rouille à l'air libre. Eh bien, le fer de l'hémoglobine n'a point d'autre rôle que d'attirer et de fixer de la même manière l'oxygène de l'air inspiré. Plus les globules sont riches en hémoglobine, plus l'attraction est énergique, et plus parfaitement aussi s'accomplit la régénération du sang, *l'hématose.*

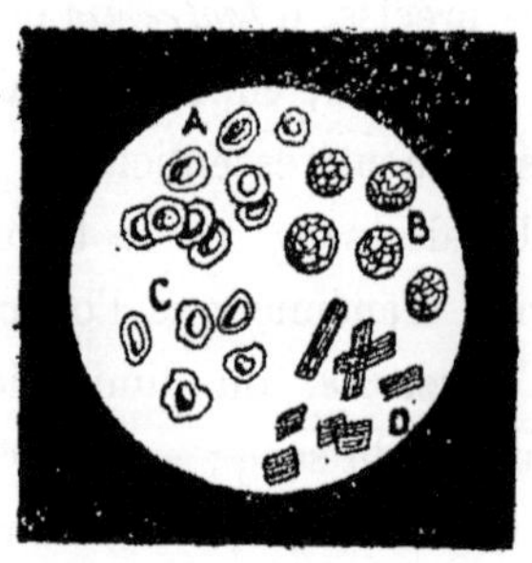

LE SANG VU AU MICROSCOPE.
A. Globules rouges à l'état normal.
B. Globules blancs.
C. Globules déformés d'une malade chlorotique.
D. Cristaux d'hémoglobine.

Altération des globules. — Chlorose. — Ces phénomènes physiologiques jettent une vive lumière sur la forme d'anémie produite par l'altération des globules du sang, *la chlorose*. En examinant, en effet, au microscope, le sang d'une chlorotique, on reconnaît que ses globules sont relativement en moins grande quantité que dans le sang normal, et que la plupart, pâles et flétris, ne contiennent presque plus d'hémoglobine. La diminution de l'hémoglobine entraînant celle du fer, l'absorption de l'oxygène est incomplète, et dès lors, l'hématose insuffisante, les réactions et les combustions difficiles, la chaleur amoindrie, la décoloration rapide, la nutrition troublée, toutes les fonctions languissantes. A un degré plus avancé, un grand nombre de globules blancs, nouvellement formés, n'ont même plus le pouvoir de se remplir d'hémoglobine et de se transformer en globules rouges. La chlorose, alors, devient une véritable *leucocythose*, et se rapproche d'une autre maladie plus grave encore, la *leucémie*, dans laquelle les globules blancs se multiplient avec une telle abondance qu'ils donnent au sang la couleur grisâtre du pus.

CAUSES

La plus commune des anémies, la chlorose, frappe surtout la population féminine des grandes villes; aussi son foyer principal, en France, est-il à Paris, où non-seulement la chlorose est une maladie, mais encore une mode. Une maladie chez les femmes du peuple, qui, la plupart, en portent les stigmates caractéristiques; une mode, — ce qui est bien pis! — chez les jeunes filles et les dames du monde qui, trop souvent, au détriment de leur santé, cherchent la pâleur et la diaphanéité du teint dans une alimentation exiguë et mal comprise.

Le séjour habituel dans une habitation étroite, où l'air et le soleil ne pénètrent point; les longues soirées mondaines, aussi bien que les veilles pénibles de l'atelier, l'austérité des couvents et des cloîtres, les émotions et les peines morales, les habitudes vicieuses, l'épuisement résultant d'une maladie grave ou même d'un allaitement prolongé, sont, après l'insuffisance de l'alimentation, les conditions les plus favorables au développement de la chlorose.

Les femmes, depuis la puberté jusqu'à l'âge critique, doivent à la constitution plus faible de leur sang, et surtout aux phénomènes physiologiques qui s'accomplissent périodiquement chez elles, d'être incomparablement plus exposées que les hommes à l'anémie globulaire. Il n'est pas rare, cependant, de rencontrer des jeunes gens véritablement chlorotiques, et j'ai, pour ma part, l'occasion, chaque année, de traiter comme tels plusieurs grands garçons soupçonnés de phthisie, qui seraient bien fâchés, à la vérité, d'apprendre qu'il a suffi, pour les guérir, de les soigner comme des femmelettes.

La chlorose est plus commune, encore, chez les enfants de deux à douze ans, qui ne réparent pas suffisamment les dépenses nutritives qu'une rapide croissance exige d'eux chaque jour. Beaucoup, en grandissant, prennent en outre des habitudes vicieuses qui les épuisent; aussi recommanderai-je aux mères de famille de veiller avec la plus scrupuleuse attention sur un jeune enfant qui, sans autre cause appréciable, tout à coup s'étiole et blêmit. Sous quelque influence, d'ailleurs, qu'elle se développe, la chlorose, à cet âge, ne saurait être trop activement combattue. Elle peut préparer le terrain à la tuberculose ou masquer son éclosion, et c'est surtout en l'attaquant chez l'enfant que l'on aura chance de triompher de ce fléau redoutable.

EFFETS ET SYNPTOMES

La chlorose produit absolument, sur l'espèce humaine, le même effet que l'étiolement, sur les végétaux. La couleur rouge du sang étant surtout due à l'oxyde de fer de l'hémoglobine, la diminution de cette substance explique bien la décoloration des muqueuses et la teinte cireuse de la peau qui a valu à la maladie le nom de « *pâles couleurs*. » De même, l'insuffisance de l'oxygène, l'*anoxémie*, pour employer le terme technique, empêchant les réactions et combustions organo-chimiques de s'accomplir, rend parfaitement compte de la faiblesse musculaire, de l'alanguissement, de l'extrême sensibilité au froid, du trouble, enfin, de toutes les fonctions, qui se manifestent chez ces malades.

Une étrange perversion du goût les porte à se nourrir de crudités ou même de substances tout à fait impropres à l'alimentation, l'appétit se perd ou s'exagère; les digestions, laborieuses et pénibles, sont accompagnées d'éructations gazeuses, de renvois acides et brûlants, d'un ballonnement, souvent considérable, de l'estomac et des intestins. Trop faibles pour se contracter, ceux-ci restent inertes, et la conséquence de cette inertie est une constipation opiniâtre, que les malades attribuent, sans aucune raison, d'ailleurs, à une « inflammation », à un « échauffement » qui n'existent pas.

En même temps que les troubles digestifs, apparaissent les désordres du système circulatoire : oppression à la moindre fatigue, palpitations douloureuses après la marche ou l'ascension d'un escalier, bruit de souffle à la base ou à la pointe du cœur et dans les gros vaisseaux, perturbation, chez la femme, des phénomènes physiologiques mensuels, qui s'arrêtent ou retardent, si le sang est trop appauvri; avancent, au contraire, ou deviennent plus fréquents, s'il est trop aqueux, et s'accompagnent presque toujours d'une *leucorrhée* constituée par un flux de mucosités blanchâtres, les *flueurs blanches*, dont la persistance contribue beaucoup à augmenter le dépérissement général.

Rapidement, alors, le système nerveux s'affecte à son tour. Des vertiges, des éblouissements, des tintements d'oreille se manifestent, bientôt suivis de migraines, de gastralgies, de névralgies violentes du visage, des parois de la poitrine et de l'abdomen. Ces graves symptômes sont le cri d'alarme des nerfs, avertissant, à leur manière, que le sang en circulation, devenu trop pauvre, l'organisme tout entier est en péril. Et véritablement les dangers sont grands, à cette heure. Le corps affaibli, sans ressources, est à la merci de la première maladie qui va l'atteindre. Pas un organe, alors, n'est en état de soutenir la lutte; mais les poumons sont ordinairement frappés de préférence, et l'on peut dire que la chlorose ouvre immédiatement la porte à la phthisie.

Influence sur le moral. — L'anémie, au début, exerce sur les facultés intellectuelles une influence dépressive considérable. Les malades apathiques, nonchalantes, trouvent tout travail pénible et perdent même le goût du plaisir. L'indifférence les gagne. Les jeunes filles sont plus rêveuses, les femmes plus préoccupées. Par moments, des bouffées d'une vague tristesse envahissent l'esprit et le cœur. On s'attendrit à propos de rien. On s'émeut de tout. Une parole, un souvenir font couler des larmes. La sensibilité reste ainsi, plus ou moins longtemps, à son plus haut degré de tension, puis la mélancolie s'accentue, l'irritabilité se trahit, l'impatience éclate; la moindre inquiétude, la plus légère contrariété amènent un frémissement, une crise, une explosion de colère qui bientôt heureusement est apaisée par quelques larmes, de même qu'un grand vent est abattu par une petite pluie.

TRAITEMENT

Le fer est le spécifique de la chlorose. Seul, il est capable de restituer aux globules du sang l'hémoglobine qu'ils ont perdue; mais il n'y parvient qu'à la condition de se prêter absolument aux diverses réactions qui rendent son assimilation parfaite. La meilleure des préparations ferrugineuses n'est donc pas, comme on s'efforce à tort de le démontrer, celle qui permet d'administrer le fer sous la forme problématique qu'il pourra prendre dans l'estomac et l'intestin, mais bien celle qui donne au médicament son maximum d'aptitude à subir successivement ses diverses transformations jusqu'à l'hémoglobine, sa dernière étape.

Un certain nombre de sels de fer, le *tartrate*, le *citrate*, le *sous-carbonate*, le *lactate*, le *chlorure*, l'*iodure* etc., et quelques eaux ferrugineuses, *Spa*, *Pyrmont*, *Orezza*, *Bussang*, etc., sont, à cet égard, absolument recommandables, parce qu'ils donnent, dans le tube digestif, du fer à *l'état naissant*, le seul qui serve, à mon avis, à l'assimilation. On sait, d'ailleurs, combien ces préparations sont beaucoup plus actives quand on administre, en même temps, du bicarbonate de soude ou tout autre sel alcalin. Presque toujours, en effet, la réaction chimique qui se produit alors met en liberté la plus grande partie du fer contenu dans la préparation, et la quantité du médicament absorbé en est d'autant plus considérable.

Je prescris souvent, dans ma pratique, l'un ou l'autre des sels énumérés plus haut, parfois isolément, dans un sirop ou dans une eau distillée; mais plutôt une combinaison complexe de *lacto-chlorure de fer et de sodium* dans un élixir ou dans un sirop tonique. J'obtiens ainsi un reconstituant d'une rare puissance, pouvant donner une quantité de *fer naissant* suffisante à assurer l'assimilation rapide du principe actif. Ces préparations doivent êtres prises à la dose d'une ou deux cuillerées à bouche, au commencement des repas.

Sous ces formes si rationnelles, j'ai vu le fer opérer, en peu de temps, des guérisons ayant résisté aux préparations réputées les plus efficaces; celle, entre autres, d'une jeune dame tombée dans une si profonde anémie que d'incessantes syncopes mettaient dix fois le jour sa vie en danger. Mais la chlorose détermine des troubles si marqués des organes digestifs, circulatoires et nerveux, que la médication auxiliaire, dans le traitement de cette maladie, doit presque toujours accompagner la médication spécifique, et qu'il est indispensable de demander, selon les besoins, aux toniques, quinquina, gentiane, camomille, au bromure de potassium, à la valériane, quelquefois à l'arsenic, à la digitale, etc., employés comme je l'indiquerai dans le cours de cet ouvrage (*voir* LIVR. 8 *et suiv.*), une atténuation des plus pénibles symptômes, en attendant que l'usage régulier du fer ait entièrement détruit la cause qui les entretient.

Est-il besoin d'ajouter, enfin, que le retour à une parfaite hygiène doit réparer toutes les fautes qui peuvent avoir occasionné la chlorose? Nulle autre maladie, en effet, n'est plus justiciable que l'anémie de ces trois dispensateurs suprêmes du bon sang et de la santé : l'alimentation, l'air et le soleil!

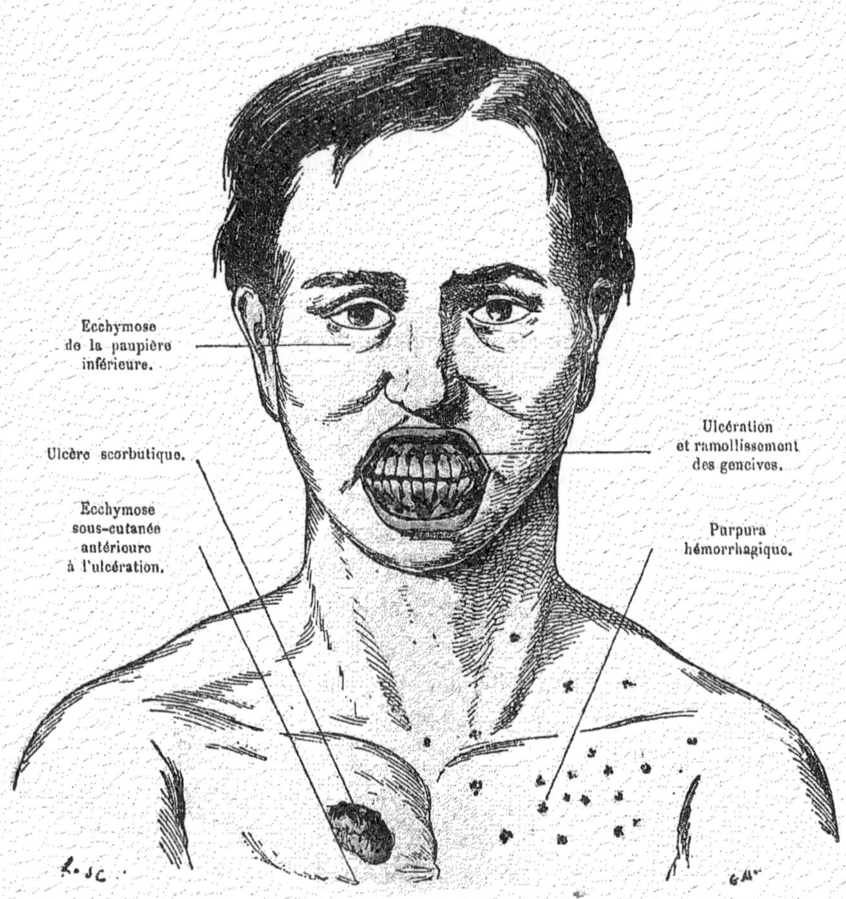

Accidents caractéristiques et principales lésions du scorbut.

DÉFIBRINATION DU SANG — HÉMORRHAGIES PASSIVES
SCORBUT — PURPURA

Les globules du sang ne sont pas les seuls éléments du liquide nourricier qui puissent devenir malades. La liqueur même qui les charrie, le *plasma* sanguin, essentiellement composée d'albumine, de fibrine et de quelques sels en solution dans l'eau, peut subir aussi diverses altérations plus ou moins graves, suivant celle de ces substances intégrantes qui se trouve plus particulièrement frappée.

Quand la proportion de l'eau est seulement un peu augmentée, la maladie se borne à une anémie relative, que nous connaissons déjà sous le nom d'*hydrémie*, et qui, se montrant surtout pendant la convalescence des maladies longues, se termine ordinairement d'une manière favorable.

Il n'en est pas de même quand l'eau, considérablement accrue, délaye et dissout, outre mesure, l'albumine du sang. Dans ce cas, en effet, les reins, en éliminant l'eau en excès, enlèvent en même temps l'albumine qu'elle entraîne, et dès lors est constituée une *albuminurie* plus ou moins abondante, mais n'offrant jamais, cependant, la gravité de l'accident du même genre qui se produit par un mécanisme tout différent, dans les inflammations aiguës des glandes rénales.

Hémorrhagies. passives. — Quand l'altération porte sur la fibrine, d'autres symptômes se manifestent, et le sang, qui doit précisément à cette substance sa viscosité, sa consistance, et la propriété qu'il possède de se coaguler à l'air, devient d'une fluidité extrême dès que la quantité normale de fibrine diminue. Les minces membranes des vaisseaux capillaires sont alors impuissantes à le contenir. Le sang, plus fluide, s'échappe en partie à travers leurs parois, et c'est ainsi que se produisent ces hémorrhagies internes ou externes que l'on a nommées, en raison même de la cause qui les occasionne, hémorrhagies de *faiblesse*, *passives* ou *adynamiques*.

Il n'est pas rare d'observer, chez les enfants, des hémorrhagies nasales de cette nature, car la fibrine employée durant tout le temps de la croissance à la nutrition des muscles, est toujours, à cet âge, en moindre quantité, plutôt qu'en excès dans le sang. Mais c'est

Étymologies. — HÉMORRHAGIE : *héma*, sang; *rhéin*, couler : *Ecoulement* de sang. — SCORBUT, de l'allemand *Scharbock* : *Schar*, gerçures; *Bock*, bouc : Gerçures puant comme un bouc. — PURPURA, pourpre : Allusion aux taches sanguines qui caractérisent la maladie. — HÉMOPHILIE : *héma*, sang; *philein*, aimer : Disposition à l'hémorrhagie.

surtout au début, et dans le cours de certaines maladies graves, la fièvre typhoïde, la variole, la rougeole, que la défibrination rapide du sang occasionne des hémorrhagies véritablement dangereuses. Il n'est point indispensable, d'ailleurs, pour que de tels accidents se produisent, que la fibrine soit matériellement altérée. La dilution extrême par la surabondance de l'eau suffit à provoquer aussi des hémorrhagies, et c'est presque toujours ainsi qu'elles ont lieu chez les femmes chlorotiques.

SCORBUT — CAUSES ET SYMPTOMES

Il est peu de maladies qui provoquent une altération plus profonde du sang que le *scorbut*, et pourtant il est difficile, tant cette altération est complexe, de la préciser nettement. La seule diminution de la fibrine ne déterminerait point de si funestes phénomènes ; aussi, pour les expliquer, a-t-on invoqué l'excès du sel marin, ou l'absence de sels de potasse dans le sang.

Il est certain que l'usage exclusif des viandes salées et la privation des végétaux frais à bord des navires, où le scorbut règne épidémiquement, semblent justifier ces deux hypothèses ; mais ce n'est point sur mer, seulement, que la maladie éclate. Elle n'est point rare sur le continent, dans les villes de garnison ; nous l'avons même observée dans toute sa gravité à Paris, pendant le siége ; il n'est point douteux, enfin, que le froid humide, l'absence d'eau fraîche, le travail excessif et les chagrins prolongés suffisent, en dehors d'une mauvaise alimentation, à lui donner naissance.

Quelles que soient sa nature et la façon dont elle se produit, l'altéraration du sang, dans le scorbut, n'en est pas moins considérable. Dans la grande majorité des cas, le liquide est noirâtre, extrêmement fluide, et sa défibrination est assez complète pour qu'il ne puisse plus se coaguler à l'air.

Cet état pathologique du sang se trahit d'abord par un abattement, une prostration complète des forces. Le malade, appesanti, répugne au plus petit effort, au moindre mouvement. Son visage pâlit et maigrit, ses yeux caves s'entourent d'un cercle livide; il éprouve dans ses membres, au niveau surtout des jointures, de vives douleurs.

Mais ce ne sont là que les préludes, encore un peu vagues, du mal.

Bientôt les gencives, tuméfiées, saignent et s'ulcèrent; la bouche exhale une haleine fétide; des sortes de végétations spongieuses et violacées se forment sur les ulcérations buccales, au niveau des dents ébranlées. Des taches, des plaques bleuâtres se montrent, par transparence, à travers la peau qui se dessèche, se durcit et prend ainsi l'aspect de certains marbres. Puis, l'ecchymose se gonfle et devient une tumeur sanguine plus ou moins saillante, qui s'ulcère à son centre et se rompt. A l'hémorrhagie qui en résulte, succèdent d'autres hémorrhagies. Le sang défibriné filtre de toutes parts à travers les muqueuses, et même directement à travers la peau ulcérée. L'urine est rouge. Une diarrhée sanguinolente se déclare, et le malade anéanti, épuisé, les gencives détruites, les os souvent décollés à leur point de soudure avec les cartilages, succombe, après mille souffrances, à cette décomposition de son sang, à cette ruine de son corps.

Purpura hémorrhagique. — Telle est la marche du scorbut le plus grave; mais il n'est point de maladie qui présente une allure plus irrégulière, et que l'on rencontre à des degrés d'intensité plus variables. Tantôt les gencives seules sont légèrement ulcérées et saignent au moindre contact; tantôt c'est à la surface de la peau seulement qu'apparaissent de petites taches sanguines, d'un rouge vif, de forme étoilée, ou semblables à des piqûres de puce. Ces taches, qui sont dues aussi, quelquefois, à la rupture de minces veinules, dans les maladies du cœur et du foie, ne reconnaissent ordinairement pas d'autres causes que celles du scorbut. Elles constituent alors le *purpura hémorrhagique*, qui toujours annonce un mauvais état du sang et peut se terminer par des accidents graves.

Le scorbut léger des gencives et le purpura sont très-fréquents dans nos grandes villes, où les pauvres gens, vivant dans de mauvaises conditions hygiéniques, en sont particulièrement atteints.

Des ignorants ont pris souvent pour de miraculeux *stigmates*, des taches de purpura développées à la paume des mains ou sur les pieds de jeunes filles extatiques et, par cela même, considérablement débilitées. Enfin on a confondu quelquefois, avec ces taches, des suintements de sang à travers la peau, revenant parfois périodiquement, et causés par la rupture des vaisseaux capillaires, dont les parois ne présentent pas assez de résistance. Cette fragilité des vaisseaux sanguins, véritable vice d'organisation plutôt que maladie acquise, est ordinairement héréditaire, et se rencontre assez fréquemment dans certaines familles de l'Allemagne et de l'Amérique du Nord. En France, où cette triste anomalie est heureusement beaucoup plus rare, nous la désignons sous le nom d'*hémophilie*, indiquant bien la fâcheuse fréquence des hémorrhagies qu'elle détermine.

DIAGNOSTIQUE

Hémorrhagies actives et supplémentaires. — Ce n'est pas toujours à première vue et sans un mûr examen que l'on peut juger de la nature et de la gravité d'une hémorrhagie. L'*excès de force*, comme l'*excès de faiblesse*, peut, en effet, provoquer des pertes de sang, et ces dernières ne sont pas rares chez les personnes d'une robuste constitution et d'un tempérament pléthorique.

En ce cas, il est vrai, c'est la pression du sang, sa tension excessive dans les vaisseaux, et nullement son défaut de consistance ou sa défibrination, qui déterminent une hémorrhagie active, plus utile, d'ailleurs, que dangereuse.

Il se peut encore qu'après la suppression de certains flux sanguins périodiques, — les menstrues et les hémorrhoïdes, par exemple, — d'abondantes hémorrhagies se produisent tout à coup par des voies absolument différentes de celles par où s'opérait l'écoulement supprimé. Le plus souvent, ces hémorrhagies *supplémentaires* sont aussi fort inoffensives; et pourtant il en est de véritablement effrayantes, par l'énorme quantité de sang qui peut s'échapper en pareil cas. Entre autres faits de ce genre que j'ai eu l'occasion d'observer, je puis citer celui d'une brave dame qui, chaque année, durant plusieurs jours, perd le sang à flots par le nez, la bouche et les yeux. Quand, par moments, dans la période où ces phénomènes s'accomplissent, l'hémorrhagie vient à se calmer, la moindre impression morale suffit à la faire reparaître, et j'ai pu m'assurer, un jour, que certains airs joués sur le piano par la jeune fille de la malade avaient à cet égard, sur l'arrêt ou l'écoulement du sang, une influence des plus marquées. Tel était le fameux air de la *Valse des Roses,* dont il suffisait de frapper quelques notes pour qu'aussitôt le sang, parfaitement arrêté, ruisselât de plus belle aux accords de cette mélodie charmante, que l'on n'appelle plus, depuis ce temps, dans la maison, que la « Valse de l'hémorrhagie. »

TRAITEMENT

Moyens préventifs. — Chez les personnes vivant dans de bonnes conditions hygiéniques, les maladies causées par une altération du sang sont à peu près inconnues. Une alimentation variée, à la fois animale et végétale, l'usage, aux repas, d'un vin naturel et d'une eau fraîche et pure, une habitation sèche et bien aérée, un vêtement chaud, un esprit content, une conscience tranquille, voilà tout ce qu'il faut pour conserver au sang ses précieuses qualités.

Il n'est malheureusement pas donné à tout le monde de suivre ce séduisant programme; mais il est toujours facile, quand on se trouve exposé aux pernicieuses influences qui désorganisent le sang, ou quand on éprouve les premiers symptômes des maladies occasionnées par son altération, de recourir aux nombreuses ressources que la thérapeutique nous fournit pour les combattre.

Moyens thérapeutiques. — Ferrugineux. — Le fer, si efficace contre l'anémie globulaire, doit à ses propriétés toniques et fortifiantes de n'être pas moins utile contre les autres altérations du sang, et l'on peut, avec tout avantage, leur opposer aussi les préparations ferrugineuses spécifiques de la chlorose.

Le sirop au *lacto-chlorure de fer*, que je prescris de préférence, agit encore ici par tous ses éléments : comme antihémorrhagique d'abord, par le chlorure ferro-sodique ; comme reconstituant ensuite, par le lactate de fer et l'écorce d'orange, qui participent à sa composition. Dans la plupart des cas, le *citrate de fer ammoniacal* peut, de même, être avantageusement utilisé. Il suffit d'en faire dissoudre 12 à 15 grammes dans 500 grammes d'eau pour en prendre aussi une cuillerée à bouche mêlée au vin aux deux principaux repas.

Si l'altération du sang est assez avancée pour déterminer déjà des hémorrhagies adynamiques, le *perchlorure de fer* est plus indiqué que le citrate, et la solution normale de ce sel, à 30 degrés, doit être prise à la dose de 1 à 2 grammes par jour dans 150 gr. d'une eau distillée aromatique, additionnée de quelques grammes d'eau-de-vie.

Toniques amers. — Vin de quinquina. — Les toniques amers, tels que le *quinquina*, la *gentiane*, le *quassia*, le *colombo*, la *petite centaurée*, la *coca*, l'*écorce d'oranges amères*, sont toujours de très-puissants auxiliaires du fer, quand il s'agit de rendre au sang les qualités qu'il a perdues. On peut les prendre sous forme de poudre, d'extrait, d'infusion, d'élixir, mais surtout en macération aqueuse, froide, ou dans un vin généreux. On obtient facilement une macération de gentiane ou de quassia en laissant séjourner, pendant 10 à 12 heures, 3 ou 4 grammes de ces substances dans un litre d'eau ou de bonne bière.

La préparation du vin de quinquina exige un peu plus de soins. Pour en avoir d'excellent, introduisez dans une bouteille 60 grammes de quinquina gris concassé, sur lequel vous versez une quantité suffisante d'eau-de-vie, de façon à immerger complétement l'écorce. Bouchez soigneusement, et laissez en contact pendant 24 heures. Ajoutez alors un litre de bon vin de Bordeaux, de Bourgogne, de Bagnols, de Madère ou de Malaga, — ces derniers sont les meilleurs, — et faites macérer pendant huit ou dix jours, en agitant de temps en temps. Tirez à clair, et buvez, avant ou après chaque repas, un verre à bordeaux de ce puissant tonique.

Le quinquina jaune, ou *calisaya*, serait préférable au quinquina gris, mais il est beaucoup plus cher, et la préparation dont je viens de donner la formule est déjà fort coûteuse. Quand on ne peut y consacrer qu'un vin de médiocre qualité, je conseille, comme compensation, d'ajouter à l'écorce de quinquina 10 grammes d'écorces d'oranges amères, autant de camomille et un peu de cannelle. On relève considérablement ainsi l'arome du vin, on augmente ses vertus toniques, et le malade ne s'en trouve que mieux.

Stimulants. Crucifères. — Les médicaments stimulants jouissent, comme les toniques, d'une grande faveur dans le traitement de toutes les maladies constitutionnelles. L'efficacité réelle des plantes crucifères est même, à cet égard, proclamée depuis longtemps. Le *cresson*, le *raifort*, le *cochléaria*, le *chou*, la *moutarde*, l'*alliaire*, l'*erysimum*, sont les plus employées et les plus actives. Plusieurs d'entre elles entrent dans la composition du *vin* et du *sirop antiscorbutiques*, et du *sirop de raifort*, qui n'est qu'une variété du précédent. Les *sucs d'herbes*, que l'on prend au printemps, se préparent de même, en pilant dans un mortier des feuilles de cresson, auxquelles on ajoute parties égales de feuilles de cochléaria et de trèfle d'eau, si l'on se propose de combattre le scorbut, et même quantité de feuilles de chicorée, de fumeterre et de laitue, si l'on n'a d'autre but que de prendre une boisson dépurative. Ces sucs, exprimés et filtrés, doivent être bus le matin, à jeun

Le vin et le sirop antiscorbutiques peuvent être pris, comme adjuvants, à la dose de 80 à 100 grammes (six à huit cuillerées à bouche) chaque jour. Il est utile, enfin, d'employer, comme boisson, les limonades acides, au citron ou à l'orange, sans négliger, contre les accidents locaux, les moyens qui seront décrits plus loin, à propos des maladies considérées relativement à leur siége anatomique.

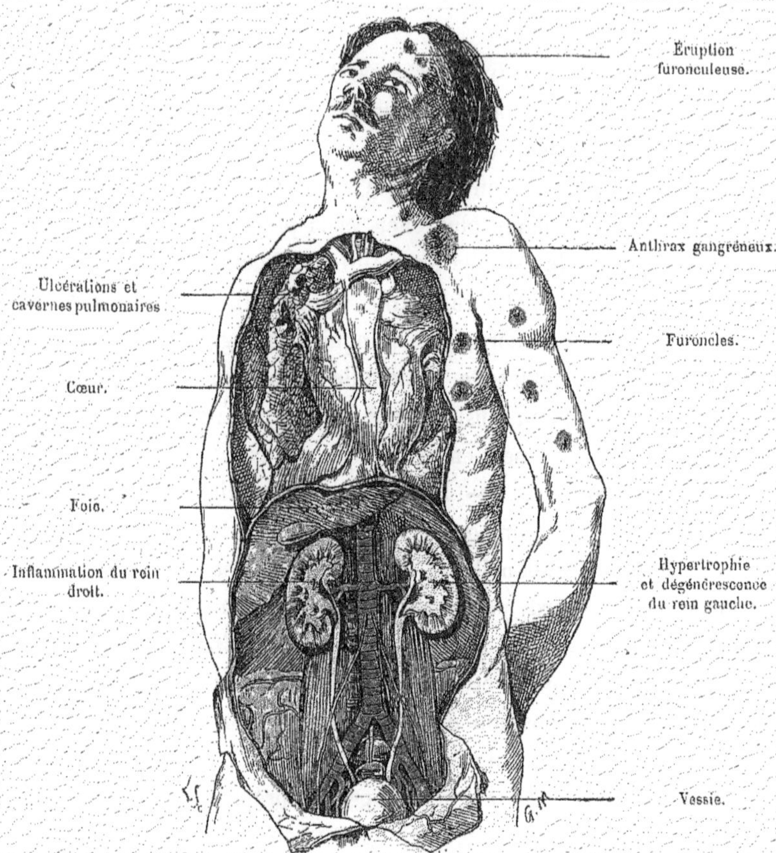

Altérations et lésions organiques à la dernière période du diabète.

GLYCOSURIE ET DIABÈTE

CAUSES ET GENÈSE DE LA GLYCOSURIE

On sait qu'à l'état normal tous les aliments *amylacés* qui servent à notre nourriture quotidienne, le pain, les farines, les fécules, se transforment en *sucre* ou *glycose* dans les voies intestinales, sous l'influence chimique des liquides digestifs. L'agent principal de cette transformation, la *diastase*, contenue surtout dans la salive et le suc du pancréas, agit sur les matières féculentes à la manière d'un ferment, et le sucre qu'elle a produit, presque aussitôt absorbé, va se mêler au sang. Mais ce nouvel état n'est lui-même que transitoire, et, pour ne point devenir funeste à l'économie, le sucre doit être brûlé dans le torrent circulatoire par l'oxygène de l'air inspiré. Lorsque cette combustion, — source considérable de chaleur — ne s'effectue point d'une façon complète, le sucre non brûlé reste d'abord dissous dans le sang; mais bientôt les reins, surexcités par sa présence, l'éliminent avec l'urine, et dès lors, le *diabète* est constitué.

Plus fréquente chez l'homme que chez la femme, la maladie éclate surtout entre la trentième et la quarantième année. Elle est souvent héréditaire, et les personnes grasses y sont particulièrement prédisposées. Il est notoire que les émotions pénibles favorisent son développement. La goutte, la syphilis, les altérations du cerveau ou de la moelle épinière l'occasionnent aussi quelquefois; et Cl. Bernard a produit artificiellement la glycosurie sur des animaux, en piquant la substance cérébrale au voisinage du nerf pneumogastrique.

Théories du diabète. — De toutes les explications que l'on a données du diabète, il n'en est aucune cependant, qui ne puisse être sérieusement critiquée.

Les plus en faveur aujourd'hui sont la théorie de Bouchardat, qui attribue le diabète à la formation trop abondante ou à l'absorption trop rapide du sucre dans l'intestin; et l'opinion de Schiff, qui l'explique par l'apparition, dans le sang, d'un *ferment* morbide, analogue à la diastase des sucs digestifs. Ce ferment transformerait en sucre l'amidon animal ou *zoamyline* fixé dans certains organes, notamment la zoamyline du foie, primitivement désignée sous le nom de *glycogène*. Le sucre ainsi formé dans la trame même des tissus se dissoudrait dans le sang et ne tarderait pas à passer dans l'urine.

Étymologies. — GLYCOSURIE : *glycos*, doux, sucré; *ourein*, uriner. — DIABÈTE : *diabénein*, passer à travers : Filtration d'urine sucrée à travers les reins. — GLYCOGÈNE : *glycos*, doux; *gennaô*, j'engendre : Qui produit du sucre. — ZOAMYLINE : *zôon*, animal; *amylon*, amidon : Amidon animal.

Il est fort possible, sans doute, que dans un grand nombre de cas, le diabète se produise aussi simplement que la première de ces théories le laisse supposer. On observe même assez fréquemment, dans le cours de certaines maladies, pendant la grossesse et la lactation, des glycosuries passagères qui ne reconnaissent certainement pas d'autres causes; mais souvent, quand le diabète est réellement grave, la glycosurie persiste, même quand le malade est depuis longtemps sevré d'aliments féculents, ce qui démontre bien qu'il fait alors du sucre aux dépens de sa propre substance.

Il est vrai que le ferment invoqué par la seconde hypothèse vient à point expliquer ici la persistance du diabète par la transformation de la zoamyline en sucre; mais si ce sucre était brûlé, la glycosurie cesserait aussitôt, et le prétendu ferment n'expliquant en aucune manière la non-combustion du sucre, nous laisse dans la même incertitude sur le mécanisme essentiel de la maladie.

Pour se rendre exactement compte de ce phénomène pathologique, il est indispensable, je crois, dans certains cas au moins, de rapprocher la glycosurie de la chlorose. Celle-ci consiste absolument dans l'oxydation imparfaite des globules sanguins; celle-là peut être due à la rétention exagérée de l'oxygène par les globules. A quelle condition, en effet, le sucre est-il brûlé dans l'économie? A la condition de se combiner avec l'oxygène dont chaque globule a reçu le dépôt. Si ce dernier ne livre point ou ne cède qu'en partie l'agent indispensable à la combustion, le sucre reste sucre, et le diabète se déclare.

Et pourquoi les globules, me demandera-t-on, ne cèdent-ils point au sucre l'oxygène dont ils sont chargés? A cette importante question, je répondrai que la faute n'est peut-être pas toujours aux globules, mais souvent au sucre lui-même, qui, de son côté, peut refuser de se combiner à l'oxygène destiné à le brûler.

L'insuccès d'une réaction chimique tient à si peu de chose qu'un sucre mal préparé doit être très-rebelle à la combustion, et je suis persuadé, — la glycosurie se manifestant dans un grand nombre de maladies des poumons, — qu'il suffit d'un trouble, même léger, dans les fonctions pulmonaires, pour que nous produisions en plus ou moins grande quantité, du sucre incombustible.

EFFETS ET SYMPTOMES

Quel que soit le trouble ou la lésion qui lui ait donné naissance, le diabète vrai, plus fréquent, d'ailleurs, chez l'homme que chez la femme, ne se manifeste guère avant la trentième année. N'éclatant presque jamais d'une manière subite, il débute ordinairement par de mauvaises digestions, du malaise, de la sécheresse de la bouche et de la gorge. Puis, une soif vive se déclare, entretenue par l'épanchement d'une urine abondante semblable à du petit-lait, et dans laquelle les réactifs chimiques révèlent la présence d'une notable quantité de sucre. Celui-ci provient, certainement, d'abord, de l'imparfaite combustion des aliments féculents et sucrés ; mais bientôt les substances albuminoïdes et la viande elle-même fournissent de la glycose, et la maladie faisant toujours des progrès, c'est l'amidon animal, la *zoamyline* des tissus, qui se transforme en sucre à son tour.

A ce moment, la santé du malheureux diabétique est gravement compromise. Sept à huit litres d'eau, par jour, ne suffisent pas à calmer sa soif, soif utile, pourtant, en même temps que désastreuse, parce que les torrents d'eau qu'absorbe le malade empêchent le sang, épaissi comme un sirop, de se coaguler dans les veines, et parce que cette masse de liquide, en dissolvant le sucre, facilite son expulsion.

Non-seulement, en effet, toute cette eau s'élimine par les reins, au fur et à mesure qu'elle est absorbée, mais encore elle est insuffisante à maintenir la fluidité du sang. Les sucs dont nos tissus sont imbibés rentrent alors dans les vaisseaux, et le patient, déjà fort amaigri, se dessèche de plus en plus.

Vainement, pour réparer les pertes qu'il subit sans cesse, s'empresse-t-il de répondre aux sensations instinctives d'un appétit extraordinaire. En proie à une boulimie insatiable, il mange avec une sorte de frénésie; mais cette lutte désespérée lui est presque toujours fatale. A peine digérés, en effet, les aliments donnent encore du sucre, toujours du sucre, et l'on peut alors recueillir dans l'urine, depuis 60 jusqu'à 300, 500, 700 grammes et plus de cette substance en une journée!...

Est-il rien de plus effrayant, en vérité, que la situation de cet homme qui se désagrége, se fond, se dissout lui-même dans l'eau qu'il boit, comme un torrent qui, chaque jour, emporte un morceau de ses rives?

A ce degré, d'ailleurs, de redoutables complications se déclarent et précipitent la marche de la maladie. La peau, sèche, aride, écailleuse, se couvre de furoncles, d'anthrax tendant à devenir gangréneux, et d'éruptions diverses. La salive, chargée de sucre, carie les dents; les gencives saignent, l'haleine est fétide; les yeux sont frappés souvent de cataracte ou d'amaurose. Les fonctions digestives, surexcitées d'abord, s'altèrent profondément, et le diabétique, abattu, impuissant, plongé dans le marasme, présente enfin les symptômes ultimes d'une phthisie rapide, qui vient ordinairement terminer sa misérable existence.

Influence sur le moral. — Au début, l'état moral du glycosurique ne laisse aucunement soupçonner la désorganisation commençante de son organisme. C'est seulement avec le déclin des forces physiques qu'apparaissent des accès de tristesse profonde, une vive irritabilité du caractère, une mélancolie progressive, dégénérant bientôt en une complète hypochondrie. La décrépitude morale suit pas à pas, en un mot, les progrès de l'altération organique. Toutes les fonctions, également troublées, subissent à la fois la même décadence.

DIAGNOSTIC

Analyse de l'urine. — Malgré la gravité de cette maladie redoutable, le diabète n'a point toujours, cependant, une issue aussi funeste. Il n'est pas rare, d'abord, qu'une glycosurie, même intense, se montre à la suite d'un excès de table, d'une émotion, dans le cours d'une maladie fébrile, où même par accès alternant avec la goutte et le rhumatisme, et qu'elle disparaisse aussi promptement qu'elle est venue.

On aurait tort, ensuite, de croire à l'incurabilité du diabète essentiel, parce qu'il est, en réalité, toujours possible de le combattre, et souvent même d'arrêter son développement dès le début. Mais avant d'instituer, contre la maladie, le traitement efficace, il est indispensable de la bien connaître, et l'on ne peut avoir la certitude du diabète qu'en soumettant l'urine à l'analyse chimique.

Il est prudent de procéder à cet examen chez toute personne qui, jusque-là bien portante, présente tout à coup une soif excessive, un appétit anormal, un flux urinaire exagéré, de fréquentes éruptions furonculeuses. Le hasard même suffit parfois à faire découvrir un diabète que l'on ne soupçonnait point. C'est ainsi que Grisolle, voyant un jour un petit chien laper l'urine d'une de ses malades, en conclut aussitôt que cette urine devait être sucrée, et l'analyse, en effet, confirma pleinement sa supposition.

Plusieurs instruments d'optique, les *polarimètres* et les *saccharimètres* ont été imaginés pour l'évaluation et le dosage exact du sucre contenu dans un liquide quelconque; mais il n'est point nécessaire, pour constater la présence du sucre dans l'urine, de se servir de ces appareils embarrassants et coûteux. Il suffit de verser dans le liquide à analyser quelques fragments de potasse et de le chauffer jusqu'à l'ébullition, pour le voir alors plus ou moins *brunir*, s'il contient du sucre, et rester, au contraire, *incolore*, s'il n'en contient pas.

TRAITEMENT

Moyens hygiéniques. — Malgré que le diabète se déclare souvent sans cause appréciable, il serait facile, je crois, de l'éviter sûrement par l'usage d'une alimentation bien variée, plus animale toutefois que végétale, où figureraient les vins et les liqueurs spiritueuses de préférence aux boissons fermentées, et par l'exercice ou la promenade au grand air, chaque jour, après le repas.

C'est encore aux moyens hygiéniques, d'ailleurs, qu'il faut avant tout recourir quand la glycosurie est confirmée, et rien n'est plus utile, d'abord, que de régler le régime alimentaire. Le seul pain permis au diabétique est le *pain de gluten* ou le pain de son; les mets farineux, féculents ou sucrés, pommes de terre, haricots, pois, lentilles, marrons, riz, tapioca, maïs, semoule, vermicelle, macaroni, pâtisseries, sucres, gâteaux, gelées, confitures, sauces contenant de la farine, et parmi les boissons, les vins blancs, la bière, l'eau de Seltz, lui seront sévèrement interdits.

Ses repas se composeront de *viandes* de toute espèce, noires ou blanches, bouillies, grillées ou rôties, de *poissons* d'eau douce ou de mer, de crustacés et de mollusques; d'*œufs* de toutes les façons, excepté au sucre, de *lait*, de beurre, de fromages, de tous les *légumes verts*, haricots, choux, asperges, oseille, laitue, chicorée, épinards; de *salades* herbacées, de fruits oléagineux ou peu sucrés. Il pourra boire du vieux *vin rouge* de Bordeaux ou de Bourgogne, coupé d'eau de Vichy ou d'une macération amère de gentiane, de quassia, de quinquina. Le *café* non sucré, mais étendu d'eau avec une légère addition de rhum, de kirsch ou de Cognac, ne lui sera pas nuisible.

Il est des malades délicats et gourmets qui s'accommodent mal, cependant, de ces prescriptions, regrettant surtout d'être privés de sucre. Plusieurs fois je suis parvenu à leur faire oublier cette pénible privation, en leur conseillant de remplacer la matière nuisible par de la *glycérine* pure, dont le pouvoir édulcorant est considérable, et qui peut aussi, en fournissant un élément nouveau à la combustion pulmonaire, diminuer, dans une notable proportion, la quantité de sucre éliminé chaque jour.

Moyens thérapeutiques. — Très-souvent ce seul régime, rigoureusement maintenu, diminue considérablement la glycosurie, et suffit, aidé par l'exercice, la gymnastique, les frictions, le massage, les bains alcalins et les bains de vapeur, à la faire cesser complétement.

Dans les cas rebelles, il est utile d'insister sur l'*eau de Vichy*, qui fluidifie le sang; en même temps que l'on prescrit au malade le *fer* en solution, en pilules, ou mêlé aux poudres toniques de cannelle, de rhubarbe ou de quinquina.

La solution économique de *citrate de fer* (10 grammes dans 500 grammes d'eau) le plus souvent, alors, peut être suffisante. Il est préférable, toutefois, si la glycosurie persiste avec une certaine intensité, de lui substituer les préparations de fer naissant, non plus en sirop, à cause du sucre qui serait nuisible, mais dans un élixir à base de glycérine qui pourrait être mêlé au vin au commencement des repas.

Contre le ferment hypothétique qui transformerait en sucre la zoamyline des tissus, on a tenté d'administrer l'arsenic; mais il vaut mieux employer l'*acide thymique* ou le *salicylique*, à la dose de 50 à 60 centigrammes par jour, dissous dans un vin généreux.

La *glycérine*, dont j'ai signalé plus haut les avantages, la *strychnine*, le *carbonate* ou le *phosphate d'ammoniaque* ont de même été spécialement conseillés dans certains cas; mais l'*oxygène* étant l'agent essentiel de toutes les réactions organo-chimiques, c'est lui que je prescris toujours avec le plus de confiance et de succès.

L'installation du gaz oxygène pur n'étant pas, il est vrai, partout facilement praticable, à défaut du gaz chimiquement préparé, je fais respirer au malade les émanations chargées d'ozone des *essences oxygénées* de cèdre, d'eucalyptus ou de térébenthine, contenues dans l'inhalateur que j'emploie d'habitude au traitement des maladies pulmonaires, et j'ajoute, à ces inhalations, l'usage, à l'intérieur, de l'*eau oxygénée*, prise à la dose d'un à deux verres, au moment des repas.

Cette médication rationnelle, très-heureusement pratiquée d'ailleurs depuis quelques années en Angleterre et en Italie, répond parfaitement à la théorie, émise plus haut, du diabète. Elle a pour but d'enrichir le sang en oxygène, et de faire acomplir à ce gaz, artificiellement introduit dans l'économie, les combustions que ne fait plus l'oxygène physiologique.

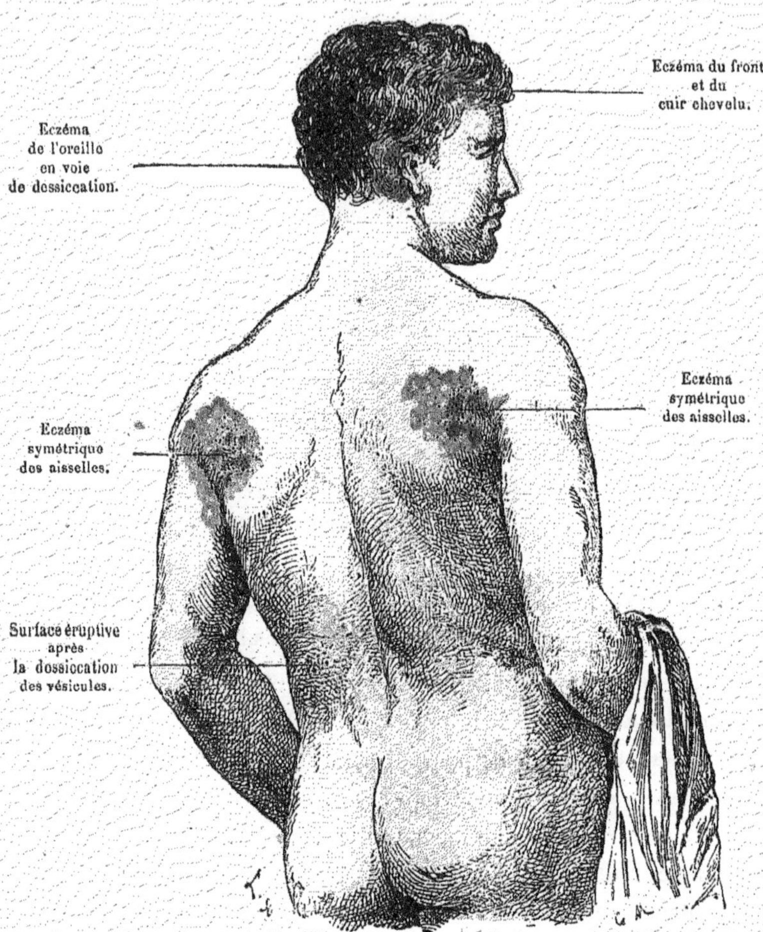

Éruptions caractéristiques de l'eczéma, au cours de la première et de la deuxième période de l'herpétisme.

MALADIES CONSTITUTIONNELLES — DIATHÈSES

HERPÉTISME — DARTRES

L'*herpétisme* est le vice physique du jour, la tache constitutionnelle la plus commune chez les hommes de la génération contemporaine.

Ce n'est pas à dire que de tout temps l'herpétisme n'ait existé. Nos prédécesseurs attribuaient nettement au *vice dartreux* quelques-unes de ses manifestations les plus apparentes ; mais la parfaite connaissance de toutes les phases de la diathèse ne date, à vrai dire, que de quelques années, et beaucoup de médecins confondent encore avec l'*arthritisme* ou *vice rhumatismal*, un grand nombre de phénomènes exclusivement propres à l'herpétisme.

CAUSES

La maladie, généralement héréditaire, ne se présente pas toujours, chez les enfants, sous la même forme que chez les parents.

Un malade affligé, par exemple, d'éruptions herpétiques peut être né d'un père souffrant de violentes névralgies ou d'une bronchite chronique ; mais ces derniers accidents sont le plus souvent de même nature que les premiers, et la transmission du mal, en dépit du changement d'aspect, ne saurait être douteuse.

Il est rare, cependant, que l'herpétisme se révèle, dès la première enfance, autrement que par de petites poussées de *roséole*, parfois un peu fébriles, mais qui, souvent aussi, passent inaperçues.

C'est plutôt à l'âge de la puberté, dans les deux sexes, que la maladie éclate sérieusement, pour disparaître bientôt, puis se montrer encore, plus ou moins longtemps après, sous une forme nouvelle, et ainsi de suite, durant une longue série d'années.

Les fautes graves d'hygiène, la mauvaise alimentation surtout, les chagrins et les émotions vives ont une influence très-marquée sur la marche de la maladie et peuvent souvent en hâter l'apparition, ou en faciliter le retour.

EFFETS ET SYMPTOMES

Comme toutes les diathèses, l'herpétisme, dans son évolution essentiellement lente et chronique, donne lieu à des accidents *primitifs*,

Étymologies. — HERPÉTISME : *herpès,* dartre. — ECZÉMA : *eczein,* bouillonner, faire éruption. — PITYRIASIS : *pituron,* son. — PSORIASIS : *psora,* gale. — PEMPHIGUS : *pemphix,* bulle, pustule.

secondaires et *tertiaires*, de plus en plus profonds ; mais nulle autre des maladies de la même classe ne se traduit autant que celle-ci en éruptions cutanées, en *herpétides* multiples, dans le cours de ses diverses phases.

Accidents primitifs. — Les premières éruptions herpétiques se présentent sous la forme de petites taches d'un rose pâle, disséminées sur toute la peau, et presque toujours accompagnées de vésicules transparentes, analogues à des grains de millet. Ce sont des *roséoles miliaires*, n'offrant aucune espèce de danger, mais ordinairement suivies, après un temps plus ou moins long, d'une première poussée d'*eczéma* aigu sur différents points du corps.

Cette seconde éruption, la *dartre vive* des anciens, se présente sous l'aspect de plaques rouges plus ou moins étendues, sur lesquelles prennent naissance des vésicules agglomérées, promptes à se rompre, et laissant suinter un liquide irritant, qui se dessèche aussitôt en minces écailles jaunâtres. (*Voir la figure.*)

L'eczéma se localise alors sur quelques régions qu'il affecte de préférence ; aux oreilles, sur le cuir chevelu, aux aisselles, aux jambes, aux mains, se développant presque toujours, d'une façon *symétrique*, des deux côtés à la fois, et causant aux malades une douloureuse cuisson, d'insupportables démangeaisons, qui souvent persistent jusqu'à ce que, la dessiccation des vésicules étant terminée, il ne reste plus, à la place qu'elles occupaient, qu'une large tache violette.

Malgré ces fréquentes récidives et sa ténacité, l'eczéma ne persiste point pendant toute la durée de la diathèse herpétique. Souvent, au contraire, il disparaît pour laisser le champ libre à d'autres éruptions de même nature, mais se montrant sous la forme de *dartres sèches ;* au *pityriasis*, par exemple, qui, chez quelques personnes, produit une telle exfoliation, en minces *pellicules*, de l'épiderme du cuir chevelu, que cet accident, relativement bénin, finit par constituer ainsi une infirmité véritable.

Accidents secondaires. — C'est généralement durant le cours de l'éruption eczématique qu'apparaissent simultanément et parfois alternativement les manifestations *secondaires* de l'herpétisme sur la muqueuse de la langue et de la gorge.

J'ai eu l'occasion, depuis quelques années, d'observer un très-grand nombre de ces *angines* et de ces *laryngites herpétiques*, dont la description détaillée appartient naturellement à l'étude spéciale qui sera consacrée, plus loin, à chacune de ces maladies (Voir *Angines*, *Laryngites*, etc.); mais, au moins, dois-je signaler ici les plus saillants de leurs caractères.

La *langue*, à la deuxième période de l'herpétisme, diffère sensiblement de ce qu'elle est à l'état normal. L'enduit jaune ou grisâtre dont elle est couverte, aussi bien que l'allongement exagéré de ses papilles, lui donnent un aspect que l'on a heureusement comparé à celui d'un gazon touffu, dont les brins auraient été couchés et souillés par le passage d'une eau bourbeuse. Cette disposition manquant par places, il en résulte des sortes de taches aux contours irréguliers comme ceux d'une carte géographique; et, sur ses bords, la langue est souvent fendillée ou coupée d'étroites fissures.

La *gorge* et le *larynx*, au lieu d'être uniformément rouges, comme dans les angines et les laryngites d'une autre espèce, présentent, dans l'herpétisme, une teinte générale d'un gris ardoisé, semée de marbrures roses, qui, sur la muqueuse du pharynx, semblent avoir été produites à coups de pinceau, tandis qu'elles affectent plutôt sur les cordes laryngées la forme de *stries* transversales.

Çà et là, sur ces surfaces enflammées, s'élèvent de petites vésicules blondes, tantôt allongées comme un grain de blé, tantôt arrondies comme une lentille; plus nombreuses parfois, et dépassant à peine le volume d'un grain de millet.

Ce sont les *granulations* caractéristiques de toutes les inflammations dites *granuleuses*, aussi fréquentes, d'ailleurs, chez les scrofuleux que chez les herpétiques, et dont, à certains moments, les muqueuses de toutes les cavités, celles surtout des organes génito-urinaires, chez la femme, peuvent être simultanément affectées.

ACCIDENTS TERTIAIRES. — L'herpétisme parvenu à sa troisième période se présente, dans ses manifestations cutanées, sous la forme de plaques sèches, arrondies, fendillées parfois ou se soulevant en minces écailles, et constituant ainsi une éruption fort commune, le *psoriasis*, que l'on observe surtout aux mains, aux coudes et sur quelques autres parties du corps.

Une autre herpétide, bulleuse d'abord, écailleuse ensuite, le *pemphigus foliacé*, souvent l'accompagne ou lui succède, si confluente, sur certains malades, que dans leur lit on peut, le matin, ramasser à poignées, comme du son, les débris de leur épiderme.

Cette véritable prolifération superficielle des cellules épidermiques sous l'influence *irritante* du vice herpétique vient, une fois encore, pleinement confirmer, ici, la théorie, soutenue plus haut, des proliférations profondes, par les diathèses non éruptives. Il est facile de prévoir, en effet, que tout l'épiderme sécrété de la sorte formerait bientôt une *tumeur*, s'il était produit dans l'épaisseur d'un tissu d'où il ne pourrait se détacher ; aussi peut-on rationellement admettre l'existence de véritables *cancers* herpétiques, de nature épithéliale, se formant, dans la trame même de la peau ou des muqueuses, par la seule prolifération de leurs cellules épidermiques.

Ce n'est pas toutefois par d'aussi graves accidents que se signale ordinairement la troisième période de l'herpétisme. Le plus souvent, les inflammations secondaires de la gorge et du larynx se propagent, à ce moment-là, vers les bronches, et des *bronchites* opiniâtres, récidivant avec la plus grande facilité, des catarrhes persistants, en sont la conséquence.

Plus tard, le système nerveux s'affectant à son tour, éclatent des accès d'*asthme*, provoqués par les troubles fonctionnels du nerf pneumogastrique puis, par la même cause, des *dyspepsies*, des *gastralgies*, des *migraines*, de violentes *névralgies* ou des *paralysies* locales, de longue durée.

C'est à la même époque aussi qu'apparaissent sur les articulations des accidents rappelant de très-près ceux de l'arthritisme, qui n'a point, d'ailleurs, avec l'herpétisme que cette seule ressemblance. Ce sont des inflammations lentes et souvent indolores des membranes séreuses articulaires, qui, sécrétant ainsi un excès de sérosité, donnent lieu à des épanchements; à des *hydarthroses*, exigeant toujours une médication aussi prompte qu'énergique.

Influence sur le moral. — La diathèse herpétique exerce, à mon avis, sur les fonctions intellectuelles, la majeure part de l'influence que l'on attribue trop exclusivement encore au tempérament nerveux.

Généralement, en effet, les herpétiques sont vifs, entreprenants, doués d'un esprit sans cesse en éveil et d'une imagination féconde. Sensibles à l'excès, ils ressentent vivement les joies et les peines et se passionnent aisément pour tout ce qui les touche; mais la mobilité même de leur caractère les fait souvent paraître inconstants et légers. Très-accessibles à l'inquiétude, ils s'agitent et se tourmentent à la moindre occasion, et marquent promptement leur impatience ou leur colère. Un grand nombre d'entre eux prennent aisément des tics et des manières dont il leur est impossible de se débarrasser, et passent bientôt pour des originaux et des excentriques.

Ces phénomènes, d'ailleurs, sont encore plus accentués chez les femmes, dont la plupart présentent alors les symptômes les moins douteux de l'hystérie confirmée ou du nervosisme. Les spasmes, les oppressions, les palpitations, l'extrême sensibilité de la peau, les points névralgiques, les envies de pleurer ou de rire sans motifs, les bizarres caprices de l'imagination et du caractère, se manifestent à tout moment chez ces personnes, et bien souvent il nous suffit de la constatation de ces seuls phénomènes pour aller retrouver, dans un passé plus ou moins éloigné, les traces positives de la diathèse, dont ils constituent les ultimes accidents.

TRAITEMENT

Moyens hygiéniques. — L'hygiène est souvent toute puissante contre les manifestations herpétiques; aussi recommanderai-je d'abord aux personnes issues de parents ayant souffert d'un eczéma, d'un asthme ou de tout autre phénomène de nature dartreuse, de prévenir, par un régime sévère, les accidents qui pourraient les frapper tout à coup.

Leurs repas devront habituellement se composer de viandes blanches, de légumes, de laitage; les salaisons, le gibier, les mets épicés, les vins capiteux, en seront particulièrement exclus. Quoi qu'il en coûte au malade, il est indispensable encore, s'il survient une éruption, de modérer au moins l'usage du café, mais surtout celui du tabac, dont l'influence excitatrice sur la peau est absolument démontrée.

Les herpétiques devraient, autant que possible, se créer une vie calme, exempte de soucis et de tracas; mais leur caractère même, plus encore que les conditions sociales où ils se trouvent, les en empêche ordinairement.

Moyens thérapeutiques. — Arsenic. — La maladie éclate-t-elle? Sous quelque forme qu'elle apparaisse, nous possédons heureusement contre elle des armes éprouvées.

Et d'abord le spécifique de la diathèse, l'*arsenic*, qui, prudemment administré, donne le plus souvent des résultats remarquables. Si terrible à doses toxiques, cette substance trop mal famée est, en réalité, dans certains cas, un médicament héroïque et se montre bien au-dessus de sa réputation. On s'habitue, d'ailleurs, à l'usage de l'arsenic. En Styrie, les montagnards le font entrer dans leur régime alimentaire quotidien, pour se rendre plus légers à la marche, plus *volatils*, suivant leur propre expression, et les jeunes paysannes en usent volontiers pour augmenter leur embonpoint et se donner plus de fraîcheur.

L'arsenic s'élimine, en effet, par la muqueuse des voies respiratoires, qu'il excite d'une manière favorable, et ralentit considérablement la combustion des matières grasses, qui s'accumulent ainsi progressivement sous la peau.

Préparations arsenicales. — Les compositions arsenicales les plus employées en thérapeutique sont l'acide arsénieux, l'arséniate de soude, formant la base de la liqueur de Pearson, l'arsénite de potasse, principe actif de la liqueur de Fowler, puis les arséniates de fer, d'antimoine, d'ammoniaque, etc., beaucoup moins usités.

Toutes ces préparations peuvent être prescrites avec succès, à la dose de 2 à 6 milligrammes chaque jour, contre l'herpétisme à ses diverses périodes. En général, cependant, je fais choix de l'*arséniate de soude*, que j'associe, pour augmenter ses effets et faciliter son élimination, à un sulfureux d'une efficacité réelle, l'*hyposulfite de soude*, dans un sirop balsamique, dont on prend dès le début une cuillerée à bouche, matin et soir. — Le sirop peut être à base de douce-amère, de gentiane, de fumeterre, d'écorces d'oranges, d'erysimum, de saponaire, ou mieux de térébenthine. Quand le traitement se prolonge, il est préférable de le varier quelquefois.

Les eaux arsenicales de la *Bourboule*, du *Mont Dore*, de *Plombières*, d'*Avesnes*, complètent parfaitement cette médication ; mais, quand l'arséniate et l'hyposulfite de soude sont bien tolérés, je crois plus utile de leur adjoindre, au lieu d'une boisson encore arsenicale, une eau simplement alcaline, celle de Vals ou de Vichy, par exemple, qui, dans ces conditions, vient précisément en aide au spécifique. Les macérations froides de gentiane, de centaurée, de douce-amère, peuvent aussi trouver leur place dans ce traitement simple et facile, en somme, que je vois réussir à merveille, chaque jour, dans les cas les plus invétérés.

Les accidents locaux de l'herpétisme exigent, cependant, toujours l'emploi d'auxiliaires très-actifs, que nous aurons l'occasion d'étudier plus loin. Le *soufre*, entre autres, est indispensable contre certaines manifestations cutanées. (Voir *Maladies de la peau.*) Les *résineux* (goudron, térébenthine, etc.), la *teinture de cantharides*, l'*anémone*, l'*hydrocotyle d'Asie*, peuvent rendre aussi de bons services, quand ils interviennent à point, dans le cours de la médication.

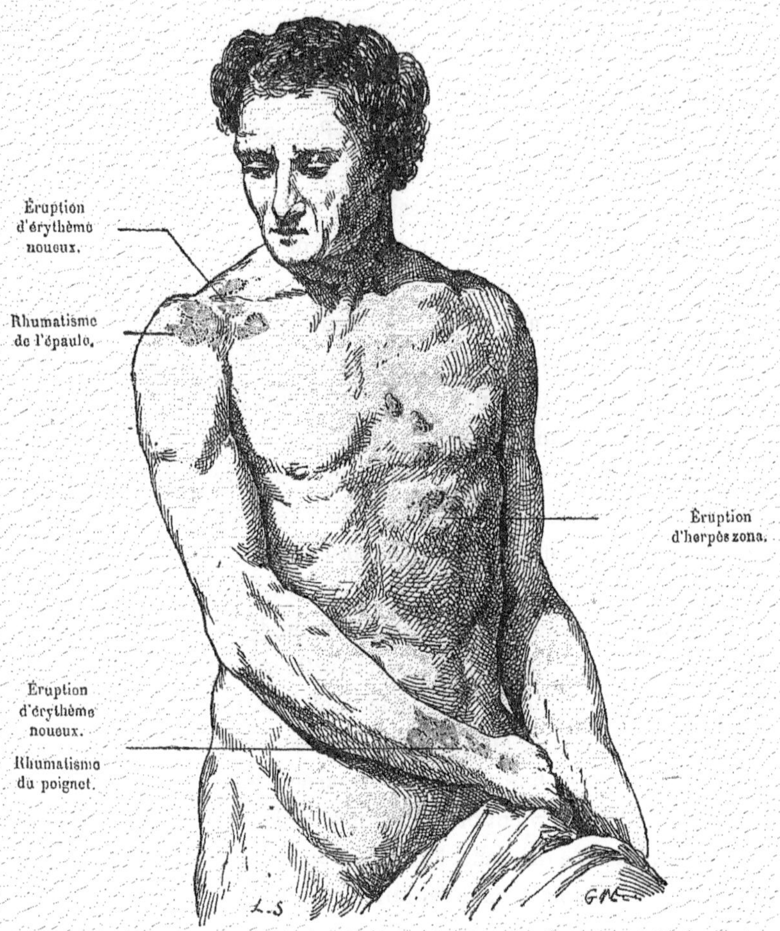

Éruptions de nature arthritique chez un rhumatisant.

ARTHRITISME — RHUMATISME

Un grand nombre de médecins se refusent encore à reconnaître l'existence de l'*arthritisme*, pour attribuer exclusivement à la diathèse herpétique les accidents de toute sorte qu'éprouvent les rhumatisants.

Il est vrai que les deux maladies, sur plusieurs points, se confondent et se ressemblent ; mais à chaque instant, dans la nature, on trouve de ces points de contact entre les espèces, à quelque ordre qu'elles appartiennent, et par tant d'autres côtés l'arthritisme diffère de l'herpétisme, qu'entre les fusionnistes et les séparatistes, je me prononce nettement pour ces derniers.

C'est surtout à propos des distinctions à établir entre les éruptions propres à chaque diathèse, qu'ont éclaté, dans les deux camps, les plus vives dissidences ; les uns ne voulant voir que des *herpétides* partout, les autres exagérant à coup sûr, pour le rendre plus saillant, le groupe des *arthritides*.

Jamais horticulteurs acharnés à multiplier des tulipes ou des roses ne classèrent leurs espèces avec plus de passion que nos célèbres dermatologistes, depuis Alibert jusqu'à Bazin, n'étudièrent et ne groupèrent les éruptions de la peau humaine.

La poésie même, en dépit des laideurs inséparables d'un tel sujet, n'y perdit point ses droits. On qualifia de *printanières* celles de ces « fleurs du mal » qui se montrent au début de la diathèse, pour les distinguer des éruptions tardives qui furent dites *automnales ;* et ces dénominations, en effet, sont trop ingénieuses et trop jolies pour que nous ayons le mauvais goût de ne les point adopter.

CAUSES

Le vice arthritique, presque toujours héréditaire, peut être acquis, cependant, par les sujets lymphatiques vivant dans de mauvaises conditions d'hygiène. Les herpétiques y sont aussi particulièrement prédisposés ; et c'est bien, sans doute, parce que les deux diathèses se rencontrent souvent chez le même individu qu'il est si difficile, sur certains points, de les distinguer l'une de l'autre.

Étymologies. — ARTHRITISME : *arthrôn*, articulation. — RHUMATISME : *reuma*, cours, fluxion. — ÉRYTHÈME : *éruthros*, rouge. — HERPÈS ZONA : *herpès*, dartre ; *zoné*, bande, ceinture, dartre en ceinture.

Quoi qu'il en soit, l'arthritisme paraît exercer une funeste influence sur la nutrition intime des tissus. Il empêche la complète combustion des aliments azotés par l'oxygène de l'air, et provoquant ainsi des réactions anormales, il augmente considérablement les proportions de *fibrine*, d'*acide urique* et d'*acide lactique* contenues dans le sang.

Sur toute personne placée dans ces conditions pathologiques, le *froid humide* fait éclater avec la plus grande facilité les accidents caractéristiques de la diathèse ; les éruptions, d'abord, puis la fluxion, souvent même l'inflammation complète des membranes articulaires, du tissu fibreux enveloppant les muscles, les nerfs, les vaisseaux, les os, les jointures ; et le *rhumatisme* est alors constitué.

EFFETS ET SYMPTOMES

Accidents primitifs. — **Éruptions printanières.** — Dès le jeune âge, la diathèse arthritique se manifeste par des éruptions en plaques rouges peu étendues, désignées sous le nom d'*érythèmes*, parmi lesquels se distinguent surtout, par leur grande fréquence, l'*érythème noueux* en taches saillantes, d'un rouge vif, s'accompagnant de fièvre, et siégeant de préférence au niveau des grandes articulations ; l'*érythème circiné*, qui présente une forme annulaire ; l'*intertrigo*, qui, chez certains enfants et les personnes grasses, se produit souvent par le simple frottement de la peau, dans les plis de l'aine, du nombril, des aisselles, etc.

A ces premières poussées succèdent bientôt des éruptions plus complètes, élevant, sur un fond rouge, de légères vésicules remplies de sérosité, qui se déchirent ou blanchissent rapidement par la transformation en pus du liquide qu'elles contiennent. C'est alors l'*herpès* type, que l'on désigne sous le nom de *bouton de fièvre*, quand il apparaît sur les lèvres après un accès fébrile, mais qui se montre aussi très-souvent, autour des autres orifices naturels, ou sur la peau du tronc et des membres.

Dans certains cas, l'éruption, comme celle de l'érythème, apparaît sous la forme *circinée ;* quelquefois enfin, elle se manifeste en plusieurs plaques disposées en demi-ceinture sur le dos ou la poitrine, et s'accompagnant de vives cuissons, de violentes douleurs névralgiques. Elle constitue ainsi l'*herpès zona* ou *zoster*, connu encore sous les noms de *feu sacré*, *feu de Saint-Antoine*, exprimant bien les atroces souffrances qu'un tel mal peut faire endurer.

Accidents secondaires. — **I. Rhumatisme musculaire.** — De la névralgie au rhumatisme vrai qui frappe les minces enveloppes des vaisseaux et des muscles, la transition est pour ainsi dire nulle, et les accidents secondaires de l'arthritisme se confondent, sur ce point, avec les accidents primitifs.

Avec un peu de perspicacité, cependant, il est possible de reconnaître, à l'acuité des douleurs, la *névralgie rhumatismale ;* à l'infiltration et à l'empâtement des tissus, le *rhumatisme des vaisseaux ;* à l'absence de ces caractères, aussi bien qu'à l'exaspération du mal par les mouvements, le *rhumatisme* purement *musculaire*.

Suivant qu'il est aigu ou chronique, celui-ci détermine des douleurs plus ou moins vives, mobiles, accompagnées souvent d'une roideur ou d'une tuméfaction des muscles atteints, sans aucune chaleur toutefois, et sans rougeur à la peau.

Siége-t-il sur les muscles latéraux du cou, le rhumatisme occasionne le *torticolis*, qui force la tête à s'incliner vers le côté malade ; dans la région des reins, c'est le *lumbago*, remarquable par sa ténacité ; dans les muscles des parois de la poitrine, c'est la *pleurodynie* que le rire, la toux, les fortes inspirations, la parole même exaspèrent et rendent extrêmement douloureuse.

Le *rhumatisme épicrânien*, l'un des plus cruels, provoque de vifs élancements sous la peau de la tête ; la *phrénalgie* paralyse le diaphragme et gêne considérablement la respiration.

Ces diverses formes rhumatismales, rarement dangereuses, peuvent très-rapidement disparaître, sous l'influence d'un bon traitement ; mais la plupart d'entre elles simulent de graves maladies, et ce serait commettre de déplorables erreurs que de prendre celles-ci pour de simples rhumatismes. La pleurodynie, par exemple, et la phrénalgie ressemblent, à s'y tromper, au *point de côté* de la pleurésie ou de la fluxion de poitrine, qui s'en distingue, cependant, par la présence de la fièvre et les bruits anormaux que l'oreille entend dans la poitrine quand la plèvre ou le poumon sont enflammés. Un médecin inattentif peut qualifier de lumbago une maladie des reins ou de la moelle épinière, et prendre aussi pour un rhumatisme de la tête des lésions profondes du crâne ou du cerveau.

II. Rhumatisme articulaire aigu. — Les erreurs sont moins possibles avec le *rhumatisme articulaire*, si nettement caractérisé par des douleurs vives et mobiles, qui siégent exclusivement dans les articulations.

Dans les cas aigus, lorsque le malade, en proie à la fièvre, tremble, cloué dans son lit, de faire le moindre mouvement, ces douleurs sont parfois véritablement atroces. La plus légère pression les exaspère, souvent même le simple poids des couvertures arrache des cris au patient. Dans les jointures, extérieurement rouges et gonflées, l'inflammation donne lieu à un épanchement de sérosité d'une abondance variable et facilement appréciable par la palpation. Au début, des frissons, du malaise, une chaleur moite fatiguent le malade ; puis surviennent d'abondantes sueurs d'odeur pénétrante, et des éruptions cutanées de nature évidemment arthritique, telles que l'*érythème noueux* en grandes plaques rouges et saillantes, l'*urticaire* et la *miliaire* qui coïncident avec les sueurs. A ce moment, le pouls est large, fréquent, la langue blanche, la soif vive, l'urine rare et foncée. Une anémie rapide frappe le malade, qui souvent présente alors, malgré la fièvre, une extrême pâleur. Il est rare, dans une attaque de rhumatisme aigu, que toutes les articulations soient frappées à la fois. Le caractère essentiel de la maladie est, au contraire, la mobilité, le déplacement, et presque toujours l'inflammation se porte d'une jointure à l'autre, pour faire ainsi, quelquefois, le tour complet du corps, et le recommencer même, sans désemparer, si le premier accès n'a point épuisé l'influence morbide. En général, d'ailleurs, plus le rhumatisme est *ambulant*, moins il est douloureux, mais plus aussi sa durée est longue, surtout quand il se cantonne dans les petites articulations des doigts et des orteils. Par contre, le rhumatisme *fixe*, qui s'épuise sur une seule articulation, y développe souvent une inflammation profonde, se terminant presque toujours par la suppuration, l'ankylose ou la tumeur blanche.

La durée du rhumatisme articulaire aigu, sans complications vers le cœur ou les méninges, est d'environ six semaines, entrecoupées ordinairement, il est vrai, de rémissions assez marquées, parfois, pour laisser croire à la convalescence ; mais celle-ci ne s'établit franchement que lorsque le malade ne présente plus, le soir ni le matin, la moindre fièvre.

Dans ces conditions, la guérison s'obtient facilement ; mais il suffit d'une imprudence pour amener une rechute, et le malade guéri d'une attaque rhumatismale n'en reste pas moins exposé, sous l'influence du vice arthritique dont il n'est point débarrassé, à des récidives qui se rapprochent d'autant plus, qu'elles ont été plus nombreuses.

III. Rhumatisme du cœur. — Rhumatisme cérébral. — Cette terminaison, relativement favorable, ne se réalise malheureusement pas toujours. Au plus fort de l'accès rhumatismal, la membrane interne du cœur, l'*endocarde*, ou son enveloppe externe, le *péricarde*, peuvent s'enflammer, et donner lieu à une *endocardite*, à une *péricardite* graves, capables d'amener la mort subite par la coagulation du sang et la formation de caillots dans le cœur.

Ces accidents qui se révèlent par une oppression considérable ne sont point dus, comme on l'a cru jusqu'à présent, au déplacement du rhumatisme, mais bien à la ressemblance anatomique existant entre les membranes du cœur et celles des jointures, et qui fait que les premières sont frappées comme les secondes, quand la maladie se manifeste dans toute son intensité. L'endocardite et la péricardite rhumatismales ne sont point, d'ailleurs, fatalement mortelles, mais elles peuvent provoquer dans le cœur, la première surtout, des lésions qui n'en sont pas moins dangereuses.

Une complication plus terrible encore est celle que l'on a désignée sous le nom de *rhumatisme cérébral*, et qui, débutant tout à coup par de l'agitation, du délire, quelquefois même par un sommeil accablant, peut tuer le malade en quelques heures, tantôt par une *méningite*, tantôt par une *hydropisie* du cerveau ; soit enfin par des accidents cérébraux tellement prompts, que l'on n'a même pas le temps d'en reconnaître la nature.

Accidents tertiaires. — **I. Éruptions automnales.** — Les rhumatisants sont généralement sujets à de tardives poussées éruptives se distinguant des herpétides de la même époque par leur étendue limitée, leur manque absolu de symétrie, l'acuité plus vive des démangeaisons, par leur aptitude, enfin, à changer promptement de forme, à revêtir pour ainsi dire tous les masques éruptifs, en passant successivement par les pustules de l'*acné*, les écailles du *psoriasis*, les vésicules de l'*eczéma*, les bulles du *pemphigus*, les furoncles de l'*ecthyma*, les plaques cuisantes de l'*urticaire*. Ces éruptions fugitives appartenant à la fois à la période secondaire et tertiaire de la diathèse, s'accompagnent de névralgies aiguës, d'agaçants prurits des orifices naturels et coïncident avec des manifestations de même nature sur la langue et la gorge, rappelant de très-près les accidents analogues produits par l'herpétisme.

II. Rhumatisme articulaire chronique. — C'est encore, à mon avis, comme un phénomène tardif du vice arthritique, qu'il convient d'envisager le *rhumatisme articulaire chronique*, malgré qu'il se montre souvent d'emblée chez de jeunes sujets indemnes, jusqu'alors, de toute atteinte rhumatismale. Ces malades, en effet, peuvent n'avoir hérité de leurs ascendants que d'un virus épuisé, que d'un *reste* de diathèse ayant usé toute sa malignité sur les rhumatisants des générations précédentes, et finissant, chez les derniers nés, son évolution.

Le rhumatisme chronique se borne ainsi, le plus souvent à déterminer quelques douleurs articulaires, capables toutefois de s'exaspérer sous l'influence du froid humide et de s'accompagner alors, d'un gonflement, ou même d'un épanchement assez abondant pour former une véritable *hydarthrose*. Les personnes qui s'en plaignent sont, la plupart, de véritables baromètres vivants, sensibles aux moindres vicissitudes atmosphériques et souffrant, presque toujours, non-seulement de douleurs dans les jointures, mais aussi de névralgies, de contractures et même de paralysies partielles.

III. Rhumatisme noueux. — Chez les pauvres gens habitant des maisons humides, chez les femmes, surtout, que leurs fonctions retiennent au logis, il n'est pas rare d'observer une variété de rhumatisme articulaire chronique, qui frappe de préférence les petites jointures des doigts ou des orteils, les incruste de végétations osseuses, et finit par en déterminer la luxation, après une série d'inflammations successives. Il en résulte une difformité complète des doigts, qui a fait donner à cette *goutte* des pauvres le nom d'*arthrite déformante* ou de *rhumatisme noueux*, et qui, dès le début, s'accompagne de douleurs de moins en moins vives, à mesure que la déformation fait plus de progrès.

IV. Rhumatisme viscéral. — Qu'il frappe d'abord les muscles ou les articulations, le rhumatisme chronique peut aussi lentement agir sur le cœur et les autres grands viscères, l'estomac, l'intestin, les poumons, pour y déterminer des troubles graves, se traduisant, suivant l'organe frappé, par des *palpitations*, des *gastralgies*, des *coliques*, des accès d'*asthme* d'une extrême intensité.

C'est à la même influence, enfin, qu'il est rationnel de rapporter les phénomènes profonds de la *goutte* simple ou compliquée, manifestations suprêmes du vice arthritique, dont la description détaillée doit nécessairement précéder l'exposition des moyens les plus propres à combattre cette longue série d'accidents de toute espèce.

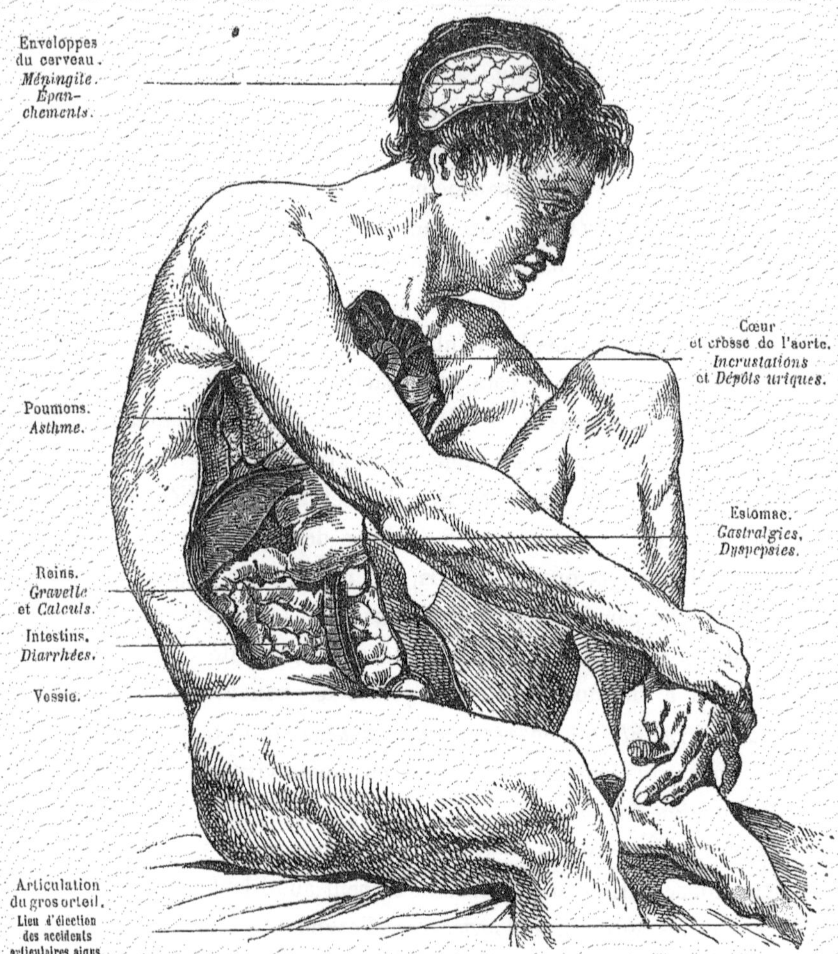

Champ d'évolution de la goutte à ses diverses périodes.

ARTHRITISME — GOUTTE

CAUSES ET GENÈSE DE LA GOUTTE

Les plus grandes analogies rattachant la *goutte* au *rhumatisme*, il est absolument logique, dans l'état actuel de la science, d'attribuer les deux maladies à la même tache constitutionnelle, au même *vice* du sang.

Comme premier point de ressemblance, la goutte, en effet, n'est pas toujours héréditaire. On peut l'acquérir aussi par une hygiène vicieuse; encore n'est-il pas bien sûr, à vrai dire, que les personnes qui la gagnent de la sorte n'y soient pas un peu prédisposées.

Transmise par les parents, la goutte éclate souvent dès la puberté; provoquée par une hygiène défectueuse, on ne l'observe guère avant la quarante-cinquième année; et contrairement au préjugé que « le bon sang vient de la bonne chère », c'est presque toujours, alors, par une alimentation trop succulente ou par de trop fréquents excès de table que la goutte paraît être occasionnée.

Pour bien comprendre, dans ce cas, la genèse de la goutte, il faut en chercher le début dans l'acte même de la respiration, dans ce merveilleux phénomène qui s'accomplit au sein des poumons, et dont le but est, comme on sait, de transformer en *sang rouge*, au contact de l'air, le *sang noir*, qui revient des organes tout chargé de matériaux inutiles.

Chez l'homme sobre, actif et vivant dans de bonnes conditions hygiéniques, ce dépouillement du sang noir s'accomplit avec une précision, une perfection admirables. Il existe une harmonie constante entre la quantité du sang noir affluant d'un côté et la quantité d'air inspiré qui arrive de l'autre. Les deux fluides se rencontrent dans la proportion voulue pour faire exactement l'échange de ce qu'ils apportent; l'air pour donner son oxygène, le sang pour se débarrasser du charbon, de l'hydrogène en excès et de tous les éléments nuisibles qu'il peut contenir.

Chez l'homme, au contraire, qui mange trop copieusement ou de trop succulents morceaux, et qui ne se débarrasse point par une plus grande activité de cette surcharge nutritive, l'équilibre physiologique est aussitôt rompu. La recette l'emporte sur la dépense, et dans le

Étymologies. — GOUTTE : ainsi nommée parce qu'autrefois on la croyait produite par l'épanchement de *gouttes d'eau* dans les articulations. — ACIDE URIQUE : *ourôn*, urine : acide de l'urine. — GOUTTE MÉTASTATIQUE : *métistêmi*, je transporte : goutte qui change de place.

foyer pulmonaire, une trop faible quantité d'air rencontre une trop grande quantité de sang noir. L'oxygène de l'un ne suffit plus à brûler complétement les matériaux nuisibles de l'autre. Ceux-ci, restés en proportion notable dans le liquide, s'y combinent à l'*azote* qui s'y trouve pour former de l'*acide urique*, et l'acide urique dans le sang, c'est la *goutte*.

Sur un malade qui tient la goutte de ses ascendants, il est, à la vérité, beaucoup moins facile de s'expliquer la présence en excès, dans le sang, de ce produit organique; aussi n'est-ce point l'acide urique lui-même, mais en réalité l'influence morbide sous laquelle il se forme dans l'économie, qui constitue la diathèse goutteuse.

Quoi qu'il en soit, la goutte héréditaire, de beaucoup la plus commune, sévit de préférence sur les sujets du sexe masculin, sans toutefois épargner toujours les femmes. Dans quelques familles il n'est pas rare, non plus, qu'elle reste endormie un certain nombre d'années, pour passer indirectement, par exemple, de l'aïeul au petit-fils, en faisant grâce à toute une génération; mais il serait encore téméraire, aujourd'hui, de vouloir donner l'explication de ces singuliers caprices.

EFFETS ET SYMPTOMES

Généralement la goutte *acquise*, celle des gastronomes et des paresseux, révèle tout à coup sa présence et s'annonce d'emblée par un accès caractéristique.

Il n'en est pas de même de la goutte *héréditaire*, que précèdent ordinairement les phénomènes primitifs de la diathèse arthritique, éruptions, névralgies, troubles digestifs, et parfois, dès le jeune âge, des hémorrhagies nasales d'une extrême fréquence.

Quelle qu'ait été l'origine de la maladie, tout est prêt, d'ailleurs, aussitôt que l'acide urique existe dans la circulation, pour que les accidents éclatent.

Goutte aiguë. — Alors, à la suite du moindre excès, d'un refroidissement même, un accès soudain se manifeste, le plus souvent dans la nuit, par une douleur vive, aiguë, brûlante, parfois excessive, occupant le gros orteil ou les petites articulations du pied. Les parties atteintes s'échauffent, rougissent, se gonflent, transpirent. Les veines se dilatent, la plus légère pression exaspère la douleur.

Cet accès initial n'est d'ailleurs que le premier anneau d'une chaîne plus ou moins longue et coupée d'autres accidents. Bientôt, en effet, la constitution du goutteux se modifie; le ventre se développe, les vaisseaux se gorgent de sang, le nez rougit, des hémorrhoïdes se déclarent, le cerveau s'alourdit, la peau se couvre d'éruptions secondaires, et le malade éprouve, pendant la digestion pénible de ses repas, une somnolence invincible.

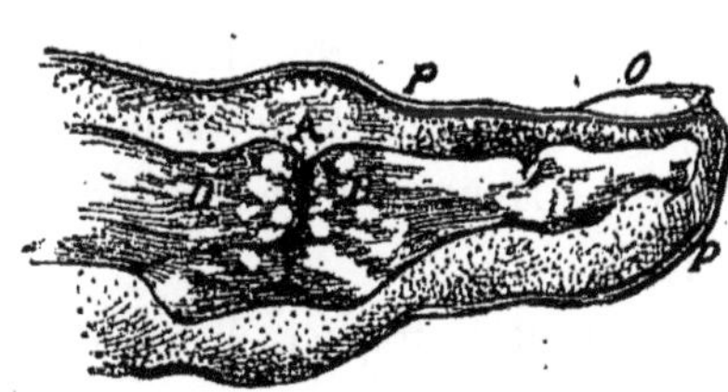

COUPE LONGITUDINALE DE L'ORTEIL D'UN GOUTTEUX AU MOMENT DE L'ACCÈS DE GOUTTE.

A. Articulations. — D, D. Dépôts d'urate de soude et de chaux sur les extrémités osseuses. — O. Ongle. — P, P. Peau.

Cependant les attaques de gouttes se répètent à des intervalles variables, suivant la constitution du malade, sa tempérance, sa fidélité aux prescriptions de son médecin. J'ai connu un vieux garçon qui ne pouvait ainsi se permettre la moindre infraction à l'hygiène la plus austère sans être aussitôt atteint d'une violente crise de goutte qui lui faisait pousser les hauts cris. — Eh bien, lui disais-je alors, vous avez encore commis, hier, quelque sottise? — Ah! docteur, me répondait-il, voilà des péchés dont je ne m'accuserai jamais, car j'en subis trop régulièrement la pénitence.

C'est le plus souvent au changement des saisons, et presque toujours chaque année aux mêmes époques, que les accès se renouvellent. Ils ne débutent d'ailleurs pas exclusivement par l'orteil, mais encore par les chevilles, le cou-de-pied, les genoux et plus tard aussi par les petites articulations des doigts.

Goutte chronique. — De plus graves désordres ne tardent pas à résulter toutefois des combinaisons que forme l'acide urique avec les autres matériaux contenus dans le sang. L'urate de soude et de chaux, notamment, se dépose en concrétions pierreuses, désignées sous le nom de *tophus*, autour des petites jointures qu'il endolorit et immobilise. Il ensable la vessie de graviers rouges qui s'agglomèrent souvent en calculs volumineux; il se répand en nappes crayeuses sur la membrane interne du cœur et des vaisseaux artériels, obturant ceux-ci, empâtant et détruisant, dans l'organe central de la circulation, les délicats appareils qui président à la distribution régulière du sang dans toutes les parties du corps.

Dans l'intervalle des crises qui peuvent le frapper, le goutteux éprouve cependant plus de gêne que de véritables douleurs. Les articulations de ses orteils et de ses doigts, entourées de *tophus*, infiltrées d'acide urique dans leurs cartilages même, inflexibles et roidies, se prêtent mal à la marche et à la préhension des objets.

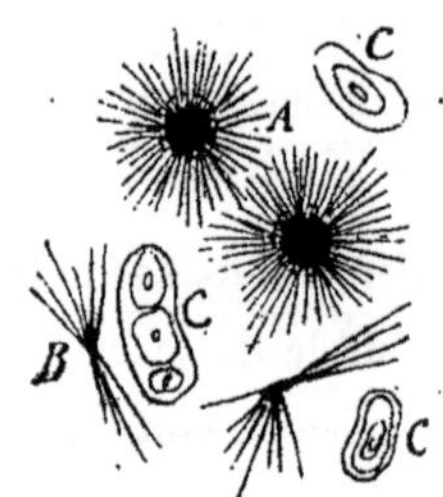

CARTILAGE ARTICULAIRE DE L'ORTEIL D'UN GOUTTEUX VU AU MICROSCOPE.

A. Cellules du cartilage envahies par des cristaux d'acide urique. — B. Cristaux d'acide urique libres. — C. Cellules cartilagineuses normales.

L'urine chargée, trouble, acide, charrie souvent de la gravelle rouge; d'incessantes dyspepsies retardent les digestions; des sueurs irritantes causent de vives démangeaisons à la peau; puis l'appétit se perd, la nutrition est compromise, une anëmie rapide se déclare, et le malade tombe bientôt dans un complet dépérissement, que viennent presque toujours compliquer et terminer les manifestations viscérales de la goutte.

Goutte anormale et compliquée. — On a désigné sous le nom de *goutte anormale* ces phénomènes ultimes de la maladie, pour les distinguer de la goutte franche, limitée aux seuls accidents articulaires. La goutte anormale ne procède point toujours de la même façon. Elle est aussi changeante, au contraire, que la goutte franche est constante, et la plupart des grands viscères sont sujets à ses *métastases*, à ses déplacements. C'est ainsi que, dans le cours d'un accès de goutte articulaire, le mal peut tout à coup *remonter*, suivant l'expression même des goutteux, aux poumons, et donner lieu à un accès d'*asthme;* au cœur, et déterminer une *syncope;* au cerveau, et se traduire par des *vertiges;* à l'estomac, et provoquer une *gastralgie;* à l'intestin, et se continuer par une *diarrhée* sanguinolente.

Quelquefois même, ces accidents métastatiques, ou d'autres plus graves encore, éclatent d'emblée sur les viscères, sans avoir été précédés par l'accès habituel de goutte articulaire, et ce mode d'invasion est surtout fréquent chez les sujets débiles, issus d'une longue génération de goutteux.

Influence sur le moral. — Le vice arthritique paraît exercer sur le moral à peu près la même influence que le vice herpétique. La surexcitation cérébrale et nerveuse qu'il détermine agite sans cesse et rend constamment inquiets ou maussades les rhumatisants. La goutte se déclare-t-elle, leur caractère devient encore plus capricieux, plus irascible, plus sombre, et bientôt une nonchalance extrême, une insurmontable répugnance pour tout exercice physique, une vague tristesse, contrastent singulièrement avec l'agitation et la vivacité des débuts de la maladie.

TRAITEMENT

I. — TRAITEMENT GÉNÉRAL DE L'ARTHRITISME

Moyens hygiéniques. — Le froid humide étant le provocateur par excellence des manifestations arthritiques, rhumatisants et goutteux devront mettre tous leurs soins à l'éviter, en faisant choix d'une habitation sèche, exposée au midi, bien aérée, en se couvrant de flanelle, en se garant le plus possible des brusques transitions du chaud au froid.

Un exercice modéré, un régime doux, des repas sobres et bien réglés, quelques bains tièdes pour débarrasser la peau des dépôts irritants laissés par une sueur acide, compléteront avantageusement l'ensemble de ces moyens préventifs.

Moyens thérapeutiques. — Les règnes minéral et végétal nous fournissent chacun contre l'arthritisme d'efficaces médicaments : les *alcalins* d'une part, le *colchique* de l'autre, qu'il faut jusqu'à présent regarder comme les véritables spécifiques de la diathèse. La plupart des remèdes secrets contre le rhumatisme et la goutte ne sont que des combinaisons plus ou moins heureuses de ces substances, et le colchique, surtout, forme la base des plus actives de ces préparations.

L'influence exercée sur la maladie par chacun de ces médicaments est d'ailleurs toute différente. Les alcalins, en effet, agissent en neutralisant l'acide urique contenu dans le sang et en favorisant son élimination, tandis que le colchique semble s'attaquer à la cause même qui produit l'acide urique et la détruire. Les deux agents thérapeutiques se complètent donc l'un par l'autre et gagnent encore en puissance par leur association.

Les alcalins jusqu'à présent les plus employés sont le *bicarbonate de soude*, que les goutteux doivent prendre à la dose de 5 à 15 grammes par jour, en solution dans un litre d'eau, pour couper le vin aux repas, ou mêlé à de légères infusions de feuilles de frêne, de fleurs de sureau, de gaiac, etc.; le *carbonate de lithine*, tout aussi actif à la dose d'un gramme dans un litre d'eau distillée ; le *benzoate* et le *silicate de soude*, que l'on prescrit surtout en pilules, associés à de l'extrait d'alkékenge ou de colchique, en quantité variable, suivant les effets que l'on se propose d'obtenir. Les fameuses *pilules de Laville*, composées comme il suit : silicate de soude, 5 grammes, — extrait de baies d'alkékenge, 15 grammes, — pour 60 pilules, dont on prend 4 à 10 par jour dans la période des accès, amènent, en effet, dans le plus grand nombre des cas, un soulagement notable.

C'est aussi pendant les attaques aiguës de goutte ou de rhumatisme articulaire que le *colchique d'automne* est véritablement indiqué. Cet énergique médicament, rapidement toxique, ne doit être manié, toutefois, qu'avec une prudence extrême, et dans les cas d'urgence, je prescris volontiers la *teinture de colchique*, à la dose de 15 à 20 gouttes dans une potion ou dans un sirop alcalin, dont le malade prend une cuillerée d'heure en heure, dans la journée. Les accidents aigus amendés, le spécifique peut être continué à doses moindres sous la même forme, ou mieux associé au silicate et au benzoate de soude qui sont, en pareil cas, ses plus utiles auxiliaires.

L'usage du bicarbonate de soude ou de lithine en solution, et dans certains cas les dépuratifs puissants; l'iode de préférence, les amers, les toniques, les bains sulfureux, les douches et les bains de vapeur, etc., doivent venir en aide à cette médication rationnelle, qui peut encore être efficacement complétée par une saison annuelle à Vichy, Vals, Royat, Saint-Nectaire, ou plutôt, si le malade, peu vigoureux, ne souffre que d'accidents chroniques, à Néris, Plombières, Luxeuil, Contrexéville, Ems, Kissingen, Wiesbaden, etc.

II. — TRAITEMENT DES MANIFESTATIONS LOCALES

Contre l'accès violent et fébrile du rhumatisme articulaire aigü, la surveillance du médecin est encore plus utile au malade que la médication réputée la plus puissante, et dans ces attaques souvent si perfides par leurs brusques complications, c'est à la fois de tous les grands remèdes d'urgence, — sulfate de quinine, émétique, opiacés, révulsifs, etc., — qu'il faut savoir user à l'heure opportune.

Les douleurs locales articulaires de la goutte et du rhumatisme seront promptement calmées par des onctions répétées avec le liniment : huile de jusquiame, 10 gr., — laudanum de Sydenham, 10 gr., — chloroforme, 6 gr.; — les cataplasmes et les divers autres moyens décrits au chapitre *Maladies articulaires: arthrites*, etc. — Le rhumatisme musculaire cédera promptement aussi à l'emploi du même liniment en frictions, après une application de sinapismes, et, s'il en était besoin, à la thérapeutique plus énergique des grandes névralgies.

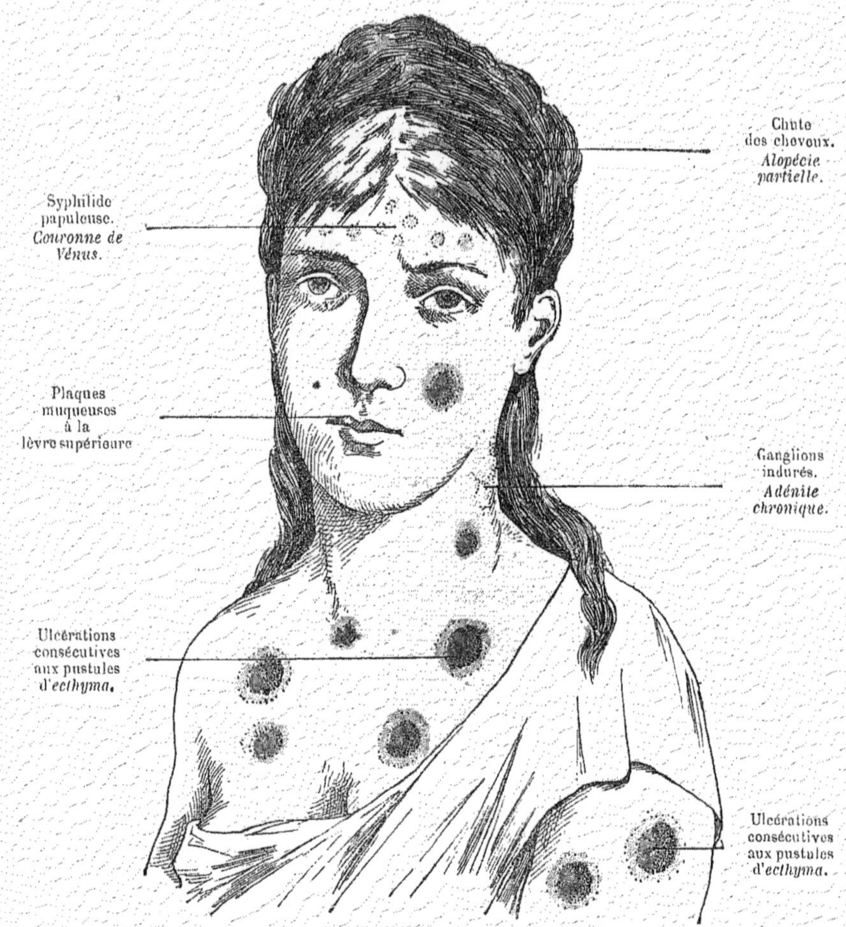

Accidents caractéristiques de la syphilis à la période secondaire.

SYPHILIS

I. — SYPHILIS ACQUISE

Le poison qui donne la *syphilis* est un des plus redoutés de l'espèce humaine, non-seulement à cause de ses terribles effets, mais aussi parce qu'il apparaît comme le hideux revers de la passion qui tourmente le plus les hommes; parce qu'il est une menace constante, un juste châtiment pour les libertins et les débauchés.

Châtiment exagéré cependant, qui, trop souvent, au delà du coupable et par son intermédiaire, étend sa flétrissure et ses ravages, d'abord sur une femme innocente et pure, puis sur de malheureux enfants, victimes d'une faute qu'ils n'ont pas commise, héritiers d'affreuses souffrances qu'ils n'ont pas méritées. C'est vraiment payer trop cher une minute d'oubli, un moment de faiblesse !

CAUSES

La syphilis ne peut naître que d'un contact impur, mais le virus syphilitique est éminemment transmissible. De même qu'une simple piqûre d'aiguille suffit à inoculer la vaccine, la moindre éraillure à l'épiderme d'une muqueuse peut servir de porte d'entrée à la *vérole*, et lui permettre de passer aussitôt du sujet infecté chez celui qui se trouve en rapport intime avec le malade. La contagion est aussi prompte que certaine. Un rapprochement de quelques secondes, un baiser, le simple attouchement, sur un point éraillé de la peau ou de la muqueuse, d'un objet souillé d'une parcelle infime de virus, (un verre à boire, une fleur, un rasoir, etc.,) c'est assez pour que le mal soit transmis et se développe.

Et pourtant, quelque subtil que soit le poison, sa malignité paraît épargner certaines personnes. Il est des organismes réellement réfractaires au virus et sur lesquels la vérole ne prend pas. — « Ne l'attrape pas qui veut, » disait plaisamment Ricord. Chez d'autres, au contraire, les accidents éclatent avec une promptitude extraordinaire, et se manifestent dans toute leur intensité.

Étymologies. — SYPHILIS : Dans le célèbre poème de Fracastor sur le mal vénérien, publié à Vérone en 1630, *Syphilus* est le nom d'un berger frappé de la redoutable maladie pour avoir insulté le Soleil. Ce nom a probablement été formé de *sus*, pourceau, donnant bien l'idée de la souillure, et de *philéin*, aimer. — CHANCRE : de *cancre* ou *crabe*, par allusion à la nature *rongeante* de cet ulcère. — CHANCRE PHAGÉDÉNIQUE : *phagédaïna*, faim dévorante : chancre dévorant. — BUBON : *boubôn*, aine. Les bubons se développent surtout au pli de l'aine.

La syphilis a ses quartiers généraux dans les grandes villes. A Paris, où nous avons chaque jour l'occasion d'en constater les tristes effets, la contagion est le plus souvent transmise par les femmes exerçant isolément ou clandestinement la prostitution sur la voie publique. Viennent ensuite les filles entretenues, les ouvrières couturières et blanchisseuses, les bonnes et femmes de chambre, les femmes mariées, enfin, dont on peut compter une dizaine environ sur 300 syphilitiques.

Une enquête faite, il y a quelques années, à l'hôpital du Midi, a révélé que la plupart des femmes ayant communiqué la vérole aux pensionnaires de l'établissement avaient été rencontrées dans les bals publics des arrondissements les plus populeux, le XVIIIe et le XXe entre autres, et plus particulièrement encore aux abords de l'École-Militaire, du Palais-Royal, de la rue Montmartre et des Halles. La femme, il est vrai, si souvent varie, — au dire de la chanson, — qu'il ne faudrait pas, à cet égard, se fier absolument à la statistique.

EFFETS ET SYMPTOMES

ACCIDENTS PRIMITIFS. — **I. Chancres syphilitiques.** — C'est, en général, du sixième au douzième jour après le contact infectant, quelquefois plus tôt, rarement plus tard, qu'apparaissent les premiers accidents syphilitiques. Ils débutent par l'apparition, au point même où l'inoculation a eu lieu, d'une petite vésicule ou d'une simple fissure n'occasionnant d'abord qu'un simple prurit, mais se rompant bientôt ou s'élargissant pour prendre l'aspect d'une ulcération grisâtre, arrondie, à bords taillés à pic, formant, enfin, un véritable *chancre*.

Celui-ci tantôt est nettement limité, à bords souples, à base molle, auquel cas il constitue le *chancre simple* ou *chancre mou*; tantôt, au contraire, il présente des bords épais, se continuant insensiblement avec le centre et repose sur une surface dure, qui donne au toucher la sensation d'une moitié de pois sec; c'est alors le *chancre infectant* ou *chancre induré*.

L'une et l'autre des deux ulcérations laissent suinter une humeur purulente, qui n'est pas autre chose que le virus vénérien; mais le virus du chancre mou borne ses effets à la seule production de ce chancre. Inoculé au malade, il reproduit un second chancre simple, mais il n'infecte pas l'économie; il ne vicie pas le sang du sujet; il ne donne pas, en un mot, la syphilis constitutionnelle, et diffère complètement, à cet égard, du virus fourni par le chancre induré.

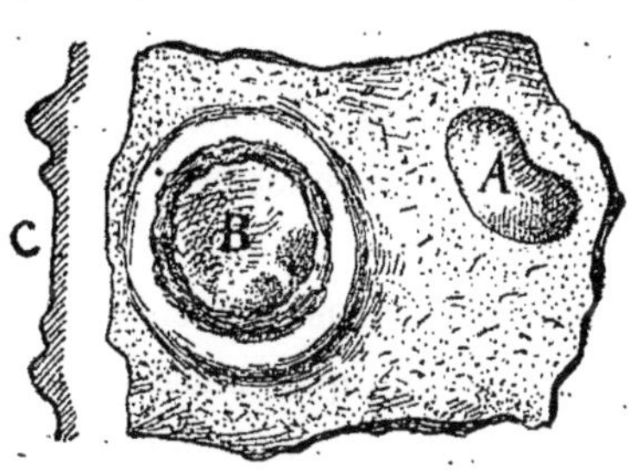

CHANCRES SYPHILITIQUES.

A. Chancre mou. — B. Chancre induré. C. Coupe verticale du chancre induré.

Le porteur d'un chancre mou n'a donc rien à craindre d'un empoisonnement consécutif. Il a été plus heureux que sage; qu'il aille en paix et ne pèche plus.

Les chancres sont les agents habituels de la contagion syphilitique, mais ils n'en sont pas les seuls, comme on l'a cru longtemps; les *plaques muqueuses,* à la seconde période de la maladie, et les divers autres accidents accompagnés d'une sécrétion humide pouvant être aussi contagieux.

C'est le plus souvent sur la muqueuse apparente des organes génitaux que se développent les chancres; mais il n'est pas rare d'en observer de plus profondément situés, et, chez l'homme surtout, des chancres de l'urèthre peuvent ainsi passer inaperçus. On en voit naître encore sur les lèvres, la langue, les doigts, le sein, la paupière, etc., à la suite d'attouchements ou de baisers impurs.

Malgré sa bénignité consécutive, le chancre mou, parfois multiple dès le début, dure douze ou quinze jours de plus que le chancre induré, qui, presque toujours solitaire, se cicatrise au bout de quatre à six semaines, en laissant à la place qu'il occupait une cicatrice blanche, irrégulière et déprimée.

Bien plus fréquemment aussi que le chancre infectant, le chancre simple s'accompagne de *phagédénisme*, c'est-à-dire qu'il s'étend de proche en proche, en rongeant autour de lui la peau et les tissus sous-jacents sur une surface parfois considérable. Il est des malheureux dont la peau du ventre et de la cuisse est ainsi complètement détruite et gangrenée par l'ulcère serpigineux, sans que de ces horribles lésions locales résulte jamais, cependant, l'empoisonnement syphilitique général.

II. Bubons. — Végétations. — Avant d'entrer dans la circulation et de pouvoir se mêler au sang, le virus syphilitique, puisé dans le chancre par les minces vaisseaux lymphatiques qui rampent sous la peau, rencontre, au niveau du pli de l'aine, une première barrière, un chapelet de *ganglions* lymphatiques, qu'il doit franchir avant de passer outre, et que la nature semble avoir justement placés là comme sur plusieurs autres points de l'économie, pour retarder le plus possible, dans les cas de plaies ou de piqûres virulentes, l'infection du sang. (Voir la figure de la livr. 5.)

Vivement irrités par l'afflux progressif du poison, ces ganglions se gonflent, durcissent, roulent sous le doigt comme des avelines, enflamment à leur tour le tissu cellulaire qui les environne, et finalement ne forment plus qu'une tumeur du volume d'un œuf, qui rougit ordinairement et tend à suppurer, si le virus provient d'un chancre mou; qui ne s'enflamme pas, au contraire, et ne suppure qu'exceptionnellement, si le virus est fourni par un chancre induré.

Ces premiers phénomènes d'absorption constituent l'*adénite syphilitique*, désignée aussi sous les noms de *bubon* ou de *poulain*, et toujours précédée, contrairement à l'opinion des médecins qui croient encore aux *bubons d'emblée*, d'un chancre, ou d'une érosion de nature vénérienne.

Les bubons ne se déclarent guère que de huit à quinze jours après l'ulcération syphilitique; mais ils persistent parfois longtemps après sa disparition. A ce moment, sur la cicatrice même du chancre, peuvent aussi se développer des excroissances charnues à qui leur forme variable a fait donner les noms de *poireaux*, de *fics*, de *choux-fleurs*, de *crêtes-de-coq*, etc. Ces végétations laissent suinter, en ce cas, une humeur contagieuse ; mais elles ne sont pas exclusivement produites par le virus vénérien ; et l'on en voit parfois se former sur des cicatrices de toute autre nature, chez des personnes nullement entachées de syphilis.

Accidents secondaires. — **I. Éruptions.** — Malgré l'obstacle momentané qu'ils offrent à la pénétration du virus, les ganglions lymphatiques n'empêchent malheureusement pas l'infection de l'organisme par le poison du chancre induré. Le plus souvent, en effet, celui-ci n'est pas encore cicatrisé, que les éruptions syphilitiques apparaissent à la peau, d'abord sous la forme d'une *roséole* pâle, dont les taches occupent surtout la poitrine et l'abdomen ; puis sous l'aspect de *papules* arrondies, saillantes, d'un rouge cuivré, disséminées sur les membres supérieurs et le visage, où leur disposition demi-circulaire autour du front leur a fait donner le nom de *couronne de Vénus*.

Ordinairement précédées de douleurs de tête, de névralgies, d'une fièvre légère, ces *syphilides* sont bientôt suivies d'une série d'autres éruptions caractéristiques, de pustules d'*acné* ou d'*ecthyma*, laissant après elles de profondes ulcérations recouvertes d'épaisses croûtes de pus concrété, d'un jaune verdâtre ; d'écailles de *psoriasis*, siégeant à la paume des mains et à la plante des pieds, de *bulles* ou de *tubercules* ulcéreux, rongeant et détruisant les tissus à la façon du chancre phagédénique, d'une induration, enfin, des ganglions de la nuque et du cou, dont on retrouve souvent des traces même après la disparition complète de tous les autres accidents.

II. — Plaques muqueuses. — C'est alors, aussi, que se montrent, au pourtour des orifices muqueux, sur les lèvres, la langue, dans la gorge et rarement sur la peau, les *plaques muqueuses*, caractérisées par de petites élevûres blanchâtres ou rosées, qui sécrètent une humeur virulente, et dégénèrent sur quelques points en étroites ulcérations désignées sous le nom de *rhagades*.

III. — **Ulcérations.** — A ce moment, d'ailleurs, le virus vénérien semble exclusivement exercer sa funeste action sur les muqueuses. Dans les fosses nasales, la gorge, le larynx, la membrane s'enflamme, et l'on voit éclater des *coryzas*, des *angines*, des *laryngites syphilitiques*, d'autant plus graves qu'elles sont presque toujours suivies d'*ulcérations* profondes, tendant à perforer et à détruire les cordes vocales, les cartilages nasaux, le voile ou la voûte du palais; et fournissant un pus d'une fétidité extrême.

Cependant, une *alopécie* générale ou partielle peut faire tomber les cheveux; de multiples *onyxis* déchausser les ongles; de douloureuses inflammations de l'iris oculaire compromettre la vue; un *sarcocèle* amener le gonflement, puis l'atrophie du testicule. La syphilis, à cette heure, est maîtresse de la constitution, et désormais elle sévira sur les parties profondes de l'organisme.

ACCIDENTS TERTIAIRES. — **Lésions des organes profonds.** — Il ne faut pas moins de six mois à la syphilis pour atteindre à cette phase de son évolution, et dans beaucoup de cas ce n'est qu'après plusieurs années qu'elle y arrive.

De cruelles douleurs, dites *ostéocopes* parce qu'elles simulent en effet la sensation de l'éclatement des os, annoncent par leurs exaspérations nocturnes que le mal, ayant pris possession du système osseux, y produit soit des inflammations intenses, des *périostites*, des *ostéites* se terminant par la *nécrose* ou la *carie*, soit une prolifération du tissu, engendrant des tumeurs, des *exostoses* dures comme l'ivoire.

En même temps, des noyaux profonds, des *gommes*, se forment lentement sous la peau, dans la graisse et les muscles, pour s'abcéder ensuite, s'ouvrir, et laisser après elles des *ulcérations* grisâtres, exhalant une odeur infecte.

Le foie, le cerveau enfin, peuvent être, aussi, frappés d'accidents du même genre, qui rarement, d'ailleurs, ont le temps d'atteindre tout leur développement.

Le malade, en effet, sourdement miné par le poison, épuisé, couvert de plaies ou de cicatrices, est alors menacé d'une fin prochaine. La dégradation morale a suivi pas à pas la déchéance physique; et quand il n'est pas emporté par une complication rapide, il succombe lentement aux hydropisies ultimes provoquées par la décomposition fatale d'un sang devenu impropre à la vie.

Influence sur le moral. — Aucune maladie n'épouvante plus que la syphilis les personnes qui subissent ses atteintes; mais il m'a toujours paru que les femmes la redoutaient surtout pour le dommage qu'elle pouvait causer à leur beauté, les hommes, pour les funestes conséquences dont elle menaçait leur constitution et la santé de leur progéniture.

Cette instinctive terreur de la syphilis atteint un tel degré, chez certains malades, qu'ils n'en mangent plus, n'en dorment plus, et que l'hypocondrie dont ils sont frappés les égare parfois jusqu'à leur conseiller des actes du plus sombre désespoir. Quelques médecins aliénistes ont même classé cette névrose parmi les maladies mentales; mais peut-être est-elle seulement due à ce que j'appellerai la *légende de la syphilis*, c'est-à-dire à l'épouvantable réputation que le peuple a faite à une maladie souvent terrible, sans doute, mais qui fort heureusement, et dans presque tous les cas, aujourd'hui, ne résiste pas au traitement rationnel que j'indiquerai tout à l'heure, après l'étude de la *syphilis héréditaire*. Je n'en veux pour preuve que cette prompte et véritable joie qui ne manque jamais de se manifester chez le malade, à la première constatation, dans son état, d'une amélioration notable.

Non : la syphilis n'imprime pas à la constitution une tache indélébile. Il est un remède au mal comme il est un pardon à la faute; et la souillure toujours s'efface, quand on cherche assez tôt à s'en purifier.

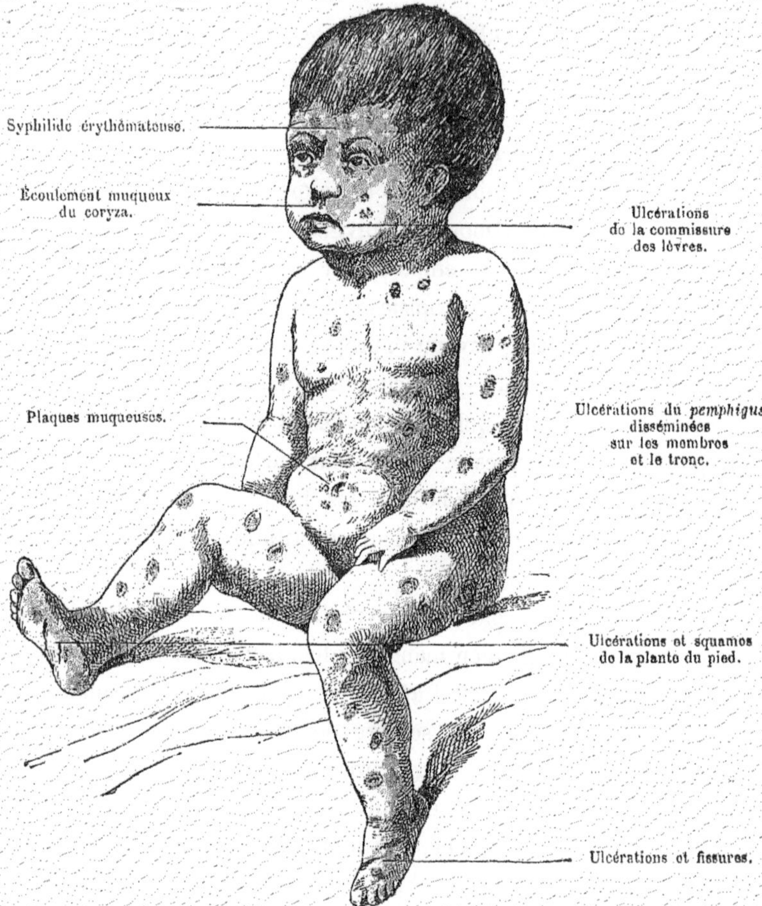

Principaux accidents de la syphilis héréditaire sur un enfant nouveau-né.

II. — SYPHILIS HÉRÉDITAIRE

TRANSMISSION DE LA SYPHILIS

Si l'on peut encore avoir pitié de l'imprudent ou de l'étourdi dont la faiblesse ou la sottise a corrompu le sang et détruit le repos, nulle excuse ne saurait être accordée à celui qui, se sachant infecté, ne traite son mal que par l'insouciance, et ne se fait aucun scrupule de le transmettre à la femme qu'il a choisie, aux enfants dont il ne prépare que l'horrible agonie, en osant essayer de leur donner l'existence.

La loi, d'ailleurs, assimilant ce malhonnête homme à un malfaiteur, le poursuit avec raison et le frappe avec justice. La nature, enfin, lui fait souvent expier, par les cruelles tortures des accidents ultimes du mal, sa déloyale action et sa criminelle indifférence.

Jeunes gens qui lisez ces lignes, songez bien à ce que peut vous coûter la fugitive satisfaction d'un désir provoqué, le plus souvent, par une surexcitation malsaine.

Et si, victimes de la folie passagère qui vous a jetés dans les bras d'une Vénus corrompue, vous êtes précisément punis..... par où vous avez péché, prenez résolûment votre parti de cette malechance. Ne vous désespérez pas et ne vous laissez pas aller à la honte qui vous empêcherait de déclarer votre mal et d'en conjurer aussitôt les funestes ravages. Hâtez-vous de recourir à la science qui répare et qui sauve, et vous aurez encore la joie suprême de pouvoir être un jour de bons pères et de bons citoyens.

Mais ici de grandes et de graves questions scientifiques se présentent à notre esprit.

J'ai dit plus haut que le chancre syphilitique n'est pas, comme on l'a cru jusqu'à ces dernières années, le seul accident contagieux de la maladie. Les plaques muqueuses, les ulcérations, les végétations, tous les accidents à sécrétion humide, en un mot, sont transmissibles par simple contact, et l'expérience prouve que le sang même d'un syphilitique, inoculé à un homme sain, donne à ce dernier la vérole.

La simple constatation d'un tel fait explique suffisamment l'hérédité de la syphilis, et point n'est besoin d'entamer sur ce sujet une dissertation inutile.

Voici donc, sans autre préambule, quelles sont les conditions les plus favorables à la transmission héréditaire du mal.

Rôle des parents. — La mère syphilitique infecte toujours son enfant, soit qu'elle ait gagné la vérole peu de temps avant la conception, soit à ce moment même. Elle l'infecte fatalement encore quand elle contracte la maladie pendant les sept premiers mois de la grossesse et souvent, aussi, durant les deux derniers mois.

Mais le redoutable virus est plus subtil encore.

Le père syphilitique peut engendrer *directement* un enfant infecté sans avoir préalablement contaminé la mère; auquel cas, il est vrai, celle-ci reçoit presque toujours l'infection de l'enfant; qui sert ainsi, l'innocent petit être, d'intermédiaire à ses parents, pour porter à l'un la souillure de l'autre.

Plus fatale encore, on le conçoit, est l'hérédité, quand les deux géniteurs subissent actuellement, ou viennent de subir l'un et l'autre les accidents graves de la vérole. Telle est, en effet, la pernicieuse influence du poison, que l'apparente guérison de la maladie n'empêche pas la funeste transmission de s'accomplir.

Ce qu'il faut, pour oser alors, sans remords et sans crainte, donner à d'autres la vie dont on a reçu le dépôt, c'est l'extinction absolue, en soi, du germe abominable du mal; c'est la guérison radicale de la syphilis; et celle-ci, que les médecins pessimistes déclarent irréalisable, peut être presque toujours considérée comme obtenue, dirons-nous avec les plus éclairés et les plus consciencieux des praticiens modernes, quand le malade, après un traitement bien dirigé, n'a point vu reparaître, durant toute une année, la moindre manifestation syphilitique.

EFFETS ET SYMPTOMES

Très-souvent la syphilis tue l'enfant dans le sein de sa mère et l'en expulse avant sa complète formation. Mais la nature n'a pas toujours pitié de cet innocent qu'empoisonne et nourrit à la fois le sang maternel; et le pauvre petit être arrive à terme, tantôt sous la triste apparence d'un vieillard en miniature, tantôt dans un état de bouffissure exagérée, qui ne présage rien de bon.

Éruptions. — Ce malheureux condamné voit le jour, et s'il ne présente encore aucun signe manifeste du poison dont il est pénétré, c'est dans les premiers mois de sa misérable existence qu'il se couvre tout à coup de *plaques muqueuses* apparaissant en nombre au pourtour des orifices naturels, à la commissure des lèvres, dans la bouche, les fosses nasales, au voisinage du nombril. Simultanément se forment sur le tronc et les membres des bulles de *pemphigus* remplies d'abord de sérosité, comme les ampoules des vésicatoires et suivies, quand ces vésicules crèvent, d'*ulcérations* arrondies, profondes, taillées en cratère, et laissant suinter un pus grisâtre, mêlé de sang.

Dans toute son étendue, la peau du petit malade est d'ailleurs un terrain des plus favorables à l'éclosion des syphilides de toute espèce. L'*érythème* rougit les membres inférieurs, comme s'ils avaient été cuits; une coloration *bistre,* aussi foncée parfois que la teinte du pain d'épice, envahit par grandes taches le visage et le tronc; des *fissures* et des *squames* sillonnent de crevasses ou détachent en larges écailles l'épiderme des pieds et des mains.

Lésions des muqueuses et des viscères. — Cependant se déclare un enchifrènement opiniâtre, un *coryza* provoqué par l'apparition des plaques muqueuses dans les fosses nasales et suivi de l'écoulement, par les narines, d'épaisses mucosités qui gênent la respiration et rendent la succion impossible. Bientôt, alors, les ulcérations gagnent la gorge et le larynx, et l'enfant amaigri, épuisé, incapable de se nourrir, meurt d'inanition quand il n'est pas préalablement emporté par les complications qui se manifestent dans le tissu des poumons et du foie.

Contagion par l'enfant infecté. — Telle est la malheureuse fin réservée à la plupart des enfants syphilitiques; encore les pauvres petits êtres, pendant leur courte et lamentable existence, sont-ils, outre les souffrances qu'ils endurent, des objets d'horreur et de dégoût. Victimes innocentes d'un mal immérité, ils peuvent, innocemment encore, empoisonner, par les plaques muqueuses de leur bouche, la nourrice qui leur donnerait le sein, sévice grave, qui ferait poursuivre par la justice les parents de l'enfant infecté. Ils peuvent communiquer à qui leur donne un baiser le virus contagieux, et transmettre la redoutable maladie à tous les enfants d'une contrée, si — comme cela s'est vu — quelque imprudent médecin, quelque sage-femme ignorante, puise sur eux du vaccin, pour l'inoculer à d'autres.

TRAITEMENT

I. — TRAITEMENT GÉNÉRAL DE LA SYPHILIS

Moyens hygiéniques et préventifs. — Hygiène publique. — Depuis qu'elle est si bien connue dans son mode de transmission et dans ses causes, tous les hygiénistes ont rêvé l'extinction complète de la syphilis et quelques-uns ont longtemps combattu pour la réalisation de cette chimère. Mais s'il n'est pas possible, dans l'état social actuel, de débarrasser absolument de ce fléau l'espèce humaine, au moins doit-on s'efforcer de restreindre de plus en plus son extension et de conjurer ses funestes conséquences.

Dans les grandes villes, qui sont les principaux foyers de la syphilis, il est du ressort de la police des mœurs de combattre le mal dans sa source, par la surveillance et la visite des prostituées; mais il appartiendrait à la société même de diminuer le nombre toujours croissant de ces dernières, en améliorant le sort de la femme, en autorisant la recherche de la paternité; en détruisant les diverses causes qui de plus en plus éloignent l'homme du mariage et l'invitent au célibat, etc. Graves questions d'économie sociale, dont nous ne saurions entreprendre ici la discussion.

Hygiène individuelle. — Eu égard aux moyens à mettre personnellement en usage pour se préserver de la syphilis, « le mieux serait de ne pas s'y exposer », comme dit Ricord; mais ce sage conseil est malheureusement peu suivi, et les divers liquides, topiques, engins isolants, préconisés comme d'excellents préservatifs, sont inefficaces, le plus souvent, quand ils ne sont pas en même temps ridicules. L'huile et la soude, usitées dans les maisons de tolérance de Bruxelles, ne possèdent aucune action spécifique, et je crois bien préférable, à cet égard, la *lotion astringente* de Rodet, (Perchlorure de fer, acide citrique, acide chlorhydrique, de chaque : 4 gr. — Eau distillée, 30 gr.) ou mieux encore, un double lavage avec une solution de *thymol*, dont les vertus antiseptiques sont incontestables.

Syphilisation. — Je ne citerai que pour mémoire le procédé d'inoculation préalable du virus, ingénieusement transporté par quelques médecins, de la thérapeutique de la petite vérole dans celle de la grosse ; la syphilisation, basée sur ce fait réel qu'une première atteinte de syphilis préserve pendant un certain temps le sujet infecté d'une nouvelle atteinte, n'ayant jamais réussi, en somme, qu'à donner artificiellement la maladie à des gens, qui, sans doute, ne l'eussent jamais contractée.

Moyens thérapeutiques. — Mercure. — Longtemps regardé comme le spécifique de la syphilis, le *mercure*, dont on a dit tour à tour trop de bien et trop de mal, a beaucoup perdu de son ancienne faveur ; car il n'agit, en réalité, contre la syphilis, qu'à la façon d'un altérant d'une redoutable puissance.

La découverte de l'iode a porté, à cet égard, un coup mortel au vieil hydrargyre, et les plus anciens de nos spécialistes, M. Ricord le premier, n'emploient même plus contre la syphilis que les préparations où les deux médicaments sont combinés l'un à l'autre ; soit le *protoiodure de mercure* à la dose moyenne de 5 centigrammes par jour ; soit le *biiodure*, deux fois plus riche en iode que le précédent, et plus actif aussi, — ce qui démontre bien l'infériorité de son associé, — à la dose de 2 à 3 centigrammes.

Administré dans ces conditions, le mercure n'est plus capable de commettre le moindre des méfaits qu'on lui attribue ; encore n'est-ce point contre les manifestations syphilitiques de tout âge que ses plus zélés partisans continuent à le recommander. Il est, en effet, indiscutablement admis, aujourd'hui, qu'après les accidents secondaires, le mercure est réellement plus nuisible qu'efficace ; et c'est alors à l'*iode* seul, administré sous la forme d'*iodure de potassium*, que l'on a recours pour détruire les derniers vestiges de la diathèse.

Iode. — De cette déroute à la complète disparition des préparations mercurielles, il n'y a plus qu'un pas à franchir ; d'autant que de nos jours, la plupart des syphilis acquises, les deux tiers au moins, peuvent être enrayées et vaincues, au cours de leur évolution, par une médication simplement dépurative et tonique.

L'iodure de potassium même, à la dose de 2 à 3 grammes par jour, est encore trop altérant en tels cas. Il fatigue l'estomac, débilite le malade, et fait ainsi payer trop cher sa favorable action. Aussi l'ai-je depuis longtemps remplacé, dans ma pratique, par l'*iodure de sodium*, plus soluble, moins irritant, et dont l'association à une petite quantité d'*iodate de soude* (1 gramme pour 9 grammes d'iodure) permet, dans les cas rebelles, d'obtenir, avec une extrême facilité, de l'*iode naissant*, au maximum d'activité thérapeutique.

Suivant la disposition du malade, je fais dissoudre les sels iodurés dans les sirops adjuvants de salsepareille, d'érysimum, de douce-amère, etc., et je complète le traitement par la médication tonique de la chlorose. (*V. livre VII.*) Jusqu'à ce jour je n'ai point trouvé de malade qui ne se ressentît des bons effets de cette méthode si rationnelle, et je pourrais citer, entre autres exemples de sa prompte efficacité, la guérison d'une pauvre fillette de douze ans, qu'un misérable, chassé de toutes les maisons de prostitution, avait attirée dans un infâme guet-apens ; celle d'une jeune femme qui put, quoique syphilisée par son mari, mettre au monde, après une heureuse grossesse, un enfant exempt de tout vice constitutionnel, et bien d'autres encore ; mais les limites mêmes de ce livre, qui doit être avant tout technique et précis, ne me permettent point d'insister davantage sur ces intéressantes observations.

II. — TRAITEMENT DES MANIFESTATIONS LOCALES

Ce n'est guère que sous l'influence du traitement général que s'éteignent les manifestations syphilitiques locales; mais la plupart d'entre elles sont favorablement amendées, les *virulentes*, chancres, végétations, plaques muqueuses, ulcérations, par des cautérisations légères au nitrate d'argent suivies de lotions au thymol, au vin aromatique, à l'acide phénique, au citrate de fer, au chlorure de soude, etc., les *syphilides* sèches, par les bains généraux et les lavages répétés avec les précédentes solutions; les *bubons* et les *engorgements* par l'application de pommades résolutives iodurées : (iodure de potassium 2 grammes, axonge benzoïnée 15 grammes), etc. (Voir *plaies, ulcères, adénites, maladies de la peau.*)

Les inflammations et les écoulements *blennorrhagiques* n'étant jamais que des accidents *locaux*, auxquels la syphilis est absolument étrangère, nous ne les décrirons qu'au livre suivant, avec les autres maladies des voies génito-urinaires.

III. — TRAITEMENT DE LA SYPHILIS HÉRÉDITAIRE

Il serait superflu de recommander aux parents entachés de syphilis, à la mère surtout, la rigoureuse observance du traitement exposé dans les lignes précédentes.

L'enfant pourra prendre, à sa naissance, le sein maternel; mais il vaudra souvent mieux lui donner, s'il ne présente aucun accident contagieux, une bonne nourrice, soumise elle-même au traitement anti-syphilitique, ce qui procurerait un lait ioduré au nourrisson; et dans le cas contraire, l'alimenter de lait de chèvre ou d'ânesse, additionné de quelques centigrammes d'iodure de sodium.

La médication mercurielle pourrait être tentée aussi, avec de grandes précautions, sur le petit malade; mais dans ces cas malheureux les médicaments n'ont plus qu'une influence incertaine, et le salut dépend surtout des forces du patient, des efforts de la nature et du hasard!

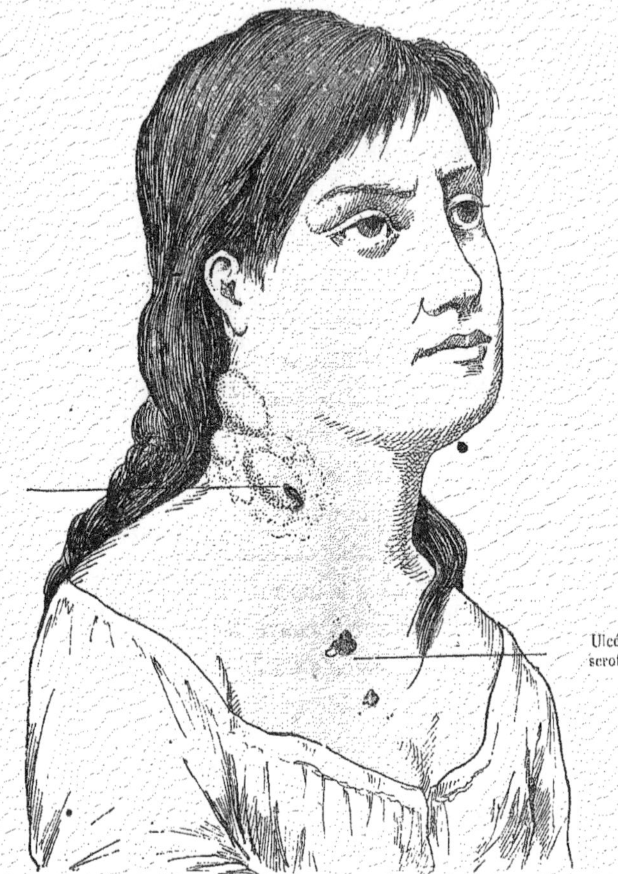

Accidents caractéristiques de la scrofulose à la période secondaire.

LYMPHATISME. — SCROFULOSE

CAUSES

C'est, ordinairement, dès la première enfance, qu'apparaissent les signes caractéristiques de la diathèse *scrofuleuse,* l'une des plus funestes qui puissent physiquement frapper l'espèce humaine.

La maladie, en effet, dérive des parents, auquel cas elle continue simplement son évolution chez le nouveau-né ; ou bien elle s'empare d'emblée des enfants que lui livre la débilité native de ces petits êtres, et souvent, aussi, les mauvaises conditions hygiéniques dans lesquelles ils se trouvent placés au début de la vie.

On sait, à n'en point douter, quelle influence fatale exerce, à cet égard, la procréation par des parents trop âgés, ou consanguins, ou frappés du même vice constitutionnel ; mais l'on peut regarder comme tout aussi pernicieux, l'allaitement mercenaire, le sevrage anticipé, les mauvais soins dont les enfants des villes, surtout, ont tant à souffrir, de la part des soi-disant nourrices qui les élèvent à la campagne.

Je ne prétends pas, ici, refaire, pour la centième fois, le martyrologe des nourrissons, si révoltant et si lugubre ; mais que j'en ai vu, que j'en vois chaque jour encore, revenir — de ceux qui reviennent ! — en proie à cette horrible scrofule qui ruine la constitution, empoisonne le sang, abîme le visage, déforme et carie les os !

Parmi les enfants que les soins maternels soustraient à ces mauvaises influences, quelques-uns peuvent encore être frappés un peu plus tard à la suite de la rougeole ou de toute autre maladie aiguë ; il en est chez lesquels le défaut d'exercice et d'aération, le séjour dans un logement humide et sombre, le travail intellectuel ou physique trop pénible ou prématuré, déterminent aussi l'explosion de la diathèse ; mais presque toujours, alors, la scrofulose était *innée,* et ces graves fautes d'hygiène, — dont l'étude approfondie soulèverait de grands problèmes sociaux, — en ont seulement hâté l'éclosion.

EFFETS ET SYMPTÔMES

Caractères du tempérament lymphatique. — Avant de se manifester par quelque symptôme nettement caractéristique, la maladie, d'ail-

Étymologies. — SCROFULOSE : *Scrofa.* Porc, par analogie avec une maladie particulière aux porcs. — GOURMES : de leur ressemblance avec les blessures produites par une *gourmade?* — ÉCROUELLES : par altération du mot scrofules. — ADÉNITE : *Aden* ; glande. — Synonymie : *Strume*, — *Écrouelles*. — *Humeurs froides*.

leurs, apparaît dans la constitution et pour ainsi dire comme par transparence, chez les enfants affectés. On dit, alors, par euphémisme, que ces enfants sont *lymphatiques,* mais ce lymphatisme de convention n'est, le plus souvent, que la scrofule à l'état latent, *irritative* ou *torpide,* suivant la constitution du sujet.

Celui-ci, dans le premier cas, est de chétive apparence. Il a les membres grêles, les chairs molles et flasques, les lèvres et les joues colorées, les yeux bleuâtres, les cheveux mous. La peau, d'une blancheur mate, est si mince et si fine, que l'on voit courir au-dessous le réseau veineux.

C'est qu'en effet, la nutrition, chez ce petit malade, est trop rapide. Sous l'influence de la surexcitation fonctionnelle qu'il éprouve, il brûle toute sa graisse et n'en conserve point dans ses tissus.

La forme *torpide* de la scrofule, au contraire, ralentit la nutrition, modère la combustion pulmonaire, économise la graisse, et donne, par conséquent, aux enfants qu'elle affecte, une santé trompeuse, un embonpoint menteur.

On reconnait ceux-ci à la bouffissure du visage et des membres, à l'empâtement des traits, au volume de la tête, au gonflement de la lèvre supérieure, à la grosseur du nez; à la proéminence du ventre.

Il est vrai qu'au premier aspect, un grand nombre d'entre eux semblent être de fort beaux enfants, et leurs mères se prennent volontiers à cette force apparente; mais plus que d'autres ils sont nonchalants, apathiques, sujets aux engelures, aux coryzas, aux angines, aux écoulements d'oreille, jusqu'au jour où l'explosion des phénomènes caractéristiques ne permet plus de mettre en doute le vice profond dont ils sont entachés.

Accidents primitifs. — **Gourmes.** — Une éruption de *gourmes* constitue généralement ces premiers phénomènes.

C'est toujours un grand chagrin dans la maison, quand le visage rose de Bébé se couvre tout à coup, ainsi, des larges plaques rouges de l'*érythème,* puis de ces affreuses pustules d'*eczéma* et d'*impetigo,* à qui leur dessiccation sous forme d'écailles jaunâtres a fait donner le nom de *croûtes de lait*.

Outre que l'enfant peut être, en effet, complétement défiguré par l'éruption, c'est pitié de voir le pauvre petit, en proie à des démangeaisons intolérables, se frotter contre les rugosités des draps de son lit ou se déchirer avec les ongles, en poussant des cris de rage et de douleur.

Quelque pénibles que soient ces accidents, je suis cependant ici, pour ma part, tout à fait de l'avis des bonnes femmes, qui regardent comme un heureux événement l'éruption des gourmes, ce qui ne veut pas dire, bien entendu, qu'il ne faille point s'en occuper.

Je crois, au contraire, que nul moment n'est plus propice pour intervenir, et qu'il faut alors, par une médication énergique chercher à combattre à l'intérieur et à tuer dans son germe, un vice que la nature s'efforce de jeter hors de l'économie par les émonctoires de la peau.

Bien souvent il sera possible, ainsi, d'enrayer la diathèse commençante ou de prévenir au moins ses poussées inflammatoires sur les ganglions lymphatiques du cou, qui constituent le plus grave et le plus pénible des accidents secondaires.

Accidents secondaires. — **Adénites. — Écrouelles, etc.** Un intervalle de plusieurs années sépare, ordinairement, de la première, cette seconde période. Presque toujours, simultanément avec les gourmes ou quelque temps après, on observe bien du gonflement ou de l'induration des glandes situées autour de l'oreille et sous l'os maxillaire; mais ce n'est guère avant la seconde dentition que les *adénites* vraiment *strumeuses* se développent, s'enflamment et suppurent lentement jusqu'à ce que la peau décollée se perce à leur niveau pour donner issue à un liquide roussâtre, mêlé de produits *caséeux* semblables à des grumeaux de lait caillé.

Ce sont là les *humeurs froides*, les *écrouelles*, qui peuvent récidiver plusieurs fois pendant l'adolescence, et qui toujours, malheureusement, laissent après elles des cicatrices indélébiles.

Il n'est pas rare de voir des jeunes gens, de belles jeunes filles, surtout, dont la gorge est abîmée, de la sorte, par les empreintes profondes et les cratères éteints des abcès froids. On les plaint d'autant plus que leur frais visage, presque toujours charmant, semble respirer la santé; mais je ne saurais trop recommander aux intéressantes victimes d'un mal si cruel, autant pour leur propre avenir que pour celui des enfants qu'elles auront un jour, de lutter sans cesse contre ce principe pernicieux dont elles ont déjà tant souffert.

Manifestations sur les muqueuses. — Inflammations. — La scrofule à la seconde période ne borne point en effet, ses ravages, à la production des écrouelles.

Pénétrant plus profondément, elle peut frapper aussi les ganglions des bronches et ceux de l'intestin, dont l'induration progressive donne lieu, comme nous le verrons surtout en faisant l'histoire de la tuberculose, à la redoutable maladie connue sous le nom de *carreau*.

Abandonnant momentanément la peau pour les muqueuses, elle détermine dans les fosses nasales, aux yeux, dans les oreilles, la gorge, le larynx, les bronches, etc., des inflammations catarrhales tenaces, *coryzas, conjonctivites, otites, angines, laryngites, bronchites, etc.*, présentant une extrême tendance à l'ulcération. C'est ainsi que le coryza ulcéreux dégénère promptement en une triste infirmité, *l'ozène* ou *punaisie*; que l'inflammation scrofuleuse de l'œil se complique de dangereuses *pustules*, que l'angine de même nature présente, comme l'angine herpétique, des *granulations* multiples, reposant sur un fond uniformément rouge, ou des ulcérations très-étendues.

Polypes. — A cette période d'ailleurs, le virus scrofuleux n'exerce pas seulement sur les ganglions son influence prolifératrice. Sur plusieurs points, les éléments des tissus muqueux, irrités par le principe malfaisant, augmentent considérablement en volume et en nombre, et donnent ainsi naissance à des excroissances caractéristiques, les *polypes*, que nous étudierons plus loin, suivant leur siége, et sur chaque muqueuse en particulier.

Obésité. — D'autres fois c'est le tissu graisseux qui, dans son ensemble, paraît être le siége de cette excitation à l'hypertrophie. En peu de temps alors, des personnes jusqu'à ce moment maigres et délicates, prennent un embonpoint notable. Leur constitution se modifie, elles engraissent comme on dit, « à vue d'œil », et souvent finissent par devenir absolument obèses. Il n'est pas rare que le mariage provoque, chez de jeunes femmes, cette révolution dans la nutrition, qui les rend, au bout de peu d'années, complétement méconnaissables. On a accusé aussi la syphilis d'occasionner dans certains cas, les mêmes phénomènes.

Éruptions. — Scrofulides. — Ces manifestations terminées ou même durant leur cours, de nouvelles éruptions éclatent à la surface du tégument externe. Ce sont toujours des *érythèmes, des eczémas, des acnés, etc.;* mais au lieu des formes relativement bénignes de la première période, *les scrofulides* secondaires ont un caractère de ténacité qui, joint à leur coloration violacée, à la torpeur de leur marche, à l'absence de prurit et de douleur, les distingue nettement des accidents du même genre causés par le vice herpétique ou rhumatismal.

ACCIDENTS TERTIAIRES. — **Lésions profondes.** — Il est difficile d'assigner une limite aux phénomènes qui précèdent; mais s'ils n'éteignent point absolument la maligne influence de la diathèse, celle-ci continue son évolution par des accidents plus redoutables encore.

Des bulles *d'ecthyma* et de *rupia*, remplies d'une sérosité jaunâtre ou sanguinolente, se développent sur plusieurs points du corps et crèvent bientôt, en laissant au-dessous d'elles de profonds ulcères. Le *lupus* envahit le visage ou les ailes du nez dont il ronge et détruit les cartilages; des *abcès froids* se forment dans la graisse et les gaînes fibreuses des muscles; les os sont frappés de *carie*; les articulations, *d'arthrites* et de *tumeurs blanches*; de vastes *ulcérations* bronchiques et pulmonaires hâtent les derniers symptômes de la *phthisie caséeuse*; et la mort succède enfin à l'épuisement complet, à la profonde cachexie provoqués par ces longues souffrances.

Influence sur le moral. — La scrofulose semble exercer sur les fonctions intellectuelles une action toute contraire à celle de l'herpétisme, et déprimer, autant que celui-ci l'excite, le système nerveux.

Les personnes lymphatiques, en effet, sont généralement d'une nonchalance extrême. Elles se laissent volontiers aller à la paresse; et de même qu'elles répugnent à toute fatigue physique elles sont incapables d'accomplir un travail intellectuel un peu soutenu.

Les jeunes filles, langoureuses, molles, sans énergie, ne se forment qu'avec peine et ne sentent que tardivement s'éveiller en elles les sentiments affectifs et les instincts féminins si précoces parfois, malheureusement, chez les fillettes d'une constitution différente.

TRAITEMENT

Moyens hygiéniques. — Quand elle n'est pas héréditaire, la scrofulose est presque toujours un « mal de misère », et c'est sur l'enfance qu'elle frappe ses premiers coups. Aussi, recommanderai-je d'abord, aux mères, de donner à leurs enfants chétifs une nourriture substantielle et tonique, où domineront la viande et les corps gras; de les promener au grand air et au soleil, de les baigner chaque semaine dans l'eau salée ou dans une décoction étendue de feuilles de noyer; de les conduire tous les ans à la campagne, et si c'est possible à la mer. Trop souvent, en effet, l'air des villes est fatal aux enfants lymphatiques, et leur salut ne s'obtient quelquefois qu'en les rendant absolument à la nature; en les envoyant vivre, loin de nos impurs cloaques, de la grande et véritable vie des champs.

Moyens thérapeutiques. — Dépuratifs. — Préparations iodurées. — L'iode est le spécifique de la scrofule, et de tous les dépuratifs c'est en réalité le meilleur, en dépit de de son excessive énergie.

Rarement toutefois, *l'iodure de potassium,* dont tant de personnes abusent, produit alors d'heureux résultats. Chez les enfants il est souvent plus nuisible qu'utile, et je lui préfère de beaucoup *l'io-*

dure de fer, en sirop, à la dose de deux à quatre cuillerées chaque jour ou même la *teinture d'iode* à la dose de 20 à 40 gouttes, mêlées à 300 grammes de sirop *antiscorbutique*, dont on use dans les mêmes proportions. Le sirop de *raifort iodé* très-recommandé dans la médecine des enfants, n'est pas autrement composé. Pour augmenter son action, je le prescris cependant, plutôt, coupé d'égales parties de glycérine pure ; le médicament ainsi complété me paraissant supérieur même à *l'huile de foie de morue*, qui ne doit, en somme, qu'à sa graisse et à ses iodures sa réelle efficacité contre la scrofulose.

Les adultes retirent beaucoup plus d'avantages encore du sirop *d'iode naissant*, à l'érysimum, dont j'ai déjà signalé la remarquable puissance contre les accidents syphilitiques, et que peuvent aider au besoin, les vins ou les sirops de quinquina, de feuilles de noyer, de gentiane ; les solutions ou les sirops ferrugineux, l'usage régulier, enfin, du beurre ou du foie gras, dans l'alimentation quotidienne.

Eu égard aux accidents locaux de la scrofulose, il doit suffire de rappeler ici qu'aux *éruptions* pourront-être généralement opposés les lotions et les bains sulfureux ; aux *engorgements* des glandes, les badigeonnages à la teinture d'iode ou les pommades iodurées ; aux diverses autres manifestations, les moyens qui seront décrits contre chacune d'elles, au livre des maladies locales. Dans la forme *irritative* de la diathèse, *l'arsenic* ayant pour effet d'empêcher l'amaigrissement en modérant la combustion pulmonaire, pourra devenir un utile auxiliaire du traitement général.

Pour hâter ou terminer la guérison, les eaux *sulfureuses* françaises : *Barèges, Cauterets, Luchon, Amélie-les-Bains, Aix en Savoie, Saint-Honoré, Enghien, Allevard, Pierrefonds,* peuvent être recommandées contre les affections cutanées ; les chlorurées sodiques, *Balaruc, Bourbonne, Salins, Hombourg, Nauheim, Kreuznach, Kissingen, Wiesbaden, etc.*, contre les lésions des os et des muqueuses ; les bromo-iodurées, *Uriage, Challes, Saxon, etc.*, contre toutes les manifestations indistinctement.

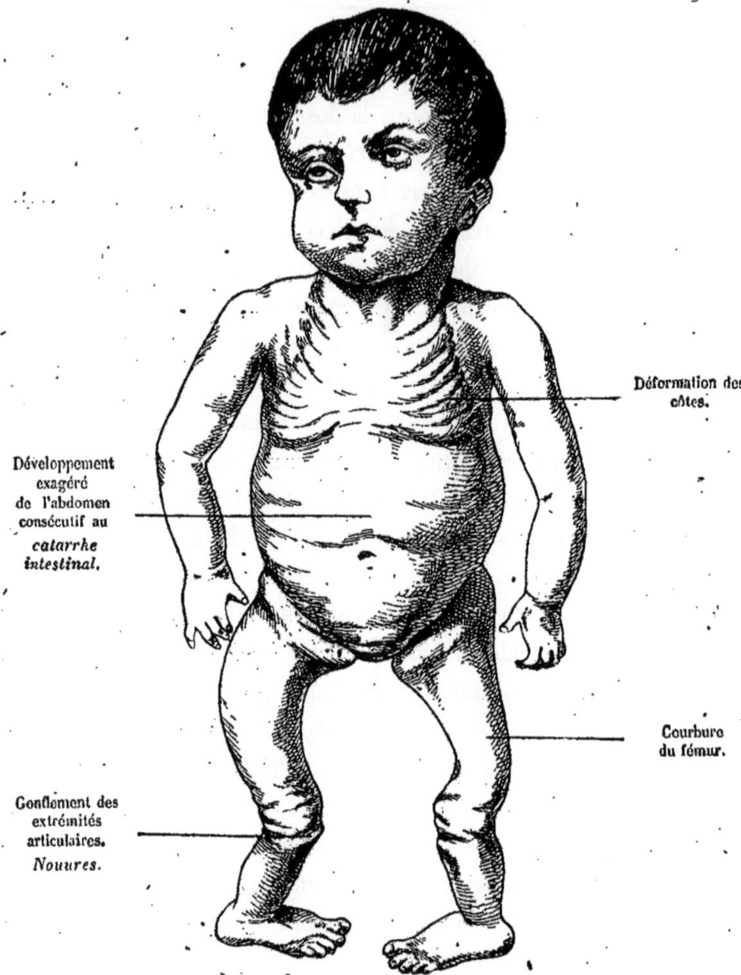

Principales déformations osseuses chez un enfant rachitique.

RACHITISME. — RAMOLLISSEMENT DES OS

Avant de commencer par la description du *rachitisme* l'étude du deuxième groupe des diathèses, il me sera permis, une fois encore, de rappeler que celles de ces maladies décrites jusqu'à présent et composant le premier groupe : *l'herpétisme* ou *vice dartreux, l'arthritisme* ou *vice rhumatismal*, la *syphilis* et la *scrofulose* présentent toutes ce caractère commun que je me suis efforcé de mettre en pleine lumière : la *production répétée d'éruptions de différentes espèces*.

Celles, au contraire, que nous allons désormais étudier, le *rachitisme*, la *tuberculose*, *le cancer*, se caractérisent, surtout, par l'absence de ces éruptions et *l'irritation lente, locale et profonde des tissus organiques*.

GENÈSE ET NATURE DU RACHITISME

Ceci bien établi, la genèse des accidents rachitiques est facile à concevoir.

Le vice constitutionnel qui les occasionne, exerçant sur les os sa pernicieuse influence, *irrite* surtout, dans le tissu osseux, toutes les parties molles et spongieuses non pénétrées encore par les sels calcaires qui donnent à l'organe sa solidité.

Surexcité de la sorte, ce tissu non ossifié augmente de volume et s'hypertrophie par la multiplication et la *prolifération* de ses éléments. Au lieu de disparaître petit à petit, comme on le voit dans la figure ci-dessous, devant la pétrification envahissante, il prend, au contraire, plus de place dans l'os, en même temps que, de son côté, le travail d'ossification s'arrête à peu près complètement dans les parties cartilagineuses. Sous cette double cause d'affaiblissement, la densité générale de l'os diminue ; ses extrémités se gonflent, tandis que sa partie moyenne se fléchit sous le poids du corps ou même sous la simple pression des muscles ; et l'infiltration calcaire n'étant plus, alors, suffisante pour ossifier le tissu spongieux en excès, le ramollissement et la déformation s'accentuent de plus en plus, jusqu'à la courbure complète, à la fracture de l'organe.

Ainsi, développement exagéré du tissu de l'os, d'abord ; insuffisance

Étymologies. — RACHITISME : *Rachis* épine du dos. La maladie courbe souvent l'épine dorsale. — OSTÉOMALACIE : *Osteon* os, *malakos* mou. Ramollissement des os. — **Synonymie.** *Rachitis, riquets, noués, bancals.*

consécutive de l'ossification, ensuite, telle est en résumé, la genèse du rachitisme.

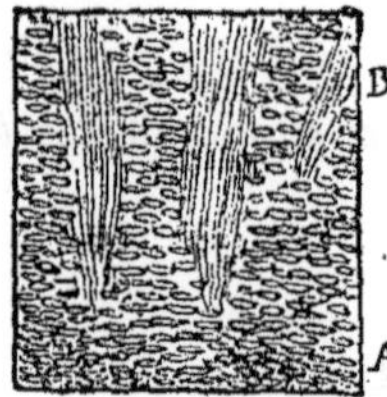

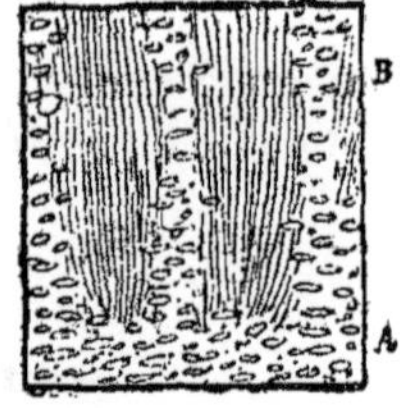

Examen microscopique du tissu osseux.

OS NORMAL.
A. Cartilage en voie d'ossification.
B. Effacement progressif du tissu spongieux.

OS RACHITIQUE.
A. Arrêt de l'ossification dans le cartilage.
B. Développement exagéré (prolifération) du tissu spongieux.

Ces accidents, il est vrai, tout caractéristiques qu'ils sont, ne nous apprennent rien sur la nature intime du virus qui les provoque; aussi le vice rachitique existant, chez un grand nombre de sujets, simultanément avec le vice scrofuleux, quelques médecins, sans plus de raison, d'ailleurs, considèrent-ils la première de ces maladies comme une manifestation tertiaire, un accident ultime de la seconde.

Les allures parfaitement nettes du rachitisme et la nature même des lésions qu'il détermine à peu près exclusivement sur le système osseux, me paraissent plaider plutôt pour l'existence d'un *virus* spécial, moins analogue même, à celui de la scrofule, qu'à celui de la tuberculose.

CAUSES

Malgré qu'il soit, parfois, manifestement héréditaire, le vice rachitique, à peu près exclusif à l'enfance, peut être plus souvent, encore, engendré par la mauvaise hygiène infligée à tant de pauvres nourrissons.

C'est, généralement, entre six mois et trois ans qu'il révèle sa présence, quoiqu'il se montre parfois, aussi, sous la forme chronique, vers la sixième ou la septième année. L'humidité, le froid, la mauvaise aération peuvent hâter l'apparition de ses premiers symptômes; mais ce n'est presque jamais, chez les jeunes enfants, qu'à la suite d'un catarrhe de l'intestin provoqué par une mauvaise alimentation que la maladie se manifeste.

Le sevrage prématuré, les bouillies et les soupes que les nourrices peu scrupuleuses donnent aux nouveau-nés au lieu de les allaiter, déterminent surtout ce funeste accident dont les conséquences immédiates sont le défaut de nutrition, la maigreur, l'atrophie des muscles, l'affaiblissement extrême de la constitution.

EFFETS ET SYMPTOMES

Avant de s'annoncer par l'accès douloureux et subit qui marque souvent ses débuts, le rachitisme presque toujours se trahit, chez l'enfant, par des signes précurseurs aisément reconnaissables.

Le pauvre petit progressivement s'affaiblit et s'attriste; il éprouve dans les membres une lassitude extrême, parfois des souffrances vagues qui lui rendent toute marche pénible et l'obligent à chercher à chaque instant un appui. Le soir, dès qu'il s'endort, il est pris souvent d'un léger accès de fièvre, et bientôt une sueur abondante mouille son front. Puis, la diarrhée survient, le ventre se ballonne, l'urine entraîne une quantité notable du phosphate calcaire qui devrait servir à solidifier les os.

Tout est prêt, dès lors, pour que les déformations osseuses s'accomplissent. De vives douleurs, que la moindre pression exaspère, éclatent dans les membres grêles du petit patient. Il sanglote, il crie, dès qu'on le remue ou qu'on l'approche; et l'on frémit vraiment d'indignation et de pitié, quand on songe que presque toujours, alors, une nourrice aussi lâche que bête, croyant à quelque caprice, frappe, de sa main brutale, ce pauvre innocent.

Déformations et fractures. — Les os, cependant, à la suite de ces violentes crises, se gonflent à leurs extrémités et donnent, de la sorte, aux jointures, à celles du genou notamment, l'apparence d'avoir été serrées ou *nouées* par une ligature; aussi qualifie-t-on vulgairement *d'enfants noués* les petits rachitiques.

Affaiblis les premiers, les os des jambes, qui supportent en outre le poids du corps, se courbent lentement et se plient dans leur partie moyenne : le pied renversé en dedans, si l'on contraint le malade à se tenir debout; le pied déjeté en dehors, si l'enfant porté sur les bras, est trop fortement appuyé contre la poitrine.

Promptement, alors, si l'on néglige de combattre la déformation, la courbure osseuse s'exagère jusqu'à la rupture et les deux fragments, au lieu de se souder, forment souvent une fausse articulation au niveau de la fracture. Tel est, d'ailleurs, à ce moment, le ramollissement général du squelette, que malgré leur solidité, les os du bassin se tordent, à leur tour, sous le poids du tronc, déformation à ce point grave chez la jeune fille, qu'elle lui interdit, sous peine de mort, la maternité.

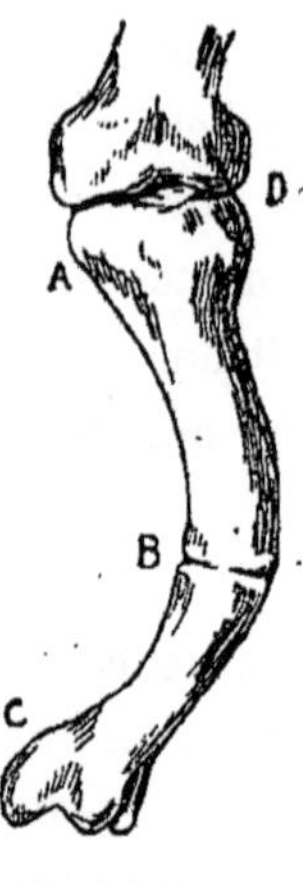

TIBIA D'UN ENFANT RACHITIQUE

A. Gonflement de la tête de l'os.
B. Fracture à la partie moyenne.
C. Gonflement de l'extrémité inférieure.
D. Articulation du genou.

Souvent, aussi, la colonne vertébrale ploie et la seule pression de l'air, jointe à l'action des muscles respiratoires, déforme la poitrine, refoulant sur les poumons les côtes ramollies. Les os des bras subissent enfin les mêmes accidents, et le crâne lui-même s'aplatit à l'occiput, si pour éviter à l'enfant de se tenir debout, on le laisse au contraire trop longtemps couché!

Terminaisons. — Quand se présente cette affreuse alternative, il est vrai que la vie du patient est souvent fort compromise. L'amaigrissement a suivi les progrès rapides du catarrhe intestinal; le ballonnement énorme du ventre, la compression des poumons et du cerveau gênent toutes les fonctions, et le petit malade, au dernier degré du marasme, succombe à cette effroyable dénutrition de son pauvre petit corps. La marche du rachitisme est extrêment variable. Dans les cas aigus, les déformations osseuses s'accomplissent en deux mois; mais le plus souvent, l'art intervenant, la maladie prend l'allure chronique, et si la guérison doit être obtenue, les fonctions digestives aussitôt s'améliorent, la diarrhée diminue et s'arrête; les mouvements, de moins en moins douloureux, s'opèrent avec facilité; les os, quand ils ne présentent point de fractures et que leurs courbures ne sont point exagérées, souvent se redressent et se solidifient; la santé se rétablit en un mot, aussi promptement qu'elle s'était compromise.

DIAGNOSTIC

Ostéomalacie. — Ramollissement des os. — Spécial à la première enfance, et relativement rare après sept ans, le rachitisme peut, cependant, apparaître aussi chez l'adulte sous une forme un peu différente de celle qu'il affecte chez les jeunes sujets.

Au lieu d'être produit par l'excès du tissu spongieux de l'os sur le tissu compacte, il débute alors, en effet, par une lente inflammation de l'os tout entier; mais les désordres qu'il occasionne et les symptômes qui les révèlent, sont les mêmes que dans le rachitisme des enfants, et se traduisent, en fin de compte, comme dans ce dernier, par l'élimination, hors de la trame osseuse, des sels calcaires destinés à l'ossifier. Chez l'enfant, en somme, la maladie *empêche* l'ossification. Chez l'adulte elle la *détruit*. Voilà toute la différence.

Désignée sous le nom *d'ostéomalacie*, cette forme tardive et rare du ramollissement des os, est souvent héréditaire; mais elle se manifeste surtout chez les femmes après la grossesse; et le cas le plus remarquable de cette terrible maladie, qu'ait enregistré la science, est, en effet, celui d'une certaine femme Supiot, morte en 1761, dont les membres se ployaient comme un vêtement, et dont on peut voir encore au musée Dupuytren, le squelette affreusement contorsionné.

TRAITEMENT

Moyens hygiéniques. — On voit assez, par ce qui précède, tout ce que peuvent une bonne hygiène et les soins maternels contre le développement du rachitisme. C'est presque toujours, en effet, à la suite de l'alimentation prématurée, impropre et grossière qu'on lui inflige, que l'enfant est pris de ce redoutable catarrhe de l'intestin qui prépare l'explosion des accidents rachitiques.

Persuadez-vous donc bien, jeunes mères, que jusqu'à *six mois*, au moins, le nourrisson ne doit prendre autre chose que du lait, — le vôtre, autant que possible, — car la loi naturelle ne vous donne point le droit de le lui refuser.

Si quelque raison majeure vous empêche de remplir ce devoir, choisissez une bonne nourrice que vous dirigerez et surveillerez ; et si vous ne le pouvez encore, résignez-vous à donner, au moyen du biberon, de bon lait de vache, vous tenant en garde contre les laits artificiels, les farines, les fécules plus ou moins lactées, dont vous n'obtiendrez, généralement, que d'indigestes bouillies, incapables de subvenir à toutes les exigences d'une nutrition complète.

Mais craignez, redoutez surtout les nourrices de la campagne, qui rendent à peine à Paris *dix pour cent* des enfants qu'elles en emportent et qui certainement, sont cent fois plus funestes aux petits Français que les cochons aux petits Chinois !

Ne confiez pas, sans une absolue certitude, à ces mégères, le petit être déjà sevré de votre lait, sinon, soyez convaincues d'avance, qu'il sera une ou deux fois le jour, gorgé d'une soupe épaisse ; tenu couché, ensuite, dans l'ordure, et battu quand il criera ; que le catarrhe intestinal, avant même que le rachitisme ne se déclare, l'emportera peut-être ; et que s'il y résiste, le petit martyr ne vous sera rendu que pour traîner sous vos yeux la plus misérable existence.

Dans ma pratique, je recommande ordinairement avec le plus grand avantage, à ces pauvres nourrissons sans nourrice, le bon *lait de vache* coupé d'abord, non point d'eau ni de gruau, comme on le fait d'habitude, mais, ce qui est bien préférable d'un léger *bouillon de veau*, beaucoup plus riche en principes alimentaires. Quand les besoins l'exigent, je prescris, surtout, la *farine d'avoine* ou la *fleur de froment*, en potages au lait, additionnés de quelques prises de *phosphate de chaux,* si le système osseux de l'enfant me semble un peu fragile.

Quelques bains toniques au sel marin, mêlés d'une abondante décoction de feuilles de noyer, des frictions alcooliques sur les membres, de fréquentes promenades au grand air et au soleil, complètent heureusement cette hygiène préventive.

Si pourtant, malgré ces précautions, les os des jambes tendent à se courber, l'enfant ne doit plus être laissé trop longtemps debout, et mieux vaut, même, pour le sortir, au lieu de le porter sur les bras, le tenir à demi-couché dans une petite voiture.

Une bonne nourrice lui est alors indispensable; et si l'alimentation lactée ne suffit plus, il convient de le nourrir de bouillon, de vin, de fécules phosphatées, de jus de viande.

Moyens thérapeutiques. — Le *phosphate de chaux* est de tous les médicaments, celui dont l'emploi est le plus rationnel contre le rachitisme. Rendre à l'économie le sel calcaire qui en est éliminé par la maladie, rien n'est en effet plus logique. Mais le phosphate de chaux, réparateur excellent quand il peut s'assimiler, est impuissant contre le principe même du rachitisme, et *l'iode* est encore ici le meilleur spécifique dont on puisse faire usage. Les avantages réels que l'on obtient alors de *l'huile de morue,* prouvent une fois de plus, toute la puissance des combinaisons de l'iode avec les corps gras, aussi ne saurais-je trop recommander à cet égard, les diverses préparations que j'ai déjà conseillées contre la scrofule, et celles aussi que j'indiquerai bientôt contre la tuberculose : sirop de raifort iodé mêlé de glycérine, beurre et foie gras iodo-bromurés, etc. (Voir livr. 15 et 17.)

Ce double traitement hygiénique et thérapeutique enraye le plus souvent la marche du rachitisme; mais si trop tardivement mis en œuvre, les os des jambes sont déjà fléchis, on ne peut guère espérer que de la régulière application des appareils orthopédiques, le redressement des courbures osseuses.

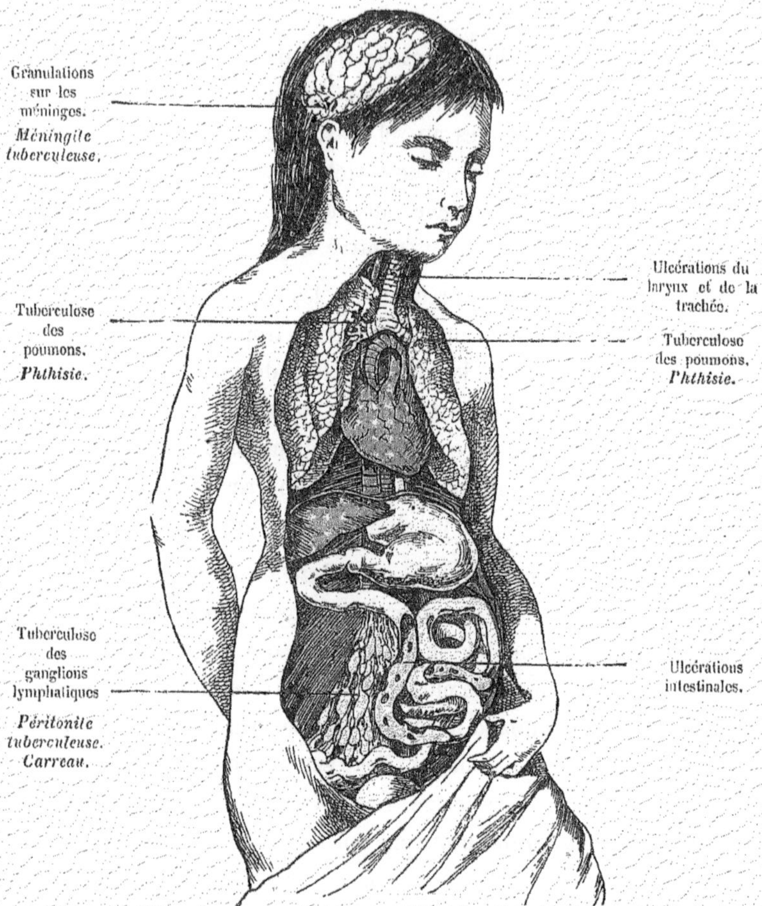

Manifestations caractéristiques de la tuberculose chez une jeune fille.

TUBERCULOSE

Je ne crois pas qu'il y ait au monde une question sociale plus importante et pourtant plus négligée que celle de la *tuberculose*. Elle se présente dans tous les pays, elle s'impose à tous les peuples, elle intéresse l'humanité tout entière.

Dans les nations civilisées, les familles sont rares qui n'ont point été tributaires de cette maladie terrible; dans nos villes il n'est pas une mère qui ne doive trembler de la voir éclater sur ses enfants.

Une alliance malheureuse, une insouciance coupable pour la santé d'un enfant délicat, c'est assez pour introduire le mal dans une maison et pour amener, en peu de temps, la ruine d'une longue série de générations robustes.

Comme une ivraie maudite, la tuberculose nous gagne et nous envahit de plus en plus. Ses racines et ses souches sont profondément enfoncées dans la population obscure et misérable des cités; mais ses rameaux serrés, atteignant jusqu'aux classes les plus riches, nous enlacent et nous étreignent comme les mailles d'un inextricable réseau.

GENÈSE ET NATURE DE LA TUBERCULOSE

La tuberculose a pour caractère essentiel de déterminer, à divers âges et dans certains organes, la formation d'un produit morbide spécial, le *tubercule*, dont l'évolution funeste entraîne des accidents locaux et généraux de la plus haute gravité.

Sans jamais se trahir ni s'atténuer par une poussée éruptive, la diathèse accomplit ténébreusement, dans la constitution, son œuvre perverse.

Presque toujours lente et sournoise, elle exerce dans l'organe qu'elle a choisi son travail *irritatif* sur le tissu cellulaire; et celui-ci, sous cette influence, bourgeonne aussitôt au point irrité. Ses cellules, par une subdivision incessante, s'engendrent les unes les autres, prolifèrent, se multiplient, s'emplissent d'une matière graisseuse et forment ainsi de nombreuses excroissances dont le volume varie de celui d'un grain de mil à celui d'un petit pois.

Étymologies. — TUBERCULOSE : Maladie qui produit le Tubercule. — TUBERCULE : De la forme que présente le plus souvent ce produit pathologique.

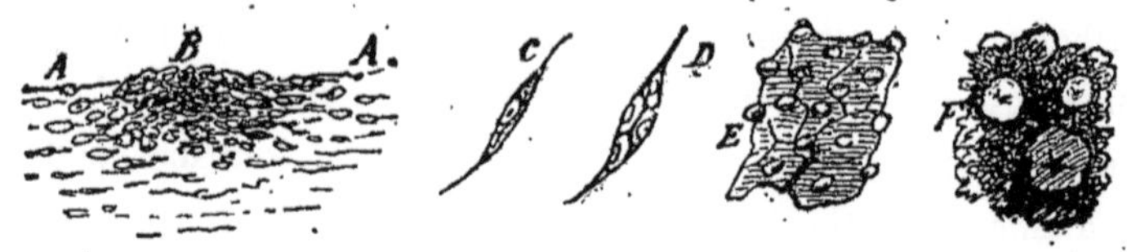

GENÈSE DU TUBERCULE.

A. A. Tissu cellulaire normal.
B. Cellules se multipliant et proliférant, pour la production d'un tubercule.

C. Cellule du tissu cellulaire très-grossie, à l'état normal.
D. Cellule en voie de prolifération.

E. Granulations tuberculeuses miliaires disséminées sur un fragment des méninges. (Grandeur naturelle.)

F. Tubercules jaunes dans le tissu du poumon.

Tubercule. — Ses caractères. — Chacune de ces productions est un *tubercule* qui, grisâtre et dur dès le début, est plus spécialement alors désigné sous les noms de *granulation grise, tubercule miliaire, tubercule cru*, etc., dénominations auxquelles on ne tarde pas à substituer celles de *tubercule jaune*, ou *tubercule ulcéreux*, quand, après avoir acquis tout son volume, le produit morbide se ramollit et se fond, pour entraîner bientôt dans sa destruction, celle du tissu qui l'environne.

La *formation du tubercule*; voilà donc l'œuvre propre de la diathèse tuberculeuse; le travail qui la caractérise et la différencie essentiellement de la scrofulose, avec laquelle un grand nombre de médecins la confondent encore volontiers.

Il est vrai qu'au sein des glandes et des tissus engorgés par la scrofule, se forment souvent des amas d'une matière blanchâtre qui s'échappe, mêlée au pus des abcès, en fragments analogues à des grumeaux de fromage mou; mais cette *matière caséeuse*, outre qu'elle diffère de la substance du tubercule, n'est point enfermée, comme cette dernière, dans une granulation destinée à la recevoir. L'inflammation seule du tissu lui donne naissance; et, simplement répandue dans ses interstices, elle disparaît

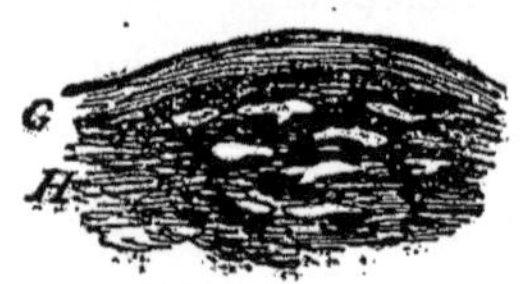

G. Coupe de la peau.
H. Dépôts de *matière caséeuse* dans un ganglion, chez un scrofuleux.

bientôt par résorption ou charriée par le pus, suivant le mode de terminaison du travail inflammatoire.

CAUSES

La tuberculose est héréditaire. Elle n'épargne guère aucun des enfants dont les parents sont affectés l'un et l'autre, et frappe en outre plus de la moitié de ceux dont le père ou la mère sont isolément entachés du redoutable vice constitutionnel.

Quand elle n'est point aussi directement transmise, la diathèse se développe encore avec une facilité déplorable chez la plupart des enfants chétifs, issus de parents débilités par une mauvaise hygiène ou par une autre maladie chronique, la scrofule, par exemple, le diabète ou la syphilis.

La simple faiblesse de constitution rend l'organisme particulièrement apte à l'acquérir; aussi la voit-on éclater souvent, chez les sujets épuisés par une cause quelconque : allaitement insuffisant, travail précoce, mauvaise alimentation, habitation insalubre, abus vénériens, veilles prolongées, maladies débilitantes, etc. Dans toutes les circonstances, en un mot, où l'équilibre du budget organique étant rompu, le corps ne se hâte point de réparer les pertes qu'il a subies, la tuberculose est imminente, comme la faillite dans toute maison où la dépense de chaque jour est au-dessus de la recette.

Répandue sur toute la terre, la diathèse tuberculeuse décime particulièrement les races misérables, la race nègre entre autres, comme dans nos climats elle sévit surtout sur les pauvres gens. Hommes et femmes sont à peu près également frappés par elle, et malgré quelle fasse, parmi les enfants, de nombreuses victimes, elle réserve ses coups les plus terribles pour les jeunes gens de dix-huit à trente ans, fauchant alors l'homme dans toute sa force, la femme dans toute sa beauté!

D'une fréquence extrême dans les grandes villes, notamment

à Paris, où elle fait périr, en moyenne, deux cents personnes par semaine, la tuberculose semble incompatible avec un air pur; aussi, dans les hautes montagnes de notre pays, où la scrofule est pourtant très-commune, la tuberculose est elle à peu près inconnue.

Ce sont là des faits qu'il m'a été donné de mettre pleinement en lumière, en dressant la *Carte pathologique de la France;* (1) mais quelque intéressantes que puissent être ces études de géographie médicale, nous ne saurions les poursuivre ici sans trop nous écarter du sujet actuel, auquel nous devons nous hâter de revenir.

Inoculabilité de la tuberculose. — Contagion. — Les récentes expériences de MM. Chauveau, Willemin, Lebert, etc., ont absolument prouvé que des fragments de tubercule ou même des débris de crachats desséchés, provenant de poumons tuberculeux, empoisonnent le sang des animaux auxquels ils sont inoculés.

Il n'est donc pas étonnant que la cohabitation avec un phthisique baigné, la nuit, de sueurs abondantes, expectorant et toussant toute la journée, ne soit souvent fatale aux personnes, qui par la débilité de leur constitution, peuvent être déjà prédisposées à la tuberculose. Il est moins certain que l'infection puisse avoir lieu par le lait d'une nourrice malade ou celui des vaches nourries dans les grandes villes, presque toutes atteintes, comme on sait, de phthisie tuberculeuse; mais l'on ne saurait prendre à cet égard, trop de précautions, pour garantir un enfant délicat d'une transmission possible.

EFFETS ET SYMPTOMES

I. — Chez l'enfant. — La tuberculose héréditaire moissonne impitoyablement, dès le jeune âge, la plupart des sujets qu'elle affecte; et si quelques-uns d'entre eux lui échappent alors par leur bonne constitution ou les soins qui leur sont prodigués, elle les ressaisit

(1) *Carte pathologique et sanitaire de la France*, par le Dr J. Rengade. Paris 1875. — Voir le compte rendu de la commission des Epidémies de l'Académie de Médecine.

à la fin de l'adolescence, trop souvent cette fois, pour les entraîner au tombeau.

La diathèse acquise, au contraire, ne se révèle guère avant la quinzième année, et n'éclate ordinairement que beaucoup plus tard.

Chez l'enfant, dont l'excellente apparence ne laisse parfois soupçonner aucun vice constitutionnel, la tuberculose attaque surtout les méninges cérébrales ou les ganglions de l'abdomen.

Méningite. — Dans le premier cas, une des enveloppes séreuses du cerveau, la *pie-mère*, s'enflamme sur plusieurs points, mais surtout dans le voisinage du bulbe cérébral. L'irritation des tissus engendre en ces divers endroits un grand nombre de *tubercules miliaires*, et les redoutables accidents de la *méningite tuberculeuse*, parfois foudroyante, presque toujours mortelle, se déclarent aussitôt. (Voir *Méningite*.)

Péritonite. — Carreau. — Dans le second cas, les ganglions lymphatiques de l'abdomen se tuméfient, durcissent, s'emplissent de tubercules, et des noyaux de même nature, dégénérant en ulcérations profondes, envahissent le péritoine et la muqueuse de l'intestin. Le ventre se ballonne, une incessante diarrhée épuise l'enfant qui se consume. C'est la grave *péritonite tuberculeuse* que l'on désigne aussi sous le nom de *carreau*. (Voir *Péritonite*).

Ainsi procède la tuberculose chez l'enfant.

II. — Chez l'adulte. — Plus tard, on la reconnaît souvent, à la physionomie véritablement caractéristique du malade, qui dès l'adolescence, est déjà remarquable par sa taille élancée, l'étroitesse de sa poitrine, la saillie de ses omoplates, la finesse et la pâleur de sa peau, l'éclat de ses yeux, la déformation de ses doigts renflés en massue, son aptitude toute particulière à s'enrhumer au moindre froid.

Phthisie. — A cet âge, en effet, la tuberculose menace beaucoup moins la tête et le ventre ; et presque toujours c'est au sommet des poumons, à gauche notamment, qu'après une série d'inflammations partielles, se forment les funestes granulations jaunes de la *phthisie tuberculeuse ;* à moins que dans presque toute son épaisseur, le tissu pulmonaire ne soit envahi par la subite poussée de *tubercules miliaires*, qui différencie de la forme chronique, la *phthisie galopante*, à marche aigüe.

A ce moment, encore, et jusqu'à la vieillesse, des *ulcérations*, des *granulations* et des *noyaux tuberculeux* peuvent affecter la langue, le larynx, la trachée, les ganglions bronchiques, le foie, les reins, le cerveau ou ses enveloppes; mais il est rare que ces foyers partiels se produisent indépendamment d'un foyer plus considérable au sommet des poumons. (Voir *Phthisie, Laryngites, etc.*).

Influence sur le moral. — Quand la tuberculose épargnant les enveloppes du cerveau, n'occasionne point les graves désordres intellectuels qui, chez l'adulte, se manifestent dans le cours de la méningite tuberculeuse, elle n'en exerce pas moins une action quelquefois très-marquée, sur le moral de certains malades, se traduisant d'abord par de la tristesse, de l'inquiétude, de la mélancolie, par une complète illusion, ensuite, sur la fin qui les attend; et c'est surtout à l'occasion de la phthisie que nous aurons à constater la curieuse variabilité de ces phénomènes psychologiques.

TRAITEMENT

Moyens hygiéniques. — Mal de misère comme la scrofule et le rachitisme, la tuberculose devrait être avant tout combattue dans sa source, par l'amélioration du sort des humbles et des petits.

L'hygiène enseignée au peuple et pratiquée par lui, triompherait certainement de ce mal terrible, qui sévissant exclusivement sur la jeunesse, extermine, en désolant les mères, enfants, jeunes filles, jeunes hommes, et par lequel, peut être, comme le craignait un poëte, finira le genre humain.

Appris et rendu possible à tous, l'art de vivre arrêterait à coup sûr, sa marche croissante; et c'est une des grandes satisfactions de l'auteur de ce livre, de penser qu'en l'écrivant, il apporte sa petite pierre à la digue qui pourrait un jour faire obstacle à l'épouvantable fléau.

A chacune des graves manifestations de la diathèse, *méningite, péritonite, phthisie,* convient, on le conçoit, un traitement spécial qui sera décrit dans tous ses détails à l'occasion de chacune d'elles; il est, cependant, toujours utile de prodiguer aux enfants menacés par la tuberculose les mêmes soins hygiéniques dont se trouvent si bien les petits rachitiques et les scrofuleux. (Voir livr. 15 et 16.)

Moyens thérapeutiques. — La maladie confirmée exige autant chez les enfants que chez les adultes, une médication complexe, où les toniques et les dépuratifs doivent tour à tour jouer le principale rôle et souvent être aidés par l'émigration du malade sous un autre climat.

Il existe peu de médicaments, dans la thérapeutique, qui n'aient été préconisés contre la tuberculose. Les plus généralement utiles sont les combinaisons *iodurées* ou *chlorurées sodiques* avec les reconstituants, les corps gras, les aliments riches en phosphore.

C'est à l'heureuse association de ces divers principes, que *l'huile de foie de morue* doit encore ici, comme dans le traitement de la scrofule et du rachitisme, toute sa réputation. Mais pour agir avec efficacité l'huile de morue ne doit être épurée ni déguisée d'aucune manière, et c'est alors une drogue si écœurante, qu'à la grande joie et au grand bien de mes petits malades, je la remplace presque toujours, suivant la pratique de Trousseau, par d'épaisses tartines de beurre ou de foie gras saupoudrées d'un mélange salin dont j'ai légèrement modifié la formule, mais qui dans la plupart des cas pourrait être composé comme il suit : chlorure de sodium, 10 gram. phosphate de chaux 1 gr., iodure de sodium 30 centigr. bromure de potassium 50 centigr.

Telles sont les bases rationnelles du traitement général de la tuberculose; mais que ceux dont la mission est de veiller au bien être du peuple n'oublient point les grandes et premières causes de ce funeste fléau. C'est en assainissant les villes, en perçant les vieilles rues, en jetant bas les logements insalubres, en assurant aux enfants pauvres du lait et de l'air, qu'ils atteindront le mal dans sa source et qu'il rendront plus pur et plus riche le sang appauvri de la nation.

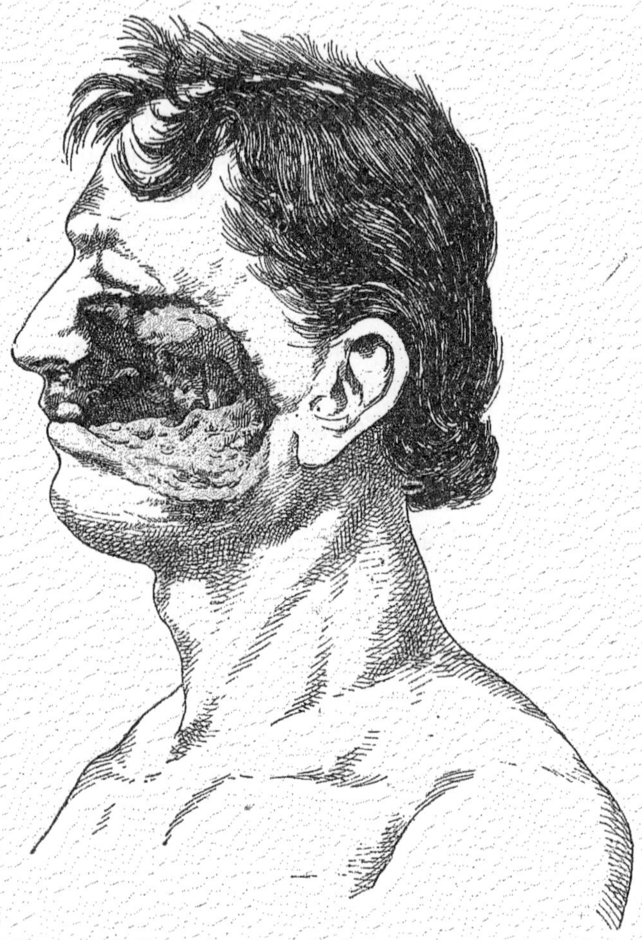

Destruction complète d'une moitié du visage par un cancer épithélial.

CANCER ET TUMEURS

I. — TUMEURS CANCÉREUSES

GENÈSE ET NATURE DU CANCER

Le *cancer*, ce mal redoutable dont le nom seul inspire la terreur, doit toute sa malignité à la nature même de la substance qui le compose, et qui ne présente comme celle du tubercule, aucune analogie avec les différents tissus constituant, à l'âge adulte, le corps humain.

C'est qu'en effet, le cancer est le produit d'un travail de *transformation* et de *dégénérescence* du tissu cellulaire normal. Irritées par le vice spécial dont l'économie est imprégnée, les cellules de ce tissu, au lieu de se multiplier et de bourgeonner simplement, comme il arrive pour les autres tumeurs, se *métamorphosent* en même temps, et de normales qu'elles étaient, deviennent graduellement *cancéreuses*.

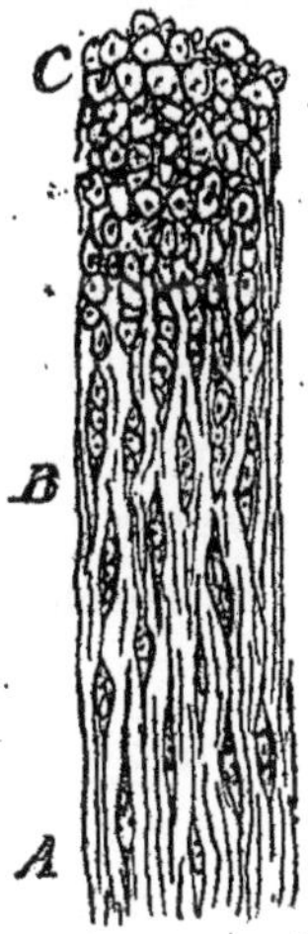

Le *néoplasme* ou nouveau tissu formé de la sorte, différant absolument des tissus normaux, et ne pouvant ainsi participer à l'organisation humaine, doit, par cela même, être fatalement frappé de mort. Aussi, sa croissance terminée, est-il aussitôt forcé de se détruire; et c'est précisément cette destruction rapide, cette désorganisation spontanée du produit morbide qui constitue la période ultime et funeste de la maladie, la phase *d'ulcération* du cancer.

GENÈSE DU CANCER
A. Cellules normales du tissu cellulaire.
B. Cellules en voie de prolifération et de transformation cancéreuse.
C. Cellules complètement transformées en tissu cancéreux.

CLASSIFICATION DES TUMEURS CANCÉREUSES

Trop semblables entre elles par leur évolution funeste, les diverses productions cancéreuses diffèrent considérablement par leur composition, leur structure et la façon dont elles se développent dans les tissus où elles se sont formées.

On peut en distinguer trois espèces: le *Carcinôme* ou *cancer* proprement dit, *l'Epithéliôme* ou *cancer épithélial*, le *Sarcôme* ou tumeur *fibro-plastique*

I. — Carcinôme. — **Cancer encéphaloïde.** — Le *carcinôme* est le cancer type. Il forme des tumeurs à marche généralement rapide, attei-

Étymologies. — Cancer, Carcinôme, *cancre*, *crabe*. On croyait autrefois qu'un animal dévorait la partie malade. Encéphaloïde : *Encéphalos*, cerveau, *eïdos*, ressemblance : Qui ressemble à la cervelle. Mélanose : *mélas* noir. — Squirrhe : *skirros*, tumeur dure. — Colloïde : Qui ressemble à de la colle. — Épithéliôme : *Épithelium*, Épiderme cancer épidermique. — Sarcôme : *Sarx*, chair : Amas de chair.

gnant parfois un volume énorme, et dont la consistance et la coloration varient jusqu'à se présenter sous quatre ou cinq aspects différents.

Le plus fréquent des carcinômes est le *cancer encéphaloïde,* ainsi nommé de sa ressemblance avec la matière cérébrale. Il affecte surtout les viscères et les ganglions lymphatiques, le poumon, l'œil, le cerveau, les os, et sa substance mollasse se développe souvent avec une telle rapidité qu'elle l'a fait désigner aussi sous le nom de *cancer aigu.*

Mélanose. — Ordinairement d'un blanc bleuâtre, le tissu du cancer encéphaloïde offre parfois une coloration brune ou même tout à fait noire, due à la présence d'une certaine quantité de pigment. C'est alors le *cancer mélanotique* ou *mélanose,* que l'on observe sur tous les points du corps où la matière colorante est le plus abondante ; dans l'œil, par exemple, ou dans l'épaisseur de la peau.

Squirrhe — Presque aussi commun que l'encéphaloïde, le cancer squirrheux forme des tumeurs dures, rarement volumineuses, et dont le tissu serré ressemble à du lard cru. Les mamelles, les glandes salivaires, l'intestin, l'œsophage, l'estomac, en sont fréquemment affectés ; mais grâce à sa dureté, le squirrhe ne se développe jamais qu'avec une certaine lenteur. Il ne s'ulcère souvent qu'après de longues années, et parfois, à la mamelle, se rétracte et revient sur lui-même, comme s'il subissait une véritable *atrophie.*

Cancer colloïde — Au cancer encéphaloïde se mêle parfois une telle quantité de substance molle et gélatineuse que la tumeur ne présente plus que la consistance d'une bouillie et l'aspect de la colle de pâte. Cette variété relativement rare, constitue le *cancer colloïde;* et malgré qu'elle puisse atteindre des dimensions énormes, sa résistance à l'ulcération lui fait perdre beaucoup de sa gravité.

II. Épithéliome. — **Cancer épithélial.** — Désigné aussi sous les noms de *cancroïde, d'ulcère rongeant,* de *chancre malin,* de *noli me tangere,* de *cancer des fumeurs, des ramoneurs, etc.,* l'épithéliome ne forme jamais une tumeur véritable. Il consiste essentiellement au début, soit en une petite verrue qui grossit, se multiplie, s'étale en chou-fleur, soit en une simple écaille d'épiderme un peu épaisse, qui bientôt se crevasse, se fendille, et se couvre de croûtes sèches, sous lesquelles l'ulcération s'étend et s'élargit.

Formé par la prolifération bien évidente des cellules épidermiques, l'épithéliôme siége surtout aux lèvres, où tout ce qui est une cause d'irritation, le tuyau d'une pipe, par exemple, favorise son développement; au nez, aux joues, à la langue, à l'estomac, à l'œsophage, au col de l'utérus, au pourtour, enfin, de tous les orifices naturels, toutes ces régions étant exposées à des irritations directes plus ou moins vives.

Lente au début, la marche de l'épithéliôme devient beaucoup plus rapide si l'on excite le mal en le touchant, ou par une médication insuffisante; ce qui justifie bien l'ancienne dénomination donnée à ces productions morbides, *noli me tangere;* ne me touchez pas!

III. Sarcôme. — La tumeur *fibro-plastique*, nommée aussi *sarcôme* ou *plasmôme*, établit une transition toute naturelle entre les tumeurs précédentes, dont elle n'offre jamais que certains caractères, et les tumeurs simples, à tissu normal, dont elle diffère par sa nature, toujours un peu cancéreuse. Les tumeurs fibro-plastiques se forment surtout à la cuisse, et sur les anciennes cicatrices. Dans ce dernier cas, on les désigne sous le nom de *kéloïdes*. Leur marche est un peu plus lente que celle du cancer, et leur terminaison généralement moins funeste.

CAUSES

Malgré que l'hérédité du cancer soit relativement peu fréquente, des faits bien concluants de ce mode de transmission autorisent à croire que des personnes naissent certainement prédisposées à ce terrible mal, comme d'autres à la scrofule ou à la tuberculose.

Presque toujours, cependant, il est nécessaire, pour que le cancer se manifeste, qu'une seconde influence, ordinairement extérieure, lui marque pour ainsi dire la place où il doit éclater.

C'est ainsi que, chez les femmes, le cancer du sein succède, le plus souvent, à une contusion de cet organe; que le cancer de l'estomac est la conséquence presque certaine d'excès alcooliques ou d'une mauvaise alimentation; que le cancer des lèvres se développe surtout chez les fumeurs endurcis qui font usage de ces pipes à court tuyau, que l'on nomme des *brûle-gueule*.

Les sujets affectés d'une maladie constitutionnelle faisant mal son évolution, m'ont aussi toujours semblé particulièrement exposés aux productions cancéreuses. Le vice herpétique exerce à cet égard sur la formation de l'épithéliôme une influence certaine, et la plupart des autres diathèses, dans bien des cas, doivent agir de même.

Relativement rare avant la vingtième année, le cancer atteint chez les personnes de quarante à soixante ans, son maximum de fréquence. Les femmes, douées de deux organes où le mal se développe avec une extrême facilité, l'utérus et le sein, y sont un peu plus sujettes. La maladie, toutefois, n'éclate guère chez elles avant l'âge critique, à moins qu'une violence extérieure, un arrêt subit de la lactation, un régime alimentaire insuffisant, des souffrances ou des chagrins prolongés, — toutes conditions éminemment favorables à la production du cancer, — ne viennent hâter cette éclosion funeste.

Transmissible par hérédité, le cancer n'est cependant pas contagieux. Vainement Alibert et Dupuytren essayèrent longtemps de l'inoculer à des animaux et de l'obtenir sur eux-mêmes. Ils n'y purent réussir, et ces hardies expériences renouvelées par d'autres médecins ont toujours été négatives.

EFFETS ET SYMPTOMES

La prédisposition au cancer est parfois, chez certains sujets, à tel point manifeste qu'il est alors facile de deviner, à leur seul aspect, le mal futur dont ils portent le germe. Les femmes surtout, jouissent, en ce cas, d'un teint d'une fraîcheur merveilleuse et la plupart sont remarquablement jolies. La peau de leur visage est fine, transparente, rosée; leurs yeux vifs et brillants semblent dénoter la santé la plus florissante. Mais un peu d'habitude permet aisément de reconnaître quel vice profond est souvent caché sous cette physionomie trompeuse, et nombre de fois, à cet égard, il m'est arrivé de constater combien la présomption que l'on se fait en pareil cas peut être juste et fondée.

Début et marche du cancer. — A quelque variété qu'il appartienne, le cancer, dans son développement, passe toujours à peu près par les mêmes phases et subit les mêmes évolutions. Quand il n'est point tout à fait superficiel, comme l'épithéliome, il apparaît, en général, sous la forme d'une petite glande roulant d'abord sous la peau, puis y adhérant et devenant bientôt de plus en plus volumineuse. Sur les viscères il se développe en noyau, en nappe, en anneau, suivant la configuration de l'organe où il a pris naissance.

Un liquide épais et blanchâtre dont il est imprégné, *l'ichor* ou *suc cancéreux*, lui sert de véhicule. Ce liquide envahit d'abord, par imbibition, les tissus avoisinants qu'il détruit ou transforme; puis, en pénétrant plus tard dans les vaisseaux, il répand l'infection dans l'économie tout entière.

Rien ne résiste au cancer. Muscles, fibres, nerfs, vaisseaux, à mesure qu'il avance, sont englobés dans sa masse; et des douleurs aigües, vives, lancinantes, comparées par le malade lui-même aux atroces morsures d'un animal dévorant, accompagnent sans relâche cette progression terrible.

Terminaison. — Ulcère cancéreux. — La tumeur enfin s'ulcère et l'horrible plaie qu'elle montre laisse suinter une humeur abondante, exhalant une odeur fétide. L'ulcération se creuse, s'élargit, saigne, bourgeonne, absorbant, perforant ou rongeant tous les tissus qu'elle gagne, entraînant parfois, dans les cas de cancers épithéliaux qui siégent au visage, la destruction totale du nez, des yeux, des joues, d'une grande partie de la face, comme on pouvait le voir sur le malheureux que j'ai fait représenter en tête de ce chapitre d'après une photographie prise en 1869 à l'hôpital Saint-Louis (1).

A ce moment, d'ailleurs, l'effroyable ulcère n'exerce pas sur place, seulement, ses terribles ravages. C'est en outre, un foyer d'infection, d'où le suc cancéreux, entraîné par les vaisseaux lymphatiques, va former dans tous les ganglions du voisinage des cancers *secondaires*, évoluant plus promptement, encore, que le cancer *primitif*.

Rarement, toutefois, ces nouvelles tumeurs parviennent à leur complet développement. Le malade, au dernier degré d'une cachexie caractérisée par la teinte jaune paille de la peau, l'infiltration des jambes, la maigreur excessive, la prostration complète des forces, ne résiste pas davantage à son propre empoisonnement...

TRAITEMENT

Moyens préventifs. — L'étude attentive des causes sous l'influence desquelles se développe le cancer permet de voir combien la simple observance d'une bonne hygiène pourrait être salutaire aux personnes prédisposées à ce mal redoutable.

Je sais bien qu'il en coûte toujours pour se défaire d'une habitude vicieuse; mais n'est-ce point, en vérité, jouer le plus déplorable rôle de dupe, que de se préparer volontairement, par l'absorption quotidienne de quelques petits verres de liqueurs frelatées, un cancer de l'estomac? N'est ce pas, encore, montrer beaucoup de faiblesse et peu de raison que de s'exposer, pour le plaisir douteux de fumer une mauvaise pipe, au cruel épithéliôme des lèvres, dont on a pu lire plus haut les épouvantables effets?

(1) *Revue médico-photographique des hôpitaux* : publiée par les Docteurs A de Montméja et J. Rengade, sous le patronage de l'Administration de l'Assistance Publique. 1re année 1869.

Veillez donc attentivement sur votre alimentation quotidienne; soyez sobres et tempérants; n'usez qu'avec la plus grande modération des boissons alcooliques et du tabac, ces excitants malsains qui font tant de victimes.

Ayez aussi le plus grand soin de votre visage; entretenez la propreté de votre bouche en n'y laissant aucune dent malade ou cassée, dont les angles pointus, comme je l'ai déjà vu plusieurs fois, peuvent provoquer un cancer à la langue en l'irritant chaque jour.

Vous qui sevrez de votre lait l'enfant que vous venez de mettre au monde, prenez garde, mère imprudente ou malheureuse, que votre sein, brusquement tari, ne s'irrite par endroits, et ne présente, bientôt, quelque induration, quelque *glande* suspecte. Craignez alors, surtout, les contusions, les attouchements répétés, la seule pression même d'un corset trop étroit. Redoutez aussi, dans ces conditions, la possibilité d'un cancer utérin, toujours favorisé par l'abus du plaisir, l'abaissement ou le mauvais état du col de l'organe.

Que les herpétiques et les rhumatisants combattent activement le vice dont ils souffrent, et par des lotions et des bains débarrassent leur peau de toute cause d'irritation.

A ces divers soins hygiéniques conviennent les *eaux distillées* de lavande, de sauge, d'hysope, de menthe, de rose, de laurier cerise; les *infusions froides* de sureau, de tilleul, de camomille ou bien encore l'eau simple, additionnée de thymol.

Moyens curatifs. — Le malade affligé d'une tumeur suspecte ou d'un cancer déclaré, ne doit pas hésiter un seul instant à recourir aux grands moyens dont la science dispose. Attaqué dès le début, le cancer accessible est presque toujours curable; et je ferai bientôt connaître, à propos du traitement des tumeurs, par quels médicaments et quels procédés on peut souvent triompher d'un mal en présence duquel trop de médecins se découragent.

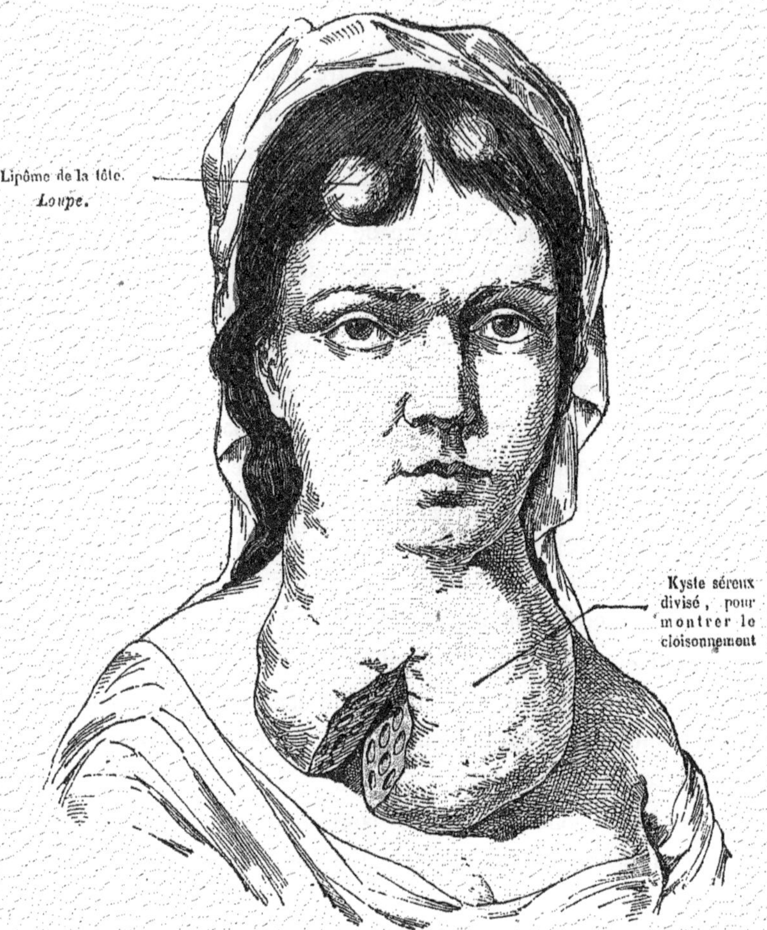

Kyste séreux cloisonné du cou. — Lipôme de la tête.

II. — TUMEURS A TISSU NORMAL

Les différentes espèces de tumeurs dont il me reste à décrire les caractères sont toutes analogues, par leur substance, aux tissus sains de l'économie, et doivent à cette similititude leur *bénignité* relative, de même que le cancer, — comme je l'ai déjà fait remarquer, doit à sa composition dissemblable toute sa *malignité*.

Leur genèse, d'ailleurs, est simple comme leur nature. Elles naissent, dans la trame des tissus, par la seule multiplication des cellules, qui, sans se transformer ni dégénérer se subdivisent, prolifèrent, bourgeonnent jusqu'à ce que la tumeur soit constituée.

La plupart sont absolument *locales* et ne dépendent, en apparence, au moins, d'aucun vice constitutionnel. On pourrait donc, à bon droit, s'étonner de les trouver décrites à cette place; mais l'incertitude même des causes qui président à leur formation, la nécessité pratique de les rapprocher du cancer pour bien faire ressortir leur différence; l'influence manifeste, enfin, de certaines diathèses sur la production de quelques-unes d'entre elles, m'autorisent pleinement à présenter au moins, ici, leur étude générale.

CLASSIFICATION DES TUMEURS

D'après leur texture et l'ordre anatomique des tissus où elles se développent, les tumeurs peuvent être classées comme il suit :

1° *Kystes* : tumeurs composées d'une poche englobant un produit pathologique liquide ou solide.

2° *Tumeurs érectiles,* provenant d'une disposition vicieuse des vaisseaux sanguins.

3° *Lipômes* ou tumeurs graisseuses.

4° *Adénômes,* tumeurs constituées par le développement exagéré du tissu des glandes.

5° *Myxômes* ou *Polypes,* tumeurs formées par la prolifération du tissu muqueux.

6° *Fibrômes* ou tumeurs fibreuses.

7° *Enchondrômes,* ou tumeurs cartilagineuses.

8° *Ostéômes* ou *exostoses,* tumeurs composées de tissu osseux.

I. — Kystes.

Formés d'une poche plus ou moins tendue par le produit qu'elle

Étymologies : TUMEURS : de *Tumere* enfler. KYSTE : *kustis* vessie. — LIPÔME : *lipos*, graisse. — ADÉNÔME : *Adèn* : glande. — MYXÔME : *myxa* : muqueuse. — POLYPE : *polus pous*, plusieurs pieds. — FIBRÔME : *fibra* : fibre. — ENCHONDRÔME : *Chondros*, cartilage. — OSTÉÔME : *Ostéon* ; os.

contient, les kystes accessibles au toucher se présentent, généralement, sous l'aspect d'une tumeur arrondie, globuleuse, élastique, susceptible d'acquérir, en peu de temps, un développement considérable.

On les observe surtout dans le voisinage des glandes, au cou, au foie, à l'ovaire, et dans ce dernier organe, ils deviennent bientôt à tel point volumineux, qu'ils simulent presque toujours une grossesse.

Le contenu des kystes est très-variable. Bien souvent c'est une sérosité claire, colorée en jaune, et sécrétée par les parois même qui l'englobent. Tel est le *kyste séreux* qui siége à la mamelle, au cou, dans l'aîne, et dont la poche est fréquemment divisée, par des cloisons, en plusieurs loges. D'autres fois, le liquide, plus ou moins trouble, est mêlé de sang qui lui donne une teinte brune, marron, chocolat. C'est le *kyste hématique*. Dans plusieurs organes, mais le plus souvent au foie, peuvent encore se développer des *kystes hydatiques*, renfermant des vers parasites du genre *échinocoque* ou *cysticerque*, dont j'aurai l'occasion de parler plus loin. Je dois me borner aussi à signaler les *kystes dermoïdes* ou *pileux*, de l'ovaire, de la nuque, du sourcil etc., dont la structure est tellement analogue à celle de la peau, que l'on trouve souvent dans leur intérieur, des poils, des cheveux, de l'épiderme, et parfois, encore, de la graisse, des dents, des os, assemblage étrange, qui classe ces tumeurs parmi les *monstruosités*, plutôt qu'au rang, des productions pathologiques véritables.

II. — Tumeurs érectiles.

Vulgairement connues sous les dénominations de *taches de naissance*, *taches de vin*, *envies*, *etc.*, les tumeurs érectiles sont formées par la dilatation vicieuse des vaisseaux capillaires artériels et veineux. Elles se montrent, généralement sous la forme de taches irrégulières violacées, rougeâtres, peu saillantes, et quelquefois, aussi, sous l'aspect, de petites tumeurs ressemblant à des grains de *groseille*, à des *fraises* des *framboises*, etc.

En dépit du préjugé populaire qui les attribue aux *envies* non satisfaites de la mère, pendant la grossesse, les tumeurs érectiles apparentes à la naissance, ne sont pas autre chose que des vices de conformation du fœtus, et ne semblent dépendre que du seul hasard. Elles peuvent se former dans tous les organes; mais la tache vasculaire de la peau que l'on désigne aussi sous le nom de *nævus* est de beaucoup la plus fréquente, et c'est au visage, au cou, sur le tronc, qu'elle se développe de préférence.

Les tumeurs érectiles se reconnaissent non-seulement à leur coloration, mais encore à certains phénomènes caractéristiques. L'agitation, les cris, les efforts, la colère, la douleur y font affluer le sang, et la tumeur, d'abord pâle et comme affaissée, se gonfle aussitôt, s'engorge, bleuit, présente enfin cette véritable *érection* qui lui a valu sa dénomination scientifique.

A ce moment, il n'est pas rare de sentir dans son épaisseur, la pulsation des artères; mais l'afflux passé, le nœvus reprend bientôt, surtout quand on le comprime, sa pâleur et sa flaccidité. Parfois aussi minimes, au début, qu'une piqûre de puce, les tumeurs érectiles peuvent atteindre rapidement un certain volume. Souvent alors elles saignent au moindre contact, se déchirent ou s'ulcèrent, et donnent lieu, dans ces derniers cas, à des hémorrhagies redoutables.

III. — Lipômes — Loupes.

Exclusivement formés de tissu graisseux, plus ou moins compacte, les lipômes se produisent surtout dans les régions où la graisse abonde : au voisinage des mamelles, aux épaules, aux lombes, au cou. Une mince enveloppe de tissu cellulaire isole toujours de la peau l'amas de graisse, et cette sorte de sac offre d'autant plus de résistance que la tumeur présente moins de densité.

Les lipômes de la tête, par exemple, désignés aussi sous les noms de *loupes,* de *méliceris*, *d'athérômes,* de *stéatômes* etc., contiennent en général une graisse fluide, véritablement enkystée par la membrane enveloppante.

Quelquefois multiples sur le même sujet, les tumeurs graisseuses peuvent rapidement acquérir un grand volume. Leur développement, toutefois, se fait le plus souvent avec lenteur, et sans aucune douleur vive; mais il n'est pas très-rare qu'elles s'enflamment et donnent lieu à de profonds abcès qui se terminent souvent par gangrène.

IV. — Adénômes. — Hypertrophie des glandes.

La simple augmentation de volume de certaines glandes occasionne de véritables tumeurs indolores ordinairement comme les lipômes et tout aussi bénignes que ces derniers.

Dans le cours de ces études nous aurons l'occasion d'en retrouver plusieurs ; le *goître*, par exemple, causé par le développement exagéré de la glande thyroïde et bien distinct, par cela même, des kystes du cou ; l'hypertrophie de la mamelle, des amygdales, des glandes lymphatiques, souvent provoquées, comme nous l'avons vu, par les virus de la syphilis et de la scrofule.

V. — Myxômes ou Polypes.

Nous étudierons aussi distinctement et dans tous leurs détails avec les autres maladies des muqueuses qu'ils affectent, les *polypes* des fosses nasales, du larynx, de l'oreille, de l'utérus, etc., tumeurs végétantes peu graves en elles-mêmes, quoiqu'elles puissent être l'indice d'un sang strumeux; mais souvent extrêmement dangereuses par la situation qu'elles occupent, ou les désordres qu'elles occasionnent en se développant.

VI. — Fibrômes ou Tumeurs fibreuses.

Composées de tissu fibreux d'une texture plus ou moins serrée, les tumeurs fibreuses ne sont pas rares à la surface de la peau, dans le tissu cellulaire, et surtout dans l'épaisseur des parois de l'utérus où elles acquièrent ordinairement une excessive dureté. Leur accroissement se fait en général avec beaucoup de lenteur; mais en comprimant les nerfs des régions où elles se développent, elles occasionnent, parfois, des douleurs vives et souvent, quand elles siégent dans l'utérus, de graves hémorrhagies.

VII. — Enchondrômes.

C'est presque toujours aux doigts de la main, sur les glandes ou dans le voisinage des cartilages osseux, que se développent, sans vives douleurs, les enchondrômes. Ils sont formés d'un tissu translucide, compacte et nacré comme celui du cartilage normal. Quoique moins graves que le cancer, on les voit parfois à la façon de ce dernier, se ramollir, s'ulcérer et se terminer par gangrène.

VIII. — Ostéômes — Exostoses.

Le plus souvent ces végétations osseuses reconnaissent pour cause la syphilis, le rhumatisme ou même la scrofule. Dans le premier cas, elle donnent lieu, la nuit surtout, à des douleurs vives. Quand elles se forment à proximité d'une artère, elle peuvent, en comprimant le vaisseau, arrêter la circulation dans un membre. Dans l'intérieur du crâne il n'est pas rare qu'elles occasionnent la mort en déterminant une lésion du cerveau.

Influence sur le moral. — Une tumeur, quelle que soit sa nature, est toujours pour celui qu'elle afflige un sujet d'inquiétude ou d'angoisse; mais la diathèse cancéreuse affecte plus spécialement le moral des malades, qui, soucieux et mélancoliques au début, deviennent bientôt particulièrement irritables.

Ces modifications du caractère varient beaucoup, du reste, selon le siége du mal. Le découragement domine quand le cancer se montrant sous la forme d'une tumeur apparente, le malade redoute le sort fatal dont il est menacé; l'hypocondrie et la tristesse atteignent à leur plus haute expression quand l'estomac est envahi par la production cancéreuse.

TRAITEMENT

Moyens généraux. — Les chirurgiens étant toujours pressés de trancher, et les médecins semblant être impuissants en présence d'un opérateur qui dans un tour de main débarrasse un homme de son mal, il en est résulté l'abandon à peu près complet des agents pharmaceutiques dans la thérapeutique des tumeurs.

Et pourtant, un certain nombre de médicaments exercent sur quelques-uns de ces produits une influence incontestable, pouvant aller jusqu'à les faire disparaître totalement. Ainsi la plupart des tumeurs glandulaires et des exostoses, certains polypes et lipômes, cèdent souvent aux préparations iodurées énergiques; à l'*iode naissant,* à l'*iodure de potassium,* à la dose quotidienne de 2 à 3 gram.; au *chlorure d'or* ou *de baryum* pris avec persévérance à la dose de 3 à 5 centigr. chaque jour.

Le cancer même, s'il est sous la dépendance de la diathèse herpétique peut être vaincu par les diverses préparations que j'ai signalées à propos de l'herpétisme; et maintes fois, par ces moyens, combinés à ceux que je viens d'énumérer, j'ai eu la satisfaction d'obtenir chez de jeunes femmes la résolution rapide d'indurations suspectes de la mamelle, que des praticiens peu patients avaient déclarées incurables autrement que par l'opération.

Moyens locaux. — Cautérisation. — Suivant leur nature, leur situation et leur volume, les tumeurs peuvent être attaquées directement par les caustiques ou les instruments chirurgicaux. La *pâte de Vienne,* composée de chaux et de potasse délayées dans l'alcool, le *chlorure de zinc, le caustique arsenical* de Rousselot, les *acides sulfurique, azotique, chlorhydrique, phénique, chromique,* etc., sont généralement employés avec plus ou moins d'avantages; mais le plus souvent c'est par la pâte de Vienne qu'il est préférable de commencer l'opération pour la continuer par le chlorure de zinc ou la potasse pure.

Cette méthode est certainement la plus expéditive, la moins douloureuse, la plus sûre, et dans les cas les plus divers où j'ai eu l'occasion de l'appliquer, je n'en ai jamais obtenu que d'excellents résultats.

Quelque procédé que l'on choisisse, y compris l'opération tranchante, il est d'ailleurs de la plus haute importance de panser soigneusement la plaie consécutive, et je ne sais aucun agent comparable à cet égard, à *l'acide thymique* employé en émulsion avec la glycérine ou sous forme de *thymate de soude*, en solution dans l'eau. L'acide phénique, malgré son odeur désagréable, l'acide salicylique, les alcoolats d'arnica, de sauge, d'eucalyptus etc., très-étendus, pourraient toutefois, à défaut de thymol, être employés de la même manière.

Opérations — Malgré les avantages de la cautérisation qui détruit souvent beaucoup mieux que l'instrument tranchant le tissu morbide, il est des tumeurs à tel point volumineuses ou situées de telle sorte, que l'acier seul peut en venir à bout, et je ne saurais trop, à ce sujet, engager le malade à se défier des soi-disant *guérisseurs sans opération*, qui plutôt que de renoncer à leur système, infligent aux patients mille tortures, en ne faisant qu'exaspérer un mal qu'ils ne peuvent ou ne savent point attaquer d'autre façon.

Quand il est possible de l'employer, le *couteau galvanique* rougi par l'électricité, cautérisant et coupant à la fois, doit être choisi de préférence. La *ligature* au moyen d'un fil élastique ou résistant, et *l'écrasement linéaire*, qui n'est d'ailleurs, qu'une ligature coupante et broyante, conviennent surtout aux tumeurs à base étroite ou pédiculées; la *ponction*, suivie d'une injection caustique, peut suffire à la guérison de certains kystes; *l'ablation*, enfin, par le tranchant de l'acier, doit être au besoin résolûment acceptée par le malade, car ce procédé radical est, en somme, aussi le plus prompt de tous, et grâce au concours de cet admirable magicien que nous nommons le *chloroforme*, c'est toujours au milieu d'un sommeil profond, très-souvent dans le cours d'un beau rêve, que le patient, insensible, est alors délivré de son mal

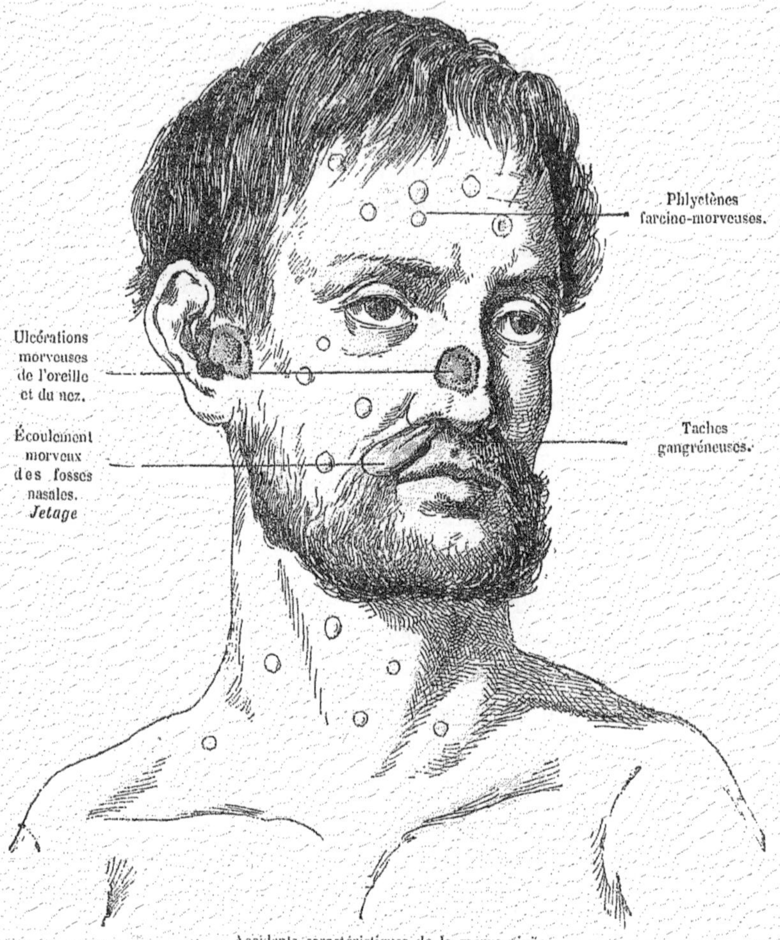

Accidents caractéristiques de la morve aigüe.

MALADIES INFECTIEUSES OU ZYMOTIQUES

DES FERMENTS EN GÉNÉRAL

Théorie des fermentations pathologiques. — Les importantes études des phénomènes de la fermentation que poursuivent avec tant d'ardeur, depuis quelques années, d'éminents chimistes, ont conduit les médecins à faire d'ingénieux rapprochements entre ces phénomènes et ceux qui se produisent dans un certain nombre de maladies.

La découverte de végétaux microscopiques dans la levûre de bière, dans le lait qui tourne, dans le vin qui aigrit, etc.; l'observation d'animalcules infimes dans d'autres liquides en décomposition, leur ont fait soupçonner la présence de *ferments* de même nature dans le sang de certains malades, et les nombreuses recherches entreprises à ce sujet ont absolument confirmé ces hypothèses.

D'après M. Pasteur, à qui revient tout le mérite de ces grandes découvertes, les germes de ces ferments, œufs ou spores infiniment petits, flottant en innombrable quantité dans l'atmosphère, se déposent à la surface de nos tissus ou pénètrent en nous avec l'air que nous respirons.

Introduits dans le sang, ils lui prennent, pour se développer, une partie de son oxygène ou de ses autres éléments constitutifs, et la maladie est la conséquence naturelle de cette altération.

Voilà, sans doute une théorie fort séduisante, que semblent justifier les faits et les observations de chaque jour, mais qui, cependant, est un peu déchue aujourd'hui de son ancienne faveur. Déjà plusieurs fois, en effet, des éléments organisés, vivants, des *bactéries* et des *vibrions*, par exemple, ont été trouvés au sein d'organes malades, dans des conditions s'accordant difficilement avec l'idée de leur apport par l'atmosphère, et laissant, au contraire, supposer que ces organismes étaient le produit plutôt que la cause de la maladie

Il est indiscutable, en outre, que plusieurs maladies infectieuses, la syphilis, la morve, la rage, la vaccine, etc., se transmettent par inoculation, sans qu'il ait été possible, jusqu'à ce jour au moins, de découvrir, dans les *virus distincts* qui les engendrent

Étymologies. — MALADIES ZYMOTIQUES : *Zumê* ferment, *Zymosis*, fermentation. — MORVE : — Par allusion à l'écoulement nasal caractéristique de la maladie.

aucun ferment organisé *spécial*, de nature animale ou végétale; il est enfin logique de croire que toutes ces maladies, si elles étaient uniformément causées par l'éclosion de germes microscopiques, se ressembleraient entre elles comme se ressemblent toutes les fermentations organiques, au lieu de former des groupes nettement tranchés et de présenter les importantes différences qui ressortent, à première vue, de leur classification.

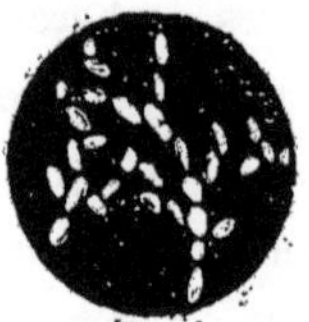
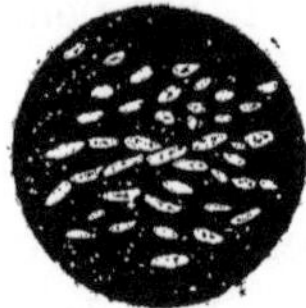
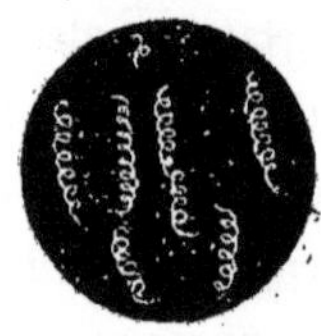
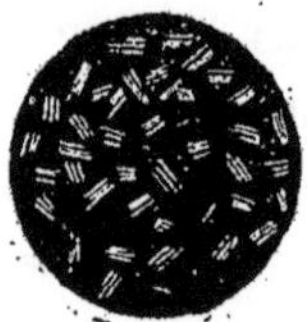

FERMENTS ORGANISÉS, MICROSCOPIQUES.

VÉGÉTAUX. — ANIMAUX.

Ferment de la levûre de bière. *Cryptococcus cerevisiæ.* — Ferment du muguet des enfants. *Oïdium albicans.* — Vibrions. *Spirillum volutans.* — Bactéries. *Bacterium terme.*

Classification des ferments morbides. — Non seulement, en effet, les ferments morbides proviennent de deux sources bien distinctes, les uns émanant des animaux ou des hommes, les autres des plantes ou du sol; mais encore ils varient considérablement dans leurs propriétés et dans les effets qu'ils déterminent. C'est ainsi que les ferments animaux se présentent sous la forme de *virus*, (morve, rage, syphilis) transmissibles seulement par inoculation, ou bien sous la forme de *miasmes* (variole, rougeole, scarlatine, etc.,) jusqu'à présent insaisissables, mais se propageant avec une effrayante rapidité par diffusion et par contagion à la fois.

Les ferments telluriques, tantôt s'éteignent dans le malade qu'ils ont frappé (fièvres paludéennes) tantôt, au contraire, s'y reproduisent et s'y multiplient pour se répandre autour de lui par simple dissémination (choléra, suette,) et souvent, aussi, par contagion directe (fièvre typhoïde, peste, diphthérie.)

En présence de cette diversité de caractères, peut-on admettre que tous ces ferments, virus, miasmes, effluves, doivent aux mêmes principes leur malignité spéciale? Sans doute, si l'on reconnait autant d'espèces de bactéries et de microspores, qu'il existe de maladies infectieuses; mais cette découverte n'est pas encore faite, et l'état actuel de la science ne permet pas d'espérer qu'un tel problème puisse, de longtemps encore, être résolu.

L'atmosphère, d'ailleurs, n'est point seulement chargée de corpuscules innombrables, de germes de toutes sortes.

Les récentes expériences de Tyndall démontrent parfaitement que l'air, dépouillé par la filtration de toutes les poussières visibles au microscope, n'est point absolument pur pour cela; et c'est, je crois, dans ce monde ultrà-microscopique qu'il faudrait chercher les agents véritables d'un grand nombre de maladies zymotiques.

Pour quelques autres, les maladies virulentes, surtout, peut-être ne serait-il pas illogique de les attribuer uniquement à une action organo-chimique du virus qui les engendre. Le ferment virulent agirait, en ce cas, à la façon de la diastase salivaire, qui transforme en sucre les aliments amylacés, ou mieux, encore, à la façon des ferments tout aussi peu connus, qui déterminent les graves accidents du scorbut et du diabète.

Influence des saisons et de la température sur la propagation des ferments.

Quels que soient leur forme et le milieu qu'ils habitent, les ferments morbides se développent et pullulent surtout au printemps et à l'automne, la chaleur humide ayant sur leur éclosion, comme sur celle de tous les germes en général, une influence incontestable.

Aussi, devons-nous, toujours, au commencement de l'été, nous tenir en garde contre l'apparition certaine des *ferments telluriques* ou poisons émanés du sol, engendrant, suivant leur nature, la *fièvre typhoïde*, le *typhus*, la *diphthérie*, la *fièvre paludéenne*, la *suette*, la *cholérine*, etc., dont l'éclosion trop souvent est favorisée par les fautes graves d'hygiène que nous commettons chaque jour.

Méfions-nous, aussi, par les temps humides et chauds, de la multiplication plus facile et de la transmission plus rapide des *miasmes humains*, des poisons de la *rougeole*, de la *variole*, de la *scarlatine*, de *l'érysipèle*, dont il existe toujours, dans nos villes, quelque source non tarie, quelque foyer mal éteint.

Ce sont là des maladies saisonnières, qui, chaque année, viennent tour à tour nous visiter, nous éprouver, nous tâter, et dont chacun de nous a le devoir de se garer, autant dans son propre intérêt que dans celui des autres.

Moyens préventifs. — La propreté, les soins hygiéniques du corps, l'assainissement des habitations et des rues, sont les meilleurs moyens à opposer à l'éclosion des germes infectieux, à leur multiplication, à leur dissémination dans l'atmosphère.

Chez soi et sur soi, l'on peut encore très-efficacement les combattre à l'aide des antiseptiques puissants dont la thérapeutique et l'hygiène ont su tirer un si grand parti dans ces dernières années : l'iode, le chlore, le soufre, le goudron et ses dérivés, les essences balsamiques, et, le dernier venu de tous, *l'acide thymique* ou *thymol*, le plus pénétrant et le plus actif des destructeurs de ferments.

On ne saurait trop encourager ces tendances de la médecine contemporaine à devenir surtout préventive, tout en perfectionnant ses procédés et ses moyens curatifs.

Mais, dans cette œuvre éminemment utile, les médecins, comme les généraux sur le champ de bataille, ne peuvent que concevoir les plans et diriger l'action. C'est l'effort personnel de chaque individu, comme de chaque soldat, qui décide réellement du succès ; et combien l'intelligente lutte pour le bien-être et la santé de tous est infiniment plus digne de l'homme que le combat sauvage pour la destruction et la mort !

FERMENTS HUMAINS ET ANIMAUX. — VIRUS.

MORVE ET FARCIN

GENÈSE ET NATURE DE LA MORVE

Dans l'ordre logique de la classification que j'ai suivie, la *syphilis acquise* devrait être étudiée à cette place ; mais les accidents secondaires de ce terrible mal et la fréquence de sa transmission par hérédité, me faisaient un devoir de la ranger aussi parmi les maladies constitutionnelles, et mieux valait, alors, donner complète l'histoire de la syphilis que de la scinder pour renvoyer ici la description de ses accidents primitifs.

La *morve*, d'ailleurs, établit une transition si naturelle entre les maladies précédentes et celles qui vont suivre, que l'on ne saurait plus la séparer de la syphilis et de la tuberculose.

Comme la syphilis, en effet, la morve et le farcin, qui ne sont bien réellement, malgré la distinction que l'on en faisait autrefois, qu'une seule et même maladie, dépendent absolument de l'inoculation d'un virus éminemment transmissible et déterminant une infection profonde du sang.

Comme la tuberculose, ils occasionnent, dans l'épaisseur des tissus, des noyaux à tel point semblables aux tubercules, que l'on a pu dire, dans ces derniers temps : la *morve* du cheval, la *tuberculose* de l'homme, la *pommelière* ou *phthisie* de la vache, ne sont que les trois faces d'une même maladie.

CAUSES

L'affection farcino-morveuse se transmet par l'inoculation à l'homme, de la morve du cheval ; aussi les garçons d'écurie, les palefreniers, les cochers, les vétérinaires, en raison de leur profession, en sont-ils presque exclusivement frappés.

La moindre écorchure, la plus légère érosion à l'épiderme, suffisent à la pénétration du poison ; mais il n'est pas probable, quoi qu'on en ait dit, que le mal puisse se gagner par la seule habitude de coucher dans une écurie renfermant un cheval infecté.

Les mucosités virulentes désignées sous le nom de *jetage*, qui s'écoulent des naseaux de l'animal, la sanie que fournissent les pustules ou les ulcères morveux, le pus des abcès, sont particulièrement redoutables. Ces divers liquides contiennent des *bactéries* en grande quantité.

EFFETS ET SYMPTOMES

Forme aigue. — L'infection morveuse très souvent débute par les accidents caractéristiques du *farcin*.

Au point où le virus a pénétré, se forme ordinairement un ulcère de mauvaise nature; les vaisseaux lymphatiques s'enflamment, une violente fièvre s'allume, précédée de frissons, de nausées, parfois de vives douleurs dans les muscles et les articulations.

Sur différents points du corps des pustules apparaissent, puis des tumeurs molles et violacées qui se crèvent pour laisser échapper du sang ou du pus. Le membre malade, gonflé, tendu, livide, est le siége de vastes abcès qui décollent les tissus sur une étendue considérable.

Si l'horrible mal ne se termine pas avec ces graves phénomènes, les pustules se multiplient; des ampoules, des phlyctènes remplies d'une sérosité sanguinolente, se montrent au visage marbré de plaques gangréneuses, rouges, pour se rompre bientôt et dégénérer en larges ulcères. Des éruptions de même nature envahissent les fosses nasales, perforant les cloisons du nez et produisant ce fétide écoulement de mucosités mêlées de sang et de pus, le *jetage*, tout à fait caractéristique de la *morve aiguë*.

La gorge, le larynx, les bronches, sont rongés alors par de profondes ulcérations. D'énormes abcès se forment au sein des organes, et le malade est rapidement emporté par les derniers accidents de l'infection purulente.

Forme chronique. — Cette forme aiguë de l'affection farcino-morveuse n'est point la seule, toutefois, que l'on ait l'occasion d'observer. Souvent des nodosités sur le trajet des vaisseaux lymphatiques, des douleurs vagues dans les membres, la formation lente, sous la peau, de tumeurs et d'abcès limités, révèlent une atteinte de *farcin chronique;* de même qu'un enchifrènement douloureux accompagné de quelques mucosités, d'ulcérations rebelles dans la gorge, d'une toux pénible, d'extinction de la voix, suffit à caractériser la forme *chronique* de la morve.

TRAITEMENT

Moyens hygiéniques. — La morve n'éclaterait certainement jamais dans une écurie proprement tenue, bien aérée, fréquemment lavée à grande eau et désinfectée par des arrosages de *thymol,* de *chlorure* de *chaux* ou de *soude, d'acide phénique, etc.* A plus forte raison les mêmes désinfectants devraient-ils être employés au cas où l'écurie renfermerait un cheval morveux, et l'isolement de la bête malade serait alors une mesure d'absolue nécessité.

Moyens thérapeutiques. — Un attouchement suspect donne-t-il à craindre l'inoculation du virus? Qu'aussitôt une énergique cautérisation soit pratiquée dans la plaie, au moyen du *caustique de Vienne,* de *l'acide phénique* pur, ou mieux encore du *fer rouge,* pour être suivie de lotions fréquentes avec les désinfectants que je viens de signaler.

A l'état aigu la maladie est souvent mortelle. Pour la combattre, il faudrait recourir encore aux *acides thymique* ou *phénique,* à la dose de 1 à 2 grammes chaque jour; à la *teinture d'iode,* qui d'après Monneret Tardieu, Remak, aurait déjà produit, à la dose quotidienne de 10 à 20 gouttes, plusieurs guérisons bien constatées; à *l'iode naissant,* à *l'arsenic,* à *l'iodure de soufre;* tous ces destructeurs de ferments devant nécessairement agir contre le ferment de la morve.

Les reconstituants et les toniques, vins généreux, quinquina, lactochlorure de fer, etc., pourraient aussi venir en aide à la médication antiseptique, et la compléteraient, en effet, très-heureusement.

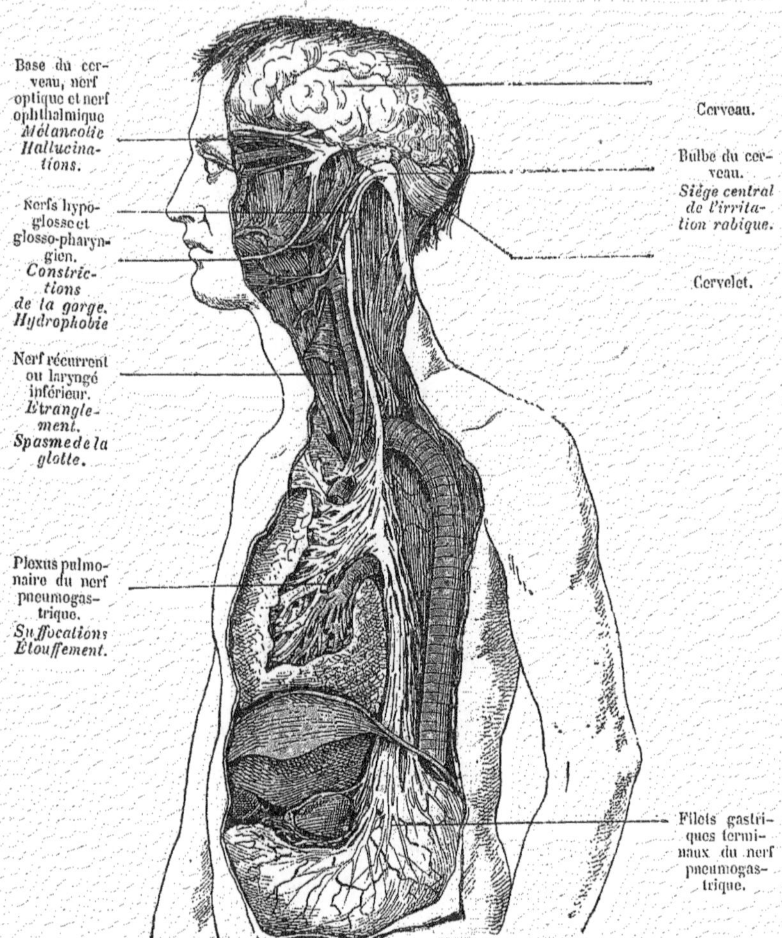

Mécanisme des principaux accidents déterminés par le virus de la rage.

RAGE.

GENÈSE DE LA MALADIE

Le terrible virus qui donne la rage est, dans ses effets et son mode d'action, le plus redoutable et le plus singulier des poisons morbides.

Introduit dans le sang, il n'en détermine point comme beaucoup d'autres ferments la décomposition putride; il ne se trahit point, comme le vice dartreux ou rhumatismal, par des poussées éruptives à la peau; comme la scrofule il n'intéresse pas successivement, du plus superficiel au plus profond, tous les tissus de l'économie.

Localisant son action sur un seul point, c'est exclusivement sur le centre même du système nerveux, sur le *bulbe rachidien,* qu'il exerce sa pernicieuse influence.

L'importance physiologique de ce lieu d'élection fait seule d'ailleurs toute la gravité de la rage, le bulbe étant bien réellement la racine de la moelle épinière, et, suivant l'expression des anciens, le *nœud* même de la vie.

C'est du bulbe, en effet, que partent, comme les fils télégraphiques d'une station importante, les nerfs qui vont distribuer aux grands organes du voisinage le mouvement et la sensibilité. Le nerf *facial,* qui commande aux muscles de la face et fait donner au visage ses diverses expressions; le *moteur oculaire externe,* qui meut les muscles de l'œil; le nerf *auditif,* qui préside à l'ouïe; le *glosso-pharyngien,* dont les filets épanouis dans la gorge donnent à la langue la sensibilité tactile et gustative; l'*hypoglosse,* à qui l'organe du goût doit le mouvement; le *spinal,* auquel obéissent les grands muscles inspirateurs; le *pneumogastrique,* enfin, dont les importants rameaux animent à la fois le cœur, les poumons, l'estomac, le foie, le larynx et l'œsophage. (*Voir la figure.*)

Le bulbe où ce réseau nerveux prend naissance, en reçoit pareillement les impressions pour les transmettre au cerveau comme il le fait, d'ailleurs de toutes celles qui lui viennent par les trente-une autres paires de nerfs émanant de la moelle épinière. On comprend donc quel vaste et profond retentissement doit avoir

Étymologies : RAGE, *rabies,* d'où l'on a fait *rabje* puis *rage.* — HYDROPHOBIE : *Udor* eau, *Phobos* frayeur : Frayeur de l'eau.

sur l'organisme l'irritation du bulbe par le poison rabique. Il en résulte, en effet, une série progressive de perturbations et de désordres graves, dont les simples notions anatomiques qui précèdent vont nous donner l'explication.

EFFETS ET SYMPTOMES

I. — Période de mélancolie. — C'est généralement de trois à sept semaines après l'inoculation du virus qu'éclatent les premiers symptômes. Précédés, parfois, de douleurs vagues dans la région blessée ou d'élancements au niveau des plaies qui se rouvrent, ils consistent d'abord dans une tristesse profonde, une agitation insolite, une crainte toujours croissante du mal terrible dont le malade est menacé. Anxieux et tremblant, il s'effraye de tout, redoute même ceux qui l'entourent, et, la nuit, des cauchemars épouvantables succèdent à ses sinistres appréhensions de la journée.

II. — Période d'hydrophobie. — A ces phénomènes, constituant la première période de la rage, la *période de mélancolie,* on reconnaît aisément, déjà, les effets d'une irritation cérébrale; mais voici que les accidents prodromiques se compliquent bientôt d'une gêne particulière de la respiration.

Pour introduire l'air dans ses poumons, le malade doit faire un effort pénible, il sent un poids qui l'oppresse; puis soudain, presque au moment où, tourmenté par la soif, il va porter un verre à ses lèvres, on le voit, les yeux hagards, pâlir affreusement, trembler de tous ses membres, et reculer épouvanté. Une horrible constriction le serre à la gorge. Il étrangle, il étouffe, et le moindre mouvement de déglutition exaspère cet atroce supplice, durant lequel, suivant la juste expression de Celse, le patient est à la fois torturé par la soif et par la terreur du liquide qui pourrait l'apaiser.

L'irritation bulbaire du nerf spinal et du pneumogastrique est alors évidente; et bientôt elle présente une telle intensité, que la simple vue de l'eau ou de tout corps miroitant, que l'impression d'un courant d'air, la seule idée de boire ou le souvenir même de la crise passée, provoquent le retour des accidents. Dans ces derniers cas, l'impression nerveuse qui détermine l'accès part du fond de l'œil ou des cellules cérébrales pour se porter d'abord sur le bulbe et de là, se réfléchir par les nerfs respiratoires sur la gorge et les poumons; mais le spasme produit par cette action réflexe n'en est que plus terrible, et souvent même il acquiert assez de violence pour se terminer par une crise mortelle d'épilepsie ou de tétanos.

C'est là la *période d'hydrophobie,* qui peut durer deux ou trois jours au plus, et dont les derniers phénomènes consistent généralement, soit dans une surexcitation très-vive, qui pousse le malade à crier, à se débattre, à se rouler à terre, à s'agiter avec fureur. Il est rare alors, quoi qu'on en ait dit, que ce malheureux cherche à mordre ceux qui l'entourent; mais il crache sans cesse, trépigne, est frappé d'hallucinations étranges, ou se sent pris dans cette situation misérable, d'irrésistibles désirs vénériens.

III. — Période de paralysie. — Bientôt, cependant, à travers tout ce délire, se font jour de funestes symptômes de dépression morale, qui marquent le début du stade terminal, la *période de paralysie.* Envahis par une extrême sensibilité, la plupart des malades, comprenant alors que l'heure est venue de mourir, font appeler leurs parents et leurs amis; adressent à leur femme, à leurs enfants, de touchants adieux; expriment encore avec une lucidité parfaite leurs dernières volontés; puis, saisis d'une profonde torpeur, succombent, après quelques convulsions, à l'affaissement complet des forces qui caractérise essentiellement cette phase ultime de l'épouvantable maladie.

NATURE DE LA RAGE

De ces divers phénomènes, il est aisé de conclure que la rage est une *névrose;* mais c'est une névrose toxique, assez semblable à celle qui résulte de l'empoisonnement par la strychnine, ou mieux, absolument comparable à l'éclampsie des femmes enceintes, qui reconnaît pour cause la présence d'une excessive quantité d'*urée* dans le sang. Ne serait-ce point, d'ailleurs, en provoquant aussi la formation exagérée de cette substance éminemment toxique, qu'agirait le ferment de la rage?

D'après cette hypothèse parfaitement acceptable, les phénomènes que nous venons de décrire ne seraient que la *première phase* de la maladie. Si le patient n'en mourait pas, la *deuxième phase*, que nous n'avons jamais l'occasion d'observer, parce que le malade succombe à la première, présenterait les accidents de prostration complète résultant de l'empoisonnement *urémique* du sang, et ces derniers malheureusement, ne seraient pas moins funestes que les autres.

CAUSES

Le virus rabique se développe primitivement chez le chien, le chat et le loup, qui, poussés à mordre dès qu'ils sont en proie à ce terrible mal, l'inoculent alors à l'homme. On a vu, mais bien plus rarement, la rage être communiquée par le renard, le porc, le cheval et le bœuf. C'est dans la salive ou les mucosités qui baignent les dents de l'animal, que paraît résider le poison, sa présence dans les vésicules ou *lysses*, dont on observe parfois la formation sous le frein de la langue, étant au moins problématique. Il n'est pas prouvé qu'un homme enragé puisse, en le mordant, donner la rage à un autre homme; mais cette transmission n'aurait rien d'impossible, Magendie et plusieurs autres expérimentateurs ayant réussi à inoculer au chien la rage humaine. Le poison, malgré son extrême subtilité, n'agit point fatalement, d'ailleurs, sur toutes les personnes mordues. Il est des individus réfractaires à la rage, mais il en est d'autres aussi, chez lesquels une prédisposition réelle, jointe à la terreur qu'ils éprouvent, accélère et favorise considérablement l'explosion de la maladie.

TRAITEMENT

Moyens préventifs. — Hygiène publique. — Sur deux cents personnes annuellement mordues en France par des chiens manifestement enragés, les *deux tiers* environ, sont préservées par l'épaisseur des vêtements ou l'insuffisante pénétration des morsures.

Mais c'est beaucoup trop, encore, que cinquante à soixante personnes succombent à cette épouvantable maladie; et plus de surveillance de la part des polices urbaines, plus de sévérité dans l'application des règlements, diminueraient, à coup sûr le nombre de ces malheureuses victimes.

L'inutilité de la muselière ayant été depuis longtemps reconnue, on a proposé, entre autres moyens préventifs, de *limer* les crocs des chiens ou de les extraire; mais ce procédé, jusqu'à présent a semblé peu pratique; et c'est dans la saisie rigoureuse des chiens errants, dans l'élévation de la taxe sur les chiens de luxe, dans la responsabilité, surtout, du maître de l'animal, qu'il faudrait chercher l'extinction du terrible fléau.

Peut-être me répondra-t-on que la fourrière existe, et qu'elle est précisément faite pour les chiens; mais rien n'est plus intermittent, à Paris, que la chasse aux vagabonds de la race canine; à peine est-ce au plus fort de l'été que l'on traque un peu ces pauvres bêtes; et la rage, malheureusement, se développe en toutes saisons.

De son côté, la taxe paraît déjà sans doute suffisamment élevée. Il est à remarquer, cependant, que presque tous les cas de rage humaine sont occasionnés par les chiens d'agrément, bichons inutiles, roquets hargneux et jappeurs, trop choyés dans certaines maisons et n'y jouissant pas d'une liberté suffisante.

Quant à la responsabilité du maître, enfin, ne serait-il pas absolument juste qu'elle fût aussi complète que possible?

La vie d'un homme doit être respectée de tout autre; et n'est-ce pas au moins être homicide par imprudence, que de causer l'horrible agonie d'un père de famille, d'une femme, d'un enfant adorés, pour l'unique plaisir de posséder un chien?

Physionomie du chien enragé. — La rage, chez les animaux de l'espèce canine, ne se traduit pas toujours, comme on le croit généralement, par des symptômes facilement reconnaissables. Il n'est pas vrai que l'animal, au début de la maladie, ait toujours horreur de l'eau, ni qu'il tienne la queue serrée, ni qu'il aboie d'une façon particulière. Ce sont là des signes qui peuvent n'exister que plus tard, ou même ne point apparaître, et le chien malade est à ce moment, d'autant plus dangereux, que sa mélancolie maladive le portant à se faire caresser, il peut mordre, sans mauvaise intention, la main qui le flatte. Aussi, pour peu que l'animal inspire quelque inquiétude, la prudence exige-t-elle qu'il soit aussitôt enfermé ou soumis à l'examen d'un vétérinaire.

Ordinairement, en effet, il suffit alors, pour faire éclater l'accès de fureur, de mettre un chien étranger en présence du malade. C'est un stratagème fort usité à l'école d'Alfort, où l'on répète, comme un axiome, que « le chien est le meilleur réactif pour déceler la rage ».

Quand la maladie est assez avancée pour se trahir d'elle-même, l'animal, cependant, paraît véritablement sombre et taciturne. Ses yeux, naguère empreints de bienveillance, tout à coup s'éclairent d'une fauve lueur. Sa tête penche tristement vers le sol, les oreilles retombent, le front se ride, le cou se tend et se roidit, les jambes fléchissent, la queue reste basse, des grognements et des râles s'échappent de la poitrine et du gosier. Puis, soudain, la rage se manifestant dans toute sa violence, éclate avec une épouvantable fureur. Halluciné, terrifié, en proie au délire, le chien s'élance hors de la maison. La gueule ouverte, les lèvres souillées de bave et d'écume, les yeux hagards, le poil hérissé, hurlant de douleur et d'effroi, cette bête féroce se précipite sur tout ce qu'elle rencontre. Les animaux, les chiens surtout, qui se trouvent sur son passage sont ses premières victimes; les femmes, les enfants, les hommes qui tentent d'arrêter le monstre sont cruellement mordus.

Moyens thérapeutiques — Quel secours, cependant, ces malheureux peuvent-ils attendre de la science? En dehors de la *cautérisation* de la morsure, il n'existe malheureusement aucun moyen de conjurer les funestes accidents de la rage. « La confiance imméritée que l'erreur publique accorde à tous les prétendus préservatifs, préconisés dans ce but, écrivait, il y a quelques années le rapporteur d'une Commission officielle, constitue un danger réel, qu'il est du devoir de l'Académie de médecine de signaler une fois de plus. Ils ont en effet, pour résultat d'empêcher ou de retarder l'emploi du seul moyen véritablement efficace contre le développement de la rage, celui que la tradition et l'expérience ont consacré; la *cautérisation aussi profonde et aussi rapide que possible;* c'est-à-dire faite moins d'une heure après la morsure virulente, à l'aide du *fer rouge,* de la *poudre à canon,* ou des caustiques les plus puissants, tels que *l'acide sulfurique,* la *pâte de Vienne* ou le *beurre d'antimoine.* »

Le thymol pur ou l'acide phénique en solution, conviendraient particulièrement au pansement consécutif; la logique enfin, autoriserait à concevoir quelque espérance de l'usage interne du *chloral* et des *bromures alcalins* qui, par leur action bien marquée sur le bulbe cérébral, donnent à la dose moyenne de 3 à 4 gr. chaque jour, d'excellents résultats contre certaines névroses.

Dans un cas de rage récemment observé à Genève sur une femme mordue par une chatte, le chloral, quoique tardivement administré, put arrêter l'extrême agitation et les vives douleurs qu'éprouvait la malade. Employé dès le début concurremment avec l'acide thymique agissant contre le ferment rabique et le bromure de potassium ou de sodium contre l'irritation bulbaire, peut-être ce puissant sédatif eût-il empêché les accès et sauvé les jours de la victime?...

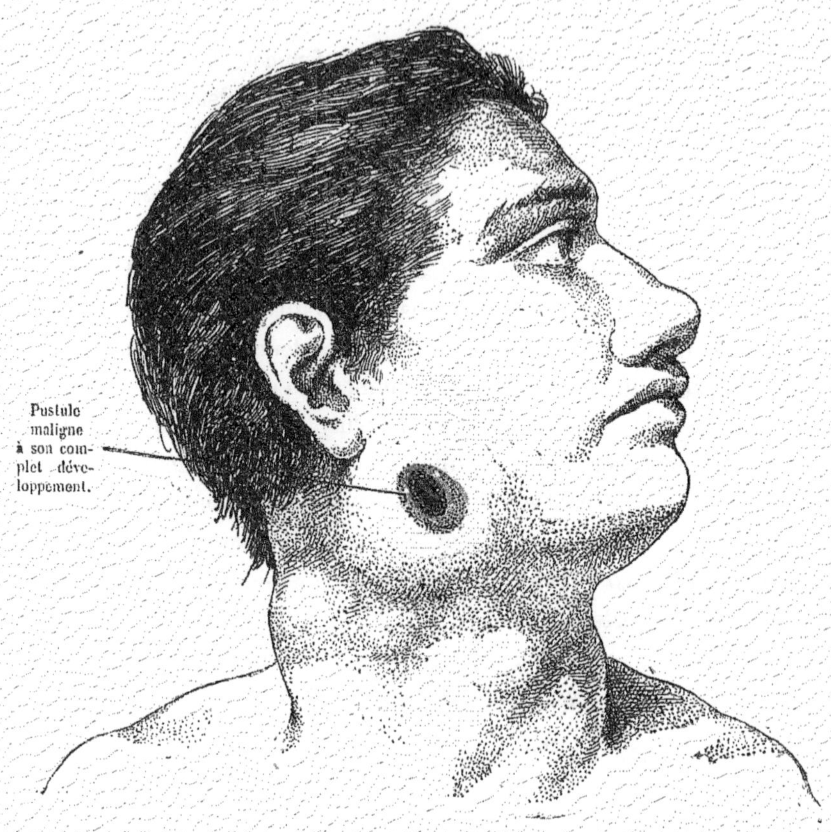

Accidents caractéristiques du charbon chez l'homme.

CHARBON — PUSTULE MALIGNE

I. — LE CHARBON CHEZ LES ANIMAUX

GENÈSE ET NATURE DE LA MALADIE

Il n'est point de fléau plus justement redouté, dans les campagnes, que la *maladie charbonneuse,* cette sorte de peste noire épidémique qui s'abat sur les étables et décime les troupeaux.

Les bœufs, les moutons, les chevaux qui broutent, dans les

pâturages marécageux, des fourrages envahis de parasites cryptogamiques ou respirent, en paissant, les émanations de certains sols, en sont les premières victimes; mais le mal peut atteindre aussi, par contagion principalement, les chiens et les animaux de basse-cour.

Malgré les différences sensibles que présente la maladie suivant les bêtes qu'elle frappe et les régions où elle sévit, il est extrêmement probable qu'elle est toujours causée par le même poison et que la *peste des bœufs*, le *sang de rate* des moutons, le *mal de montagne* des troupeaux parqués pendant l'été dans les hauts pâturages de l'Auvergne, ne sont que des formes distinctes du charbon.

Jusqu'à présent toutefois, il n'a pas été possible de déterminer à quelle espèce animale ou végétale, appartient le ferment charbonneux. Les intéressantes expériences de M. Davaine semblent prouver, il est vrai, que le sang des animaux infectés tient sa virulence des nombreuses *bactéries* qu'il renferme; mais ces mêmes bactéries, comme je l'ai déjà fait remarquer, se retrouvent dans la plupart des autres maladies virulentes, et les diverses conditions, le milieu même, dans lesquels se développe le ferment du charbon, autorisent à penser que ce doit être plutôt un microzoaire très-spécial, un animalcule relativement volumineux peut-être, et sur l'éclosion duquel la température et l'humidité doivent exercer une haute influence.

Relativement rare dans certaines contrées, la maladie charbonneuse règne à l'état d'épizootie dans la Beauce, la Brie, la Sologne, l'Auvergne, la Bourgogne et le Dauphiné. La pustule maligne de l'homme est plus fréquente aussi dans ces mêmes régions; mais on l'observe encore dans beaucoup d'autres localités, notamment à Paris, dans le quartier des Gobelins, où constamment elle est entretenue par les tanneries et les mégisseries des bords de la Bièvre.

Etymologies. — CHARBON : L'eschare gangréneuse de la pustule maligne est noire comme le charbon. — **Synonymie** : *Peste bovine, coup de sang, pisse sang, apoplexie charbonneuse. etc.*

Symptômes du charbon chez les animaux. — À quelque espèce qu'ils appartiennent, les animaux atteints sont toujours pris d'une fièvre intense, accompagnée de frissons, de sueurs froides, d'une prostration complète des forces. Il en est qui meurent ainsi, dans l'espace de quelques heures, dans un accès convulsif; d'autres qui plus rapidement frappés encore, tombent foudroyés au milieu de leur travail.

Si la fièvre se prolonge, des tumeurs se forment sous la peau dont le poil se hérisse. Elles se multiplient, s'emplissent de gaz fétides et de sang putréfié, noircissent promptement du centre vers la circonférence, et se rompent, alors, ou se détachent en fragments gangréneux, si la bête malade a pu résister jusqu'à cette phase ultime de l'infection.

Tels sont les principaux traits de la maladie charbonneuse chez les animaux et telle est, aussi, l'unique source des affections de même nature qui sévissent sur l'espèce humaine.

II. — TRANSMISSION DU CHARBON A L'HOMME

C'est toujours, en effet, par contagion et par inoculation, que le ferment du charbon est transmis des animaux à l'homme ; aussi, le dépècement des bêtes malades, la préparation de leurs peaux, la seule manipulation, même, d'une laine contaminée, exposent-ils presque à coup sûr, à contracter le mal, les personnes qui se livrent à ces opérations dangereuses.

Mais les agents de transmission les plus nombreux et les plus actifs, sont certainement les mouches *carnivores*, qui, les pattes toutes souillées de sanie charbonneuse puisée sur les animaux malades, vont se poser sur les bras nus ou le visage des personnes que le hasard leur fait rencontrer.

EFFETS ET SYMPTOMES.

Pustule maligne. — Malgré l'identité bien évidente des ferments morbides, le charbon, chez l'homme, ne présente plus, cependant, les mêmes caractères que chez les animaux et mérite bien plutôt les noms qui lui ont été donnés *d'anthrax malin* ou de *pustule maligne*.

Une simple démangeaison, précédée parfois d'une fièvre légère, se manifeste d'abord à l'endroit où a été déposé le virus charbonneux; puis apparaît bientôt, dans la même région, une tache rougeâtre, assez semblable à une piqûre de puce, et dont le sommet se couronne d'une *vésicule* que les malades déchirent, ordinairement, avec leurs doigts.

On aperçoit alors, au même point, une surface d'un *noir de charbon*, qui s'élargit peu à peu et s'entoure d'une auréole enflammée, sur laquelle se forme un anneau de vésicules nouvelles.

La *pustule maligne*, que l'on pourrait comparer ainsi au chaton d'une bague entouré de petites perles, est alors en pleine évolution. Un gonflement considérable occupe toute la région où elle s'élève; et le malade saisi par la fièvre, abattu, sans forces, brisé par les vomissements et la diarrhée, l'haleine fétide, baigné de sueurs froides, succombe bientôt à tous les graves phénomènes de l'infection putride du sang.

Œdème malin. — Ce n'est point exclusivement, toutefois, sous la forme d'une pustule maligne que se présente la maladie charbonneuse de l'homme. On l'observe aussi sous forme de gonflement ou *d'œdème malin*, aux paupières, au cou, aux aisselles, et plus rarement sur les membres et le tronc. Ce gonflement, qui rappelle de très-près, parfois, celui que *l'érysipèle* de la face produit pareillement aux paupières, se complique ordinairement de vésicules pleines d'un liquide roussâtre, recouvrant des portions de peau noire et mortifiée semblables à l'eschare de la pustule maligne.

Les accidents généraux, d'ailleurs, sont plus graves, encore, sous la forme d'œdème, que sous celle d'anthrax malin; car l'infection du sang est très-rapide dans le premier cas, tandis qu'elle ne se produit, dans le second, qu'au fur et à mesure que s'étend la gangrène locale.

TRAITEMENT

Moyens préventifs. — Dans les campagnes désolées par la maladie charbonneuse on ne saurait trop s'opposer à l'extension d'un fléau préjudiciable aux intérêts agricoles autant qu'à la santé publique. Il est donc urgent, lorsqu'une bête est morte du charbon, qu'elle soit profondément enfouie, et quelque perte que son maître en éprouve, il doit bien se garder dans un but de triste économie ou de spéculation coupable, d'en conserver le moindre morceau de chair ou même de la dépouiller de sa peau.

C'est ainsi que beaucoup de paysans contractent la pustule maligne ou s'exposent, en consommant des viandes infectées, aux accidents typhoïdes les plus graves.

Les animaux malades ayant été d'abord isolés, les bergers qui les pansent ne les aborderont qu'après avoir enduit leurs mains d'un corps gras, pour les laver minutieusement, ensuite, dans l'eau additionnée de thymol, d'acide phénique ou de chlorure de soude. Ces mêmes liquides serviront à désinfecter les étables; il sera prudent, enfin, de laver au thymol pur tout attouchement suspect, toute piqûre d'insecte.

Pareilles recommandations s'adressent aux corroyeurs, aux mégissiers, aux divers ouvriers qui manipulent la laine, à toutes les personnes appelées à donner des soins à un malade atteint de la pustule maligne.

Moyens curatifs. — Cautérisation. — L'infection du sang ne se produisant ici qu'avec une certaine lenteur, il est *toujours possible*, au début du mal, de l'enrayer par une cautérisation rapide.

Sans perdre un temps précieux à l'application de pommades impuissantes ou de décoctions anodines, y compris celles de feuilles de noyer, demeurées trop longtemps en vogue, le malade se hâtera donc de demander son salut à celui des caustiques énergiques, *potasse pure, pâte de Vienne, sublimé corrosif, acide phénique, fer rouge,* qu'il pourra d'abord se procurer.

Les médecins de la Beauce qui journellement ont l'occasion de traiter l'anthrax malin, donnent en général la préférence au sublimé, quelques uns à la potasse. A l'aide d'une lancette, ils taillent en croix la pustule jusqu'aux parties saines, détachent avec des ciseaux les quatre lambeaux de peau mortifiée, étanchent le sang qui s'écoule, et dans le godet ainsi obtenu, versent aussitôt, *un à deux grammes de sublimé* en poudre. Le patient éprouve à ce contact une cuisson des plus vives; mais cette douleur même est l'indice certain que le virus pernicieux est détruit. Vingt-quatre heures, en effet, après l'application du caustique, se développe autour de la plaie, une réaction inflammatoire de bonne nature; les accidents généraux cessent en même temps, et le malade est sauvé.

Dans les cas, malheureusement très-nombreux encore, où le mal trop mollement attaqué, détermine déjà de graves phénomènes d'intoxication, l'usage à l'intérieur des antiseptiques puissants doit venir en aide à la médication locale.

Les *acides thymique* ou *phénique*, à la dose moyenne de 1 gramme dissous dans 20 grammes d'alcoolat d'eucalyptus, et mêlés à 150 grammes de sirop de quinquina, le *sulfite de soude* à la dose de 3 à 4 gr. dans les mêmes véhicules, etc., rendraient alors de grands services et permettraient peut-être, combinés aux toniques stimulants, café, rhum, vin généreux, etc. de racheter encore l'imprudence commise et de regagner le temps perdu.

INFECTION PURULENTE — PYOHÉMIE

CAUSES

L'empoisonnement du sang par le pus, l'*infection purulente* se produit parfois spontanément chez les convalescents d'une

Étymologies. — Pyohémie, — *puön*; pus, *héma* sang: pus dans le sang. — Septicémie: *Septikos* corrompu, *héma*, sang : Corruption du sang.

maladie grave, fièvre typhoïde, variole, érysipèle, etc., ou même chez les pauvres gens débilités par de longues privations; mais elle frappe surtout les blessés et les opérés placés dans de mauvaises conditions hygiéniques.

Les salles de nos hôpitaux constituent, à cet égard, de véritables foyers pestilentiels, particulièrement redoutables. Tandis qu'à la campagne la plupart des opérés guérissent rapidement, ils périssent presque tous à l'hôpital de la *fièvre taumatique,* de même que dans les maternités, les femmes récemment accouchées sont décimées par la *fièvre puerpérale.*

A l'hôpital, l'infection purulente est véritablement chez elle. Invisible, elle siége sur les murs, les plafonds, les rideaux des lits, cherchant qui elle dévorera, — comme le monstre de la fable — et toujours prête à se jeter sur le malheureux qui lui en fournit le moindre prétexte. Elle rôde ainsi, de salle en salle, déjouant tous les efforts, et les médecins malgré leur zèle trop souvent, il est vrai, paralysé par la routine administrative, sont impuissants à chasser du logis cette insaisissable hôtesse.

La diathèse purulente souvent encore succède à une plaie envenimée, à une piqûre anatomique, et c'est ainsi, malheureusement, que meurent chaque année nombre d'étudiants et de médecins, victimes de leur dévouement ou martyrs de la science.

EFFETS ET SYMPTOMES

Des frissons répétés, suivis de fièvre et de sueurs, marquent le début de l'infection purulente, La peau jaunit, les traits s'altèrent, le malade, subitement amaigri, tombe dans un état de prostration complète, rêvant et délirant, tandis que la fièvre le consume. Les veines enflammées suppurent et la formation de nombreux abcès dans les viscères, dans les muscles, sous la peau, termine en deux ou trois jours, en quelques heures parfois, l'évolution de ces graves phénomènes.

Infection putride. Tels sont les redoutables accidents qui différencient la *pyohémie* de l'*infection putride*. Déterminée par la stagnation de matières septiques ou purulentes dans une cavité naturelle ou pathologique, celle-ci ne se complique jamais du passage ou de la formation du pus dans le sang, et l'empoisonnement particulier, la *septicémie* qu'elle occasionne, est beaucoup moins grave, en somme, que l'infection produite par le pus.

L'infection putride est surtout fréquente chez les nouvelles accouchées dont l'utérus ne se vide qu'imparfaitement des liquides et des débris membraneux qui doivent en être expulsés. On l'observe aussi chez les malades épuisés par une suppuration lente et fétide.

TRAITEMENT

Le traitement actif de la diathèse purulente repose entièrement sur l'emploi des antiseptiques puissants combinés aux toniques, et ne diffère point de celui que j'ai recommandé contre les autres maladies infectieuses; mais le poison générateur du fléau peut et doit être combattu par l'hygiène et la médecine préventive.

Les plus louables efforts ont été tentés durant ces dernières années pour la suppression des maternités et l'institution de la chirurgie des pauvres à domicile; et c'est, en effet, par la transformation complète sur ce point, des vieux errements de l'assistance publique, qu'il serait possible de sauver la plupart des malades emportés encore aujourd'hui par l'infection purulente; mais quelque urgentes et faciles qu'elles soient, ces réformes ne sont pas encore accomplies; aussi notre conscience nous fait-elle peut-être un devoir de détourner, jusqu'alors, de l'hôpital, les blessés, les malades susceptibles d'être opérés, les femmes en couches. Heureux ceux qui peuvent éviter ces tristes asiles, et recevoir chez eux, d'une main dévouée, les secours et les soins qui leur sont nécessaires !

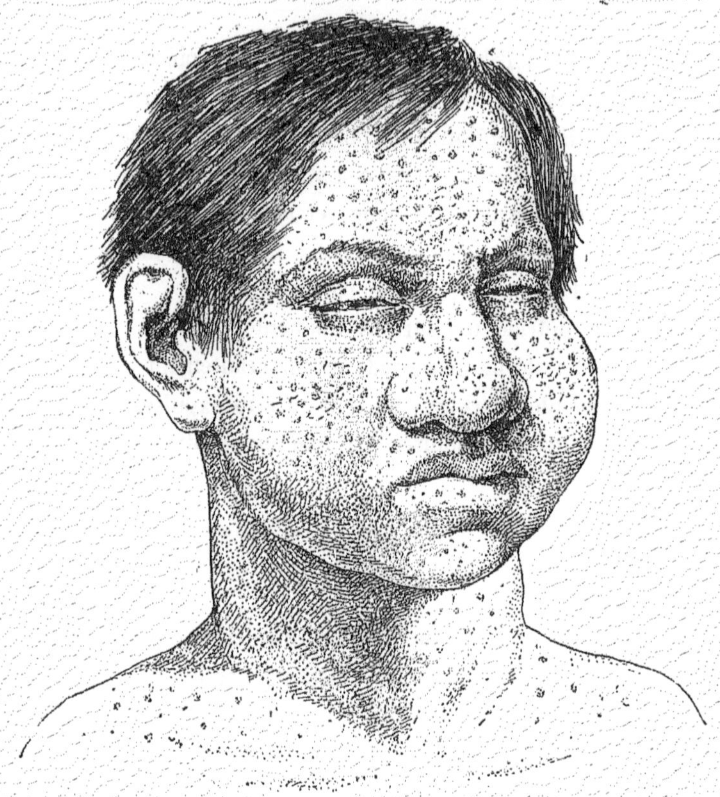

Variole confluente aux premiers jours de l'éruption.

FERMENTS HUMAINS. — MIASMES

VARIOLE

CAUSES ET GENÈSE DE LA MALADIE

Comme toutes les fièvres éruptives, la *variole* ou *petite vérole* est occasionnée par un poison miasmatique, un ferment de nature douteuse encore, mais éminemment contagieux, transportable par l'atmosphère, et se reproduisant avec une facilité extrême chez le malade qu'il a infecté.

Habituellement, toutefois, l'éclosion du miasme doit être contrariée par un certain nombre d'influences défavorables à sa multiplication, car la variole procède surtout par poussées, par épidémies, tuant alors, à Paris seulement, 300 personnes en une semaine, puis s'assoupissant bientôt au point de ne plus causer en un mois, sur la même population, qu'un ou deux décès.

D'un autre côté, le poison développé reste de longues années vivace et se fixe avec une incroyable ténacité dans les linges ayant servi au malade, sur les objets qu'il a pu toucher, dans la chambre même où il a souffert.

Je pourrais citer de ces faits, des exemples curieux et terribles. On a vu des navires rendus inhabitables à la suite d'une épidémie de variole ayant sévi sur l'équipage ; à Paris, en temps d'épidémie, des voitures de place, après le transport d'un varioleux à l'hôpital, sont devenues de véritables foyers d'infection.

La petite vérole frappe indistinctement les personnes de tout sexe et de tout âge, sans excepter le fœtus dans le sein maternel, et parfois indépendamment de la mère elle-même. Elle éclate d'abord sur les sujets affaiblis ou placés dans de mauvaises conditions hygiéniques, et gagne ensuite, par une rapide diffusion, les individus les plus robustes.

Une première atteinte, à quelque âge qu'elle ait lieu, donne *l'immunité* pour tout le reste de l'existence, et quand, par hasard la maladie récidive, c'est toujours avec bien plus de bénignité qu'à la précédente apparition.

EFFETS ET SYMPTOMES

Pour que la variole se développe, il ne suffit cependant pas que son miasme générateur ait sûrement pénétré dans un organisme.

Étymologies. — VARIOLE : *Varius* : tacheté, moucheté. — VARIOLOÏDE : *Variola* : variole, *eidos*, ressemblance. — VACCINE : *Vacca*. vache. COW-POX : Cow, vache, *pox* variole ; en anglais, variole de la vache. — Synonymie : *Petite vérole. Picote.*

Il est indispensable encore que la graine soit tombée sur un sol propice à sa germination ; et dans les plus fortes épidémies, un grand nombre de sujets, même en dehors de ceux que préserve la vaccination, y sont absolument réfractaires.

Quand malheureusement, l'infection est possible, durant douze à quinze jours encore elle *couve* en silence et sans se trahir autrement que par une fièvre légère, du malaise, quelques nausées ; jusqu'à ce qu'elle annonce, enfin, par un *frisson* tantôt unique, tantôt répété, que les préparatifs sont bien terminés et que la maladie commence.

Première période. — **Invasion.** — Ce frisson si net et si constant, c'est bien, en effet, le rideau qui se lève sur le drame, car tout aussitôt la première scène de l'évolution variolique va se dérouler.

Promptement, la fièvre s'élève, la soif est vive, la chaleur intense, le cœur accéléré, la tête fortement endolorie.

Une réelle angoisse succède au malaise, de vives douleurs déterminent dans les reins et les membres de cruels élancements ; la gorge est serrée, l'estomac soulevé se vide d'abord des aliments qu'il pouvait contenir, puis, rejette encore des mucosités et de la bile verdâtre.

Parfois, des hémorrhagies nasales, de l'étouffement, du délire, des convulsions chez les enfants, s'ajoutent à ces premiers symptômes et l'on ne peut plus douter que l'organisme ne soit véritablement sous le coup d'une maladie sérieuse.

Rash. — Voici, en effet, que de vastes rougeurs fugaces apparaissent à la peau, sur le tronc et les membres, tantôt en larges plaques comme celles de la scarlatine, tantôt en îlots disséminés comme ceux de la rougeole. Ce ne sont pas les boutons varioliques qui se montrent encore, mais des taches prémonitoires, manquant d'ailleurs dans un grand nombre de cas. Ces efflorescences rouges, connues en Angleterre et en France sous le nom de *rash,* ne font ordinairement que préparer le terrain à l'éruption définitive ; parfois, cependant, quand elles constituent, par la filtration du sang sous l'épiderme, un *rash hémorrhagique* occupant la plus grande surface du corps, elles peuvent être l'indice fatal d'une variole mortelle.

DEUXIÈME PÉRIODE. — **Éruption.** — C'est ordinairement le deuxième ou le troisième jour, après le frisson initial, que l'issue des pustules caractéristiques commence à se manifester. Elles percent à la fois à travers la peau et les muqueuses, au visage, au cou, sur les yeux, dans la gorge, le nez, la bouche, chez la femme jusque dans l'utérus; tantôt rares, disséminées, espacées, auquel cas la variole sera *discrète;* tantôt en groupes ou *corymbes,* de vingt à trente boutons; tantôt enfin nombreuses, serrées, se touchant l'une l'autre, couvrant tout le corps, et constituant ainsi la variole *confluente.*

Dans ce dernier cas, une vive rougeur envahit uniformément le visage, qui se gonfle au point de devenir véritablement monstrueux, et ses traits méconnaissables s'effacent sous l'éruption pustuleuse.

TROISIÈME PÉRIODE. — **Suppuration.** — Survenue alors à son apogée, la variole semble un instant faire halte et laisser quelque répit au malade, mais bientôt de nouveaux frissons le saisissent; le gonflement de la face se complique de celui des extrémités; les pustules blanchissent, et la *fièvre secondaire* qui se déclare, accompagnée souvent de délire, annonce que la *suppuration* s'accomplit. C'est une heure grave dans l'évolution de la variole; car l'insuffisance ou l'irrégularité de la suppuration provoque généralement les accidents les plus funestes.

QUATRIÈME PÉRIODE. — **Desquamation.** — En quatre ou cinq jours, cependant, quand le phénomène présente une heureuse issue, les pustules se rompent pour laisser couler un liquide purulent qui s'épaissit en écailles jaunâtres, ou simplement se dessèchent en couvrant le visage comme d'un masque de papier gris.

Le malade, en même temps exhale une odeur nauséabonde véritablement repoussante. Tourmenté par un intolérable prurit, il arrache, indifférent aux *cicatrices* ineffaçables qui peuvent en résulter, les croûtes qui l'irritent et laissent voir au dessous d'elles des taches d'une teinte vineuse, parfois saignantes, dont la peau garde longtemps l'empreinte.

La maladie touche alors à son terme; mais c'est le moment où la dissémination, dans l'air, des débris pustuleux chargés des germes du poison rend la transmission de la variole particulièrement dangereuse.

ANOMALIES — COMPLICATIONS — SUITES

Dans les cas favorables, de beaucoup les plus nombreux, telle est la marche habituelle de la petite vérole.

Suivant son intensité, c'est le *deuxième* ou le *troisième* jour après le premier frisson, que l'éruption commence, pour s'accomplir en vingt-quatre ou trentre-six heures; le *sixième* ou le *septième* que les pustules suppurent, pour se dessécher du *onzième* au *treizième* jour.

Toute variole qui n'évolue point avec cette régularité doit inspirer de sérieuses inquiétudes. L'*affaissement* prématuré des pustules, leur infiltration par du sang, caractérisant la variole hémorrhagique ou *variole noire*, sont des anomalies mortelles.

Comme dans toute maladie grave des complications redoutables peuvent d'ailleurs surgir à chaque instant. Un délire violent doit faire craindre la *méningite;* une oppression considérable, la *pneumonie;* une éruption trop confluente, *l'asphyxie* par la suppression des fonctions de la peau; une diarrhée sanglante la *défibrination du sang;* des frissons répétés, à la période de suppuration, l'*infection purulente*.

Il n'est pas rare, encore que la *gangrène* succède à la vive inflammation de la gorge et de la bouche; que des ulcérations pustuleuses des yeux, n'amènent la *perte de la vue;* que des *hydropisies* générales ou locales, des troubles du *cœur*, des *abcès*, des *furoncles*, etc., ne retardent et ne compromettent même la convalescence.

DIAGNOSTIC

Varioloïde et Varicelle. — La prochaine description de la rougeole, de la scarlatine, de la fièvre typhoïde, montrera les caractères essentiels qui différencient ces maladies de la variole.

On en distingue la *varioloïde*, qui n'est, comme on dit, qu'une *petite vérole volante,* par la rareté relative des pustules et la rapidité de leur suppuration, dont on voit à la fois, du quatrième au cinquième jour, le commencement et la fin.

La *varicelle,* qui n'est pas une variole légère, puisque la vaccine n'en garantit point, diffère davantage encore de la petite vérole vraie par ses boutons rouges, bientôt couronnés d'une *vésicule* dont le contenu ne tarde pas à blanchir, et disséminées principalement sur la poitrine et les membres.

TRAITEMENT

Moyens préventifs. — **Vaccine.** — Grâce à l'admirable découverte de Jenner, à la *vaccination,* tentée pour la première fois par l'illustre médecin anglais en 1796, la variole n'est plus la meurtrière maladie qui faisait encore au siècle dernier, de si grands ravages ; aussi doit-on le plutôt possible vacciner les enfants, et pour plus de sécurité renouveler tous les huit à dix ans cette petite opération, vraiment aussi simple qu'efficace.

1

2 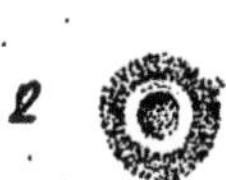

3 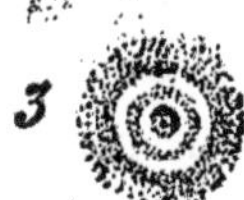

4 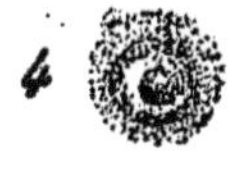

5 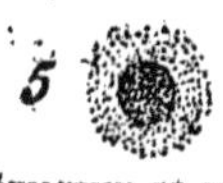

ÉVOLUTION DE LA VACCINE.
1. Bouton de vaccin le 3e jour.
2. Le 8e jour.
3. Le 9e jour.
4. Le 10e jour.
5. Le 11e jour.

Le meilleur vaccin est celui que l'on recueille sur un bel enfant soigneusement inoculé huit à neuf jours auparavant. Il égale, en qualité, le vrai vaccin de vache, le *cowpox* authentique toujours trop rare pour que l'on puisse ordinairement songer à s'en procurer, et vaut certainement beaucoup mieux que le faux vaccin de génisse transporté de l'enfant à la vache pour être ensuite reporté à l'enfant, singulier chassé-croisé qui n'empêcha cependant pas ce *cowpox artificiel* de jouir un moment à Paris, d'une très grande vogue.

L'inoculation du vaccin se pratique en introduisant sous l'épiderme de la peau du bras, la pointe d'une lancette trempée dans une pustule vaccinifère du septième au neuvième jour de son développement. La bénigne maladie qui en résulte, la *vaccine*, accomplit en treize ou quatorze jours ses diverses phases, caractérisées surtout par l'évolution graduelle des pustules vaccinales, et souvent par un peu de fièvre et de malaise le neuvième jour, au moment de leur suppuration. Quand la vaccine n'avorte point et laisse bien sur la peau, contrairement à la *fausse vaccine* et à la *vaccinelle*, une empreinte blanche caractéristique, elle confère pendant six à dix ans une immunité presque absolue contre la petite vérole.

En temps d'épidémie, la plus simple prudence commande avant tout *l'isolement* des varioleux dans les maisons et surtout dans les hôpitaux, où fatalement ils infectent les autres malades; l'assainissement des rues et des établissements publics; l'usage quotidien, chez soi, du *thymol*, de préférence à tout autre antiseptique.

Moyens hygiéniques et thérapeutiques. — Il serait aussi dangereux qu'inutile de tenter d'enrayer une variole commençante. La maladie doit suivre librement son cours et des soins hygiéniques bien dirigés suffisent, le plus souvent, à la mener à bonne issue. Je recommande toujours, en pareil cas, pour calmer la soif, pendant la période éruptive, les infusions tièdes de bourrache ou de sureau, puis les boissons rafraîchissantes, eau rougie, limonade, orge, gruau, sirop de cerises, etc, jusqu'à la convalescence. Le malade est soutenu, durant le même temps, par des bouillons ou des potages légers; la constipation combattue par des lavements à l'eau de mauves; l'agitation par les calmants les plus usuels : Sirops de chloral, de codéine, de laurier cerise etc.; à la dose moyenne de cinq à six cuillerées chaque jour. Il est essentiel, en pleine éruption, de ne point exciter la transpiration par une surcharge de couvertures, cette dangereuse pratique pouvant favoriser la congestion cérébrale ou la pneumonie. On doit aussi, toutes précautions prises, aérer et ventiler une ou deux fois, dans la journée, la chambre du malade.

Au moment de la suppuration, je prescris souvent, pour conjurer tout péril, le sirop *d'acide thymique* pur, ou délayé dans un grog à l'eau-de-vie ; le *quinquina,* le *sulfite de soude* à la dose de 4 à 6 grammes; et je fais répandre dans l'appartement du *thymol* pur, dont les émanations puissamment antiseptiques sont aussi particulièrement agréables. Ce précieux désinfectant étendu d'eau sert encore à lotionner le visage du malade en même temps qu'il préserve ceux qui le soignent des dangers de la contagion.

Les yeux du patient doivent, alors surtout, être l'objet de soins assidus, et souvent il est utile de *cautériser* au nitrate d'argent les pustules qui les couvrent. On peut aussi percer dès le début de l'éruption les plus volumineux boutons du visage et passer, à l'aide d'un pinceau, sur toute la face, une mince couche de *collodion* élastique additionné de quelques centigrammes d'acide thymique, afin de prévenir les cicatrices et de procurer au malade quelque chance de n'être point *marqué.*

Contre les complications qui pourraient surgir, il appartiendrait au médecin d'instituer sans retard, la médication spéciale à chacune d'elles. (Voir *méningite, pneumonie, laryngite* etc.) Au cas ou la confluence des pustules rendrait imminente *l'asphyxie,* on devrait sans crainte et suivant l'excellente pratique de Sydenham, faire lever et marcher le malade durant quelques instants dans la journée, même en plein air si le temps était chaud, afin qu'il put suppléer par une respiration pulmonaire plus active à l'insuffisance de la respiration cutanée.

De grands bains tièdes seront enfin donnés tous les deux jours, dès le commencement de la période de *dessication,* et le convalescent proprement tenu, puisera bientôt de nouvelles forces dans l'usage régulier des toniques et des reconstituants.

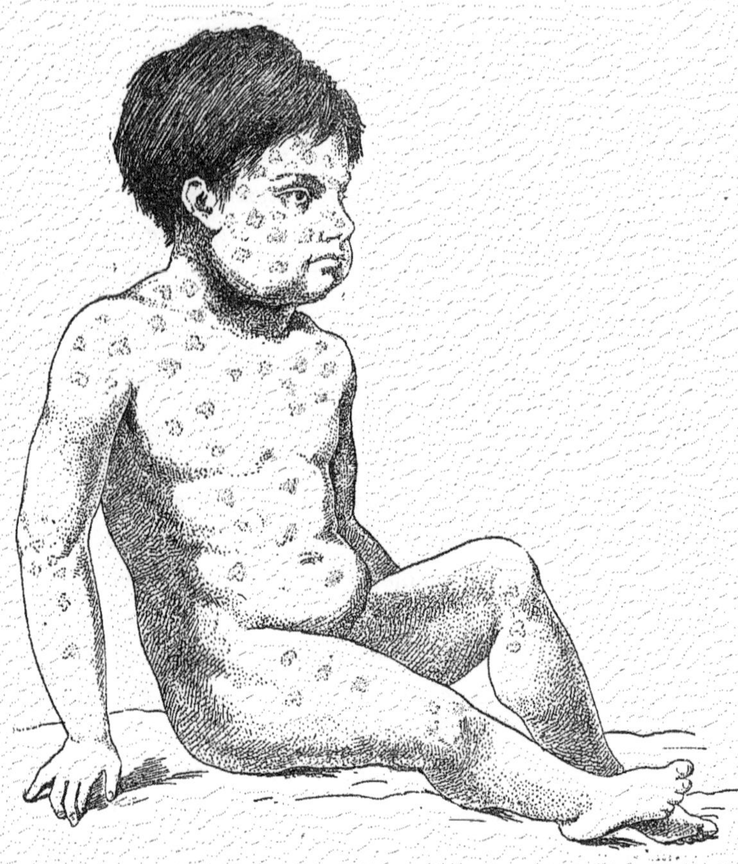

Aspect et distribution des taches de la rougeole au début de l'éruption.

ROUGEOLE.

CAUSES ET GENÈSE DE LA MALADIE

La *rougeole* est surtout fréquente au printemps et à l'automne; aussi peut-on supposer qu'une température humide et douce est essentiellement favorable à la multiplication du ferment encore inconnu qui donne naissance à la maladie.

Ce miasme, quel qu'il soit, est éminemment contagieux et volatil. Moins fixe et moins vivace, toutefois, que celui de la variole, il se multiplie, comme ce dernier, chez le malade, et l'on a pu communiquer la rougeole à des sujets sains, en leur inoculant des larmes ou du liquide tiré des taches rubéoliques des sujets infectés.

Le contage réside aussi dans les pellicules furfuracées qui se détachent de l'épiderme à la période de desquamation, et c'est bien, certainement, ce poison-là que l'on prend par contagion directe ou que l'atmosphère dissémine parfois avec une prodigieuse rapidité. La curieuse histoire de l'épidémie des îles Fœroë, racontée par Panum et citée par Jaccoud, est à cet égard, extrêmement remarquable. Depuis près d'un siècle, en effet, la maladie était inconnue dans le pays, quand un malade venu du continent, l'ayant communiquée à ses proches, 6000 personnes de tout âge, sur 7780 habitants, en furent frappées dans l'espace de sept mois.

Cet exemple démontre bien que la rougeole n'épargne personne; mais comme elle se renouvelle rarement, chez le même individu, quoiqu'il ne soit pas impossible d'en être atteint plusieurs fois, on s'explique aisément pourquoi, dans nos contrées, elle semble sévir à peu près exclusivement sur les jeunes enfants.

EFFETS ET SYMPTOMES

PREMIÈRE PÉRIODE. — **Invasion.** — Il faut, au ferment de la rougeole une dizaine de jours *d'incubation* avant qu'il puisse, par de la fièvre et quelques frissons, manifester sa présence. Dans le violent travail d'élimination qui s'accomplit alors, le poison, chassé d'abord par les muqueuses, enflamme vivement celles du nez, des yeux, de la gorge, des bronches, et détermine ainsi de fréquents éternuements, du coryza, des hémorrhagies nasales, du larmoiement, de l'enrouement, de la toux, de l'oppression, parfois même, une suffocation des plus pénibles.

Il est bien évident que ces divers symptômes indiquent l'ex-

Étymologies. — ROUGEOLE : Par allusion à la *rougeur* de l'éruption. — **Synonymie** ; *morbilli, fièvre morbilleuse.*

pulsion d'un principe malfaisant, dont l'économie doit être débarrassée, et prouvent, une fois de plus, en faveur de la théorie que j'ai sommairement exposée plus haut à propos de la classification des maladies infectieuses.

DEUXIÈME PÉRIODE — **Éruption.** — Cette élimination par les muqueuses ne suffisant pas, d'ailleurs, à l'issue du poison, du *deuxième* au *quatrième* jour la poussée vers la peau vient à son aide, et c'est alors que l'éruption cutanée se manifeste tantôt sous l'aspect de taches irrégulières d'un rouge framboisé, tantôt sous la forme de papules étroites et pointues, caractérisant la rougeole *boutonneuse*.

Cependant la fièvre persiste et des taches se montrent aussi sur les muqueuses toujours enflammées. C'est une exhalaison, une sortie en masse, pour ainsi dire, de l'élément pernicieux, qui se poursuit en général durant toute une journée, et de la face où elle commence, gagne le tronc et les membres progressivement.

TROISIÈME PÉRIODE. — **Desquamation.** — Rapidement, toutefois, les rougeurs pâlissent et s'éteignent. L'épiderme, à leur niveau se détache en minces écailles que la sueur entraîne, la fièvre tombe, la toux, d'abord sèche et pénible, s'accompagne d'une expectoration facile; la langue se nettoie de l'enduit blanchâtre qui la couvrait; le malade sent renaître un vif appétit qui l'invite à réparer ses forces.

ANOMALIES — COMPLICATIONS — SUITES

Cette évolution régulière de la rougeole s'accomplit ordinairement en huit ou dix jours; mais il peut arriver, chez les enfants affaiblis, et presque toujours sous l'influence d'un refroidissement, que l'éruption disparaisse, qu'elle *rentre,* pour employer le terme populaire d'ailleurs fort juste, qui sert à désigner cet accident; et la violente répercussion qui se produit alors sur les organes respiratoires déjà très-enflammés, occasionne, presque à coup sûr, une *bronchite capillaire,* une *pneumonie* extrêmement dangereuses.

D'autres fois, l'éruption pâle et difficile, s'accompagne de *convulsions,* de délire, d'un violent état nerveux auquel succèdent bientôt, une prostration, une adynamie complète.

Des *hémorrhagies* plus redoutables encore peuvent enfin, chez les sujets de faible constitution, compliquer aussi la rougeole. Elles débutent, généralement par un saignement de nez, une *épistaxis* d'une extrême abondance, pour se continuer par l'infiltration sanguine des taches rubéoliques, et se terminer par l'écoulement à travers les muqueuses de la vessie et de l'intestin d'un sang absolument défibriné.

Oreillons. — Il n'est pas rare, non plus, d'observer, au cours de la maladie, une fluxion très-prononcée sur les glandes salivaires parotides, se traduisant par un gonflement considérable des joues au devant et au dessous de l'oreille, et donnant lieu à l'inflammation généralement bénigne, connue sous les noms *d'ourles* ou *d'oreillons*.

La scarlatine, dont ce n'est point la seule analogie avec la rougeole, plus que cette dernière encore, occasionne ce même accident.

Les oreillons, enfin, très-souvent encore se montrent indépendamment de toute fièvre éruptive, et s'accompagnent parfois d'un gonflement simultané des testicules, des ovaires, de la mamelle, etc.; mais il est incontestable que ces fluxions spontanées sont fréquentes surtout pendant les épidémies de rougeole ou de scarlatine; qu'elles sont pareillement épidémiques et contagieuses, et peut-être faut-il les attribuer, en effet, à l'influence incomplète, à l'action modifiée ou contrariée des mêmes ferments.

Après elle, la rougeole laisse souvent des *inflammations oculaires* des *laryngites*, des *pneumonies* particulièrement graves. Elle peut hâter aussi, chez les sujets prédisposés, le dévèloppement de la *phthisie tuberculeuse;* elle n'est point sans relations enfin, avec la *diphthérie,* cette autre intoxication funeste pouvant se manifester d'emblée par l'*angine couenneuse* ou le *croup*, à la suite d'une mauvaise éruption rubéolique.

Je ne serais même pas éloigné de croire, à cet égard, comme l'ont avancé quelques observateurs, le Dr Vernhes, entre autres, que la rougeole franche puisse, pendant quelque temps et dans des conditions indéterminées encore, mettre à l'abri du croup, comme la vaccine préserve de la variole ; et j'admettrais volontiers, au cas d'une épidémie diphthérique grave, *l'inoculation de la rougeole* comme moyen préventif.

TRAITEMENT

Moyens hygiéniques. — L'heureuse évolution de la plupart des rougeoles, a fini par donner à cette maladie une réputation générale de bénignité qu'elle est loin de toujours mériter, comme on vient de le voir.

Il n'est donc pas absolument prudent de traiter à la légère une rougeole commençante, et je ne saurais trop engager les jeunes mères à se défier souvent de leurs connaissances sur ce point. Sans doute il suffit la plupart du temps, de quelques soins hygiéniques pour que la maladie arrive à bonne fin ; mais il ne faut point perdre de vue les complications redoutables qui peuvent sugir et qui pour être conjurées n'exigeraient souvent que l'intervention, à point nommé, d'une médication énergique.

Les divers moyens que j'ai décrits à propos du traitement hygiénique de la variole trouvent encore ici leur application. Il est essentiel, surtout, de ne point laisser le malade se refroidir et de ne le point étouffer non plus sous les édredons, dans le vain but de favoriser la sortie de la rougeole. Une chaleur douce, aidée d'une légère infusion de bourrache est bien plus active à cet égard et beaucoup moins dangereuse. Elle permet, soigneusement maintenue, d'aérer l'appartement, de le désinfecter au thymol, et de changer les linges du malade. Un peu de bouillon, de lait, d'eau rougie, jusqu'à ce que l'éruption s'efface, doit suffire à l'alimentation.

Moyens thérapeutiques. — Quand la toux est fréquente ou pénible quelques cuillerées de *sirop de codéine* ou de *laurier-cerise* peuvent servir à la calmer. Le *sirop thymique* à *l'eucalyptus*, que j'emploie de préférence, possède avec le même avantage, celui d'agir très-favorablement comme antiseptique et de prévenir ainsi quelques unes des plus graves complications.

L'éruption tarde-t-elle à paraître ou disparaît-elle prématurément, je prescris aussitôt *l'acétate d'ammoniaque* à la dose, de 5 à 10 gr., dans une infusion de bourrache ou de sureau édulcorée avec les sirops de capillaire, de tolu, ou d'acide thymique. Une application de *sinapismes* aux mollets peut avantageusement combattre la congestion cérébrale. Aux oreillons, s'ils se déclarent, on peut opposer les onctions légères avec le liniment : Huile de camomille 10 gr., Laudanum de Sydenham 6 gr., Chloroforme 3 gr. Les autres complications, laryngites, bronchites, pneumonie, diphthérie, etc., exigent le prompt usage des moyens qui seront exposés plus tard, à l'occasion de chacune de ces maladies.

SCARLATINE

Moins contagieux que celui de la rougeole, le ferment de la *scarlatine* se propage en outre plus difficilement; mais l'empoisonnement qu'il détermine est toujours aussi beaucoup plus grave. Le plus grand nombre des rougeoles ont une heureuse issue; la scarlatine jamais n'est une affection bénigne.

EFFETS ET SYMPTOMES

Il suffit à la maladie de sept à huit jours *d'incubation* pour éclater, et son mode *d'invasion* ressemblerait absolument à celui

Étymologies : SCARLATINE : Par allusion à la teinte écarlate de la peau. — **Synonymie** : *Fièvre rouge*, *fièvre pourprée*.

de la variole s'il n'était caractérisé par un violent mal de gorge, une *angine* intense, reconnaissable à l'empâtement des ganglions placés sous la mâchoire, à la coloration framboisée du pharynx, à la rougeur pointillée des amygdales.

Précédée de peu par la fièvre et les frissons, *l'éruption* paraît par grandes taches, d'abord au niveau du cou qui se gonfle considérablement et dans le pli des membres; puis, le corps tout entier s'empourpre et l'on voit, après deux ou trois jours, cette rougeur, piquetée de points brillants, pâlir par degrés en passant de la teinte violette au rouge de cuivre.

Alors l'épiderme, desséché sur toute la surface de la peau, se détache par larges lamelles. Ce n'est plus une exfoliation insensible comme celle de la rougeole, mais une véritable mue analogue à celle d'un reptile qui fait peau neuve. Aux mains, l'épiderme parfois s'enlève d'une seule pièce, comme un gant; la langue, comme d'un fourreau, sort toute fraîche, de sa vieille muqueuse. C'est l'épisode presque comique d'une sérieuse maladie; mais cette favorable terminaison n'est malheureusement pas la plus commune.

ANOMALIES — COMPLICATIONS — SUITES

La scarlatine, en effet, a des anomalies terribles. Parfois elle débute, et se termine en quelques heures, par une extrême agitation, une *convulsion* foudroyante.

Comme la variole et la rougeole elle peut être *hémorrhagique* ou frapper le malade d'un anéantissement mortel.

Il est vrai que ce sont là des *scarlatines malignes;* mais dans les cas même les plus réguliers, trop souvent l'*angine couenneuse,* des *oreillons* suppurés, la *gangrène pulmonaire* et surtout l'inflammation grave des reins, la *néphrite albumineuse,* continuent sans transition, l'évolution scarlatineuse normale.

Urémie. — Nous aurons à revenir, plus loin, sur les redoutables phénomènes de la néphrite. Il suffit de savoir, ici, que les reins enflammés ne remplissant plus leurs fonctions, *l'urée* qu'ils ont mission d'éliminer du sang, s'accumule de plus en plus dans le torrent circulatoire, tandis que des quantités considérables d'*albumine* sont expulsées avec le flux urinaire.

Les extrémités, alors, s'infiltrent et s'empâtent; des membres, le gonflement gagne le tronc; l'œdème se généralise, et cette hydropisie des tissus sous-cutanés, connue sous le nom d'*anasarque*, se complique bientôt d'*hydropisies viscérales*. Cependant, l'empoisonnement urémique du sang s'est fait en silence; et les formidables convulsions qui tout à coup l'annoncent, presque toujours achèvent le malade en même temps.

TRAITEMENT

Moyens hygiéniques et thérapeutiques. — Toutes les recommandations que je viens de faire à propos de la rougeole et de la variole sur les soins à donner au malade, doivent être s'il est possible, plus rigoureusement observées encore contre la scarlatine, la plus traîtresse, à coup sûr, des fièvres éruptives.

L'angine intense dont s'accompagne la maladie, exige dès le début, l'emploi des *gargarismes* au miel rosat, à la glycérine, au chlorate de potasse, etc.; les trop fréquents accidents de la néphrite, l'usage quotidien du *lait* à haute dose, moyen d'une incontestable efficacité contre cette complication dangereuse; l'affaiblissement déterminé par les formes hémorrhagique et typhique du mal, l'administration des toniques et des stimulants : *Vin*, *quinquina*, *eau-de-vie*, etc., combinés aux préparations à l'*acide thymique*.

Aussi favorable qu'ait été l'issue de la scarlatine, le convalescent, exposé longtemps encore à l'inflammation rénale devra d'ailleurs éviter tout refroidissement, et ne point sortir de sa chambre avant de pouvoir affronter sans péril les vicissitudes atmosphériques.

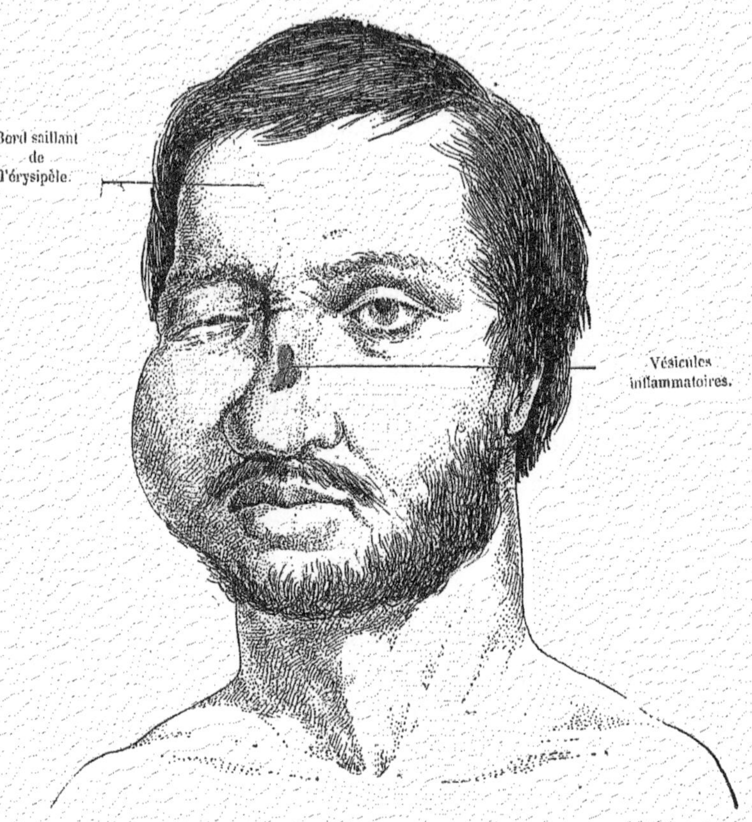

Érysipèle de la face en voie de progression.

ÉRYSIPÈLE. ÉRYTHÈME. ROSÉOLE. URTICAIRE

CAUSES ET GENÈSE DE L'ÉRYSIPÈLE

Les frappantes analogies que présente *l'érysipèle* avec les dernières maladies que nous venons d'étudier, sa façon même d'apparaître surtout sous la forme épidémique, au printemps et à l'automne, et de régner en permanence conjointement avec l'infection purulente, dans les salles d'un grand nombre de nos hôpitaux, nous autorisent suffisamment à penser que son ferment générateur doit offrir quelque ressemblance avec ceux des fièvres éruptives.

A l'inverse de ces dernières, cependant, l'érysipèle, loin d'accorder à l'organisme l'immunité d'une seconde atteinte, revient, au contraire, avec une prédilection marquée, parfois même périodiquement, aux malades qu'il a frappés une première fois.

Dans un grand nombre de circonstances, enfin, le poison qui l'engendre semble, indépendamment de toute transmission, se former dans le corps même du malade, tandis que l'éclosion d'une fièvre éruptive exige absolument la pénétration préalable, dans l'économie, d'un ferment venu du dehors.

Variétés de l'érysipèle — Ces diverses considérations permettent de distinguer *l'érysipèle spontané,* qui frappe inopinément les sujets prédisposés, et *l'érysipèle traumatique,* toujours précédé d'une lésion externe ou interne; une plaie, par exemple, la piqûre d'un instrument malpropre, une ulcération, la simple irritation même de la peau par une brûlure superficielle ou par « un coup de soleil. »

L'exanthème caractéristique se montre enfin comme phénomène ultime de plusieurs maladies graves, la fièvre typhoïde, la néphrite, la pneumomie, le diabète, et son apparition, dans ce cas est du plus fâcheux pronostic.

D'après son aspect et son mode de terminaison, l'érysipèle est dit *simple* ou *lisse*, *vésiculeux*, *bulleux*, *œdémateux*, *phlegmoneux*, *gangréneux*, *etc.* Suivant sa marche, il est *fixe*, *vague*, *erratique ambulant*, *général*, et sa gravité dépend, à la fois, de la cause qui l'a produit, de la région qu'il occupe, des phénomènes variables qui peuvent s'accomplir au cours de son évolution.

Étymologies. — ÉRYSIPÈLE ou ÉRÉSIPÈLE : *Eruthros :* rouge, *pellis* peau, qui rougit la peau. — ÉRYTHÈME : *Eruthèma.* Rougeur à la peau. — ROSÉOLE : De la couleur des taches. — URTICAIRE : *Urtica : ortie;* le prurit de l'urticaire étant analogue à celui que causent les piqûres de l'ortie. — EXANTHÈME : *Exanthein* fleurir. Efflorescence.

EFFETS ET SYMPTOMES

Caractères généraux et communs. — Un léger malaise, un frisson, un accès fébrile accompagné de nausées ou de vomissements, précèdent souvent l'éruption de l'érysipèle; mais il n'est pas rare, non plus, que la rougeur se montre d'emblée, sur un point de la peau, soit à la faveur d'une minime éraillure, d'une pustule, etc., soit sur une surface absolument saine et sans la moindre solution de continuité.

L'inflammation, limitée d'abord à un point, rapidement s'étend et se propage. C'est une tache d'un rouge vif, pâlissant sous la pression du doigt, généralement lisse et luisante, à contours irréguliers et progressant surtout par l'un de ses bords, moins diffus, plus net et plus saillant que l'autre. Telle est parfois, son intensité, que des *vésicules,* des *ampoules* pleines de sérosité, s'élèvent sur son passage comme au contact d'un vésicatoire. La rougeur passée, la peau reste d'abord jaunâtre, puis l'épiderme desséché se détache, et la desquamation s'opère ordinairement par larges écailles ou par lambeaux comme à la suite de la scarlatine.

Dans les cas graves, l'inflammation se termine par une suppuration aboutissant presque toujours à l'infection purulente, ou par la gangrène des tissus que l'érysipèle a frappés.

Érysipèle interne. — Cependant, en même temps que la rougeur externe ou même avant qu'elle n'apparaisse, les muqueuses peuvent être aussi le siége de vives fluxions.

La bouche, la gorge, le larynx, les bronches enflammés sont parcourus ainsi par un véritable *érysipèle interne,* qui, dans certains cas, peut atteindre jusqu'aux membranes mêmes du cœur.

Érysipèle de la face. — De tous les érysipèles spontanés, celui de la face, de beaucoup le plus fréquent, débute, en général, par les narines, la paupière ou le pavillon de l'oreille. La rougeur, vive, s'accompagne d'une douloureuse cuisson et d'un boursouflement des tissus à tel point considérable, que lorsque le visage, au bout de deux ou trois jours, est totalement envahi, son aspect ne peut être comparé qu'à celui que lui donne habituellement l'éruption de la variole.

Pour peu que l'érysipèle soit intense, il gagne rapidement le cuir chevelu sans cesser d'occuper la face, et telle est, alors, la congestion de la peau, que le cerveau, dépouillé, par cette fluxion, externe, du sang nécessaire à son fonctionnement, devient aussitôt le siége d'effrayants désordres. L'extrême agitation, le violent délire qui se manifestent à ce moment, ne reconnaissent, en effet, généralement pas d'autre cause, et ce n'est, fort heureusement, que par exception, qu'ils doivent être attribués à l'inflammation profonde des méninges.

Dans les cas légers, l'érysipèle marche avec beaucoup plus de lenteur, et comme il s'éteint sur un point, à mesure qu'il avance sur l'autre, sauf à recommencer le tour de la tête après l'avoir accompli, la fluxion du visage étant toujours limitée, le délire ne se manifeste pas, et le malade reste calme.

Érysipèle des nouveau-nés. — Quand il frappe les nouveau-nés, l'érysipèle coïncide souvent avec une épidémie de fièvre puerpérale, et présente une gravité toute particulière, soit qu'il débute autour de la plaie encore fraîche, déterminée par la chute du cordon, soit qu'il prenne naissance sur un des points du corps irrités ou frottés par les langes. Une fièvre intense, des vomissements, de la diarrhée, une extrême agitation accompagnent la marche rapide du mal, et des convulsions répétées amènent bientôt une terminaison funeste.

Érysipèle traumatique. — C'est surtout dans les hôpitaux que sévit sur les opérés, les blessés, les femmes récemment accouchées, l'érysipèle traumatique. La moindre plaie, une piqûre de lancette, par exemple, lui fournit un prétexte suffisant pour qu'il éclate; et l'inflammation des vaisseaux lymphatiques, *l'angioleucite* qui le complique ordinairement, augmente de beaucoup les dangers de sa période terminale.

DIAGNOSTIC

Érythème. — Roséole — Le petit groupe des *exanthèmes* comprenait autrefois, outre l'érysipèle, trois autres petites fièvres éruptives, l'*érythème,* la *roséole* et l'*urticaire* dont les deux premières, au moins, devraient en être distraites aujourd'hui.

Il est bien douteux, en effet, que l'érythème ou la roséole puissent jamais se présenter comme des maladies essentielles, indépendantes de toute autre affection. Nous les avons étudiés déjà parmi les symptômes de l'*arthritisme* de l'*herpétisme,* de la *syphilis,* etc. (Voir ces mots); et ce n'est réellement, à mon avis, que sur les sujets plus ou moins imprégnés de ces vices constitutionnels qu'ils se manifestent. On les voit aussi passagèrement paraître, de même que l'érysipèle, à la dernière période ou dans le cours des fièvres graves, sans que l'on puisse même les compter comme une complication,

Les taches de l'*érythème,* saillantes et d'un rouge vif, offrent toujours une certaine surface; l'éruption de la *roséole,* au contraire, pâle et disséminée, ressemble surtout à celle de la *rougeole* et les deux maladies pourraient même souvent être confondues, si la dernière ne se caractérisait suffisamment, outre ses taches plus foncées, par la fièvre plus intense, la toux, et le catarrhe des muqueuses.

Urticaire — Il est plus difficile d'affirmer que l'*urticaire* ou *fièvre ortiée*, soit toujours liée à un état constitutionnel, car on voit cette singulière maladie se manifester chez les personnes des tempéraments les plus variés, sous les influences les plus diverses. On ne saurait nier, toutefois, que ce bizarre exanthème ait une prédilection marquée pour certains sujets. Telle personne ne peut manger des moules, des écrevisses, des salaisons, des fraises; telle autre, absorber la moindre quantité de laudanum, de copahu, etc. sans qu'aussitôt l'éruption ne se produise. Chez celui-ci, la piqûre ou le seul contact d'un insecte, chez celui-là, un excès, une émotion violente, la simple vue même d'un objet antipathique, suffisent à réveiller la susceptibilité de l'organisme et à provoquer aussitôt l'issue des élevures cuisantes qui caractérisent la fièvre ortiée.

Rouges ou pâles, parfois blanches, dures, bosselées, ces élevures en forme de plaques irrégulières, occasionnent une irritation vive, plus ou moins analogue à celle de l'ortie et forçant le malade à se gratter jusqu'au sang. Souvent elles disparaissent tout à coup, comme elles sont venues, ou bien s'effacent lentement, en laissant après elles une tache rouge semblable à une morsure de puce. Un rapide mouvement de fièvre parfois les accompagne, et j'ai vu certains malades présenter alors, en même temps qu'un gonflement très-sensible des mains et du visage, une coloration pourprée générale de la peau.

TRAITEMENT

Moyens hygiéniques et préventifs. — Quand règne une épidémie d'érysipèle, il est prudent de s'armer aussitôt des agents actifs de la médication antiseptique, et d'en user largement, partout où le poison peut se répandre et se propager. Dans les hôpitaux, il est indispensable, à cet égard, d'assainir les salles des services de chirurgie en y répandant chaque jour, de préférence au phénol dont la mauvaise odeur répugne à tant de personnes, une solution concentrée de *thymol*, qui se recommande à la fois par ses agréables émanations et la réelle supériorité de ses propriétés antiputrides. Le *thymol-Doré,* que je prescris habituellement, convient surtout, même coupé d'eau, pour cet usage, sa concentration étant sept à huit fois plus forte que celle de l'*eau thymique* employée jusqu'à ce jour par Virchow, Lewin et plusieurs autres célèbres médecins de l'Allemagne.

Si le fléau sévit déjà sur les malades, l'humanité fait un

devoir au médecin de renvoyer loin du foyer d'infection tous ceux qui peuvent le quitter; de prescrire aux autres un traitement tonique, de leur épargner les opérations même les plus minimes, d'employer le thymol à tous les pansements et de préserver les plaies du contact de l'air par une couche de collodion, chaque fois que c'est possible.

Moyens thérapeutiques. — Contre l'érysipèle en pleine évolution, beaucoup de praticiens encore font trop, et d'autres pas assez. Les uns saignent le malade, les autres laissent au mal le champ libre, dans l'espoir qu'il s'en ira comme il est venu. Entre ces deux extrêmes pareillement déplorables, une large place est réservée au traitement rationnel qui doit être, à mon avis, antiseptique et tonique en même temps, pour répondre à la nature infectieuse de la maladie et à la débilitation progressive du malade.

Et d'abord, en prévision de l'énorme gonflement qui peut accompagner un érysipèle de la face ou d'un membre, on aura bien soin, s'il se déclare chez une femme, d'enlever à la patiente ses boucles d'oreille et ses anneaux.

Dès que la rougeur apparaîtra, quelques lotions à l'eau de sureau tiède, calmeront la douloureuse tension des tissus; et l'exanthème fréquemment saupoudré d'amidon pulvérisé, semblera moins cuisant à celui qui souffre.

Une purgation douce, à la limonade citro-magnésienne, est utile, au début, pour débarrasser l'intestin; mais loin d'insister sur les évacuants, je prescris alors, selon la méthode anglaise, les *toniques* et les *stimulants*, bouillons, vin de quinquina, grog à l'eau de vie, sirop thymique, etc. à doses d'autant plus élevées que le malade est moins calme. Avec tout avantage on peut ainsi donner jusqu'à 300 ou 400 grammes de vin de quinquina par jour, en employant encore pour calmer la soif, le grog ou la limonade vineuse. Au délire, il convient d'opposer le *laudanum* à la dose de 15 gouttes dans une potion cordiale et je puis affirmer, quelle qu'ait été la violence de ce dernier phénomène, n'avoir jamais vu d'érysipèle de la face être suivi de complication sérieuse par l'emploi méthodique de cette médication.

Quand la maladie tend à récidiver et à se reproduire périodiquement, il n'est pas impossible d'en prévenir le retour par l'observance d'une bonne hygiène combinée à l'emploi régulier des reconstituants et des antiseptiques.

C'est en partant de ce principe, que je parvins, il y a quelques mois, par de simples pulvérisations à l'*acide thymique* pratiquées sur le col de l'utérus, par l'usage interne du même médicament et celui de l'eau laxative de Birmenstorf à la dose d'un verre le matin, deux fois par semaine, à débarrasser une dame anémique et rhumatisante d'un érysipèle périodique se manifestant aux époques menstruelles avec une telle intensité, qu'à chaque nouvelle atteinte la peau des cuisses et des jambes, soulevée en une multitude de vésicules, se détachait par grandes plaques de trois à quatre décimètres carrés, comme après l'application d'un vésicatoire.

Localement ont été tentés contre l'érysipèle bien des moyens qui devaient être sans efficacité, puisque l'exanthème n'est jamais que l'expression superficielle d'une intoxication profonde. Il est donc inutile et dangereux de chercher à limiter par des pommades, des cautérisations, des emplâtres, le mal en voie de progression. Une mince couche d'axonge ou de collodion suffisent, au besoin, à préserver la surface enflammée du contact irritant de l'air.

L'érythème, la roséole, l'urticaire, n'exigent point d'autre traitement local que celui de l'érysipèle. On leur opposera très-efficacement les lotions tièdes au thymol coupé d'eau, les applications de poudre d'amidon, les bains alcalins à l'eau de son, quand l'éruption se généralise. L'urticaire intense occasionnée par l'ingestion des moules, réclame souvent l'administration rapide d'un évacuant, vomitif ou purgatif, et l'emploi des moyens spéciaux dont nous aurons à parler au chapitre des empoisonnements.

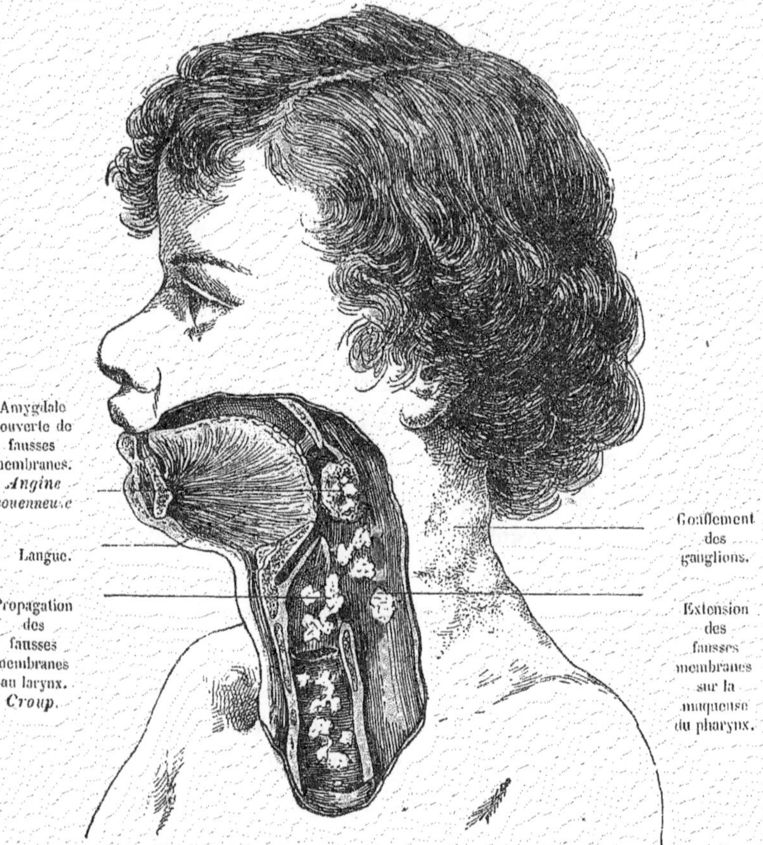

Invasion de la gorge et du larynx par les fausses membranes, dans l'angine couenneuse et le croup.

FERMENTS TELLURIQUES

DIPHTHÉRIE — CROUP

CAUSES ET GENÈSE DE LA MALADIE

On n'entend pas beaucoup parler de la *diphthérie* dans le monde, et cette épouvantable maladie engendre pourtant chaque jours les accidents les plus funestes.

Elle se révèle ordinairement par *l'angine couenneuse* ou le *croup*, et c'est probablement parce que ces manifestations locales sont déjà trop importantes par elles-mêmes, qu'il est si rarement question de l'empoisonnement général dont elles dépendent.

La diphthérie règne surtout dans les saisons humides et froides, au printemps, à l'automne, et frappe particulièrement les sujets chétifs placés dans de mauvaises conditions d'hygiène. Il n'est point rare, toutefois, de la voir éclater chez de beaux et robustes enfants que leur constitution rend sans doute plus aptes que d'autres, à contracter la maladie. Aucun âge, d'ailleurs, n'est à l'abri de ses atteintes; cependant les phénomènes locaux de l'intoxication varient un peu, suivant qu'ils se manifestent chez les enfants ou chez les adultes.

Le ferment de la diphthérie se reproduit chez le malade comme ceux des fièvres éruptives, et se transmet aussi par dissémination et par contagion à la fois. J'ai même, à propos de la rougeole, donné à entendre qu'il ne devait pas être sans analogie avec le poison générateur de cette dernière maladie, et peut être eût-il été logique de le ranger parmi les *miasmes humains*. Mais j'ai dû tenir compte, aussi, de l'opinion des médecins qui le supposent constitué par une moisissure purement *parasitaire*, et tout en faisant ici mes réserves à cet égard, je lui ai donné, pour le rapprocher le plus possible des précédents, la première place parmi les poisons primitivement, au moins, émanés du sol, parmi les *ferments telluriques*.

Quoiqu'il en soit, dans certaines circonstances, la diphthérie semble présenter une malignité vraiment exceptionnelle, et toute personne en rapport direct avec le malade est alors presque fatalement atteinte à son tour. Victimes de leur dévouement, les médecins eux-mêmes sont impitoyablement frappés; et c'est ainsi que nous avons vu successivement mourir en quelques jours, à la fin du printemps de 1877, cinq de nos plus vaillants confrères: Regnault, Mérandon, Cintrat,

Étymologies. — DIPHTHÉRIE : *Diphthèra* : membrane. — COUENNE : COUENNEUX : de l'aspect que présentent les fausses membranes. — CROUP : mot imitatif du bruit de la toux croupale.

Carrère, Dubois, tombés sur le glorieux champ de bataille où loin de chercher à donner la mort, on ne s'efforce, pour le bien de l'humanité, que de lutter contre elle!

EFFETS ET SYMPTOMES

Fausses-membranes ou Couennes. — De même que le tubercule est le produit constant de la tuberculose, l'œuvre caractéristique de la diphthérie c'est la formation, sur les membranes muqueuses, d'une exsudation d'un blanc grisâtre, épaisse, résistante, se détachant par lamelles analogues à du blanc d'œuf cuit, et recouvrant comme un voile, ou plutôt comme une couche crémeuse, toute la région attaquée.

Désignés sous le nom de *fausses-membranes* ou *couennes*, ces exsudats se forment après deux ou trois jours de malaise et de fièvre parfois peu prononcés, et semblent être véritablement les premiers phénomènes de l'infection diphthérique.

Presque toujours ils se montrent d'abord au fond de la gorge, se couvrent de champignons parasitaires; et reproduits, par la muqueuse enflammée, au fur et à mesure qu'ils s'en détachent, ils déterminent bientôt, s'ils ne dépassent point les amygdales et le pharynx, les graves phénomènes de *l'angine couenneuse;* s'ils se propagent jusqu'à la glotte, les accidents plus redoutables encore du *croup.*

Plus tard, les fausses-membranes peuvent envahir la trachée, les bronches ou les fosses nasales. Il n'est pas rare, enfin, qu'elles se montrent à la dernière période de la diphthérie, à la surface même de la peau, notamment sur les endroits qui pourraient avoir été dénudés par un vésicatoire. Mais de toutes ces manifestations, les plus importantes sont bien certainement celles de la gorge et des voies aériennes; et c'est de l'angine couenneuse et du croup, que nous allons surtout nous occuper.

Angine couenneuse. — Il arrive parfois que l'angine couenneuse débute sournoisement par une simple rougeur de la gorge, un léger gonflement des amygdales, une gène très-supportable de la déglutition; mais ces accidents locaux sont plus souvent, peut-être, précédés d'une fièvre violente qui ne peut laisser aucun doute sur la gravité du mal dont l'organisme est menacé.

Bientôt, en effet, les couennes apparaissent, grises, sanieuses, sordides, comme incrustées dans la muqueuse du pharynx qui se gonfle et saigne sur leurs bords, s'ulcère au dessous d'elles, et s'enflamme à leur pourtour sur une grande étendue. En peu de temps elles gagnent les amygdales, le voile du palais, la luette, les fosses nasales, la bouche. A l'extérieur, le cou se gonfle et les ganglions disséminés dans ses tissus s'engorgent, jusqu'à former de chaque côté, sous les mâchoires, une tumeur, un empâtement douloureux.

Cependant, le malade abattu, prostré, la voix affaiblie ou voilée par la toux, peut encore avaler sans vives souffrances; mais il exhale une haleine infecte; une sanie fétide et sanguinolente s'écoule de sa bouche et de ses narines; et si la propagation des couennes au larynx n'amène pas tout à coup l'asphyxie et la mort, celle-ci fatalement est déterminée par l'infection putride.

C'est généralement ainsi que se termine, à tout âge, l'angine couenneuse grave; mais chez l'enfant, quand les fausses membranes ne se sont point d'abord formées dans le larynx, presque toujours elles s'y propagent à la suite de l'angine et, dès ce moment, la laryngite diphthérique, le *croup*, est confirmé.

Croup. — A la fièvre, à l'abattement, au mal de gorge dont le petit malade était atteint, s'ajoutent alors d'effrayants symptômes. La voix est étouffée, éteinte; la toux, désignée sous le nom de *toux croupale,* fréquente, rauque, sourde, creuse, suivie d'un sifflement après chaque secousse.

Les mucosités expulsées sont mêlées de débris de fausses-membranes souvent en forme de tube, comme les conduits aériens sur lesquels elles sont moulées. Puis, soudain, se déclare, un accès de suffocation terrible, déterminé par l'obstruction complète de la glotte. Anxieux, agité, terrifié, le pauvre enfant dont l'intelligence n'est aucunement troublée, se jette, éperdu, dans les bras de ceux qui l'entourent; il renverse la tête en arrière, s'épuise en inutiles efforts pour aspirer l'air qui lui manque, porte ses mains à sa gorge pour en arracher l'obstacle qui l'étouffe, et la face bouffie, violette, les yeux hagards, le front ruisselant de sueur, il lutte vainement contre l'affreuse mort qui l'étrangle.

Telle est ordinairement l'effroyable scène qui termine la dernière période du croup; mais si l'asphyxie, après plusieurs de ces assauts, ne peut terrasser sa victime, la diphthérie comme dans l'angine couenneuse ne tarde pas à se généraliser; le sang altéré se décompose, et le malade meurt véritablement empoisonné.

Ces accès intermittents, ces suffocations horribles, ne se présentent cependant pas chez tous les malades. Plus sujets aux *spasmes de la glotte*, les jeunes enfants en sont particulièrement atteints; les autres succombent plutôt, de même que les adultes, à *l'asphyxie* lente qui surcharge le sang d'acide carbonique et durant les dernières heures amène la *paralysie* ou l'*insensibilité* de certaines régions du corps.

Ce n'est point exclusivement, d'ailleurs, l'intoxication diphthérique ou l'obstruction du larynx qui dans cette lamentable maladie peuvent être mortelles. Une *bronchite*, une *pneumonie*, à l'heure où l'on croit tout danger conjuré, viennent souvent ressaisir le malade, et la mort, même en pleine convalescence, trouve parfois encore un prétexte à le frapper dans les *paralysies* partielles qui suivent presque toujours la guérison du croup et de l'angine couenneuse, et qui variables, changeantes, peuvent brusquement, après le voile du palais où elles débutent ordinairement, immobiliser soudain les membres inférieurs, les bras, le tronc, le cœur lui-même, dont l'arrêt subit, en ce cas, est malheureusement aussi l'arrêt immédiat de la vie!

TRAITEMENT.

Moyens hygiéniques et préventifs. — Au seul nom du croup tremblent toutes les mères, et trop souvent, en effet, ce terrible fléau vient cruellement justifier leurs terreurs et donner raison à leurs alarmes.

Que des soins incessants et bien entendus soient donc prodigués aux jeunes enfants dont la constitution délicate est une perpétuelle menace; qu'ils trouvent chaque jour, dans l'emploi des moyens que j'ai recommandés contre la chlorose, la scrofule, le rachitisme, la tuberculose, etc., le supplément de forces qui leur permettra de traverser, sans accident, les périlleuses années de l'enfance.

Une épidémie éclate-t-elle dans un quartier, que les mères dont les enfants sont débiles ou chétifs, redoublent alors de vigilance et de zèle. S'il leur est possible de fuir le foyer d'infection, qu'elles n'hésitent pas et se sauvent, avec leur trésor, loin du monstre qui les guette. Il est dans Paris surtout, des rues, des maisons même, toujours plus éprouvées que d'autres pendant les épidémies de croup, et j'ai, pour ma part, noté dans mon quartier, plusieurs de ces redoutables repaires, où, fatalement, chaque année, la diphthérie fait une ou deux victimes!

Chez soi, contre la maladie régnante, il est indispensable de mettre en pratique toutes les précautions hygiéniques pouvant s'opposer à l'accès du fléau: Alimentation saine et tonique, assainissement de l'habitation; propreté extrême; et si, par surprise ou malgré ces efforts, la diphthérie éclate dans une famille, que le malade, aussitôt isolé, soit placé dans une chambre facilement aérable et souvent désinfectée, aussi bien que le lit et les linges de pansement, au moyen du thymol, du chlorure de chaux, de l'acide phénique.

Les personnes veillant auprès du patient éviteront, en appliquant les topiques, d'exposer leur visage aux matières contagieuses qui pourraient être projetées de sa bouche, et pendant quelques secondes même, suspendront alors, s'il est possible, leur respiration. Les débris de fausses-membranes et les germes des moisissures microscopiques qu'ils renferment, pouvant être des agents actifs de contagion, il sera prudent de faire des ablutions fréquentes, et de ne communiquer avec d'autres personnes, de n'embrasser surtout de jeunes enfants, qu'après avoir purifié ses vêtements au thymol, ou complètement changé sa toilette.

Moyens thérapeutiques. — Tout a été tenté contre le croup, absolument tout, et devant les deux ou trois cents médicaments qui tour à tour ont été préconisés contre cette affreuse maladie, on conçoit que le médecin consciencieux hésite à se prononcer et à choisir.

Est-il besoin de dire, d'ailleurs, que le plus grand nombre de ces soi-disant remèdes infaillibles n'ont aucune valeur, la vogue éphémère de la plupart d'entre eux ne leur étant venue que d'avoir été administrés par ignorance ou honteux calcul, contre de *faux-croups* qui guérissent habituellement d'eux-mêmes?...

Que l'on prenne donc garde, au début d'une si grave maladie, de s'attarder à l'emploi de médicaments d'une réputation surfaite, de perdre, en vaines tentatives, un temps précieux.

Vomitif. — En règle générale, dès qu'un enfant souffre de la gorge, l'administration d'un vomitif est indiquée, et dans ce cas, avec 1 à 2 grammes de poudre d'ipécacuana, en provision chez soi, l'on peut toujours répondre à cette indication de première importance. Il suffit alors, en effet, pour un jeune enfant, de délayer deux ou trois prises de la poudre dans une demi petite tasse d'eau tiède sucrée et de l'administrer par cuillerées à café jusqu'à vomissement. Pour un enfant plus âgé l'on augmente la dose, et l'on peut sans crainte, à un adulte, donner en deux fois, à quelques minutes d'intervalle, les deux grammes d'ipéca.

Médication générale. — Contre le croup ou l'angine couenneuse confirmés, le désarroi thérapeutique est tel, qu'il n'est peut-être pas deux médecins traitant les manifestations locales de la diphthérie de la même manière. Les uns emploient le *soufre,* d'autres, le *chlorate de potasse,* ceux-ci le *copahu* et le *cubèbe,* ceux-là les *mercuriaux,* de telle ou telle façon.

La plupart de ces méthodes, je les ai tentées, essayées, éprouvées, et le plus souvent, aujourd'hui, je prescris au malade, à l'intérieur, soit le *perchlorure de fer* à la dose de 30 à 50 gouttes par jour dans une petite quantité d'eau édulcorée avec le sirop *thymique;* soit le *lacto-chlorure de fer et de sodium* dans un sirop à l'écorce d'oranges. Le bouillon, le lait, le vin, le quinquina, le grog, sont employés à désaltérer le patient et à soutenir ses forces.

Médication locale. — Contre les accidents locaux, six à huit fois par jour, au moins, je fais badigeonner la gorge et les fausses-membranes tantôt avec une solution caustique au *nitrate d'argent* : 1 gram. pour 10 gram. d'eau; tantôt avec une mixture composée de : *acide thymique* 1 gram., *alcool* 5 gram., *glycérine* 10 gram. Dans certains cas, j'emploie plus avantageusement encore les *pulvérisations* de *soufre* ou *d'iode naissants*, pratiquées comme je l'indiquerai plus loin (Voir *laryngite*), au moyen de mon *pulvérisateur à réactions;* et quand c'est possible, je recommande au malade, de se gargariser avec une petite quantité d'eau de chaux. Telle est la pratique à laquelle j'ai dû les plus heureux résultats, et je ne crois pas que l'on puisse en instituer une plus rationnelle.

Comme suprême ressource, enfin, je me résous à pratiquer l'opération de la *trachéotomie,* qui permet à l'enfant de respirer par une ouverture artificielle pratiquée à la gorge, et souvent de retrouver la vie dans la première bouffée d'air dont ses poumons se remplissent...

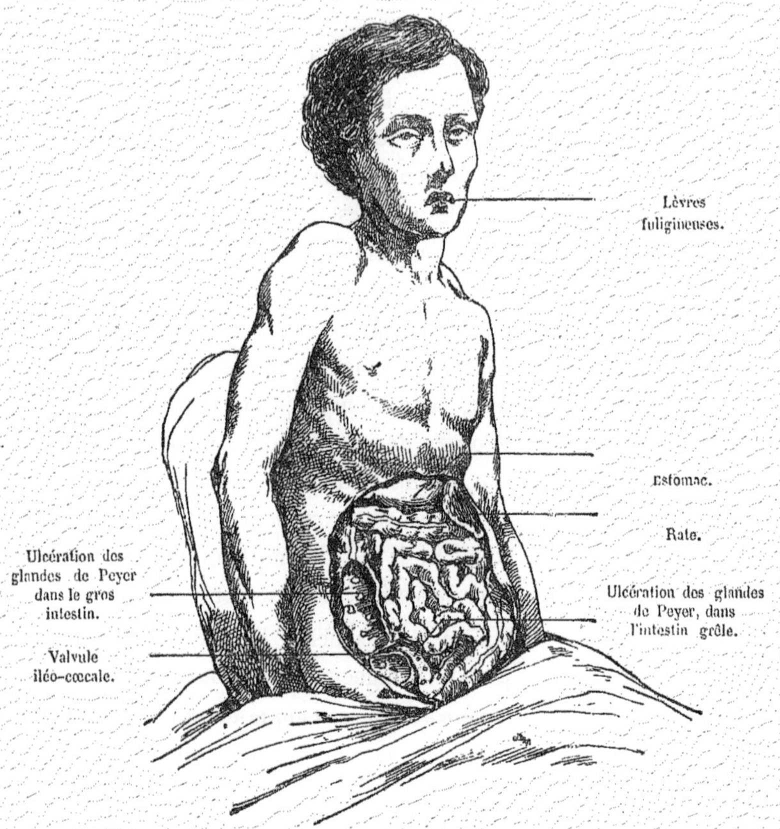

Lésions caractéristiques de la fièvre typhoïde.

FIÈVRE TYPHOIDE — TYPHUS

CAUSES ET GENÈSE DE LA FIÈVRE TYPHOIDE

C'est depuis quelques années, seulement, que nous connaissons les véritables causes de la *fièvre typhoïde*, et cette maladie, presque fatalement mortelle autrefois, peut être enfin, aujourd'hui, rationnellement combattue.

Le ferment qui l'engendre possédant une double origine humaine et tellurique, se développe et nous empoisonne suivant deux modes bien distincts.

Tantôt il naît spontanément en nous à la suite d'un embarras de l'estomac ou du ventre, tantôt venu du dehors, il pénètre dans nos organes, soit par l'eau potable, soit par des aliments de mauvaise qualité, soit enfin par l'air et les émanations diverses que nous respirons.

Les sources d'où le miasme pernicieux peut s'exhaler sont, par conséquent, extrêmement nombreuses. Partout où se décomposent des matières animales; dans l'eau stagnante des ruisseaux, des égouts, des cloaques, dans les fosses d'aisances, dans les viandes altérées, jusque dans les replis du tube intestinal, le poison se reproduit et pullule.

Le sol même peut devenir un foyer pestilentiel, dès que l'eau dont il est humecté s'abaisse au-dessous d'un certain niveau, en se dépouillant, à travers les couches terreuses, des éléments corruptibles qu'elle contient. Il a suffi, plusieurs fois, dans les casernes des environs de Paris, des eaux de vaisselle, constamment jetées au même endroit, pour faire éclater, dans les chambrées avoisinantes, de nombreux cas de fièvre typhoïde; et c'est presque toujours aussi par foyers restreints, par « *épidémies de maisons* » que la maladie sévit sur les populations rurales.

Tout malade atteint par le poison typhique en est d'ailleurs lui-même, le principal propagateur. Non-seulement il peut le transmettre directement à ceux qui l'approchent et le touchent, mais encore par les draps et les linges qui lui ont servi, comme le prouve la fréquence de la fièvre typhoïde chez les blanchisseuses des hôpitaux.

Un grand nombre de causes secondaires; l'insuffisance de l'alimentation, l'habitation dans un appartement humide où l'air est confiné; l'acclimatement aux grandes villes entre la 15e et la

Étymologies. — Typhus : *tuphos* : stupeur. Fièvre typhoïde qui ressemble au typhus. — **Synonymie** : *fièvre muqueuse, bilieuse, putride, maligne, nerveuse, ataxique, etc. Dothiénentérie — gastro-entérite — entérite folliculeuse etc.*

30e année, l'influence de l'automne et du printemps, etc., favorisent beaucoup l'éclosion de la maladie.

Formes. — Variétés. — Dans tous les cas, cependant, l'infection n'occasionne pas les mêmes désordres, et la variabilité, l'inconstance des phénomènes, à cet égard, a fait admettre dans la fièvre typhoïde, un certain nombre de *formes,* dont la gravité varie suivant celle du symptôme prédominant. Ainsi, la *fièvre muqueuse* est caractérisée par l'exagération des troubles de l'estomac et de l'intestin; la *fièvre cérébrale,* par le délire et les phénomènes cérébraux; la *fièvre adynamique,* par la prostration des forces; la *fièvre ataxique,* par l'excès de l'agitation et des désordres nerveux. Quelquefois, enfin, après un petit mouvement fébrile, la maladie ne parvient pas à se développer, et l'on désigne sous la qualification *d'éphémères* ou de *synoques,* ces fièvres typhoïdes avortées.

EFFETS ET SYMPTOMES

Prodromes. — Rarement, dans sa forme commune, la fièvre typhoïde débute inopinément. Elle s'annonce plutôt par une lassitude progressive, de la pesanteur de tête, une inaptitude extrême au travail, une certaine agitation nocturne accompagnée de cauchemars et de rêvasseries.

Première période. — **Infection.** — Après quelques jours de ce malaise, le sang étant déjà défibriné par le poison, une hémorrhagie nasale se déclare, remplacée souvent, chez les femmes par une perte utérine abondante. La fièvre se développe; le malade hébété, saisi de vertiges, perd l'ouïe, trébuche, s'alite, et la parole lente, paresseux à répondre, apathique, il demeure étendu sur le dos, comme frappé de stupeur, et n'ayant qu'à demi conscience de ce qui se passe autour de lui. Cependant, la langue est sèche, noirâtre, tremblotante, la peau chaude, la soif vive. L'application de la main sur le bas ventre gonflé par les gaz, provoque, à droite, un gargouillement occasionné par la présence d'une diarrhée jaunâtre, fétide, que le malade évacue à plusieurs reprises, et qui formée d'albumine, de bile, de graisse, renferme encore, avec quelques infimes moisissures, de nombreux débris épidermiques de la muqueuse intestinale.

Lésions intestinales. — C'est qu'en effet, l'intestin, dans la fièvre typhoïde est le siége d'une violente inflammation et de lésions caractéristiques graves. Les glandules servant à la sécrétion du suc intestinal et groupées sous la muqueuse, en petits amas aplatis désignés sous le nom de *plaques de Peyer,* surexcitées par l'élimination du poison typhique, s'engorgent, s'infiltrent, se ramollissent, s'ulcèrent, et par ce travail destructif exposent l'intestin à des hémorrhagies redoutables, à des perforations le plus souvent suivies de mort.

Les glandes de Peyer sont surtout attaquées au voisinage de la valvule iléo-cœcale, point de jonction du petit et du gros intestin, et l'on en compte généralement de huit à douze à peu près également réparties dans les deux portions du tube digestif. (*Voir la figure.*)

Deuxième période. — Tant que s'accomplit et persiste l'ulcération des plaques, la fièvre typhoïde s'aggrave aussi de plus en plus. Vers le huitième jour, une pâle et maigre éruption de taches rosées lenticulaires, apparaît sur le ventre, en même temps que d'autres macules, d'un bleu livide, se montrent dans l'épaisseur de la peau.

Brisé, prostré, considérablement amaigri, les lèvres noires et couvertes d'enduits fuligineux, le malade marmotte des mots inintelligibles, rêve, tousse, grince des dents, parfois s'agite, tressaute, tremble, éprouve dans les muscles des contractions involontaires, puis est souvent pris d'un délire qui, modéré d'habitude, peut dans certains cas s'élever jusqu'à l'extrême fureur et rendre le patient, tout affaibli qu'il soit, aussi dangereux pour lui-même que pour les autres.

Troisième période. — **Terminaisons.** — Du quinzième au vingtième jour, cependant, rarement plus tôt, souvent plus tard, l'issue de la maladie nettement se dessine; heureuse, si les symptômes intellectuels et physiques s'amendent successivement; fatale, si la stupeur est plus profonde, la fièvre plus intense, la respiration plus gênée, les selles involontaires; et surtout si quelque complication grave vient alors à se manifester.

COMPLICATIONS. — SUITES

Outre la *perforation* de l'intestin, qui tue le malade par la *péritonite* qu'elle détermine, et l'*hémorrhagie intestinale* qui n'est point toujours, cependant, aussi funeste qu'on le pourrait craindre, beaucoup d'autres accidents, à la dernière période de la fièvre typhoïde, ont trop souvent encore l'occasion d'éclater.

C'est ainsi, que, suivant les cas et les individus, l'on voit se déclarer : Une *pneumonie*, qui se révèle par une oppression considérable; une *méningite*, donnant lieu à la fièvre cérébrale; une *endocardite*, qui peut arrêter les fonctions du cœur; un *érysipèle* à la face; des *oreillons* suppurés; une inflammation profonde de l'oreille amenant la *surdité*; une *défibrination* absolue du sang, annoncée par des *hémorrhagies* multiples et l'apparition à la peau des taches sanguines désignées sous le nom de *pétéchies*; la *gangrène*, de tous les points du siége sur lesquels s'est appuyé le patient durant sa longue maladie.

La convalescence, d'ailleurs, est elle-même pleine de périls. Furoncles, abcès, laryngite, albuminurie, hydropisies, surdité, imbécillité, paralysie, tels sont les derniers accidents qui la compromettent encore, l'accompagnent ou la suivent. Il n'est pas, enfin, jusqu'au formidable appétit du convalescent qui ne puisse lui devenir funeste en provoquant une récidive, tant la fièvre typhoïde n'abandonne qu'à regret la proie qu'elle avait saisie.

DIAGNOSTIC

Typhus. — Un grand nombre de signes communs rapprochent le typhus de la fièvre typhoïde; il est probable, cependant, que

Synonymie. — *Typhus exanthématique, — typhus tacheté — typhus pétéchial — typhus fever — typhus des prisons, des camps, des armées, etc.*

les deux infections ne sont point causées par un même poison.

Le typhus, en effet, engendré par l'encombrement et la misère, favorisé par les souffrances physiques et morales, éclate surtout dans les camps, les prisons, les villes assiégées, les navires, et règne endémiquement sur les misérables populations de la Bretagne et de l'Irlande. Il est bien plus contagieux que la fièvre typhoïde, évolue beaucoup plus vite, et ne détermine que par exception, les lésions intestinales caractéristiques.

Les taches rosées du typhus se montrent aussi plus tôt que l'éruption typhoïde. Elles sont plus foncées et dégénèrent souvent en pétéchies ou taches sanguines. Le délire et les accidents cérébraux dominent presque toujours les autres symptômes; et dans le *typhus cérébro-spinal,* plus rare, d'ailleurs, que le précédent, ils sont ordinairement provoqués par une méningite accompagnée d'une raideur convulsive des muscles du dos et du cou.

TRAITEMENT

Moyens hygiéniques et préventifs — L'hygiène pourrait être toute-puissante contre la fièvre typhoïde, si les administrations ayant à charge l'entretien de la salubrité publique veillaient attentivement à la propreté des maisons et des rues, au curage des égouts, à la pureté des eaux potables, à la suppression des logements insalubres trop communs encore dans toutes les grandes cités. En temps d'épidémie, la désinfection des cloaques, des ruisseaux, des voies publiques est d'urgence absolue, et l'on doit individuellement se garantir contre le poison, en mêlant quelques cuillerées de thymol à l'eau des ablutions quotidiennes.

Des soins de propreté plus minutieux encore, sont indispensables au malade, qui placé dans une chambre vaste, aérée et désinfectée deux ou trois fois par jour, sera fréquemment changé de draps, de linges, de lit, s'il est possible, et promptement débarrassé des vases qui auront reçu ses déjections.

Suivant ses goûts, on lui donnera pour boisson, de l'eau rougie, de la limonade au citron, des sodas, du lait coupé d'eau de seltz et surtout du grog à l'eau de vie, des infusions de quinquina ou de camomille, du bouillon léger plusieurs fois par jour.

Moyens thérapeutiques. — Nul spécifique n'ayant encore été découvert contre la fièvre typhoïde, le traitement actif dépend, absolument, de l'opinion que chaque médecin se fait de cette grave maladie, et l'on voit, malheureusement, trop souvent employer contre elle, les procédés les plus extravagants et les plus inutiles.

Il me semble impossible, cependant, que l'on puisse reconnaître dans la fièvre typhoïde autre chose qu'une maladie infectieuse, un empoisonnement du sang ayant pour principal caractère l'affaiblissement extrême du malade, et si, comme tout le prouve, c'est bien là la vérité, quelle autre que la médication antiseptique et tonique peut-elle être rationnellement indiquée?

Les *antiseptiques* efficaces sont nombreux: On peut choisir entre la *teinture d'iode*, à la dose quotidienne de 10 à 15 gouttes, le *sulfite de soude* ou de *magnésie*, à la dose de 3 à 4 grammes; les *acides phénique* ou *thymique*, ce dernier de préférence, à la dose de 0,10 à 0,50 centigrammes dans une potion alcoolisée. L'élément infectieux étant, de la sorte, attaqué dans son essence même, il est logique de le combattre aussi dans ses principaux effets, et dans ce but, après avoir débarrassé les voies digestives par un *vomitif*, suivi à deux jours d'intervalle d'un à deux verres de *limonade citro-magnésienne*, je prescris le *vin de Bordeaux* à la dose de 150 à 200 gram. et, mêlé à la potion antiseptique, *l'extrait de quinquina*, à la dose de 4 gram. chaque jour.

Des *lavements* à grande eau, administrés matin et soir, débarrassent l'intestin des matières putrides, et si la chaleur est excessive, des *lotions* au thymol étendu, rapidement pratiquées sur le corps tout entier au moyen d'une grosse éponge, remplacent avec avantage les bains froids trop vantés durant ces dernières années.

Complétée par l'emploi des moyens spéciaux que peuvent exiger les accidents si fréquents dont se complique la fièvre typhoïde (Voir *méningite, pneumonie, péritonite,* etc.), cette médication, fermement maintenue, est féconde en heureux résultats; et si la place ne me faisait défaut, j'aurais à citer ici les exemples probants de nombreux malades qui lui doivent bien certainement le salut.

FIÈVRE JAUNE. — PESTE

Le poison de la *fièvre jaune,* si terrible sur les rivages américains, ne semble pas pouvoir se reproduire en Europe, car les seules épidémies qui aient éclaté en France, à Brest et à Saint-Nazaire, consécutivement à l'arrivée, dans ces ports, d'un navire infecté, se sont heureusement éteintes sur place.

Ce redoutable ferment ne doit cependant pas être sans analogie avec celui de la fièvre typhoïde, puisqu'il détermine, comme ce dernier, l'irritation vive des voies digestives et la défibrination profonde du sang, se traduisant, dans le « typhus des tropiques », par des vomissements noirs, le *vomito-negro,* et des hémorrhagies de toutes les muqueuses.

Quant à l'effroyable fléau qui se caractérise par l'apparition aux aines, aux aisselles, au cou, d'énormes bubons suppurants suivis de charbons et d'eschares gangréneuses sur divers points du corps, je n'en veux parler ici que pour rendre hommage à l'hygiène qui l'a définitivement expulsé du territoire européen.

La *peste,* « puisqu'il faut l'appeler par son nom, » ne sévit plus en effet, que dans les pays du Levant d'où elle était originaire et où elle est toujours endémique. Quelques théoriciens, il est vrai, prétendent que le choléra de nos jours, ne diffère point de la peste d'autrefois; mais c'est là, certainement, une hypothèse erronée; et fût-elle juste, d'ailleurs, nous n'aurions point encore perdu au change.

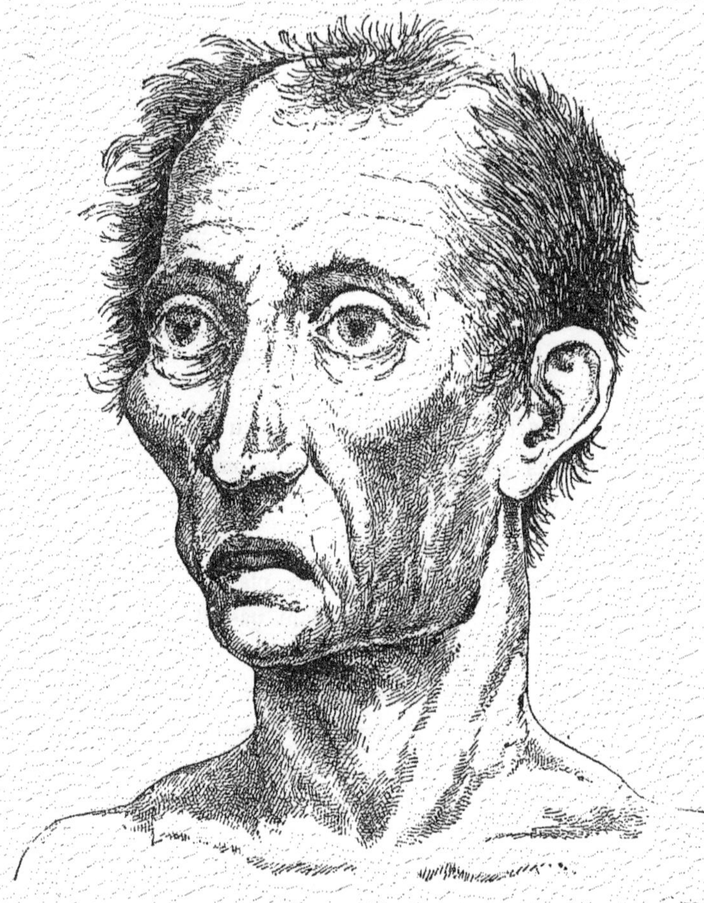

Physionomie du malade à la période asphyxique du choléra.

CHOLÉRA INDIEN. — CHOLÉRINE

CAUSES ET GENÈSE DU CHOLÉRA

Les sources du *choléra* sont en Asie, dans les marais et les rivières de l'Indoustan, dans le sol spongieux du delta du Gange, d'où le poison surgit après les fortes pluies pour se répandre sur les régions avoisinantes.

Avec cet aveuglement stupide que l'on retrouve chez tous les fanatiques, les pèlerins mahométans vont chaque année camper par centaines de mille, dans ces plaines infectées, pour y pratiquer leurs cérémonies religieuses.

Ils vivent là quelques semaines, dans les conditions les plus insalubres, entassés les uns sur les autres dans l'ordure et la crasse, commettant toutes sortes d'excès, égorgeant des troupeaux dont le sang et les viscères laissés sur le sol, empoisonnent encore la terre et le ciel ; puis, après avoir payé un premier tribut au fléau qui désole ces tristes contrées, ils s'en retournent en longues caravanes, emportant avec eux et rapportant chez eux, pour tout cadeau, le monstre qui ne les quitte plus, les fauche encore en route, les décime et se repaît pour ainsi dire, de cette populace ignorante et sale, — véritable chair à épidémie.

Et, malheureusement, la redoutable maladie ne s'en tient pas à ceux qui l'ont été chercher et se sont si bénévolement livrés à elle. Partout où ces caravanes s'arrêtent, dans toutes les campagnes qu'elles traversent, dans toutes les cités qui les reçoivent, elles laissent après elles le choléra, le disséminent, l'éparpillent, le transmettent à d'autres voyageurs, aux troupes en marche, et c'est ainsi, de proche en proche, de ville en ville, d'homme à homme, que le fléau, franchissant les frontières, les fleuves, les mers, arrive jusque dans nos pays pour y continuer ses ravages.

L'humidité, comme la pluie, favorise la propagation du ferment cholérique ; aussi, dans sa marche, paraît-il suivre surtout les cours d'eau, s'immerger dans les fontaines, sévir particulièrement dans les districts marécageux.

La porosité du sol, comme l'a démontré le savant médecin bavarois Pettenkofer est encore une des conditions les plus propices à la pullulation du poison, notamment quand elle coïncide, comme nous l'avons vu à propos de la fièvre typhoïde, avec la

Étymologies. — CHOLÉRA : *Koléra :* gouttière ; à cause que les évacuations coulent comme par une gouttière. (Littré.) ou bien : *Cholè*, bile, *rein* couler. Écoulement de bile. — **Synonymie** : *Choléra-morbus*, *Choléra-asiatique*, *Trousse-galant*.

décroissance de l'eau souterraine qui laisse, alors, exposée à l'évaporation, une très-épaisse couche du sol imprégnée de détritus organiques.

Quoique l'atmosphère soit le véhicule ordinaire du ferment, les linges, les matelas, les divers objets ayant servi au malade, peuvent aussi le recéler; mais c'est surtout dans les déjections cholériques qu'il existe en extrême abondance; et dans certaines localités, il a suffi qu'un voyageur infecté se servît, une seule fois, des latrines, pour que de ce simple foyer, l'infection gagnât bientôt toute la ville.

Des diverses invasions du choléra sur le territoire français depuis un demi-siècle : en 1832, 1835, 1849, 1865-1866, invasions dont j'ai régulièrement tracé la marche sur ma *Carte pathologique de la France*, la première fut aussi la plus désastreuse, ce qui semblerait indiquer un affaiblissement progressif dans l'activité du poison ou plutôt une plus sage application, de la part du public, des grands moyens de l'hygiène préventive. Il nous est cependant resté, depuis cette époque, une forme de choléra relativement bénigne, le *choléra nostras* ou de nos régions, dont quelques cas sporadiques se montrent chaque année, au cours de l'été, dans nos villes les plus populeuses.

EFFETS ET SYMPTOMES

PREMIÈRE PÉRIODE. — **Invasion.** — Absorbé par les voies respiratoires ou digestives, le ferment du choléra manifeste parfois sa présence en quelques heures et souvent, au contraire, ne se trahit qu'après une incubation lente de deux à cinq jours.

Rarement il s'annonce d'emblée par de graves symptômes. Comme le poison typhique il agit avec une variable intensité sur la muqueuse gastro-intestinale, et présente pour caractère essentiel, de troubler à tel point la composition du sang, que la partie aqueuse du liquide nourricier, le *sérum*, filtre et s'échappe abondamment à travers la muqueuse de l'intestin dépouillée, par l'inflammation, de son épiderme.

Cholérine. — Tous les symptômes consécutifs du choléra ne sont, d'ailleurs, que l'expression de ce premier phénomène. La diarrhée légère et glaireuse, qui le plus souvent inaugure la maladie, révèle l'inflammation intestinale du début; et quand, à ce *choléra muqueux,* succède un flux abondant, liquide, accompagné de vomissements opiniâtres de même nature, il est aisé de comprendre que la filtration seule de l'eau du sang peut l'entretenir.

Ces évacuations aqueuses, presque incolores et sans odeur, mais tenant en suspension des grumeaux albumineux blanchâtres, analogues à des grains de riz, constituent en effet, les *selles riziformes,* caractéristiques de la *cholérine,* ou *choléra séreux.* Elles contiennent la plus grande partie de l'eau et des sels solubles du sang, des vibrions, des champignons microscopiques, et le ferment spécial du choléra y pullule.

Presque toujours cette cholérine, désignée aussi sous le nom de *diarrhée prémonitoire,* se montre à la première période du choléra asiatique aussi bien qu'au début du choléra de nos contrées; et sans retard, alors, il convient de couper court au sérieux danger dont cette terrible avertisseuse est le prélude.

A mesure, en effet, que les évacuations augmentent de fréquence, les vomissements aussi redoublent et coïncident avec une douleur vive au niveau de l'estomac, des palpitations, des vertiges, un profond abattement qui bientôt inspire au malade une juste anxiété.

C'est qu'à ce moment, le sang, dépouillé de son eau, circule déjà moins facilement dans les veines. Il s'épaissit de plus en plus, et des crampes très-pénibles dans les mollets, les cuisses, les doigts, les orteils, une oppression croissante, l'affaiblissement du cœur, la petitesse du pouls, l'extinction de la voix, la coloration bleuâtre et le refroidissement de la peau, la diminution de la sécrétion urinaire, annoncent l'arrêt imminent de la circulation.

DEUXIÈME PÉRIODE. — **Choléra asphyxique.** — Vainement une soif excessive invite le malade à réparer la perte d'eau qu'il subit, et faute de laquelle, comme un moulin dont on ferme l'écluse, son organisme va cesser de fonctionner. Ce continuel besoin de boire, n'est qu'un supplice de plus. L'intestin complétement dévoyé de son rôle, soutire l'eau du sang et n'absorbe plus celle qu'il reçoit. Quelques évacuations encore, et c'en est fait : la période asphyxique commence.

Épais comme de la gelée de groseille, le sang çà et là s'arrête, et transparaît en larges taches noires sous la peau partout cyanosée, livide, poisseuse sous la sueur qui perle par places, et glacée comme celle d'un serpent.

Le corps et le visage s'étant promptement amaigris, les traits se tirent, les yeux s'enfonçent, le nez s'effile ; une faible haleine, froide et fade comme la bouffée d'air qui monte d'une cave, tient lieu de la voix qui manque et de la respiration qui va cesser.

Le sang ayant perdu toute son eau, il n'y a plus d'urine ; et dans ce chômage successif de tous les organes, le cerveau seul semble fonctionner encore et conserver sa lucidité.

Très-rarement le délire éclate ; mais à cette heure d'extrême péril, le malade n'a plus les inquiétantes appréhensions de la première période. Tranquille, calme, apathique, il paraît indifférent aux effroyables désordres qui s'accomplissent en lui, et cette sinistre torpeur n'est pas le symptôme le moins frappant de cette asphyxie progressive.

C'est ainsi que la mort survient, lente, méthodique, arrêtant toutes les fonctions, éteignant tous les organes l'un après l'autre, comme dans une maison l'on souffle les lumières, la fête finie.

A l'hôpital Necker, où j'eus à soigner, en 1865, de nombreux cholériques, il m'arriva plusieurs fois de retirer des voitures qui nous les amenaient, des malades étouffés ainsi, durant le trajet, par la suspension de l'hématose ou la paralysie du cœur ; mais ordinairement, quand des soins intelligents sont assez tôt administrés, si le mal ne s'en tient pas à la simple cholérine, une *période de réaction* ou de *réparation* succède à la période asphyxique, et quand cette dernière phase n'apporte pas le salut, le malade est frappé d'une façon toute différente.

Troisième période. — **Réaction** — La réaction, très-irrégulière, s'accomplit souvent, en effet, par la cessation graduelle de tous les symptômes et le retour progressif des fonctions, parmi lesquelles le rétablissement de la sécrétion urinaire est du plus favorable augure.

Quelquefois, malheureusement, s'élève alors, une assez forte fièvre; la réaction s'exagère, une inflammation profonde se déclare, la maladie prend rapidement l'aspect d'une fièvre typhoïde, et le malade épuisé succombe fatalement à ces complications funestes.

TRAITEMENT

Moyens hygiéniques et préventifs. — En attendant que le choléra puisse être étouffé dans son berceau par un simple congrès international qui d'abord, au nom de la science et de l'humanité, interdirait aux pèlerins mahométans les rives du Gange, et prendrait ensuite l'initiative d'un assainissement de ces malheureuses contrées, il est urgent, en temps d'épidémie, que chacun veille sur soi et s'occupe activement de sa défense personnelle.

La première indication, en ce cas, est l'isolement absolu des malades, qui par leurs déjections surtout, sont les principaux propagateurs de l'infection cholérique; et, cette précaution prise, il n'est pas moins nécessaire de désinfecter les rues, les habitations, de se préserver enfin, soi-même, par des lotions antiseptiques.

Versez donc alors, à flots, le *thymol*. Usez-en pour votre toilette, arrosez-en votre chambre, aspergez-en votre linge qu'il ne tachera point. Si ce puissant antiputride est d'un prix trop élevé pour être prodigué en grands lavages, jetez au moins dans les latrines du chlorure de chaux ou du sulfate de fer, (couperose verte) dont vous aurez fait dissoudre 100 grammes dans un litre d'eau.

Moyens thérapeutiques. — A la première atteinte d'une diarrhée suspecte, soyez prompt à couper court à l'invasion commençante. Il est un bien petit nombre de cas de *choléra foudroyant* s'il est vrai qu'il en existe. Ne laissez donc pas même à la *cholérine prémonitoire* le temps de vous affaiblir. Combattez-la, sans retard, au moyen de la *potion* suivante : infusion de menthe, 120 grammes; teinture de cannelle, 10 grammes; laudanum de Sydenham, 15 gouttes; sirop thymique 50 grammes. Une cuillerée à bouche d'heure en heure. Gardez la diète. Employez pour boisson les *infusions* de menthe, de thé, de mélisse, d'hysope, édulcorées avec le sirop thymique; usez modérément de punch au rhum, de chartreuse, de vin chaud. Complétez, au besoin, par des *lavements* à l'amidon additionnés de 10 à 15 gouttes de laudanum, les effets de la potion cordiale.

Opposez aux *vomissements*, la glace prise par petits fragments, les boissons gazeuses très-froides, et mieux, le grog à l'eau-de-vie, le champagne, ou le café glacés.

Contre le *refroidissement* et les *crampes*, frictionnez fortement les membres avec l'alcoolat de mélisse, l'essence de térébenthine ou l'alcool camphré. Promenez çà et là des sinapismes. Réchauffez les extrémités avec des briques ou des linges chauds.

Si de tels moyens ne réussissaient pas à prévenir la *période asphyxique*, ils devraient être, néanmoins, continués avec persévérance; mais l'on substituerait au laudanum, l'acétate d'ammoniaque à la dose de 10 à 12 grammes dans la potion formulée plus haut. Peut-être faudrait-il, aussi, tenter l'injection d'eau tiède dans les veines, procédé rationnel, en somme, et qui compte un certain nombre de succès.

La *réaction* régulière ne demande qu'une surveillance attentive.

Exagérée, elle doit être combattue par les lotions froides sur la tête et l'application de sinapismes aux membres inférieurs. Dans tous les cas, il est prudent de n'alimenter le malade qu'avec du bouillon d'abord, et de ne lui restituer que progressivement, une nourriture substantielle et solide.

SUETTE MILIAIRE

Issu des marais comme le ferment cholérique et celui de la fièvre paludéenne, le poison qui donne la *suette* tient du premier parce qu'il provoque l'élimination de l'eau du sang; du second par l'allure intermittente que présente parfois la maladie.

Endémique dans les régions marécageuses, la suette s'est présentée souvent en France, sous la forme épidémique, notamment dans la Dordogne, la Somme, l'Aisne, l'Hérault, etc.

Précédée des accidents généraux communs aux fièvres éruptives, la maladie se caractérise surtout par d'abondantes sueurs provenant de l'eau du sang, comme le flux cholérique, et déterminant à la surface de la peau la formation de vésicules ou *sudamina*, du volume d'un grain de mil, rouges ou blanches, et constituant *l'éruption miliaire*. Une fièvre intense, une violente douleur au niveau de l'estomac accompagnent souvent ces symptômes, bénins ordinairement, mais pouvant se compliquer d'une congestion cérébrale, d'hémorrhagie ou d'inflammations viscérales d'une haute gravité.

Les toniques et les antiseptiques : quinquina, sulfate de quinine, acide thymique, peuvent être avantageusement prescrits dans le cours de la suette miliaire; mais le traitement hygiénique des fièvres éruptives suffit le plus souvent à mener à bonne fin la maladie.

Étymologies. — Suette miliaire : Par allusion aux symptômes caractéristiques de la maladie, les sueurs et l'éruption. — **Synonymie** : *Suette des Picards, des Anglais, fièvre suante*, etc.

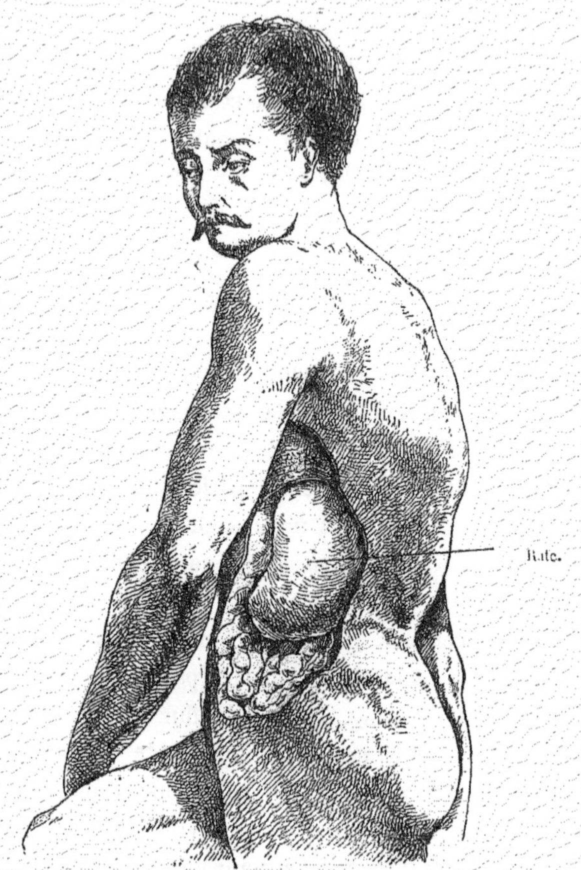

Gonflement caractéristique de la rate dans le cours d'une fièvre paludéenne.

FIÈVRES PALUDÉENNES. — MALARIA.

CAUSES ET GENÈSE DE L'INFECTION PALUDÉENNE

On a cru, dans ces dernières années, avoir enfin saisi le poison générateur des *fièvres paludéennes* dans les graines microscopiques d'algues infimes, les *palmelles,* végétant dans les marécages; mais quelle que soit la ténuité de ces sporules, ils me semblent trop grossiers, encore, pour être les véritables germes du miasme paludéen, et je soupçonne la *malaria* d'être plus volatile et plus impalpable.

Le marais, toutefois, est bien le berceau du ferment et sa source constante ; et je n'entends pas, seulement, désigner ainsi les sols spongieux pénétrés d'eaux croupissantes ; mais encore les berges des canaux et des rivières, les abords des étangs et des mares, les salines des rivages de la mer, les deltas et les alluvions des fleuves, les prairies humides et basses, tous les terrains perméables passagèrement inondés en hiver ; ces derniers d'autant plus pernicieux qu'ils reposent sur une couche argileuse arrêtant à peu de distance de la surface du sol, les eaux qui les baignent.

Le ferment paludéen, dont la chaleur humide facilite beaucoup l'éclosion, se développe surtout au printemps et à l'automne. Il est alors disséminé par les vents autour des foyers où il a pris naissance ; mais comme il n'est ni contagieux, ni reproductible par le malade, sa diffusion est très-restreinte, et loin de se répandre comme le choléra, par épidémies à marche rapide, il ne sévit jamais que sur les populations le plus directement soumises à son influence.

La malaria, d'ailleurs, s'élève peut-être moins encore qu'elle ne s'étend, et les localités placées à trois ou quatre cents mètres au-dessus du foyer sont rarement atteintes. Un coteau, la lisière d'un bois, une maison, une haute muraille, peuvent donc, en certains cas, s'opposer à la dissémination du poison ; mais en revanche, l'eau des sources s'en imprègne facilement et peut ainsi le transporter à distance.

Les effluves des marécages avoisinant la mer et ceux des tourbières où se décomposent de nombreux végétaux semblent posséder le pouvoir infectant au plus haut degré. L'on a vu parfois aussi, surtout en Afrique, la fièvre paludéenne éclater tout à coup après le défrichement d'un sol vierge, les travaux de terrassement nécessités par la construction d'un égout, l'irrigation d'une culture, etc.

Étymologies. — FIÈVRES PALUDÉENNES. *Palus* marais. — MALARIA, mot italien de *mala aria*, mauvais air. — FIÈVRES INTERMITTENTES : *intermittens*, qui paraît par intervalles. — RÉMITTENTES : *remittere*, relâcher, produire une rémission. — LARVÉES : *larva*, masque : fièvre masquée. — APYREXIE : *a* privatif, *pur*, feu, fièvre : Point de fièvre. — Synonymie : *Fièvres de marais, d'accès, périodiques*, etc.

Il ne serait pas impossible, enfin, que la vapeur d'eau atmosphérique ne fût le principal véhicule du ferment, l'activité du poison n'étant jamais plus considérable que le soir, après le coucher du soleil, quand les vapeurs aqueuses disséminées dans l'air, redescendent, condensées, vers la terre.

Contrairement aux miasmes humains qui, la plupart, confèrent une immunité plus ou moins étendue après une première infection, le ferment des marais laisse l'organisme sur lequel il a sévi, particulièrement prédisposé aux récidives. Quand il complique une autre maladie, il lui donne une allure toute spéciale qui peut absolument transformer ses caractères ; et sa malignité, dans ce cas, m'est d'autant plus connue qu'étant tout enfant, j'ai failli, moi-même, être la victime d'une coqueluche considérablement aggravée dès le début, par une fièvre intermittente.

La malaria règne à l'état endémique, en France, dans toutes les régions marécageuses, la Sologne, la Bresse, les Landes, les Dombes, sur tout le littoral méditerranéen, dans un grand nombre de localités situées à proximité des eaux ou reposant sur un sol humide.

Elle atteint, sans distinction marquée d'âge ni de sexe, un grand nombre des habitants de la contrée, se traduisant ordinairement par des *accès fébriles intermittents* d'une intensité variable, plus rarement par une intoxication lente et sourde de l'organisme, caractérisée par une anémie extrême, une profonde *cachexie*.

EFFETS ET SYMPTOMES

I. — FIÈVRES INTERMITTENTES RÉGULIÈRES

Types. — Variétés. La fièvre paludéenne, dans sa forme régulière et commune consiste essentiellement en une série d'accès périodiques dont le retour varie suivant les localités, les saisons et les individus.

Nos devanciers attachaient une grande importance à ces diverses allures de la fièvre intermittente, et souvent usaient toute leur sagacité à distinguer la *triple-tierce* de la *tierce-doublée* et la *quarte-triplée* de la *double-quarte*. Nous n'avons point, nous, « changé tout cela » ; mais nous l'avons éclairci, débrouillé, et nous ne reconnaissons plus guère, aujourd'hui, que la fièvre intermittente *quotidienne,* présentant un accès tous les jours; la fièvre *tierce,* un accès tous les deux jours; la fièvre *quarte,* un accès de trois en trois jours; la *double-quotidienne,* un accès matin et soir.

Dans nos climats le type tierce est, du reste, le plus commun; encore la fièvre tierce d'automne dégénère-t-elle parfois en fièvre quarte, pour reprendre bientôt, si le traitement est bien dirigé, son allure primitive.

Il est rare que les accès reviennent périodiquement aux mêmes heures. Ordinairement ils avancent ou retardent sur l'accès précédent; et quand ce retard est déterminé par l'influence de la médication, le pronostic est des plus favorables.

Il n'en est pas de même si l'accès, avançant de plus en plus finit par empiéter même sur l'accès qui le précède. La fièvre, alors, est dite *subintrante* et l'on peut redouter qu'elle ne devienne rémittente ou pernicieuse.

Accès fébrile. — Frisson. — L'accès fébrile régulier, caractérisé par trois stades bien distincts, débute parfois inopinément; mais il est souvent précédé de quelque malaise, de bâillements répétés, d'un violent mal de tête; puis une pénible sensation de froid commençant par les lombes ou les extrémités gagne le malade qui rapidement pâlit, tressaille, grelotte, frissonne, tremble jusqu'à faire claquer ses dents et à secouer ses membres comme au plus fort d'une attaque convulsive.

Et ce n'est pas, en effet, autre chose qu'un phénomène nerveux, ce frisson durant lequel le thermomètre marque une température de 40, 41, quelquefois de 42°, c'est-à-dire de deux à quatre degrés *au dessus de la normale;* tandis que le malade haletant, les membres endoloris, la peau décolorée, blême, livide, semble véritablement souffrir d'une algidité réelle.

Chaleur. — Voici, pourtant, qu'après une angoisse de quelques minutes à une heure de durée, la sensation de froid diminue et s'entrecoupe d'abord de bouffées de chaleur qui, de plus en plus persistantes, finissent par rendre aux téguments leur coloration, sans modifier sensiblement leur température. Le fébricitant, toutefois, perçoit bientôt un complet changement dans son état, et le visage rouge, la peau sèche, brûlante, il éprouve une soif ardente heureusement compensée par une respiration plus large et plus libre.

Sueur. — Puis, une douce moiteur éteint l'ardeur de la peau; le pouls, tout à l'heure petit et concentré s'amplifie et se développe; d'abondantes sueurs ruissellent des téguments, emportant le mal de tête, la soif, les douleurs et tous les pénibles symptômes.

Apyrexie. — A l'accès, succède alors une période de calme relatif, *d'apyrexie* plus ou moins longue, suivant le rhythme et le type de la fièvre; mais cette trêve momentanée est souvent troublée encore par de la lassitude, du malaise, une perte complète de l'appétit, jusqu'à ce que l'accès se renouvelle.

Cachexie. — Après un petit nombre de ces attaques, de sérieux désordres commencent, pourtant, à se manifester. Le sang s'affaiblit et s'altère; la rate, considérablement tuméfiée et gorgée d'une bouillie noirâtre remplit une grande partie de l'abdomen; la peau s'imprègne et se colore d'une matière jaune terreuse provenant de la décomposition des globules sanguins; des hydropisies partielles compliquent l'anémie générale, et la *cachexie paludéenne* résulte, avec tous ses dangers, de cette intoxication progressive.

II. — FIÈVRES IRRÉGULIÈRES.

Fièvres mal réglées.— Il est peu de maladies dont les caractères soient plus changeants que ceux des fièvres intermittentes. Tantôt en effet, les accès *mal réglés* n'ont aucune périodicité régulière;

tantôt les stades ont une durée anormale; tantôt ils sont à tel point intervertis que la chaleur se présente au début de l'accès et que le frisson le termine.

Fièvres larvées. — D'autres fois, le poison paludéen sévit sous le masque ou le couvert d'une autre maladie qui presque toujours, à vrai dire, trahit l'agent infectieux par son allure intermittente. Il m'est arrivé, souvent, de reconnaître ainsi sous le pseudonyme d'une névralgie, de convulsions, de migraines, d'accès hystériques, de vomissements rebelles, etc, une fièvre intermittente *larvée* et d'obtenir en peu de temps, par l'application rationnelle du traitement spécifique la guérison d'accidents graves, contre lesquels avaient invariablement échoué, les plus énergiques médications.

Fièvres pernicieuses. — Dans certains cas et surtout sous d'autres climats que le nôtre, l'empoisonnement paludéen peut tout à coup, prendre un caractère d'assez haute gravité pour causer, en deux ou trois accès, la perte du malade.

Cette forme *pernicieuse* de la fièvre se révèle tantôt par un frisson d'une violence extrême, éclatant dans le cours du stade de chaleur, tantôt par des sueurs froides et des phénomènes cholériformes survenant au stade de sueur. L'*algidité* ne se présente cependant pas dans toutes les fièvres pernicieuses. On observe encore, en effet, les variétés *pneumonique, apoplectique, tétanique, délirante,* suivant que l'accès se complique d'une fluxion de poitrine, d'une méningite, de convulsions ou de délire; mais ces diverses formes sont malheureusement toutes semblables, au point de vue de la gravité.

Fièvres rémittentes. — Sous les latitudes méridionales, l'intermittence franche, caractéristique de la fièvre régulière, n'existe plus et les accès, au lieu d'être séparés par un intervalle de repos relatif, sont reliés entre eux par un mouvement fébrile continu. Ces fièvres, dites *rémittentes*, présentent parfois des phénomènes graves, un ictère, des hémorrhagies qui les rapprochent de la fièvre jaune, et leurs accès ont de même une extrême tendance à devenir pernicieux.

TRAITEMENT

Moyens hygiéniques. — On lit, dans des ouvrages de médecine fort sérieux, que le meilleur moyen d'éviter l'infection paludéenne est de ne point s'exposer aux émanations des marécages. Sans doute. Mais comme il n'est pas au pouvoir de chacun de vivre dans les meilleures conditions possibles, quelques conseils d'hygiène pratique seraient plus utiles peut-être que l'expression d'une telle naïveté.

Je ne saurais trop recommander, à cet égard, aux habitants d'une contrée marécageuse de veiller à la qualité de leur eau de table, de ne point boire dans les mares, d'éviter les refroidissements et de porter dans ce but de la flanelle ou des vêtements de laine; de faire entrer le vin et le café noir dans leur alimentation quotidienne, de ne point sortir, s'il est possible, le matin de trop bonne heure, ni trop tard dans la soirée.

Si la fièvre éclate, le malade, pendant le frisson prendra pour se réchauffer, un peu de tilleul ou de camomille légère. On le découvrira modérément au stade de chaleur, et la sueur passée, on changera son linge. Dans l'intervalle des accès il pourra continuer son régime habituel en y ajoutant l'usage du café noir, du vin de quinquina, des macérations froides de gentiane, de petite centaurée, de camomille, etc.

Moyens thérapeutiques. — **Fébrifuges.** — Le *sulfate de quinine* reste jusqu'à présent le spécifique par excellence du poison des marais; aussi dans tous les cas doit-il être prescrit à la dose de 0 gr. 50 centigr. à 1 gram. à prendre en deux ou trois fois, à une heure d'intervalle, et *le plus loin possible de l'accès à venir*, c'est-à-dire au début de l'intervalle de repos qui sépare deux accès. On l'administre dans du café noir sucré, dans du miel, des confitures, du pain azyme, ou bien sous forme de pilules de 0 gr. 10 centigr. composées avec de l'extrait d'absinthe.

Injecté sous la peau ou délayé dans un lavement, le médicament n'est pas moins salutaire; au cas cependant où le spécifique serait impuissant ou mal toléré, on le remplacerait avec égal succès, suivant la méthode de Sydenham, par la poudre de *quinquina jaune* à la dose de 30 gram. en 12 paquets à prendre aussitôt après l'accès, de quart d'heure en quart d'heure.

L'*acide arsénieux* à la dose de *un milligramme* avant l'accès, l'*extrait de berbéris* et surtout les *acides phénique, thymique, salicylique,* à la dose de quelques centigrammes en potion et en injections sous-cutanées, possèdent aussi, contre le ferment paludéen, une incontestable puissance. Peut-être serait-il avantageux de les employer contre les fièvres irrégulières et pernicieuses des pays chauds, concurremment avec le sulfate de quinine, qui, dans ces cas dangereux, doit être promptement administré à la dose, de 2 à 4 gram. en une ou deux fois.

Le *salicylate de soude,* dont on a tant exagéré la valeur en ces derniers temps, est bien loin d'égaler comme fébrifuge le sulfate de quinine, même dans le cours du rhumatisme articulaire.

Les doses colossales (10 à 12 gram. par jour) auxquelles il convient d'administrer alors ce médicament, ne sont point, d'ailleurs, sans inconvénients graves. La quantité considérable de soude que l'on introduit ainsi dans le sang, peut le fluidifier au point d'occasionner des hémorrhagies redoutables, et le bon marché du sel de soude sur le sel de quinine ne constitue, en ce cas, qu'une misérable économie.

A la cachexie paludéenne, précédée ou non d'accès intermittents, il convient d'opposer le quinquina, les ferrugineux et les amers jusqu'à ce que la rate gonflée reprenne son volume normal. L'hydrothérapie est aussi parfois efficace; mais les fièvres rebelles et les récidives fréquentes exigent souvent le départ du malade, et son séjour prolongé sous un autre climat.

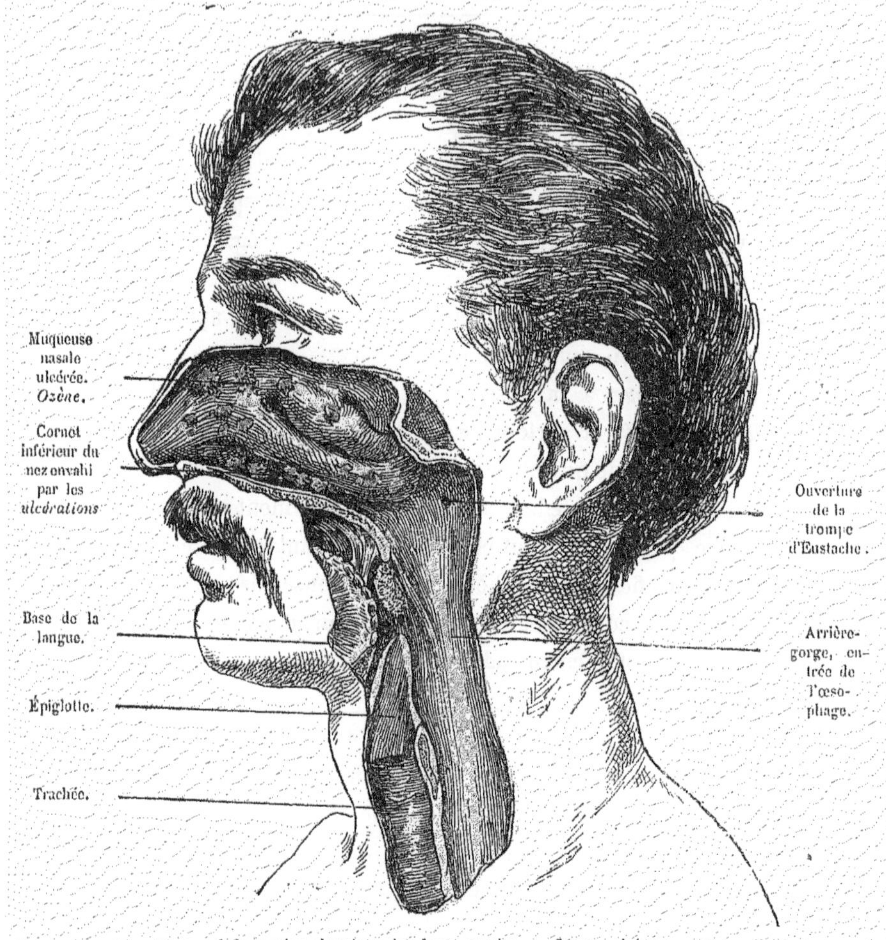

Inflammation chronique des fosses nasales. — Coryza ulcéreux.

LIVRE II — MALADIES LOCALES

MALADIES DE L'APPAREIL RESPIRATOIRE

Suivant les mauvaises influences qui s'exercent sur eux, les organes du corps humain sont sujets à divers troubles fonctionnels, à des altérations variables de tissu, que nous allons désormais étudier dans chaque système anatomique, dans chaque organe en particulier.

Comme nous l'avons fait jusqu'ici, pour les maladies générales nous analyserons minutieusement, dans leurs causes et leurs effets, les *anémies*, les *congestions*, les *inflammations*, les *hémorrhagies*, les *hydropisies*, les *névroses*, les *affections parasitaires*, les *lésions* et *transformations* dont tout organe peut être atteint, et nous déduirons de cette analyse, avec l'expérience et la raison pour guides, les moyens hygiéniques et thérapeutiques les plus propres à prévenir et à combattre ces nombreuses maladies.

En bonne logique, nous commencerons par les *premières voies*, c'est-à-dire par *l'appareil respiratoire*, l'étude méthodique des MALADIES LOCALES, et nous décrirons successivement dans cette première série, celles des *fosses nasales*, du *larynx*, des *bronches*, des *poumons*, et de la *plèvre*.

C'est là un groupe important de maladies graves et fréquentes entre toutes, offrant des relations intimes avec beaucoup d'autres, et liées, le plus souvent, à un mauvais état constitutionnel.

L'enfance, la jeunesse à l'heure de son complet épanouissement, l'âge adulte, la vieillesse, sont pareillement tributaires de ces affections, dont l'une, la redoutable *phthisie pulmonaire*, est, de tous les fléaux, le plus funeste au genre humain.

Les travaux spéciaux que nous avons déjà publiés sur les plus importantes de ces maladies * et les heureuses applications que nous faisons, journellement, des nouveaux moyens que nous avons proposés contre elles, nous permettent d'espérer, d'ailleurs, que le tableau que nous en pourrons tracer, quoique forcément limité par un cadre étroit, ne manquera ni d'intérêt ni d'originalité au double point de vue de la théorie et de la pratique.

* *Traitement des maladies des voies respiratoires par l'administration des gaz, des vapeurs et des liquides pulvérisés*. Paris 1866. — *La médecine pneumatique. Ses applications au traitement des maladies des voies respiratoires*, Paris 1873.

MALADIES DES FOSSES NASALES. — CORYZA.

EXPLORATION DES FOSSES NASALES. — RHINOSCOPIE

Connue des anatomistes sous le nom de *pituitaire,* la muqueuse nasale est une des principales voies d'élimination des substances médicamenteuses et, par conséquent, d'un grand nombre des éléments morbides qui peuvent altérer le sang.

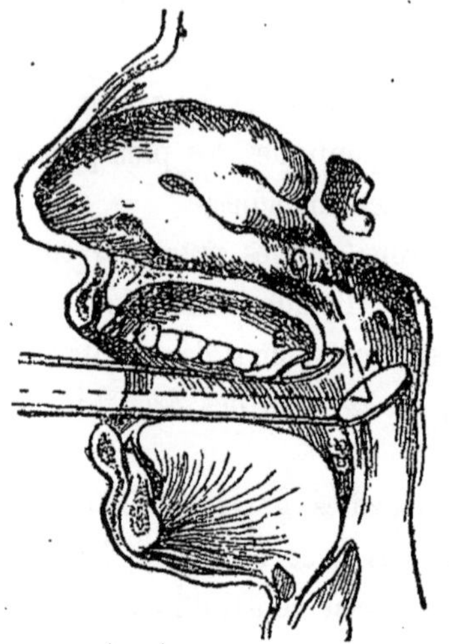

EXPLORATION RHINOSCOPIQUE DES FOSSES NASALES

A. Miroir rhinoscopique.
B. Crochet mousse soulevant la luette.
C. Ouverture postérieure des fosses nasales.

Ses fonctions et sa situation l'exposent, en outre, tout particulièrement à l'action nocive des agents extérieurs, air froid, émanations, poussières etc. ; aussi très-fréquemment est-elle le siége d'inflammations catarrhales plus ou moins étendues.

Jusqu'à ces dernières années, cependant, les maladies des fosses nasales étaient mal connues. A peine s'il était possible en écartant les narines au moyen d'un *dilatateur* ou d'un *speculum nasal,* d'apercevoir la partie antérieure de la pituitaire. Mais aujourd'hui le *rhinoscope* nous permet d'éclairer et de voir, par leur orifice interne, les cavités profondes du nez et d'apprécier sûrement la nature des lésions dont elles peuvent être atteintes.

Le rhinoscope le plus commode est aussi le plus simple. Il se compose d'un miroir à manche, ovale ou carré, A, et d'un petit crochet mousse B, destiné à relever la luette.

C'est un appareil de ce genre que j'emploie de préférence aux

Étymologies. — CORYZA : Le mot grec *Koruza* servait aussi à désigner la même maladie. — RHINOSCOPIE : *Rin*, nez, *Scopein* considérer, voir, examiner. Examen du nez. — OZÈNE : *Ozein*, sentir mauvais. — PUNAISIE de *Punaise*, ou de *puer du nez.* — **Synonymie** : *Rhume de cerveau*, *Catarrhe nasal*, *Rhinite.*

explorations. Le miroir étant introduit sous un certain angle, et la luette relevée comme le montre la figure ci-dessus, je projette sur la petite glace la lumière d'une forte lampe, et l'image des fosses nasales postérieures, C, vient aussitôt s'y réfléchir. Ce n'est pas sans quelque difficulté d'ailleurs, que l'appareil est maintenu en place. Il est souvent nécessaire d'habituer le malade à en supporter le contact, et d'endormir, dans ce but, la susceptibilité de la muqueuse de la gorge, en la badigeonnant avec une solution concentrée de bromure de potassium : (3 gr. pour 5 gr. d'eau.)

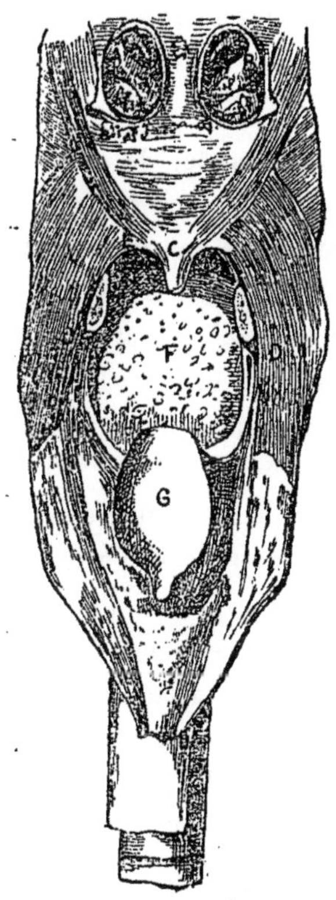

CONFIGURATION ANATOMIQUE DE L'ARRIÈRE GORGE ET DU PHARYNX

A. B. Ouverture postérieure des fosses nasales laissant voir les cornets nasaux couverts d'ulcérations.

C. Luette. D. D. Piliers du voile du palais. E. Muscles releveurs de la luette. F. Langue. G. Épiglotte surmontant l'ouverture du larynx.

L'image rhinoscopique de l'ouverture postérieure des fosses nasales apparaît dans le miroir, telle qu'elle est représentée dans la figure ci-jointe. En A et B, on aperçoit les *cornets nasaux* revêtus de la muqueuse sur laquelle on aperçoit ici quelques *ulcérations*. Au dessous, s'étend la face postérieure du *voile du palais*, se terminant, en C par la luette, et limitée, sur les côtés, par les *muscles releveurs* de cet appendice membraneux, E.

Pour distinguer les parties sous-jacentes, il suffit de renverser le miroir. On découvre alors, avec une grande netteté, les *piliers du voile du palais*, D D; la partie postérieure de la *langue* F, toute hérissée de ses grosses papilles, puis, plus bas, *l'épiglotte*, G, surmontant l'ouverture de la *glotte* et la cavité du *larynx*.

La lumière ainsi portée dans cette région ne laisse rien d'ignoré, rien de douteux. Nulle érosion, nulle tache suspecte ne peuvent plus échapper à l'œil de l'observateur, et cette inoffensive exploration, outre qu'elle rassure pleinement le malade, nous permet de donner au diagnostic toute sa rectitude, toute sa précision.

CAUSES ET GENÈSE DU CORYZA.

L'inflammation *aigüe* de la muqueuse nasale, le vulgaire *rhume de cerveau,* est habituellement occasionné, chez les enfants et les sujets lymphatiques surtout, par la simple impression d'un courant d'air, le froid aux pieds, l'action directe du soleil sur la tête nue, la pénétration, dans les fosses nasales, de vapeurs, de poussières ou même de parfums irritants; par une modification subite, enfin, de la pression atmosphérique, ainsi qu'on le peut constater parfois, aux approches d'un orage.

Il est souvent causé par la propagation à la pituitaire d'une inflammation des amygdales ou de tout autre organe voisin. Il succède à l'absorption des préparations iodurées, précède l'éruption de la rougeole et se montre, comme une manifestation des plus communes, dans le cours d'un grand nombre de maladies zymotiques ou constitutionnelles, la morve, la scrofule, la syphilis.

C'est presque toujours aussi, sous l'influence de ces diathèses, que le coryza persiste et devient *chronique.* Souvent, alors, il se complique d'ulcérations ou d'écoulements fétides, engendrant *l'ozène* et la *punaisie.*

FFETS ET SYMPTOMES

Coryza aigu. — Un éternument quelquefois précédé d'une sensation de sécheresse et de désagréables picotements dans les narines, annonce toujours le début du coryza. On éternue, et bientôt la muqueuse gonflée, chaude, enflammée, sécrète d'abondantes mucosités incolores, très-fluides ou filantes, et douées d'une telle âcreté, qu'elles excorient souvent, quelque soin que l'on prenne de s'en débarrasser, le pourtour des narines et le sillon médian de la lèvre supérieure.

Cependant, l'inflammation se propage à la muqueuse des yeux, qui pleurent, à la trompe de l'oreille, qui s'assourdit, aux profonds sinus creusés dans les os du front, d'où résulte cette stupéfiante lourdeur de tête qui certainement a fait donner son nom au *rhume de cerveau*. Point n'est besoin de dire, pourtant, qu'il n'existe aucun trouble cérébral dans le coryza, en dehors de l'abolition de l'odorat et du goût, qui est plus ou moins complète. La pituitaire seule est affectée, et son inflammation est la cause unique des divers phénomènes que nous venons de signaler. Rapidement, d'ailleurs, ces symptômes s'amendent. Les mucosités s'épaississent, jaunissent, et ne s'écoulant plus d'elles-mêmes, occasionnent, avec un enchifrènement opiniâtre, un nasonnement très-marqué de la voix. Encore deux ou trois jours et tout accident disparaît. Il ne reste nulle trace d'une affection plus désagréable que sérieuse, au moins chez l'adulte, car le coryza qui frappe les enfants à la mamelle, les expose réellement à de graves dangers. Forcés, alors, en effet, de respirer la bouche grande ouverte, ces pauvres petits êtres suffoquent dès qu'ils essayent de têter, et dans l'impossibilité où ils sont de prendre aucune nourriture, ils dépérissent parfois jusqu'à mourir d'inanition.

Coryza chronique. — Quand il s'est plusieurs fois développé sur des sujets atteints de quelque vice constitutionnel, le coryza tend à s'établir définitivement chez eux et devient *chronique*. Il se caractérise essentiellement, alors, par un gonflement permanent de la muqueuse et la sécrétion d'un mucus abondant, jaune ou verdâtre, tantôt épais et se concrétant en croûtes tenaces; tantôt au contraire, occasionnant, par son excessive fluidité, une *rhinorrhée* ou *pituite* qui peut fournir jusqu'à trois ou quatre cents grammes de liquide par jour. Il est vrai de dire, pourtant, que c'est là le cas le plus rare.

Coryza ulcéreux — Ozène — Plus souvent, surtout quand la scrofule ou la syphilis entretiennent le coryza, la muqueuse s'ulcère sur plusieurs points de sa surface et de ces ulcérations d'un gris jaunâtre, irrégulières, saignantes, s'écoule un liquide sanieux horriblement fétide. (*Voir la figure.*)

L'ulcère, gagnant en profondeur, carie, en outre, les os du nez, perfore et détruit la cloison médiane, et les malades, à leur grand effroi, recueillent des fragments osseux dans leur mouchoir.

Punaisie — C'est là *l'ozène* véritable, qui, par la présence des ulcérations, pourrait être nettement distingué de la *punaisie*. Très-souvent, en effet, cette dernière dépend de la seule nature scrofuleuse ou syphilitique de l'affection, et telle est, en certains cas, la fétidité de l'écoulement, que les personnes affligées de cette cruelle infirmité se voient forcées de renoncer au monde et de briser, avec leur carrière, toutes leurs relations.

TRAITEMENT.

Moyens hygiéniques. — L'hygiène préventive du coryza est toute banale. Éviter les courants d'air et le froid aux pieds, ce sont là des conseils qu'il serait puéril de répéter encore.

Mais il est de petits moyens qui ne doivent pas être négligés quand on est pris du rhume de cerveau. L'onction du nez et de la base du front avec un corps gras depuis si longtemps pratiquée par les bonnes femmes, n'est pas absolument inutile, et l'on pourrait enduire de même les narines et la lèvre supérieure pour en prévenir l'excoriation. Si l'inflammation locale s'accompagne de fièvre et de mal de tête, il est prudent de ne pas quitter la chambre sans toutefois s'approcher du feu, dont le voisinage augmente l'enchifrènement et la congestion de la muqueuse. Il est avantageux alors de prendre, par petites tasses, une infusion tiède de tilleul ou de bourrache et de mettre les pieds, matin et soir, dans un bain sinapisé.

Chez les enfants à la mamelle, on peut tenter le lavage des fosses nasales par de fréquentes injections d'eau tiède; mais il est indispensable, surtout, d'alimenter le nourrisson à la cuiller.

Moyens thérapeutiques. — On a proposé de faire avorter le coryza aigu au moyen d'injections astringentes ou de fumigations narcotiques. Les solutions légères de *nitrate d'argent*, de *tannin*, de *sulfate de zinc*, les aspirations nasales de *vapeurs d'ammoniaque*, *d'acide acétique*, *d'iode*, *d'opium et de sucre*, brûlés sur une pelle rougie, employées dès le début, ont en effet, une efficacité réelle; mais je donnerais la préférence aux olfactions de *teinture d'iode* additionnée *d'acide thymique*. Plus tard, pour absorber les sécrétions et calmer l'irritation de la muqueuse, on peut utilement priser cinq à six fois le jour, l'une des poudres suivantes:

1° Sous-nitrate de bismuth.	5 gr.	2° Chlorate de potasse.	2 gr.
Talc de Venise.	5 gr.	Benjoin pulvérisé.	1 gr.
Camphre pulvérisé.	5 gr.	Sucre pulvérisé.	10 gr.

Ces mêmes préparations peuvent être usitées contre le *coryza chronique;* mais les injections désinfectantes sont ici tout d'abord indiquées, surtout quand l'inflammation se complique *d'ozène* ou de *punaisie*. Le *thymol* en solutions de plus en plus concentrées m'a déjà donné, dans bien des cas, des résultats rapides et l'on peut employer à cet usage, trois à quatre fois par jour du *thymol-Doré* coupé d'abord de cinq à six fois son volume d'eau de roses, d'eucalyptus, de menthe, de feuilles de noyer ou de fleurs de sureau. Les injections de *teinture d'iode* très-étendue, de *chlorure de chaux liquide*, 1/2 cuillerée pour 1/2 verre d'eau, *d'acide phénique* au 100°. etc, rendent aussi de bons services et les olfactions de *vapeurs iodo-thymiques* complètent avec avantage le traitement local. La rhinoscopie, dans les cas rebelles, permet de *cautériser* avec succès les ulcérations de la muqueuse ; mais contre ces coryzas dépendant d'un vice constitutionnel, la médication directe doit toujours être complétée par le traitememt général de la syphilis ou de la scrofulose.

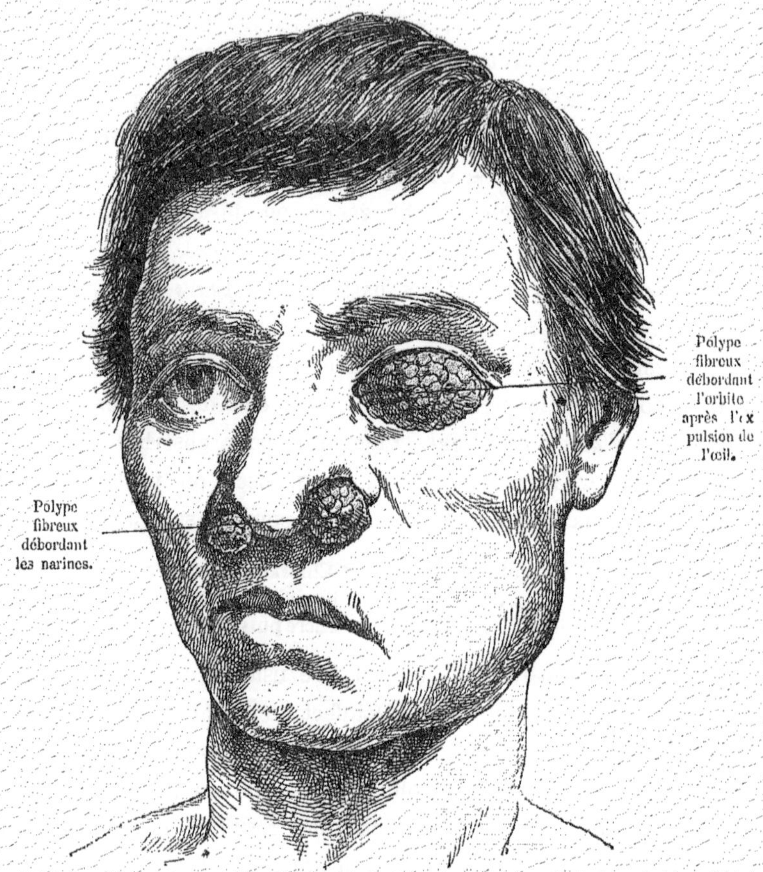

Déformation du visage par un polype fibreux des fosses nasales, parvenu à son complet développement.

HÉMORRHAGIE NASALE. — ÉPISTAXIS

CAUSES ET GENÈSE

On désigne en médecine, sous le nom *d'épistaxis,* le simple *saignement de nez*, l'hémorrhagie nasale.

C'est, le plus souvent, un accident bénin; quelquefois le symptôme précurseur ou la complication redoutable d'une maladie sérieuse.

Un coup, une chute sur le nez, déterminent presque sûrement une épistaxis; et telle est la fragilité vasculaire de la muqueuse, que l'hémorrhagie est souvent provoquée aussi par le seul afflux du sang à la tête, après un travail intellectuel prolongé, un excès de table, une insolation, ou le séjour dans une atmosphère trop chaude. A plus forte raison est-elle occasionnée par une ulcération, un polype, ou même par la congestion locale qui précède le coryza.

L'épistaxis se produit encore par la diminution de la pression atmosphérique, quand on fait l'ascension d'une montagne ou que l'on s'élève en ballon et, par un mécanisme semblable, quand, gêné dans son cours par une maladie du cœur, des poumons ou du foie, le sang remplit outre mesure et distend les vaisseaux de la muqueuse nasale.

Il n'est pas rare, enfin, lorsque un écoulement sanguin habituel vient à se supprimer, — un flux hémorrhoïdal, par exemple, où les règles chez la femme, — qu'une perte de sang par le nez le remplace, et j'ai déjà rapporté à propos de la défibrination du sang, un exemple curieux de ces hémorrhagies compensatrices.

C'est à cette dernière cause, d'ailleurs, qu'il faut attribuer les épistaxis les plus abondantes et les plus dangereuses; celles qui surviennent au début ou dans le cours des fièvres infectieuses, à la période ultime des maladies chroniques, et parfois, aussi, chez les enfants délicats dont la croissance est trop rapide.

EFFETS ET SYMPTOMES

Une sensation de chaleur congestive et de gonflement dans les fosses nasales; une certaine pesanteur de tête et la rougeur du visage annoncent parfois l'épistaxis; mais l'hémorrhagie débute

Étymologies — Epistaxis. : *Epi* sur, dessus, *stazein*; couler goutte à goutte.
Synonymie : *Saignement de nez*. — *Rhinorrhagie*.

souvent sans prodromes, soit après le simple effort que l'on fait en se mouchant, soit même sans qu'on la provoque.

Goutte à goutte, le sang s'échappe des narines et s'écoule en bavant sur la lèvre, jusqu'à ce que le malade baissant instinctivement la tête, le laisse tomber sur le sol. L'hémorrhagie légère est bornée à ce seul phénomène et n'a guère lieu que par une narine ; mais si la perte est abondante, les gouttes se succèdent bientôt avec une telle rapidité, qu'il n'est plus d'intervalle entre elles, et que le sang ruisselle non-seulement en filet continu, mais qu'il se répand aussi, par l'ouverture postérieure des fosses nasales, dans la bouche, la gorge et jusque dans l'estomac.

Chez les enfants, dont le plancher nasal est fortement incliné en arrière, très-souvent l'hémorrhagie prend exclusivement cette route, et j'ai vu bien souvent des mères alarmées à la pensée que le sang ainsi craché par leur enfant pouvait venir de la poitrine ; mais il me suffisait alors pour les rassurer, de faire pencher la tête au petit malade, et ce n'est pas autrement qu'il faudrait agir chez l'adulte s'il était pris dans son lit, comme il arrive parfois, d'une hémorrhagie nasale.

La gravité de l'épistaxis dépend absolument de la cause qui l'a produite et de la quantité de sang perdu. D'habitude, le sang épais et fibrineux se coagule promptement et l'hémorrhagie s'arrête d'elle-même en obturant les fosses nasales par les propres caillots qu'elle a formés. Le sang défibriné, difficilement coagulable, s'échappe, au contraire, en extrême abondance ; et j'ai vu, récemment, chez une vieille femme, une hémorrhagie supplémentaire d'une telle intensité que le sang, non-seulement ruisselait des fosses nasales, mais jaillissait aussi de toute la muqueuse de la bouche et des yeux.

Provoquées par un mauvais état constitutionnel, les épistaxis se renouvellent avec une fréquence extrême. Il en est aussi de périodiques, dont l'intermittence paraît être due, comme celle des fièvres, au poison des marais et contre lesquelles, en effet, le sulfate de quinine agit avec une remarquable puissance.

TRAITEMENT

Moyens hygiéniques et petits moyens. — Une légère hémorrhagie nasale, surtout quand elle remplace un flux supprimé, dégage heureusement la tête congestionnée ou le trop plein du système vasculaire. Quand elle se prolonge ou se manifeste chez des personnes délicates, il est bon de lui opposer le grand air frais, les lotions frontales à l'eau fraîche, vinaigrée ou coupée de thymol, et les injections des mêmes liquides dans les fosses nasales.

Quelquefois l'élévation du bras correspondant à la narine qui saigne suffit à arrêter l'écoulement. Il n'est pas inutile non plus, de recourir au procédé populaire consistant dans l'application d'un corps froid, une clef, par exemple, sur la peau de la nuque ou du dos. Le frisson subit que le malade éprouve à ce contact, influe, en effet, par action réflexe, sur les nerfs vaso-moteurs de la muqueuse nasale, et la modification qui en résulte dans la circulation veineuse de la membrane suffit, parfois, à arrêter l'hémorrhagie.

Moyens thérapeutiques. — Quand celle-ci résiste à ces divers moyens, la solution normale de *perchlorure de fer* à 30° est un des plus actifs hémostatiques auxquels on puisse recourir.

On l'emploie d'abord en injections, à la dose de 10 à 20 gouttes dans un demi-verre d'eau, sauf à concentrer le mélange de plus en plus, tant que le malade le supporte; et si le sang continue à couler, on introduit aussi avant que possible, dans la narine, des fragments d'amadou, de vieux linge ou de charpie, imprégnés de la même solution.

Ce *tamponnement,* soigneusement fait, est beaucoup plus pratique et tout aussi efficace que celui que l'on opère soit avec de petites *pelotes* en baudruche, dont il faudrait toujours être pourvu, soit au moyen de la *sonde de Belloc* introduite dans la narine pour venir saisir dans la bouche, en tournant le voile du palais, un tampon de charpie que l'on ramène ensuite sur l'ouverture postérieure des fosses nasales.

A défaut de perchlorure de fer, on pourrait très-efficacement encore, employer au tamponnement le *thymol,* le *vinaigre,* ou même les poudres *d'alun,* de *tannin,* de *gomme,* mêlées en toutes proportions. L'application de *papiers sinapisés* dans le dos, serait aussi fort utile ; enfin si l'hémorrhagie se reproduisait avec une certaine fréquence, on devrait, après mûr examen, s'efforcer, par un traitement général approprié, d'en combattre les causes.

POLYPES DES FOSSES NASALES

CAUSES ET GENÈSE

Dans les cavités nasales se développent fréquemment à la suite d'une contusion, d'un coryza, d'une irritation quelconque, mais le plus souvent sous l'influence interne de la scrofule, ces tumeurs végétantes et charnues que nous connaissons déjà sous le nom de *polypes*.

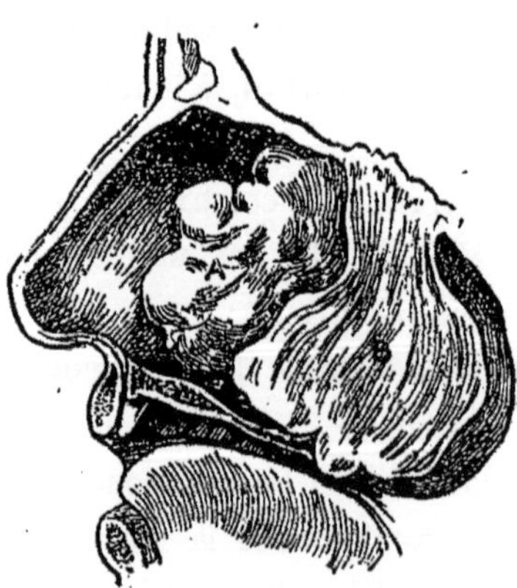

POLYPES DES FOSSES NASALES.

A. Polypes muqueux insérés sur la pituitaire.
B. Polype fibreux ou naso-pharyngien s'attachant à la base du crâne.

Il en existe deux espèces bien distinctes : les *polypes muqueux,* généralement bénins, les *polypes fibreux,* dont l'évolution rapide est trop souvent funeste.

Polypes muqueux. — Les polypes muqueux siégent de préférence, dans la partie antérieure des fosses nasales. Ils naissent sous la muqueuse, la soulèvent en se coiffant de son épiderme, et finalement font saillie en nombre variable dans l'espace libre qu'ils obstruent de plus en plus. Pédiculés comme de petites poires ou des grains de raisin, il n'offrent, à ce moment, qu'une consistance molle, friable, due à la pulpe gélatineuse qui les constitue et malgré qu'ils soient hygrométriques, qu'ils augmentent de volume par l'humidité, jamais par la pression qu'ils exercent, ils ne déforment que très-légèrement les parois ou la cloison nasales.

Polypes fibreux. — Les polypes fibreux s'attachent presque exclusivement à la partie la plus haute et la plus reculée des cavités du nez sur le plan de l'os occipital qui forme comme le plafond du pharynx, ce qui leur a valu le nom de polypes *naso-pharyngiens*. Solidement implantée à cet endroit, la tumeur fibreuse grossit rapidement, pénètre dans les fosses nasales, s'étend vers la gorge, s'allonge vers les anfractuosités osseuses de la face, les remplit, les disjoint, et reprenant çà et là racine, pénètre partout, envahit tout, déforme le visage, perfore le crâne, défonce l'orbite, chasse l'œil au dehors pour proéminer à son tour par cette cavité béante et par les narines, comme on peut le voir sur le malheureux représenté en tête de ce chapitre, d'après un dessin sur nature conservé au musée Dupuytren.

EFFETS ET SYMPTOMES

Suivant leur siége et leur nature, les polypes se révèlent par des symptômes bien différents.

De fréquents besoins de se moucher, un embarras, un sifflement, un bruit de drapeau dans la respiration nasale, trahissent d'abord le polype muqueux ; puis, à mesure que la tumeur grossit, l'odorat se perd, la voix devient nasillarde, des écoulements se produisent, le nez se déforme, et le polype apparaît, plus ou moins volumineux, au fond de la narine obstruée.

Tels sont les effets, plus gênants que graves, des polypes de la pituitaire ; mais en revanche, est-il possible d'imaginer torture plus horrible que celle qui suit le développement d'un polype naso-pharyngien? l'évolution de cette tumeur molle mais persévérante qui fait, à la façon du coin pénétrant dans le bois, lentement et sûrement éclater les os de la face? C'est à tort, cependant, que l'on préjugerait d'après les désordres produits, les souffrances endurées par le malade. La tumeur procède avec tant de ménagements envers lui, qu'elle parvient sans le faire crier, à le changer en monstre, comme ces affreux tourmenteurs de chair humaine qui savaient autrefois, sans les tuer, transformer de beaux enfants en épouvantables phénomènes.

Les douleurs, durant le développement du polype naso-pharyngien sont donc absolument secondaires; mais le nez obstrué saigne parfois, jusqu'à ce que ses os refoulés se séparent; les sens, odorat, goût, vue, ouïe, successivement étouffés, s'éteignent l'un après l'autre; l'œil tombe de l'orbite comme un fruit mûr, le cerveau même se laisse comprimer longtemps sans amener la mort qui résulte le plus souvent, d'une suffocation tardive

TRAITEMENT

Au prompt accroissement des polypes naso-pharyngiens, il est urgent d'opposer une médication rapide; car la chirurgie ne peut guère triompher de cet effroyable mal que par des moyens effroyables.

Tant qu'il est possible de lier la tumeur à son point d'attache, un fil de métal passé autour de son pédicule et progressivement serré à l'aide d'un *serre-nœud,* suffit souvent pour la détruire. On peut tenter, aussi, la *cautérisation électrique* ou l'*amputation* au moyen d'un fil de platine rougi à blanc par un courant galvanique, mais ces procédés sont inapplicables au bout de peu de temps, et l'opérateur n'a d'autre ressource pour aborder la tumeur, que de pratiquer une large mutilation de la face. Le nez, l'os maxillaire tout entiers, doivent être détachés, alors, pour laisser passer l'instrument qui pourra trancher le polype ; mais quand le succès, ce qui n'est pas rare, couronne cette hardie tentative, la restauration du visage s'accomplit d'habitude assez heureusement pour qu'il y reste à peine trace de cette opération formidable.

Plus aisément on vient à bout des polypes muqueux dès qu'ils font saillie dans les fosses nasales. Il suffit alors, en effet, de les saisir avec une pince à mors plats pour les extraire sans qu'il en coûte au malade autre chose qu'un petit ennui et quelques gouttelettes de sang.

Souvent enfin, quand ils sont de consistance molle, des cautérisations répétées à l'aide d'un pinceau trempé dans le *perchlorure de fer* pur, la *teinture d'iode*, l'*acide thymique* alcoolisé, l'*acide chromique* dilué dans les proportions de 2 gram. pour 5 gram. d'eau réussissent à réduire les polypes, et même à les dessécher complétement.

HYDROPISIE DES SINUS

Dans l'épaisseur des os maxillaires, aussi bien qu'à la base de l'os frontal sont creusées des cavités profondes ou *sinus* tapissées par la pituitaire et communiquant avec les fosses nasales, qu'elles agrandissent considérablement.

Les sinus maxillaires, connus aussi sous le nom d'*antres d'Hygmore*, ont surtout une notable importance, et c'est à l'intérieur de ces chambres latérales du nez que se forment, plus encore que dans les sinus frontaux, des *kystes* remplis de liquide, occupant bientôt tout l'espace libre et finissant par refouler ou perforer les parois osseuses qui gênent leur développement.

Cette *hydropisie enkystée* des sinus ne se révèle ainsi généralement qu'à sa période ultime, et la simple ponction du kyste est le seul traitement qui soit alors indiqué.

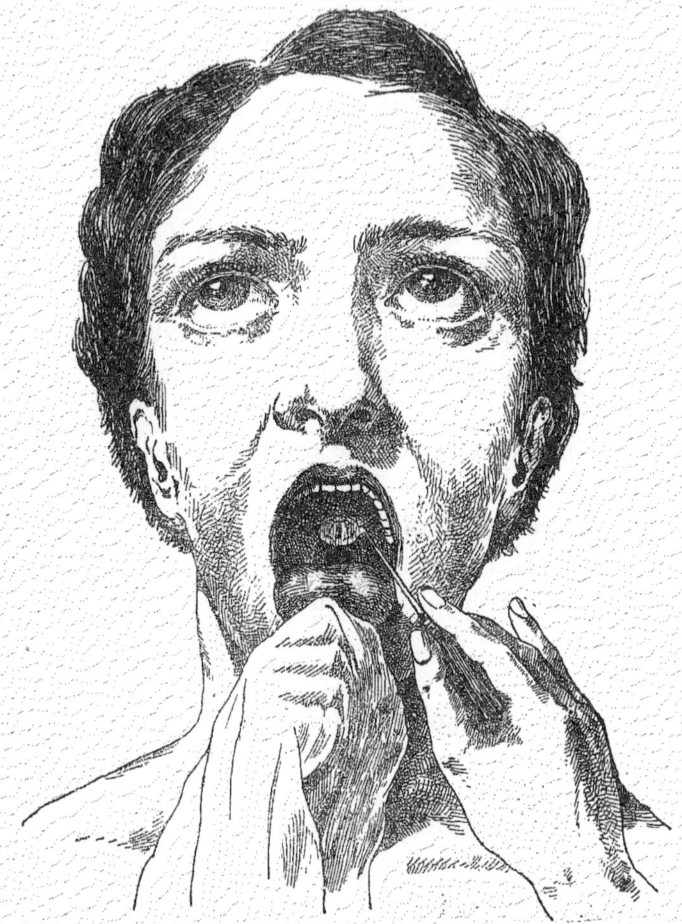

Examen de l'appareil vocal au moyen du laryngoscope.

MALADIES DU LARYNX. — LARYNGITE.

EXPLORATION DU LARYNX. — LARYNGOSCOPIE

Une petite glace ovale ou carrée, étroitement sertie dans un mince cadre de métal et fixée à l'extrémité d'une tige, constitue le *laryngoscope*.

Portée au fond de la gorge, au-dessous de la luette et convenablement inclinée, elle réfléchit toutes les parties situées en arrière et à la base de la langue, *l'épiglotte* d'abord, qui vue d'en haut, présente assez bien, suivant les individus, la forme d'un arc ou d'un fer à cheval; puis, plus bas, l'ouverture du larynx, la *glotte*, limitée par les *cordes vocales* et le pourtour cartilagineux de l'organe de la voix.

Le laryngoscope.

Le miroir laryngien employé pour la première fois en 1854, par Garcia, professeur de chant à Londres, peut être éclairé par le grand jour ou la lumière artificielle. J'ai habituellement recours, autant pour la pratique des plus délicates opérations que pour le simple examen de la région glottique, au rayon lumineux d'une lampe de fort calibre ; et le miroir ayant été préalablement chauffé pour que la respiration ne le puisse ternir, je parviens aisément, la langue du malade étant tenue hors de la bouche, à distinguer ainsi jusque dans leurs moindres détails, la face supérieure du larynx, les cordes vocales, et quand celles-ci sont écartées, les premiers anneaux de la trachée artère.

LE LARYNX VU AU LARYNGOSCOPE.

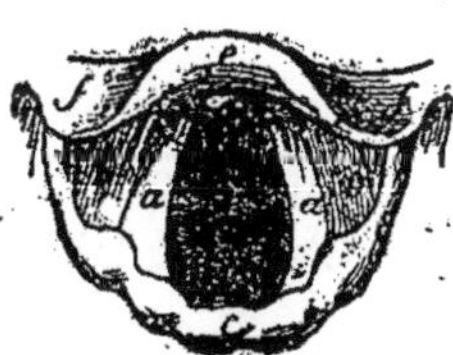

ASPECT DU LARYNX PENDANT L'INSPIRATION.

A A. Cordes vocales inférieures.
B B. Cordes supérieures.
C. Commissure interarytenoïdienne.
D E. Coussinet et lèvre de l'épiglotte.
F F. Replis glosso-épiglottiques.
O. Glotte largement ouverte, laissant voir les anneaux de la trachée.

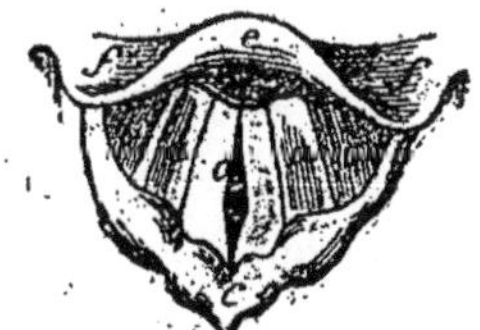

ASPECT DU LARYNX PENDANT L'ÉMISSION DE LA VOIX.

A A. Cordes vocales inférieures.
B B. Cordes supérieures.
C. Commissure contractée.
D E. Coussinet et lèvre de l'épiglotte.
F F. Replis glosso-épiglottiques.
O Glotte resserrée, pour l'émission de la voix.

La respiration s'accomplit-elle largement, la *glotte O* s'ouvre toute grande, les *cordes vocales inférieures, A A*, s'écartent pour

Étymologies : LARYNGITE : *Larunx* larynx. — LARYNGOSCOPE : *Larunx*, larynx, *Skopein* considérer. — ŒDÈME de la glotte : *oidein* grossir, *oidéma*, enflure. — **Synonymie** : *Catarrhe du larynx*, *angine laryngée*, etc.

se cacher sous les *cordes supérieures BB*, la *commissure C*, se relâche, pour permettre la dilatation complète de l'orifice laryngien.

Le sujet, au contraire, pousse t-il quelques sons aigus, *eh! eh! ah! ah!* aussitôt la *glotte O* se resserre, les deux bandes nacrées des vraies *cordes vocales, A A*, se rapprochent pour entrer en vibration, et le larynx tout entier se rétrécit par la contraction de la *commissure*.

Tel est le phénomène, aussi curieux qu'important à étudier, dont on peut suivre au laryngoscope toutes les phases. Mais c'est surtout, on le conçoit, dans le diagnostic et le traitement des maladies de l'appareil vocal, que le miroir laryngien nous rend chaque jour les plus grands services. Il est impossible, sans y avoir recours, de se prononcer catégoriquement sur l'état d'un malade atteint d'une affection laryngée, et l'emploi des moyens locaux, d'une efficacité si puissante dans la plupart des cas, n'est vraiment réalisable que par l'intermédiaire du laryngoscope.

CAUSES ET GENÈSE DE LA LARYNGITE

La muqueuse du larynx est sujette à tant de causes d'inflammation, que la laryngite est une maladie d'une extrême fréquence. Elle éclate, à la moindre impression de froid, chez un grand nombre de personnes ; elle est déterminée par l'abus du tabac, la respiration de vapeurs ou de poussières irritantes ; elle complique, chez les buveurs, le catarrhe habituel de la gorge entretenu par l'excès des liqueurs alcooliques.

Une simple fatigue de la voix peut aussi l'occasionner, et c'est évidemment à cette dernière cause que sont dues la plupart des laryngites simples ou granuleuses dont souffrent si communément les artistes lyriques, les avocats, les prédicateurs, les crieurs publics, les militaires, etc.

Il est bien peu de maladies, au nombre des infectieuses et des constitutionnelles, qui ne provoquent dans leur cours, une inflammation aiguë ou chronique du larynx. La rougeole et la grippe, intéressent constamment la muqueuse vocale; la variole la couvre de ses pustules, le croup, de ses fausses-membranes, la fièvre typhoïde, le typhus, la morve, de leurs ulcérations.

L'herpétisme et la scrofule se révèlent souvent par des laryngites granuleuses, la syphilis à toutes ses périodes, frappe le larynx avec une prédilection marquée; la tuberculose, enfin, s'y manifeste par des catarrhes opiniâtres, se compliquant bientôt des profondes et funestes ulcérations de la phthisie laryngée.

EFFETS ET SYMPTOMES

Laryngite aiguë. — Une rougeur vive de la muqueuse, s'accompagnant d'une abondante sécrétion de mucosités, caractérise, au début, la laryngite simple.

Cette inflammation superficielle provoque, ordinairement, une fièvre légère, une douleur médiocre ou des picotements aigus, occasionnant, par l'excitation des nerfs laryngés, une toux plus ou moins fréquente; mais les véritables symptômes de la laryngite sont fournis par l'altération de la voix, qui baisse de ton, se voile ou s'éteint, et par la suffocation de variable intensité qu'éprouve le malade.

Un regard jeté sur les images laryngoscopiques ci-dessus, aidera d'ailleurs, si l'on possède surtout quelques notions de musique, à la compréhension de ces phénomènes. Ainsi l'on s'expliquera, par l'épaississement des cordes vocales gonflées, l'abaissement du ton de la voix; l'obstruction de la glotte par les mucosités tenaces et visqueuses que les artistes désignent sous le nom de *chats*, rendra compte de l'enrouement et de la raucité du timbre vocal; la perte complète de la voix, l'aphonie, trahira l'insuffisante tension et la non-vibration des cordes, etc. Il n'est pas un violoniste qui ne saisira parfaitement cette pathogénie.

Jusqu'alors, cependant, ces désordres ne présentent aucune gravité; mais il n'en est pas de même de l'étouffement subit qui par intervalles, peut saisir le malade et dans certains cas occasionner l'asphyxie et la mort. Cette redoutable suffocation due à la contraction instantanée, au *spasme* des muscles de la glotte, est provoquée comme la toux, par l'excitation anormale des nerfs laryngés.

Plus fréquente dans le jeune âge qu'à l'âge adulte, elle détermine aussi par le rétrécissement de la glotte, le *sifflement striduleux* et la toux aboyante, qui se manifestent si souvent, au grand effroi des mères, dans la laryngite des enfants. On la retrouve encore, plus ou moins complète, dans la coqueluche, l'asthme, la phthisie laryngée, la rage, l'hystérie, etc.; nous en étudierons d'ailleurs de plus près, au chapitre suivant, les symptômes et les causes.

En dépit de cette complication possible, la terminaison de la laryngite simple est ordinairement favorable; mais les inflammations aiguës, éclatant sous l'influence d'une maladie infectieuse grave, présentent généralement un caractère de malignité redoutable. Nous connaissons déjà les funestes effets de la *laryngite diphthérique*. (Voir CROUP.) La *morve*, la *variole*, la *fièvre typhoïde*, ne sont guère plus bénignes dans leurs manifestations laryngées. Elles détruisent souvent, au moins en partie, l'organe de la voix, par la nécrose ou la carie de ses cartilages.

Laryngites chroniques. — Il est rare qu'une laryngite simple passe à l'état chronique sans être entretenue par un mauvais état constitutionnel; mais il faut un œil exercé pour reconnaître la nature de ces inflammations spécifiques, et le laryngoscope seul peut alors permettre à l'observateur de les distinguer entre elles.

La plupart se développent, d'ailleurs, avec une lenteur extrême, déterminant d'abord un léger enrouement ou parfois une aphonie passagère accompagnés d'une douleur sourde ou de la sensation d'un corps étranger dans le larynx.

De petits crachats translucides et globuleux d'abord, puis grisâtres, jaunâtres, mêlés enfin de sang et de pus, quand la muqueuse est ulcérée, indiquent, par leur succession, la marche progressive de la maladie. Les autres phénomènes varient plus ou moins suivant le vice profond dont ils dépendent.

Laryngite granuleuse. — *L'herpétisme, l'arthritisme* et la *scrofule,* par exemple, ont pour caractères communs de couvrir la muqueuse laryngée de *granulations* vésiculeuses, de la marbrer, pour ainsi dire, de taches rouges plus ou moins foncées, semblant avoir été faites à coups de pinceau, et disposées, dans la laryngite herpétique, notamment, en rayures transversales. Il m'a toujours paru, dans les nombreux examens laryngoscopiques que j'ai eu l'occasion de pratiquer, que les granulations herpétiques étaient généralement plus petites et plus serrées que les granulations scrofuleuses et que ces dernières, après s'être vidées de leur contenu, avaient bien plus de tendance à se terminer par des *érosions* ou même par des *ulcérations* profondes.

Laryngite syphilitique. — Mais les laryngites véritablement ulcéreuses, en dehors de celles de la variole et du typhus, dont nous n'avons point à nous occuper ici, sont la *laryngite syphilitique* caractérisée, à la première période, par une simple roséole de couleur cuivrée ; à l'âge secondaire, par des plaques muqueuses grisâtres, plus tard par des végétations ou des ulcères siégeant sur l'épiglotte ou les cordes vocales supérieures et la *laryngite tuberculeuse,* la redoutable *phthisie laryngée,* qui tantôt précède, tantôt suit les graves manifestations pulmonaires de la tuberculose.

Laryngite tuberculeuse. — Phthisie laryngée. — C'est habituellement sur la commissure du larynx, entre les cartilages aryténoïdes et sur les cordes vocales inférieures, que se développent les ulcérations de la phthisie laryngée. Elles occasionnent souvent au moment de la déglutition, des douleurs intolérables, retentissant jusque dans l'oreille, détruisent les cordes vocales, perforent les cartilages du larynx et déterminent en

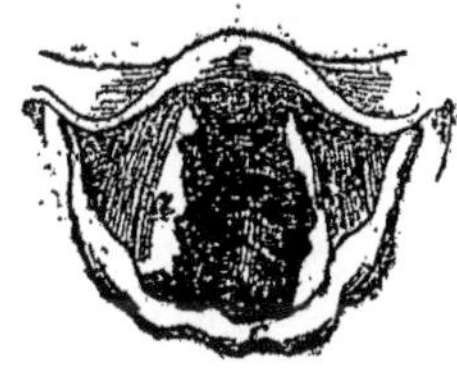

PHTHISIE LARYNGÉE.
A. Cordes vocales rongées par les ulcérations. *B.* Corde supérieure. *C.* Commissure. *E.* Épiglotte.

général, un tel boursouflement des parties avoisinantes, qu'après une gêne respiratoire s'aggravant par accès, une dernière suffocation peut emporter le malade.

Laryngite œdémateuse. — Œdème de la glotte. — Rarement il est vrai, cette infiltration des parties molles du larynx constituant l'*œdème de la glotte,* se produit avec assez de rapidité pour qu'il soit impossible d'y porter remède. Dès qu'elle se manifeste et surtout quand elle siége exclusivement sur les replis unissant l'épiglotte au larynx, elle s'annonce par un sifflement de l'air au moment de l'inspiration et l'on peut encore la combattre directement en s'aidant du laryngoscope; mais plus tard, quand un bruit de ronflement ou de *cornage* indique sa généralisation à tout le vestibule glottique, il est difficile, sans déterminer un accès de suffocation, de porter un instrument sur les cordes vocales, et l'on n'a plus alors, comme dans le croup, d'autre ressource, que de pratiquer la *trachéotomie,* pour épargner au malade les horribles angoisses d'un étouffement mortel.

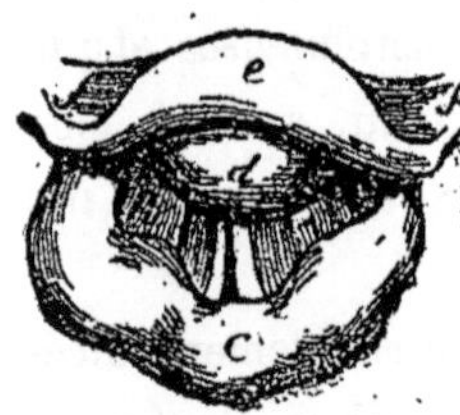

ŒDÈME DE LA GLOTTE
B. C. D. E. Cordes vocales, commissure, épiglotte, etc., gonflées et déformées par l'infiltration.

TRAITEMENT

Moyens hygiéniques et petits moyens. — C'est surtout en s'aguerrissant contre le froid et les brusques variations de la température, que les personnes prédisposées aux laryngites, parviendront à les éviter. L'hydrothérapie en ce cas, peut être un excellent moyen préventif et pourvu que les pieds soient tenus bien chauds, la tête bien couverte, il est préférable de ne point abriter sa gorge sous les plis d'un foulard ou d'un cache-nez. Le simple enrouement cède avec facilité d'ailleurs, à quelques bains de pieds sinapisés, à l'inhalation des vapeurs tièdes d'une infusion de sureau, et surtout, ce qu'il n'est pas toujours facile de réaliser, à l'observation du silence.

Moyens thérapeutiques. — Plus sérieuse, la laryngite aiguë exige l'emploi quotidien des sirops *d'acide thymique,* de *codéine* ou de *laurier-cerise,* pris purs, à la dose de quatre à cinq cuillerées à bouche, ou mêlés à une infusion tiède d'hysope, de sauge, d'érysimum, etc., coupée d'un peu de lait. Un papier sinapisé, une vésication légère au devant du cou sont parfois nécessaires et l'on complète par un laxatif cette facile médication.

Les laryngites chroniques, entretenues par un vice constitutionnel, réclament d'abord l'emploi des moyens généraux déja recommandés à propos de chacune des diathèses. (Voir HERPÉTISME, SYPHILIS, etc.)

Les eaux sulfureuses, en boisson ou en gargarisme, qu'une aveugle routine fait prescrire contre la plupart de ces laryngites indistinctement, sont en outre, bien loin de suffire à toutes les indications et ce n'est le plus souvent que par des *pulvérisations* énergiques, des *cautérisations* répétées, que l'on parvient à triompher de ces maladies opiniâtres.

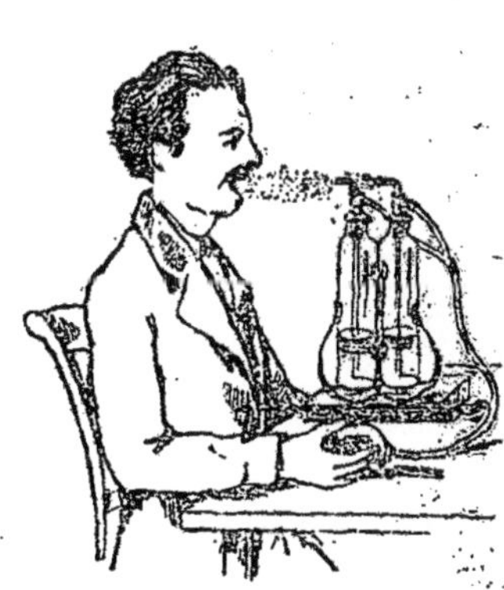
PULVÉRISATEUR A RÉACTIONS

Trop souvent, il est vrai, les liquides employés en pulvérisation, perdent, par le poudroiement, une partie de leurs vertus; aussi pour parer à ce grave inconvénient ai-je dû imaginer, il y a quelques années, le *pulvérisateur à réactions* (*) qui loin d'altérer la substance médicamenteuse, permet, au contraire de l'obtenir à *l'état naissant* au moment même où le double brouillard qui s'échappe de l'appareil, vient mouiller les parties malades.

L'iode, le soufre naissants, se forment ainsi sur la muqueuse même qu'ils doivent modifier, et comme ils sont alors à leur maximum d'activité chimique, leurs effets en sont d'autant plus rapides et plus certains.

(*) *Bulletin de l'Académie de Médecine 12 août 1873, etc.*

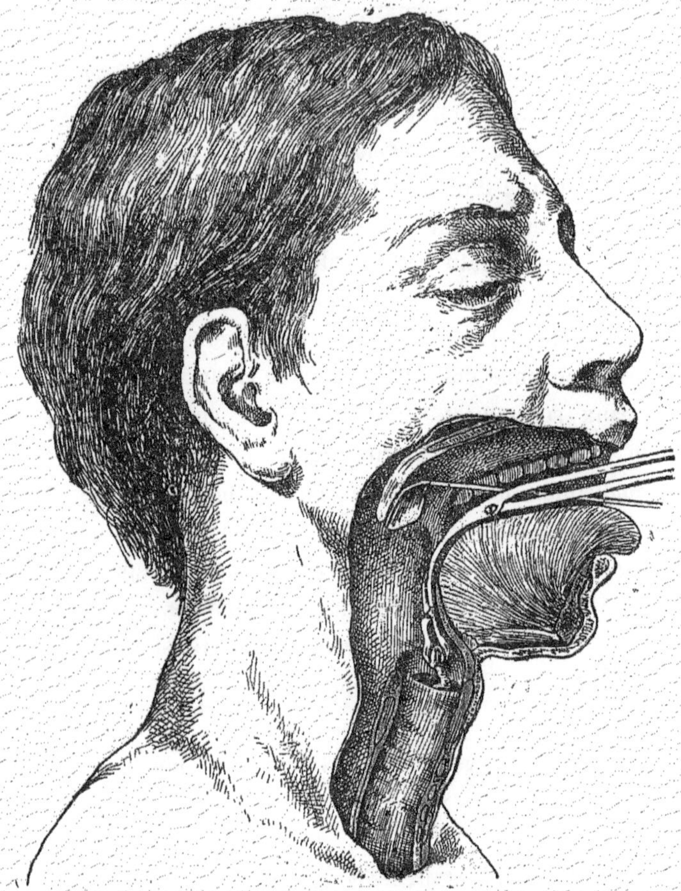

Arrachement d'un polype du larynx à l'aide du laryngoscope.

NÉVROSES DU LARYNX. — SPASME DE LA GLOTTE.

Trop vivement ou trop longtemps surexcités, les nerfs extrêmement sensibles qui animent le larynx, exagèrent aussitôt leur action et déterminent, avec une déplorable facilité la contraction spasmodique des muscles vocaux, le *spasme de la glotte.*

Insuffisamment excités, engourdis ou paralysés, ils ne sont plus capables de déterminer la contraction musculaire et de cette atonie résulte l'extinction de la voix, *l'aphonie* plus ou moins complète.

La première de ces deux névroses, plus effrayante et souvent plus dangereuse que la seconde, nous occupera tout d'abord. Aussi bien l'avons-nous déjà signalée plusieurs fois et devons-nous l'étudier enfin dans son ensemble.

CAUSES ET GENÈSE

Le spasme de la glotte est une convulsion partielle, provoquée par l'excitation anormale des nerfs *laryngés inférieurs* ou *nerfs récurrents*, émanés du *pneumogastrique* et présidant à la motilité des muscles du larynx. (Voir *les Planches 21 et 30*).

Cette excitation tantôt est directe et reconnaît pour cause soit l'inflammation de la muqueuse, comme il arrive dans la plupart des *laryngites*, soit la présence sur cette membrane, d'une substance irritante ou parasitaire, comme dans certains *asthmes*, la *coqueluche*, le *croup*, etc. ; soit enfin la compression des nerfs par une tumeur.

Tantôt elle constitue un désordre purement nerveux, lié à un trouble général de l'innervation, dans l'*hystérie* par exemple, *l'épilepsie*, la *chorée*, etc., ou même indépendant de toute névrose générale, auquel cas le spasme est véritablement *essentiel*.

EFFETS ET SYMPTOMES

Laryngite striduleuse. — Faux-Croup. — Le spasme laryngien ne se produit jamais avec plus de facilité que sous l'influence de l'irritation légère des nerfs *laryngés* dans la laryngite des enfants. Très-rarement il se manifeste avec assez d'intensité pour fermer complétement la glotte ; mais celle-ci, cependant, est d'abord suffisamment rétrécie pour que l'air ait quelque peine à la franchir, et c'est précisément quand il s'engouffre dans cet étroit conduit, que s'accomplit le sifflement striduleux aigu, caractéristique.

Étymologies : Spasme de la Glotte : *Spasmos* : resserrement, contraction. — Synonymie : *Laryngite spasmodique*, *Pseudo-croup*, *Asthme de Millar*, etc.

En général c'est pendant la nuit et dans le cours du plus calme sommeil, que l'enfant est saisi du spasme glottique. Se sentant suffoqué, il s'éveille, s'épouvante, se lève, cherche du secours, et la bruyante pénétration de l'air dans sa gorge, et sa voix enrouée, et sa toux rauque, saccadée, sourde comme l'aboiement d'un jeune chien, glacent de terreur les personnes qui se pressent, affolées, autour du petit malade. — « C'est le croup ! » s'écrient les parents au désespoir; et l'on s'égare, et l'on perd la tête, et l'on augmente encore, sans le vouloir, les angoisses du pauvre enfant, qui la face congestionnée, bouffie, violacée, l'œil hagard, suffoque davantage. — Eh non ! braves gens alarmés, ce n'est point le croup fort heureusement ! car la laryngite striduleuse tout effrayante qu'elle soit, n'a pas ordinairement d'autres suites. Dans le croup, la suffocation ne se manifeste pas ainsi d'emblée, au milieu de la nuit. Elle résulte d'une oppression lente, progressive, et le plus souvent, comme je l'ai dit à propos de la *diphthérie,* elle est accompagnée d'une angine couenneuse. Dans le faux-croup plusieurs accès peuvent se suivre à courte distance, mais l'enfant, dans l'intervalle, retrouve toute sa gaîté, tandis que l'affreux mal ne lui laisse aucun répit, dans le croup véritable.

Asthme infantile. — Cette bénignité relative du spasme de la glotte n'existe plus, cependant, quand la convulsion, indépendante de toute inflammation laryngée, se produit spontanément chez les tout jeunes enfants, dans le cours de la première ou de la deuxième année. Trop souvent alors, l'occlusion glottique est complète dès le début et le pauvre petit ne respirant plus, peut mourir asphyxié en quelques minutes. Cette forme grave de la névrose, connue aussi sous les noms *d'asthme de Kopp*, ou *d'asthme thymique* est du reste, heureusement assez rare et ne doit certainement avoir lieu que chez les enfants prédisposés aux convulsions générales.

TRAITEMENT

Moyens hygiéniques et petits moyens. — Une crise de dentition, une frayeur ou toute autre impression morale vive, souvent aussi les cris prolongés que trop de nourrices ou de mères insouciantes laissent pousser à de pauvres petits êtres souffrants, suffisent à provoquer le spasme de la glotte. Le sevrage prématuré, la constipation habituelle ont été justement accusés encore du même méfait et ces causes multiples d'un accident funeste disent assez de quelle incessante sollicitude doivent être entourés les jeunes enfants.

Hâtez-vous, si quelque suffocation le saisit, hâtez-vous de secourir le petit malade. Donnez de l'air, aspergez le visage d'eau froide frictionnez le tronc et les membres, couvrez-les de sinapismes, insufflez, si cela se peut, au moyen d'un tube courbé, de l'air dans les bronches, à travers la glotte. Ce sont là les seuls moyens dont on puisse user contre un accès trop souvent fatal d'asthme infantile.

Le spasme tout aussi effrayant de la laryngite striduleuse ne doit pas être combattu, d'ailleurs, avec moins d'énergie. Mais je recommande encore et surtout, à la jeune mère réveillée en sursaut, au milieu de la nuit par un enfant qui suffoque, de conserver autant que possible son sang-froid. Tout médicament peut manquer à cette heure mais la seule application, sur la gorge, d'une éponge imbibée d'eau chaude suffit, le plus souvent, à couper court à l'accès.

On fait boire à la hâte et sans sucre, pour éviter les grumeaux, un peu d'eau fraîche, additionnée, si l'on en trouve, d'eau de mélisse, de fleurs d'oranger, d'anisette, etc. On plonge les pieds du petit malade dans un bain aiguisé de vinaigre, et si ces moyens sont insuffisants, on lui administre enfin, en une ou deux fois, dans une tasse d'eau tiède, 1 *gramme* de poudre *d'ipéca*, qui fait en provoquant le vomissement, presque toujours cesser la crise.

Moyens thérapeutiques — Contre le retour des accidents, le *bromure de potassium* rend ordinairement de bons services. Suivant l'âge de l'enfant on l'administre à la dose de 0, 50 centigr. à 2 gram. par jour, délayé dans une infusion de feuilles d'oranger ou dans du sirop d'écorces d'oranges. Les *sirops d'éther,* de *belladone*, de *laurier-cerise*, la *valériane*, l'*oxyde de zinc* à la dose de 0, 10 à 0, 20 centigr. en potion; pourraient de même, très-heureusement venir en aide aux soins hygiéniques.

PARALYSIE VOCALE. — APHONIE.

La subite impression de l'air froid, un cri brusquement poussé sous l'influence d'une émotion vive, une faiblesse anémique générale, un accès d'hystérie, etc., déterminent souvent une paralysie passagère des cordes vocales et l'extinction de la voix; mais l'aphonie peut être causée encore par une tumeur comprimant les nerfs laryngés ou par une phthisie pulmonaire commençante, auxquels cas elle est beaucoup plus sérieuse et plus opiniâtre.

Il est facile de voir, au laryngoscope, ce qui se passe dans un larynx paralysé. Si les muscles *tenseurs* des cordes sont seuls atteints, les membranes vocales, flasques et lâches, se rapprochent mollement sans pouvoir vibrer. Si la paralysie, au contraire, affecte les *constricteurs,* les cordes ne se rapprochent plus, et la glotte, quelque effort que le malade fasse pour parler, reste largement ouverte.

Quels moyens employer contre l'aphonie qui spontanément ne cesse point en trois ou quatre jours? Une seule indication se présente : Réveiller les nerfs moteurs quand nulle compression n'interrompt leurs rapports avec le cerveau, et l'on y parvient, en général, soit en *électrisant* les cordes vocales, soit en les touchant avec des solutions légèrement caustiques d'*acide thymique* ou de *teinture d'iode.* Ce sont là des procédés absolument inoffensifs et dont j'ai souvent l'occasion de constater les excellents résultats.

Étymologies : APHONIE : *a privatif, phoné,* voix : perte de la voix.

POLYPES DU LARYNX

CAUSES ET GENÈSE

A tout âge de la vie, même dès la première enfance, peuvent se former dans le larynx, sur les cordes vocales notamment, ou dans leur voisinage, des tumeurs de nature variable mais décrites jusqu'à présent sous le nom collectif de *polypes*.

On a tour à tour invoqué, pour expliquer la genèse de ces tumeurs, la fréquence des inflammations de la muqueuse, son irritation par des vapeurs ou des poussières caustiques, les cris ou les efforts continuels de la voix. J'ai toujours soupçonné l'influence des vices constitutionnels, celle de la scrofulose notamment, d'être à cet égard, beaucoup plus active et j'ai eu l'occasion d'opérer, pendant l'été de 1876, d'un polype du larynx, un malade qui ne pouvait certainement devoir qu'à l'irritation diathésique une végétation accompagnée de plusieurs autres excroissances semblables dans les fosses nasales et le conduit de l'oreille.

Variétés. — C'est généralement sur les cordes vocales inférieures et même sur leur bord libre, que siégent les tumeurs polypeuses. On distingue surtout les *fibrômes*, plus ou moins globuleux et formés de tissu fibreux d'une dureté relative; les *myxômes* analogues aux polypes muqueux des fosses nasales; les *papillômes*, constitués, tantôt par de simples filaments, tantôt par des papilles groupées en chou-fleur, en framboise, en crête de coq, et malheureusement, formés d'un tissu fibro-épithélial trop semblable à celui du cancer *cancroïde*. (Voir CANCER.) La transformation du papillôme en cancer ne manque pas de se produire, en effet, pour peu que la constitution du sujet la favorise et dans ces cas d'autant plus à redouter que les papillômes sont d'une extrême fréquence, si l'extirpation du polype n'est point rapidément faite, les tentatives d'arrachement inutilement répétées

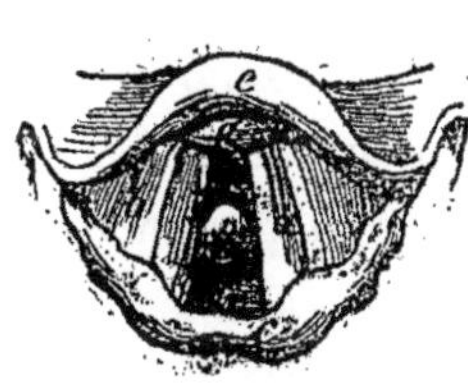

FIBROME

A B. Cordes vocales.
C. Commissure.
D E. Epiglotte.
P. Polype.

ne contribuent qu'à hâter le développement de la dégénérescence cancéreuse.

Outre ces espèces parfaitement étudiées, d'autres tumeurs kystiques, graisseuses, sarcomateuses, peuvent aussi se former dans le larynx; mais ce sont là des exceptions et de véritables curiosités pathologiques.

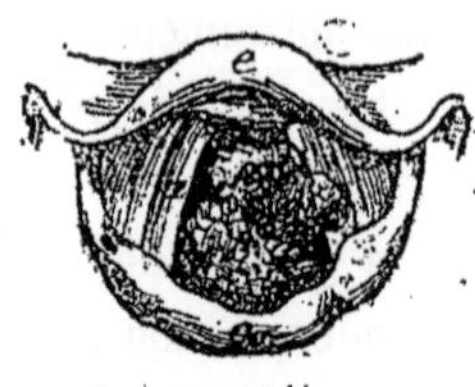

PAPILLOME

A. Cordes vocales inférieures.
C. Commissure.
E. Epiglotte.
C. Polype.

EFFETS ET SYMPTOMES

Quelle que soit leur nature, les polypes, à leur début, se trahissent toujours à peu près par les mêmes symptômes; gène légère de la respiration, troubles passagers de la voix, chatouillement ou sensation fugace d'un corps étranger provoquant la toux ou le besoin de cracher.

Parfois, cependant, chez les enfants surtout, un accès subit de suffocation annonce la présence du polype, mais le plus souvent, chez l'adulte, l'oppression, l'enrouement, les troubles vocaux augmentent avec la tumeur. Bientôt l'air siffle en traversant la glotte obstruée, l'on entend, dans la cavité laryngienne, un bruit de drapeau, de soupape, et plus tard, le cornage produit par un ronflement sonore qui s'ajoute au sifflement.

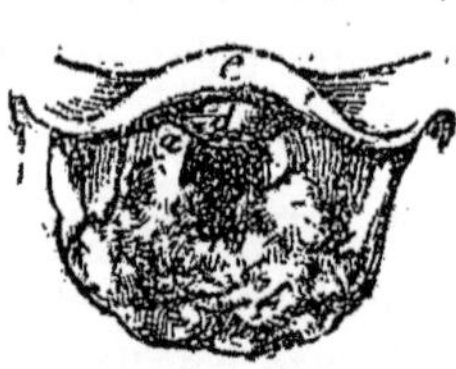

CANCER DU LARYNX

A B. Cordes vocales.
D E. Epiglotte.

Alors, les accès d'étouffement subit, les violents efforts d'expiration ne sont plus rares. Le malade épouvanté sent l'asphyxie le saisir; son visage rougit et se congestionne; instinctivement il porte la main à la gorge et comprend tout le danger dont il est menacé. Point n'est besoin, d'ailleurs, à cette heure, que la glotte soit absolument fermée, pour que le malade succombe, l'asphyxie lente et progressive dont il a souffert ayant altéré le sang jusqu'à le rendre impropre à la vie.

TRAITEMENT

Avant l'invention de la laryngoscopie, les malades atteints d'un polype du larynx étaient fatalement voués à une mort presque certaine, ceux chez lesquels le polype avait été reconnu ayant à subir, pour en être débarrassés, la dangereuse opération de la laryngotomie, les autres étant emportés par une suffocation que l'on attribuait, généralement, à un œdème de la glotte.

Aujourd'hui, dans le plus grand nombre des cas, l'opération du polype est réalisable par les voies naturelles et grâce au laryngoscope, nulle erreur ne peut avoir lieu. Le miroir indique le volume, la forme, le siége, la nature de la tumeur, et l'opérateur, après avoir préparé le malade au contact des instruments, saisit au fond de la gorge, coupe, broie ou cautérise le produit morbide avec la plus parfaite précision. (Voir *la figure*).

Il est vrai que cette opération, d'une extrême délicatesse, exige une certaine habileté; mais l'arsenal du laryngoscopiste est riche en sécateurs, pinces, lancettes, écraseurs, etc., qui permettent de triompher de bien des obstacles. Le galvano-cautère même, peut être employé dans quelques cas; mais de tous ces ingénieux instruments, c'est encore une bonne pince à dents fines, serrant fort et tenant bien, qui rend le plus de services.

L'extraction du polype réalisée, il est essentiel que la tumeur ne se reforme pas, et la cautérisation de son point d'attache est presque toujours nécessaire.

Si l'on a bien saisi les causes internes sous l'influence desquelles la tumeur s'est développée, un traitement général, quelque temps suivi, peut être aussi très-utile; dans les cas nombreux, enfin, où la muqueuse du larynx est surexcitée par une inflammation chronique, il convient de la modifier sur toute sa surface par des pulvérisations réactives qui, rapidement, amènent dans son fonctionnement anormal une transformation des plus favorables.

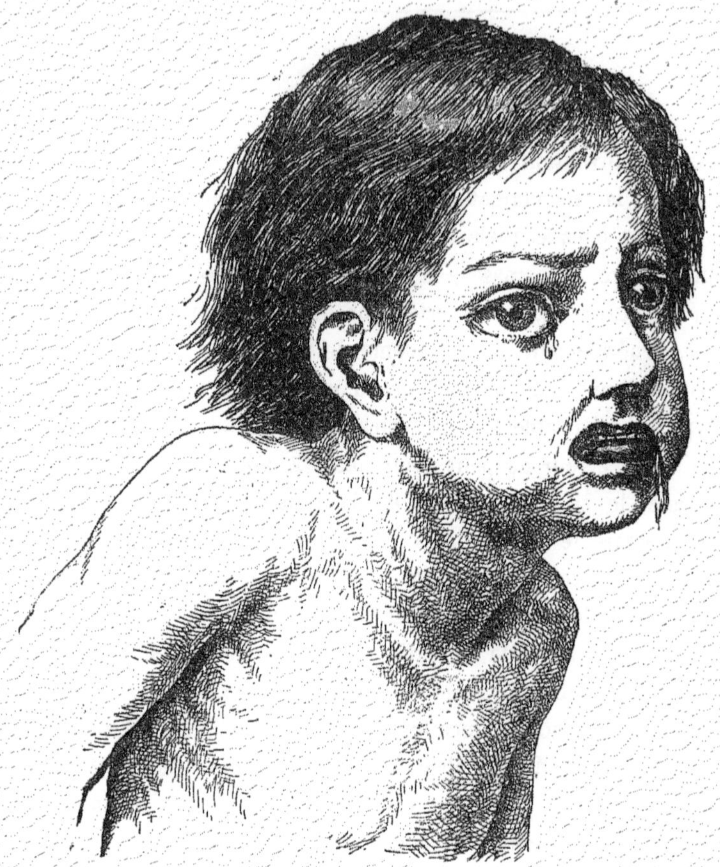

Physionomie du petit malade à la fin d'un accès de coqueluche.

COQUELUCHE

CAUSES ET GENÈSE

Il est rare qu'un enfant échappe à la *coqueluche*. Le jeune âge est tributaire de cette singulière maladie, comme de la rougeole et chaque année, au commencement et à la fin de l'hiver, le nombre des enfants atteints de coqueluche augmente considérablement.

Quand l'affection est légère, les parents, à vrai dire, s'en inquiètent peu; mais chez un enfant d'une constitution débile, la coqueluche est toujours une maladie sérieuse, que l'on ne saurait trop activement combattre en vue surtout des complications qu'elle peut entraîner.

C'est surtout de la première à la septième année que la coqueluche sévit sur les enfants. Elle frappe plutôt les filles que les garçons; mais qu'elle soit bénigne ou violente, elle ne récidive presque jamais.

Un grand nombre de médecins regardent encore aujourd'hui la coqueluche comme une *névrose*. D'autres, au contraire, considérant que la maladie se manifeste surtout sous la forme épidémique, et qu'elle est éminemment contagieuse, lui opposent exclusivement les moyens propres à combattre les maladies parasitaires.

Ces derniers ont raison, sans doute; mais les premiers n'ont pas tout à fait tort, car il n'est possible, en somme, d'attaquer la coqueluche avec quelque chance de succès, qu'en empruntant tour à tour, à l'un et l'autre camp, ses meilleures armes.

Il est certain qu'un parasite végétal, un champignon infime, existe dans les mucosités de la coqueluche, sécrétées par la muqueuse des voies respiratoires. Ce microphyte constitué par des filaments ramifiés et se reproduisant par des spores ovales, à peu près semblables à ceux de *l'oïdium* du *muguet* a parfaitement été décrit par Letzerich. Les lapins, même, dans la gorge desquels on introduit les mucosités contenant le champignon, sont bientôt pris de toux convulsive; mais c'est par l'*irritation des nerfs du larynx* que ces mucosités déterminent la toux, ce qui met le médecin dans l'obligation de combattre à la fois l'effet et la cause.

Laryngite et bronchite à la fois par le siége qu'elle occupe, la

Étymologies : COQUELUCHE : Selon les uns, de la ressemblance du bruit de la toux convulsive avec le *chant du coq*. — Selon les autres de ce qu'autrefois les personnes affectées de cette maladie se couvraient la tête d'un capuchon ou coqueluchon. La première étymologie, est selon nous, la plus probable. — Synonymie : — *Catarrhe convulsif*. — *Toux convulsive*. — *Toux suffocante*. *Toux bleue*.

coqueluche se distingue donc de ces deux affections par sa nature essentiellement parasitaire. Le larynx et les bronches ne sont pas autrement enflammés par elle que par la laryngite ou la bronchite aigües; mais il existe, dans la coqueluche, un élément morbide qui dans le catarrhe simple fait défaut, le minuscule végétal développé sur la muqueuse.

C'est à l'irritation spéciale occasionnée par la présence de ce microscopique champignon que sont dus les phénomènes spéciaux de la coqueluche; la *toux quinteuse* d'abord, produite par une convulsion rapide et saccadée des muscles de l'expiration animés par le *nerf récurent*, puis, le *spasme de la glotte*, déterminant l'*inspiration sifflante* dont est coupée la toux dans le cours de l'accès.

Le parasite de la coqueluche explique parfaitement aussi la contagion de la maladie et les épidémies fort étendues qu'elle peut occasionner, en même temps, parfois, que le ferment de la rougeole.

EFFETS ET SYMPTOMES

Il n'est pas toujours facile, au début, de distinguer la coqueluche de la bronchite, les deux maladies offrant absolument la même allure pendant quelques jours; mais bientôt une toux convulsive, quinteuse, saccadée, plus ou moins comparable au chant du coq, vient caractériser la première de ces affections, et l'absence de fièvre, le bien-être relatif de l'enfant dans l'intervalle des crises, ne permettent plus de la confondre avec le simple catarrhe des bronches.

Le nombre et l'intensité des accès varient considérablement, suivant la constitution des enfants et la malignité de l'épidémie. Ils sont aussi plus fréquents la nuit que le jour à cause, a-t-on dit, de l'excès d'acide carbonique accumulé, après minuit, dans les chambres où l'on couche, et la parole, le rire, les pleurs, la déglutition, une émotion vive, la marche contre le vent, un changement brusque d'attitude, suffisent presque toujours à provoquer la crise.

Accès. — Parfois, alors, le petit malade pressent, avec effroi, qu'il va tousser, ou bien il est subitement pris du spasme sifflant et de la toux convulsive. Les secousses expiratoires se succèdent, brèves, rapides, à peine interrompues par de courtes reprises de l'inspiration, durant lesquelles la petite quantité d'air appelé ne pénètre, qu'avec la plus grande peine, à travers la glotte rétrécie. Au plus fort du paroxysme, la toux est si rapide qu'elle ne s'entend même plus, et le pauvre petit patient, le visage bleu, violacé, les yeux pleins de larmes, est sous le coup de l'asphyxie. Vainement il cherche un appui pour soutenir sa tête. La violence des secousses amène des évacuations, des vomissements involontaires, l'excrétion de l'urine et des matières fécales, la rupture de petites veines du nez et des oreilles; parfois même, comme je l'ai vu maintes fois, elle fait jaillir des paupières de véritables pleurs de sang.

Bientôt cependant, une inspiration sifflante et prolongée se fait entendre; un dernier effort, tenant à la fois du vomissement et de la toux, arracho de la gorge un flot de mucosités filantes : c'est la fin de l'accès.

TERMINAISONS — COMPLICATIONS — SUITES

La durée de la coqueluche est aussi variable que celle des fatigantes quintes qui la caractérisent. Elle ne cède guère, en moyenne, avant six semaines à deux mois et dans les cas heureux elle finit comme elle a commencé, par la bronchite et le catarrhe.

Les accès, dont la fréquence va croissant jusqu'à ce que la maladie soit à son apogée, éclatent à ce moment aussi dans toute leur violence. Variant, en nombre, de dix à cent par jour, en durée, de quelques secondes à un quart d'heure, ils peuvent déterminer alors des accidents terribles : une *congestion*, une *apoplexie cérébrales*, un *emphysème pulmonaire*, la *mort* même par la brusque suspension des mouvements du cœur; mais, le plus souvent, ils occasionnent des hémorrhagies légères, des hernies ou la chute du rectum chez les enfants débiles; des ulcérations sous la langue par le frottement répété de cet organe contre les dents.

Ls coqueluche, cependant, même parvenue à bonne fin, peut laisser après elle des suites funestes. Il n'est pas rare qu'une *fluxion de poitrine*, qu'une *bronchite capillaire* lui succèdent sans répit, ni que le dépérissement extrême dans lequel elle laisse bon nombre d'enfants ne soit, pour ces pauvres petits, le point de départ d'une incurable anémie, d'une consomption mortelle.

TRAITEMENT

Moyens hygiéniques et petits moyens. — Dans un grand nombre de cas l'hygiène seule suffit à triompher de la coqueluche; aussi, dès que le mal se déclare est-il de toute nécessité, dans les familles où l'on élève plusieurs enfants, d'isoler aussitôt, pour éviter la contagion, celui qui présente la toux caractéristique.

Résignez-vous alors, mère alarmée, à faire partir pour la campagne, le petit malade bien chaudement vêtu de flanelle; le changement d'air étant le plus sûr moyen d'enrayer ou d'abréger la maladie et s'il ne peut quitter la ville, faites le sortir chaque jour, conduisez-le, si c'est possible, dans une usine à gaz, respirer les émanations des baquets de lavage. Répandez dans sa chambre du thymol; placez-y, à l'air libre, du goudron, mêlé d'ammoniaque, de benzine, d'iode, d'acide thymique ou phénique, dont les vapeurs constitueront une atmosphère parasiticide d'une grande efficacité.

A l'alimentation tonique et de facile digestion qu'il convient de donner à l'enfant, ajoutez, après chaque repas, une à deux cuillerées à bouche de café noir sucré. Calmez la soif avec les tisanes de serpolet, de feuilles d'oranger, de mauve, de capillaire; surveillez, dans l'intervalle des crises, l'état du petit malade qui serait pris de fièvre ou d'une forte oppression, en cas de complication grave vers la poitrine.

Moyens thérapeutiques. — La vieille renommée du thym sauvage ou serpolet, contre la coqueluche, explique les brillants résultats que m'a déjà donnés *l'acide thymique* en sirop et en inhalations, dans le traitement de cette maladie. Antiseptique et stimulant à la fois, ce médicament combat la coqueluche dans ses effets et dans sa cause, tandis que la plupart des remèdes usités jusqu'à ce jour ne répondent qu'à l'une ou l'autre des indications.

Le fameux *sirop* de *Desessartz* dont le serpolet et l'ipécacuanha forment la base doit encore à cette heureuse composition sa réelle efficacité. La *mixture* de *Davreux* n'en est qu'une variante et présente par conséquent les mêmes avantages. Viennent ensuite, à peu près également actifs contre le spasme glottique et la toux convulsive, les *sirops* de *belladone,* de *codéine,* de *morphine,* l'*eau* de *laurier-cerise* à la dose de 4 à 5 cuillerées à café chaque jour; mais je prescris de préférence, quand prédominent ces pénibles symptômes, l'une ou l'autre des potions suivantes, à prendre d'heure en heure, par cuillerées à dessert :

1° Eau thymique.	120 gr.	2° Potion béchique. . . .	120 gr.
Alcoolature d'aconit. .	1	Chloroforme	1
Bromure de potassium.	3	Alcoolat. d'eucalyptus.	10
Sirop de belladone. . .	30	Sirop de laurier-cerise.	30

Un grand nombre d'autres médicaments tour à tour préconisés, le soufre, la cochenille, le corbonate de fer, l'oxyde de zinc, le sulfate de quinine, etc., ne jouissent, en réalité d'aucune vertu spécifique contre la coqueluche et ne peuvent être en certains cas, que d'utiles adjuvants.

En revanche, la poudre d'*ipéca,* donnée à dose vomitive : 1 à 2 grammes dans une ou deux tasses d'infusion de mauve, est indiquée chaque fois que les mucosités du catarrhe obstruant les bronches, on voit, après les accès, persister une gêne notable de la respiration.

GRIPPE

La *grippe* offre trop de ressemblances avec la coqueluche, pour ne point être engendrée par des causes analogues.

Peut-être, à vrai dire, le ferment qui l'occasionne, au lieu d'être palpable et visible au microscope, comme le parasite de la coqueluche, est-il insaisissable et volatil comme celui de la suette ou de la malaria.

L'extrême facilité avec laquelle se généralise la maladie, primitivement limitée à l'inflammation catarrhale des voies aériennes, prouverait en faveur de cette supposition et semblerait désigner à la grippe une place parmi les maladies infectieuses générales; mais, en somme, la laryngite et la bronchite seules constituent, dans un si grand nombre de cas, tous les phénomènes morbides, qu'il n'est pas illogique, non plus, de laisser la grippe à côté de la coqueluche dans le cadre des maladies locales de l'appareil respiratoire.

Il est difficile de reconnaître la grippe à des signes nettement caractéristiques. C'est toujours sous le couvert d'un coryza, d'une angine, d'une bronchite, qu'elle éclate, sauf à se trahir bientôt par le malaise tout particulier qu'elle inflige au malade, et l'exagération même des symptômes ordinairement les plus bénins que présente l'inflammation légère des voies aériennes.

Ces phénomènes généraux si remarquables, ce brisement, cet anéantissement des forces caractérisant la grippe intense, seraient ils, cependant le résultat d'une infection véritable du sang et justifieraient-ils encore l'opinion des médecins qui placent l'*influenza* au nombre des maladies infectieuses? Il serait, je crois, plus rationnel, étant donnée leur brusque façon d'éclater et de disparaître, de les prendre pour de simples accidents nerveux, déterminés comme les phénomènes paralytiques de l'aphonie par une fatigue, un épuisement spéciaux des nerfs pneumogastriques.

Étymologies : GRIPPE : en polonais : *Grypka* : Enrouement. — Synonymie : *Influenza, Cocote, Catarrhe épidémique* : Au XVIIIe siècle on l'appelait encore : *Baraquette, follette, Grenade, Petite peste.*

Quoi qu'il en soit, chez l'individu grippé, l'enchifrènement nasal est, dès le début, très-pénible, la voix enrouée, la toux quinteuse et déchirante. Les yeux, injectés, sont larmoyants et gonflés; une violente pesanteur de tête coexiste avec de douloureux élancements des muscles de la nuque et des épaules; des nausées et des vomissements parfois même se déclarent.

On ne réagit pas facilement contre la grippe. Elle courbe l'homme le plus robuste; elle anéantit la femme, plus impressionnable et plus nerveuse que nous.

Je ne sais point de malade plus irritable qu'une femme grippée. Prise à la fois par le nez, par les yeux et par la gorge, elle n'est pas seulement affectée des douleurs qu'elle éprouve, mais surtout de se sentir disgracieuse, enlaidie, hébétée. — Souffrez-vous beaucoup, madame? demandais-je un jour à une de ces intéressantes victimes de la bronchite épidémique. — Ah! si je souffre! me répondit-elle, en portant son mouchoir à ses yeux rougis. Je souffre à faire peur!...

Et voilà pourtant, comme on risque de se trouver désarmé, en médecine, la « souffrance à faire peur » n'ayant point été prévue par le Codex.

La grippe, heureusement, n'est plus aujourd'hui la dangereuse maladie qui faisait encore au siècle dernier, de si grands ravages. Le seul repos dans une bonne chambre chaude, une diète légère, l'usage d'une infusion aromatique de tilleul, de bourrache, de feuilles d'oranger, quelques cuillerées de sirop de codéine ou de laurier-cerise, suffisent, généralement, à rendre au malade la joyeuse humeur et la santé.

Dans les cas plus sérieux, il est bon de recourir aux moyens actifs recommandés contre la laryngite ou la bronchite intenses, mais en se tenant en garde, alors, contre la fluxion de poitrine, qui trop souvent sous la responsabilité de la grippe a déterminé des accidents mortels.

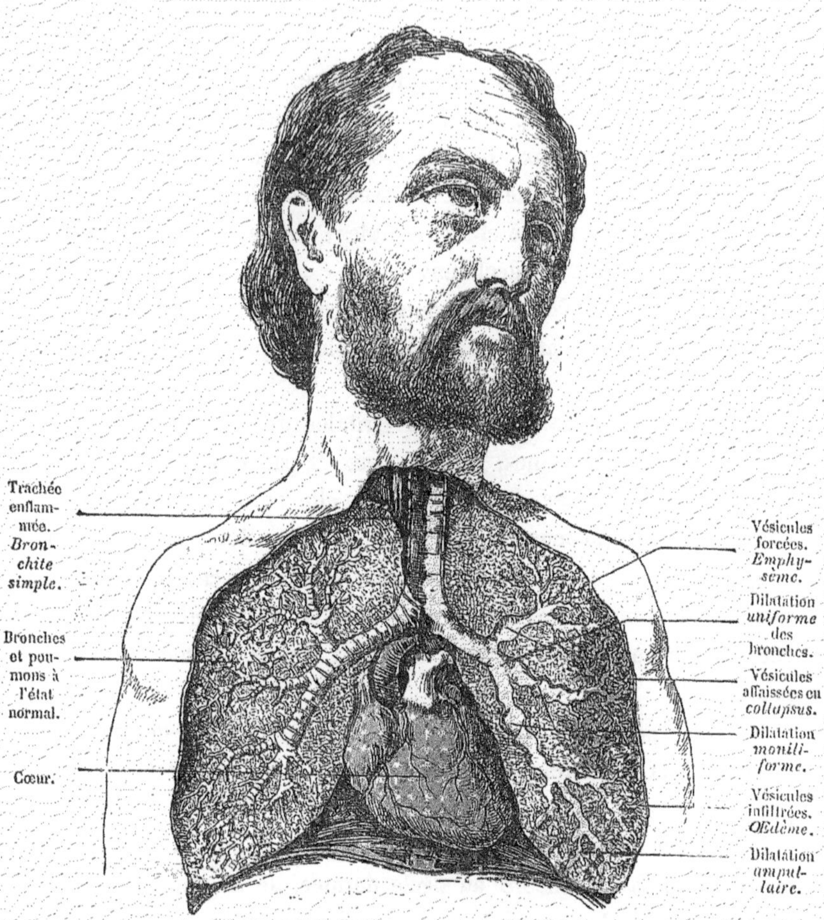

Lésions caractéristiques de la bronchite et de la dilatation des bronches.

MALADIES DES BRONCHES — BRONCHITE

CAUSES ET GENÈSE

Quand on observe attentivement, au point de vue médical, la population d'un quartier ou d'une petite localité, on ne tarde pas à s'apercevoir que ce n'est jamais qu'un certain nombre de personnes qui toussent, tandis que les autres, soumises cependant aux mêmes vicissitudes atmosphériques, ne s'enrhument que très-difficilement.

C'est qu'en effet, le froid humide, si nuisible à l'entrée de l'hiver et du printemps, ne suffit pas à faire éclater une *bronchite*. Il la provoque seulement chez les personnes prédisposées et parmi ces dernières les plus sujettes à gagner le mal sont celles d'une constitution tuberculeuse, lymphatique, dartreuse ou même simplement anémique.

Les poussières et les vapeurs irritantes, habituellement respirées, occasionnent les catarrhes, trop souvent funestes, des boulangers, des rémouleurs, des charbonniers, des vidangeurs, etc. D'infimes parasites ou des ferments plus ténus encore, déterminent les laryngo-bronchites épidémiques, *grippe* et *coqueluche*, que nous venons d'étudier; la rougeole enfin, la variole, le typhus, retentissent, avec une prédilection marquée, sur la muqueuse des bronches et chez les enfants surtout donnent souvent lieu à la forme grave de la maladie, à la *bronchite capillaire*.

EFFETS ET SYMPTOMES

Bronchite aiguë.— Limitée aux grosses bronches ou même à la trachée, la *bronchite commune* constitue le *rhume de poitrine*, si fréquent à l'entrée de l'hiver.

Le catarrhe aigu qu'elle détermine, débute ordinairement par une inflammation des fosses nasales qui descend dans le conduit aérien, occasionnant, après un coryza plus ou moins intense, des picotements, de la chaleur dans la gorge, une toux sèche et pénible d'abord, puis rendue facile par l'expectoration de crachats incolores ou jaunâtres, analogues aux mucosités du coryza. La toux alors est *grasse*, le rhume est *mûr*; la fièvre légère qui pouvait

Étymologies. — BRONCHITE : *Bronkos* gosier : mot imitatif du bruit de ronflement ou *ronchus*; inflammation des bronches. — BRONCHITE CAPILLAIRE : *Capillus* : Cheveu. Par analogie avec la finesse des petites bronches. EMPHYSÈME : *En*, dans, *phuô*, j'enfle, je soulève : Boursouflement du poumon. CATARRHE : *Katarrhéo*, couler d'un organe. — **Synonymie** : *Rhume*. — *Catarrhe*, etc.

accompagner les premiers symptômes cesse tout à fait ; mais l'oreille, appliquée contre la poitrine du malade, perçoit encore, comme au début, des sifflements aigus rappelant le souffle du vent dans les fissures d'une porte et désignés sous le nom de *râles sibilants*.

Tels sont les principaux traits de la bronchite aiguë. En quinze jours, trois semaines, un mois, suivant les sujets, l'évolution de la maladie est complète ; mais si l'inflammation s'étend des grosses bronches aux petites — propagation malheureusement trop fréquente, chez les enfants surtout, dans le cours d'une fièvre infectieuse — la bronchite devenue *capillaire* prend tout à coup un caractère de haute gravité.

Bronchite capillaire. — Anxieux, oppressés, les lèvres violettes, les narines dilatées pour aspirer l'air qui leur manque, brûlés par la fièvre, ébranlés par une toux déchirante, abattus, bouffis, respirant à peine, les pauvres petits malades sont torturés comme par l'affreuse agonie du croup.

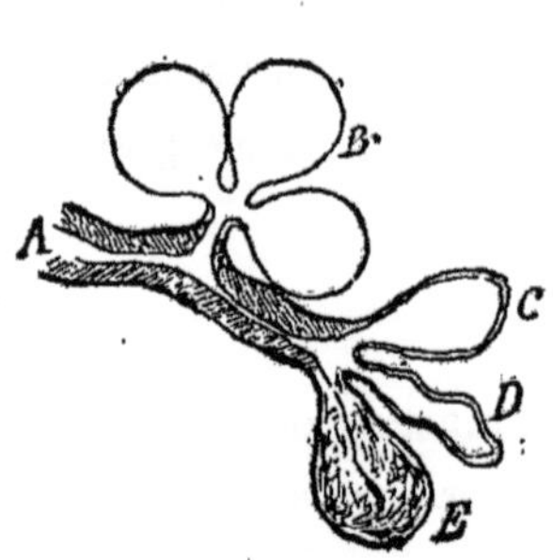

LÉSIONS DE LA BRONCHITE CAPILLAIRE

A. Bronche capillaire rétrécie par le gonflement de ses parois.
B. Alvéoles ou vésicules pulmonaires dilatées et forcées. (*Emphysème.*)
C. Vésicule commençant à perdre son air.
D. Vésicule vide, affaissée. (*Collapsus.*)
E. Vésicule infiltrée après son affaissement. (*Œdème.*)

Les petites bronches étant bouchées par le gonflement inflammatoire de leurs parois, l'air ne pénètre plus jusqu'aux vésicules pulmonaires pour y revivifier le sang et c'est bien réellement l'asphyxie, l'empoisonnement par l'acide carbonique inexpiré qui termine presque toujours la bronchite capillaire.

Toutes les lésions dont peut être frappé l'arbre aérien se produisent sous l'influence de cette maladie cruelle. On en jugera par l'examen attentif de la figure ci-jointe représentant une petite bronche enflammée vue à un fort grossissement.

Emphysème pulmonaire. — L'air qui pénètre dans le conduit A ne pouvant franchir le rétrécissement trop étroit qui ferme, un peu plus loin, à peu près complétement la bronche, remplit outre mesure, par les grands efforts d'inspiration que fait le malade, le groupe de vésicules B. Il les gonfle, les force, les distend et produit ainsi l'*emphysème* qui parfois est assez intense pour faire éclater les alvéoles comme un ballon de caoutchouc trop fortement insufflé.

Œdème pulmonaire. — Au delà du rétrécissement, l'air ne peut pénétrer dans les vésicules terminales; mais les secousses de la toux peuvent en chasser celui qui y était contenu et la figure montre clairement la marche et les conséquences de ce grave phénomène. La vésicule C, presque normale encore, commence à se vider de l'air qu'elle contient. La suivante, D, n'en contient plus et ne pouvant plus en recevoir, elle est en état de *collapsus*, c'est-à-dire flasque, molle, affaissée, prête à subir comme la troisième alvéole E, l'infiltration aqueuse de ses parois et l'empâtement congestif qui constituent l'*œdème pulmonaire*.

Bronchite chronique. — Catarrhes. — Entretenue par une mauvaise constitution, chez les vieillards surtout et chez les personnes débilitées, la bronchite s'étend de proche en proche et passe à l'état chronique.

Tout l'hiver le malade tousse, crache, râle, et si les beaux jours de l'été lui apportent quelque répit, aux premiers froids il est ressaisi d'un mal plus opiniâtre à chaque récidive. Tantôt, alors, la toux est grasse et les crachats abondants. C'est le *catarrhe humide*, qui parfois se transforme en une expectoration pituiteuse désignée sous le nom de *bronchorrhée*. Tantôt la toux est pénible et les crachats rares, mousseux, d'un gris de perle, se détachent difficilement. C'est le *catarrhe sec*, presque toujours accompagné d'une oppression considérable, d'un emphysème souvent fort étendu, d'une enflure des jambes et d'une coloration violacée des lèvres, trahissant les obstacles apportés à la circulation par l'inflammation pulmonaire.

Dans l'un et l'autre cas, les sécrétions expectorées, comme les mucosités de certains coryzas, présentent souvent une fétidité repoussante et dans le tissu enflammé des poumons des ulcérations profondes peuvent se former qui bientôt, se creusant en cavernes, déterminent des crachements de sang, des hémoptysies plus ou moins fréquentes, puis, successivement, tous les graves phénomènes de la *phthisie* à la dernière période.

Dilatation des bronches. — Cependant, les bronches elles-mêmes, altérées par l'inflammation chronique, se dilatent sur plusieurs points à la fois et leurs ramifications prennent un aspect sinueux des plus étranges.

Cette dilatation est *uniforme* quand la bronche ne présente qu'un seul renflement dans toute son étendue ; elle est en forme de chapelet ou *moniliforme* quand la dilatation est coupée çà et là de rétrécissements successifs; elle est dite *ampullaire* ou *sacciforme* quand la lésion n'intéressant qu'un seul côté de la bronche, celle-ci présente, de ce côté-là, une série d'*ampoules* ou de culs-de-sac plus ou moins profonds. (*Voir la figure.*)

Il n'est pas toujours facile de distinguer, sur un malade, la dilatation des bronches de la simple bronchite chronique. Dans le premier cas, cependant, la respiration est beaucoup plus libre, les crachats sont expulsés, le matin, par grosses masses et pour ainsi dire en bloc ; les hémorrhagies sont plus fréquentes ; en auscultant la poitrine on entend un fort bruit de souffle caverneux, au lieu des sifflements et des crépitations particuliers à la bronchite chronique.

TRAITEMENT

Moyens hygiéniques et préventifs. — Le froid est le plus cruel ennemi des enfants délicats, des vieillards débiles, de toutes les personnes particulièrement exposées aux inflammations de la muqueuse respiratoire ; aussi devront-ils, par de chauds vêtements, des bas de laine, des gilets de flanelle portés été comme hiver, se tenir en garde contre cette trop fréquente cause des bronchites les plus graves. Il sera nécessaire d'éviter, d'abandonner même toute profession exigeant le séjour dans une habitation humide ou dans une atmosphère chargée de poussières irritantes et quand il sera possible d'émigrer, on retirera d'incontestables avantages de l'hibernation sous un climat méridional.

Moyens thérapeutiques. — I. Contre la bronchite simple la thérapeutique offre au malade un choix considérable de tisanes, de pâtes, de sirops pectoraux. La bourrache, la violette, la mauve, le coquelicot, les classiques « *quatre fleurs* » les dattes, les raisins, les jujubes, les figues grasses, les traditionnels « *quatre fruits* », possèdent, en réalité, des vertus adoucissantes et calmantes qui ne sont pas efficacité ; mais on peut leur substituer avec avantage, les infusions ou décoctions légères de *bourgeons* de *sapin*, de *lierre terrestre*, d'*hysope*, de *polygala*, de *lichen*, de *capillaire*, etc.

On sucre ces tisanes avec les sirops de codéine, de laurier-cerise, de Tolu, d'acide thymique; aux repas on coupe le vin d'*eau* de *goudron*; le soir on absorbe, conformément aussi à la tradition, un lait de poule additionné d'une cuillerée de vieux rhum ou de kirsch, et cette médication facile suffit à triompher des accidents bénins d'un rhume ordinaire.

Tout en ayant recours à ces petits moyens, il est utile, dans les cas sérieux où la toux, sèche et déchirante, s'accompagne d'une forte fièvre, d'appliquer sur la poitrine deux ou trois feuilles de *papier sinapisé* ou même un *emplâtre* de *thapsia* de 8 à 10 centimètres, et de prendre toutes les heures, une cuillerée à bouche de l'une des potions suivantes :

1°	Looch blanc.	120 gr.	2° Julep béchique. . . .	120 gr.
	Kermès minéral.	0,10 c.	Alcoolat d'eucalyptus.	10
	Eau de laurier-cerise. .	15 gr.	Sirop de morphine. .	20
	Sirop de codéine. . . .	30	Sirop thymique.	30

II. Contre la bronchite capillaire il est indispensable d'ajouter à ces médicaments l'action des dérivatifs énergiques, l'application, sur la poitrine, de larges *vésicatoires camphrés*, une *purgation* douce, renouvelée au besoin et souvent, dès le début, un *vomitif* à l'ipécacuanha : Poudre d'ipéca, 1 à 2 gr. — Sirop d'ipéca, 45 gr.

III. La médication de la bronchite chronique, pour donner de prompts résultats, doit être à la fois générale et locale. Le traitement de la maladie constitutionnelle, *herpétisme, arthritisme, scrofule* (voir ces mots) ayant été d'abord rigoureusement institué, la seconde indication ne peut mieux être remplie que par la pratique des *inhalations* gazeuses et balsamiques qui permettent de porter directement la substance active sur les bronches malades et jusque dans les dernières vésicules du poumon.

Inhalations. — L'on peut, à cet usage, employer simplement une théière dans laquelle on introduit, avec une certaine quantité d'eau, quelques feuilles de belladone, de datura, de jusquiame, ou bien encore de l'eau de goudron, de l'iode, de l'acide thymique, etc. On fait bouillir le mélange sur une lampe et durant huit à dix minutes, l'on aspire les vapeurs par le bec de la théière.

Ces fumigations, si facilement praticables, ne sont cependant pas sans inconvénients. Elles portent dans les bronches une trop grande quantité de vapeur d'eau; ne peuvent être faites qu'à une température élevée, et ne permettent pas d'utiliser un grand nombre d'agents d'une valeur considérable.

Pour obtenir de l'inhalation tout ce que l'on peut en attendre, j'ai eu l'idée de construire le *gazogène inhalateur*, qui donne la possibilité d'administrer, non-seulement les émanations des substances volatiles les plus énergiques : acide thymique, iode, goudron, essences oxygénées, etc. mais encore certains gaz d'une incontestable puissance, l'acide carbonique entre autres, dont les propriétés à la fois stimulantes, cicatrisantes, analgésiques, peuvent être si avantageusement utilisées dans la grande majorité des cas (1).

Rapidement, par la pratique régulière des inhalations carboniques, la toux se calme, l'expectoration se modifie, l'oppression cesse, la poitrine se développe et les malades trouvent un mieux être d'autant plus sensible qu'ils l'ont plus longtemps vainement cherché dans toute autre médication.

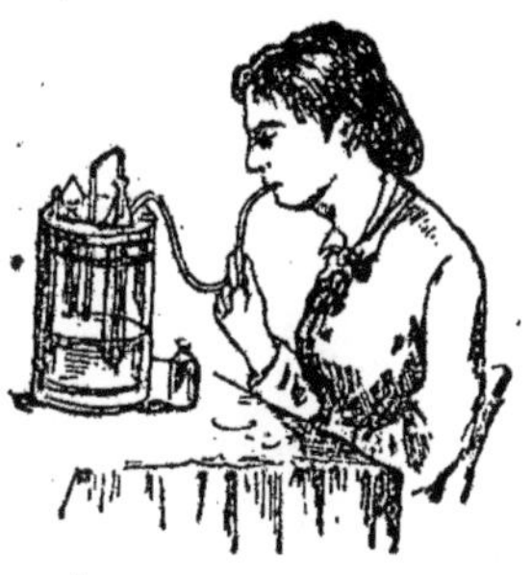

GAZOGÈNE INHALATEUR

Durant les deux années que le *gazogène inhalateur* a fonctionné à ma clinique de la rue Cadet, il m'a été donné, en outre, d'expérimenter, à l'aide de cet appareil, la plupart des agents volatils susceptibles d'applications médicinales et cette expérimentation formera la base d'un travail destiné à être publié plus tard; mais dès à présent il peut ne pas être inutile d'établir, comme il suit, les indications des principaux agents de la thérapeutique respiratoire :

Contre l'oppression pénible, les douleurs : *fumées narcotiques* aspirées à l'aide de cigarettes ou du fumigateur qui s'adapte au gazogène; *chloroforme, éther, nitrite d'amyle;* (6 à 10 gouttes). — Contre l'expectoration épaisse, purulente : *teinture d'iode, acide phénique.* — Contre l'expectoration fétide : *acide thymique, chlore.* — Contre la toux sèche ou fréquente : *goudron, térébenthine.* — Pour modifier les parois des cavernes et les cicatriser : *acide thymique, essences de cèdre,* d'*eucalyptus*, etc. (2)

Aussi puissante que logique, cette médication directe ne contrarie jamais en rien l'administration des médicaments adjuvants par la voie digestive et dans toute maladie chronique des organes respiratoires elle constitue, en réalité, le traitement véritable, le seul sur lequel on puisse compter pour combattre à coup sûr quelques-uns des accidents les plus redoutables.

(1) Dr J. Rengade : *La Médecine pneumatique.* Paris, 1873. — Demarquay : *Essai de pneumatologie médicale.* Paris, 1865. — Herpin : *De l'acide carbonique et de ses applications.* etc.

(2) Chéron : *Bull. de l'Acad. de Médecine*, 1872. — Paquet, *Bull. thérapeutique*, 1869.

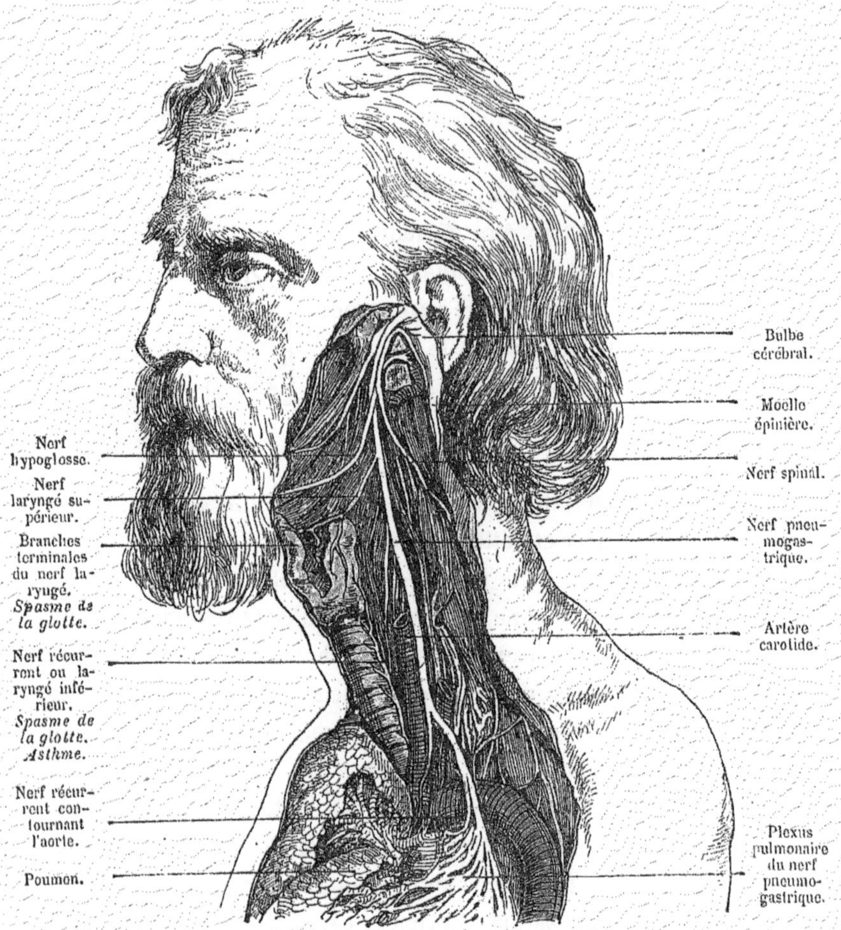

Mécanisme de l'accès d'asthme et du spasme de la glotte.

ASTHME

CAUSES ET GENÈSE

La connaissance exacte des nerfs de la respiration, comme je l'ai déjà fait pressentir à propos de la coqueluche et de la laryngite, permet de comprendre, sans la moindre difficulté, le mécanisme de l'accès *d'asthme* et celui du *spasme de la glotte,* deux phénomènes morbides qui se produisent simultanément dans un si grand nombre de cas.

Un simple regard jeté sur la planche ci-dessus donnera donc la clé de ces névroses, consistant, l'une et l'autre, en une simple *convulsion* des muscles respiratoires commandés par les *nerfs pneumogastriques;* mais le spasme de la glotte ayant été précédemment étudié, c'est de l'asthme seulement que nous traiterons dans ce chapitre.

Toute excitation anormale des nerfs pneumogastriques ou de l'une de leurs branches détermine l'accès de suffocation caractéristique de la maladie.

Des poussières irritantes pénètrent-elles dans les voies aériennes? En se fixant sur la muqueuse du larynx elles excitent les branches des nerfs laryngés supérieur et inférieur. *(Voir la figure.)*

Portée d'abord au bulbe cérébral, cette excitation se réfléchit aussitôt sur le nerf pneumogastrique et la convulsion des muscles bronchiques et laryngés en est la conséquence.

Le même phénomène ne manquerait pas de se produire par l'intermédiaire des *nerfs olfactifs,* si les poussières se fixaient sur la muqueuse nasale, ou par l'entremise du *plexus pulmonaire* si elles pénétraient jusque dans les poumons et c'est même ainsi que sont occasionnées les crises d'asthme si fréquentes chez les plâtriers, les cardeurs, les cribleurs de blé, les vidangeurs, etc.

L'asthme des moissonneurs dont on a cherché, durant ces dernières années, à faire une espèce distincte sous les noms *d'asthme d'été, d'asthme de foin, d'asthme épidémique*, ne reconnaît pas non plus, d'autre cause que la pénétration dans les voies respiratoires, des poussières impalpables qui se dégagent des blés et des foins coupés.

C'est encore par le même mécanisme, c'est-à-dire par l'excitation des branches nerveuses envoyées par le pneumogastrique à l'estomac, au foie, aux cœur, au poumons, que se produisent ces

Étymologie. — ASTHME : *asthma*, suffocation, étouffement.

violents accès de suffocation dont s'accompagnent si souvent les maladies de ces divers organes. Les lésions du cœur surtout ont une tendance toute particulière à déterminer des crises d'asthme d'une extrême intensité; mais il n'est pas rare que certaines affections de l'estomac, des dyspepsies, des gastralgies ou bien encore la seule ingestion de boissons stimulantes, le café, le thé, l'alcool etc, n'occasionnent aussi des oppressions qui pour n'avoir pas toujours le caractère d'un véritable accès n'en sont pas moins pénibles.

A la suite de travaux intellectuels excessifs et de toute surexcitation morale longtemps entretenue, l'asthme peut enfin se produire encore par une action directe du cerveau sur le bulbe et le nerf pneumogastrique. Il est vrai que pour la plupart de ces cas, comme dans un grand nombre de ceux qui dépendent d'une cause différente, le sujet a souvent été prédisposé, par sa constitution, à souffrir du mal dont il est atteint.

L'herpétisme, le rhumatisme et la *goutte* possèdent, à cet égard, une influence incontestable et l'asthme est une des formes que ces diathèses revêtent le plus fréquemment à leur période tertiaire.

Après une première atteinte, l'accès d'asthme récidive avec plus ou moins de facilité, suivant les individus et les causes qui l'on primitivement occasionné.

L'impression du froid humide, un brusque changement de température, le séjour dans une atmosphère un peu trop chaude ou surchargée d'acide carbonique, comme celle d'une salle de spectacle; une émotion vive, un excès, un simple coup de vent, etc., il n'en faut pas davantage pour réveiller la susceptibilité du pneumogastrique et déterminer la convulsion simultanée des muscles inspirateurs que ce nerf important tient sous sa dépendance.

EFFETS ET SYMPTOMES

L'accès d'asthme, chez un grand nombre de malades est précédé d'un vague malaise, de douleurs fugaces dans les membres, d'éructations ou de crampes d'estomac, de bâillements, d'une congestion rapide de la muqueuse des yeux et des fosses nasales; mais le plus souvent c'est tout à coup, dans la soirée ou la nuit, pendant le sommeil, que la crise éclate.

D'emblée, l'oppression est considérable, la respiration à peu près suspendue. La poitrine dilatée, toutes les voies béantes, les poumons et les bronches sont encore remplis d'air; mais le jeu régulier du soufflet respiratoire ne se produisant plus, le fluide révivifiant ne se renouvelle qu'avec la plus grande peine, l'hématose est imparfaite et la bouffissure, la lividité du visage, annoncent la gène extrême de la circulation.

On sait combien est pénible un éternuement qui *n'aboutit* pas. Cette désagréable tension des muscles inspirateurs dont le brusque phénomène de l'éternuement est précisément la détente, peut donner une idée approximative de la suffocation déterminée par l'accès asthmatique.

Le thorax immobilisé par la tension convulsive des muscles inspirateurs, subitement le malade sent qu'il étouffe. A mesure que la crise se prolonge, des spasmes le saisissent à la gorge, ses yeux s'injectent, une sueur froide couvre son front et la tête rejetée en arrière, les mains cherchant un point d'appui sur les corps environnants, il se dresse, la bouche ouverte comme pour respirer l'air dont il a besoin.

L'angoisse alors est à son comble; aucune parole ne peut être articulée, un sifflement aigu s'échappe seul de la poitrine et ce n'est guère qu'après une, deux, trois heures d'une asphyxie toujours menaçante, que l'expectoration de quelques mucosités filantes vient mettre fin à l'accès.

TERMINAISONS. — SUITES

Le repos le plus complet succède, ordinairement, aux plus violentes crises d'asthme; cependant il n'est pas rare que durant quelques minutes encore le malade éprouve comme au début, des éructations, des borborygmes intestinaux, des douleurs fugitives. J'ai plusieurs fois observé chez certaines personnes, l'émission, aussitôt après l'accès, d'une grande quantité d'urine incolore et limpide.

Dans l'intervalle des crises, si l'asthme est essentiel il ne reste aucun trouble dans les fonctions respiratoires et le malade recouvre toutes les apparences de la plus parfaite santé. Quand, au contraire, comme il arrive si fréquemment, la névrose est liée à une affection pulmonaire ou cardiaque, le malade souffre toujours, soit d'un *emphysème pulmonaire* antérieur ou consécutif aux accès d'asthme, d'un *catarrhe chronique* des bronches, de *palpitations* ou d'une *oppression* permanente symptomatiques d'une lésion du cœur.

DIAGNOSTIC

Angine de poitrine. — Il serait possible, dans certains cas, de confondre l'oppression asthmatique avec la suffocation toute différente que détermine la névrose spéciale du cœur désignée sous le nom *d'angine de poitrine.*

Celle-ci, cependant, occasionne ordinairement, dès qu'elle se manifeste, une douleur d'une acuité extrême, ayant son principal foyer dans la poitrine, au niveau du cœur et de ce point rayonnant vers le cou, l'épaule et le bras gauche.

Le malade, tant est déchirante cette douleur, ne respire plus. Il pâlit, menace de suffoquer, n'ose faire aucun mouvement, mais par intervalles une forte inspiration lui permet d'éviter l'asphyxie et la suspension des mouvements du cœur qui, trop souvent, dans le cours de ces terribles accès, finit par se produire.

TRAITEMENT

Moyens hygiéniques et préventifs. — Les descendants de parents rhumatisants ou goutteux, à la suite d'une bronchite ou d'une fluxion de poitrine sont souvent atteints d'un asthme qui n'est pas autre chose qu'une transformation régulière de la maladie diathésique préexistant dans la famille.

Aussi, l'hygiène la plus sévère s'impose-t-elle à toute personne ayant hérité d'un vice constitutionnel. L'air trop vif, l'humidité, le froid, le brouillard, doivent être soigneusement évités; il est prudent de se vêtir de flanelle, indispensable de vivre sobrement, de s'abstenir de tabac et de boissons alcooliques, de choisir une profession n'exposant point à l'inhalation de poussières ou de gaz irritants.

Après une première crise, ces moyens préventifs deviennent de nécessité absolue et il est utile, encore, de ne point surexciter la respiration par une marche trop pénible, une ascension fatigante, une course contre le vent, etc.

Si l'accès éclate, il peut suffire, quand c'est la nuit, d'allumer une lumière pour en abréger la durée ou même le faire, parfois, brusquement disparaître. Il est toujours bon, d'ailleurs, de donner de l'air au malade, de desserrer ses vêtements et de le placer de la façon la plus favorable à la respiration, malgré que celle-ci, dans quelque situation que ce soit, ne puisse alors que très-imparfaitement s'accomplir.

Moyens thérapeutiques. — La genèse de l'asthme étant parfaitement connue, on en peut facilement déduire que le remède le plus rationnel à lui opposer serait celui qui modifierait suffisamment l'innervation des pneumogastriques pour amener aussitôt la détente des muscles inspirateurs convulsés.

Il ne serait pas impossible de remplir instantanément cette indication; mais il faudrait, pour cela, recourir à des procédés dangereux, capables de déterminer une telle commotion du bulbe cérébral, qu'il en pourrait résulter l'arrêt immédiat des fonctions respiratoires et la mort subite. Les cautérisations énergiques de la gorge, les injections sous-cutanées, l'application de forts courants électriques, etc., imprudemment pratiquées par des charlatans ou des médecins inexpérimentés ont, à cet égard, trop souvent déjà, déterminé des accidents mortels et quoique l'accès d'asthme n'accorde pas toujours, comme on l'a dit, « un brevet de longue vie, » il est incontestable que la maladie est beaucoup plus inoffensive que les violents remèdes auxquels je viens de faire allusion.

Dans tous les cas, c'est donc par une médication graduée qu'il convient de modifier l'excitation nerveuse génératrice de l'asthme et la thérapeutique est riche en agents efficaces qui permettent, judicieusement employés, d'y parvenir à coup sur.

Avant tout, un traitement général bien institué doit être opposé à l'influence morbide constitutionnelle qui tient la maladie sous sa dépendance. La *goutte*, le *rhumatisme*, *l'herpétisme*, la *scrofule*, la *syphilis*, quand leur présence chez l'asthmatique n'est pas douteuse, doivent être énergiquement combattus par les divers moyens indiqués dans la première partie de cet ouvrage (Voir *maladies générales*.) et sur ce traitement fondamental, on assied, comme sur une base solide, la médication spéciale.

Pendant l'accès. — Les antispasmodiques, dans la plupart des cas et surtout *au moment de l'accès* possèdent une efficacité certaine. Le *bromure de potassium*, le *chloroforme*, l'*éther*, etc., peuvent être alors administrés conjointement avec les narcotiques les plus actifs, *datura*, *belladone*, *jusquiame*, *chanvre indien*, *laurier-cerise*, etc., qui sont toujours d'utiles adjuvants et parfois de précieux auxiliaires. Je prescris ordinairement dans la période de malaise qui souvent précède l'accès, l'une ou l'autre des potions suivantes à prendre par cuillerées à bouche, tous les quarts d'heure :

1°		2°	
Infusion de polygala . .	120 gr.	Julep gommeux. . . .	150 gr.
Bromure de potassium.	3	Alcoolat d'eucalyptus.	10
Teinture de datura. . .	VI gout.	Chloroforme.	1
Sirop de laurier-cerise. .	30	Sirop de belladone . .	30

La *teinture de lobélie enflée* ou *l'alcoolature d'aconit* à la dose de 1 à 2 gr. remplacent quelquefois avec avantage, la *teinture* de *datura* dans la première de ces potions. Plus tard, si les accidents continuent, il est bon de recourir aux applications de *sinapismes*, sur la poitrine, aux *fumées narcotiques* des *cigarettes* de *belladone*, de *datura*, de *jusquiame*, de *phellandrie*; à la combustion des *papiers arséniés, nitrés, belladonés*, etc.

Le badigeonnage de la gorge à l'aide d'un pinceau trempé dans l'*ammoniaque* étendue d'*eau* par parties égales souvent, enfin, procure au malade un soulagement immédiat, à la condition, toutefois, que l'opération soit pratiquée avec une extrême prudence.

Après l'accès. — Dans l'intervalle des crises, plusieurs de ces médicaments peuvent être continués, à doses minimes; mais l'usage régulier des *inhalations* l'emporte alors de beaucoup sur l'emploi des préparations pharmaceutiques. L'*acide carbonique gazeux*, possède à cet égard, une réputation méritée [1] et je ne crois pas qu'il puisse être plus sûrement administré qu'au moyen du *gazogène inhalateur* dont j'ai déjà signalé l'utilité contre la bronchite chronique.

La possibilité de combiner le gaz avec les vapeurs actives des substances volatiles, donne à ce procédé une supériorité marquée sur tous ceux qui ont été recommandés jusqu'à ce jour et j'aurais à fournir ici de nombreuses preuves à l'appui de cette médication directe si les limites de ce livre ne me faisaient un devoir d'en écarter tout ce qui pourrait ressembler à une inutile digression.

En général, durant la période d'amélioration sensible que procure un traitement antiasthmatique bien dirigé, les malades se trouvent bien de l'air vif et léger des montagnes; mais beaucoup d'entre eux, incapables encore de le respirer à pleins poumons partent, incomplétement guéris, pour le Mont-Dore et la Bourboule, et bientôt en reviennent avec la déception cruelle de gens qui, manquant d'appétit, se sont trouvés en présence d'un excellent dîner.

(1) Voir les opinions de Demarquay, Herpin, Goin, Villemin, Bouchardat, etc., dans la *Médecine pneumatique*, par le Dr J. Rengade, Paris 1873.

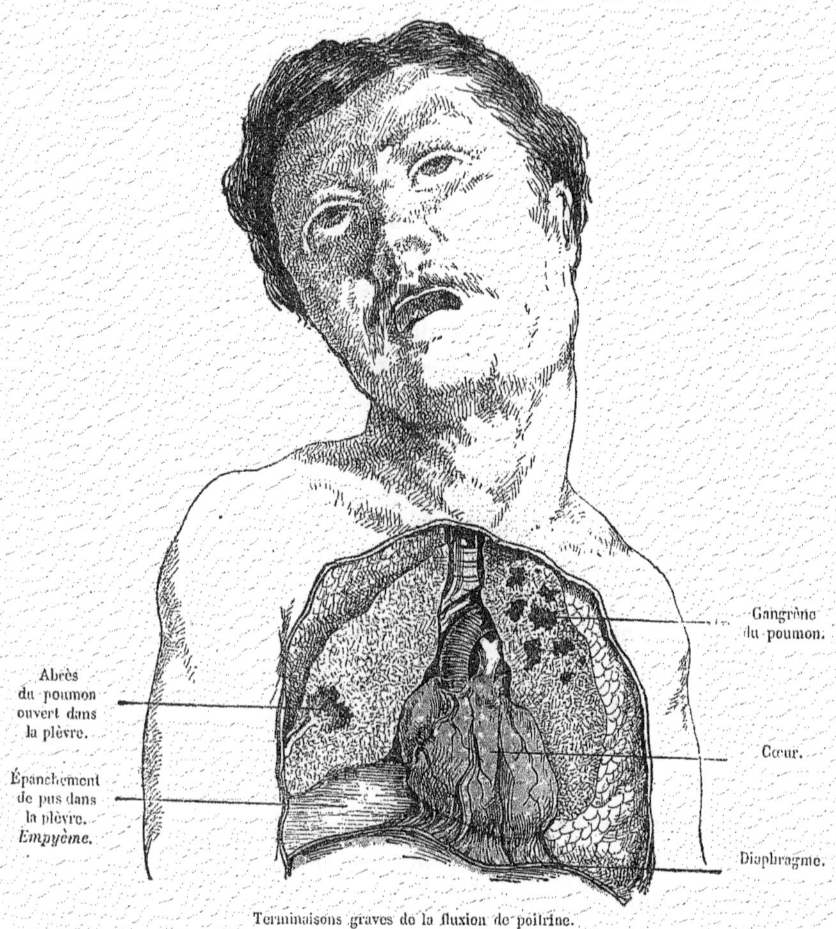

Terminaisons graves de la fluxion de poitrine.

MALADIES DES POUMONS. — PNEUMONIE

CAUSES ET GENÈSE

D'un bout de l'année à l'autre, la *pneumonie* ou *fluxion de poitrine,* occupe habituellement la première place dans les statistiques hebdomadaires des maladies aiguës.

A Paris elle tue, en moyenne, trente personnes par semaine, avec cette régularité, cette méthode que l'on met à faire une chose passée en habitude, et si la moindre vicissitude atmosphérique lui fournit un prétexte à moissonner davantage, il est bien rare, même au cœur de l'été, qu'elle fasse grâce d'une ou deux victimes.

C'est généralement à la suite d'un refroidissement, d'un « chaud et froid, » qu'elle éclate. Mais aux deux extrêmes de la vie, chez les vieillards et les enfants, elle n'a même pas besoin de cette porte d'entrée, et la vieillesse, surtout, lui est un motif suffisant de se développer d'emblée dans les poumons trop faibles ou trop usés pour réagir contre elle.

Toutes les personnes exposées, par métier, à se refroidir brusquement, toutes celles qui, le corps en sueur, absorbent une boisson glacée ou se plongent dans un bain froid, courent donc le risque d'une inflammation pulmonaire; cependant la pneumonie, comme la bronchite, n'éclate guère, quelque refroidissement qu'ils éprouvent, que chez les sujets constitutionnellement *prédisposés* à la maladie.

La *tuberculose* et la *scrofule* exercent, à cet égard, une influence considérable sur le développement de la fluxion de poitrine et rarement une *phthisie pulmonaire* se déclare sans avoir été précédée d'une pneumonie.

Accidentellement l'inflammation du poumon peut être déterminée par l'inhalation d'un gaz irritant, ou par une violence extérieure. Elle complique enfin, très-souvent, les fièvres éruptives, l'alcoolisme, le diabète, la goutte, et, sans transition, succède à la simple bronchite, dans un grand nombre de cas.

Formes. — Variétés. — L'inflammation pulmonaire type, la pneumonie franche, la fluxion de poitrine vraie, intéresse l'intérieur même des vésicules du poumon et couvre leur surface interne d'un

Étymologies : PNEUMONIE : *pneumôn*, poumon. — ENGOUEMENT : Engorgement, obstruction. — HEPATISATION : *hêpar* foie : assimilation au tissu du foie. — EMPYÈME : *En*, dans, *puôn*, pus, amas de pus à l'intérieur. — **Synonymie** : *fluxion de poitrine, péripneumonie, fièvre péripneumonique, hémito-pneumonite*, etc.

suintement épais, coagulable, formé de la fibrine du sang, augmentée en proportion considérable.

Quand cette *exsudation fibrineuse* caractéristique n'existe pas, la pneumonie est *catarrhale;* elle est dite *interstitielle,* quand, au lieu de siéger à l'intérieur, l'inflammation occupe la surface externe des vésicules pulmonaires. On la désigne, enfin, sous le nom de *pleuro-pneumonie,* quand, à l'inflammation du poumon, s'ajoute celle de la plèvre.

EFFETS ET SYMPTOMES

Première période. — **Engouement. — Fluxion.** — Un frisson plus ou moins violent marque ordinairement le début de la fluxion de poitrine. Il s'accompagne d'une élévation rapide du pouls et de la température du corps; d'une oppression considérable, d'un *point de côté* fort douloureux et siégeant à la hauteur du mamelon, du côté malade.

En quelques heures ces premiers symptômes s'aggravent.

La gêne de la respiration, la *dyspnée,* paraît d'autant plus intense que le patient, dans la crainte d'augmenter la douleur aiguë qui le transperce, évite de dilater sa poitrine; et la fièvre est rendue visible, en quelque sorte, par la rougeur toute particulière dont se colore le visage au niveau des pommettes principalement.

Puis une toux se déclare, fréquente, pénible, suivie de l'expectoration de crachats jaunes, safranés, couleur de rouille ou de pulpe d'abricots, suivant qu'ils sont plus ou moins mélangés de sang; tout à fait caractéristiques.

La soif est vive, la langue blanche, la tête endolorie et l'auscultation permet d'entendre dans la poitrine, à la hauteur du point enflammé, un *râle* sec et fin, *crépitant* comme une mèche de cheveux que l'on froisse entre les doigts à proximité de l'oreille.

Ces divers signes, parfaitement nets chez l'adulte, souvent sont masqués par une agitation insolite chez les enfants et par un simple malaise ou des douleurs fugaces chez les personnes âgées; aussi le médecin doit-il toujours explorer avec soin les organes respiratoires d'un enfant ou d'un vieillard malades.

Telle est la première période de la pneumonie, durant laquelle les vésicules du poumon d'abord congestionnées, s'emplissent et *s'engouent* de cet *exsudat* fibrineux dont je parlais tout à l'heure.

Deuxième période. — **Hépatisation.** — A mesure que le mal fait son évolution, ce suintement visqueux dont une partie est expulsée sous la forme de crachats rouillés, s'épaissit, d'ailleurs, de plus en plus dans les vésicules qu'il obstrue. Il s'y fige, s'y coagule et le poumon transformé de la sorte en une masse charnue, compacte, inaccessible à l'air, présente l'aspect rougeâtre du tissu du foie, apparence qui a fait donner à ce degré de l'inflammation le nom d'*hépatisation rouge*.

On conçoit quels graves désordres entraîne cette obstruction complète des alvéoles du poumon. Non-seulement l'asphyxie menace quand l'engorgement de l'organe est étendu, mais encore la circulation gênée détermine la congestion de la tête et du foie, celle-ci très-souvent suivie d'un ictère ou jaunisse constituant la *pneumonie bilieuse*.

Le tissu pulmonaire ayant perdu toute perméabilité, l'oreille ne perçoit plus le râle crépitant, mais seulement le souffle de l'air et le retentissement de la voix dans les grosses bronches, phénomènes désignés sous les noms de *souffle bronchique* et de *bronchophonie*.

A ce moment peut aussi se manifester, la nuit surtout, un délire tranquille occasionné par l'anémie du cerveau; mais chez les buveurs, privés alors de leur excitant ordinaire, cet accident s'exagère parfois jusqu'à l'agitation furieuse, trahissant ainsi les habitudes alcooliques du malade et nécessite la médication rationnelle que j'exposerai plus loin.

Troisième période. — **Élimination ou Suppuration.** — Voici pourtant l'heure critique. La maladie touchant à son huitième ou neuvième jour, si les vésicules du poumon ne se débarrassent point avec rapidité de l'exsudat qui les obstrue, la suppuration s'établit dans cette masse de produits morbides et de tissus enflammés et la mort en est la conséquence presque inévitable.

Guérison. — L'heureuse issue s'annonce par une chute franche de la fièvre, un sentiment de mieux être, la facilité plus grande de la respiration. Cependant l'exsudat fibrineux se liquéfie et s'écoule par les bronches; une toux favorable l'expulse en gros crachats abondants; l'air insensiblement reprend possession des vésicules débouchées, les épanouit, les dilate et le râle crépitant, un moment disparu, frappe de nouveau l'oreille, annonçant, par son retour, que le malade est sauvé! Il respire, en effet, le malade; il se sent soulagé, débarrassé, guéri; et le médecin n'est pas moins satisfait de constater cette succession d'heureux phénomènes qui s'enchaînent et s'expliquent si bien.

Mort. — La terminaison funeste, au contraire, se révèle par l'aggravation, après le neuvième jour, de tous les symptômes. Le patient, déjà très-affaibli, tombe dans une prostration complète; la langue se sèche et noircit, les crachats, changeant de nature, prennent la teinte brûnâtre du jus de pruneaux et s'arrêtent dans les bronches qu'ils embarrassent; la respiration s'affaiblit, l'intelligence se perd, le sang enfin se coagule en épais caillots dans le cœur qui cesse de battre.

TERMINAISONS — COMPLICATIONS — SUITES

Très-rarement l'inflammation pulmonaire persiste sur un point et devient chronique, mais fréquemment elle se propage d'un lobe à l'autre et parfois même elle provoque par son extension aux deux poumons, une *pneumonie double.*

A la période ultime de la maladie, une extrême fétidité de l'haleine peut trahir la *gangrène du poumon* qui se produit ordinairement par foyers multiples, par eschares d'un noir de charbon, disséminées dans l'organe; ou bien des frissons répétés, des sueurs visqueuses annoncent la suppuration et dans ce cas, au sein des tissus hépatisés, se forme un *abcès* qui, suivant le hasard, tantôt s'ouvre dans les bronches, occasionnant ainsi une *vomique* pulmonaire; tantôt se fait jour jusqu'à la plèvre, et s'y vidant de son contenu, donne lieu à un *empyème* plus ou moins abondant, au-dessus duquel le poumon surnage. (*Voir la figure*)

Quand, au lieu de ces lésions redoutables, la suppuration se fait par places et par foyers restreints, le poumon se creuse de petites cavernes et le malade est lentement miné par une véritable phthisie que nous étudierons bientôt sous le nom de *phthisie caséeuse*.

TRAITEMENT

Moyens hygiéniques et préventifs. — Les personnes délicates sujettes aux inflammations aiguës de la muqueuse respiratoire, aux bronchites, aux coryzas, ne sauraient trop prendre garde aux refroidissements subits capables d'occasionner chez elles une pneumonie mortelle.

Les bains froids, les boissons glacées, la brusque sortie d'un appartement chaud sans avoir la précaution de se couvrir pour affronter la température extérieure, l'inhalation de poussières irritantes, etc., pouvant déterminer la fluxion immédiate du poumon, devront être évités avec un soin extrême; mais en revanche, les promenades à la campagne prudemment faites, l'exercice modéré en plein air, même pendant la froide saison, pourront être, avec l'aide d'une bonne alimentation, d'excellents moyens de s'aguerrir et d'émousser un peu la susceptibilité pulmonaire. Au malade conviennent tous les soins hygiéniques déjà recommandés à l'occasion des grandes fièvres éruptives; calme, propreté, boissons tempérées, diète; résistance absolue, surtout, au préjugé populaire qui sous le vain prétexte de rappeler à la peau une « sueur rentrée, » trop souvent fournit à la pneumonie l'occasion de s'exagérer en faisant surcharger le patient d'édredons et de couvertures.

Moyens thérapeutiques. — Le traitement de la pneumonie est une des questions médicales qui divisent le plus les médecins.

Ceux de la vieille école combattent encore le mal par des saignées copieuses et l'administration de l'émétique à hautes doses ; ceux de l'école nouvelle s'appliquent, avant tout, à donner de la résistance au malade, à soutenir ses forces au moyen de l'alcool et du quinquina.

Ce dernier système est certainement le meilleur dans la grande majorité des cas, à Paris surtout, où les individus assez robustes pour être traités sans inconvénient par l'ancien procédé, se font de plus en plus rares.

La plus sage conduite, en cette circonstance, n'est point, toutefois, dans l'exclusive adoption de tel ou tel système, mais bien dans l'emploi d'une médication rationnelle contre chacun des symptômes prédominants.

Il peut être utile, quand l'intensité de l'oppression l'indique, de combattre le point de côté par l'application de quelques *sangsues* et de modérer la fièvre par l'administration, dans une potion gommeuse, de 15 à 20 centigrammes de *kermès minéral* ou *d'émétique*. L'*infusion de digitale*, préparée avec 50 centigrammes de feuilles pour un litre d'eau, convient de même en pareil cas.

La faiblesse et la prostration des forces exigent, au contraire, l'usage continu de la médication tonique. Le *vin de Bordeaux* peut être alors prescrit à la dose de 100 à 250 grammes et le malade, suivant la méthode de Todd, doit prendre en outre, dans la journée, de 30 à 80 grammes *d'eau de vie*, soit dans un grog, soit dans une potion cordiale additionnée de 3 à 4 grammes d'*extrait de quinquina*. L'eau de vie à haute dose est encore le meilleur moyen de combattre le délire des buveurs à qui l'on rend ainsi le stimulant cérébral qu'ils avaient perdu.

A la dernière période chez l'adulte et dès le début de la maladie chez les enfants, il est souvent efficace d'administrer un vomitif à l'ipéca et d'appliquer sur la poitrine un large vésicatoire. — Dans tous les cas il est indispensable de soutenir le malade avec un peu de vin, de lait et de bouillon.

CONGESTION. — APOPLEXIE PULMONAIRE

Plus que tout autre organe, les poumons, en vertu de leur richesse vasculaire peuvent être le siége d'une *congestion* sanguine intense allant parfois jusqu'à l'*apoplexie*. C'est même toujours par une congestion plus ou moins étendue que débutent la plupart des affections pulmonaires et que beaucoup d'autres maladies hâtent leur terminaison. Parfois, cependant, l'apoplexie pulmonaire résulte, d'emblée, d'un froid excessif, d'un excès de boisson, de la suppression d'un flux sanguin habituel, de l'asphyxie par défaut d'air respirable. Rapide et soudaine elle provoque souvent, alors, avec une déchirure du poumon, la mort subite.

Hémorrhagie pulmonaire. — Hémoptysie. — La congestion lente ou limitée, au contraire, est annoncée par une oppression graduelle qui bientôt peut être suivie d'un crachement de sang, d'une *hémoptysie* occasionnée par la rupture de quelques petits vaisseaux. Ce dernier symptôme, toujours si redouté des malades, se reproduit dans un grand nombre des affections des poumons et du cœur et nous l'étudierons bientôt dans sa plus grave signification au début et au cours de la *phthisie pulmonaire*.

Les dérivatifs énergiques sur les membres inférieurs, *sinapismes, ventouses sèches, vésicatoires,* les boissons acidulés fraîches ; quelquefois, en cas d'apoplexie, une prompte saignée, tels sont les principaux moyens indiqués contre la congestion des organes respiratoires ; mais, le plus souvent, cette médication, toute rationnelle qu'elle soit, doit être subordonnée à celle de la maladie primitive dont la fluxion sanguine des poumons n'est que la complication ou le symptôme.

Étymologies. — CONGESTION : *congerere* : amasser, accumuler. — APOPLEXIE : *apoplessô* : je frappe de stupeur ; l'apoplexie est généralement foudroyante. — HÉMOPTYSIE : *aima*, sang : *ptusis* crachement.

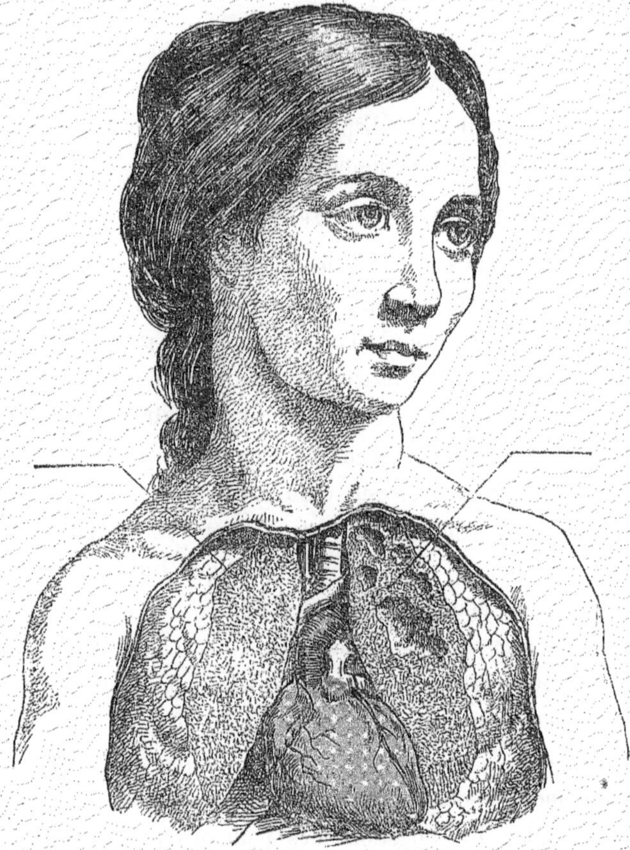

Lésions caractéristiques de la phthisie pulmonaire.

PHTHISIE PULMONAIRE

Le plus meurtrier des fléaux qui nous déciment, la *phthisie pulmonaire*, étend chaque jour davantage, au sein de nos grandes cités, ses effroyables ravages.

Actuellement, huit à dix mille Parisiens, année moyenne, succombent à ses coups et pourtant, contre ce redoutable ennemi, la société ne prend aucun moyen de défense.

Elle s'épouvante d'un choléra vagabond qui se contente de venir, tous les dix ou quinze ans, faire sa moisson humaine; elle demeure inerte en présence de la phthisie qui la frappe sans cesse dans ses éléments les plus jeunes et les plus chers.

Comment s'expliquer cette résignation étrange au plus cruel de tous les maux?

Il est malheureusement trop facile d'en deviner la cause et j'ose à peine avouer ici que la société ne fait rien contre l'extension toujours croissante de la phthisie, parce que de nos jours encore la plupart des médecins, ceux surtout des sphères officielles, regardent la consomption pulmonaire comme la dernière expression d'une maladie unique, comme la terminaison toujours fatale de la tuberculose des poumons.

Erreur grave, opinion funeste, dogme aussi faux qu'inhumain contre lesquels je me suis déjà prononcé plusieurs fois et que je ne cesserai de combattre.

Non! la phthisie n'est point la phase ultime d'une seule et unique maladie. L'état de marasme et de consomption qui la caractérise dépend toujours, il est vrai, d'une destruction lente du poumon, mais cette désorganisation même est provoquée par des causes multiples et variées, contre certaines desquelles au moins, l'hygiène et la thérapeutique assez tôt invoquées, peuvent être toutes-puissantes.

CAUSES ET GENÈSE

Toute phthisie, quelle que soit sa nature, est la dernière et la plus fâcheuse conséquence d'une *irritation* primitive du tissu du poumon.

L'agent irritant peut être directement venu du dehors, dans les

Étymologies. — PHTHISIE : *Phthinomaï :* je me consume : Consomption. PHTHISIE CASÉEUSE : *Caseum*, fromage. Les dépôts de la pneumonie ressemblent à du fromage mou. — Synonymie : *Tuberculose pulmonaire*, — *Phymie*. — *Pneumophymie*. — *Maladie des poitrinaires*, etc.

cas, par exemple, où le malade a respiré des gaz, des vapeurs ou des poussières nuisibles et c'est ainsi que la phthisie se développe chez les aiguiseurs, les plâtriers, les cardeurs de laine, etc., ou bien, préexistant dans l'économie, le principe irritatif a exercé sa pernicieuse influence sur le tissu pulmonaire à la suite de quelque maladie générale ou locale qui lui en a fourni l'occasion.

La *tuberculose,* il est vrai, frappe les poumons avec une prédilection marquée et la *phthisie tuberculeuse* est bien réellement la phthisie type ; mais la *scrofule* sous l'influence de laquelle éclatent tant de pneumonies, détermine aussi dans le tissu du poumon le dépôt de produits caséeux dont le ramollissement occasionne une *phthisie caséeuse* aussi fréquente, au moins, que la précédente et s'en distinguant par des caractères très-saisissables qui seront exposés tout à l'heure, au diagnostic des deux affections.

La *phthisie pulmonaire* comprend donc deux espèces distinctes.

1° La *phthisie tuberculeuse*, la phthisie classique, à laquelle sera plus spécialement consacrée cette étude;

2° La *phthisie caséeuse* ou *pneumonique*, succèdant à l'inflammation du poumon déterminée par la scrofule ou par tout autre agent irritant, à l'exclusion du vice tuberculeux.

EFFETS ET SYMPTOMES

Dans la première partie de cet ouvrage, au chapitre de la *tuberculose*, auquel le lecteur voudra bien se reporter, j'ai déjà fait entendre que la production morbide particulière à cette diathèse, le *tubercule*, se développe dans le tissu pulmonaire sous deux formes principales : tantôt en *granulations miliaires* disséminées dans toute l'étendue de l'organe et provoquant la *phthisie aiguë ;* tantôt en noyaux plus volumineux, en *tubercules* vrais limités au sommet des poumons et déterminant, par l'ulcération du tissu, la *phthisie chronique*, la véritable consomption des poitrinaires.

I — PHTHISIE AIGUE OU GALOPANTE. — GRANULIE

L'invasion du poumon par les granulations tuberculeuses miliaires, la *granulie*, éclate surtout chez les enfants et les adolescents, à l'occasion ou sous le couvert d'une bronchite intense, d'une fluxion de poitrine qui prennent tout à coup un caractère de haute gravité.

Parfois, en quelques heures, le poumon, dans toute sa masse est pénétré d'innombrables petits grains grisâtres, qui, refoulant les vésicules pulmonaires n'y permettent plus l'accès de l'air et par cela même occasionnent une dyspnée à tel point violente, que le malade en peut être subitement suffoqué. Moins rapide, la poussée granuleuse se révèle par les symptômes d'une bronchite capillaire traînant en longueur; quelquefois enfin, quand elle se complique d'accidents intestinaux et méningitiques de même nature, elle présente, à s'y tromper, les allures d'une fièvre typhoïde et ce n'est, alors, qu'en s'enquérant des antécédents du malade que l'on parvient à ne plus douter du mal dont il est atteint.

La phthisie galopante en général tue par asphyxie et beaucoup trop vite pour amener l'état de phthisie véritable qui caractérise la tuberculose chronique des poumons.

II — PHTHISIE CHRONIQUE OU ULCÉREUSE

Il est ordinairement facile de reconnaître à sa physionomie, à ses allures, une personne prédisposée à la phthisie pulmonaire et j'en ai fait, à propos de la tuberculose, un portrait assez exact pour me dispenser de le retracer ici. La phthisie, à proprement parler, ne débute d'ailleurs chez le tuberculeux qu'au moment, souvent difficile à saisir, où dans ses poumons, à la suite d'une série de bronchites opiniâtres, les gros tubercules jaunes commencent leur évolution.

PREMIÈRE PÉRIODE : **Développement des tubercules.** — Comme je l'ai précédemment indiqué, les tubercules sont engendrés par une irritation lente du tissu pulmonaire. Le plus souvent ils ne consistent, d'abord, qu'en une petite granulation grise; mais celle-ci bientôt se développe, grossit et se transforme en un tubercule jaune relativement volumineux.

Le malade alors se plaint d'un vague malaise, de fatigue, de faiblesse. Il est pâle, anémique; il maigrit rapidement, s'essouffle au moindre travail, digère mal, s'endort avec peine et souvent s'éveille, dans la seconde moitié de la nuit, baigné d'une sueur froide fréquemment limitée à la poitrine. Une toux sèche se déclare puis s'accentue bientôt le soir, s'accompagnant de crachats incolores d'abord transparents et mousseux. L'oppression devient plus pénible, des élancements douloureux se font sentir entre les épaules ou les premières côtes; les mucosités expectorées se strient de rouges filets de sang...

DEUXIÈME PÉRIODE. — **Ramollissement.** — Cependant les tubercules disséminés au sommet des poumons ont atteint tout leur développement. Ils se ramollissent du centre vers la circonférence et se fondent en un liquide gris-verdâtre qui se fait jour dans les petites bronches en rongeant le tissu dans lequel il est emprisonné.

Sous l'influence de cette vive irritation, la toux augmente. Quinteuse, fréquente, difficile, souvent elle provoque des vomissements et ne cesse, momentanément, que par l'expulsion de crachats épais verdâtres, striés de filaments jaunes où l'on retrouve les fragments des tubercules ramollis.

Aux douleurs, à l'oppression plus forte s'ajoutent, s'ils n'ont point paru jusqu'alors, les fâcheux accès de la *fièvre hectique* qui tous les jours éclatent de quatre à sept heures, pour se terminer par les abondantes sueurs de la nuit. Frappée au niveau du point malade, la poitrine, à ce moment, donne un son mat, obscur et l'oreille perçoit à la même hauteur des *craquements humides*, mêlés aux râles crépitants d'une inflammation limitée.

TROISIÈME PÉRIODE. — **Cavernes.** — Encore quelques jours et les tubercules fondus, éliminés, laissent à leur place des anfractuosités aux parois ulcérées qui s'agrandissent sans cesse et se réunissent pour former de profondes *cavernes* où l'on entend, à travers le gargouillement des liquides, le bruit sonore de la respiration et de la voix ; où la fréquente rupture de quelque petit vaisseau détermine d'abondantes hémorrhagies qui mêlent aux crachats arrondis et grisâtres de cette période des flots de sang noir ou vermeil suivant qu'il a plus ou moins longtemps séjourné dans les cavités du poumon.

La phthisie, alors, marche à pas rapides et se complique de la tuberculisation du larynx, des méninges, des ganglions du ventre, d'où résultent de plus graves accidents. Dévoré par la fièvre, épuisé par les sueurs et les crachats, le malade est pris de diarrhées incoercibles qui l'anéantissent. Depuis longtemps sa voix s'est éteinte ; bientôt il n'a plus même la force de tousser. Ses membres s'infiltrent, son intelligence s'affaiblit et plein d'illusions, se berçant d'espérances, il s'éteint en faisant mille projets soit à l'entrée de l'hiver, soit plutôt, — car la poétique légende des feuilles d'automne n'est pas absolument vraie, — à l'époque où l'année se renouvelle, au cours des humides et froides journées du printemps.

III. — Phthisie caséeuse

Tous les symptômes de la tuberculose pulmonaire peuvent se manifester dans le cours d'une phthisie caséeuse ; aussi jusqu'à ces dernières années les deux maladies ont-elles malheureusement été confondues par la plupart des médecins.

On doit comprendre, pourtant, de quelle importance il est de les distinguer entre elles, quand on songe que la phthisie caséeuse n'est point héréditaire comme la tuberculeuse et qu'elle peut, bien plus souvent que cette dernière, être efficacement combattue, être enrayée, être guérie ! Que l'on ne regarde pas, non plus, comme une exception, comme une rareté, la phthisie caséeuse. Bien plus répandue que la précédente, elle frappe surtout les adultes au-delà de la trentième année et commence toujours par une franche inflammation pulmonaire ou par une brusque hémoptysie survenant en pleine santé apparente, ce qui n'est point le début ordinaire de la tuberculose des poumons. Très-rarement elle intéresse à la fois les deux organes; mais presque toujours, au lieu d'être limitée au sommet, elle est disséminée dans toute l'étendue du poumon qu'elle occupe. Plus lente, dans son évolution, que la phthisie tuberculeuse, elle ne s'accompagne jamais que d'une fièvre irrégulière et retentit aussi moins profondément sur l'organisme.

TRAITEMENT

Moyens préventifs. — La phthisie, quand elle résulte de la tuberculose ou de la scrofule n'est pas autre chose que l'accident tardif d'un vice constitutionnel; quand elle succède à la pneumonie elle ne peut être considérée que comme la terminaison grave de l'inflammation primitive.

Les moyens préventifs à lui opposer ne diffèrent donc pas de ceux que j'ai recommandés soit contre les maladies constitutionnelles dont elle dérive, soit contre les pneumonies ou les bronchites auxquelles elle a pu succéder.

Ce traitement prophylactique, il est vrai, n'est point infaillible et si malgré toutes les précautions, la phthisie est imminente, si même elle éclate, peut-on toujours espérer en préserver le malade ou l'en guérir?

Oui, répéterai-je une fois encore, la phthisie imminente peut être conjurée, la phthisie confirmée peut être guérie quelle que soit sa nature et la médication présente les plus grandes chances de succès, dirigée contre une *phthisie caséeuse*.

Moyens hygiéniques et thérapeutiques.— Et d'abord, avant que la maladie ne se développe, avant que le sujet ne soit atteint d'aucun catarrhe suspect du larynx ou des bronches, le parti le plus sage est d'aguerrir le poumon contre les vicissitudes atmosphériques tout en fortifiant la constitution. Cette dernière indication doit être remplie par la médication tonique : *iodure* et *lacto-chlorure de fer,* *arséniate de soude, quinquina, vins généreux, alcool, viandes crues ou grillées,* etc. La gymnastique du poumon nécessite la pratique quotidienne des *inhalations carboniques* dont j'ai déjà signalé dans le traitement de l'asthme et de la bronchite l'extrême utilité. La marche, l'ascension d'une colline, sont alors d'excellents adjuvants et si le malade peut se déplacer, c'est au climat de montagne, aux altitudes des Alpes et de l'Auvergne qu'il doit aller demander son salut.

Cette médication véritablement régénératrice ne peut plus malheureusement être recommandée quand le malade présente les signes non équivoques d'une phthisie commençante. Alors, s'il est encore utile qu'il fréquente en été les thermes sulfureux des Pyrénées ou les eaux arsenicales de l'Auvergne, il n'est pas moins indispensable qu'il passe ses hivers sur les côtes de la Méditerranée, à Menton, à Cannes ; et s'il veut s'éloigner encore, à Madère, en Sicile, en Algérie, etc. (1). L'usage des reconstituants et des toniques doit être continué, d'ailleurs, avec persévérance et les symptômes prédominants combattus par les moyens les plus énergiques : la toux, par les *opiacés ;* la fièvre, par la *quinine ;* l'hémoptysie, par l'ergotine et la digitale ; les sueurs par l'agaric blanc et le tannin ; les crachats purulents, par l'acide thymique, les hypophosphites ou les sulfites alcalins. Mais à toutes les périodes de la phthisie les *inhalations balsamiques et gazeuses,* seules capables de porter un médicament actif au siége du mal, doivent être préférées même aux préparations pharmaceutiques réputées les plus puissantes. La voie aérienne permet ainsi d'utiliser un grand nombre d'agents éminemment propres à la cicatrisation des cavernes et le médecin qui n'emploie pas à cette médication si rationnelle les nombreux médicaments dont il peut disposer est aussi coupable que le général qui, de parti pris, laisse ses troupes dans une inaction funeste jusqu'à ce que l'ennemi le force à capituler.

(1) P. de Pietra Santa : *Les climats du midi de la France* Paris, 1874. — H. Bennet, *Winter and Spring on the Shores of the Mediterranean,* London, 1870.

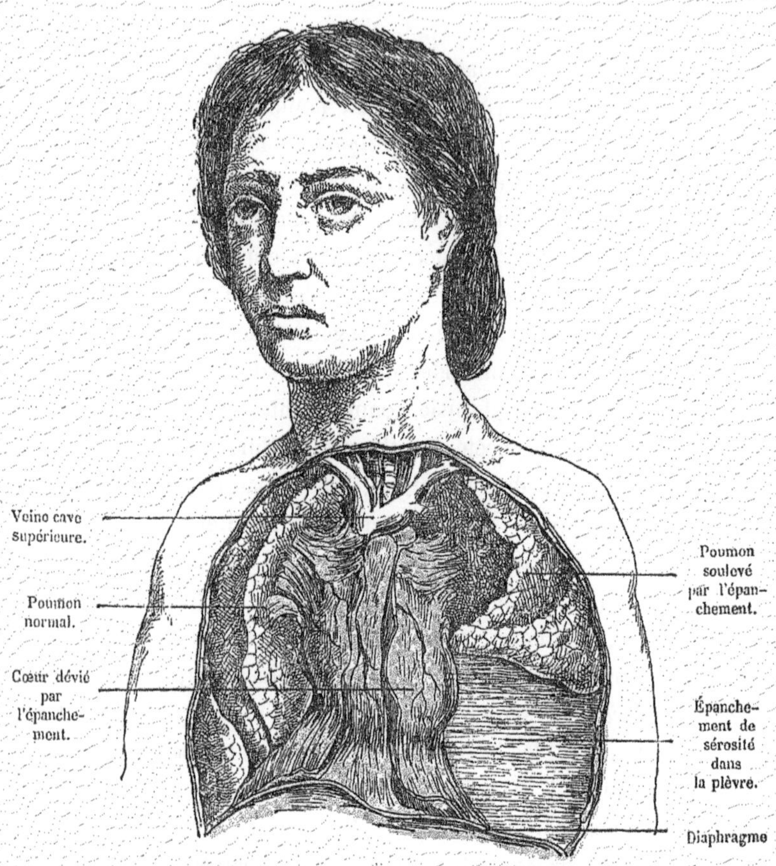

Épanchement dans la plèvre occasionné par une pleurésie.

MALADIES DE LA PLÈVRE. — PLEURÉSIE

CAUSES ET GENÈSE

Il est difficile de parler de la *pleurésie* sans dire un mot de la *plèvre* et l'on ne saurait mieux comparer qu'à un bonnet de coton cette membrane mince et nacrée, qui tapisse à la fois l'intérieur de la poitrine et recouvre les poumons.

Mettez un bonnet de coton sur votre tête, et, par-dessus, un chapeau. Votre tête ainsi coiffée représentera le poumon, le bonnet de coton la plèvre, et le chapeau figurera la paroi pectorale, le thorax.

La plèvre est donc un sac sans ouverture, comme le bonnet de nuit, revêtant, par sa surface extérieure, d'un côté la paroi thoracique, de l'autre le poumon, et dont la surface intérieure, partout contiguë à elle-même, sécrète une sérosité glissante, un liquide onctueux qui permet le jeu continuel d'élévation et d'abaissement de l'organe pulmonaire.

L'inflammation de cet appareil graisseur, constitue la *pleurésie.*

Au printemps, à l'entrée de l'hiver, il suffit d'un brusque refroidissement pour la produire, et les rhumatisants, les personnes lymphatiques y sont surtout exposés.

L'été, sous l'influence des mêmes prédispositions, ce sont surtout les bains froids, les boissons glacées qui l'occasionnent.

Il n'est pas rare qu'elle survienne encore dans le cours et comme complication d'une scarlatine, d'une rougeole, ou de toute autre fièvre éruptive intense.

La perforation du poumon par un abcès, à la suite d'une pneumonie ou par l'ulcération d'une caverne, chez un phthisique; la rupture d'un kyste du foie dans la plèvre, une plaie pénétrante de poitrine, etc., sont enfin d'aussi fréquentes que puissantes causes de la pleurésie aiguë.

EFFETS ET SYMPTOMES

Épanchement. — Le premier phénomène de la maladie est la sécrétion surabondante de la sérosité pleurale.

Ce liquide, ordinairement clair et filant, s'accumule souvent avec une extrême rapidité dans la poitrine, refoulant le poumon,

Étymologies. — PLEURÉSIE, *Pleura*, plèvre ; inflammation de la plèvre. — EMPYÈME : *En* dans, *puôn* pus. Amas de pus à l'intérieur de la plèvre. — HYDROTHORAX : *udôr* eau, *thorax*, poitrine : Eau dans la poitrine. — PNEUMOTHORAX *pneuma* : air, gaz ; *thorax* poitrine : Gaz dans la poitrine. — **Synonymie** : *Point de côté.* — *Pleurite*, etc.

le cœur, le foie, la paroi thoracique elle-même et déterminant de la sorte, une oppression des plus pénibles, une suffocation quelquefois assez intense pour amener la mort.

Adhérences. — En même temps que l'épanchement se produit, des *exsudations plastiques* plus épaisses soudent entre eux, sur divers points, les deux feuillets de la plèvre, et forment ainsi des *adhérences* persistantes qui, retenant le poumon contre la paroi, ne permettent plus au malade de respirer librement.

Quelquefois la pleurésie est *sèche* ou sans épanchement, mais celui-ci, quand il existe, peut être mêlé de sang ou de pus.

De tels désordres ne peuvent guère se produire, excepté dans certains cas de pleurésie chronique où ils s'accomplissent insensiblement, sans se manifester par des symptômes dont l'intensité varie avec la gravité même de la lésion.

Point de côté. — Dès le début, le malade est saisi d'un frisson siégeant surtout dans le dos, et bientôt suivi d'une douleur aiguë dans la région mammaire. Cette douleur, désignée sous le nom de *point de côté*, peut être assez vive pour arracher des cris au patient. Elle est comparable à celle que causerait un instrument piquant enfoncé dans la poitrine, et s'exaspère toujours par les inspirations profondes et les accès de toux. Bien plus intense, en général, que celle qui se manifeste pareillement au début de la fluxion de poitrine, elle force le malade à retenir sa respiration, ses paroles et telle est ordinairement sa prédominance sur les autres phénomènes, que la pleurésie est communément désignée sous ce seul nom : le *point de côté*.

Conjointement avec la fièvre et la compression du poumon par l'épanchement, le point de côté occasionne donc une dyspnée extrême, une gêne considérable de la respiration ; mais ce dernier symptôme, pas plus que la toux légère et la douleur thoracique, ne suffit à caractériser la pleurésie.

Pour être absolument fixé sur la nature du mal, le médecin

doit percuter le thorax, qui rend un son plein et mat quand le liquide morbide emplit la plèvre, un son clair et sonore, au contraire, lorsque l'épanchement n'a pas eu lieu.

De même, l'oreille appliquée contre la poitrine ne perçoit plus à travers l'hydropisie pleurale, le murmure respiratoire ni le retentissement normal de la voix. Celle-ci présente alors l'aigre résonnance de la pratique de polichinelle ou du bêlement de la chèvre, phénomène qui a reçu le nom *d'égophonie* et la paroi thoracique ne vibrant plus quand le malade parle, offre à la main qui s'applique contre elle toute l'immobilité, toute la densité d'un bloc de pierre.

Bientôt le poumon étant de plus en plus comprimé, seul l'organe resté sain fonctionne encore et s'efforce par son activité plus grande, à faire la besogne de son voisin.

C'est grâce à cette suppléance que la pleurésie n'est point toujours fatalement mortelle; mais on comprend quelle doit être la gravité de la maladie quand elle frappe à la fois les deux poumons.

VARIÉTÉS. TERMINAISONS. SUITES

Pleurésies partielles. — Tels sont les symptômes caractéristiques de la pleurésie étendue à toute la surface de l'une des plèvres; mais il peut arriver que l'inflammation se limite soit aux replis de la membrane qui séparent les lobes du poumon, soit à un point de la paroi, soit à la portion de séreuse qui tapisse le diaphragme et dans ce dernier cas, un hoquet opiniâtre, une oppression extrême, une contraction grimaçante du visage, le *rire sardonique,* indiquent le siége précis de l'inflammation.

Résorption. — Guérison. — Dans les cas heureux, avec l'aide d'un traitement bien dirigé, l'épanchement pleural lentement se résorbe et disparaît progressivement. Le poumon débarrassé se dilate, s'épanouit et les deux feuillets de la plêvre se réappliquant l'un sur l'autre par leur face que les dépôts plastiques ont rendue toute rugueuse, font entendre, quand le poumon s'élève ou s'abaisse, un bruit de *frottement* qui rappelle assez bien les désagréables craquements d'une chaussure neuve. La fièvre s'éteint, la convalescence se prononce, mais la guérison, toujours difficile, ne s'obtient souvent, quand le poumon trop longtemps comprimé ne peut plus remplir exactement l'espace qu'il occupait, qu'au prix d'une déformation, d'un retrait de la paroi thoracique.

Empyème. — Mort. — Au contraire, l'épanchement augmente-t-il encore, le thorax refoulé lui-même après le poumon, bombe en avant et sur les côtés. La déviation du cœur à droite détermine de fréquentes syncopes trop souvent mortelles ; enfin, le liquide épanché subissant la décomposition putride, peut former un *empyème*, se faire jour par les bronches et constituer ainsi la *vomique pleurale* ou bien, fuser, en décollant les tissus, dans les enveloppes du cœur, dans l'autre plèvre, ou même jusque dans le ventre où sa brusque irruption provoque, instantanément, une *péritonite* suraiguë.

Il n'en faut pas tant, d'ailleurs, pour que le malade succombe et c'est toujours un funeste présage, quand l'épanchement se transforme ou ne disparaît pas.

Pleurésie chronique. — Ces derniers accidents, phénomènes ordinaires de la pleurésie chronique, ne sont cependant pas toujours précédés d'une pleurésie aiguë. Ils se produisent parfois sourdement chez les personnes débilitées ou prédisposées à la phthisie et sous ces mauvaises influences, un épanchement simple, lentement formé, ne tarde pas à présenter les caractères graves de l'empyème.

Hydropneumothorax. — A la période ultime des maladies chroniques, alors, surtout, que l'hydropisie gagne les extrémités du malade, la plèvre très-souvent encore se remplit d'eau et l'*hydrothorax* ainsi constitué ne diffère pas sensiblement de celui de la pleurésie chronique.

Dans nombre de cas, cependant, ce liquide, lentement accumulé, subit, de même, une altération progressive qui donne lieu à des dégagements d'hydrogène sulfuré ou d'acide carbonique et ces gaz compriment la partie du poumon qui flotte au dessus de l'épanchement. C'est là le *pneumothorax,* accident toujours secondaire et pouvant être encore occasionné par une perforation du poumon qui permet l'accès de la plèvre à l'air extérieur, mais toujours reconnaissable à l'extrême sonorité de la poitrine au niveau du point qu'il occupe.

TRAITEMENT

Moyens hygiéniques et préventifs. — L'hygiène préventive dont j'ai tracé les règles à propos de la bronchite et de la pneumonie doit être de tous points observée par les personnes que leur délicatesse ou leur constitution prédispose aux affections pleurétiques. L'usage habituel de la flanelle convient surtout alors aux sujets amaigris, dont la plèvre n'est séparée de l'air extérieur que par une paroi thoracique insuffisamment épaisse. L'exercice, la marche, la gymnastique pulmonaire peuvent enfin très-efficacement les aguerrir contre une dangereuse impression de froid.

Moyens thérapeutiques. — A la pleurésie aiguë, il est indispensable d'opposer, d'abord, les moyens les plus propres à combattre promptement la fièvre et le point de côté. Sans recourir à la saignée générale que nos devanciers, il y a peu d'années encore, regardaient, en ce cas, comme d'une urgence absolue, il peut n'être pas inutile, chez les personnes robustes, d'appliquer, sur le siége du mal, huit à dix *sangsues* ou quelques *ventouses scarifiées* qui, rapidement, abattent avec l'extrême douleur, l'oppression et la fièvre.

Des *cataplasmes émollients,* arrosés de *laudanum,* peuvent suffire dans les cas légers ; mais il est toujours bon de compléter ces premiers moyens par l'administration de quelques cuillerées à bouche de *sirop de codéine* ou de *laurier-cerise* et de petites tasses d'une *infusion de digitale* préparée avec 0,50 centigrammes de feuilles pour un litre d'eau,

L'épanchement exige l'application, répétée au besoin, de grands *vésicatoires* volants, soigneusement camphrés. Des badigeonnages à la *teinture d'iode* suivront utilement eette énergique dérivation dont l'efficacité n'est point contestable.

Alors, aussi, les divers appareils sécréteurs, l'appareil urinaire notamment, doivent être vigoureusement stimulés afin qu'ils détournent, par un surcroît d'activité, la plus grande quantité possible du liquide qui s'épanche dans la plèvre.

Diurétiques. — La *digitale,* à ce point de vue, excite déjà très-favorablement les reins ; mais on peut lui associer, comme adjuvants, le *nitrate de potasse* ou le *bicarbonate de soude* à la dose de 3 à 4 grammes dans la tisane ; les infusions, pareillement *nitrées*, de reine des prés, de pervenche, de pariétaire, de racine de fraisier, de fleurs de genêt, de busserole ; etc., les *laxatifs* légers, le *lait* enfin, le bon lait de vache, qui rafraîchit et nourrit en même temps.

Contre la pleurésie chronique et les épanchements sourdement formés, les mêmes moyens peuvent être mis en pratique et l'on peut, en outre, faire prendre au malade, chaque jour 3 à 4 cuillerées à bouche du *vin diurétique* préparé selon la formule suivante :

Vin blanc : un litre. *Squames de scille :* 6 grammes. *Baies de genièvre :* 50 grammes. Laissez macérer 4 à 5 jours, et filtrez.

Thoracentèse. — Quand, enfin, ces divers moyens échouent, laissant le malade, étouffé par l'abondance de l'épanchement, sous le coup d'une syncope mortelle, il est expressément indiqué de pratiquer la ponction de la poitrine, l'opération de la *thoracentèse* et d'évacuer le liquide séreux ou purulent dont la plèvre est remplie. Cette opération, facilement praticable aujourd'hui, à l'aide de trocarts capillaires qui permettent de vider lentement la cavité thoracique par l'aspiration de l'épanchement, présente les plus réelles chances de succès et peut être suivie, sans danger, d'injections à l'acide thymique, à la teinture d'iode, à l'eau alcoolisée, qui hâtent la guérison et préviennent les récidives.

TABLEAU SYNOPTIQUE ET DIAGNOSTIQUE

DES MALADIES DE L'APPAREIL RESPIRATOIRE

Maladies	Symptômes	Caractères	Signes		Diagnostic
MALADIES des FOSSES NASALES	Obstruction gêne, chaleur, écoulement	Écoulement abondant. Non fétide.	Début brusque, récent, état aigu, fièvre.		**Coryza aigu.**
			Début douteux, éloigné, état habituel.		**Coryza chronique.**
		Fétide.	Mucus altéré, mêlé de pus et de sang.		**Coryza ulcéreux.**
			Mucus non altéré ni mêlé de pus ou de sang.		**Ozène simple.**
		Écoulement médiocre.	Tumeur visible en avant, flottante, molle.		**Polype muqueux.**
		Bruit de drapeau.	Tumeur dans l'arrière-gorge, accessible au toucher.		**Polype naso-pharyngien.**
MALADIES du LARYNX	Phénomènes inflammatoires, sécheresse, chaleur ou douleur au niveau du larynx, irritation, chatouillement, crachotement, sensation d'un corps étranger.	Début récent, état aigu, fièvre, marche rapide.	Point de suffocation ni de sifflement.		**Laryngite aiguë.**
			Suffocation et sifflement. Jeune âge.	Accès intermittents puis repos complet. Pas de fausses membranes.	**Laryng. striduleuse** (*Faux croup*)
				Oppression continue. Fausses membranes. État général grave.	**Lary. diphthérique.** (*Croup*)
		Début incertain, éloigné. État chronique; peu ou pas de fièvre. On voit à l'œil ou au laryngoscope :	Rougeur striée des cordes vocales. Granulations.		**Laryng. herpétique.**
			Rougeur cuivrée, ulcérations, plaques muqueuses.		**Laryn. syphilitique.**
			Rougeur intense, ulcérations profondes, voix éteinte. Douleurs auriculaires. Phthisie.		**Lary. tuberculeuse.** (*Phthisie laryngée*)
			Infiltration, empâtement des cordes. Suffocation.		**Laryn. œdémateuse**
	Point de phénomènes inflammatoires.	Accès de suffocation brusque, dans un état apparent de santé.			**Spasme de la glotte.**
		Affaiblissement ou perte de la voix sans suffocation.			**Paralysie vocale.**
		Gêne, suffocation fréquente, tumeur visible au laryngoscope.			**Polype laryngien.**
	Toux fréquente constituant le symptôme principal.	Quintes convulsives, imitant le chant du coq, plus fréquentes la nuit, suivies d'une expectoration filante. Jeune âge.			**Coqueluche.**
		Toux sèche, pénible, fréquente. Brisement, courbature.			**Grippe.**
MALADIES des BRONCHES	État aigu, Toux pénible, oppression, fièvre.	Oppression légère, fièvre modérée, toux bientôt grasse et facile.			**Bronchite simple.**
		Suffocation, asphyxie progressive.	Râles aigus. Marche très-rapide.		**Bronchite capillaire**
		Fièvre intense, toux sèche.	Râles humides. Marche typhoïde moins prompte. Tuberculose.		**Phthisie aiguë.** (*Phthisie galopante*)
	État chronique: Toux matinale.	Oppression pénible, toux souvent sifflante, expectoration prolongée.			**Bronchit. chronique**
		Oppression légère, souffle caverneux, crachats expulsés en bloc.			**Dilatation bronchiq.**
	Toux variable.	Accès de suffocation intense suivis d'oppression ou de repos complet.			**Asthme.**
MALADIES des POUMONS et de la PLÈVRE	Point de côté, toux, oppression, fièvre, expectoration, état aigu.	Crachats rouillés. Râle crépitant. Sonorité de la poitrine.			**Pneumonie.**
		Crachats muqueux. Point de murmure respiratoire. Matité pectorale indiquant un épanchement.			**Pleurésie.**
	Point de fièvre ni d'expectoration.	Oppression progressive, matité thoracique. Mauvais état constitutionnel.			**Hydrothorax.**
		Oppression rapide. État souvent pléthorique, parfois hémoptysie.			**Congestion pulmon.**
	Toux fréquente, sueurs nocturnes, crachats épais, hémoptysies, état chronique.	Début incertain. Râles limités au sommet des poumons. Tuberculose constitutionnelle : âge de 16 à 30 ans.			**Phthisie tubercul.**
		Début marqué par une pneumonie ou une hémoptysie. Râles dans tout le poumon, point de tuberculose. De 30 à 60 ans.			**Phthisie caséeuse.**

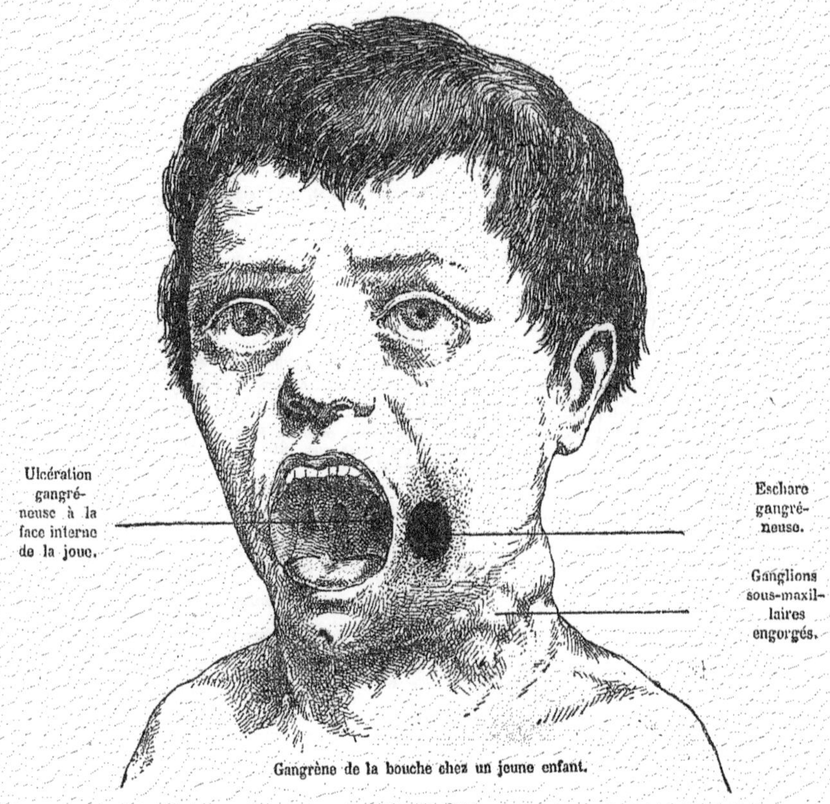

Gangrène de la bouche chez un jeune enfant.

MALADIES DE L'APPAREIL DIGESTIF

MALADIES DE LA BOUCHE. — STOMATITE

CAUSES ET GENÈSE

On désigne sous le nom de *stomatite*, l'inflammation de la bouche.

Malgré qu'elle paraisse relativement aguerrie contre tout accident de cette nature, la muqueuse buccale s'enflamme, en effet, dans un grand nombre de circonstances, et d'autant plus facilement que le sujet étant plus jeune, la membrane est plus sensible aux divers agents morbides qui peuvent l'irriter.

Très-fréquente et souvent très-grave durant la première enfance, la stomatite est donc beaucoup plus rare à l'âge adulte et ne se manifeste guère alors que sous ses formes les plus bénignes, à moins qu'elle ne soit la récente expression d'un vice constitutionnel.

Suivant les causes qui lui donnent naissance, la maladie présente des symptômes tout à fait différents qui permettent de subdiviser le groupe un peu confus des stomatites en un certain nombre d'espèces parfaitement caractérisées.

Les privations, la misère, la mauvaise hygiène dont tant d'enfants pâtissent, voilà les tristes influences sous l'action desquelles trop souvent se développe la maladie.

Songez-y, mères de famille. Un jeune enfant bien nourri, bien soigné, bien tenu, d'une irréprochable constitution, ne peut pas être pris d'emblée, d'une sérieuse inflammation de la bouche. Les stomatites les plus simples, y compris le *muguet*, annoncent toujours une souffrance profonde, une dentition difficile, une inflammation intestinale provenant d'une grossière alimentation. Les stomatites graves, l'*ulcéreuse* et la *gangréneuse* surtout, n'éclatent guère que chez les pauvres petits enfants dont les parents moins malheureux, encore, que coupables, ne prennent ni soin ni souci !

Chez l'adulte, une alimentation trop excitante ou trop épicée, l'abus des poivrades, des bisques, des viandes salées, des crustacés, de la venaison, des fromages forts, etc., produit souvent une vive irritation de la bouche et la production *d'aphthes* plus ou moins nombreux sous forme d'ulcérations arrondies ; la fumée ou la mastication du tabac, la malpropreté des dents, le seul contact, même, d'une boisson trop chaude ou glacée, peuvent encore occasionner une simple inflammation buccale ; mais les stomatites les

Étymologies : — STOMATITE : *Stoma*, bouche ; inflammation de la bouche. — APHTHES : *aptein* brûler. Les aphthes déterminent une vive cuisson. — MUGUET : de sa vague ressemblance avec la fleur du même nom. On l'appelle aussi *millet* ou *blanchet*. — NOMA : *némein*, ronger. L'ulcère détruit la joue des jeunes enfants.

plus communes à l'âge moyen de la vie sont ordinairement provoquées par de tout autres causes.

C'est ainsi, qu'accidentellement, la stomatite ulcéreuse éclate, à la suite d'excès ou de fatigues, chez les gens misérables et qu'elle se développe parfois, sous l'influence de mauvaises conditions hygiéniques, dans les camps et dans les hôpitaux.

Alors, aussi, se présentent, en grand nombre, les stomatites déterminées par la syphilis et parallèlement celles qui dépendent d'une intoxication mercurielle, soit que le poison ait été administré dans un but thérapeutique, soit qu'il ait été lentement absorbé par la manipulation habituelle de substances contenant du mercure en notable proportion.

EFFETS ET SYMPTOMES

Stomatite simple. — Une vive rougeur de la face interne des lèvres et des joues se propageant aux gencives, à la langue, à la voûte du palais, caractérise la stomatite simple. Toute la bouche est endolorie, la muqueuse gonflée par places et sur certains points, de petites excoriations se forment, qui, dégénérant bientôt en ulcérations irrégulières et superficielles, d'un rouge vif, chargent l'haleine d'une odeur désagréable et déterminent un flux abondant de salive.

La stomatite simple se développe avec une extrême facilité chez les jeunes enfants, sous l'influence d'une dentition difficile et d'une mauvaise hygiène. Souvent alors les petits malades éprouvent un peu de fièvre et poussent des cris soit en prenant le sein, soit au contact de la cuiller, quand une nourrice impatiente essaye, sans ménagement, de leur donner à boire.

Stomatite aphtheuse. — Aphthes. — Rarement cette inflammation de la bouche accompagne la stomatite aphtheuse. Celle-ci consiste, essentiellement dans la production sur la face interne des joues, des lèvres, sur les côtés et à la pointe de la langue, de petites vésicules blanchâtres, les *aphthes*, qui bientôt se rompent pour laisser après elles des ulcérations arrondies, profondes, taillées comme à l'emporte-pièce et donnant lieu par le contact des aliments ou les mouvements de la langue, à des élancements d'une acuïté fort douloureuse.

Les aphthes dans le plus grand nombre des cas, ne persistent guère plus de trois à quatre jours. Ils apparaissent, d'ailleurs dans le cours de toutes les stomatites et souvent aussi sous l'influence des fièvres graves, des embarras de l'estomac et de l'intestin.

Stomatite pultacée ou crémeuse. — Muguet. — La muqueuse de la bouche est sèche, luisante, chaude, au début de la stomatite pultacée. Son épiderme tour à tour se détache et se reproduit sous l'influence de l'irritation prolifératrice provoquée par l'inflammation et sur ses débris, comme sur toutes les substances organiques qui se décomposent, se développent des champignons microscopiques, des moisisssures parasitaires du genre *oïdium*.

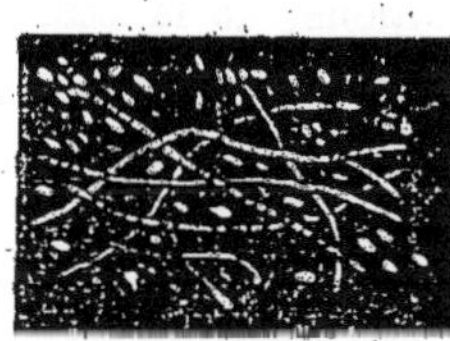

OÏDIUM DU MUGUET. Filaments et spores, vus à un fort grossissement.

A l'œil nu l'on aperçoit alors, sur la paroi buccale, un nombre considérable de petits amas d'un blanc pur, ressemblant aux fleurs du muguet des bois ou plus exactement à des grumeaux de lait caillé; mais au microscope ces dépôts sont visiblement constitués par les filaments et les spores de l'*oïdium blanchâtre*, (*oïdium albicans*) qui se multipliant de plus en plus, recouvrent parfois toute la muqueuse comme d'un tapis de neige.

Le muguet se développe surtout chez les enfants souffreteux et chétifs, mais il présente alors peu de gravité, à moins qu'il n'apparaisse, comme complication tardive, dans le cours d'un catarrhe intestinal ou de toute autre maladie sérieuse. Chez l'adulte, il présage toujours, dans ces conditions, un péril imminent, une fin prochaine.

Stomatite ulcéreuse. — Aux phénomènes exagérés d'une stomatite simple s'ajoutent bientôt dans l'inflammation ulcéreuse de la bouche, des exsudations d'un gris blanchâtre, couenneuses, de véritables fausses-membranes sous lesquelles la muqueuse, saignante, se creuse en ulcères irréguliers, boursouflés sur les bords et déterminant une extrême fétidité de l'haleine. Disséminées sur les gencives et les joues, ces ulcérations occasionnent le gonflement douloureux des ganglions placés sous la mâchoire. Une fièvre presque continuelle tourmente le malade et les mauvaises conditions dans lesquelles la stomatite s'est développée ne laissent pas que d'aggraver une maladie peu redoutable, en somme, par ellemême.

Stomatite gangréneuse. — Noma. — Toujours funeste, au contraire, et non moins affreuse que terrible, est la gangrène de la bouche, l'horrible *noma,* qui termine, par la destruction du visage et l'empoisonnement putride, la lamentable existence des pauvres enfants malheureux ; de ceux, surtout, qui mal nourris, mal tenus, mal traités, sont atteints, dans ces tristes conditions, de la scarlatine ou de la rougeole. Trop souvent la stomatite gangréneuse, dénonce la négligence coupable des parents, dans un grand nombre de cas, leur crime peut être !

C'est par une ulcération de mauvaise nature, siégeant à la face interne des lèvres ou des joues, que l'abominable maladie commence. Les ganglions sous-maxillaires s'engorgent, une salive sanieuse s'écoule de la bouche d'où s'exhale une odeur repoussante, la joue s'infiltre, bleuit en dehors au niveau de l'ulcère, puis noircit en ce point et l'eschare charbonneuse ainsi formée tombe bientôt en putrilage, entraînant parfois une partie des gencives et des lèvres ou dénudant tout un côté du visage avant de tuer le petit patient. (Voir *la figure.*)

Stomatite mercurielle. — Professionnel ou thérapeutique, l'empoisonnement par le mercure détermine une inflammation de la bouche limitée d'abord aux gencives qui, tuméfiées, douloureuses, bordées d'un liseré livide, saignent au moindre contact et laissent les dents déchaussées vaciller dans leurs alvéoles. Une abondante salivation, une extrême fétidité de l'haleine accompagnent ces premiers symptômes, puis surviennent des altérations plus graves encore, la chute des dents, la nécrose des maxillaires, la gangrène de la bouche, enfin, quand les progrès du mal ne sont point arrêtés par une médication promptement réparatrice.

Stomatite syphilitique. — Il n'est pas rare de découvrir des ulcères syphilitiques indurés ou des chancres mous dans la cavité buccale. Ils s'y montrent avec tous les caractères que nous leur connaissons (voir *Syphilis*), et ne sauraient être confondus avec les lésions de la stomatite ulcéreuse. Plus communément, d'ailleurs, ils siégent sur la muqueuse des lèvres où leur présence les rend particulièrement dangereux pour la personne pouvant avoir, avec le sujet infecté, des relations intimes.

TRAITEMENT

Moyens hygiéniques, et préventifs. — Les divers accidents que nous venons de passer en revue montrent assez combien l'hygiène de la bouche est importante et comme il serait facile, en la pratiquant, d'éviter la plupart de ces inflammations dont quelques-unes sont si dangereuses.

Habituez-vous donc, dirai-je à toute personne ayant souci de sa santé, à vous laver la bouche, au moins chaque matin à l'eau fraîche additionnée de quelques gouttes d'eau-de-vie, d'alcool thymique ou d'eau de Botot; nettoyez-vous les dents avec le même liquide et répétez autant que possible les mêmes ablutions après le repas, à moins que sans gêne, chez vous, vous n'employiez au même usage, avant de vous lever de table, la dernière gorgée de vin contenue dans votre verre.

Variez votre alimentation, N'abusez point des viandes excitantes, du gibier, des salaisons, des crustacés, des vieux fromages, des épices.

Abstenez-vous de fumer ; ne vous créez point, en empestant votre haleine, un besoin, des ennuis et des désagréments sans nombre pour le vain plaisir de brûler du tabac.

Mères et nourrices, tenez toujours propre la bouche rose et délicate du nourrisson. N'y laissez point séjourner des grumeaux de lait après qu'il a bu, et pour peu que l'enfant soit bien choyé, bien nourri, vous lui éviterez à coup sûr, non-seulement les ulcères ou l'épouvantable gangrène de la bouche, mais encore la stomatite simple, le muguet, les aphthes, et toute complication fâcheuse au moment de la dentition.

Moyens thérapeutiques. — Contre la stomatite développée nous possédons des moyens, dans un grand nombre de cas fort efficaces ; mais avant de les mettre en œuvre il est toujours utile de débarrasser l'intestin au moyen d'un *laxatif* qui ne l'irrite point ; la limonade citro-magnésienne, par exemple, ou l'huile de ricin.

Il n'est pas rare, tant l'inflammation buccale est intimement liée, parfois, à un mauvais état du tube digestif, que cette seule médication suffise à couper court à la stomatite commençante ; la purgation jouant ici le même rôle favorable que l'administration d'un vomitif au début d'une angine simple, provoquée souvent aussi par l'embarras de l'estomac.

Quand l'intensité de l'inflammation rend la bouche très-douloureuse, on nourrit le malade de lait, de crèmes, de bouillies ; on le fait souvent se bassiner la cavité buccale avec une décoction émolliente de guimauve ou de figues grasses et de pavots.

Ces premiers soins étant donnés, on attaque aussitôt le mal par l'administration du *chlorate de potasse* que l'on peut à bon droit, considérer comme le spécifique de la stomatite. Ce sel, riche en oxygène, s'éliminant avec une grande rapidité par les glandes salivaires, exerce une action des plus favorables sur la muqueuse de la bouche ; aussi chez l'enfant comme chez l'adulte doit-il être prescrit non-seulement en collutoire ou en gargarisme, mais encore à l'intérieur à doses élevées. Voici, dans les cas de *stomatite ulcéreuse*, *mercurielle* ou *gangréneuse* à quelles formules je donne la préférence :

1° Potion.	2° Collutoire.	3° Gargarisme.
Chlorate de potasse. 2 à 4 gr.	Chlorate de potasse. . 5 gr.	Chlorate de potasse. 6 gr.
Sirop thymique. . . 30 gr.	Miel blanc ou rosat. 10 gr.	Miel blanc ou rosat. 30 gr.
Julep gommeux. . 120 gr.		Eau d'orge. . . . . 250 gr.
Une cuillerée à bouche toutes les heures.	*Pour enduire, à l'aide d'un pinceau, la bouche et les gencives.*	*Pour se rincer la bouche, cinq à six fois dans la journée.*

Pour laver et désinfecter en même temps la bouche, je recommande encore la solution sodique de *thymol* ou le *chlorure de chaux* à la dose de 2 à 3 grammes dans un verre d'eau d'orge.

Contre le *muguet* des enfants il est inutile de recourir au traitement interne. Le collutoire au chlorate de potasse formulé ci-dessus ou le suivant : *miel blanc* 10 grammes, *borate de soude* 5 grammes, appliqués à l'aide du doigt ou d'un pinceau, suffisent ordinairement.

Les *aphthes* touchés une ou deux fois avec le crayon de nitrate d'argent disparaissent vite et l'on prévient leur retour en prenant pendant une ou deux semaines, après une purgation douce, quelques pastilles de chlorate de potasse chaque jour ; mais, aux *ulcérations* profondes des stomatites graves, il convient d'opposer les cautérisations énergiques ; de porter le *nitrate d'argent* sur les chancres syphilitiques ; l'*acide chlorhydrique*, sur les ulcérations couenneuses ou mercurielles ; le *fer rouge*, enfin, quand tout a échoué, sur les escharres gangréneuses.

Dans ces derniers cas, il est vrai, le traitement local est absolument secondaire et la médication générale, dépurative ou reconstituante doit être instituée tout d'abord. Le quinquina, l'iodure de fer, les vins généreux, les viandes saines, le grand air et le soleil, chez de pauvres enfants, surtout, peuvent alors opérer des miracles ; mais à la condition qu'on leur procure assez tôt ce simple *bien-être*, le meilleur des hygiénistes, le plus habile des médecins.

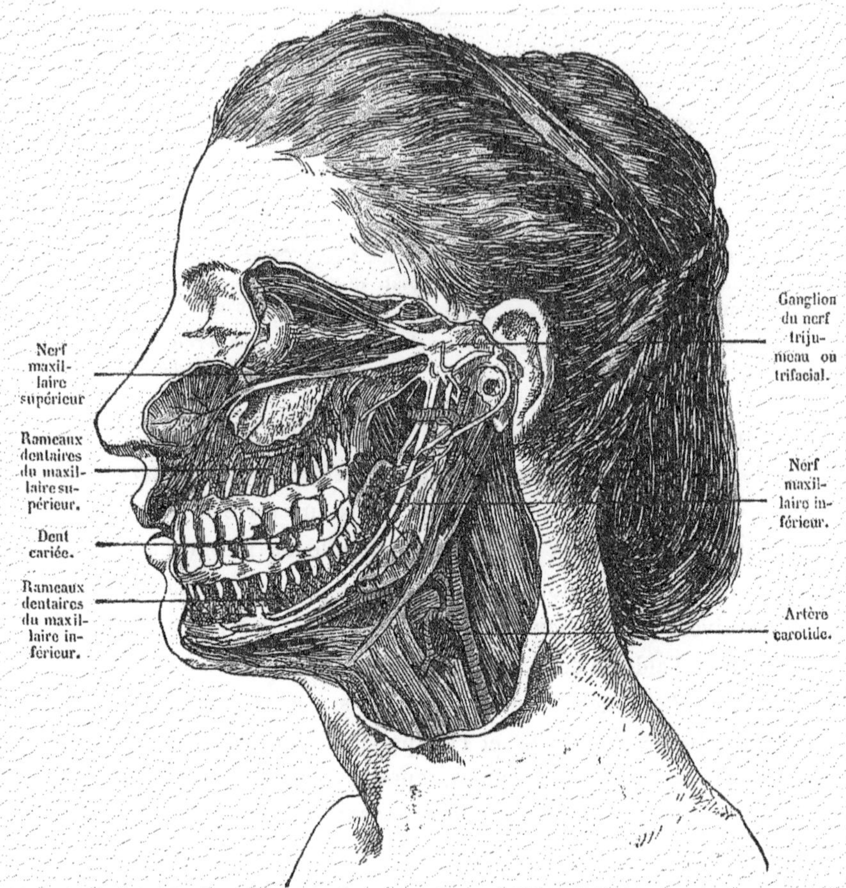

Nerfs dentaires. — Mécanisme de l'odontalgie produite par la carie des dents.

ACCIDENTS DE LA DENTITION

C'est une crise sérieuse, une heure anxieusement attendue, dans l'existence de l'enfant, que celle où sa première dent perce la gencive, le plus souvent après de cruelles souffrances qui, nuit et jour, lui ont fait verser d'abondantes larmes et pousser les hauts cris.

Quelle mère ne se souvient de ces longs moments d'insomnie et d'angoisse, passés à allaiter, à bercer, à promener, à balancer sur les bras le pauvre petit malade torturé par les élancements aigus d'une dentition difficile, par l'ardente cuisson d'une bouche enflammée ?

Enfin cette pénible évolution se termine ; une mince arête blanche, finement rugueuse au toucher, se fait jour à travers le tissu rouge et gonflé de la gencive et voilà toute la maison en fête ; Bébé a percé sa première dent !

L'heureuse issue de ce phénomène, tout physiologique qu'il est, vaut bien, d'ailleurs, que l'on se réjouisse. Sans être absolument, comme on le croyait autrefois, la cause occasionnelle de la plupart des maladies de l'enfance, la dentition difficile s'accompagne ordinairement, d'un certain nombre d'affections sérieuses dont quelques unes peuvent même prendre, tout à coup, un caractère de haute gravité. L'évolution dentaire terminée, non-seulement ces derniers accidents ne sont plus à craindre ; mais, fort problématique jusqu'alors, l'existence de l'enfant désormais s'affermit et s'assure.

PHYSIOLOGIE DE LA DENTITION

Il est impossible, tant est variable l'époque de la première dentition, de lui assigner une date précise. Généralement elle a lieu du sixième au dixième mois, mais elle peut être aussi plus précoce ou plus tardive. A ce moment, les *germes dentaires* contenus dans la mâchoire de l'enfant, mous et *vésiculeux* encore à la naissance, ont achevé leur ossification.

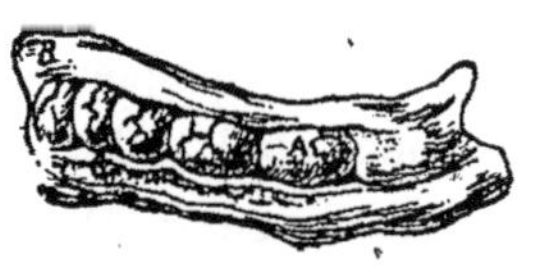

COUPE LONGITUDINALE DE LA MACHOIRE D'UN JEUNE ENFANT.
A. Vésicules ou germes dentaires.
B. Gencive.
C. Os maxillaire.

Les couronnes des dents percent la gencive et l'on voit paraître, successivement : 1° les deux incisives moyennes de la mâchoire inférieure ; 2° les correspondantes de la mâchoire supérieure ; 3° les incisives latérales de la mâchoire supérieure ; 4° les correspondantes de la mâchoire inférieure ; 5° les premières petites molaires au nombre de quatre, laissant entre elles et les précédentes un petit espace libre que remplissent bientôt : 6° les dents canines ou *œillères* dont l'éruption est particulièrement laborieuse; 7° les secondes petites molaires au nombre de quatre comme les précédentes, ce qui porte à *vingt* le nombre des dents de la première dentition.

Après un repos plus ou moins long, vers la fin de la quatrième année, apparaissent encore quatre nouvelles molaires ; mais celles-ci, dites *permanentes*, ne seront point remplacées à sept ans, comme les *dents de lait* et deviendront, alors, les premières grosses molaires.

Telle est, dans la grande majorité des cas, la marche physiologique de la première dentition ; mais il est relativement peu d'enfants chez lesquels ce travail s'accomplisse régulièrement et sans occasionner des accidents généraux et locaux constituant une maladie véritable.

ACCIDENTS DE L'ÉVOLUTION DENTAIRE

Il n'est, ordinairement, pas difficile de reconnaître la nature des souffrances d'un enfant dont la dentition se fait avec peine. Les cris de douleur que le petit patient pousse par accès, en portant ses doigts à la bouche, le flux abondant de salive qui s'écoule de ses lèvres béantes, la vive rougeur et la tension de ses gencives, les excoriations et les aphthes qui se forment sur la muqueuse enflammée, disent assez la cause et le siége du mal qu'il endure.

La dentition laborieuse allume la fièvre, congestionne la tête, empêche le sommeil ou détermine une agitation que ne peut même point calmer le sein maternel dont la seule pression exaspère vivement, parfois, les douleurs du petit malade.

A ces phénomènes s'ajoutent encore, dans la plupart des cas, une inflammation sympathique de la muqueuse des yeux, de l'intestin et des bronches, se traduisant par la rougeur des paupières, par une légère diarrhée, par une toux sèche et fatigante.

En même temps, de simples rougeurs ou des éruptions eczémateuses, désignées sous le nom de *feux de dents,* apparaissent au visage, sur la tête et différents autres points du corps ; chez les enfants prédisposés, enfin, peuvent alors se manifester des convulsions malheureusement assez graves, quelquefois, pour compromettre sérieusement l'existence.

TRAITEMENT

Moyens hygiéniques et petits moyens. — Il n'est pas de souffrances que l'ont ait plus à cœur de calmer que celles d'un pauvre innocent incapable de trouver d'autre soulagement à ses maux, que ses cris et ses larmes ; aussi toutes les jeunes mères sont-elles soucieuses de voir leurs nourrissons doubler, sans péril, ce cap de la dentition, si menaçant et si sombre.

Nourrissez vous-mêmes, vos enfants, leur répéterai-je à cet égard et l'alimentation si naturelle que vous leur donnerez ainsi, leur préparera, certainement une évolution dentaire aussi normale que possible.

Aussitôt, d'ailleurs, que le prurit et la salivation commenceront à se manifester, lavez la bouche de l'enfant à l'aide d'un pinceau de coton imbibé d'eau de guimauve miellée. Avec la pulpe du doigt frottez souvent ses gencives, laissez le mordre un morceau de racine de guimauve ou de réglisse, une figue sèche, une croûte de pain, plutôt qu'un hochet d'ivoire ou de verre qui, par sa dureté, souvent irrite la gencive au lieu de l'amollir. Si la fièvre est vive et la tête congestionnée, plongez, dans un bain additionné de farine de moutarde, les pieds du petit malade, ou bien, promenez sur ses jambes des papiers sinapisés. Ne combattez point une diarrhée modérée, qui peut entretenir une dérivation utile, bassinez les éruptions ou les feux du visage avec de l'eau de sureau tiède et saupoudrez les ensuite de fine fleur d'amidon.

Moyens thérapeutiques. — Voici pourtant que la crise éclate ; laisserons-nous le pauvre enfant sans autre secours? Aux moyens précédents ajoutez alors de douces frictions sur les gencives avec la pulpe du doigt ou le pinceau imprégnés d'un mélange de *miel blanc* et de *poudre de safran* par parties égales; les « sirops de dentition » les plus réputés ne différant de cette formule que par l'inutile addition de quelques gouttes de vin blanc. Fréquemment, cette mixture qui n'offre aucun danger, procure un soulagement immédiat et je recommande alors de faire prendre au petit malade, pour abattre sa fièvre et son agitation, 0,30 à 0,40 centigrammes de *bromure de potassium* dissous dans une potion calmante ou simplement dans un peu d'eau sucrée.

La seule prescription de ces moyens éminemment propres à prévenir les convulsions, m'a, jusqu'à présent, toujours permis d'éviter le brutal procédé de l'incision des gencives, en si grande estime en Angleterre quoiqu'il n'ajoute, en somme, qu'une souffrance à d'autres souffrances, sans accélérer aucunement le travail de dentition.

Si malgré tout, pourtant, les convulsions se déclarent, sans s'effrayer ni s'émouvoir il faut poursuivre, en l'accentuant encore, la même médication; administrer, dans un lavement à l'eau de son, 15 à 20 gram. d'huile de ricin ; appliquer des sinapismes aux jambes ou des compresses mouillées sur le front; recourir enfin aux médicaments antispasmodiques dont le mode d'emploi sera décrit plus loin, au chapitre des *névroses*.

CARIE DENTAIRE. — ODONTALGIE.

EFFETS ET SYMPTOMES

En vertu même du rôle qu'elles remplissent, les dents sont sujettes à de nombreuses altérations. Une évolution difficile tend à les faire pousser plus ou moins irrégulièrement et cette mauvaise disposition les expose à des fractures qui peuvent être la cause d'une maladie plus grave encore : la *carie*.

Étymologies : — Carie : *Caries*, décomposition, pourriture. — Odontalgie : *Odous*, dent, *algos* souffrance. Douleurs de dents.

Celle-ci, favorisée par l'acidité de la salive ou l'abus des substances sucrées, débute, ordinairement, par l'apparition d'un point noir sur la face triturante ou latérale de la dent. L'émail se désagrége, l'ivoire se creuse et ces premiers phénomènes s'accompagnent d'un agacement désagréable, d'une extrême sensibilité de l'organe au contact du chaud et du froid, d'une odontalgie produite par l'irritation du nerf dentaire et de plus en plus intense, par conséquent, à mesure que la carie s'approche de la pulpe centrale. La perforation fait-elle communiquer cette dernière avec l'air extérieur, les douleurs s'exagèrent encore, se réveillent à la moindre impression de froid et de violentes névralgies, d'atroces *rages de dents* résultant de la surexcitation du nerf maxillaire ou même du trijumeau tout entier, provoquent alors d'énormes *fluxions* qui souvent se terminent par un abcès dans la joue ou dans la gencive. (Voir *la figure.*)

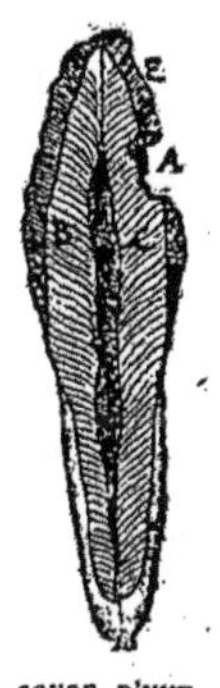

COUPE D'UNE DENT CARIÉE.
A. Cavité creusée par la carie.
B. Ivoire.
C. Pulpe.
D. Nerf dentaire.
E. Émail.

Cependant, les débris corrompus de la dent cariée, chargés d'épaisses touffes d'un champignon microscopique, le *lepthotrix buccalis*, exhalent une odeur fétide; la gencive enflammée se recouvre à la longue de tumeurs lisses ou bourgeonnantes désignées sous le nom d'*épulis*, l'inflammation, enfin, peut se propager à l'alvéole de la dent, au maxillaire même et déterminer ainsi des abcès profonds, beaucoup plus graves encore.

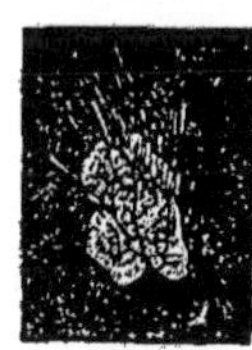
LEPTHOTRIX BUCCAL.

TRAITEMENT

Moyens hygiéniques et préventifs. — Les soins hygiéniques dont la bouche doit être quotidiennement l'objet seraient tout puissants contre la carie dentaire si les dentifrices dont on fait usage étaient toujours rationnellement composés. La plupart, malheureusement, sont surtout préparés en vue de débarrasser les dents du *tartre* qui s'y attache et l'acidité qui seule, en ce cas, peut les rendre efficaces, est précisément une des causes les plus actives de la carie. A son tour, l'emploi d'un dentifrice alcalin à base de magnésie ou de soude empêcherait la carie en favorisant la production du tartre, de sorte qu'il est plus sage de se servir communément d'un dentifrice neutre, d'une eau alcoolisée, par exemple, ou d'une poudre fine exclusivement composée de charbon et de quinquina.

Moyens thérapeutiques. — Il existe, pour calmer les vives douleurs occasionnées par la carie dentaire une foule d'élixirs *odontalgiques* dont quelques uns possèdent une réelle efficacité. Le *laudanum*, le *chloroforme*, la *créosote*, l'*essence de menthe, etc*, entrent, en proportions variables, dans la plupart de ces compositions; aussi généralement suffit-il d'une gouttelette de ces liquides portée au moyen d'une petite boule de coton daus la dent creuse, pour obtenir un prompt soulagement.

La guérison, dès le début, peut être obtenue par une énergique cautérisation suivie du *plombage* ou de l'*aurification* de la cavité; mais plus tard ces moyens deviennent inapplicables; il ne reste d'autre ressource que l'*extraction* de l'organe malade; encore est-il prudent de s'y résoudre tandis que la dent présente assez de résistance pour ne point se briser sous l'instrument de l'opérateur.

ULCÉRATIONS DES LÈVRES

Les délicats organes du sourire et du baiser, les lèvres, sont revêtus à l'état normal d'une muqueuse rose et finement plissée, dont le premier mérite est la fraîcheur. On n'y doit voir nulle tache, nulle érosion, nulle souillure suspectes, afin que le baiser puisse être reçu comme il doit être donné, sans regret et sans répugnance.

Bien des personnes, fort honorables d'ailleurs, éprouvent, il est vrai, l'irrésistible besoin d'embrasser à chaque rencontre leurs amis et surtout les jeunes enfants qui les approchent. Outre qu'il est d'une familiarité de mauvais goût d'agir de la sorte, de terribles accidents résultent, chaque jour de cette action, tout inoffensive qu'elle paraisse. Un baiser donné par une bouche malade et, moins directement, un verre, une fleur, un objet quelconque souillés par une lèvre impure, peuvent transmettre un poison toujours redoutable, quelquefois mortel.

La muqueuse labiale, en effet, est le siége de prédilection d'un grand nombre d'*ulcérations* dont quelques unes, les *chancres*, les *plaques muqueuses*, les *crevasses* sanieuses, et les *pustules crustacées* d'origine syphilitique, sont éminement contagieuses. On voit souvent s'y former le *bouton de fièvre*, l'*herpès labial*, sous forme de vésicules pleines d'une sérosité jaunâtre; des *ulcérations* violacées de nature scrofuleuse, des *lupus* rongeant profondément les tissus, des *furoncles* ou des *anthrax* particulièrement graves, surtout après l'application de fards ou de vermillons mal préparés. C'est enfin sur les lèvres que se développe avec une déplorable fréquence, le *cancroïde* ou *cancer des fumeurs*, dont nous avons étudié déjà les caractères (Voir *Cancer*) et qui tantôt s'étendant en ulcérations rongeantes, tantôt s'élevant en végétations papillaires, finit par englober ou détruire les tissus environnants.

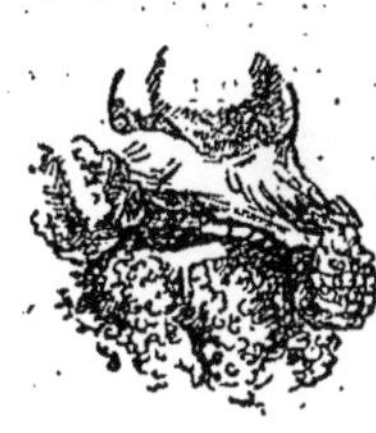

CANCROÏDE PAPILLAIRE DES LÈVRES. (Cancer des fumeurs.)

La prudence et la propreté sont les plus sûrs moyens d'éviter les ulcérations graves des lèvres, aussi ne saurait-on prendre trop de précautions à cet égard, ni veiller trop attentivement au choix des bonnes ou des personnes étrangères, auxquelles, à Paris surtout, on confie si volontiers les enfants.

Les simples gerçures et les fissures des lèvres se guérissent par la seule application d'un corps gras; mais les ulcérations de mauvaise nature exigent les cautérisations à l'acide thymique, au nitrate d'argent, à la potasse, et, concurrement, l'emploi des moyens généraux capables de combattre la maladie constitutionnelle dont les lésions labiales ne sont que l'expression. (Voir *Syphilis, Scrofulose, etc.*)

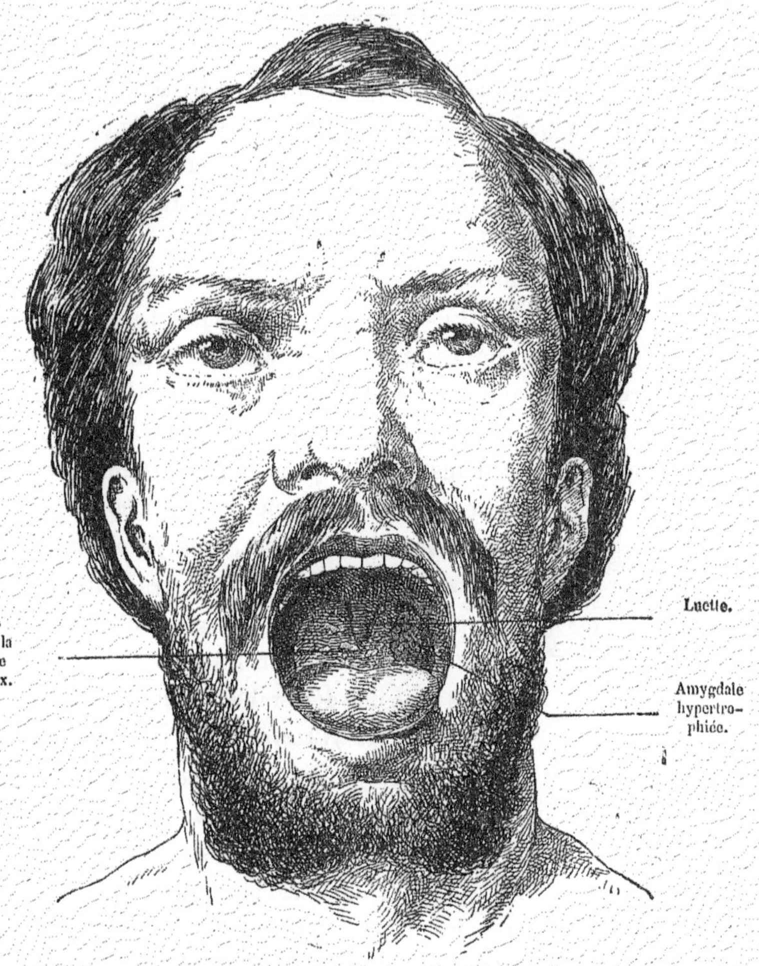

Inflammation chronique du pharynx. — Angine granuleuse.

MALADIES DE LA GORGE ET DU PHARYNX. — ANGINE.

CAUSES ET GENÈSE

La dénomination d'*angine* qui s'appliquait indistinctement, autrefois, à toutes les maladies caractérisées par une sensation d'étouffement ou de strangulation, ne sert plus à désigner, aujourd'hui, que l'inflammation aiguë ou chronique de la gorge. Beaucoup de jeunes enfants y sont particulièrement prédisposés et cette facilité à prendre des angines se continue souvent, quoique à un moindre degré, plus ou moins longtemps, pendant l'âge adulte.

La plus légère cause suffit, en ce cas, pour que la maladie éclate : un courant d'air froid, une sensation de fraîcheur, l'aspiration de la fumée de tabac ou d'une vapeur irritante; l'habitude assez commune, chez les personnes aux narines étroites, de dormir la bouche ouverte, etc. J'ai même eu l'occasion, tout récemment, d'observer, chez une dame, une série de ces angines à répétition, qu'une simple émotion faisait naître.

Telle est, encore, sur certaines gorges sensibles, la mauvaise influence du froid humide, à l'automne et au printemps, qu'à ces deux époques de l'année les angines se montrent ordinairement avec une fréquence quasi-épidémique. Bien souvent, alors, le mal de gorge est accompagné d'un catarrhe de l'estomac, coïncidence parfaitement explicable, il est vrai, puisque le simple embarras gastrique peut, en tout temps et par lui seul, donner naissance à l'angine.

Plusieurs fois, enfin, dans le cours de cet ouvrage, j'ai dû faire ressortir combien la muqueuse de le gorge était frappée, avec une prédilection marquée, par le plus grand nombre des maladies infectieuses et constitutionnelles.

C'est sur les amygdales et le pharynx, on le sait, que retentit surtout cette terrible diphthérie dont l'angine couenneuse est trop souvent la première manifestation, le croup, la seconde. De même, la fièvre typhoïde, la scarlatine, la variole, la rougeole, la morve, la scrofule, la syphilis, etc., déterminent sur la muqueuse pharyngée des inflammations ou des ulcérations graves et l'herpétisme avec une fréquence extrême, y fait sourdre, chez les fumeurs,

Étymologies. — ANGINE : *Angere*, Suffoquer, étrangler. AMYGDALITE : *Amugdalé*, amande, d'où l'on a fait *amygdale* : inflammation de l'amygdale. ANGINE PULTACÉE : *Pulta*, bouillie. De l'aspect des dépôts blancs qui caractérisent cette angine. — **Synonymie** : *Pharyngite*, *Amygdalite*, *Tonsillite*, *Esquinancie*, etc.

les buveurs, les crieurs publics, les militaires, les prédicateurs, les artistes lyriques, chez toutes les personnes, en un mot, fatiguant habituellement leur voix, des poussées de *granulations* qui, par leur ténacité, constituent une des formes les plus sérieuses de l'angine chronique.

EFFETS ET SYMPTOMES

Angine aiguë, simple ou superficielle. — L'inflammation aiguë de la gorge débute ordinairement, par une sensation de sécheresse à l'entrée du gosier, une gêne douloureuse à la déglutition, un malaise dégénérant bientôt en une fièvre assez vive accompagnée de quelques frissons et parfois d'un violent mal de tête.

La gorge, examinée par la simple dépression de la langue à l'aide d'une cuiller, tantôt présente une rougeur intense de la luette et du pourtour du voile du palais, auquel cas la maladie est une simple *pharyngite;* tantôt elle offre, avec un gonflement exagéré, une vive congestion des amygdales et la dénomination d'*amygdalite* convient mieux à l'inflammation ainsi localisée.

Presque toujours, il est vrai, l'angine s'étend à la fois, non-seulement au voile du palais et à l'amygdale, mais encore à toute la muqueuse du pharynx et parfois même se propage vers le larynx d'un côté, vers les fosses nasales de l'autre. La voix alors est rauque ou nasonnée, l'ouïe obtuse, la déglutition difficile, l'haleine fétide, la langue recouverte d'un épais enduit gris-jaunâtre qui trahit l'état saburral des voies digestives et le catarrhe de l'estomac.

Angine profonde ou parenchymateuse. — Quand, parvenue à ce degré, l'angine résistant au traitement dirigé contre elle, persiste et s'aggrave au lieu de rétrograder, l'inflammation, de superficielle qu'elle était, devient profonde; la suppuration s'établit et la rougeur extrême du voile du palais, l'énorme gonflement des amygdales, l'impossibilité absolue d'avaler et même d'ouvrir la bouche, le rejet des boissons par les fosses nasales, le redoublement de la fièvre, la suffocation imminente, les vifs élancements, enfin, qui se manifestent dans la région enflammée pour retentir jusque dans l'oreille, tous ces phénomènes indiquent la formation d'un *abcès* sous la muqueuse du pharynx ou dans le tissu de l'amygdale.

Cette angine profonde, que les anciens désignaient sous le nom d'*esquinancie,* n'est point sans offrir, dans certains cas, une gravité véritable, soit quand le gonflement des amygdales est à tel point considérable que l'asphyxie peut en résulter, soit encore lorsque l'abcès, au lieu de s'ouvrir spontanément, fuse dans les tissus et les décolle.

Chez les personnes épuisées ou souffrant d'une maladie constitutionnelle, la *gangrène,* enfin, termine souvent l'amygdalite profonde; mais ce mode de terminaison ne dépend pas d'une inflammation spéciale et l'*angine gangréneuse* admise par les anciens, ne saurait constituer une espèce distincte de la précédente.

Angine pultacée. — L'angine *couenneuse* ou *diphthérique*, si fréquente et si redoutable, se caractérise surtout, comme il a été dit plus haut (Voir *diphthérie*) par la formation, dans la gorge et sur les amygdales, de fausses membranes grisâtres, adhérentes, sordides, au-dessous desquelles la muqueuse apparaît, saignante, livide, ulcérée; mais outre cette inflammation, trop souvent funeste, il existe une fausse angine couenneuse aussi bénigne, en général, que la précédente est grave et désignée sous le nom d'*angine pultacée*. Elle consiste, essentiellement, dans l'exsudation de simples dépôts blanchâtres, crémeux, tenant à peine à la muqueuse rouge mais saine au dessous et pouvant se produire, d'ailleurs, comme je l'ai maintes fois observé, dans le cours de toute angine aiguë compliquée d'embarras gastrique.

Angines chroniques. — Après une inflammation du pharynx ayant récidivé plusieurs fois, les amygdales, chez les enfants lymphatiques surtout, restent grosses, gonflées, ou se développent rapidement au point d'acquérir bientôt un volume considérable.

Cette *hypertrophie* d'un organe sans grande utilité, peut, dès lors, occasionner des accidents ou tout au moins des inconvénients fort graves : le nasonnement de la voix, la gêne de la déglutition, la surdité, l'asphyxie enfin, quand, le fond de la gorge étant complétement obstrué, l'air même ne peut plus franchir l'obstacle qui ferme l'entrée du pharynx et de la glotte.

Chez l'adulte, cependant, l'angine chronique simple est relativement rare et dans les très-nombreux cas de cette affection que j'ai eu l'occasion d'observer, j'ai toujours constaté que l'inflammation locale était entretenue par les manifestations éruptives d'un vice constitutionnel.

Angine scrofuleuse. — C'est ainsi que l'angine scrofuleuse peut souvent être reconnue à la teinte violacée de la muqueuse, aux grosses *granulations* dont elle est parsemée, aux ulcérations livides, irrégulières, profondes, qui parfois se montrent dans le pharynx.

Angine syphilitique. — La syphilis donne à la muqueuse une coloration rouge de cuivre et la couvre, tantôt de plaques grisâtres, tantôt d'ulcérations arrondies, tantôt de concrétions épaisses et jaunes, analogues à la gomme gluante qui découle de certains arbres fruitiers.

Angine herpétique ou granuleuse. — Mais la plus fréquente et la plus caractéristique des angines chroniques est celle qui se développe sous l'influence du vice herpétique et rhumatismal.

D'une extrême fréquence chez les personnes qui fatiguent leur voix, elle est remarquable par la dissémination d'innombrables petites taches rouges sur le fond grisâtre de la muqueuse à qui cette disposition donne, par endroits, l'aspect du velours d'Utrecht. Des granulations de volume variable, oblongues, arrondies, jaunâtres, parsèment cette surface enflammée qui sécrète des mucosités opalines, concrétées en petits amas translucides dont la présence dans la gorge provoque avec de fréquents besoins d'expectoration une petite toux sèche, se traduisant assez bien par l'émission des syllabes *hem! hem!* fréquemment répétées.

TRAITEMENT

Moyens hygiéniques et préventifs. — Peut-être s'épargnerait-on souvent les désagréments et les dangers d'une angine, si l'on recourait à la purgation bisannuelle que nos pères, au printemps et à l'automne, ne manquaient jamais de pratiquer. Au moins cette précaution serait-elle véritablement utile aux personnes prédisposées aux inflammations aiguës de la gorge qui devraient, en outre, au renouvellement des saisons, mettre tous leurs soins à éviter l'impression du froid ou de l'humidité.

L'angine chronique n'étant, ordinairement, que l'expression d'un mauvais état constitutionnel, il est indispensable de lui opposer, avant tout, les moyens reconnus les meilleurs contre la diathèse dont elle dépend; mais le malade doit ensuite renoncer au tabac, aux aliments épicés, aux alcooliques, à toute profession qui l'obligerait à respirer des vapeurs ou des poussières irritantes.

Moyens thérapeutiques. — I. — Le traitement de l'inflammation aiguë de la gorge ne diffère point de celui de l'inflammation aiguë de la bouche. La muqueuse enflammée est la même dans les deux cas et les mêmes médicaments utiles contre la stomatite ont pareille efficacité contre l'angine.

Le catarrhe de l'estomac compliquant, toutefois, presque toujours, la pharyngite superficielle, il est indiqué de lui opposer, d'abord, un vomitif à l'ipécacuanha. On se gargarise, ensuite, soit avec la solution de *chlorate de potasse* que j'ai déjà recommandée contre la stomatite, soit avec une décoction d'orge et de réglisse ou même une simple infusion de feuilles de ronces, additionnées de quelques prises de *borax* ou *d'alun* pulvérisés.

La diète, un bain de pied sinapisé, calment la fièvre et le mal de tête ; quelque intense que soit l'inflammation gutturale il est inutile d'ailleurs de saigner le malade ou de lui appliquer des sangsues.

Un abcès vient-il à se former dans le pharynx ou l'amygdale, il est important, s'il ne s'ouvre point de lui-même, de donner issue au pus et l'on y parvient, souvent, en déterminant, avec les barbes d'une plume, un effort de vomissement; en frappant l'endroit gonflé de la pointe de l'ongle, et si ces moyens ne suffisent pas, en piquant prudemment l'abcès d'une lancette aux trois quarts recouverte, pour ne point blesser les parties voisines, d'une bande de linge ou de diachylon.

II. — Contre l'*angine chronique*, après l'ordonnance rationnelle d'une médication dépurative, antiscrofuleuse, antisyphilitique, antiherpétique, etc., suivant les cas, il convient d'agir à la fois avec beaucoup de patience et d'énergie.

Les cautérisations locales, rarement utiles dans le cours d'une angine simple, aiguë, deviennent ici toutes-puissantes, à la condition, pourtant, qu'elles soient, comme l'expérience me l'a démontré bien des fois, méthodiques et graduées. Il est vrai qu'un grand nombre de caustiques ont été préconisés dans ce but, depuis le *nitrate d'argent* jusqu'à l'*acide chromique;* mais généralement, dans ma pratique, j'ai recours d'abord aux badigeonnages répétés à la *glycérine* mêlée de *teinture d'iode* par parties égales; puis aux pulvérisations réactives à l'*iode naissant* (1) dont j'ai déjà signalé toute l'efficacité dans le traitement des laryngites; aux cautérisations réelles, enfin, à l'*acide thymique* et à l'*iode* associés l'un à l'autre en proportions variables, suivant l'intensité du mal.

Quand, après une série d'angines plus ou moins intenses, les amygdales, chez l'enfant ou l'adulte ont acquis un volume énorme et se sont hypertrophiées au point de faire craindre de plus graves

(1) La *Médecine pneumatique*, par le Dr J. Rengade. — Paris, 1873. — Le *Pulvérisateur à réactions*. Acad. de médecine. 1873. — V. pl. haut, p. 256.

accidents, il est enfin nécessaire de les sectionner pour en débarrasser la gorge et cette opération, fort peu douloureuse d'ailleurs, doit être pratiquée au moyen d'une petite guillotine annulaire, *l'amygdalotome;* qui pique et tranche d'un seul coup l'organe malade. L'opération s'accomplit ainsi avec une précision remarquable : promptement, sûrement, nettement : *citò, tutò et jucundè*, comme disaient nos anciens maîtres.

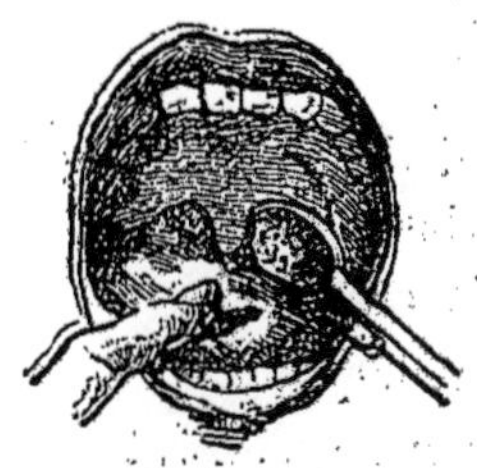

EXCISION DE L'AMYGDALE

MALADIES DE L'OESOPHAGE. — ŒSOPHAGISME.

L'inflammation de l'œsophage est fort peu commune, quoiqu'elle puisse se produire dans le cours des fièvres graves ou par l'ingestion d'un liquide brûlant; mais le rétrécissement du conduit par une tumeur voisine ou par une altération de ses propres parois n'est pas extrêmement rare et l'*œsophagisme*, c'est-à-dire la régurgitation des aliments en est le symptôme caractéristique.

Cette impossibilité d'avaler se retrouve encore dans la simple contraction spasmodique du tube œsophagien; mais la *dysphagie* est alors intermittente, passagère; elle cède, comme toutes les névroses du même genre, à l'emploi des antispasmodiques : tandis que le rétrécissement organique nécessite l'introduction de *sondes* d'un assez fort calibre pour dilater le conduit ou porter dans l'estomac, à travers l'obstacle, quelques aliments.

Ce procédé purement palliatif, ne peut, d'ailleurs, que prolonger un certain temps, la triste existence du malade. Découragé, miné par la fièvre hectique, il n'utilise même pas la nourriture qui lui est si péniblement administrée et bientôt il succombe au dernier degré du marasme et de l'épuisement.

Étymologies : Œsophagisme : *Oisein* porter, *Phagein* manger, d'où l'on a fait : *Œsophage.* Conduit qui porte la nourriture. — Dysphagie : *Dus*, difficile, *Phagein* manger, difficulté d'avaler.

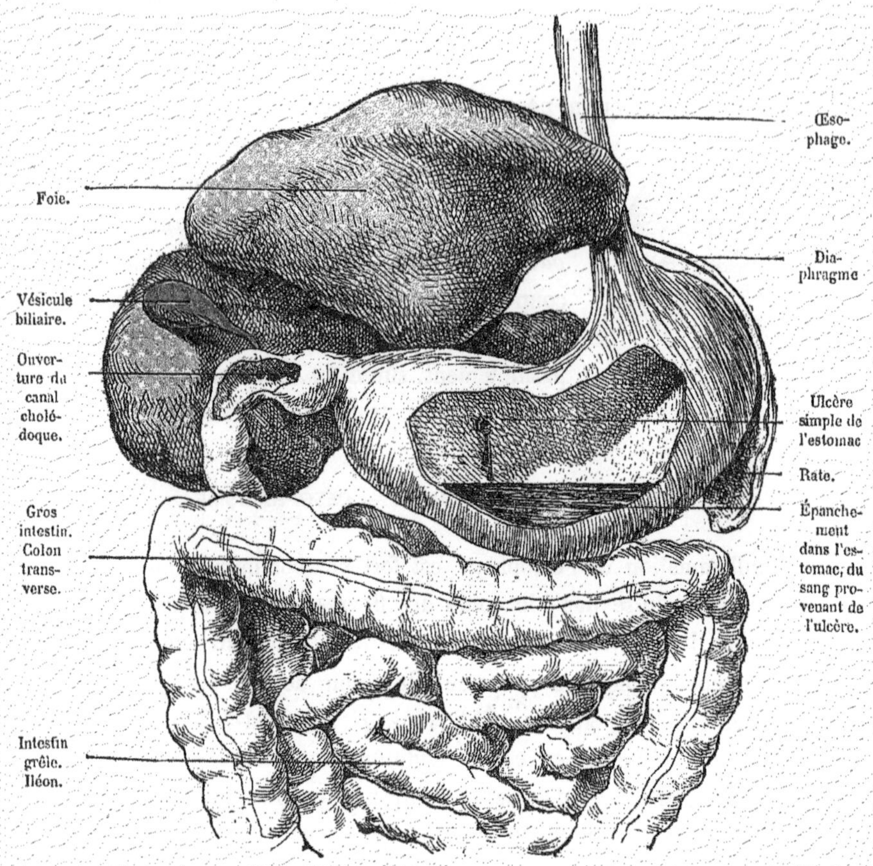

Lésions caractéristiques de la gastrite ulcéreuse. — Ulcère de l'estomac.

MALADIES DE L'ESTOMAC. — GASTRITE

Dès le début de ce siècle et durant de longues années, de vives discussions s'élevèrent, dans le monde médical, au sujet de la *gastrite*. Broussais découvrait chez la plupart de ses malades une inflammation de l'estomac; après lui, la gastrite spontanée passa pour une maladie tellement rare qu'un grand nombre de médecins allèrent jusqu'à nier qu'elle existât.

De telles controverses n'empêchaient cependant pas qu'il n'y eût toujours des malades qui souffrissent de l'estomac et les récents travaux publiés sur les maladies de cet organe démontrent, en somme, que la confusion de nos devanciers était surtout entretenue par une étude insuffisante des caractères de la gastrite et la multiplicité des dénominations appliquées à une seule et même maladie.

La gastrite, en effet, existe bien réellement ; elle est même, suivant l'opinion de Broussais, d'une extrême fréquence ; mais la texture et les fonctions de la muqueuse de l'estomac ne permettent pas à l'inflammation de se manifester à sa surface comme sur toute autre muqueuse. La congestion sanguine et la rougeur de la membrane surtout, font souvent défaut ; mais l'excès de sécrétion, le *catarrhe*, est aussi constant dans la gastrite que dans la bronchite ou le coryza et comme ces mucosités stomacales, spécialement et de tout temps connues sous le nom de *glaires*, se produisent dans la plupart des affections désignées sous le nom d'*embarras gastrique*, de *dyspepsie*, de *fièvre gastrique*, etc. il est, ce me semble, absolument logique de regarder ces dernières comme des gastrites véritables et parfaitement caractérisées.

CAUSES ET GENÈSE DE LA GASTRITE

Pourquoi, d'ailleurs, seule entre toutes, la muqueuse de l'estomac serait-elle réfractaire à l'inflammation ? Par quel privilége en serait-elle exempte, quand, plus que toute autre, elle est exposée aux vives irritations qui résultent, si fréquemment, d'une mauvaise hygiène alimentaire ; quand elle offre un champ, relativement si vaste, aux influences des agents extérieurs, une surface si considérable à l'action sourde et profonde des maladies infectieuses et constitutionnelles ?

Étymologies. — GASTRITE : *Gaster*, estomac. Inflammation de l'estomac. — DYSPEPSIE : *Dus* difficilement, *pepsis* digestion : digestion difficile. — PYROSIS : *pur*, feu. Les renvois de la pyrosis déterminent une sensation de brûlure. NAUSÉES : *Naus*, navire. Par analogie avec la sensation que donne le mal de mer.

Il n'est pas douteux, d'ailleurs, que de nos jours les bons estomacs se font de plus en plus rares.

Pressé que l'on est par le soin des affaires, on mange à la hâte, sans prendre le temps de mâcher ni d'insaliver, une nourriture souvent insuffisante ou mal préparée, on ne connaît plus la régularité dans les repas, ni cette douce sieste qu'observaient si fidèlement nos pères; on s'ingurgite chaque jour, sous le prétexte d'apaiser la soif ou de réveiller l'appétit émoussé, des flots de vermouth ou d'absinthe; tantôt on se glace et noie l'estomac, tantôt on se le brûle; on perd, dans un grand nombre de professions, l'habitude de tout exercice et la digestion devenant plus pénible, on abuse, pour la stimuler, des eaux gazeuses factices, des mets fortement épicés, des boissons alcooliques.

Dans toutes les classes de la société se retrouvent les mêmes fautes d'hygiène, les mêmes abus; l'ouvrier, dès l'aube, va « tuer le ver » chez le marchand de vin; l'homme du monde passe une partie de la nuit à fumer et à boire à son cercle.

Comment s'étonner, après cela, de la fréquence des gastrites, de leur ténacité chez certains malades et de la haute gravité que prennent beaucoup d'entre elles vers la cinquantième année?

L'estomac, en dépit de ses fonctions un peu pénibles, est en outre beaucoup plus sensible qu'on ne le pense. Intimement lié par le nerf pneumogastrique aux poumons, au cœur, au larynx, à la moelle épinière, au cerveau, il est ainsi rendu solidaire de la plupart des maladies qui frappent ces derniers organes et, réciproquement, ses propres affections retentissent, avec plus ou moins d'intensité sur l'appareil respiratoire, sur le cœur et le système nerveux.

EFFETS ET SYMPTÔMES

Gastrite catarrhale aiguë. — Embarras gastrique simple. — C'est surtout au renouvellement des saisons et sous l'influence d'un mauvais régime alimentaire que l'on observe, chez un grand nombre de personnes, le catarrhe aigu de l'estomac. Communément désignée sous le nom d'*embarras gastrique,* cette inflammation toute superficielle qu'elle est, détermine souvent une fine injection et même chez les jeunes enfants, un *ramollissement* partiel de la muqueuse, décrit sous le nom de ramollissement *gélatiniforme*, par quelques auteurs.

Glaires. — La membrane, vivement irritée, sécrète en abondance d'épaisses mucosités qui revêtent d'un enduit visqueux les parois de l'estomac et déterminent ainsi la plupart des troubles fonctionnels de cet organe. Ce sont là les *glaires* qui faisaient autrefois le désespoir des médecins et que les bonnes femmes s'obstinent encore à regarder comme des humeurs absolument funestes.

Il est vrai que l'estomac étant doublé de cette couche isolante, les digestions doivent forcément être très-pénibles et l'appétit perdu. Non-seulement, en effet, les aliments, alors, ne sont plus en contact avec le suc gastrique ; mais encore celui-ci ne peut plus être produit en suffisante quantité pour que la chymification s'opère. De là, des renvois gazeux, des éructations fétides, des aigreurs brûlantes, désignées sous le nom de *pyrosis,* un ballonnement considérable en même temps qu'une pesanteur d'estomac assez intense, quelquefois, pour être douloureuse. Cette *dyspepsie* se traduit, en outre, par un enduit épais et blanc-jaunâtre de la langue, puis, quand elle se prolonge, par des nausées, des vomissements même, et si l'indigestion n'est pas complète, par des troubles intestinaux et de la diarrhée.

Embarras gastrique fébrile. — Plus intense, la gastrite occasionne encore un certain mal de tête, une fièvre quotidienne dont les accès se terminent souvent par l'éruption de vésicules d'*herpès* sur les lèvres et parfois une teinte jaune de la peau presque aussi marquée que lorsqu'elle dépend d'un catarrhe des voies biliaires. C'est à cette forme accentuée de la maladie que s'applique le nom d'*embarras* *gastrique fébrile;* mais on l'appelle aussi, *fièvre gastrique, bilieuse, catarrhale, etc.*, et quelques médecins la regardent encore aujourd'hui, mais à tort, comme une fièvre typhoïde légère.

Gastrite catarrhale chronique. — Dyspepsie — Les malades persévérant, en général, dans les fautes d'hygiène sous l'influence desquelles la gastrite s'est développée, il n'est guère de maladie qui plus facilement que le catarrhe de l'estomac passe à l'état chronique. Journellement irritée par les épanchements bilieux ou les réactions acides des mauvaises digestions, la muqueuse stomacale est constamment tapissée d'un enduit glaireux, et c'est spécialement à cette forme permanente de la gastrite, que l'on donne habituellement le nom de *dyspepsie.*

Quelque éloigné que soit le début du catarrhe, le dyspeptique ne souffre guère qu'après ses repas.

Ses digestions sont lentes, pénibles, fréquemment accompagnées de bâillements, de prostration, d'une tendance invincible au sommeil et dans certains cas, de rapides vertiges. Des gaz distendent l'estomac et s'en dégagent par intervalles, pour apporter jusque dans la bouche des liquides fades, glaireux, mais, souvent aussi, d'une telle âcreté, qu'ils laissent à la gorge et sur le trajet de l'œsophage une désagréable sensation de brûlure.

L'appétit, ordinairement nul, est, au contraire, quelquefois exagéré au point que le malade, même en face d'une table copieusement servie, se demande comment il pourra le satisfaire; après quelques bouchées, cependant, la satiété arrive, et, de cet accès de faim, il ne reste plus qu'un goût immodéré pour les cornichons, la moutarde, et les autres condiments acides qui peuvent figurer au repas.

La digestion commencée, il est rare qu'elle ne se termine pas tant bien que mal, entrecoupée de crampes, de gargouillements, de renvois et de nausées. Les véritables vomissements sont rares, et dans ce cas, ce sont tantôt les aliments solides, tantôt les liquides, qui n'ont pu être digérés.

Influence sur le moral. — Outre ces symptômes purement fonctionnels, il en est d'autres, non moins fatigants, d'ailleurs, qui dépendent du retentissement de la dyspepsie sur le cerveau.

On sait qu'une mélancolie profonde se manifeste ordinairement à la dernière période du cancer stomacal. Sans être aussi prononcée, l'hypocondrie dyspeptique n'en est pas moins réelle, et si parfois elle se traduit simplement par un vague malaise et de l'inaptitude au travail, plus souvent elle rend le malade sombre, taciturne, et complétement indifférent à tout ce qui l'entoure. La moindre affaire lui paraît une montagne, il souffre du plus léger chagrin, et les idées noires qui l'obsèdent, lui font prendre en grippe même ses meilleurs amis. A table, tout lui semble mauvais, mal cuit, mal préparé; tel plat sent le brûlé, tel autre a le goût de l'oignon, et la cuisinière essuie alors les rebuffades et les invectives du pauvre dégoûté.

On ne saurait croire dans combien de ménages, la dyspepsie met la brouille chaque jour. Tantôt c'est monsieur qui trouve la cuisine «gargotée; » tantôt c'est madame qui fait la fine bouche. De la des scènes répétées, qui finissent par assombrir de nuages le ciel conjugal le plus pur.

Toujours et partout, en affaires, en politique, en mariage, il faut se méfier des **mauvais estomacs.**

Gastrite ulcéreuse. — Ulcère de l'estomac. — La gastrite chronique n'est point toujours bornée, cependant, à la production d'un catarrhe plus ou moins opiniâtre. Sur un ou plusieurs points de la muqueuse, vers le pylore notamment, peuvent se former aussi des *ulcères* arrondis, à bords nets, entamant profondément les tissus et donnant ainsi naissance à de redoutables hémorrhagies, quand ils ne perforent point de part en part, la paroi stomacale.

Une douleur vive, aiguë, poignante, siégeant au creux de l'estomac en avant et dans la région dorsale à la même hauteur, doit faire soupçonner, dès le début, l'ulcère gastrique; mais la maladie se confirme surtout par le vomissement du sang épanché, par une *hématémèse* qui malheureusement peut être d'une extrême gravité, quand l'ulcère a détruit une artère volumineuse.

Plus souvent, il est vrai, la lésion ne détermine point cette mort foudroyante. La marche est lente, irrégulière, progressive et l'ulcère simple affecte alors les allures du cancer de l'estomac, dont nous aurons à le rapprocher tout à l'heure.

TRAITEMENT

Moyens hygiéniques et préventifs. — La tempérance et la sobriété sont les deux grandes vertus que doivent invoquer ceux qui souffrent d'un mauvais estomac ou qui redoutent les gastrites. Telle est la vérité qui découle naturellement de ce que j'ai dit plus haut sur la genèse et les causes des inflammations stomacales. Abstenez-vous donc de tout excès de boisson, de tout écart de régime. Méfiez-vous, surtout, des soi-disant *apéritifs,* absinthe, bitter, vin blanc, vermouth, qui, toujours pris à jeun, resserrent la muqueuse et gênent ainsi la sécrétion du suc gastrique. « On ne doit point s'ouvrir l'appétit avec une fausse clef, » disait Trousseau. Réglez aussi vos repas et n'économisez point sur la qualité de vos aliments.

A table, prenez le temps de manger. Mastiquez, insalivez bien le bol alimentaire, et dans ce but, entretenez vos dents en bon état. Buvez à petits coups souvent répétés, un vin naturel coupé d'eau très-pure. Après le repas, ne lisez point, ne fumez pas et ne vous mettez pas aussitôt au travail. Promenez-vous à l'aise, les vêtements libres ou livrez-vous à un exercice modéré. Autant que possible ne bannissez point le lait de votre alimentation. Usez-en parfois, le matin à jeun, sans le mêler au café, vous souvenant que c'est l'aliment par excellence, la nourriture première de l'enfant, préparée tout exprès par la Nature même et ne pouvant qu'exercer jamais une impression favorable sur la muqueuse de l'appareil digestif.

Moyens thérapeutiques. — Aiguë ou chronique, la gastrite catarrhale détermine toujours une abondante sécrétion de glaires dont il convient, d'abord, de débarrasser l'estomac par un *vomitif* préparé selon l'une ou l'autre des formules suivantes :

1° Poudre d'ipéca. . 1 à 3 grammes
Sirop d'ipéca. . . 45 grammes
Délayer dans deux à trois verres d'eau tiède, à prendre à cinq minutes d'intervalle.

2° Poudre d'ipéca . . . . . 1 gr. 50
Sirop d'ipéca . . . . . . 45 gr. »
Emétique . . . . 0 gr. 05
Plus énergique. — A prendre de la même manière que le précédent.

Complétée, deux jours après, par une légère purgation à la limonade citro-magnésienne, cette simple médication le plus souvent suffit à guérir l'embarras gastrique. Les troubles dyspeptiques qui persisteraient, pourraient être avantageusement combattus par l'usage, tous les matins, d'une tasse de *lait* froid coupé d'*eau de Vichy*; par le mélange au vin des repas, d'une macération de *quassia* ou de *gentiane*; par l'emploi méthodique, enfin, des diverses préparations qui seront énumérées plus loin à propos du traitement de la dyspepsie essentielle et de la gastralgie.

La gastrite intense des buveurs ne cède, souvent, qu'à l'application d'un vésicatoire sur le creux épigastrique et qu'à la stricte observance de l'hygiène la plus sévère.

Contre l'ulcère simple, enfin, le *régime lacté* l'emporte de beaucoup sur tous les médicaments. Additionné d'une à deux cuillerées d'*eau de chaux*, le lait doit constituer pendant quelques jours la seule nourriture et dès que les douleurs se calment, on lui substitue progressivement, des bouillons et des potages légers. Aux vomissements répétés on peut opposer la *glace* prise par petits fragments, le *sous-nitrate de bismuth* à la dose de 2 à 3 grammes avant le repas, l'application, enfin, d'un *vésicatoire volant* sur la région stomacale. Une saison à Vichy viendrait aussi très-utilement en aide à cette médication dont le succès, en somme, dépend surtout de l'emploi judicieux et constant des moyens hygiéniques.

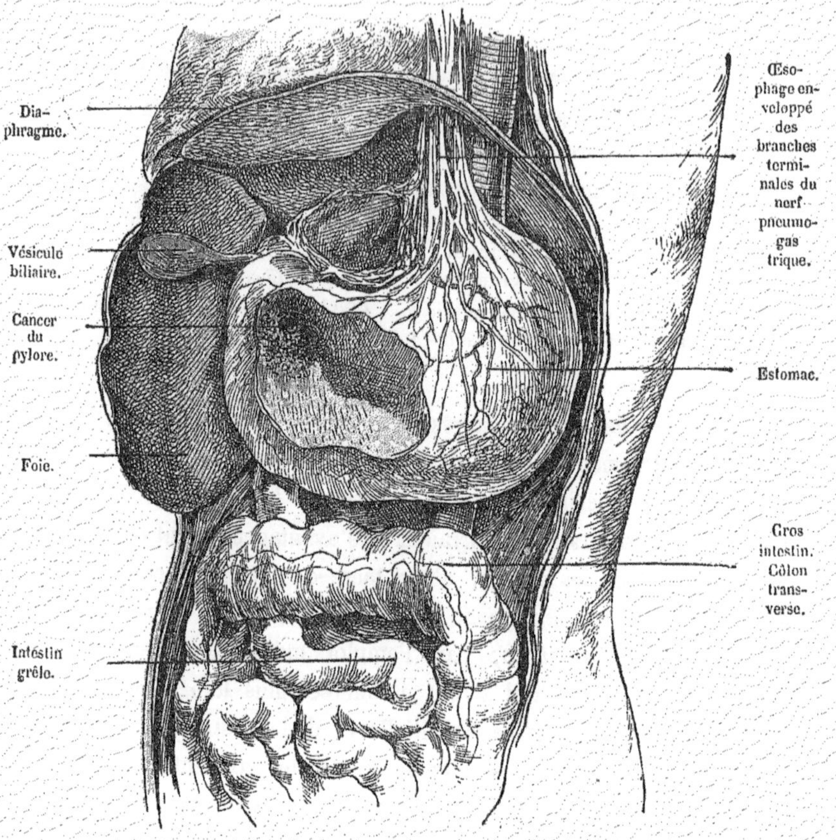

Cancer de l'estomac développé à l'orifice du pylore.

CANCER DE L'ESTOMAC

CAUSES ET GENÈSE

L'estomac est un des organes que le cancer frappe de préférence et où il se développe le plus rapidement. Il ne s'y manifeste guère qu'entre la quarantième et la soixantième année; mais le vice constitutionnel dont il émane peut dater de la naissance, ayant été le plus souvent transmis par hérédité.

Sous cette influence, les gastrites même les plus simples, mais surtout la gastrite des buveurs, finissent, à la longue, par se compliquer d'une lésion cancéreuse; les chagrins, les soucis, les peines morales, les travaux intellectuels excessifs favorisent aussi le développement du mal. Il n'est pas rare, enfin, que l'herpétisme à sa dernière période, surtout quand son évolution ne s'est point régulièrement accomplie, ne se traduise par un cancer profond du tube digestif, ordinairement par un *épithéliôme* de la muqueuse gastrique. (Voir *Cancer*.)

EFFETS ET SYMPTOMES

Dans la grande majorité des cas, c'est dans la moitié la plus étroite de l'estomac et souvent à l'ouverture même de l'intestin, au *pylore*, que se forme, lentement et sourdement, la tumeur cancéreuse. Quelquefois elle occupe, au contraire, la partie inférieure de l'œsophage; plus rarement elle s'étend en nappe, dans l'épaisseur même des parois de l'estomac.

Quoi qu'il en soit, il est généralement difficile de préciser le début de l'affection. Il se perd dans les accidents dyspeptiques dont le malade souffrait habituellement et l'on ne soupçonne guère le cancer qu'à l'aggravation de quelques-uns des symptômes ordinaires de la gastrite; à l'acuïté plus vive des douleurs, à la plus grande fréquence des vomissements; à l'amaigrissement rapide, surtout, qui bientôt se manifeste et s'accompagne d'une teinte jaune ou terreuse des téguments.

Telle est, même, vers la cinquantième année, la gravité de ce dernier phénomène, qu'à défaut de tout autre signe, il peut suffire, comme je l'ai déjà plusieurs fois constaté, à révéler la présence d'un cancer en nappe, ayant envahi, sans autrement se trahir, les parois du viscère.

Le plus souvent, toutefois, des accidents trop significatifs annoncent la formation, dans l'estomac, d'une tumeur cancéreuse.

Ce sont, surtout, les vomissements qui, d'abord composés de *glaires*, ont lieu le matin, à jeun, puis, à une certaine distance des repas, expulsant alors, avec les aliments récemment pris, les restes mal digérés, des repas de la veille.

L'*hématémèse* ou vomissement de sang, plus tardive encore, est aussi plus caractéristique. L'hémorrhagie, en effet, provenant presque toujours de la surface ulcérée du cancer, se produit goutte à goutte et le sang épanché séjournant plus ou moins dans l'estomac, quand il ne passe point dans l'intestin, n'est jamais vomi qu'en grumeaux noirâtres assez justement comparés à de la suie ou du marc de café délayés dans l'eau.

Dans les cas exceptionnels ou l'hématémèse amène en abondance du sang rouge, on a toute raison de croire qu'une artère traversant la tumeur a été rompue par le travail ulcératif et ce grave phénomène est d'un aussi fâcheux pronostic dans le cours du cancer que dans celui de l'ulcère simple.

L'hémorrhagie stomacale, malgré sa fréquence, peut, du reste, manquer quelquefois; mais ces symptômes ultimes de la diathèse cancéreuse ne font jamais défaut et leur seule apparition est un sûr indice de l'atteinte profonde de l'organisme.

Le malade amaigri, jaune, la peau sèche et ridée, se laisse aller comme s'il entrevoyait sa fin, à la mélancolie la plus noire. Souvent il s'isole, s'abîme dans ses lugubres pensées, ou n'exprime en quelques mots, quand on cherche à le rassurer, que les réflexions les plus sombres. D'autres fois, irascible et se plaignant de tout, il donne la plus grande peine à ceux qui l'entourent, jusqu'à ce qu'une diarrhée incoercible vienne briser ses dernières forces et terminer cette triste cachexie.

DIAGNOSTIC

Hématémèse. — La *gastrite ulcéreuse simple* pourrait être confondue, dans certains cas, avec le cancer stomacal; mais elle s'en distingue, ordinairement, par les douleurs plus aiguës qu'elle occa-

Étymologies : HÉMATÉMÈSE : *aima* sang, *émein* vomir : Vomissement de sang.

sionne, par les vomissements exclusivement alimentaires qu'elle provoque tout d'abord, par ses *hématémèses*, enfin, qui, le plus souvent, sont très-abondantes et composées d'un sang rouge à peu près pur, tandis que celles du cancer, comme je l'ai déjà dit, ont généralement l'aspect de grumeaux de suie ou d'une bouillie noirâtre.

Un *anévrisme* qui se romprait dans l'estomac serait, presque toujours, aussitôt suivi d'une syncope mortelle. Un vomissement de sang, au contraire, qui suppléerait des hémorroïdes ou compenserait, chez la femme, des règles supprimées, ne pourrait-être qu'un accident momentané, plus favorable que nuisible au malade.

TRAITEMENT

Moyens hygiéniques et thérapeutiques. — Les personnes que leur constitution prédispose au cancer stomacal sont particulièrement tenues à la stricte observance des règles hygiéniques exposées plus haut, à l'occasion du traitement de la gastrite simple et de l'ulcère de l'estomac.

Si la maladie éclate, il ne faut point, malgré sa gravité, désespérer de l'enrayer ni même de la vaincre. Tout en combattant les symptômes les plus pénibles, par les moyens les plus rationnels, les douleurs par la *morphine*, les vomissements par la *glace* prise en petits fragments, l'*eau* de *Seltz* ou de *Vichy*, etc., la pyrosis par la *magnésie* ou le *bicarbonate* de *soude*, etc., la diarrhée par le *laudanum*, etc., il convient de prescrire au malade, quand c'est possible la médication recommandée contre la diathèse cancéreuse. (Voir *Cancer*.) et d'administrer surtout les *préparations arsenicales* qui dans les cas, encore assez nombreux, où le cancer est sous la dépendance du vice herpétique, peuvent être suivies des meilleurs résultats.

Quand la tumeur ulcérée laisse couler dans l'estomac le liquide irritant qu'elle sécrète, il est extrêmement avantageux, enfin, comme je l'ai plusieurs fois expérimenté, de faire absorber le suc cancéreux par de petites prises de *craie* pulvérisée, de *sous-nitrate de bismuth* ou de *charbon* en poudre. On parvient ainsi, le plus souvent, à calmer du même coup les aigreurs et le dégoût qui tourmentent le patient et à lui rendre assez d'appétit pour qu'il puisse prendre et digérer sans peine du lait, des consommés, des œufs, des gelées, des viandes de toute espèce.

DYSPEPSIE. — GASTRALGIE

CAUSES ET GENÈSE

La *dyspepsie*, comme son nom l'indique et comme on l'a pu voir à propos de la gastrite et du cancer stomacal, n'est, bien souvent qu'une mauvaise digestion provoquée par une maladie plus sérieuse des voies digestives.

Quelquefois, cependant, sans aucune affection préalable de l'estomac, se manifeste une dyspepsie passagère, évidemment déterminée par une influence nerveuse et tendant à se reproduire avec une extrême facilité. Il suffit que le nerf pneumogastrique, en relation avec le cerveau, la moelle épinière, le larynx, les poumons, le cœur, l'estomac, etc., soit surexcité sur un point quelconque de ces divers organes, pour qu'aussitôt le phénomène se produise ; aussi voit-on cette dyspepsie essentielle apparaître à la suite d'une émotion, d'une crainte, d'un excès de travail ou de plaisir ; à plus forte raison dans le cours d'une affection pulmonaire ou cardiaque.

L'*indigestion* causée par une simple surcharge de l'estomac, n'est, elle-même, qu'une dyspepsie souvent fort pénible à la vérité, mais dont un salutaire vomissement vient presque toujours à point, débarrasser le malade.

Les altérations constitutionnelles du sang, celles, entre autres, qui dépendent du vice herpétique ou goutteux et même de la

Étymologies : DYSPEPSIE : *Dus* difficilement ; *Pepsis* digestion : Mauvaise digestion. — GASTRALGIE : *gaster* estomac, *algos* souffrance ; Douleur d'estomac. **Synonymie** : *Cardialgie, gastrodynie, crampes, crudités d'estomac*, etc.

chlorose, ont encore une action marquée sur les nerfs de l'estomac et provoquent des dyspepsies habituelles qui non-seulement nuisent à la nutrition, mais favorisent beaucoup aussi le développement des maladies plus graves de la muqueuse gastrique.

EFFETS ET SYMPTOMES

La névrose de l'estomac ne détermine dans le viscère aucune lésion appréciable; je croirais volontiers, cependant, qu'elle trouble toujours la sécrétion du suc gastrique et même, dans certains cas, qu'elle modifie assez profondément sa composition pour lui faire perdre plus ou moins ses propriétés digestives.

Les phénomènes dyspeptiques, d'ailleurs, varient beaucoup suivant les malades et ne présentent aucune fixité. Dans le plus grand nombre des cas, il est vrai, les pesanteurs d'estomac, les éructations, le hoquet, les nausées, les bâillements, les aigreurs, l'hypocondrie, les vertiges, forment le fond du tableau; mais souvent un pénible ballonnement du ventre, un dégagement considérable de gaz l'emportent sur les autres symptômes et l'on qualifie à bon droit de *flatulente*, cette variété de dyspepsie.

Dans la forme *gastrique*, l'appétit surtout est perverti, la faim et la soif exagérées, la digestion laborieuse; dans la forme *intestinale*, des borborygmes et des coliques accompagnent la mauvaise digestion. La dyspepsie dite *des liquides* est remarquable en ce que les boissons seules provoquent les troubles fonctionnels; la dyspepsie *des solides*, au contraire, est exclusivement occasionnée par les aliments solides, les boissons étant parfaitement digérées.

Gastralgie. — Très-fréquemment, enfin des douleurs vives, aiguës, déchirantes, atroces, dominent toute la scène et cette forme très-accentuée de la névrose, cette véritable névralgie de l'estomac est particulièrement connue sous le nom de *gastralgie*.

Presque toujours intermittente, la gastralgie, comme beaucoup d'autres névroses, est ordinairement liée à la diathèse herpétique, ou rhumatismale, à l'anémie, aux maladies de l'utérus. La grossesse même, toute physiologique qu'elle est, provoque parfois une gastralgie spéciale, la *dyspepsie des femmes enceintes*, caractérisée tantôt par une étrange perversion de l'appétit et du goût, tantôt par des vomissements glaireux qui se répètent souvent avec une opiniâtre persistance.

TRAITEMENT

Moyens hygiéniques. — Je n'ai point à reproduire ici, les conseils d'hygiène préventive que j'ai tout à l'heure donnés à propos de la gastrite, ces recommandations s'appliquant à toutes les maladies de l'estomac indistinctement ; mais le *régime alimentaire* pouvant être déjà par lui seul, tout-puissant contre les névroses stomacales, je dois faire connaître au dyspeptique quel grand secours il peut trouver contre son mal dans une alimentation rationnelle bien dirigée.

La *dyspepsie flatulente* exige le rejet de tout aliment farineux ou féculent, haricots, pommes de terre, purées, pâtisseries, etc., et l'usage, au contraire, des viandes noires ou blanches, du poisson de rivière, des légumes verts.

Les gelées de viande, les bons consommés, le poisson d'eau douce, les viandes blanches, etc., conviennent surtout contre la *dyspepsie* gastrique ; les œufs, le laitage, les viandes grillées et rôties, les légumes herbacés, contre la forme *intestinale* et la *gastralgie*.

Le vin de Bordeaux, coupé d'eau fraîche, est dans la plupart des cas, la boisson la plus convenable. On peut, avec avantage, lui substituer, au dessert, une petite quantité de frontignan, de malaga, de porto, de lunel, et terminer le repas soit par une tasse de thé léger ou de bon café, soit par un verre à liqueur d'anisette, de chartreuse, de curaçao, d'élixir de Garus, etc.

Moyens thérapeutiques. — C'est encore sur la prédominance de tel ou tel symptôme qu'il faut absolument se guider, si l'on veut remédier, avec quelque chance de succès, aux troubles fonctionnels d'un estomac malade.

Dans les cas où la dyspepsie paraît être causée par la diminution où l'altération du suc gastrique, le ferment digestif lui-même, la *pepsine*, est utilement prescrit à la dose de 0,50 centig. à 1 gram. avant les repas, soit en nature, enveloppé dans du pain azyme, soit en élixir, en sirop, en vin, etc., ou bien encore, associé à quelques centigram. de *diastase*, quand on soupçonne aussi l'insuffisance du ferment salivaire naturel.

L'estomac est-il par lui-même, lent à digérer, paresseux, atone, on le stimule en usant aux repas des *macérations amères* de camomille, de quassia, de quinquina, de gentiane, etc.; en mêlant au vin les *eaux* d'Orezza, de Spa, de Bussang, de Condillac ou de Saint-Galmier. On associe à une minime quantité de *fer*, les *poudres toniques* de cannelle, de rhubarbe, de colombo, de noix vomique, etc., mêlées à une faible dose de charbon, de magnésie ou de bicarbonate de soude, si la dyspepsie est accompagnée d'éructations gazeuses, d'aigreurs ou de pyrosis. Les préparations suivantes que j'ai souvent l'occasion de prescrire, à la dose d'un à deux cachets par jour, avant les repas, méritent, à cet égard, d'être recommandées.

1° POUDRE TONIQUE		2° POUDRE STIMULANTE		3° POUDRE ABSORBANTE	
Lactate de fer pulv.	3 gr.	Poud. de noix vomiq.	1 gr.	Charbon officinal...	5 gr.
Rhubarbe pulv.....	6 gr.	Cannelle pulv......	8 gr.	Magnésie calcinée..	2 gr.
Cannelle pulv......	6 gr.	Camomille pulv....	6 gr.	Bicarbon. de soude..	8 gr.
Pour 30 cachets.		*Pour 30 cachets.*		*Pour 30 cachets.*	

Aux douleurs vives de la *gastralgie*, il est indispensable d'opposer la médication antinévralgique (Voir *Névralgies*.) par les *antispasmodiques* et les *opiacés*. Dans tous les cas, enfin, les *eaux alcalines* gazeuses de Vals, de Vichy, Saint-Alban, Vic-sur-Cère, sont réellement efficaces et c'est à leurs sources mêmes que les malades doivent parfois aller demander l'affermissement de leur guérison.

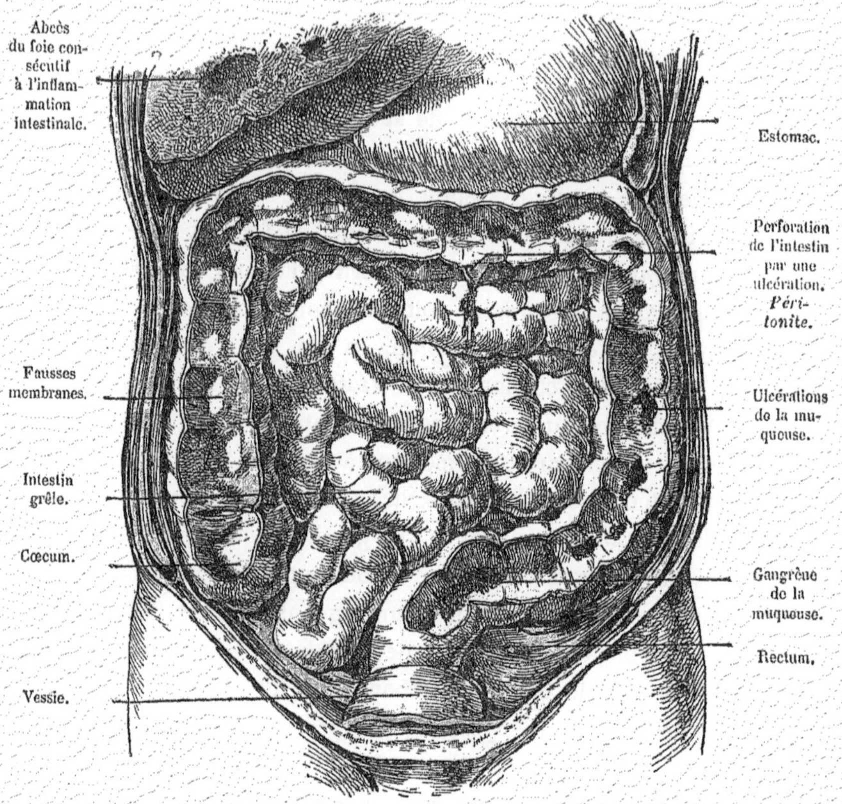

Inflammation du gros intestin. — Lésions caractéristiques de la dysenterie.

MALADIES DE L'INTESTIN. — ENTÉRITE. — DIARRHÉE

CAUSES ET GENÈSE DE L'ENTÉRITE

Il est peu d'organes qui soient plus sujets à l'inflammation que le tube intestinal, et sur lesquels retentissent davantage les maladies des régions voisines.

La grande place qu'il occupe dans l'économie et la multiplicité de ses fonctions en sont évidemment la cause.

L'intestin, en effet, est le réservoir même où nous puisons la vie, comme la plante puise la sienne dans le vase où elle est cultivée.

C'est là que le corps, par les mille bouches de la veine-porte et des vaisseaux chylifères, absorbe, comme par autant de racines, tous les éléments de sa croissance; c'est là que prend sa source le fleuve de sang qui porte le mouvement aux organes et la nourriture aux tissus.

En même temps qu'il est le laboratoire, l'intestin est d'ailleurs, aussi, le grand égoût de l'économie. Il a pour dernière mission de rejeter au dehors les résidus solides des digestions, les matériaux inutiles.

C'est dans ce multiple travail que résident, pour l'intestin, les principales causes de ses troubles ordinaires.

Il suffit, pour l'irriter, d'un repas un peu plus copieux que de coutume, d'un aliment de mauvaise qualité, d'une boisson insalubre ou glacée, de l'abus des graisses ou des épices, de l'usage des fruits verts...

Outre l'irritation directe qui peut lui donner naissance, l'*entérite* est encore souvent causée au printemps et à l'automne, par l'absorption de ferments aériens; elle peut se manifester à la suite d'une constipation prolongée, à la dernière période des maladies graves, dans le cours de la phthisie, de la fièvre typhoïde, du cancer stomacal, etc., remplacer un accès de goutte ou toute autre crise périodique, éclater enfin, tout à coup, par influence nerveuse, à la suite d'une brûlure étendue, d'un froid aux pieds ou d'une émotion un peu vive. C'est ainsi, que le matin d'une bataille, le premier coup de canon cause toujours aux conscrits un trouble intestinal fort désagréable, mais qui ne paralyse point leur ardeur.

EFFETS ET SYMPTOMES

Entérite simple. — Diarrhée. — On éprouve ordinairement après un repas ou pendant la nuit, les premiers symptômes de l'entérite.

Étymologies : ENTÉRITE : *Enteron*, intestin. Inflammation de l'intestin. — DIARRHÉE : *Diarrein* couler de toute part. COLITE : COLIQUE : *Kôlon* gros intestin. — TYPHLITE : *Tuphlos*, aveugle ; le cæcum se termine en cul de sac. — Synonymie : *Diarrhée*, *Dévoiement*, *Cours de ventre*, *etc*.

Ce sont des *coliques* plus ou moins douloureuses, qui éclatent subitement, s'exaspèrent durant quelques secondes et sont bientôt suivies d'abondantes évacuations qui, presque toujours, calment les douleurs abdominales.

Ces petits accidents se renouvellent à des intervalles plus ou moins éloignés, et l'indisposition se termine souvent dès que l'intestin est vide.

Le mal, jusque-là n'est pas bien grand; mais si l'inflammation intestinale est plus sérieuse, les coliques persistent, s'accompagnant de malaise, de lassitude et d'une fièvre légère. Des borborygmes et des nausées tourmentent le malade; la *diarrhée*, de plus en plus fluide, ne se compose bientôt que d'un liquide jaune verdâtre, chargé de bile, et déterminant dans la région anale, quand il est acide, une douloureuse cuisson, parfois même des faux besoins, des épreintes très-pénibles.

Tant qu'elle se borne à ces phénomènes, l'entérite, cependant, est toujours simple, quelle que soit d'ailleurs son intensité; mais il n'est pas rare de voir les évacuations changer tout à coup, et révéler ainsi l'explosion d'une maladie plus grave.

Tantôt un flux aqueux, incolore ou blanchâtre comme de l'eau de riz, leur succède. Il se répète brusquement, plusieurs fois dans une heure, et le malade, affaibli, refroidi, saisi par les crampes, éprouve un véritable accès de *cholérine*, de *choléra nostras*, peu grave, s'il est pris à temps, mais souvent dangereux chez les enfants et les sujets débiles. (Voir *Choléra.*)

Tantôt, dans les dernières déjections de l'entérite, des mucosités apparaissent, blanchâtres d'abord, et semblables à du frai de grenouille, puis, du sang s'y ajoute en quantité variable et leur donne l'aspect d'une purée de framboises. C'est alors la *dysenterie*, dont nous aurons à nous occuper spécialement tout à l'heure.

Entérite des enfants. — Colorées par la bile en jaune clair à l'état normal, les évacuations alvines des enfants à la mamelle, prennent à la moindre inflammation intestinale une teinte vert sombre analogue à celle de l'oseille ou des épinards cuits.

Les nourrices et les jeunes mères ne sauraient trop s'inquiéter de cette *diarrhée verte,* quand elle se montre chez un jeune enfant. On l'observe surtout, il est vrai, au moment de la dentition et du sevrage; mais elle peut annoncer, aussi, que le nourrisson tette un lait trop gras ou qu'il est prématurément nourri d'aliments indigestes. Légère et peu inquiétante au début, l'entérite qui se manifeste de la sorte, prend rapidement, avec la persistance des causes qui l'occasionnent, un caractère de haute gravité.

Bientôt, en effet, les cuisses du petit malade se couvrent de rougeurs, une gastrite s'ajoute au catarrhe intestinal; des vomissements incessants amènent un amaigrissement extrême; et telle est, dans quelques cas, la promptitude des désordres, que le pauvre enfant, prostré, blême, livide, les membres tordus par les convulsions, succombe à cette redoutable diarrhée qui mérite vraiment bien alors, le nom de *choléra infantile.*

Entéro-colite. — Typhlite. — L'inflammation du gros intestin ou côlon, se rattache presque toujours, dans l'entérite simple, à celle de la dernière portion de l'intestin grêle et cette *entéro-colite,* outre la diarrhée stercorale qui la caractérise, se révèle encore par des contractions douloureuses durant lesquelles on voit souvent se dessiner, sous la peau, la forme de l'intestin malade.

Quelquefois, cependant, surtout à la suite d'une constipation ayant encombré le *cæcum* de matières fécales, cette partie du côlon s'enflamme seule et l'on donne le nom de *typhlite,* à cet engorgement inflammatoire du cul-de-sac intestinal.

Presque toujours, en ce cas, on sent au palper du ventre, la présence, dans la fosse iliaque droite, d'une tumeur dure, volumineuse, douloureuse à la pression et malheureusement assez persistante, parfois, pour occasionner, dans les parois de l'intestin, un *abcès* qui peut s'ouvrir dans le péritoine. (Voir *Péritonite.*)

Entérite chronique. — A l'état chronique, la diarrhée n'est guère que le symptôme trop fréquent, d'une maladie plus grave encore que l'entérite. Elle termine ordinairement la période cachectique de la tuberculose et du cancer; elle épuise les enfants atteints du carreau; elle se montre à la période ultime des maladies du cœur, de la néphrite et de la goutte.

Telle est, alors, dans certains cas, l'inertie du tube digestif, que les aliments sont expulsés à peu près comme ils ont été pris, constituant, avec les mucosités bilieuses qui les entraînent, une diarrhée toute spéciale ou *lienterie,* promptement suivie, chez les jeunes sujets surtout, d'un dépérissement funeste.

TRAITEMENT

Moyens hygiéniques et préventifs. — L'inflammation de la muqueuse intestinale offre tant d'analogie avec celle de l'estomac que les moyens préventifs recommandés contre cette dernière peuvent de même être tout-puissants contre l'entérite, de quelque nature qu'elle soit. Les personnes sujettes au catarrhe de l'intestin doivent, en outre, se préserver du froid humide, du froid aux pieds, surtout, en portant des bas de laine, une ceinture ou des vêtements de flanelle, et s'abstenir de toute alimentation irritante ou de digestion difficile : charcuterie, fruits crus, légumes verts, boissons acides, etc.

La *diarrhée verte* de l'enfant à la mamelle quand elle ne se rattache point à toute autre affection est l'indice presque certain d'un vice dans le régime alimentaire. Le plus souvent alors, — que les parents y veillent ! — le nourrisson reçoit une alimentation trop grossière et trop forte pour ses organes. La soi-disant nourrice qui l'élève, lui donne, au lieu de lait, des bouillies ou des soupes épaisses. Le ventre du pauvre petit se gonfle et se ballonne jusqu'à devenir énorme, ses intestins se dilatent sans absorber une nourriture qui ne leur convient pas; une incessante diarrhée, précédée d'une faim que rien n'assouvit, épuise cette pitoyable victime et l'innocent est tué de la sorte en même temps que ses parents sont volés... auquel cas il est au moins aussi urgent de recourir à la gendarmerie qu'à l'hygiène.

Moyens thérapeutiques. — La simple *décoction de riz* édulcorée avec du *sirop de coings*, le *sous-nitrate de bismuth* ou le *phosphate de chaux*, à la dose de 3 à 4 grammes par jour, sont les moyens classiques à mettre en usage contre la diarrhée ou l'entérite légères. Quand de douloureuses coliques précèdent les évacuations, on les calme toujours par l'administration de 8 à 10 gouttes de *laudanum de Sydenham* dans une petite quantité d'eau sucrée, par un lavement à l'eau de guimauve ou même par l'application, sur le ventre, d'un *cataplasme* arrosé de 15 à 20 gouttes de laudanum. Ce dernier médicament ne doit jamais être prescrit chez les enfants en bas âge, qu'à la dose *d'une à deux gouttes*, au plus, dans un lavement à l'eau de riz ou d'amidon, additionné, si c'est utile, de quelques prises de bismuth.

Le bon lait de vache, de chèvre ou d'ânesse auquel on ajoute, pour un litre, trois à quatre cuillerées à bouche *d'eau de chaux* ou que l'on coupe *d'eau de Vichy*, suffit souvent à triompher de l'entérite à diarrhée verte des enfants à la mamelle. Son action peut être aidée, au besoin, de celle du phosphate de chaux, du bismuth à petites doses, des sirops de consoude et de coings ; ou mieux encore de la *décoction blanche de Sydenham*, dont la *corne de cerf calcinée* forme la base ; mais l'alimentation, en tout cas, doit être exclusivement lactée jusqu'à la guérison.

Les graves accidents du *choléra infantile* exigent le prompt emploi des stimulants et des toniques ; grog chaud, potion cordiale, vin de Malaga par cuillerées à café, etc. (Voir *Choléra*.)

Les *purgatifs* doux, enfin, sont fréquemment indiqués contre l'inflammation aiguë du gros intestin dont une opiniâtre constipation a presque toujours été la cause.

DYSENTERIE.

CAUSES ET SYMPTOMES

La *dysenterie* est une inflammation *ulcéreuse* du gros intestin, occupant ordinairement le côlon dans toute son étendue et caractérisée par des évacuations sanguinolentes d'une fréquence extrême.

Précédée, le plus souvent, d'une simple diarrhée, elle éclate dans les mêmes conditions que cette dernière, à la fin de l'été surtout et, particulièrement, sous l'influence du froid humide. Ordinairement *sporadique* et ne frappant isolément dans une même population, qu'un petit nombre de personnes, elle apparaît, au contraire, parfois, avec une incroyable intensité sous la forme *épidémique*, sévissant, comme le typhus, sur les grandes agglomérations humaines, dans les camps, les casernes, sur les navires, dans les prisons et se transmettant, sans doute, par un ferment parasitaire qui, sans infecter le sang, n'en occasionne pas moins, dans le gros intestin, de graves désordres.

Sur toute sa surface, le côlon enflammé laisse suinter d'abord d'épaisses mucosités glaireuses au-dessous desquelles la muqueuse se recouvre, çà et là, d'exsudations blanchâtres, de *fausses membranes* semblables à celles du croup. Un peu plus tard, des dépôts analogues semblent se former plus profondément, dans l'épaisseur même de la membrane qui se détruit à leur niveau, tantôt sous forme d'*ulcérations* profondes, saignantes, et pouvant aboutir à la *perforation* de l'intestin, tantôt par larges plaques *gangréneuses* s'éliminant par lambeaux complétement carbonisés.

De telles lésions expliquent suffisamment les évacuations muqueuses d'abord, *hémorrhagiques* ensuite, qui forcent le malade, après des coliques atroces et presque incessantes, à se présenter à la garde-robe dix, vingt, trente, jusqu'à cent et deux cents fois par jour. Elles rendent compte de l'odeur fétide des selles qui mêlées, à

Étymologies : — DYSENTERIE ou DYSSENTERIE : *Dùs* difficilement, *enteron* intestin. Mauvais état de l'intestin. — TÉNESME : *Teinein*, tendre, resserrer. — Synonymie : *Colite ulcéreuse, etc.*

des débris de muqueuse, deviennent bientôt purulentes, sanieuses et semblables à de la lavure de chair.

Mais la plus cruelle torture est infligée au patient par les faux besoins qu'il éprouve et par les stériles efforts de défécation qui les accompagnent. En proie à ces redoutables *épreintes*, le malheureux, se tordant de douleur, expulse à peine quelques mucosités et l'anus irrité par ce contact, demeure contracté par le plus horrible *ténesme*. Il suffit d'un tel supplice, dans les épidémies dysentériques graves, pour tuer le malade quand l'épuisement n'est pas assez prompt ; mais la mort peut être aussi le résultat d'une perforation de l'intestin, d'un abcès dans le foie, d'une pneumonie ou d'une infection purulente. — La dysenterie sporadique, plus bénigne, se termine ordinairement, par la guérison.

TRAITEMENT

Moyens hygiéniques et thérapeutiques. — Les précautions hygiéniques individuelles à prendre, en temps ordinaire, contre la simple diarrhée, s'imposent absolument, quand sévit une épidémie dysentérique, à quiconque est soucieux de sa santé.

De même le traitement de l'entérite est généralement assez actif pour enrayer en quelques jours une dysenterie légère ; mais la médication véritablement spécifique consiste, ici, dans l'administration de l'*ipécacuanha*, qui mérite bien encore aujourd'hui son ancien nom de *racine antidysentérique*. On le prescrit, le premier jour, à dose vomitive : (3 grammes dans trois verres d'eau tiède à cinq minutes d'intervalle) et dès le lendemain, suivant la méthode *brésilienne*, c'est à dire en *infusion*, à la dose de 2 à 8 gram. dans 200 à 300 gram. d'eau bouillante, à prendre, durant plusieurs jours de suite, en une ou deux fois, dans la journée. Si la maladie se prolonge, on agit directement sur la muqueuse à l'aide de *lavements* à l'*acide thymique* ou *phénique*, (40 à 50 centigr. pour 200 gr. d'eau) et l'on remplit, par la pratique des moyens recommandés contre l'entérite simple les diverses autres indications qui peuvent se présenter.

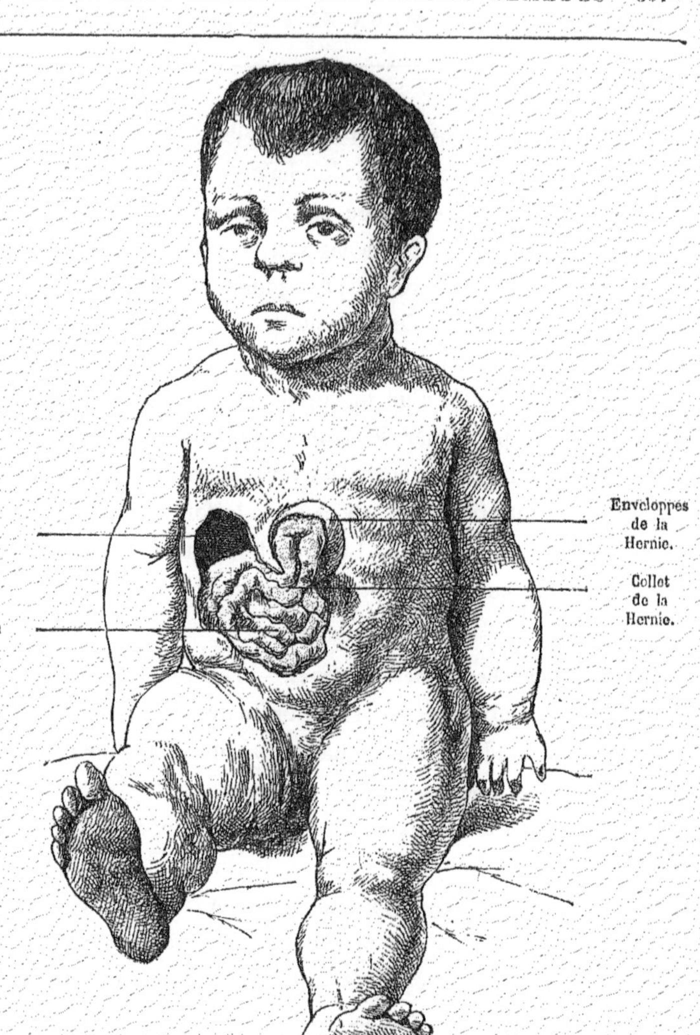

Hernie ombilicale chez un jeune enfant.

OCCLUSION INTESTINALE. — HERNIES.

CAUSES ET GENÈSE

De terribles accidents peuvent résulter de l'*occlusion* plus ou moins complète du tube intestinal, soit que le conduit alimentaire s'engorge et s'obstrue de lui-même, à la suite d'un trouble fonctionnel ; soit qu'une maladie organique ait altéré ses parois ; soit enfin qu'un simple hasard détermine une obturation spontanée ou place l'intestin en rapport avec une tumeur qui le comprime, une bride, un anneau fibreux qui le resserre et l'étrangle.

Constipation. — Entre toutes les causes occasionnant l'obstruction intestinale, il convient de citer, au premier rang la *constipation*, cette infirmité si commune de nos jours chez les personnes sédentaires, les femmes surtout, qui lui doivent, au moins, de constants ennuis, sinon de sérieuses souffrances. Quand elle ne provoque pas, comme nous l'avons vu au chapitre précédent, l'inflammation du cœcum, la *typhlite*, la constipation prolongée encombre toujours la voie digestive de matières stercorales et souvent même de substances indigestes roulées en boule, telles que noyaux, pepins, poudres médicinales, etc., dont l'accumulation progressive finit par barrer complétement le tube intestinal.

Altération des parois. — Cancer. — Il n'est pas rare, après la fièvre typhoïde ou la dysenterie, que des *ulcérations* intestinales en se cicatrisant, rétrécissent jusqu'à l'obturer, le calibre du tube digestif. Un *polype*, le seul *épaississement* même de la muqueuse peuvent encore provoquer ce dangereux accident ; mais le plus souvent, en ce cas, l'occlusion est déterminée par une tumeur, un *cancer* développé dans l'épaisseur des parois et resserrant de plus en plus le canal alimentaire. Très-fréquent à l'orifice du pylore, le cancer affecte aussi communément la partie inférieure de l'intestin, le *rectum*, où souvent il englobe dans sa masse, les parois des organes voisins. On le rencontre encore sur l'iléon, le côlon et très-souvent, alors, il est facile d'apprécier par l'exploration de l'abdomen, la situation précise et l'étendue de l'obstacle.

Étymologies. — Occlusion : *Occludere*, fermer, barrer : barrage de l'intestin. — Invagination *in*, dans *vagina*, gaine. Engaînement. Volvulus : *Volvere*, rouler. Tordre. Torsion de l'intestin — Iléus d'*iléon*, intestin grêle ou d'*cilein* enrouler. — Hernie : *hernos?* Soulèvement.

Invagination. — Longtemps on a mis en doute qu'un spasme nerveux pût être assez intense pour fermer momentanément l'intestin par la seule contraction musculaire des parois du conduit; mais il est maintenant bien avéré qu'un tel accident se produit parfois chez les femmes hystériques et sa possibilité, mieux que toute autre hypothèse, donne l'explication d'un phénomène plus étrange encore, l'*invagination*, l'engaînement de l'intestin en lui-même.

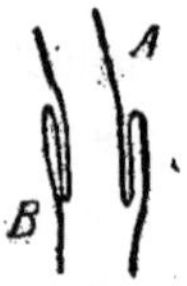

MÉCANISME DE L'INVAGINATION.
A. Portion de l'intestin engainée.
B. Portion engainante.

On sait, quand on quitte un doigt de gant, comme la partie évasée se déroule sur la partie étroite. C'est là le mécanisme de l'invagination intestinale. Après une entérite grave, un ballonnement gazeux ayant distendu l'intestin, celui-ci, moins dilaté sur un point, rentre d'une longueur plus ou moins considérable dans la portion plus dilatée et quand, par hasard, cette *intussusception* redoutable ne détermine point, aussitôt, l'occlusion et la mort, il n'est pas rare que la guérison s'opère spontanément d'une façon véritablement singulière et curieuse. Dans ce dernier cas, en effet, au niveau du point où l'invagination s'arrête, une inflammation se développe entre la gaîne intestinale et l'intestin engaîné. Celui-ci se coupe à cet endroit, une soudure s'opère entre les deux bouts en contact et toute la portion invaginée n'ayant plus avec eux aucune adhérence, est heureusement éliminée avec les excréments.

Volvulus. — A la suite, ou dans le cours de violentes coliques, il peut arriver que l'intestin se torde sur lui-même et ce mode d'occlusion qui, généralement, s'accomplit au niveau de l'*S* iliaque du côlon, porte le nom de *volvulus*.

Compression intestinale. — Plus fréquemment, toutefois, l'obturation de l'intestin, en ce point comme sur tout autre, est déterminée par la *pression* qu'exerce une tumeur développée dans le voisinage; un polype de l'ovaire, par exemple, un abcès du bassin, un cancer de l'utérus, du foie, du pancréas, etc.

Étranglement interne. Iléus. — Souvent, enfin, c'est une anse intestinale qui s'engage accidentellement à l'intérieur de l'abdomen, dans une éraillure ou sous une bride du péritoine qui la resserre et l'étrangle ; auquel cas le phénomène est désigné sous le nom d'*étranglement interne* ou d'*iléus ;* ou bien, l'intestin, dans un effort, s'échappe, soit par un des anneaux naturels, soit par un des points faibles de la paroi abdominale et forme extérieurement, sous la peau une *hernie* plus ou moins volumineuse.

Hernies. — Chez le jeune enfant, la hernie, à la suite des cris ou des quintes de toux, se fait ordinairement au niveau de la cicatrice de l'ombilic. Il n'est même pas très-rare qu'un enfant vienne au monde avec une *hernie ombilicale.*

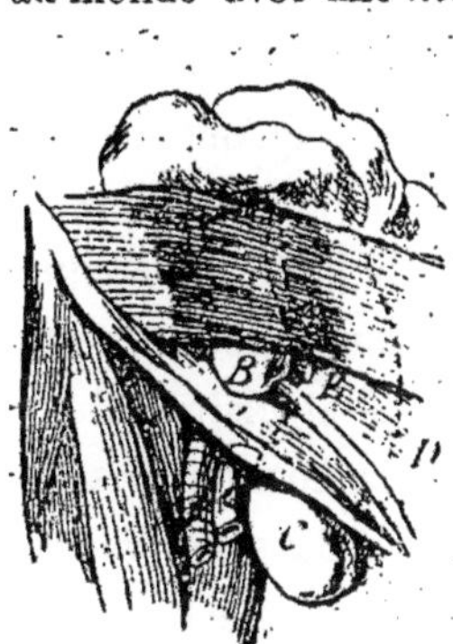

HERNIES DU PLI DE L'AINE.

B. Hernie inguinale
C. Hernie crurale.
D. Paroi de l'abdomen.
E. Cordon spermatique.
F. G. Artère et veine fémorales.

Chez l'adulte, l'intestin fait plutôt saillie dans le pli de l'aine, soit au niveau du *canal inguinal*, percé tout exprès pour donner passage au *cordon spermatique*, soit plus en dedans, sous l'*arcade crurale*, qui protége un certain nombre de muscles, de vaisseaux et de nerfs.

La *hernie crurale* est relativement plus fréquente chez la femme que chez l'homme ; mais la *hernie inguinale* dont on observe plusieurs variétés, suivant la façon dont l'intestin s'est engagé dans le canal, est de beaucoup la plus commune.

Dès son début, la hernie soulève légèrement la peau formant ainsi la *pointe de hernie* qui bientôt augmente de volume et constitue le *bubonocèle*, dont la saillie dans le pli de l'aine est déjà très-prononcée. L'intestin ayant poussé devant lui le péritoine, se trouve alors coiffé d'un véritable *sac* membraneux dont l'orifice communique avec la cavité abdominale et dont la partie rétrécie ou *collet,* correspond à l'anneau même par lequel l'anse intestinale a pu s'échapper.

Il est ordinairement facile, en refoulant doucement la hernie, de faire rentrer l'intestin dans la cavité abdominale ; mais parfois, encombrée de matières fécales ou ballonnée par les gaz, la hernie ne peut plus être réduite et ce fâcheux *engouement* est le prélude d'un accident plus funeste encore, l'*étranglement*, qui presque toujours s'opère au collet du sac et détermine avec la gangrène de la partie herniée, tous les graves phénomènes de l'occlusion intestinale.

EFFETS ET SYMPTOMES

Quelle que soit la cause qui l'ait provoquée, l'occlusion de l'intestin se révèle d'abord par une douleur vive, une violente colique particulièrement aiguë quand il s'agit d'un volvulus ou d'un étranglement interne et trop souvent, alors, méritant bien ses qualifications populaires de *passion iliaque* et de *colique de miserere.*

Presque aussitôt, le ventre se ballonne et tandis qu'une constipation opiniâtre affecte la partie de l'intestin sous-jacente à l'obturation, les matières fécales contenues dans la partie supérieure se délayent dans les mucosités intestinales et sont expulsées par la bouche après quelques vomissements verdâtres et glaireux.

Il est facile de reconnaître à leur odeur et à la bouillie grisâtre qu'elles forment, la présence des matières fécales dans les vomissements. Ce grave phénomène est bientôt suivi d'ailleurs, d'un hoquet d'une signification plus fâcheuse encore, coïncidant presque toujours avec la fièvre, la petitesse du pouls et précédant de peu la prostration complète du malade.

A ces funestes symptômes s'ajoutent, dans le cas d'une hernie étranglée, la sensation d'une constriction douloureuse au collet du sac, l'empâtement de la tumeur, la rougeur violacée de la peau annonçant la gangrène de l'intestin hernié.

TRAITEMENT

Moyens hygiéniques et thérapeutiques. — Si nombreuses et si variées sont les causes de l'occlusion intestinale qu'il serait vraiment difficile de préciser ici comment on pourrait l'éviter ou la prévenir, d'autant plus que cet accident redoutable se produit parfois inopinément et d'une façon tout à fait fortuite.

L'obstruction progressive, résultant d'une constipation prolongée, doit être assez tôt combattue par les *purgatifs salins*, citrate de magnésie, sulfate de soude, *eaux laxatives* de Pullna, de Birmenstorf, de Sedlitz d'Hunyadi Janos, etc., par les *irrigations* à l'eau tiède, vigoureusement poussées dans le gros intestin, ou bien encore, suivant le procédé de Jaccoud (1), par la forte douche que peut fournir un siphon d'eau de seltz.

Contre les tumeurs de la paroi intestinale il est indiqué de recourir d'abord au traitement général et local décrit dans la première partie de cet ouvrage : (Voir *Cancer et tumeurs*) puis, si l'obstacle est accessible, à l'introduction par le rectum, de sondes et de bougies, capables de dilater le rétrécissement,

L'étranglement subit résultant de l'iléus, de l'invagination intestinale ou du volvulus est trop souvent au-dessus des ressources de l'art. On doit pourtant, en pareil cas, se hâter d'appliquer un sachet de *glace pilée* sur le point douloureux du ventre et faire prendre au malade pour calmer à la fois les vomissements et les coliques, tantôt de petits *fragments de glace*, tantôt quelques cuillerées d'eau sucrée très-froide, additionnée de 15 à 30 gouttes de *laudanum* pour un demi-verre d'eau. Les grandes *irrigations* d'eau tiède pourront être aussi fort utiles de même que les *lavements laxatifs ;* mais il faudra s'abstenir d'administrer par la bouche un purgatif qui, s'il n'aggravait point le mal, resterait, le plus souvent, sans effets.

Les personnes obligées, par métier, à de fréquents efforts musculaires, se préserveraient de la hernie en soutenant l'abdomen par une ceinture élastique ou mieux en portant un léger *bandage* contentif qui fortifierait le pli de l'aine. A plus forte raison les

(1) Jaccoud : — *Traité de pathologie interne.* Paris, 1873.

hernieux doivent-ils s'habituer à porter constamment un bandage et veiller à ce que les pelotes du brayer ne permettent pas à la hernie de s'échapper pendant un accès de toux ou durant un exercice quelconque.

Réduction de la hernie. — Taxis. — Au plus vite, quand un engouement se manifeste, il convient d'opérer la réduction de la hernie et si le malade lui-même ne peut y parvenir, on le fait se coucher les genoux relevés, les cuisses écartées et fléchies sur le ventre, le siége exhaussé par un coussin, puis, doucement, lentement, on repousse la hernie dans la direction du trajet qu'elle a suivi, en refoulant d'abord, avec son pédicule les parties d'intestin sorties les dernières.

Cette manœuvre, qui porte le nom de *taxis,* peut être aidée par un *bain chaud;* quand elle ne réussit point on peut recourir à l'inhalation du *chloroforme,* à l'application d'un sachet de *glace,* aux *lavements purgatifs*, à l'administration du *café noir* à haute dose; mais le chirurgien doit être prêt, si l'étranglement persiste, à pratiquer la *kélotomie,* c'est-à-dire le débridement et l'incision de l'obstacle empêchant la réduction de l'intestin hernié.

Pratiquée en temps opportun, cette grave opération souvent sauve le malade; mais l'opérateur est forcé, parfois, de coudre aux bords de la plaie le bout de l'intestin coupé par la gangrène au niveau de l'étranglement et de former ainsi un *anus contre nature* qui désormais donnera passage aux excréments.

CONSTIPATION

La constipation, dont nous venons d'étudier quelques-uns des plus fâcheux effets, n'est point, heureusement, toujours aussi funeste. Le plus souvent elle constitue un état habituel presque physiologique, entretenu par la vie sédentaire, l'anémie, une faute d'hygiène dans le régime alimentaire quotidien.

Étymologies. — *Constipare*, resserrer.

Même bénigne, la constipation ne laisse cependant pas que d'occasionner quelques accidents sérieux chez les personnes assez « échauffées : » pour n'aller à la selle que tous les quatre, cinq, six ou huit jours. Ce sont, tantôt, des congestions, des étourdissements, des bouffées de chaleur au visage, tantôt de mauvaises digestions, des borborygmes, des coliques sèches désignées sous le nom d'*entéralgies*, etc., tous symptômes pouvant être suivis, comme nous le savons, de phénomènes beaucoup plus graves.

Il est donc toujours prudent, non-seulement de prévenir la constipation, mais encore de la combattre quand on en souffre et l'hygiène seule peut être toute-puissante dans les deux cas. Variez vos aliments, mêlez, à la nourriture animale, les végétaux et les légumes verts ; prenez, après chaque repas, un peu d'exercice. L'habitude étant, ici surtout, une seconde nature, présentez-vous à la garde-robe autant que possible à la même heure chaque jour, ne vous autorisant pas d'un insuccès pour n'y point retourner le lendemain et ne remettez jamais à plus tard, ainsi que le recommande la « sagesse des nations, » ce que vous pouvez faire à l'instant même...

L'eau pure ou le lait froid pris le soir, en se couchant, ou le matin à jeun, le café au lait, le jus de pruneaux, le pain d'épice ou le pain de son en petite quantité chaque jour, etc., sont parfois des adjuvants utiles et s'il faut, dans les cas rebelles, en venir aux médicaments, les *lavements frais*, la *magnésie* à la dose d'une cuillerée à café ou la *rhubarbe* en petits cachets de 0 gr. 50 centigr. au commencement des repas, la *podophylline* en pilules dosées à 2 ou 3 centigr. l'*aloès* en grumeaux, les *eaux minérales laxatives* de Pullna, de Sedlitz, d'Hunyadi Janos, de Birmenstorf, les *thés purgatifs*, dont la pensée sauvage et le séné forment la base, etc., sont de beaucoup préférables aux diverses pilules prônées par la réclame, qui trop souvent déterminent des congestions ou même des inflammations graves du gros intestin.

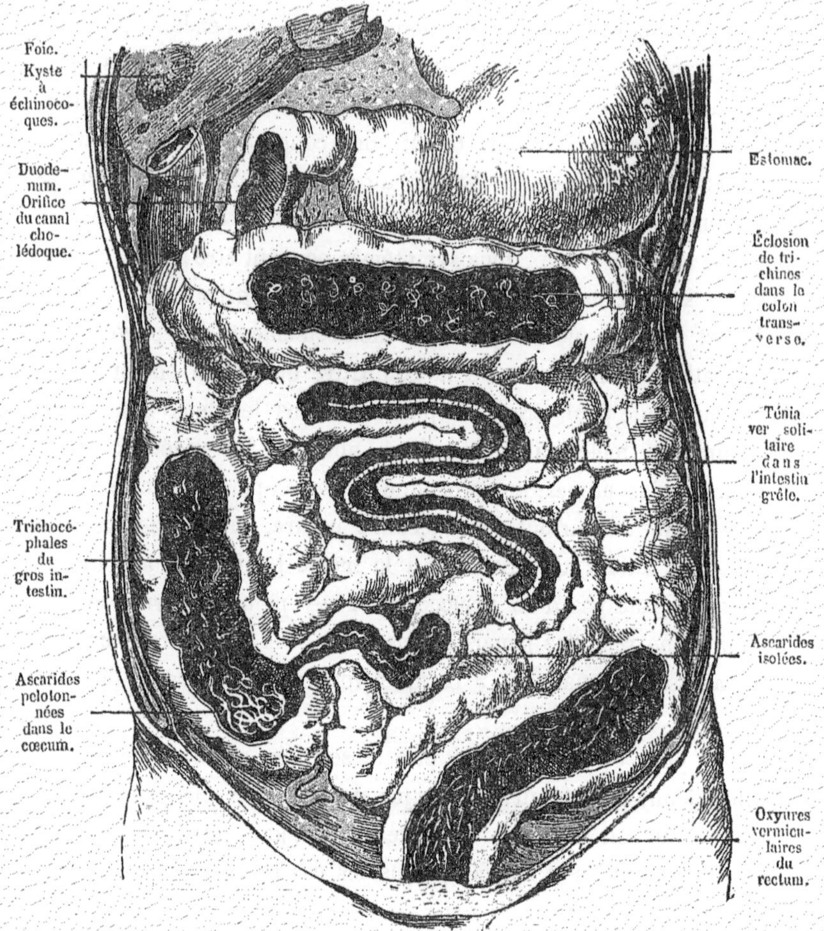

Distribution et localisation des vers intestinaux dans le tube digestif.

VERS INTESTINAUX. — TRICHINOSE

Dans l'intestin de l'homme vivent, en parasites, un certain nombre de vers de la classe des *helminthes*, aussi connus, aujourd'hui, dans leurs métamorphoses longtemps ignorées, qu'eu égard à la singulière influence qu'ils exercent sur l'organisme.

Les uns, plats ou rubanés, appartiennent aux genres *ténia* et *bothriocéphale*. Remarquables par leur longue taille, ils sont presque toujours uniques chez le même individu, ce qui leur a valu le nom de *vers solitaires*. Les autres, cylindriques, forment, au point de vue de la dimension qu'ils peuvent atteindre, deux groupes bien distincts : le premier, composé des *ascarides lombricoïdes*, ainsi nommés à cause de leur parfaite ressemblance avec le *ver de terre* ou *lombric* ; le second, comprenant des vers de toute petite taille, les *oxyures*, les *trichocéphales*, les *trichines* enfin, ces dernières séjournant à peine dans le tube digestif avant d'envahir l'économie tout entière.

TÉNIAS.

Genèse. — Mœurs. — Trois ténias, d'espèce différente, peuvent habiter l'intestin. Chacun d'eux provenant d'une larve ou *cysticerque* spécial, comme le papillon provient de la chenille, il ne leur est même possible de se développer entièrement que dans un milieu humain ; aussi, le ver, tel que nous le connaissons, n'est-il en réalité, que l'helminthe à l'état parfait, l'animal parvenu à sa troisième et dernière métamorphose.

Le plus fréquent des ténias, le *solium* ou *solitaire*, vit, à l'état de larve, dans la graisse du cochon, affligeant ainsi d'une *ladrerie* qui le déprécie beaucoup, l'utile pachyderme. Une autre espèce beaucoup plus rare, le *ténia sans crochets* (*tœnia inermis*), passe, chez le bœuf, la première phase de son existence ; le *bothriocéphale*, enfin, (*bothriocephalus latus*), différant surtout des ténias par sa tête oblongue, et ses anneaux plus larges et plus courts,

Étymologies. — Helminthes : *Elmins*, ver. — Tenia ou Tænia ; *tainia*, bandelette, ruban ; ver rubané. — Bothriocéphale : *Bothrion*, petite fosse, *kèphalè*, tête : la tête du bothriocéphale est creusée de fossettes au lieu d'être armée de suçoirs. — Ascaride : *Ascarizein*, remuer, sautiller. — Trichocéphales : *Trix*, cheveu, *kèphalè*, tête : tête ayant la finesse d'un cheveu. — Oxyure : *Oxus*, aigu, *oura*, queue : ver à queue pointue. — Trichine : *Trix*, cheveu : les trichines ont la finesse d'un cheveu.

n'a jusqu'à présent été rencontré, à l'état de larve, que dans la chair de certains poissons ou d'oiseaux aquatiques.

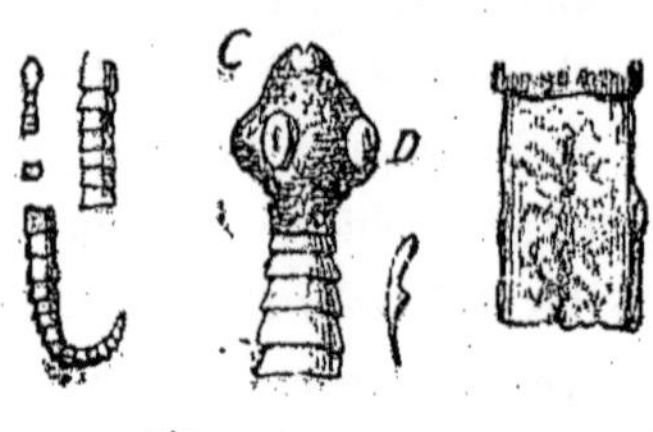

TÉNIA. — VER SOLITAIRE.

Tête et fragments. — Tête grossie. Crochet. C. Crochets. D. Suçoirs. — Anneau isolé.

Ingérées souvent crues ou simplement fumées, les viandes infectées laissent libres, dans l'estomac de l'homme, les cysticerques qu'elles contiennent. Ces derniers se fixent à la muqueuse et, sur ce terrain propice, la larve se transforme en ver rubané qui s'allonge, se féconde lui-même et bientôt se détache de ses derniers anneaux ou *proglottis*, contenant les œufs. Expulsés avec les excréments, ceux-ci sont repris par les animaux qui trouvent à la surface du sol leur pâture et leur éclosion donne naissance aux cysticerques qui, plus tard, si le premier hôte qui les héberge est mangé par l'homme, se transformeront en d'autres ténias.

Action sur l'organisme. — Outre de vagues coliques et de fréquents accès de gastralgie, les vers rubanés occasionnent surtout par l'excitation du nerf sympathique, d'étranges phénomènes nerveux. Ce sont, tantôt, des étourdissements, des vertiges, des bourdonnements d'oreille, des troubles visuels ; tantôt, quand l'excitation se réfléchit sur le pneumogastrique, des palpitations, de l'oppression, des syncopes, une faim que rien n'assouvit ou de bizarres caprices de l'appétit et du goût. L'expulsion de quelques fragments de ténia donne seule, cependant, la certitude de la présence du ver. Le bothriocéphale, aux anneaux larges et courts, peut atteindre une longueur de sept mètres ; le ténia, plus étroit, ne dépasse pas deux mètres ordinairement.

ASCARIDES.

Genèse. — Mœurs. — Communs chez les enfants lymphatiques et grossièrement nourris, les gros vers blancs et ronds désignés sous le

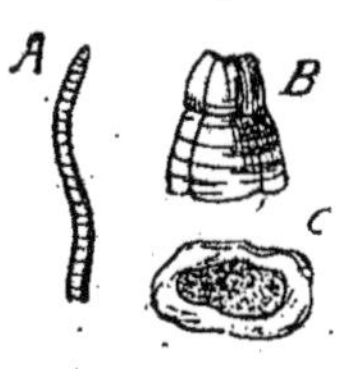

ASCARIDE LOMBRIC.

A. Extrémité antérieure.
B. Bouche.
C. Œufs.

nom d'*ascarides lombricoïdes* habitent en nombre parfois considérable, les méandres de l'intestin grêle. Leurs œufs, selon quelques auteurs, y pénètrent avec les boissons; suivant d'autres, les larves des ascarides seraient ingérées, comme celles des ténias, avec les viandes de certains oiseaux. Ces helminthes souvent remontent dans l'estomac et l'œsophage et peuvent être expulsés alors par un vomissement.

Dans la partie la plus basse, au contraire, du tube intestinal, dans le rectum, vivent les *ascarides vermiculaires*, désignés encore sous le nom d'*oxyures* (*oxyuris vermicularis*) et d'une taille à ce point exiguë que l'on ne saurait mieux les comparer qu'à des fragments de fil blanc mesurant à peine un centimètre.

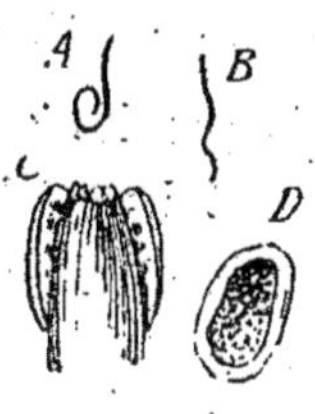

OXYURE.

A- Mâle. B. Femelle.
C. Bouche. D. Œuf.

Les *trichocéphales* (*trichocéphalus dispar*) un peu plus longs et renflés à leur extrémité postérieure, se tiennent, de préférence dans le cœcum, sans que nul accident y trahisse leur présence.

Action sur l'organisme. — Une fétidité toute spéciale de l'haleine, des coliques limitées au pourtour de l'ombilic, des renvois, quelques vomissements glaireux, annoncent, ordinairement la présence des ascarides. Chez les enfants, les yeux sont cernés, le visage est blême et souvent des maux de tête, des insomnies persistantes, un violent prurit nasal, précèdent des troubles nerveux plus graves encore, des attaques choréiques, par exemple, ou même des convulsions éclamptiques simulant l'épilepsie. Un peloton d'ascarides peut aussi déterminer l'occlusion intestinale et l'on a vu des vers, ayant pénétré par hasard dans le larynx et les bronches, occasionner, de la sorte, une prompte asphyxie.

Les oxyures provoquent habituellement des démangeaisons vives à l'anus, à la vulve même, chez les petites filles et cet intolérable prurit porte les enfants à d'incessants attouchements, à de vicieuses habitudes.

TRICHINES

Genèse. — Mœurs. — C'est encore par l'ingestion de viande de porc infectée que les *trichines (trichina spiralis,)* s'introduisent dans l'économie humaine. Le ver, enroulé comme un cheveu dans une sorte de capsule ovoïde arrive à l'état parfait dans les voies digestives de l'homme. Il y pond ses œufs et les petits qui s'en échappent percent bientôt les parois mêmes du tube intestinal pour se répandre, en légions innombrables dans les muscles voisins, les intercostaux, le diaphragme et de là, dans le système musculaire tout entier.

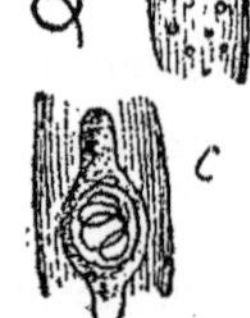

TRICHINE.

A. Trichine grossie.
B. Capsules de grand. naturelle.
C. Capsule grossie et contenant le ver.

Action sur l'organisme. — Un frisson suivi d'une fièvre légère et d'un embarras gastrique plus ou moins accentué, marque le début de la trichinose. L'oppression qui lui succède annonce la pénétration des vers dans les muscles respiratoires; puis surviennent des douleurs vives dans les membres, le gonflement du visage et des extrémités, l'altération de la voix, l'aphonie, enfin, qui sont des accidents généralement funestes. Quand la guérison doit avoir lieu, les trichines se fixent dans les tissus et la peau souvent se couvre de pustules qui disparaissent rapidement ou laissent après elles, pour peu de jours, de petites ulcérations douloureuses.

TRAITEMENT

Moyens hygiéniques et thérapeutiques. — Il est facile de déduire de la curieuse genèse des vers intestinaux, l'hygiène préventive à mettre en pratique pour s'en préserver sûrement. Une alimentation saine, l'usage d'une eau pure et soigneusement filtrée, l'abstinence de viandes crues ou trop peu cuites suffiraient surtout, à diminuer considérablement les cas, de plus en plus nombreux, de trichinose et de ténias.

La présence des parasites ayant été constatée, la thérapeutique nous fournit, d'ailleurs, des vermifuges puissants pour les combattre.

A quelque espèce qu'ils appartiennent, les vers rubanés peuvent être expulsés par les préparations de *racine de grenadier*, de *fougère mâle* ou de *kousso* formulées comme il suit :

1° Ecorce fraîche de racine de grenadier . . 60 gr. Eau . . . . 750 gr. *Réduire à 500 gr. par l'ébullition. A prendre en trois fois à une heure d'intervalle.*	2° Teinture éthérée de fougère mâle. . . . 8 gr. Gom. arabique. 8 gr. Sirop d'éther. . 30 gr. Eau de menthe. 100 gr. *En 3 à 4 jours, le matin à jeun.*	3° Fl. de kousso . 20 gr. Eau bouillante. 250 gr. *Faire infuser pendant un 1/4 d'heure. Boire froid, en une seule fois, le matin à jeun.*

Quelle que soit la formule choisie, il est toujours utile, deux heures après l'ingestion du médicament, de prendre un laxatif léger qui, définitivement, débarrasse l'intestin du parasite. Le malade n'est autorisé, du reste, à se croire guéri qu'après l'expulsion, dûment constatée, de la tête du ténia ou du bothriocéphale.

Contre les *ascarides*, si fréquents chez les enfants, les pharmaciens tiennent toujours tout prêts des biscuits ou des dragées vermifuges à base de *calomel* (2 à 5 centigr.) ou de *santonine* (5 à 30 centigr.) On peut employer aussi le *semen-contra* en poudre, à la dose de 1 à 5 gram. dans du lait ou du miel; la *mousse de corse* en infusion à la dose de 8 à 10 gram. dans 100 gram. de lait, le matin à jeun pendant trois à quatre jours; ou même la simple *gousse d'ail*, dont l'efficacité, chez certains sujets, ne paraît point douteuse. Une purgation légère termine encore bien cette médication.

Les *oxyures* du rectum sont promptement tués et chassés par de simples lavements froids additionnés d'un à deux grammes d'éther ou d'une cuillerée à café de vinaigre.

Les *trichines* seules, dont il serait si facile de se préserver en s'abstenant de manger du porc cru, défient, jusqu'à présent, les divers agents thérapeutiques. La *benzine*, il est vrai, paraît avoir produit quelques heureux résultats ; mais seulement avec le concours des purgatifs au début, des toniques et des reconstituants quand les forces du malade s'épuisent.

HÉMORRHOIDES

On donne le nom d'*hémorrhoïdes* aux varices du rectum, soit que les veines dilatées forment autour de l'anus ou dans l'intestin de simples bourrelets : soit qu'elles donnent lieu à des hémorrhagies plus ou moins fréquentes. Les personnes robustes, pléthoriques, les gros mangeurs et les goutteux y sont particulièrement prédisposés et les hémorrhoïdes se forment, surtout, chez ceux d'entre eux qui font abus des purgatifs irritants ou qui, simplement, ont une existence trop sédentaire.

Un flux hémorrhoïdal régulier, périodique, n'est point sans utilité chez certains malades exposés à de plus graves congestions vers d'autres organes. Il supplée souvent, chez les femmes, les règles passagèrement ou définitivement supprimées ; il diminue, enfin, l'irritabilité, le malaise, la gêne et les douleurs que font éprouver les bourrelets hémorrhoïdaux gonflés parfois jusqu'à rendre la défécation à peu près impossible.

Il est difficile d'échapper aux hémorrhoïdes quand une influence constitutionnelle préside à leur formation. La constipation, cependant, doit être alors surtout, activement combattue et les mets échauffants, les épices, les spiritueux, sévèrement bannis du régime alimentaire.

Suivant qu'elles sont *sèches* ou *fluentes*, les hémorrhoïdes exigent un traitement tout différent. Dans le premier cas, on calme, par les bains tièdes, les lotions ou les lavements frais, les onctions à l'onguent populeum, les suppositoires au beurre de cacao, etc., la gêne ou les douleurs qu'elles provoquent. Dans le second cas, si l'hémorrhagie est trop abondante, on lui oppose les lavements froids additionnés d'une petite quantité de *tannin* ou de quelques gouttes de *perchlorure de fer*.

Pour rappeler, enfin, le flux hémorrhoïdal, prématurément disparu, il suffit de prescrire l'*aloës*, qui ramène, en congestionnant l'intestin, l'écoulement salutaire.

Étymologies. — HÉMORRHOIDES : *Aïma*, sang, *réô*, je coule. Écoulement de sang.

MALADIES DE L'ANUS — FISSURE — FISTULE

Une simple crevasse logée dans les plis de la muqueuse anale constitue un des plus pénibles accidents qui puissent se produire dans cette région, la *fissure à l'anus*, qui, seulement gênante ou cuisante pendant la station assise ou la marche, occasionne, quand le malade se présente à la garde-robe, une cruelle sensation de déchirure qui lui fait pousser les hauts cris.

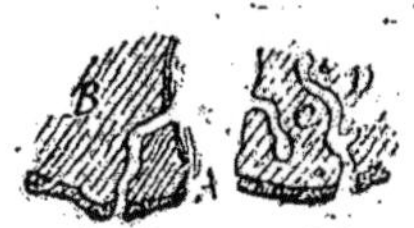

FISTULES A L'ANUS.
A. Anus.
B. Fistule complète.
C. Fistule borgne interne.
D. Fistule borgne externe.

La *fistule*, quoique plus profonde et plus grave est beaucoup moins douloureuse. Complète, elle forme un canal sinueux qui s'ouvre dans le rectum pour aller déboucher à l'extérieur, au voisinage de l'anus; *borgne interne*, elle communique seulement avec l'intestin; *borgne externe*, elle s'enfonce, du pourtour anal dans les tissus, sans atteindre la cavité rectale.

Les fissures et les fistules à l'anus, aussi bien que les prurits et les élancements douloureux qui s'y manifestent, sont souvent liés à l'herpétisme, à la syphilis et à la tuberculose. Des bains fréquents et de simples soins de propreté pourraient, toutefois, dans bien des cas suffire à les prévenir; mais l'ulcération formée ne se guérit point sans un traitement local énergique.

Contre la fissure, les *cautérisations* au nitrate d'argent ou l'application de la *pommade* à la *ratanhia* : (Axonge 15 gr., extrait de ratanhia 2 gr.) sont ordinairement suivies d'une prompte guérison. Contre la fistule, l'injection, dans le trajet ulcéreux, de *teinture d'iode* ou de *thymol* peut, en quelque temps, produire d'excellents résultats et, si ces moyens échouent, il reste, comme suprême ressource, la division chirurgicale des parties ulcérées qui, simplement pansées par la charpie et le cérat, se cicatrisent, alors, dans toute leur étendue.

Étymologies. — ANUS : ouverture du rectum. — FISSURE : *fissura*, fente, crevasse. — FISTULE, *fistula* : petit tuyau, petite flûte.

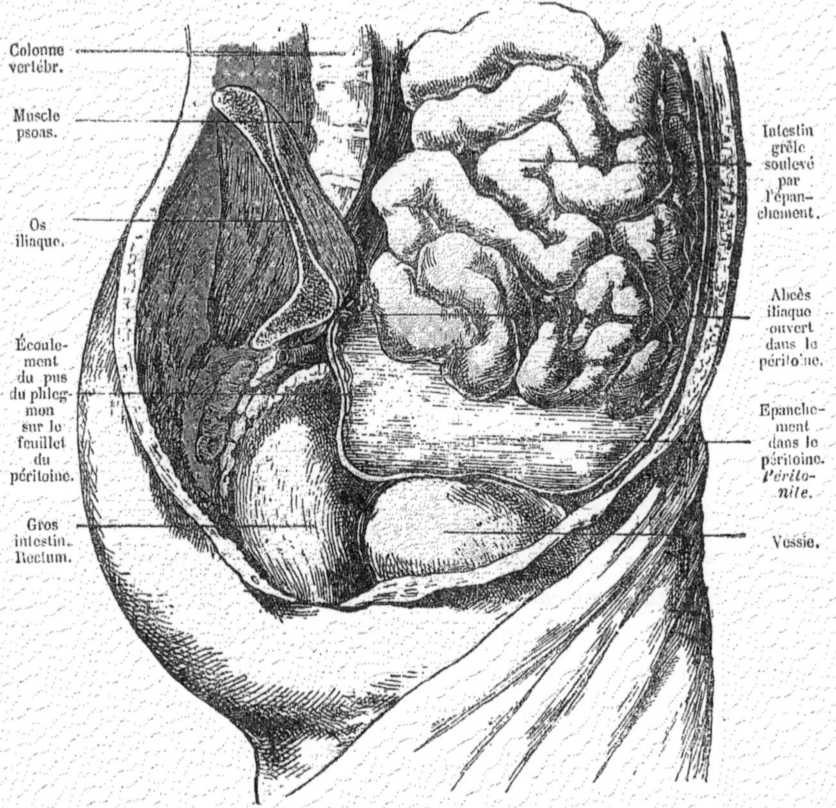

Péritonite aiguë occasionnée par la rupture d'un abcès de la fosse iliaque.

MALADIES DU PÉRITOINE. — PÉRITONITE.

CAUSES ET GENÈSE

Le péritoine est aux organes digestifs ce qu'est la plèvre aux organes respiratoires ; une enveloppe double, qui, d'une part, soutient les anses intestinales, les isole, facilite leur glissement et de l'autre les sépare des organes voisins ou des parois abdominales qu'elle recouvre. L'inflammation de cette membrane close constitue la *péritonite* et les causes les plus diverses peuvent malheureusement engendrer cette redoutable maladie.

En dehors des violences extérieures et de l'action du froid qui, chez les sujets prédisposés, fatalement l'occasionnent, la péritonite fait souvent suite à l'inflammation aiguë ou chronique d'un des organes de l'abdomen; aussi, la femme, par l'extrême fréquence des maladies qui frappent l'utérus, y est-elle surtout exposée.

On sait comme la plus légère imprudence, le moindre froid après l'accouchement, risquent de provoquer une péritonite d'autant plus grave qu'elle se complique de l'*état puerpéral;* mais, point n'est besoin que l'utérus vienne d'accomplir un si grand travail, pour que l'inflammation péritonéale se développe. De la moindre affection utérine peut s'échapper l'étincelle qui mettra le feu à la membrane et la plupart des maladies inflammatoires du petit bassin désignées sous le nom de *pelvi-péritonites,* de *phlegmons péri-utérins,* etc., ne reconnaissent pas d'autre origine.

Souvent encore, la péritonite est provoquée par la perforation d'un organe ou d'une tumeur dont le contenu, plus ou moins irritant, se répand dans le péritoine.

Nous savons déjà comme se perce l'intestin ulcéré par la dysenterie ou la fièvre typhoïde; mais il suffit d'un corps étranger, d'un noyau de cerise ou de prune, d'un ver ascaride engagé dans l'appendice du cœcum, pour que le même accident se produise et quand ce n'est point le tube intestinal, ce peut être la vessie trop pleine, la vésicule biliaire engorgée, un kyste, un abcès, etc., qui se rompt tout à coup, pour verser dans la cavité abdominale un flot d'urine, de bile, de sérosité, de sang ou de pus.

Les abcès de l'abdomen, malheureusement, ne sont pas rares.

Étymologies : PÉRITONITE : *Peritonaîon*, péritoine, inflammation du péritoine. — PELVI-PÉRITONITE : *Pelvis*, bassin, péritonite du bassin. CARREAU : par allusion à la dureté du ventre, dans la péritonite tuberculeuse. — ASCITE : *Askos*, outre. Le ventre ballonné ressemble à une outre.

Il en est qui succèdent à la plus légère inflammation du foie; d'autres, qui, fusant à travers les tissus, sont alimentés par une carie de la colonne vertébrale ou par un épanchement purulent de la plèvre; d'autres, enfin, qui se forment dans les parois abdominales mêmes, dans les muscles psoas, par exemple, ou dans ceux du bassin, constituant ainsi le *phlegmon iliaque,* qui s'ouvre inévitablement dans le péritoine, quand il n'a pu se frayer un passage à travers les couches musculaires pour venir faire saillie au pli de l'aîne et s'écouler à l'extérieur.

Plus encore que la pleurésie, la péritonite peut résulter, à l'état chronique, de l'influence sourde et profonde d'un vice constitutionnel ou d'une maladie généralisée. Le *carreau,* dont tant de pauvres enfants sont frappés, n'est pas autre chose qu'une péritonite tuberculeuse, et c'est, bien souvent aussi, par une manifestation péritonéale rapidement funeste, que se terminent l'infection purulente et l'albuminurie.

EFFETS ET SYMPTOMES

Péritonite générale, aiguë. — La péritonite s'annonce généralement d'emblée, par un violent frisson qui fait claquer les dents au malade ou bien, quand elle résulte d'une perforation viscérale, par une douleur vive, aiguë, intense, qui ne saurait être confondue avec la colique occasionnée par une simple inflammation de l'intestin.

Alors, tandis que la fièvre s'allume, le péritoine enflammé laisse suinter en quantité plus ou moins considérable, une sérosité d'abord claire et de couleur citrine, puis grisâtre et contenant du pus en notable proportion.

En même temps, le ventre se ballonne, l'intestin soulevé flotte à la surface du liquide épanché dans la cavité péritonéale et telle est, à ce moment, la sensibilité de l'abdomen, que le moindre attouchement, le seul poids même des couvertures est insupportable au malade. Dévoré par la soif, le patient, ne tarde point d'ailleurs à être pris de nausées puis de vomissements bilieux d'une teinte « vert de porreau » tout à fait caractéristique. La face pâle, terreuse, altérée par la souffrance, il se tient immobile dans son lit, couché sur le dos, les jambes et les cuisses fléchies pour diminuer la tension des parois abdominales.

Bientôt, enfin, ses douleurs s'éteignent, les vomissements sont remplacés par de simples renvois de glaires et de bile qui s'accomplissent sans efforts; le pouls, toujours très-fréquent, devient petit et misérable; un hoquet de mauvais augure précède de peu l'oppression et les phénomènes asphyxiques par lesquels, dans les cas funestes, se termine ordinairement la maladie.

Péritonite partielle. — La péritonite, heureusement, ne se généralise pas toujours à toute la surface du péritoine. Limitée à certaines régions, elle présente, avec une marche moins rapide, beaucoup moins de gravité; mais souvent, alors, elle provoque, dans le petit bassin surtout, — où, chez la femme, elle se développe avec une facilité extrême, après un excès vénérien ou consécutivement à une menstruation difficile, — un empâtement, une tumeur du tissu cellulaire d'où résulte, avec un phlegmon péri-utérin, un abcès qui peut s'ouvrir dans la cavité péritonéale et déterminer alors une inflammation générale promptement mortelle.

Péritonite tuberculeuse. — Carreau. Il est rare qu'une péritonite aiguë traîne en longueur et passe définitivement à l'état chronique; mais, chez les enfants surtout, la péritonite s'établit, d'emblée, sous la forme chronique et constitue un état de consomption et de marasme aggravé constamment par des diarrhées opiniâtres, la dégénérescence tuberculeuse des ganglions de l'abdomen, le ballonnement et l'induration spéciale du ventre désignée sous le nom de *carreau*.

C'est pitié de voir les pauvres petits êtres atteints de cette maladie cruelle, couchés dans leur lit, les cuisses fléchies sur le ventre, amaigris, blêmes, blafards, torturés souvent par une faim insatiable et rendant, presque aussitôt après les avoir pris, des aliments à peine digérés, qui n'ont pu servir à leurs nutrition.

Longtemps, ce déplorable état se prolonge et la maladie, quand l'épuisement tarde trop à la terminer, se finit souvent par la rupture d'un ganglion purulent qui provoque aussitôt une péritonite aiguë.

DIAGNOSTIC.

Ascite. — L'épanchement séreux que produit la péritonite n'est jamais très-abondant; mais la tuméfaction du ventre est parfois, alors, si considérable, que l'abdomen, ballonné seulement par les gaz, paraît être rempli d'eau comme dans l'hydropisie *ascite*.

Dans ce dernier cas, cependant, au lieu de résonner quand on le frappe, le ventre ne rend qu'un son mat et la main appliquée sur un des côtés, perçoit nettement le choc du liquide mis en mouvement par une impulsion donnée du côté opposé.

L'ascite, d'ailleurs, n'est, en général, que le symptôme apparent d'une affection plus ou moins cachée.

Elle peut être liée à une maladie du cœur, du foie, de la rate, des reins, à l'albuminurie, à la tuberculose, à la cachexie cancéreuse, paludéenne, à l'extrême anémie, etc., qui déterminent, concurremment, l'*œdème* des jambes ou l'infiltration d'autres organes; aussi n'est-ce jamais qu'après un examen minutieux du malade que le médecin peut se prononcer sur les origines et les causes d'une hydropisie de l'abdomen et le traitement de cette dernière est-il absolument subordonné à celui de la maladie organique dont elle dépend.

TRAITEMENT

Moyens hygiéniques et préventifs. — Le froid presque toujours est l'agent provocateur de la péritonite; aussi dès la première enfance, les sujets délicats et prédisposés à la tuberculose, doivent-ils être chaudement vêtus de flanelle, bien nourris et préservés de toute humidité.

La femme, après l'accouchement, est tenue, pour éviter la terrible péritonite puerpérale, à la propreté la plus absolue, à l'observance de l'hygiène la plus rigoureuse, au séjour au lit et dans une chambre chaude aussi longtemps que l'exigent le degré de ses forces et la qualité de son tempérament ou de sa constitution. Une existence calme, une conduite honnête et réglée par une sage raison, la préserveront certainement des péritonites partielles dont souffrent si souvent les femmes qui, par passion ou par métier, commettent journellement des excès de toute sorte.

Moyens thérapeutiques. — La péritonite aiguë générale, quand elle peut être saisie dès le début, doit être énergiquement attaquée par une *application de 15 à 30 sangsues* sur le point douloureux de la paroi abdominale.

Aussitôt après, le ventre est recouvert de compresses mouillées d'*eau très-froide*, ou mieux encore d'une vessie pleine de *glace* et l'on fait prendre en même temps au malade pour calmer autant que possible la douleur, de 0, 05 à 15 centigr. *d'extrait thébaïque* en pilules ou dissous dans une potion. La constipation est combattue par des lavements laxatifs à *l'huile de ricin :* 20 à 30 gram. dans un verre d'eau de guimauve ; ou par deux ou trois prises de *calomel* de 0, 10 centigr. chaque. De petits *fragments de glace* que le malade laisse fondre dans la bouche, arrêtent ou modèrent au moins les vomissements. Si les boissons ne sont pas rejetées on fait prendre du grog froid par cuillerées à bouche et pour toute alimentation, du lait et du bouillon froids.

Quand on n'espère plus rien de la glace, il peut-être utile de badigeonner le ventre de *collodion élastique,* d'oindre la partie supérieure des cuisses d'*onguent napolitain,* d'appliquer enfin, quand l'épanchement est formé, de larges *vésicatoires volants* sur le ventre. En ces cas redoutables, le médecin, d'ailleurs, doit suivre de très-près le malade et diriger le traitement suivant l'urgence de telle ou telle indication.

La péritonite partielle, à marche plus lente, ne réclame pas l'usage d'autres médicaments. Les cataplasmes émollients et les bains tièdes à l'eau de son peuvent cependant, alors, être prescrits avec avantage et l'on doit se hâter, quand la maladie se termine par un abcès accessible, de percer ce dernier pour faire écouler le pus au dehors.

La péritonite tuberculeuse, outre le traitement général de la tuberculose, exige de fréquents badigeonnages du ventre à la teinture d'iode et, contre les diarrhées qu'elle occasionne, l'administration des divers médicaments déjà recommandés contre l'entérite chronique; le *phosphate de chaux* entre autres, et la *décoction blanche* de Sydenham.

Diurétiques. — A l'hydropisie du péritoine, quelle que soit la cause qui l'ait provoquée, il est indiqué d'opposer les agents diurétiques assez actifs pour détourner sur les voies urinaires une partie des liquides qui s'épanchent dans l'abdomen.

Je recommande surtout, en pareil cas, l'usage du lait à haute dose, les infusions de pariétaire, de fleurs de genêt, de pervenche, de sureau, additionnées de quelques prises de *bicarbonate de soude* ou d'*azotate de potasse;* les sirops de *pointes d'asperges* ou des *cinq racines,* à prendre purs ou délayés dans les tisanes précédentes; les vins diurétiques de *scille* ou de *colchique,* préparés selon les formules ci-dessous :

1° VIN DE COLCHIQUE		2° VIN SCILLITIQUE	
Semences de colchique. . .	15 gr.	Squames de scille.	15 gr.
Vin de Xérès.	500 gr.	Vin de Malaga.	500 gr.

Laissez macérer dix jours en agitant de temps en temps, passez avec expression et filtrez. — Deux cuillerées à bouche, chaque jour.

Quand ces moyens ne donnent plus de résultats suffisants, il ne reste, en dernière ressource, qu'à *ponctionner* la paroi du ventre à l'aide d'un trocart et à débarrasser ainsi le malade de l'énorme quantité d'eau qui s'est accumulée dans la cavité péritonéale.

TABLEAU SYNOPTIQUE ET DIAGNOSTIQUE

DES MALADIES DE L'APPAREIL DIGESTIF

MALADIES de la BOUCHE	Rougeur vive de la muqueuse. Ulcérations légères ou nulles. Haleine non fétide.	Rougeur généralisée. Ulcérations nulles ou très-superficielles.			Stomatite simple.
		Rougeur par places, avec ulcérations arrondies, petites et très-douloureuses.			Stomat. aphtheuse.
		Muqueuse recouverte de dépôts blancs, analogues à du lait caillé.			Stomat. crémeuse. (*Muguet.*)
	Rougeur violacée. Ulcérations profondes. Haleine fétide.	Fausses membranes. Ulcérations irrégulières, non perforantes.			Stomat. ulcéreuse.
		Point de fausses membran.	Ulcérat. livid., noirât., perforant et mortifiant les parois buccales. — Odeur extrêm. fétide.		Stomat. gangrèn. (*Noma.*)
			Ulcérat. irrégul. sur les gencív. et les joues, au niveau des dents. — Odeur et saveur métalliques.		Stom. mercurielle.
			Ulcérations arrondies et taillées à pic, sur le pharynx et les lèvres.		Stom. syphilitique.
	Douleurs vives provoquées par une dent cariée : Gonflement de la joue.				Fluxion dentaire.
	Tumeur lisse ou bourgeonnante sur la gencive enflammée.				Epulis.
MALADIES de la GORGE et du PHARYNX	Rougeur vive de la muqueuse souvent recouverte d'un enduit blanchâtre. — Point d'ulcérat., de fausses membr. ni de granulations. Etat aigu.	Amygdales saines. Inflammat. limitée au voile du palais, à la luette et au pharynx.			Angine pharyngée. (*Pharyngite.*)
		Amygdales enflammées.	Sans exsudat.	Inflammation superficielle.	Angine tonsillaire. (*Amygdalite.*)
				Inflammat. profonde. Gonflement. Abcès.	Ang. parenchymat. (*Esquinancie.*)
			Exsudat blanchâtre, crémeux.		Angine pultacée.
	Rougeur violacée	Fausses membranes grisâtres. Ulcérations profondes. — Etat général grave.			Ang. couenneuse.
	Rougeur violacée, pointillée ou cuivrée. — Point de fausses membr. — Ulcérations ou granulations. — Etat chronique.	Ulcérations arrondies. Rougeur cuivrée. Concrétions jaunâtres ou plaques muqueuses. Diathèse syphilitique.			Angine syphilitique.
		Granulations.	Granulations oblongues, sans ulcérations. Rougeur pointillée. Diathèse herpétique.		Angine granuleuse. (*Ang. herpétique.*)
			Granulations volumineuses. Ulcérations irrégulières. Rougeur violacée. Scrofulose.		Angine scrofuleuse.
	Gorge saine. Impossibilité ou difficulté d'avaler. Régurgitation.				Œsophagisme.
MALADIES de L'ABDOMEN.	Douleurs à l'épigastre. Renvois gazeux, éructations, pyrosis, etc. Coliques intestinales, nulles ou très-rares.	Vomissements fréquents.	Vomissements aliment., bilieux ou glaireux, mais ne contenant jamais de sang.	Point de fièvre. Etat accidentel.	Gastrite aiguë.
				Point de fièvre. Etat habituel. Dyspepsie. Mélancolie.	Gastrite chronique. (*Embarras gastrique*)
				Fièvre pl. ou moins vive. Teinte jaune.	Embarras gastrique fébrile.
			Vomissements de sang.	Sang rouge vif, pur, abondant.	Ulcère simple.
				Sang noir, analogue à de la suie.	Cancer stomacal.
		Vomissements rares ou nuls.	Douleurs presque continues, plus vives après les repas.		Dyspepsie.
			Douleurs intermittentes, mais très-aiguës.		Gastralgie.
	Coliques ou douleurs abdominales. Point de vomissements.	Evacuations fréquentes stercorales ou sanglantes.	Evacuations stercorales. Diarrhée.	Diarrhée verdâtre, point d'empâtement dans la fosse iliaque.	Entérite simple.
				Diarrhée noirâtre. Empâtement douloureux dans la fosse iliaque.	Typhlite.
				Diarrhée suivie d'évacuations riziformes. Crampes. Refroidiss.	Cholérine.
			Evacuations sanguinolentes. Fausses membranes. Epreintes.		Dysenterie.
			Flux hémorrhagique. Souvent bourrelets à l'anus.		Hémorrhoïdes.
		Evacuations rares ou nulles.	Coliques légères à l'ombilic. Troubles nerveux.		Vers intestinaux.
			Coliques sèches. Evacuations nulles. Congestions.		Constipation.
	Vomissements verdâtres. Constipation.	Douleurs très-vives. Ballonnement limité. Pouls petit. Face grippée. Parfois hernie étranglée.			Occlusion intestin.
		Douleurs plus génér. Ballonnem. considér.	Etat aigu, fièvre intense.		Péritonite aiguë.
			Etat chronique. Tumeur.		Périt. chronique.
		Douleur localisée à la fosse iliaque. Empâtement.			Phlegmon iliaque.

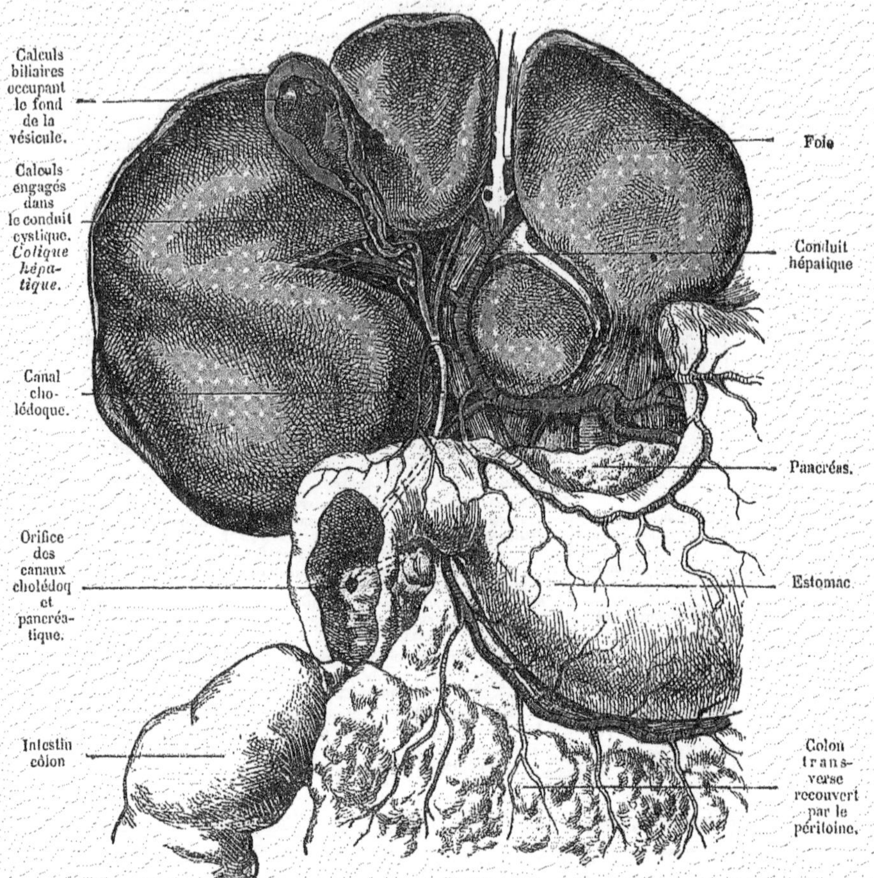

Calculs biliaires. — Mécanisme de la colique hépatique.

MALADIES DES APPAREILS DE SÉCRÉTION

MALADIES DU FOIE — HÉPATITE.

CAUSES ET GENÈSE

Le foie est un des grands centres organiques par où doivent passer, afin d'y subir de profondes modifications, les matériaux nutritifs absorbés dans les voies digestives.

C'est là que les uns sont transformés en *sucre* pour être bientôt brûlés dans les poumons; c'est là, que d'autres, devenus inutiles, sont réduits à l'état de *bile*, pour être évacués par l'intestin.

Ce travail considérable rend compte, jusqu'à un certain point, de la facilité avec laquelle le tissu du foie peut s'enflammer chez les personnes qui mangent beaucoup, celles, surtout, qui sous un climat chaud, abusent d'une nourriture épicée ou de boissons alcooliques. Bien d'autres causes, cependant, peuvent encore provoquer l'inflammation de la glande; mais suivant les tempéraments et les milieux, les phénomènes de l'*hépatite* sont alors extrêmement variables.

EFFETS ET SYMPTOMES

Hépatite simple. — Seules, dans les cas les plus simples, les couches superficielles du foie sont le siége de l'inflammation; mais souvent, alors, se forment, dans l'épaisseur de l'organe, des *abcès* qui bientôt s'ouvrent au dehors ou, plus malheureusement, dans l'estomac, l'intestin, le péritoine ou la plèvre. Très-rare, à l'état aigu, dans nos climats, l'hépatite simple débute par une violente fièvre précédée de frissons et s'affirme, aussitôt, par un embarras gastrique intense, des vomissements bilieux, un *ictère* ou *jaunisse* accompagné d'une douleur vive au niveau du foie s'irradiant vers l'épaule droite. Chronique, elle complique souvent l'inflammation d'un organe voisin; mais au lieu de se terminer par suppuration, elle tend plutôt, alors, à provoquer l'induration et l'atrophie spéciale du tissu du foie connue sous le nom de *cirrhose.*

Cirrhose. — C'est ordinairement à l'âge moyen de la vie et plus spécialement chez les buveurs d'alcool, que la cirrhose se manifeste. Elle s'annonce d'abord par des troubles digestifs bientôt suivis d'un extrême amaigrissement des membres et du tronc, d'une coloration terreuse de la peau, d'un gonflement progressif du ventre

Étymologies. — HÉPATITE : *Hêpar*, le foie. Inflammation du foie. — CIRRHOSE : *Kirros*, roux, de la couleur du foie dans cette maladie. — ICTÈRE : *Iktéros*, jaunisse.

occasionné par une hydropisie ascite d'un développement rapide. A la dernière période de la maladie, s'ajoutent, à ces graves accidents, des hémorrhagies nasales ou des crachements de sang plus funestes encore et qui se répètent assez fréquemment pour amener, à la longue, le marasme et la cachexie.

Hépatite diffuse. — Ictère grave. — Le virus de la syphilis et le miasme des marais peuvent n'être pas étrangers à certains cas de cirrhose; le plus souvent, toutefois, ces ferments morbides, comme ceux du typhus ou de la tuberculose et de même, aussi, certains poisons minéraux lentement absorbés, l'arsenic, le phosphore, l'antimoine, etc., occasionnent une inflammation diffuse du foie dont les effets immédiats sont le retrait du tissu de la glande et, conséquemment, la suppression progressive de la sécrétion biliaire.

Une jaunisse intense, une opiniâtre insomnie, une forte douleur de tête coïncidant avec quelques troubles digestifs, annoncent le début de cette forme d'hépatite, mais bientôt le sang vicié par la bile qu'il contient et dont il ne peut plus se débarrasser, s'altère assez profondément pour s'échapper à travers les muqueuses et la peau et pour déterminer, par l'irritation du système nerveux, des convulsions, de l'assoupissement ou du délire. Tels sont les funestes phénomènes presque exclusivement désignés, de nos jours encore, sous les noms d'*ictère hémorrhagique* et d'*ictère grave* quoiqu'ils dépendent, le plus souvent, d'une altération très-profonde ou même d'une véritable dégénérescence du tissu du foie.

En raison même de leur persistance et de leur caractère pernicieux, ils ne sauraient, d'ailleurs, être jamais confondus avec la simple *jaunisse* qui se produit si fréquemment et sans aucune fâcheuse conséquence, dans les inflammations limitées à la muqueuse de la vésicule et des conduits biliaires.

Catarrhe des voies biliaires. — Ictère simple ou jaunisse — Il suffit, comme on sait, d'un refroidissement au changement des saisons ou même, en certains cas, d'une vive impression morale, pour voir paraître la jaunisse. Mêlée au sang, la bile circule dans toute l'économie, teignant d'abord la sclérotique oculaire en jaune clair, puis la peau, en jaune orangé ou verdâtre. L'urine est rouge, fortement chargée de tous les matériaux biliaires dont elle dépouille le sang; mais, en revanche, la bile n'étant plus assez abondante dans l'intestin, les excréments décolorés ont une teinte grise ou blanchâtre. Quelques malades éprouvent un peu de fièvre, d'autres, de vives démangeaisons à la peau; ce ne sont là pourtant que des phénomènes sans gravité, dont la durée n'excède pas une ou deux semaines.

TRAITEMENT

Moyens hygiéniques et préventifs. — Le traitement préventif des maladies du foie se résume tout entier dans la tempérance et la sobriété, ces deux hautes vertus qui doivent être prêchées avec autant de zèle par le médecin que par le moraliste. Un régime doux et rafraîchissant, d'où seront exclus, surtout dans les pays chauds, les substances grasses, les épices et les mets indigestes; l'usage, aussi restreint que possible, des boissons alcooliques, une vie active et bien réglée, empêcheront sûrement tout excès fonctionnel de la glande hépatique et par conséquent, tous les accidents inflammatoires qui peuvent en résulter.

Moyens thérapeutiques. — L'hépatite aiguë, si fréquente dans les régions tropicales, impose souvent au malade l'obligation de changer de climat. Dès le début, cependant, il peut être utile de la combattre par une application de *sangsues* sur le point douloureux et par les *purgatifs* répétés, au nombre desquels on doit, de préférence, choisir le *calomel* à la dose de 0, 25 à 0, 50 centig. chaque jour. Plus tard, on combat par les toniques, fer, quinquina, vins généreux, la débilité qui se manifeste et quand on a pû constater la présence d'un abcès on se hâte, si c'est possible, soit d'en extraire le pus au moyen d'un appareil aspirateur, soit de le faire écouler au dehors en ouvrant le foyer qui le contient à l'aide de la potasse caustique. Quelques injections iodurées ou thymiques terminent avantageusement l'opération.

Dans l'*ictère grave*, l'intoxication du sang par la bile et l'épuisement progressif du malade doivent surtout préoccuper le médecin; aussi les *potions cordiales* à l'eau distillée de menthe, de cannelle, de sauge, additionnées de 40 à 50 gram. d'*alcool* et d'égale quantité de *sirop thymique*, les vins généreux de Bagnols et de Bordeaux à l'écorce d'oranges et au quinquina, formeront-ils la base du traitement.

Contre la *cirrhose*, enfin, on aura recours à l'usage quotidien des *eaux alcalines* de Vals ou de Vichy et dans le but de prévenir ou de combattre l'hydropisie de l'abdomen, aux médicaments *diurétiques*, scille, digitale, baies de genévrier; aux *purgatifs* doux, à tous les moyens recommandés, au chapitre précédent, contre l'ascite.

CALCULS BILIAIRES

CAUSES ET SYMPTOMES

Parfaitement fluide à l'état normal, la bile séjourne quelque temps, avant d'être expulsée, dans la vésicule où elle est versée par le conduit hépatique, et c'est dans ce réservoir que se forment, le plus souvent, les *calculs biliaires*.

Il suffit, pour cela, que certains des éléments dissous dans la bile en soient *précipités* à l'état de poudre impalpable, comme il arrive dans les solutions salines auxquelles on ajoute un réactif. Or, cette précipitation se produit soit lorsque la bile est trop grasse, soit lorsqu'il s'y mêle, — consécutivement à l'inflammation des réservoirs qui la contiennent, — une petite quantité de mucus.

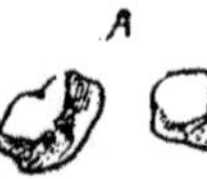

CALCULS BILIAIRES
A Calculs à facettes de grandeur natur.

Les pierres biliaires résultent donc d'une véritable opération chimique; aussi leur nombre et leur volume varient-ils suivant l'énergie et la durée de la réaction qui leur a donné naissance.

La vésicule du fiel n'en renferme souvent qu'une,

deux ou trois. Dans les nombreuses autopsies que j'ai eu l'occasion de faire, une année, à Bicêtre, j'ai souvent, au contraire, trouvé chez des vieillards, dix, vingt, trente calculs à la fois, appliqués par leurs facettes l'un contre l'autre, et superposés contre la paroi de la vésicule, comme les pierres d'un mur.

Colique hépatique. — Quoi qu'il en soit, ce n'est guère au moment où les calculs se forment, ni pendant qu'ils séjournent dans le réservoir biliaire, que le malade ou le médecin peuvent soupçonner leur présence. Mais un jour, quand la pierre entraînée par la bile s'engage dans les canaux, relativement étroits, par lesquels le liquide est versé dans l'intestin, une douleur atroce, brûlante, déchirante, éclate dans le côté droit, et s'irradie en traits aigus, vers l'estomac, la poitrine et le bas ventre.

C'est la *colique hépatique,* une des plus vives souffrances qu'il soit possible d'endurer et qui résulte de la dilatation extrême du canal *cystique*, par le calcul trop volumineux qui le parcourt.

On sait quelle pénible sensation l'on éprouve quand un morceau de croûte de pain, trop précipitamment avalé, descend dans l'œsophage. C'est une douleur du même genre qui constitue la colique hépatique, mais combien plus aiguë, plus déchirante et surtout plus prolongée!

A peine a-t-elle éclaté, d'ailleurs, qu'elle s'accompagne de nausées et de vomissements réitérés; puis, à mesure qu'elle s'exaspère, elle arrache des cris au patient qui s'agite, se tord et cherche dans les attitudes les plus bizarres, un calme d'une seconde à la violence de son mal.

Quand elle atteint son paroxysme, cette torture peut amener le délire, la syncope, des convulsions épileptiformes et quelquefois la mort.

Cependant, la pierre qui produit tous ces désordres avance lentement dans le canal cystique où elle s'est engagée, pour pénétrer bientôt dans une voie un peu plus large, celle du canal *cholédoque* qui s'ouvre dans l'intestin. *(Voir la figure.)*

A ce moment, si le calcul n'est pas trop volumineux, le malade est immédiatement soulagé ; dans le cas contraire, la colique continue et se complique d'une *jaunisse*, d'autant plus intense que l'obstruction du canal est plus complète. Les accidents ne cessent alors que lorsque la pierre est tombée dans l'intestin, c'est-à-dire après un trajet de dix à douze centimètres, qu'elle aura mis, suivant son volume, quelques heures ou plusieurs jours à parcourir.

Dans les cas, heureusement rares, où le calcul reste enclavé dans le canal sans pouvoir avancer ni reculer vers la vésicule biliaire, de graves complications se produisent, qui sont généralement suivies d'accidents mortels.

TRAITEMENT

Moyens hygiéniques et thérapeutiques. — Le mode même de formation des pierres biliaires indique de quelle façon doit être ordonné le traitement de cette douloureuse affection.

Au moment où la colique hépatique se manifeste, il n'est plus temps d'agir contre le calcul qui la provoque et l'on ne peut alors, à l'aide des émollients et des narcotiques, combattre avantageusement que la douleur. Dans ce cas, le malade, comme je l'ai bien souvent constaté, peut être immédiatement soulagé par l'application, sur la région du foie, d'un cataplasme arrosé de laudanum, par un grand bain tiède et surtout par l'absorption de quelques cuillerées à bouche de la potion suivante, à prendre de dix en dix minutes : Potion gommeuse 120 grammes ; alcool 5 grammes ; chloroforme 2 grammes ; sirop de laurier-cerise 30 grammes. Mais la véritable médication doit avoir pour but d'empêcher la formation de nouvelles pierres et de prévenir ainsi le retour des accidents.

Le malade se trouvera bien, à cet égard, d'un régime mixte, à la fois composé de viande et de végétaux frais, d'où seront proscrits, autant que possible, les graisses et les épices. Il fera de l'exercice en plein air et, suivant sa constitution, il obtiendra de l'usage prolongé des *sels alcalins* végétaux, du *bicarbonate de soude* à la dose de 2 à 3 grammes; de *l'éther* et de la *térébenthine* en capsules de 0, 25 centigr. dont il prendra trois à quatre de chaque, dans la journée; de *l'extrait de fiel de bœuf* en pilules; du lait à haute dose, des eaux alcalines de Vichy, de Vals ou de Vittel, etc; d'excellents résultats d'abord, et presque toujours, avec le temps, une guérison définitive.

TUMEURS DU FOIE. — DÉGÉNÉRESCENCES.

Le foie est de tous les viscères celui, certainement, qui sous l'influence d'un vice constitutionnel ou d'une diathèse est le plus prompt à dégénérer. Le *cancer*, en effet, s'y développe avec une facilité extrême; la tuberculose et l'alcoolisme déterminent l'infiltration graisseuse de ses cellules désignée sous le nom de *foie gras;* la syphilis, la malaria, la scrofulose occasionnent la dégénérescence amyloïde du tissu constituant le *foie lardacé* ou *cireux;* certains parasites, enfin, les *échinocoques*, y provoquent la formation d'énormes kystes pleins d'un liquide clair, les *kystes hydatiques*, où vivent, en grand nombre, fixés à la paroi de la cavité, des embryons de ténia. (Voir *Vers intestinaux.*)

L'*iodure de potassium* à la dose de 1 à 2 grammes par jour, a parfois donné, dans ce dernier cas, quelques résultats favorables et les kystes, comme les abcès, peuvent souvent être ouverts à l'extérieur, puis, très-avantageusement, être injectés d'une solution iodurée ou thymique; mais, contre le cancer et les diverses dégénérescences, la médication, purement palliative, ne diffère point de celle de l'hépatite et des inflammations chroniques du foie.

Étymologies. — Echinocoques : *Ekinos*, hérisson. *kokkos*, grain. De la forme des parasites. — Kystes hydatiques : *udôr*, eau : kystes contenant de l'eau.

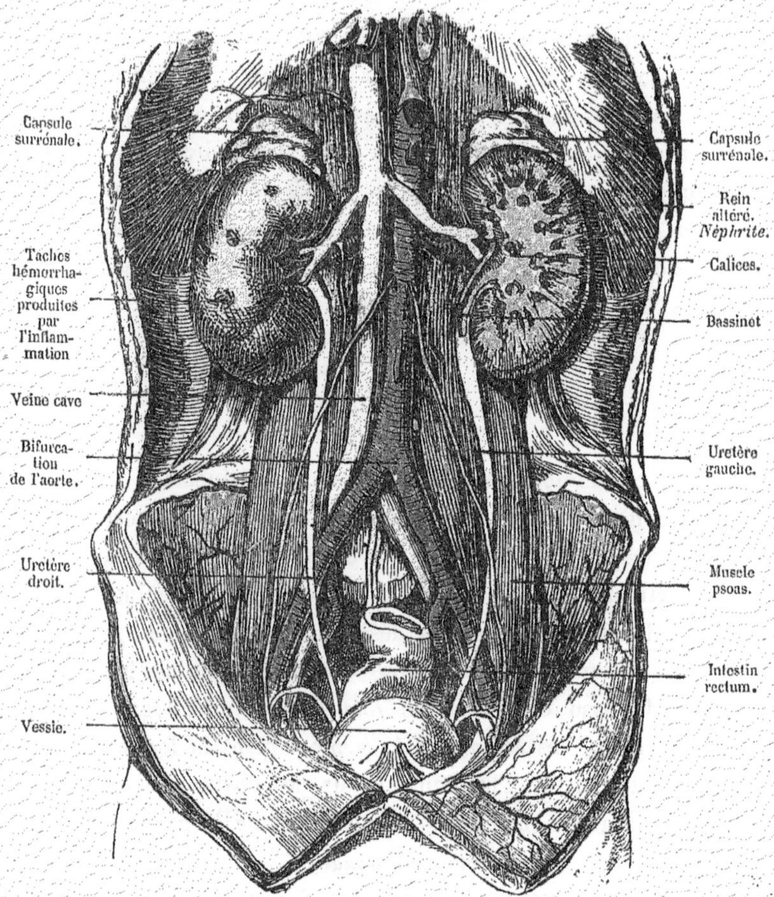

Inflammation des reins. — Lésions de la néphrite albumineuse.

MALADIES DES REINS. — NÉPHRITE. — ALBUMINURIE.

La fonction des *reins* est de dépouiller le sang de l'eau qu'il contient en excès et de débarrasser, en même temps, l'économie d'un grand nombre de substances qui n'y pourraient séjourner sans occasionner des accidents funestes.

Le liquide secrété de la sorte est l'*urine*, dont la quantité s'élève à l'état normal à 1,000 ou 1,200 grammes en vingt-quatre heures et dont un litre tient dissous environ 32 gr. d'*urée;* 1 gr. d'*acide urique;* 18 gr. de *sels;* 12 gr. de *matières extractives* diverses.

Au fur et à mesure de sa production dans les *tubes urinifères* du rein, l'urine est versée, par les *calices*, dans le *bassinet*, partie évasée de l'*uretère*, d'où elle est amenée, par ce dernier canal, jusque dans la *vessie*. (Voir la fig.)

L'urée et l'acide urique, derniers résidus des matières albuminoïdes ayant fait partie de nos tissus, sont les matériaux les plus importants de l'urine. Le premier, l'*urée,* plus riche en oxygène, constitue, quant il n'est point éliminé par les reins, un poison redoutable, engendrant les terribles phénomènes de l'*urémie;* le second, moins dangereux, se borne à déterminer, quand il est en excès dans le sang, les accidents du *rhumatisme* et de la *goutte.*

Les sels cristallisables les plus communs dans l'urine, sont les sulfates de potasse et de soude, les phosphates d'ammoniaque et de magnésie, l'oxalate de chaux, l'urate d'ammoniaque, les chlorures de sodium et d'ammonium, tous en proportions variables, suivant l'état de santé ou de maladie.

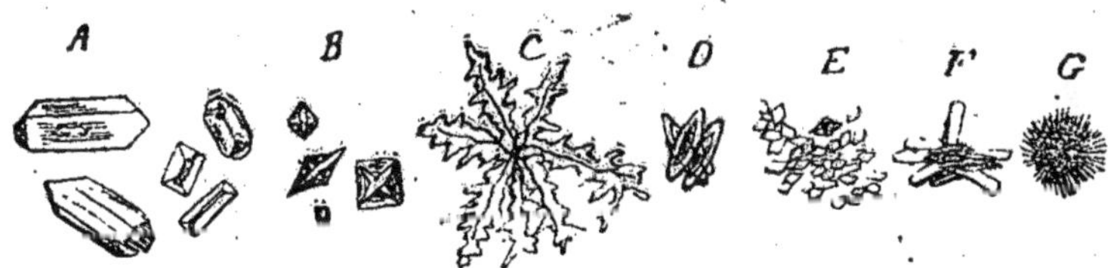

SÉDIMENTS ET CRISTAUX DE L'URINE

A. Phosphate d'ammoniaque et de magnésie, déposé dans l'urine. — B. Oxalate de chaux. — C. Phosphate ammoniaco-magnésien, obtenu par évaporation rapide. — D. E. F. Cristaux d'acide urique de diverses formes. — G. Urate d'ammoniaque.

Outre ces principes à peu près constants, l'urine peut, accidentellement, contenir encore des mucosités, du sang, du pus, du

Étymologies. — NÉPHRITE : *Nephros*, rein. Inflammation du rein. — ALBUMINURIE : *Albumen*, albumine, *ourein*, uriner. — MAL DE BRIGHT : L'albuminurie a été surtout étudiée par Bright, médecin anglais, de 1827 à 1831. — URÉMIE : *Urea*, urée, *aima*, sang : urée dans le sang.

sperme, de l'albumine, du sucre, de la bile, de la graisse, etc., dont la constatation et le dosage fournissent toujours au médecin, pour le diagnostic et le traitement de la maladie qu'il doit combattre, les plus précieuses indications.

CAUSES ET GENÈSE DE LA NÉPHRITE

Malgré que les reins soient assez profondément situés pour sembler à l'abri de tout refroidissement, le froid humide, ce redoutable agent provocateur des inflammations viscérales, occasionne la néphrite presque aussi facilement que la bronchite ou la pneumonie.

Les rhumatisants, les goutteux, les buveurs d'alcool, les sujets ayant souffert de la malaria ou de la syphilis y sont particulièrement exposés ; mais la néphrite éclate souvent, aussi, dans le cours d'une fièvre éruptive, la scarlatine et la rougeole entre autres ; elle peut compliquer le typhus et souvent, encore, elle est occasionnée par l'application d'un vésicatoire ou l'absorption d'un médicament cantharidé.

EFFETS ET SYMPTOMES

Néphrite simple. — Le premier effet de l'inflammation est de congestionner fortement le rein, de gonfler d'abord son tissu et de déterminer sur l'enveloppe dont il est recouvert, de petites taches hémorrhagiques ou même des épanchements de sang très-limités. Ces lésions allument la fièvre, le malade éprouve une vague douleur dans la région rénale ; l'urine, un peu diminuée, contient parfois du sang et plus fréquemment une notable quantité d'albumine, quand l'inflammation a fait assez de progrès pour détacher l'épiderme qui tapisse les petits tubes urinifères dont la glande est composée.

Dans les cas légers, cependant, ce dernier phénomène est absolument transitoire et la néphrite passe souvent à l'état chronique sans autre inconvénient; mais quand l'organe lésé ne se répare pas, l'albumine du sang continue à filtrer à travers le rein avec l'urine et la persistance de cette *albuminurie* donne à l'inflammation rénale un caractère de haute gravité qui se traduit bientôt par des accidents redoutables.

Néphrite albumineuse. — Mal de Bright. — Le plus apparent et le plus grave de ces phénomènes est l'hydropisie. L'enflure, véritablement effrayante, dans les cas à début rapide envahit le corps entier du patient; dans les cas à marche lente ou chronique, elle commence par les paupières ou la partie inférieure des jambes d'où, progressivement, elle gagne tout le corps.

La peau, lorsque l'*anasarque* est ainsi constituée, se tend jusqu'à se crevasser par places, au-dessus des tissus infiltrés et l'eau, que les reins, désormais incapables de remplir leurs fonctions, ne peuvent plus séparer du sang, ruisselle, par ces fissures, dans le lit du malade. Sur les points où la tension est moins considérable, le corps garde l'empreinte du doigt qui le presse et bientôt cette enflure superficielle se complique d'hydropisies profondes dans la plèvre, le péricarde ou le péritoine, d'œdèmes de la glotte ou du poumon, d'une inflammation spéciale de la rétine occasionnant les graves troubles de la vision qui caractérisent l'*amaurose albuminurique*.

C'en est assez pour tuer le patient, d'autant plus qu'à l'hydropisie se sont ajoutés un amaigrissement extrême, d'incessantes dyspepsies, des diarrhées opiniâtres. Bien souvent, toutefois, l'altération des reins est alors si prononcée; le tissu de la glande, rouge sur certains points, décoloré sur d'autres, est à tel point infiltré de graisse et ratatiné, que l'*urée* ne pouvant plus être séparée du sang, reste dans le torrent circulatoire, s'y accumule, s'y entasse et détermine enfin l'empoisonnement trop souvent funeste que nous allons étudier sous le nom d'*urémie*.

Analyse de l'urine. — Tels sont les phénomènes ultimes du passage de l'albumine du sang dans l'urine et de la rétention de l'urée. Aussi, dès le début d'une néphrite ou mieux encore de toute maladie des reins, est-il absolument urgent que l'urine du malade soit analysée. Pour y constater la présence de l'albumine, il suffit, d'ailleurs, après avoir versé dans un tube fermé, une petite quantité de l'urine évacuée le matin, de la chauffer, jusqu'à l'ébullition, à la flamme d'une lampe. L'albumine se coagulant par la chaleur, il se forme aussitôt, dans l'urine qui n'en contiendrait même que des traces, un précipité floconneux, blanchâtre, insoluble dans quelques gouttes d'acide nitrique ajoutées au liquide bouillant.

INSUFFISANCE URINAIRE. — URÉMIE

CAUSES ET GENÈSE

Presque toujours d'une gravité extrême, l'*urémie* ne se produit pas seulement à la dernière période de la néphrite, mais toutes les fois que les reins n'accomplissant plus bien leurs fonctions, une partie de l'urine, au lieu de suivre son cours naturel, se mêle au sang, et voyage avec lui dans toutes les parties du corps.

L'urémie est donc un empoisonnement par l'urine, ou mieux par l'*urée*, cette substance ammoniacale que les reins ont mission de chasser de l'économie, et qui doit être entraînée par l'urine.

Chez l'homme en bonne santé, l'élimination de l'urée s'accomplit avec une admirable perfection, malgré la structure compliquée des glandes rénales chargées de cet ouvrage, mais la moindre imprudence, la plus légère complication dans le cours de certaines maladies, suffisent à déranger ces appareils si précis, à troubler ces fonctions si délicates.

On sait que la plupart des poteries destinées à contenir un liquide, le laisseraient filtrer à travers leurs parois, si celles-ci n'étaient enduites d'un vernis imperméable. Il en serait de même des réservoirs urinaires, s'ils n'étaient intérieurement tapissés d'une mince couche d'épiderme. Malheureusement cette membrane impénétrable, qui joue à l'état sain le rôle de l'émail des poteries, s'écaille et se détache avec une facilité extrême, à la suite de la plus légère inflammation des reins.

Les désordres qui se manifestent alors sont faciles à comprendre. L'urine s'échappant, par imbibition, des réservoirs et des canaux devenus perméables, s'infiltre dans les tissus voisins, et par les voies de la circulation se répand bientôt dans l'économie tout entière. Dès ce moment, le malade est empoisonné ; mais les accidents qu'il éprouve varient considérablement, suivant que l'intoxication est plus ou moins rapide.

Dans le premier cas, il est presque subitement frappé de *convulsions* analogues à celles de l'accès d'épilepsie. Il tombe, perd connaissance, et des contractions violentes tordent tous les muscles de son corps. Dans le second cas, il est anéanti par un sommeil profond, irrésistible, un *coma* semblable à celui de l'apoplexie cérébrale et souvent accompagné de délire, d'étouffement, de douleurs intenses dans les articulations.

Au milieu de ces accidents, trop souvent mortels, il est quelquefois possible de constater, dans l'haleine du malade, la présence de l'ammoniaque, phénomène particulièrement grave, annonçant que l'urine absorbée se décompose dans les poumons.

TRAITEMENT

Moyens hygiéniques et thérapeutiques. — C'est en évitant le froid humide, en se hâtant toujours de changer de vêtements après avoir été accidentellement mouillé par la pluie, que l'on se préservera des graves accidents de la néphrite.

Aiguë et douloureuse, l'inflammation des reins doit être aussitôt combattue par une application de *sangsues* ou de *ventouses*, jamais par les vésicatoires qui l'aggraveraient sûrement.

Contre la maladie confirmée et surtout contre la néphrite albumineuse, le *lait* à haute dose est le remède souverain. Souvent j'ai très-heureusement secondé son action en prescrivant au malade la *digitale* en pilules : 0, 05 à 0, 10 centigr. par jour, et l'*eau oxygénée,* qui joint à ses propriétés oxydantes celle d'agir aussi comme un diurétique puissant.

L'hydropisie développée doit être combattue, comme l'ascite, par les *purgatifs* énergiques et les tisanes les plus propres à faciliter la sécrétion urinaire : fleurs de genêt, busserole ou uva-ursi, pariétaire, etc. Les fumigations aromatiques au genièvre, les bains de vapeur donnés dans le lit, les frictions stimulantes produisent alors aussi de très-bons effets. Les toniques enfin sont absolument indiqués dès que le malade faiblit et que sa nutrition se trouble.

Lorsqu'ils se manifestent à la période ultime de la néphrite, les accidents urémiques presque toujours sont au-dessus des ressources de l'art. Quelquefois, au contraire, quand l'urémie, purement transitoire, n'est point liée à une lésion définitive des reins, ils peuvent être conjurés par le rapide emploi des antispasmodiques et j'indiquerai plus loin, à propos des névroses, comment ces précieux médicaments doivent, alors, être utilisés.

HÉMORRHAGIE RÉNALE — HÉMATURIE

Comme toutes les hémorrhagies, celle qui se fait par les voies urinaires peut être déterminée par les causes les plus diverses et j'ai eu l'occasion d'en rencontrer dans ma pratique, les exemples les plus singuliers.

C'est tantôt une congestion des reins, une néphrite, un calcul,

Étymologies. — HÉMATURIE : *Aima*, sang, *ourein*, uriner. Synonymie : *Pissement de sang.*

un cancer, une maladie de la vessie, etc., qui la provoque; tantôt elle supplée une hémorrhagie habituelle, entre autres le flux hémorrhoïdal.

Le sang, généralement s'écoule, au grand effroi du malade, quand celui-ci croyant simplement uriner, fait effort pour vider sa vessie. Souvent il est mêlé à une certaine quantité d'urine et quand toute la partie liquide est évacuée, des caillots allongés, décolorés, s'échappent encore ou, retenus dans la vessie, en bouchent momentanément le col jusqu'à ce que leur expulsion soit possible.

Il est parfois très-difficile de préciser le point de départ de l'hématurie, malgré qu'elle émane, quatre-vingt-dix fois sur cent, de la muqueuse de la vessie ou de celle de l'urèthre.

Dans la grande majorité des cas, elle annonce la présence d'un calcul vésical, d'un cancer ulcéré, d'un polype; et dans ces conditions, le moindre écart de régime, un excès vénérien, une promenade à cheval ou même en voiture suffisent à la faire reparaître. Quelquefois, cependant, elle est simplement supplémentaire, et j'ai eu l'occasion de combattre avec succès plusieurs de ces hémorrhagies aussi inquiétantes par leur instantanéité que par la perte considérable de sang qu'elles font subir au malade.

Une abondante hématurie peut être funeste. Il faut se hâter de l'arrêter et d'en prévenir le retour. On y parvient en couchant le malade dans une chambre fraîche et bien aérée; en lui faisant prendre quelques boissons glacées après lui avoir appliqué sur le bas ventre et les reins des compresses mouillées d'eau très-froide; en lui prescrivant 1 à 2 gram. d'*ergotine* ou de *perchlorure de fer* dans une potion gommeuse de 120 gram. à prendre par cuillerées à bouche d'heure en heure; en mettant, enfin, promptement en pratique l'efficace médication décrite dans la première partie de cet ouvrage, à propos du traitement général des hémorrhagies.

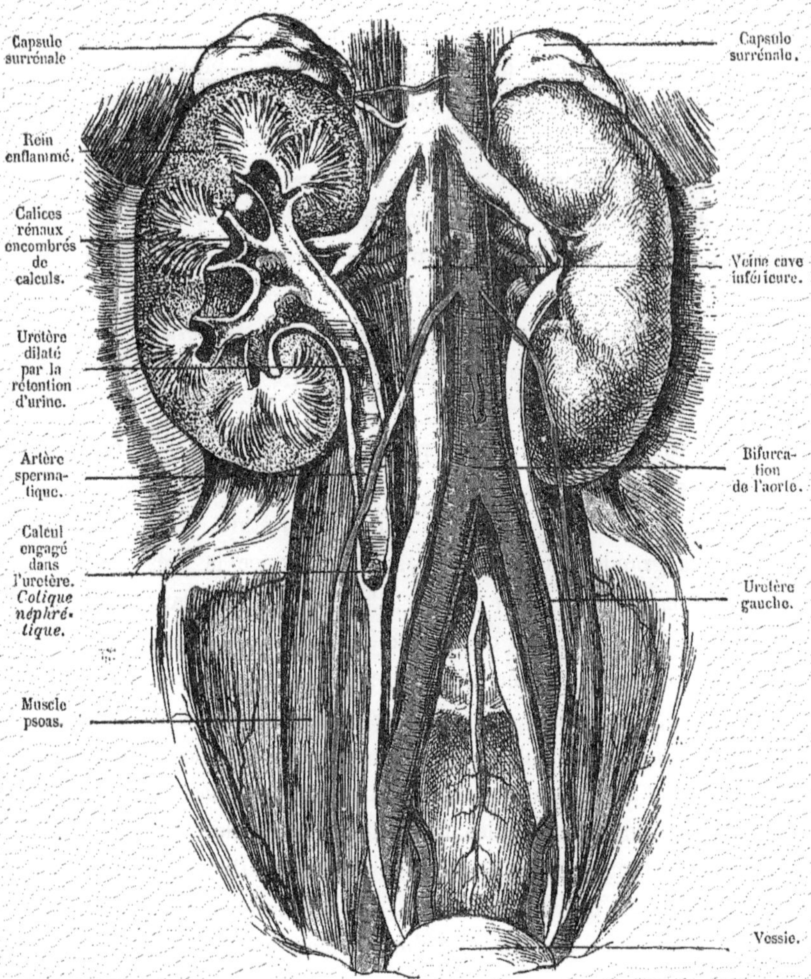

Calculs des reins — Mécanisme de la colique néphrétique.

CALCULS URINAIRES — GRAVELLE

CAUSES ET GENÈSE.

Sous l'influence d'une maladie constitutionnelle, d'une nutrition vicieuse ou d'un principe morbide contenu dans le sang, l'urine à peine formée subit certaines réactions d'où résultent tantôt des dépôts vaseux ou des graviers, tantôt de véritables pierres ou calculs, d'un volume variable.

La formation de ces produits pathologiques est grandement favorisée par l'état inflammatoire des reins ou des uretères qui mêle à l'urine d'épaisses mucosités. Suivant les influences qui la provoquent, la réaction est *acide*, auquel cas elle détermine un précipité d'acide urique constituant la *gravelle rouge*; ou bien elle est *alcaline* et donne lieu à la *gravelle blanche*, formée surtout de phosphates de chaux, d'ammoniaque et de magnésie. Quelquefois, enfin, la gravelle est *jaune* et se compose d'oxalates d'ammoniaque et de chaux, presque toujours mêlés à des graviers d'acide urique; plus rarement à des paillettes de cystine en cristaux à six pans.

Plus fréquents chez l'homme que chez la femme, la gravelle et les calculs urinaires sont liés souvent à la goutte, caractérisée, elle aussi, par un excès d'acide urique dans le sang. L'alimentation paraît jouer, en égard à leur mode de formation, un rôle considérable. Les gros mangeurs de viande y sont surtout exposés et les buveurs de bière en sont presque tous exempts, ce qui explique la fréquence de la maladie en Angleterre et sa rareté relative en Allemagne. Les excès alcooliques, l'abus des plaisirs vénériens et la vie sédentaire favorisent considérablement la production des calculs et toutes ces analogies avec la goutte font assez comprendre que la gravelle soit héréditaire comme le vice rhumatismal.

C'est ordinairement par des sédiments bourbeux, des sables ou des graviers charriés par l'urine, que la gravelle se manifeste. Bientôt un ou plusieurs grains arrêtés dans les reins ou dans la vessie deviennent autant de noyaux calculeux qui, sans cesse, gros-

Étymologies. — CALCULS : *Calculus*, petit caillou. — GRAVELLE, petit gravier. — COLIQUE NÉPHRÉTIQUE : *Nephros*, rein : colique des reins. — LITHOTRITIE : *Lithos*, pierre, *tripsis*, broiement. — CYSTOTOMIE : *Kystis*, vessie, *temnô*, je coupe : taille de la vessie.

sissent par le dépôt de nouvelles couches jusqu'à former des pierres du volume d'un œuf et souvent de plus grosses encore.

GRAVELLE ET CALCULS URINAIRES

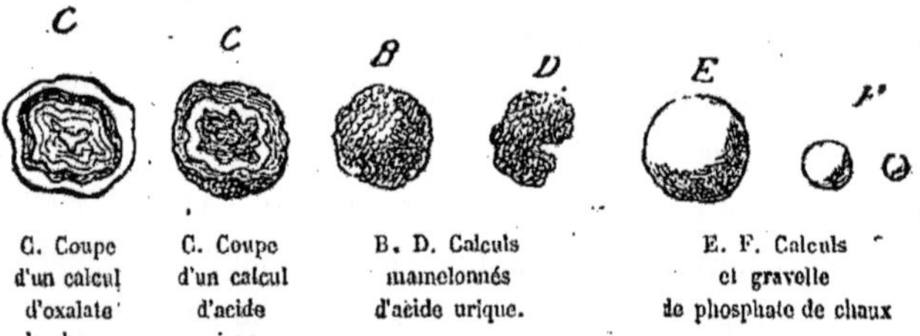

C. Coupe d'un calcul d'oxalate de chaux. — C. Coupe d'un calcul d'acide urique. — B. D. Calculs mamelonnés d'acide urique. — E. F. Calculs et gravelle de phosphate de chaux

Les concrétions *d'acide urique* sont d'un rouge brun, dures, à surface lisse ou raboteuse. Les calculs d'oxalate de chaux, noirâtres et très-durs, sont mamelonnés et comme framboisés à la surface; les pierres *phosphatiques,* blanches ou grises, n'ont qu'une consistance friable comme celle de la craie. A la coupe, il est ordinairement facile de distinguer les diverses couches concentriques du calcul et d'apprécier, même à simple vue, la nature des substances qui les composent.

EFFETS ET SYMPTOMES

Calculs des reins. — Tant qu'ils restent enclavés dans les reins, les graviers ou les calculs ne déterminent pas d'accidents bien caractéristiques. Les bassinets de la glande, irrités par le contact des concrétions, s'enflamment, cependant, et donnent lieu à une *pyélite* qui trouble l'urine de quelques mucosités.

Dans d'autres circonstances, l'uretère s'obstrue, une pierre le bouche et l'urine sécrétée s'accumulant derrière l'obstacle, emplit le bassinet, le dilate, déchausse et gonfle l'enveloppe du rein jusqu'à former une hydropisie, une *hydronéphrose* d'un volume parfois considérable.

De douloureux élancements dans la région des reins souvent

révèlent ces lésions et la présence des calculs dans l'organe; mais, le plus souvent, c'est par un accès de douleur vive que se caractérise la maladie.

Colique néphrétique. — Le calcul, alors, s'engage dans l'uretère, éraillant ses parois, les déchirant à mesure qu'il avance et cette progression plus ou moins lente suivant le volume du calcul, occasionne une horrible torture qui brise le patient et le fait ruisseler d'une froide sueur.

Bientôt, cette colique néphrétique, comme la colique hépatique dont le mécanisme est le même, provoque des nausées et des vomissements; elle s'irradie vers le testicule et la cuisse, puis, par moments, elle semble s'apaiser pour recommencer encore, jusqu'à ce que le calcul étant arrivé dans la vessie, la cessation de la douleur soit absolue et définitive.

Calculs vésicaux. — Pierre dans la vessie. — Au fur et à mesure de leur formation, les graviers, même ceux d'un certain volume, sont ordinairement expulsés avec l'urine; mais les concrétions qui s'arrêtent et grossissent dans la vessie provoquent bientôt des accidents qui doivent faire soupçonner la présence de la *pierre*.

Le malade, alors, éprouve une pesanteur habituelle au périnée, de fréquents besoins d'uriner, des douleurs aiguës quand la vessie, à la fin de la miction, se contracte sur le calcul pour chasser les dernières gouttes de liquide. Souvent interrompu par le déplacement de la pierre, le jet de l'urine est aussi parfois chargé de sang ou de mucosités épaisses. Une marche prolongée, une promenade en voiture et surtout à cheval sont extrêmement pénibles et ces premiers phénomènes, si le calcul n'est point détruit par le chirurgien, ne tardent pas à se compliquer d'une inflammation grave de la vessie et des reins, d'hémorrhagies ou de lésions viscérales promptement funestes.

TRAITEMENT

Moyens hygiéniques et préventifs. — Les personnes sujettes à la gravelle, les rhumatisants par exemple et les goutteux ont tout intérêt à s'épargner cette cruelle complication du mal dont ils souffrent. Ils auront toute chance d'y parvenir en s'astreignant au régime alimentaire le plus rigoureux, à la suppression des viandes noires, des farineux, des vins capiteux et des boissons stimulantes, à l'usage presque exclusif des viandes blanches, des légumes verts et de l'eau pure !

Le lait, la bière, les fruits aqueux et sucrés leur seront aussi très-salutaires ; les prunes surtout, qui doivent, en ce cas, à l'acide benzoïque dont elles contiennent une notable quantité, des propriétés tout à fait spéciales. Une vie active, un travail manuel, un exercice quotidien d'une heure ou deux, compléteront très-heureusement cette hygiène préventive.

Moyens thérapeutiques. — Suivant la nature et la qualité de la gravelle il est indispensable que la médication varie.

Contre les sables rouges de la *gravelle urique*, les *alcalins* destinés à la neutralisation de l'acide sont formellement indiqués. Les *eaux* des Célestins et de la Grande-Grille à Vichy, celles de Contrexeville, de Vals, de Bussang, de Saint-Alban, de Pougues, etc., sont, en ce cas, d'une efficacité certaine, à la dose de deux à trois litres chaque jour. Dans un grand nombre de cas elles peuvent être remplacées par une eau minérale artificielle contenant, par litre, 2 gr. de *bicarbonate de soude* ou mieux 1 gr. de *carbonate de lithine* et souvent il est extrêmement avantageux d'aider leur action de celle du *benzoate de soude :* 2 à 4 gr. ou de l'*acide benzoïque :* 1 gr. pour un litre d'eau.

A la *gravelle oxalique* il convient d'appliquer le même traitement.

La *gravelle blanche* ou *phosphatique* doit être attaquée, de préférence, par les *eaux* de Contrexeville, d'Évian, du Moligt ou de Vittel. Les boissons acidules gazeuses, les solutions étendues d'*acide tartrique* ou *citrique*, 1 à 2 gr., ou d'*acide chlorhydrique*, 10 à 20 gouttes pour un litre d'eau ; les sirops balsamiques de *térébenthine* ou de *tolu*, l'*eau* et le *sirop thymiques*, l'*eau de goudron*, etc., peuvent aussi très-efficacement concourir à faire disparaître de l'urine les dépôts et les graviers blancs.

L'accès douloureux de *colique néphrétique* n'exige pas d'autre traitement que celui de la colique hépatique. (Voir *calculs biliaires*.) Seules, alors, les préparations opiacées et les antispasmodiques procureront au malade quelque soulagement.

Contre la *pierre dans la vessie*, les moyens précédents, utiles encore, ne sont plus toutefois que d'insuffisants palliatifs et la destruction directe du calcul domine, à ce moment, toute autre indication. Après avoir constaté au moyen de la sonde la présence de la pierre, le chirurgien, pour en débarrasser le malade, a le choix entre deux opérations, la lithotritie et la taille, ayant chacune comme j'ai pu longuement l'apprécier pendant une année d'internat à l'hôpital Necker, dans le service de Civiale, leurs avantages et leurs inconvénients.

En règle générale, la *lithotritie* doit être préférée lorsque le calcul n'offre qu'une résistance médiocre et que son volume, facilement appréciable au moyen du *brise-pierre*, ne dépasse pas celui d'un petit œuf. Dans le cas contraire, la *taille*, ou *cystotomie* est absolument indiquée et le chirurgien ne doit plus adopter, aujourd'hui que l'opération mixte, c'est-à-dire la *lithotritie périnéale*, dont il m'a été donné de faire ressortir tous les avantages dans ma thèse de 1866 *.

INCONTINENCE ET RÉTENTION D'URINE.

L'adulte en bonne santé doit expulser, en six à huit fois, chaque jour, de 1000 à 1200 grammes d'urine ; mais un grand nombre

* *De la Lithotritie périnéale dans la Cystotomie*, par le Dr J. Rengade. Thèse de doctorat, Paris, 1866.

de maladies, même de celles qui n'intéressent pas directement les voies urinaires, troublent la régularité de la miction et provoquent, soit l'écoulement incessant, l'*incontinence urinaire,* soit, au contraire, la rétention plus ou moins complète de l'urine dans les réservoirs qui la doivent momentanément contenir.

Incontinence. — L'incontinence d'urine est souvent occasionnée par un calcul vésical, un gonflement de la prostate, une lésion du col de la vessie ou de l'urèthre; mais beaucoup plus fréquemment, peut-être, elle dépend d'une faiblesse native ou d'un épuisement accidentel du système nerveux et c'est ainsi que se produisent chez les enfants, la plupart de ces incontinences nocturnes que des parents ou des médecins ignorants attribuent si volontiers à la paresse des pauvres bébés. Combien de ces petits innocents tous les jours encore sont brutalement et sottement fustigés pour avoir fait *pipi au lit,* quand ils n'ont, à coup sûr, aucune conscience de leur crime!

Non-seulement, en ce cas, l'urine résulte d'une véritable affection nerveuse, mais encore elle annonce, parfois, surtout quand elle procède par intermittences, l'approche d'une névrose grave, l'épilepsie entre autres et loin d'exciter alors l'injuste colère des parents elle doit mettre en éveil toute leur sollicitude.

Rétention. — Paralysie de la vessie. — La rétention, comme l'incontinence, peut se rattacher à une maladie de l'urèthre, de la prostate ou de la vessie. Elle est très-souvent aussi le symptôme d'une faiblesse nerveuse ou d'une altération de la moelle. Dans ce dernier cas, le malade éprouve, d'abord, une simple difficulté d'uriner, une *dysurie* n'annonçant guère qu'une inertie relative des parois vésicales; plus tard, quelques gouttes d'urine seules peuvent s'échapper; puis enfin, la paralysie atteint son dernier

Étymologies. — Dysurie : *Dùs*, difficilement, *ourein*, uriner. — Ischurie : *iskein*, arrêter, *ouron*, l'urine. Arrêt de l'urine.

degré ; l'*ischurie* est complète et, dans les cas extrêmes, la distension de l'organe par le liquide est alors si considérable, que le col de la vessie étant forcé, le trop plein de l'urine s'écoule et produit le singulier phénomène de l'incontinence par *regorgement*.

Ce sont là des accidents graves. L'atonie vésicale empêchant le malade d'expulser complétement l'urine, l'expose à la cystite, au catarrhe, à la pierre etc. La paralysie complète lui fait courir les risques de l'infiltration urinaire ou d'une rupture de la vessie.

Le traitement de l'incontinence et de la rétention d'urine est intimement subordonné, on le comprend, à celui de la maladie organique ou nerveuse dont ces accidents ne sont que le symptôme.

L'incontinence nocturne des enfants peut, toutefois, être très-heureusement combattue par les *toniques*, fer et quinquina ; la poudre de *noix vomique*, 0, 10 à 0, 20 centigr. chaque jour ; le sirop de *sulfate de strychnine* 2 à 3 cuillerées à café ; les *frictions alcooliques* sur la colonne vertébrale, les lavements froids, l'hydrothérapie, et surtout les bains aromatiques au thymol.

Contre la *rétention* d'urine il est toujours utile, quelle qu'en soit la cause, de plonger d'abord le malade dans un *bain tiède* où souvent il vide sa vessie et quand le bain n'amène aucun résultat, d'administrer un *lavement laxatif* précédé ou suivi de quelques *frictions alcooliques* sur le bas ventre. Les *courants électriques* longtemps appliqués, les *injections thymiques* et l'*ergot de seigle* à la dose de 0, 20 à 0, 30 centigr. chaque jour, triomphent souvent de la paralysie vésicale.

En cas d'urgence on ne doit point hésiter à sonder le malade à l'aide d'une algalie en gomme élastique, ou mieux en métal, si l'on est assez expert pour bien pratiquer le catéthérisme. Quand un rétrécissement de l'urèthre oppose un obstacle insurmontable à l'opération, il peut être indiqué de faire la *ponction de la vessie* en plongeant un trocart dans la paroi de l'abdomen, immédiatement au-dessus du pubis, à la base du ventre.

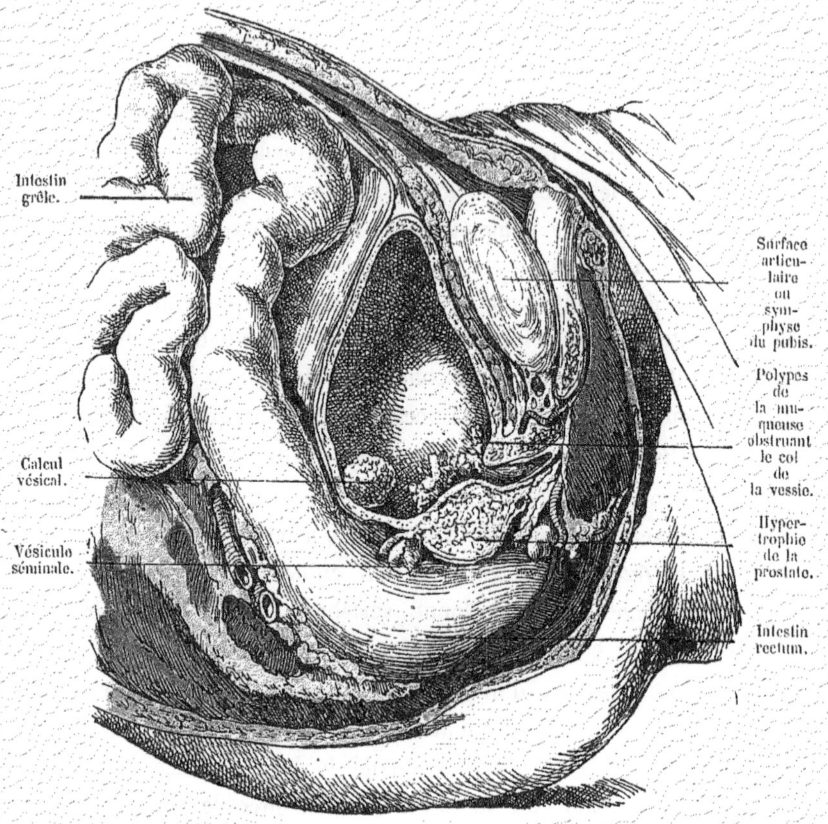

Inflammation chronique de la vessie. — Complications du catarrhe vésical.

MALADIES DE LA VESSIE — CYSTITE — CATARRHE VÉSICAL

CAUSES ET GENÈSE

L'inflammation de la vessie ou *cystite*, se présente rarement à l'état aigu; encore dépend-elle, presque toujours, de la présence d'un calcul, de l'irritation causée par le séjour prolongé d'une sonde, de la suppression d'un accès de goutte ou d'un flux hémorrhoïdal et surtout de l'application d'un large vésicatoire sur quelque point du corps, auquel cas elle est absolument due à l'absorption par la peau, du poison de la cantharide.

À l'état chronique, au contraire, le catarrhe vésical est d'une extrême fréquence, notamment chez les vieillards qui vident mal leur vessie et pour les mêmes causes, chez les gens de bureau, les joueurs, les personnes sédentaires qui, restant longtemps assises, ne satisfont pas toujours immédiatement le besoin d'uriner.

EFFETS ET SYMPTOMES

Cystite aiguë. — Une vive douleur dans le bas ventre, une gêne excessive dans l'émission de l'urine, d'autant plus pénible qu'elle est exaspérée par de fréquents besoins, caractérisent, dès le début, l'inflammation vésicale. L'urine est rouge, chargée de mucosités et dans les cas de *cystite cantharidienne* elle contient même des fausses membranes et du sang en notable quantité.

Brûlé par la fièvre et dévoré par la soif, le malade exhale une forte odeur urineuse et bientôt, si le mal ne s'amende point, la suppuration s'établit, entraînant après elle les graves accidents de l'infection purulente et de l'infiltration urinaire.

Cystite chronique. — Catarrhe vésical. — Plus lentement se développe le catarrhe chronique dont les premiers phénomènes consistent en simples troubles de l'urine, en dépôts bourbeux ou muqueux plus ou moins épais. Bientôt, cependant, la miction plus difficile est aussi plus fréquente et douloureuse. Faible et sans force, le jet de l'urine s'interrompt, ou se coupe souvent, pour laisser passer de longues glaires filantes qui se déposent au fond du vase, y adhèrent et se recouvrent parfois, au repos, d'une couche grisâtre de globules de pus en suspension dans le liquide. La fièvre est nulle et la marche de la maladie ordinairement très-lente;

Étymologies. — CYSTITE : *Kustis*, vessie. Inflammation de la vessie. — CATARRHE : *Kata reo*, je coule en bas. Écoulement.

mais le catarrhe abandonné à lui-même se termine tôt au tard, par de sérieuses complications.

Tantôt, en ce cas, ce sont des *calculs* plus ou moins volumineux qui se forment dans la vessie ; tantôt des bourgeonnements, *polypes* ou *fongus,* qui se développent sur la muqueuse, autour du col vésical. Il n'est pas rare, enfin, qu'une *dégénérescence cancéreuse* n'affecte les parois de l'organe ou qu'une *ulcération* consécutive à un abcès, ne les perfore et n'établisse ainsi des *fistules* qui font communiquer la vessie avec le rectum, le périnée ou le vagin, donnant lieu à d'incessants écoulements d'urine et constituant de la sorte, chez la femme surtout, la plus cruelle des infirmités.

TRAITEMENT

Moyens hygiéniques et thérapeutiques. — C'est pendant la jeunesse et l'âge adulte qu'il faut observer les grands principes d'hygiène, la sobriété, l'usage raisonnable des plaisirs de la table et de l'amour, qui préserveront la vieillesse des pénibles atteintes du catarrhe vésical.

Contre la *cystite aiguë* intense, il est indiqué d'appliquer au périnée une douzaine de *sangsues* et, dans tous les cas, de couvrir le bas ventre d'un *cataplasme* arrosé de *laudanum,* de faire prendre au malade de petites tasses d'infusion de mauve ou de graine de lin coupées de lait, de lui recommander lès *bains tièdes* prolongés, les *lavements* émollients et, s'il ne peut expulser l'urine, de l'en débarrasser avec précaution à l'aide d'une sonde enduite d'axonge belladonée.

Contre le *catarrhe vésical,* les *balsamiques,* décoction de bourgeons de sapin, eau de goudron, sirop de térébenthine ou de tolu, etc., jouissent d'une réputation méritée. J'ai pu constater aussi, dans les mêmes cas, la grande efficacité des *préparations thymiques* et je leur donne ordinairement la préférence sur les agents précédents. L'eau thymique en injections tièdes dans la vessie est surtout très-efficace quand l'urine, mêlée de pus, subit facilement la décomposition ammoniacale. Additionnée de quelques gouttes de *teinture d'iode* elle modifie encore très-heureusement la surface enflammée et mieux que les *eaux sulfureuses* injectées de la même façon elle stimule favorablement la muqueuse, quand cette dernière est frappée d'atonie. Ces moyens spéciaux doivent être complétés, d'ailleurs, suivant l'état général du malade par la médication tonique, antigoutteuse, antiscrofuleuse etc., et tous les ans, si c'est possible, par une saison aux stations thermales de Contrexeville, de Vals ou de Vittel.

MALADIES DE L'URÈTHRE — URÉTHRITE — BLENNORRHAGIE

CAUSES ET SYMPTOMES

Il suffit, parfois, de la moindre irritation pour que la muqueuse de l'urèthre s'enflamme; mais ordinairement l'*uréthrite* ne se déclare, chez l'homme, qu'à la suite de rapports sexuels avec une femme affectée de flueurs blanches, au déclin surtout d'une période menstruelle et plus fréquemment, encore, chez les personnes de l'un et l'autre sexe indifféremment, qu'après une cohabitation plus ou moins prolongée, avec un sujet atteint déjà de la même affection.

Cette dernière uréthrite, de beaucoup la plus commune quoiqu'elle ne ne se propage, jamais, que par contagion, est aussi désignée sous les noms de *chaudepisse* et de *blennorrhagie*.

Généralement elle débute de deux à huit jours après le contact infectant par une rougeur du méat urinaire accompagnée d'un chatouillement douloureux plus vif pendant la miction et par l'issue de mucosités incolores. Bientôt, cependant, l'émission de l'urine est tout à fait cuisante, comparable à la coupure d'un instrument tranchant et la moindre pression exercée sur l'urèthre fait affluer

Étymologies. — URÉTHRITE : *Ourèthra*, l'urèthre. Inflammation de l'urèthre. — BLENNORRHAGIE : *Blenna*, mucus, *rein*, couler. Ecoulement de mucus. — **Synonymie** : *Ecoulement, chaudepisse, gonorrhée.*

au méat un pus épais, abondant, verdâtre. Une vague pesanteur des aines et du périnée accompagne ordinairement ces manifestations; mais un des plus pénibles phénomènes de cette période consiste dans les fréquentes érections qui recourbent en arc de cercle l'organe malade et provoquent ainsi la tension douloureuse du canal désignée sous le nom d'*uréthrite cordée*.

ACCIDENTS — COMPLICATIONS — SUITES

Irritant autant que contagieux, le pus de la blennorrhagie détermine souvent une *balanite*, c'est-à-dire une inflammation du prépuce et du gland; porté par mégarde sur la muqueuse de l'œil, il occasionne une *conjonctivite blennorrhagique* des plus graves; par sa virulence, enfin, il n'est pas étranger aux *inflammations articulaires* qui fréquemment se manifestent au cours d'une blennorrhagie.

Localement, l'uréthrite, dans le plus grand nombre des cas, exerce, sur les tissus, des modifications profondes. La propagation à la prostate provoque ordinairement une *prostatite* aiguë à laquelle succède l'*hypertrophie* de la glande; son extension à la vessie occasionne, presque toujours, un *catarrhe* chronique; sa pénétration jusqu'au testicule donne lieu à la douloureuse *orchite* qui trop souvent fait perdre à l'homme le privilége dont il doit être le plus fier, le pouvoir d'engendrer et d'être père!

Rétrécissements. — L'une des complications les plus communes de l'uréthrite consiste, toutefois, dans l'altération profonde, le gonflement et l'induration, sur le point le plus enflammé du canal, de la muqueuse de l'urèthre. Le tissu fibreux cicatriciel développé à cet endroit, détermine un *rétrécissement* plus ou moins étendu qui gêne d'abord considérablement l'émission de l'urine, puis déforme le jet du liquide en le forçant à se bifurquer ou à se tordre en spirale à sa sortie. Bientôt, les envies d'uriner deviennent d'une fréquence extrême; le malade, moralement très-affecté de ses souffrances, s'épuise en vains efforts pour chasser quelques gouttes d'urine qui tombent à ses pieds et souvent, quand il croit avoir vidé sa vessie, il se sent tout à coup mouillé par une partie du liquide restée entre le col vésical et le point rétréci.

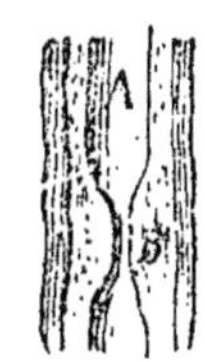

RÉTRÉCISSEMENT DE L'URÈTHRE.

A. Calibre normal.
B. Partie rétrécie

Ces désordres ne sont, d'ailleurs pas les seuls qui puissent résulter d'un rétrécissement. A la longue, la *rétention d'urine* est absolue et des *fistules* se forment dans la région reculée de l'urèthre, qui provoquent, tantôt des *abcès*, tantôt des *infiltrations* d'urine exposant le malade aux plus graves dangers.

Uréthrite chronique. — Chez la plupart des sujets lymphatiques ou débilités, la blennorrhagie ne s'amende que très-difficilement et le plus souvent, passe à l'état chronique.

Il est vrai qu'elle ne consiste guère, alors, qu'en un suintement épais, blanc-jaunâtre, se produisant le matin surtout et constituant ainsi la *blennorrhée* ou *goutte militaire;* mais cette sécrétion muco-purulente n'en reste pas moins contagieuse dans certains cas et sa persistance influe toujours très-péniblement sur le moral des malades. Au moindre écart de régime, l'écoulement blennorrhéique est d'ailleurs, toujours plus abondant et, quand il complique un rétrécissement, il ne disparaît même plus qu'avec la maladie organique.

TRAITEMENT

Moyens hygiéniques et thérapeutiques. — Il serait certainement facile, par l'observance des précautions hygiéniques recommandées plus haut contre la syphilis, d'éviter la blennorrhagie plus sûrement encore que la vérole; mais quand la sagesse et la raison font défaut, on s'inquiète bien peu de l'hygiène et voilà pourquoi, soit à l'état chronique soit à l'état aigu, l'uréthrite contagieuse est si fréquente. La maladie déclarée, on la traite de bien des façons et la quatrième page des journaux est encombrée, à cet égard, des annonces de remèdes réputés infaillibles. On ne saurait trop s'en défier.

La médication classique consiste, avant tout, dans l'administration du *cubèbe* et du *copahu* en capsules, à la dose de 4 à 6 par jour ; mais la valeur de ces médicaments indigestes et désagréables, m'a toujours paru fort exagérée et je leur substitue avec tout avantage, habituellement, les sirops balsamiques de *térébenthine*, de *tolu*, *d'eucalyptus* ou les préparations *thymiques*.

De même, à la période de déclin, les *injections astringentes* ordinairement recommandées présentent, la plupart, une causticité des plus dangereuses. La simple *eau thymique* au millième, additionnée, au besoin, de 1 gramme de *tannin* pour 250 grammes de liquide et de quelques gouttes de *laudanum* au cas de douleurs vives, réussit encore mieux que les injections traditionnelles au *nitrate d'argent*, qui trop concentrées ou mal prises provoquent si souvent l'orchite ou les rétrécissements.

Les érections de la blennorrhagie cordée cèdent promptement à l'administration du *bromure de potassium*, 1 à 2 grammes chaque jour ; mais il faut bien se garder alors, comme on le fait encore trop souvent, de *rompre la corde* par un violent effort sur l'urèthre, cette stupide manœuvre déterminant toujours une rupture du canal d'où peuvent résulter les accidents les plus funestes.

Contre l'uréthrite chronique, les reconstituants, le *citrate* ou l'*iodure de fer* entre autres, doivent venir en aide au traitement local.

Aux rétrécissements, enfin, il convient d'opposer d'abord la *dilatation* progressive au moyen des *bougies*, puis l'*incision* par l'*uréthrotome* qui dans la grande majorité des cas, comme j'ai pu cent fois le constater dans le service de Civiale, est suivie d'une rapide et durable guérison.

MALADIES DU SCROTUM ET DU TESTICULE

Orchite. — Malgré que l'inflammation du testicule soit le plus souvent, provoquée par une blennorrhagie, l'*orchite* peut quelquefois encore se développer à la suite d'une contusion sur le scrotum ou d'une irritation quelconque de la muqueuse uréthro-vésicale. Le gonflement, la douleur, la rougeur, en sont les symptômes caractéristiques et l'inflammation, quoique limitée ordinairement à l'*épididyme*, n'en détermine pas moins dans un grand nombre de cas, la fonte purulente et l'atrophie du testicule.

Tumeurs. — Sous l'influence des diathèses cancéreuse, syphilitique ou tuberculeuse, il arrive fréquemment, aussi, que la glande dégénère et la tumeur qui s'y développe constitue, suivant sa nature, le *sarcocèle* cancéreux, syphilitique ou tuberculeux qui se distingue aisément de l'orchite par l'absence de tout phénomène inflammatoire.

Épanchements. — Les enveloppes testiculaires sont-elles plus spécialement frappées, un épanchement se forme dans la séreuse et l'on désigne la maladie sous le nom d'*hématocèle*, quand les bourses contiennent du sang ; sous celui d'*hydrocèle* quand l'épanchement, comme celui de toute hydropisie, est formé par une sérosité citrine plus ou moins claire. La dénomination de *varicocèle* s'applique exclusivement aux *varices* du testicule et du cordon spermatique sur lesquelles nous aurons plus loin, l'occasion de revenir.

L'application des *sangsues*, au début, peut conjurer les accidents d'une orchite intense ; mais, dans le plus grand nombre des cas, les *émollients* d'abord : cataplasmes laudanisés, bains, lotions tièdes ; les *laxatifs* doux, puis les badigeonnages à la *teinture d'iode*, suffisent à prévenir les complications de l'inflammation testiculaire. Le *sarcocèle* exige, suivant sa nature, le traitement de la diathèse qui l'a provoqué ; l'*hématocèle* cède souvent à l'application de compresses résolutives mouillées d'eau blanche ; l'*hydrocèle*, à la ponction aussitôt suivie d'une injection de teinture d'iode et d'eau par parties égales.

Étymologies. — ORCHITE : *Orchis*, testicule. Inflammation du testicule. — SARCOCÈLE : *Sarx*, chair, *kélè*, tumeur. Tumeur charnue. — HÉMATOCÈLE : *Aima*, sang. Tumeur sanguine. — HYDROCÈLE : *Udor*, eau. Tumeur liquide. — VARICOCÈLE : *Varix*, varice. Tumeur variqueuse.

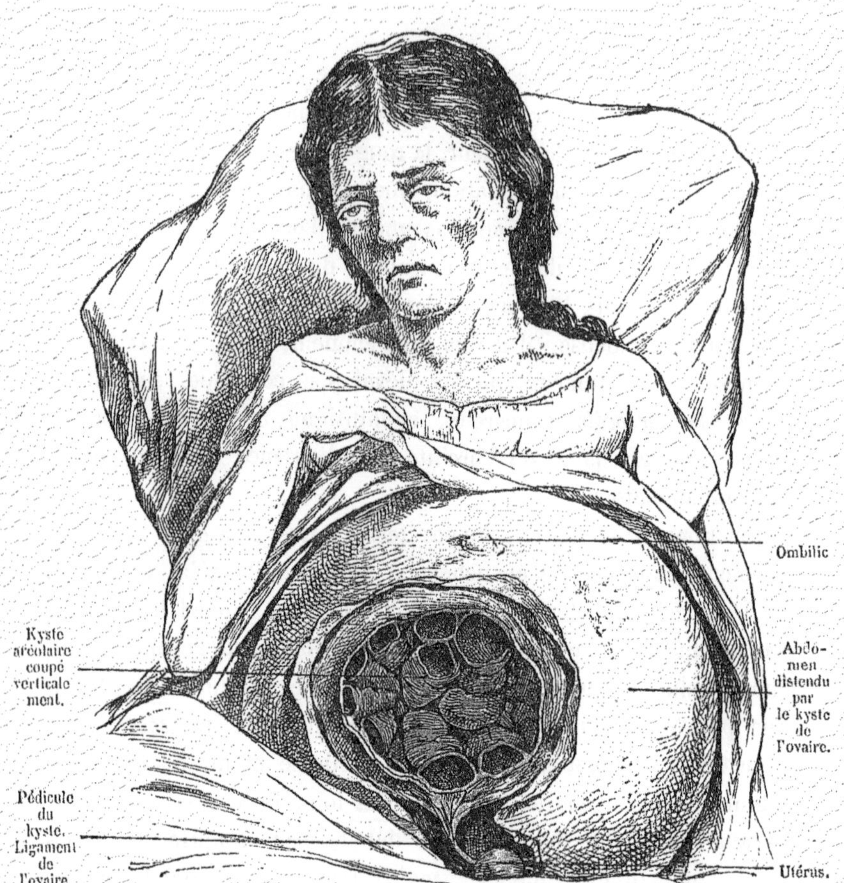

Kyste aréolaire de l'ovaire droit à son complet développement.

MALADIES DE L'OVAIRE — OVARITE — KYSTES DE L'OVAIRE

CAUSES ET SYMPTOMES

Ovarite. — L'important organe qui, chez la femme, sécrète et produit l'œuf humain, l'*ovaire*, est sujet, comme tout autre, à l'inflammation. C'est surtout après l'accouchement, à la suite d'un coup sur le bas-ventre ou dans le cours d'une mauvaise menstruation, que l'*ovarite* se développe.

Elle s'annonce par une douleur profonde au pli de l'aine s'exagérant à la marche au point d'occasionner parfois des vomissements et de la fièvre; puis, elle s'accompagne d'une tumeur globuleuse, accessible au toucher quand on palpe la paroi du ventre et trop souvent se termine par un abcès dont la rupture, dans l'abdomen, peut donner lieu à une péritonite redoutable.

Kystes. — Dans un grand nombre de cas, cependant, l'ovarite est la cause première de ces *hydropisies enkystées* de l'ovaire qui peuvent, en quelques années, rendre le ventre absolument monstrueux par l'énorme volume qu'elles acquièrent. L'organe, alors, tantôt est converti en une vaste poche pleine d'eau, constituant le *kyste uniloculaire;* tantôt il est divisé en plusieurs loges indépendantes les unes des autres ou communiquant entre elles pour former un *kyste aréolaire* à mailles inégales.

Quel que soit le mode de cloisonnement, le liquide contenu dans la tumeur est lui-même extrêmement variable. Habituellement d'un jaune clair, il peut être tout à fait liquide ou consistant comme de la gelée.

Généralement, l'hydropisie n'atteint que l'un des ovaires et les symptômes du mal offrent une telle ressemblance avec ceux d'une simple grossesse, que les médecins, même les plus habiles, s'y trompent chaque jour. Il m'a été donné, tout récemment encore, d'assister à l'accouchement d'une pauvre femme à qui peu de temps auparavant un chirurgien voulait ouvrir le ventre, prenant, cette fois, pour un kyste de l'ovaire, l'utérus gravide et contenant un enfant bien vivant!

Le kyste ovarique, toutefois, diffère de la grossesse non-seulement par l'absence de tout mouvement et de tout bruit révélant la présence d'un fœtus, mais aussi par la forme et la résistance de la tumeur, ovoïde, globuleuse et fluctuante dans l'hydropisie

Étymologies. — OVARITE : *ovarium*, ovaire, inflammation de l'ovaire. — KYSTES : *kustis*, vessie, les kystes ayant ordinairement l'apparence d'une vessie remplie d'eau.

de l'ovaire, allongée en poire, inclinée vers la droite, dure et non fluctuante si la cavité utérine est occupée par un enfant. D'autres signes non moins probants peuvent être fournis par le toucher vaginal, surtout aux derniers mois de la grossesse. Cette dernière, enfin, se termine, en un temps donné, le plus heureusement possible, par l'issue naturelle du corps du délit, qui vagit et gigotte; tandis que le kyste, grossissant de plus en plus, refoule tous les organes qui l'avoisinent, comprime les vaisseaux, déterminant ainsi l'infiltration des jambes et se finit, quand la fièvre et l'épuisement n'ont point tué la malade, par une effroyable rupture, le plus souvent suivie de mort.

TRAITEMENT

Moyens hygiéniques et thérapeutiques. — Aux femmes jeunes, ardentes, passionnées, partant, peu susceptibles d'écouter les conseils de la raison, il est utile de recommander, contre l'*ovarite*, les bains fréquents à l'eau de son, les injections à l'eau fraîche, les laxatifs émollients et huileux pour atténuer la constipation dont elles peuvent souffrir.

Le mal déclaré doit être combattu par une application de *sangsues* chez les femmes robustes et sanguines; par les *cataplasmes laudanisés,* les *vésicatoires volants* ou les badigeonnages à la *teinture d'iode.* Au cas où la suppuration s'établit, on s'efforce de donner issue au pus de l'abcès par une des voies naturelles, ou même à travers la peau, en lui frayant un passage à l'aide de la potasse caustique.

Contre les *kystes ovariques,* la ponction suivie d'une *injection iodée* peut réussir quand la tumeur est uniloculaire; mais la cure radicale n'est jamais obtenue que par l'*extirpation* même de l'ovaire, l'*ovariotomie,* qui se pratique couramment dans l'art vétérinaire et qui de nos jours a été assez heureusement perfectionnée pour qu'elle puisse, dans nombre de cas, être conseillée de préférence même à toute autre méthode.

MALADIES DE L'UTÉRUS — MÉTRITE.

CAUSES ET SYMPTOMES

En tenant compte des prédispositions individuelles et des influences morbides générales, qui toujours sont toutes-puissantes, l'inflammation de la matrice est souvent provoquée par les menstruations irrégulières dépendant de l'anémie et surtout par les véritables pertes, les congestions utérines, les névralgies douloureuses qui se manifestent tous les mois, chez les femmes mal réglées.

La *métrite* succède encore à l'excès des plaisirs vénériens ; à l'irritation causée par l'introduction vaginale d'un pessaire ou de tout autre corps étranger, à l'emploi des injections astringentes dont les femmes coquettes abusent volontiers. Très-fréquemment, encore, une blennorrhagie vaginale enflamme l'utérus ; dans certaines circonstances enfin, la matrice, à la suite d'un accouchement, est frappée de *métrite puerpérale ;* auxquels cas, la redoutable péritonite provoquée par les mêmes causes, l'accompagne ordinairement. (Voir *Péritonite*, etc.)

Métrite aiguë. — L'inflammation aiguë de l'utérus est souvent annoncée par des frissons, de la fièvre, des nausées. En même temps la malade éprouve une sensation de pesanteur dans le bas-ventre, des douleurs, plus vives à la pression, au niveau des aines, des tiraillements, des élancements douloureux qui du fond du bassin, rayonnent vers les cuisses. Elle est triste, accablée, parfois courbée, tant elle souffre, et la marche, un mouvement un peu brusque, exaspèrent ses douleurs. Au toucher vaginal, le doigt explorateur trouve l'utérus abaissé, lourd, très-sensible et

Étymologies : MÉTRITE : *mètra*, matrice, inflammation de la matrice. — **Synonymie :** *Engorgement de matrice.*

difficile à mouvoir. On voit, au speculum, le col engorgé, rougeâtre, couvert des mucosités épaisses, glaireuses ou blanchâtres d'un catarrhe utérin très-abondant.

Rarement, d'ailleurs, la métrite intense reste limitée à l'utérus. Elle s'étend vers l'ovaire qui s'enflamme à son tour; elle se propage aux ligaments larges où se développe souvent un *phlegmon péri-utérin;* elle peut même gagner le *péritoine* et provoquer ainsi la très-grave inflammation de la séreuse qui tapisse l'abdomen.

Métrite chronique. — Dans un plus grand nombre de cas, la métrite passe à l'état chronique et si la maladie ne se trahit point alors par de vives douleurs, elle n'en occasionne pas moins, par la compression que l'organe tuméfié exerce sur les parties voisines, des malaises sans fin, des gastralgies, des névralgies de la vessie ou des lombes, une opiniâtre constipation, des écoulements leucorrhéiques qui moralement tourmentent beaucoup la malade et physiquement l'exposent aux inflammations plus dangereuses du col utérin.

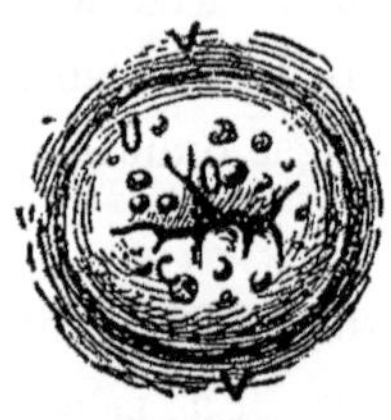

GRANULATIONS DU COL DE L'UTÉRUS

C. Granulations.— O. Orifice utérin. — U. Muqueuse du col. — V. Vagin.

Métrite du col. — Limitée à la muqueuse du col, la métrite se complique souvent de douleurs vives dans les aines et dans les cuisses, d'irritantes démangeaisons à la vulve et surtout d'accidents locaux dont on ne se rend bien compte que par l'examen au speculum, mais dont les figures ci-dessous, exactement dessinées d'après des exemples pris dans ma pratique personnelle, suffiront à donner une juste idée.

Granulations. — Sur le fond rouge vif de la muqueuse enflammée et comme piquetée de carmin, s'élèvent des *granulations* arrondies, vésiculeuses, analogues à celles que j'ai déjà signalées sur la muqueuse de la gorge et le plus souvent, comme celles-ci, de nature herpétique ou scrofuleuse.

Ulcérations. — Ces granulations se déchirent, s'excorient et font place à des *ulcérations* saignantes, assez douloureuses, parfois, pour rendre les rapports conjugaux absolument impossibles ; mais indépendamment des excoriations ainsi formées, de simples ulcérations peuvent d'emblée apparaître sur le col, d'abord semblables aux aphthes de la muqueuse buccale; puis s'étendant irrégulièrement sur les lèvres du museau de tanche, autour de l'orifice utérin. Ces ulcérations, parfois, sont bourgeonnantes et fongueuses ; mais elles n'offrent point la teinte violacée, la profondeur, la friabilité spéciale, l'écoulement fétide des *ulcères cancéreux* que nous étudierons au chapitre suivant ; et traitées activement chez les malades d'une bonne constitution, elles ne dégénèrent jamais en ulcères graves.

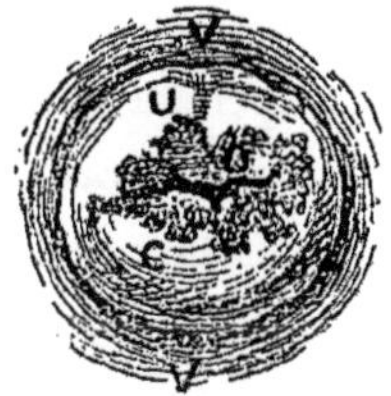

ULCÉRATION SUPERFIC. DU COL DE L'UTÉRUS

C. Ulcération. — O. Orifice de l'utérus. — U. Col utérin. — V. Vagin.

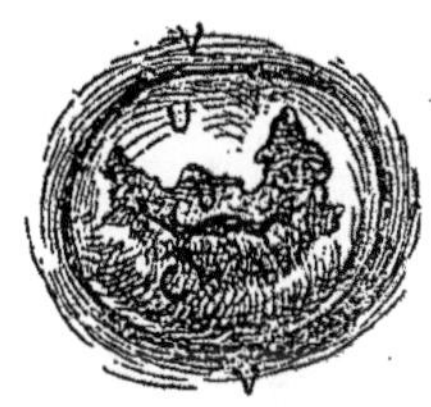

ULCÉRATION CANCÉREUSE DU COL DE L'UTÉRUS

C. Ulcère cancéreux. — O. Orifice de l'utérus. — U. Col utérin. — V. Vagin.

TRAITEMENT

Moyens hygiéniques et préventifs. — « Toutes les souffrances de la femme, proviennent de l'utérus, » disaient les anciens médecins ; et si nos devanciers, dépourvus des moyens d'investigation que nous possédons aujourd'hui, exagéraient un peu en avançant une telle proposition, ils avaient, en somme, bien réellement découvert la grande source des maux de la femme.

Ce n'est même point la souffrance physique seule que la femme doit à son organisation, mais aussi la plupart de ses douleurs morales, et réciproquement, le moral, chez elle, influe considérablement sur l'état anatomo-physiologique des organes générateurs.

S'il est incontestable, en effet, qu'un grand nombre de maladies utérines soient occasionnées par l'excès des rapports sexuels, il n'est pas moins vrai que les mêmes affections résultent souvent d'une abstinence prolongée des plaisirs de l'amour. La femme est d'autant plus exposée d'ailleurs, à ces derniers accidents, qu'elle est d'une nature plus sensible et que, surexcitée par ses propres désirs ou par les diverses influences dont elle peut être entourée, elle en vient presque toujours, en pareil cas, à tromper sa passion par des pratiques vicieuses qui déterminent les plus graves désordres non-seulement dans la sphère du système génital, mais aussi sur l'économie tout entière.

Étant donnée l'importance majeure de l'individualité à cet égard, il est donc extrêmement difficile de tracer, relativement à l'exercice des fonctions sexuelles, des règles hygiéniques générales. Le tempérament, la constitution, les habitudes, l'éducation même de la femme, doivent être pris en sérieuse considération si l'on veut entreprendre de lui préciser, à ce sujet, une règle de conduite et le mari, dans ces questions délicates, a le devoir de posséder une instruction suffisante pour être capable, le plus souvent possible, de remplacer le médecin.

A toute femme, cependant, l'hygiène impose une propreté minutieuse en même temps qu'une extrême prudence aux époques où s'accomplissent les phénomènes menstruels. Trop de femmes mariées négligent leur toilette intime, les ablutions, les bains, les injections simplement hygiéniques dont les femmes, placées dans d'autres conditions, abusent au contraire quelquefois.

L'eau fraîche employée à ces divers usages est pourtant absolument bienfaisante; surtout additionnée d'une petite quantité de *thymol*. La solution thymique de Doré, que je recommande de préférence aux eaux de toilette simplement odorantes, a le double mérite d'agir ici, non-seulement comme un puissant détersif, par la soude qu'elle contient : mais aussi, par sa base aromatique, comme un préservatif des plus efficaces, bien supérieur aux nombreux phénols que leur désagréable odeur devait forcément faire écarter des boudoirs et des cabinets de toilette. En injections plus concentrées, le thymol combat très-énergiquement aussi les sécrétions muqueuses et les flueurs blanches, sans présenter les inconvénients de l'alun, du tannin ou des sels de plomb, si nuisibles souvent par leur extrême astringence.

Moyens thérapeutiques. — La métrite, à l'état aigu, exige aussitôt le plus complet repos et l'emploi immédiat des émollients et des dérivatifs déjà prescrits contre l'*ovarite*. Les décoctions de feuilles de morelle ou de belladone, injectées deux ou trois fois par jour, combattent efficacement les douleurs vives et les névralgies de l'utérus. On prévient souvent en badigeonnant le ventre de *collodion*, le développement du phlegmon péri-utérin; par les potions et les injections antiseptiques au *thymol* ou à l'*acide phénique*, l'explosion, trop fréquente, en temps d'épidémie surtout, d'une métro-péritonite funeste.

A l'état chronique et contre les métrites du col, le pansement direct pratiqué à l'aide du speculum est de toute nécessité; mais les topiques usités en pareil cas doivent être choisis avec beaucoup de prudence et trop souvent, par insouciance ou par système, les médecins ne font usage que du *fer rouge* ou du *nitrate d'argent*. Or, les plus graves dangers peuvent résulter de cette médication exclusive, tantôt outrée, tantôt insuffisante et, dans ma pratique, j'ai toujours cru plus rationnel et plus efficace de la varier suivant les cas. L'introduction de bourrelets d'ouate imprégnés de *glycérine thymique*, d'*iode*, de *perchlorure* ou de *tartrate de fer*, de poudres antiseptiques à base de *borax*, de *chlorate de potasse*, d'*acide thymique ou salicylique*, etc., m'a toujours donné, d'ailleurs, de très-prompts et très-durables résultats et la logique, en effet, laisse deviner que ces divers agents, si précieux contre les maladies de la muqueuse de la gorge et de la bouche, doivent conserver toute leur efficacité contre des lésions identiques, siégeant sur un fonds de même nature et souvent ayant pris naissance sous les mêmes influences constitutionnelles.

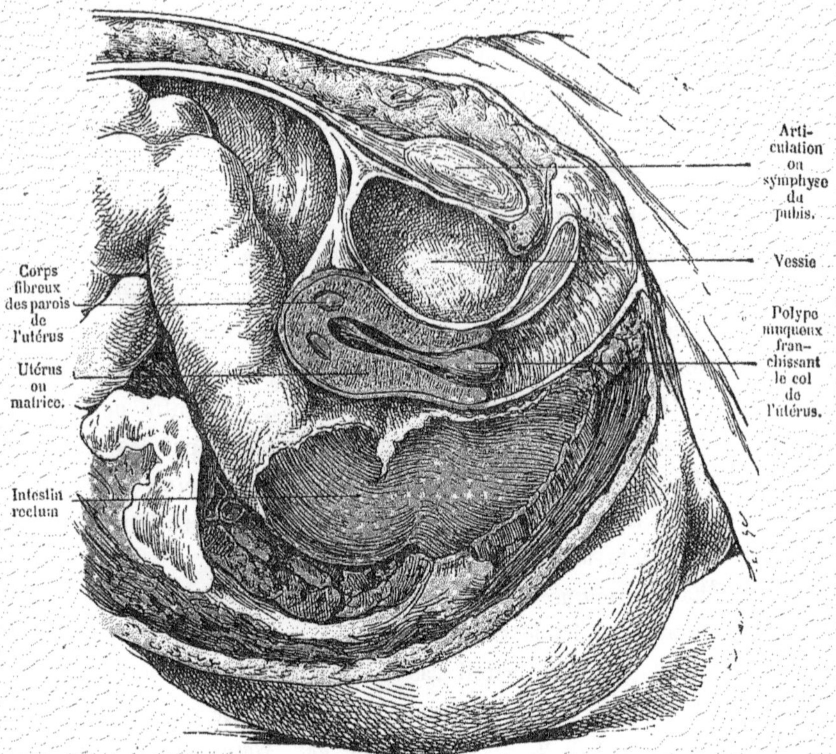

Tumeurs de l'utérus. — Corps fibreux et polypes.

TUMEURS DE L'UTÉRUS

CAUSES ET SYMPTOMES

Les nombreuses irritations de cause interne ou externe dont le tissu de l'utérus peut être le siége expliquent suffisamment la fréquence des tumeurs qui se développent à la surface de l'organe ou dans l'épaisseur de ses parois.

Végétations. — Sur le col, à la suite des granulations, des excoriations superficielles et surtout des ulcérations syphilitiques, s'élèvent fréquemment, sous forme de choux-fleurs ou de gros grains blanchâtres offrant l'aspect d'une grappe de groseilles, des végétations qui saignent au moindre contact, provoquent un écoulement aqueux d'une abondance variable et déterminent tous les retentissements douloureux que la métrite occasionne vers les organes voisins.

Polypes. — Quelle que soit leur nature, les polypes de l'utérus diffèrent surtout des fongosités précédentes parce qu'ils forment ordinairement une tumeur unique, à surface arrondie et faisant saillie dans l'orifice du col bien plus souvent qu'elle n'est fixée à ses lèvres.

Tantôt, en effet, les polypes émanent de la muqueuse utérine, auquel cas ils sont mous et spongieux comme tous les *myxômes ;* ou bien ils prennent naissance dans l'épaisseur des parois utérines dont les éléments musculaires se transforment, sur certains points, en *fibrômes,* atteignant la dureté du cartilage ou même celle de l'os. (Voir *Malad. générales. — Tumeurs.*)

Désignés aussi sous le nom de *corps fibreux,* ces derniers polypes, peu à peu se dégagent, en grossissant, des parois utérines, pour tomber dans la cavité de la matrice en refoulant devant eux la muqueuse qui leur sert alors de pédicule, ou bien, s'ils sont placés plus près de la surface externe de l'organe, ils s'échappent en dehors, s'enchatonnent dans le péritoine ou dans les ligaments de l'utérus et grossissent ainsi, sans déterminer d'autres accidents que ceux de la compression constante des organes abdominaux. Il est, alors, souvent possible, au palper du ventre, d'apprécier la situation et le volume de la tumeur ; mais quand le polype, muqueux ou fibreux, fait saillie dans la cavité même de la matrice, il provoque d'abord, en dilatant celle-ci, tous les symptômes d'une véritable grossesse, pesanteur, nausées, arrêt

Étymologies. — AMÉNORRHÉE : *a* privatif, *mèn* mois, *rein* couler. Absence du flux menstruel. — DYSMÉNORRHÉE : *dùs,* difficilement : Écoulement pénible des règles. — MÉTRORRHAGIE : *mètra,* matrice, *regnumi,* je sors avec violence : (en parlant du sang) Hémorrhagie utérine. — HÉMATOCÈLE RÉTRO-UTÉRINE : *héma,* sang, *kèlè,* tumeur : tumeur sanguine derrière l'utérus.

des règles, jusqu'au gonflement des seins, dont l'erreur physiologique, en ce cas, explique bien et peut faire excuser jusqu'à un certain point, l'erreur fréquente du médecin.

Bientôt, cependant, le polype s'engage dans le col de l'utérus et de vives douleurs, d'abondantes hémorrhagies, ne laissent plus douter de sa présence. Parvenue dans le vagin, la tumeur grossit encore, comprime la vessie, le rectum, exerce enfin, contre les parois qui la resserrent, un frottement assez intense pour amener parfois, avec la suppuration, la perforation de la cloison vaginale. A ce moment et dès l'instant même où le polype fait saillie à travers le col utérin, il est facile, au toucher, d'apprécier son volume et sa consistance. La malade, alors, éprouve, d'ailleurs, de telles souffrances et court de tels dangers, que la tumeur doit être attaquée, sans retard, aussitôt qu'elle est accessible.

Cancer. — Quand, peu d'années après la ménopause ou même à un âge moins avancé, une femme maigrit, blêmit, se plaint de douleurs aiguës et lancinantes dans le bas-ventre, les lombes, les cuisses, s'accompagnant d'abondantes pertes ou d'un écoulement sanieux extrêmement fétide, on est suffisamment autorisé à craindre le développement d'un cancer dans le tissu de la matrice. Borné au corps de l'organe, le mal ne se trahit guère que par ces divers phénomènes; mais quand le col, pareillement intéressé, dégénère à son tour et s'ulcère, le doigt qui l'explore perçoit une masse mollasse, fongueuse, saignante, qui malheureusement ne permet que trop de donner au diagnostic toute sa précision. Le cancer suit alors une marche rapide, et la malade, épuisée, ne tarde pas à succomber au marasme occasionné par une longue cachexie.

DIAGNOSTIC

Aménorrhée. — Dysménorrhée. — Ce n'est pas toujours un obstacle matériel, polype ou tumeur, qui s'oppose à l'écoulement des règles. L'arrêt du flux périodique, l'*aménorrhée*, ou la difficulté qu'il éprouve à se produire, la *dysménorrhée*, peuvent être liés encore à plusieurs autres états pathologiques, à la chlorose surtout, qui détermine des perturbations menstruelles ordinairement accompagnées de phénomènes nerveux et de vives douleurs. (Voir *Anémie* et *Chlorose*.)

Métrorrhagie. — De même, l'hémorrhagie utérine ou *métrorrhagie*, n'est point toujours l'indice d'une lésion de l'organe. Souvent, encore elle dépend d'une altération du sang, comme toutes les hémorrhagies et sous l'influence de l'anémie qui délaye outre mesure les globules sanguins après les avoir appauvris, elle se produit au moins aussi fréquemment que la dysménorrhée ou la suppression des règles. (Voir *Hémorrhagies*.)

Hématocèle rétro-utérine. — Dans les mêmes circonstances, un amas de sang plus ou moins considérable peut se former aussi derrière l'utérus, dans le cul de sac péritonéal qui sépare la matrice du rectum et cette hémorrhagie interne, désignée sous le nom d'*hématocèle rétro-utérine*, bien souvent n'est que le prélude d'une péritonite ou d'un phlegmon péri-utérin.

TRAITEMENT

Dans un très-grand nombre de cas il est possible de détruire, par d'énergiques cautérisations, les végétations et les fongosités utérines superficielles. L'*acide chromique*, la *potasse caustique*, le *fer rouge*, etc., deviennent, en ce cas, des agents d'une incontestable efficacité, dont le maniement par un habile praticien, doit offrir toute chance de succès aux malades.

Les *polypes*, quand ils sont accessibles, peuvent être quelquefois arrachés; mais le plus souvent on broie leur pédicule au moyen d'un *écraseur* ou bien l'on se borne à l'étrangler par une étroite *ligature* faite d'un fil de soie ou de métal, qui, progressivement, sépare ainsi la tumeur de son point d'attache.

Contre le *cancer*, outre les moyens généraux décrits dans la première partie de cet ouvrage, il est indiqué d'employer localement les désinfectants et les caustiques. Les injections de *thymol* sont alors fort utiles, surtout quand on les combine aux douches calmantes d'*acide carbonique* ou bien encore, quand on les additionne, comme souvent je le conseille, de 3 à 4 gram. de *chloral*.

MALADIES DE LA VULVE & DU VAGIN. — VAGINITE

CAUSES ET SYMPTOMES

Tapissés d'une muqueuse extrêmement délicate et sensible, les organes génitaux de la femme sont exposés, de bonne heure, à l'inflammation. Dès l'enfance, la malpropreté, les démangeaisons qu'elle occasionne et les vicieuses habitudes qui peuvent lui succéder, déterminent souvent, des *vulvites* intenses, entretenues ou rappelées, plus tard, par les mêmes causes ou par l'abus trop fréquent des plaisirs vénériens. Les règles abondantes précédées ou suivies de leucorrhée, les injections irritantes ou mal pratiquées, les excitations outrées que provoquent la danse, les lectures ou les conversations érotiques; la brutalité des rapports conjugaux chez les femmes sensibles et sentimentales; un contact impur enfin, portant le germe d'une inflammation contagieuse, telles sont encore les grandes sources d'où le mal peut résulter.

Vulvite. — A la vive rougeur de la muqueuse, à l'intolérable prurit, à la sécrétion exagérée de mucus qu'elle détermine, se bornent tous les symptômes de la vulvite simple; mais l'inflammation souvent se complique d'un gonflement considérable des follicules ou glandules dont la muqueuse est parsemée et la *vulvite folliculeuse* dépend surtout de cette complication qu'un médecin inexpérimenté pourrait aisément confondre avec une *vulvite granuleuse*.

Étymologies. — VULVITE : *vulva*, vulve : inflammation de la vulve. — VAGINITE : *vagina*, gaine ou vagin : inflammation du vagin. — LEUCORRHÉE, *leucos*, blanc, *rein*, couler : écoulement ou flux blanc; *flueurs blanches*.

Vulvite des enfants. — Chez les toutes petites filles, l'inflammation presque toujours est simple et l'écoulement qu'elle détermine, quoique très-abondant, n'offre jamais la coloration verdâtre ni l'odeur forte, repoussante quelquefois, de celui que présente la vulvite des adultes; aussi les parents ne sauraient-ils s'inquiéter assez de la conduite d'une fillette atteinte d'un écoulement vulvaire fétide et coloré.

L'enfant, presque toujours alors, aura servi à satisfaire l'odieuse passion de quelque misérable et dans ce cas il n'est pas moins urgent de châtier celui-ci que de donner des soins à sa victime.

Vaginite simple.— Dans le plus grand nombre des cas, l'inflammation de la vulve s'étend à toute la muqueuse du vagin et la maladie est alors désignée sous le nom de *vaginite.* Simple ou compliquée de granulations, elle se caractérise par les symptômes ordinaires de la vulvite, augmentés d'une sensation profonde d'ardente chaleur, d'élancements douloureux dans le bas-ventre et les aines, d'une extrême sensibilité de la muqueuse rendant impossible tout rapport sexuel. Un écoulement d'abord incolore et clair, puis épais et jaunâtre, émane des surfaces malades violacées et boursouflées par l'inflammation. Irritant et très-âcre il peut communiquer à l'homme une *uréthrite* de même nature, un simple *échauffement* qui ne présente ni la ténacité ni la gravité de la *blennorrhagie.* Dans certains cas, les glandes vulvo-vaginales s'enflamment jusqu'à suppurer et de véritables *abcès* peuvent se former dans le tissu graisseux des grandes lèvres.

Blennorrhagie vaginale. — Chez la femme comme chez l'homme l'inflammation blennorrhagique résulte toujours du transport et du dépôt, sur la muqueuse, d'un germe virulent, d'un ferment spécifique. Les premiers symptômes qui suivent la contagion ne diffèrent point, toutefois, de ceux de la vaginite simple; mais bientôt une sécrétion jaune-verdâtre, abondante, nauséeuse, empesant et tâchant le linge, ruisselle des parois enflammées du vagin. Tout frottement, tout effort, cause une cuisson vive ; aussi, dans la période aiguë, voit-on les malades ne marcher qu'avec peine, ne s'asseoir et n'agir qu'avec les plus grandes précautions. Alors encore le toucher, l'examen au speculum sont presque impraticables et l'inflammation se propageant aux régions voisines, détermine souvent une *uréthrite* intense, des *bubons* dans le pli de l'aine, une *métrite* pouvant s'étendre jusqu'aux ligaments utérins et provoquer la *péritonite*. Un traitement actif peut rapidement modifier ces graves phénomènes ; chez un grand nombre de femmes, cependant, la blennorrhagie, sous l'influence, surtout, de la chlorose ou du lymphatisme, se cantonne souvent dans les culs-de-sac utérins de la muqueuse vaginale et longtemps encore les femmes atteintes de cette *vaginite chronique* peuvent, même sans s'en douter, communiquer aux hommes qui les fréquentent des accidents contagieux.

DIAGNOSTIC

Leucorrhée. — Flueurs blanches. — Par la description sommaire que je viens de donner des diverses inflammations utéro-vaginales, il est facile de juger combien sont fréquents et d'origine variée les écoulements leucorrhéiques et comme un médecin peut être embarrassé, parfois, pour en indiquer la nature et la provenance. La simple anémie, la scrofule et la plupart des diathèses occasionnent en effet, aussi bien que les maladies de la muqueuse génitale, d'abondantes leucorrhées qu'il est indispensable de bien distinguer entre elles, afin de pouvoir les combattre efficacement. Pour y parvenir, l'examen au speculum est absolument nécessaire ; mais il n'éclaire pas toujours le diagnostic et la seule apparence du flux catarrhal doit, en ce cas, révéler son origine.

Bien souvent, alors, j'ai constaté que le catarrhe utérin se caractérise par sa transparence et sa fluidité ; l'écoulement vaginal simple, par sa consistance crémeuse et sa coloration jaunâtre ; le flux virulent par son odeur forte, sa composition muco-purulente, sa teinte verdâtre, sa façon toute particulière de se concréter en écailles sur le linge qu'il a souillé.

TRAITEMENT

Moyens hygiéniques et thérapeutiques. — Les préceptes hygiéniques formulés à propos de la métrite, retrouvent ici toute leur vigueur. La sagesse et la propreté sont les préservatifs certains de toute inflammation vulvo-vaginale, et le mal ayant éclaté, ces deux grands moyens s'imposent encore à la malade qui veut promptement et sûrement guérir. A ce double point de vue, j'ai déjà fait ressortir toute l'importance des lotions au *thymol*; dans ma pratique je dois aux pansements répétés avec le même agent à divers degrés de concentration, les résultats les plus remarquables.

Contre la vulvite et la vaginite aiguës, les émollients : *cataplasmes, glycérolés* et *poudres* d'*amidon* ou de *bismuth, injections* et *lotions* à l'*eau* de *son* ou de *sureau, bains* et *demi-bains*, etc., sont aussi, d'abord, fort utiles; mais ils doivent bientôt être remplacés par les astringents et les caustiques légers unis aux antiseptiques : *injections* et *lotions* à la *décoction de roses*, d'*écorce de chêne* ou de *feuilles de noyer*, additionnées de quelques prises d'*alun* ou de *tannin* en poudre; *lavages* profonds au *sulfate* ou mieux au *tartrate de fer* : 8 à 10 gram. pour 500 gram. d'eau, et de préférence à tout cela, *injections thymiques* d'abord faibles, mais de plus en plus concentrées, si la leucorrhée persiste ou laisse craindre par sa coloration et son odeur, un écoulement blennorrhagique.

Dans les cas absolument simples où les flueurs blanches dépendent surtout d'un mauvais état constitutionnel, la médication tonique doit être prescrite et je l'ai déjà tant de fois formulée, qu'il est certainement inutile de la reproduire ici. (Voir *Anémie et Chlorose*.)

IMPUISSANCE ET STÉRILITÉ.

S'il est incontestable que la nature exige, de tout être vivant, qu'il transmette et donne à son tour, la vie dont il n'est que le dépositaire et que ce grand acte de la reproduction de l'espèce soit le véritable but et comme l'apogée de l'existence, on comprendra combien sont graves et pénibles, chez l'homme et chez la femme, tous les obstacles qui s'opposent à son accomplissement.

Ces obstacles, tantôt dépendent de l'impossibilité où se trouve l'un ou l'autre des sujets du couple humain, d'exécuter le rapprochement sexuel, de son *impuissance* à remplir les fonctions de générateur; tantôt ils consistent en maladies organiques, en phénomènes anormaux, en troubles fonctionnels qui ne permettent point la fécondation et rendent l'individu *stérile*.

CAUSES ET SYMPTOMES

I. — CHEZ L'HOMME.

Défaut d'érectilité. — C'est de vingt à quarante ans que l'homme se trouve en pleine possession de ses facultés viriles; mais souvent dans le cours de cette période d'exubérance vitale, il lui arrive de perdre momentanément, ou d'une façon définitive, sa vigueur et toute aptitude à se reproduire.

Tout ce qui déprime les forces physiques et morales, l'excès de travail ou de plaisir, les habitudes vicieuses, l'onanisme, souvent si précoce, chez les jeunes gens, les veilles prolongées, les travaux intellectuels excessifs, les vives émotions, le souci des affaires, à plus forte raison, les diverses maladies qui frappent la moelle épinière et le cerveau; tout ce qui fatigue, énerve ou épuise, empêche l'érection de l'organe mâle et rend impossible, ainsi, le rapprochement sexuel.

Momentanément paralysés par la crainte ou la timidité, certains hommes, aux premiers jours du mariage, se trouvent impuissants;

après la quarantième année, la plupart de ceux qui, plus jeunes, ont abusé des plaisirs de l'amour, perdent le privilége de les goûter encore; de cinquante à soixante ans, le nombre de ces pauvres infirmes s'accroît de plus en plus, et passé ce dernier âge, il est si difficile et si périlleux, parfois, d'accomplir l'acte conjugal, que tout effort de ce genre, fût-il couronné de succès, est bien réellement suivant une expression, malheureusement aussi triste qu'imagée, « une pelletée de terre que l'on se jette sur la tête. »

Pertes séminales. — Altérations du sperme. — L'écoulement involontaire du sperme, la *spermatorrhée*, figure au premier rang des causes de l'impuissance. Cette triste et cruelle affection se manifeste tantôt le jour, à la suite d'une lecture ou d'une conversation érotique, tantôt la nuit, sous forme de pollutions provoquées par un rêve voluptueux, d'abord; un peu plus tard par un cauchemar épouvantable. Quelquefois c'est à la fin de la miction, surtout quand l'urèthre rétréci oblige le malade à faire un certain effort pour chasser l'urine, ou même, chez les sujets constipés, pendant la défécation, que se produit, sans aucune sensation de plaisir, l'écoulement du sperme.

Le plus souvent, alors, le liquide séminal est lui-même, profondément altéré dans ses éléments essentiels. Les cellules vibratiles désignées sous le nom de *spermatozoïdes*, agitées, à l'état normal, de mouvements très-rapides et frétillantes comme de petits têtards, sont toujours, chez les spermatorrhéiques, inertes, flasques, déformées et d'une rareté extrême. A mesure que les pertes se multiplient, elles diminuent en nombre jusqu'à disparaître et non-seulement, en ce cas, le malade ne peut plus transmettre ni donner la vie,

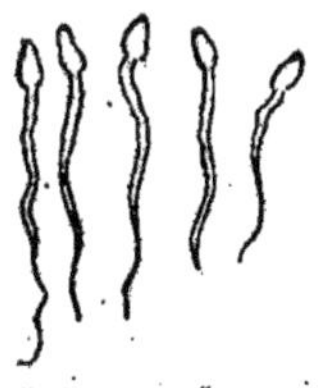

SPERMATOZOÏDES DE L'HOMME.
Vus à un fort grossissement.

Étymologies. — SPERMATORRHÉE : *sperma*, sperme, semence; *reô*, je coule : Écoulement de la semence ou du sperme. — SPERMATOZOÏDES : *sperma*, sperme, *zôon*, animal : éléments du sperme ressemblant à des animaux. — APHRODISIAQUES : *aphroditê*, Vénus : substances excitant aux plaisirs de l'amour.

mais encore épuisé, morne, abattu, vieilli avant l'âge, il n'a même plus assez de force et d'énergie pour conserver sa propre existence.

Maladies de l'appareil génital. — Toutes les lésions, toutes les inflammations aiguës ou chroniques des organes génitaux peuvent, tôt ou tard, se compliquer de spermatorrhée et déterminer l'impuissance passagère ou définitive.

Les rétrécissements de l'urèthre non-seulement empêchent l'éjaculation qu'ils rendent pénible et douloureuse; ils finissent, encore, en laissant séjourner l'urine dans la partie prostatique du canal, par favoriser l'inflammation des conduits éjaculateurs et des vésicules séminales.

L'orchite, si fréquente dans le cours de la blennorrhagie, atrophie le testicule et le rend désormais impropre à la sécrétion du sperme. Les fistules et les ouvertures anormales de l'urèthre, la longueur exagérée du prépuce, etc., détournant de sa voie le liquide fécondant, ou mettant obstacle à l'éjaculation, entraînent habituellement la stérilité, ou du moins, ne permettent à l'homme que d'accomplir, par hasard, sa fonction génératrice.

II. — CHEZ LA FEMME.

Fautes d'hygiène. — Si l'homme est parfois stérile par défaut de tempérament, la femme est improductive, souvent, par un vice contraire.

La passion vive, l'ardeur au plaisir, la faculté même que possèdent certaines femmes, de supporter, sans fatigue apparente les excès vénériens; les vicieuses habitudes que beaucoup d'entre elles contractent sous l'influence d'excitations malsaines ou d'instincts maladifs; le manque absolu de propreté chez quelques-unes, mais souvent, aussi, l'abus quotidien des injections, notamment chez les courtisanes, etc., telles sont les causes les plus communes de la stérilité chez la femme et celles aussi de ces accouchements prématurés si fréquents, que l'on qualifie du nom de *fausses-couches*.

Vaginisme. — L'étroitesse du vagin, quand elle ne permet pas l'introduction de l'organe mâle est un sérieux obstacle à la fécondation ; mais il est rare qu'elle persiste bien longtemps après le mariage, à moins qu'elle ne soit occasionnée par une contraction morbide, un spasme de l'anneau vulvaire ou des muscles vaginaux. Ces derniers phénomènes, fréquemment se produisent, d'ailleurs, sous l'influence du nervosisme ou d'une surexcitation extrême du sens génital et plus d'un mari ne s'expliquant pas l'infécondité de sa femme, s'imagine faire son devoir jusqu'au bout, quand à son insu, le sphincter constricteur, à chaque rapprochement, lui barre certainement le passage.

Flueurs blanches. — Quelle que soit leur nature, les écoulements utérins et vaginaux, y compris les simples catarrhes muqueux, nuisent toujours à la fécondation, soit en détruisant, soit en entraînant hors du vagin, les spermatozoïdes. C'est ainsi qu'un grand nombre de femmes anémiques doivent seulement à l'abondante leucorrhée qui baigne leurs organes le souci de n'avoir point d'enfant et ne possèdent, véritablement, la faculté de concevoir, qu'après s'être complétement débarrassées de leurs flueurs blanches.

Maladies utérines. — Étroitesse du col. — On comprend sans peine comment toutes les maladies utérines, les métrites, les polypes, à plus forte raison les tumeurs cancéreuses, occasionnent nécessairement la stérilité. Mais il suffit d'une simple déviation de la matrice ou de l'*étroitesse* exagérée du col de l'organe, pour que le liquide fécondant ne puisse pénétrer dans l'utérus et, par les trompes de Fallope, aller porter la vie à l'ovule. Il n'est pas rare de rencontrer des femmes dont le col utérin, disposé en cône allongé, ne présente qu'un orifice à peine suffisant pour l'écoulement des règles ; plus fréquemment, toutefois, l'obstacle est constitué par un déplacement, une flexion de la matrice.

Déplacements et flexions. — Tantôt, alors, c'est un *abaissement* vertical, une *chute* de l'utérus parfois assez prononcée pour que

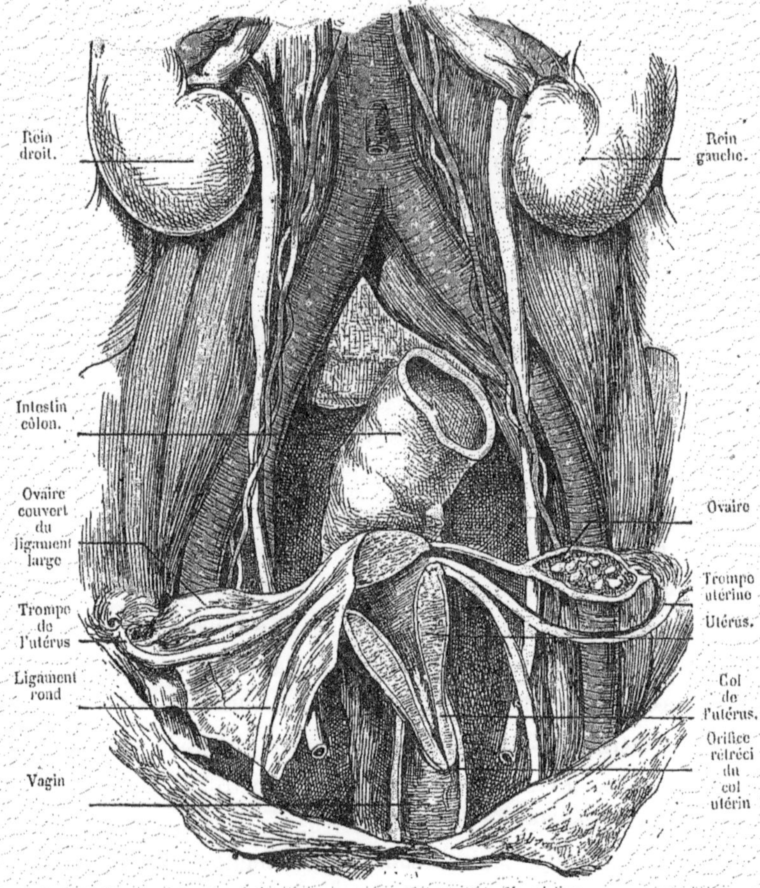

Déviation latérale de l'utérus empêchant la fécondation.

l'organe vienne saillir à la vulve; tantôt c'est une simple *inclinaison*, tantôt, enfin, un véritable ploiement, une *flexion* du corps sur le col utérin qui renversent et font peser l'organe, soit en avant, sur la vessie, soit en arrière, sur le rectum, soit à droite ou à gauche sur l'ovaire et les ligaments qui le rattachent à l'utérus. — Ces dispositions vicieuses expliquent suffisamment la fréquence de la stérilité chez les malades qui les présentent. Le déplacement de l'utérus, en effet, a toujours pour résultat, d'agrandir considérablement le cul-de-sac utéro-vaginal ou de le dilater outre mesure du côté opposé à celui où se trouve le col anormalement incliné. De cette façon, l'orifice de l'utérus est obturé par la paroi contre laquelle il s'appuie et la dilatation opposée constitue une véritable impasse, une *fausse route*, qui suivant la spirituelle expression de Pajot est « le pied à terre » habituel du mari. — Or, comme tous les hommes du monde, ajoute le savant professeur, avouent que poussés par le désir d'avoir un enfant, ils portent leurs vœux aussi loin que possible, avec la pensée de les réaliser plus sûrement, presque tous dépassent le but, sans l'atteindre.

Maladies de l'ovaire. — L'ovaire étant l'appareil spécial de la sécrétion de l'œuf humain, on comprend facilement que toutes les maladies ovariques, *inflammations, kystes, tumeurs*, etc., occasionnent souvent la stérilité. — La seule congestion de l'organe déterminant la chute prématurée de l'œuf, est fatalement aussi un obstacle à la fécondation et l'on peut juger de la fréquence de cet accident, si l'on considère que la plupart des fautes d'hygiène énumérées plus haut, provoquent toujours, plus ou moins, la congestion des ovaires.

TRAITEMENT

Moyens hygiéniques et thérapeutiques. — La diversité même des causes qui frappent d'impuissance ou de stérilité l'homme et la femme, indique suffisamment combien doivent être multiples et variés, les moyens de combattre ces infirmités, si dégradantes pour celui qui les subit et si préjudiciables à l'avenir de l'espèce humaine. Ces moyens ne diffèrent point essentiellement, d'ailleurs, de ceux qui ont été décrits à l'occasion de chacune des maladies dont peuvent être affectés les organes génitaux de l'homme et de la femme. Il ne nous reste ici qu'à les préciser en quelques mots.

Chez l'homme. — Le *défaut d'érectilité*, quand il ne dépend point d'une lésion des centres nerveux, peut toujours être efficacement combattu par la médication tonique, fer, quinquina, vins généreux, etc., et par quelques-uns des stimulants aphrodisiaques sur lesquels j'aurai, tout à l'heure, l'occasion de revenir. La *spermatorrhée*, quand elle n'est point entretenue par une maladie organique, cède fréquemment, aussi, à l'emploi des reconstituants secondés par l'observance d'une bonne hygiène. Dans certains cas, l'hydrothérapie, les douches périnéales froides, le bromure de potassium ou le seigle ergoté, à la dose moyenne de 1 à 2 grammes chaque jour, la cautérisation, enfin, des conduits éjaculateurs procurent en peu de temps une guérison complète et durable.

Chez la femme. — La *contracture spasmodique* du vagin, le vaginisme, peut être souvent traité avec succès, par l'usage, à l'intérieur des préparations *antispasmodiques*, des bromures alcalins, entre autres, dont la dose, pour être efficace, doit être portée jusqu'à 5 ou 6 grammes chaque jour. On peut y ajouter l'introduction vaginale de sachets enduits de glycérolés à l'extrait de belladone, les injections de morelle et de pavots, en décoction concentrée, etc., parfois même, tenter, mais avec les plus grandes précautions, l'incision longitudinale de la muqueuse.

Malgaigne, qui pendant deux années fut mon maître, à la Charité, se plaisait, en effet, à nous conter à propos du vaginisme, qu'un mari désespéré de ne pouvoir vaincre sur ce point, la résistance de sa femme, finit par la décider à se soumettre à l'opération radicale proposée en dernière ressource par le médecin de la maison. La malade y consentant, celui-ci se mit à l'œuvre; mais si malheureux fut son bistouri, qu'il trancha net, avec la muqueuse, les filets nerveux destinés à donner à l'organe l'extrême sensibilité qu'il possède à l'état normal. Dès ce moment, toutefois le mari put remplir librement ses fonctions conjugales; mais à son grand dépit, la femme n'en éprouvait plus aucune satisfaction, et telle fut, alors, l'exaspération des deux conjoints, qu'ils firent bel et bien condamner le maladroit opérateur à des dommages et intérêts exorbitants, pour avoir été un peu plus incisif que ne le comportait l'intéressante situation de sa cliente.

La stérilité qui ne tiendrait qu'à l'abondance extrême des *flueurs blanches* cesserait bientôt par l'emploi du traitement indiqué contre celles-ci au chapitre précédent; l'*étroitesse du col utérin* nécessite la dilatation de l'orifice, parfois même l'incision du tissu, qui n'a plus, ici, pour la malade, ni pour le chirurgien, les désagréments de l'incision vaginale; les *déplacements* et les *déviations* de l'utérus sont des obstacles à la fécondation d'autant plus fâcheux, que la cure de ces accidents ne peut précisément avoir lieu que par une grossesse. Il est vrai que pour obtenir celle-ci, l'on peut toujours compter sur le hasard, surtout si la femme, instruite de l'affection dont elle est atteinte, se place, pour accomplir l'acte conjugal, dans la situation la plus favorable et ce hasard heureux, pour peu qu'on lui vienne en aide, quand les époux sont jeunes, ardents, vigoureux, ne se fait pas, le plus souvent, trop longtemps attendre.

Aphrodisiaques. — De tout temps on a préconisé, pour exciter à l'amour et réveiller les sens assoupis, des breuvages plus ou moins mystérieux, des *philtres* d'une composition plus ou moins complexe, dont la *cantharide* ou le *phosphore* formaient toujours la base. Ces deux violents poisons ne doivent, en pareil cas, jamais être prescrits et c'est à l'hygiène seule, qu'il faut demander, au besoin, contre la frigidité en amour, les substances excitantes et toniques capables de la faire cesser, sans altérer profondément l'économie.

Certains aliments, les crustacés, les poissons, les huîtres, les œufs, le chocolat, les truffes, peuvent être, alors, avantageusement conseillés et s'il est utile de seconder un peu leur action, l'on ne doit pas aller au-delà des aromates inoffensifs, la vanille, le gimgembre, la cannelle, ou des mets fortement épicés, les poivrades, les potages à la bisque et les écrevisses à la bordelaise!

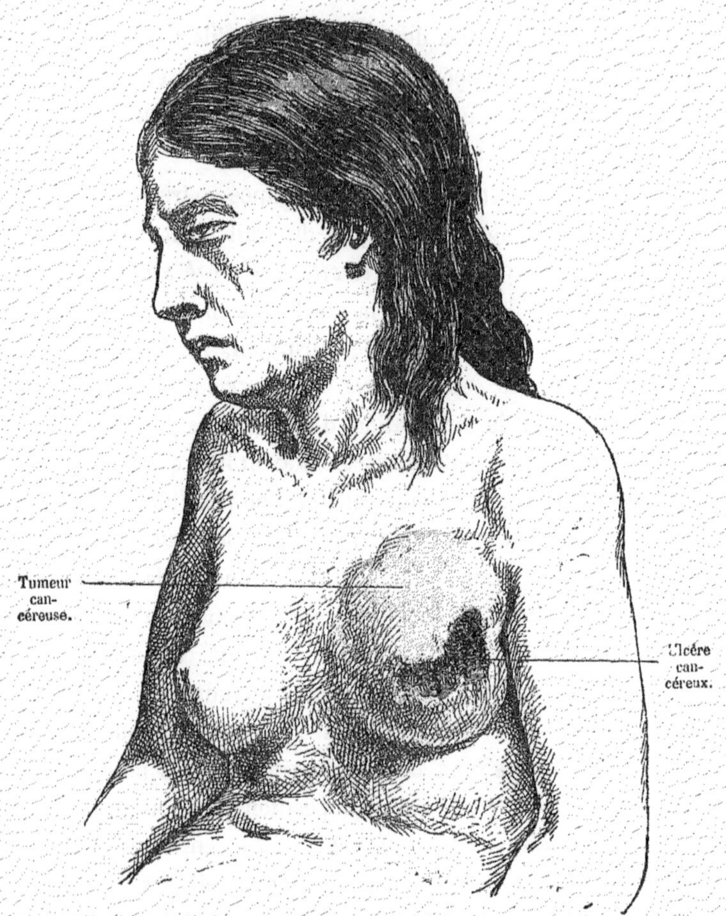

Cancer ulcéré du sein à sa dernière période.

MALADIES DE LA MAMELLE. — TUMEURS DU SEIN.

La femme n'est jamais plus péniblement affectée ni plus inquiète de ses souffrances, que lorsqu'elle se sent frappée au sein, d'un mal, quelque bénin qu'il soit, dont elle ne peut préciser la nature.

Le cancer du sein, par sa fréquence et sa gravité, n'a pas peu contribué, à cet égard, à la rendre craintive et méfiante. Fort heureusement, toutefois, cette cruelle maladie ne succède pas toujours, comme le croient beaucoup de femmes, aux moindres accidents intéressant la région de la mamelle. La glande qui sécrète le lait destiné au nourrisson, l'épaisse couche graisseuse qui l'enveloppe, la peau même qui le recouvre, peuvent être isolément le siége d'affections multiples et parfaitement définies, que nous allons succinctement décrire et qui la plupart, n'ont aucune parenté, aucune ressemblance, avec le redoutable cancer.

Crevasses. — Gerçures. — Au début de l'allaitement, l'épiderme fin et rosé qui protége le mamelon, fréquemment se fendille à la fois sous l'influence de la congestion laiteuse qui gonfle la glande et sous les efforts réitérés du jeune enfant, maladroit encore à la succion. Il en résulte d'étroites fissures linéaires, placées entre les plis de l'épiderme et dont le fond, d'un rouge vif, devient le siége au moment surtout où le nourrisson prend le sein, de cuisantes douleurs, d'élancements parfois intolérables. Assez souvent des écorchures, des excoriations plus ou moins étendues, accompagnent ces crevasses et l'on peut voir, alors, des ganglions s'engorger sous l'aisselle ou même de petits abcès se former autour du mamelon.

Inflammations. — Abcès. — Après la fièvre de lait qui suit l'accouchement, chez les femmes surtout, qui ne nourrissent pas, les divers tissus de la mamelle s'enflamment souvent avec une extrême facilité. L'inflammation, plus ou moins limitée au début, tantôt intéresse seulement la couche graisseuse qui double la peau; tantôt elle éclate dans le parenchyme même de la glande; tantôt elle occupe le tissu cellulaire profond, qui sépare la mamelle de la paroi thoracique. Ces derniers abcès, s'accompagnant de douleurs très-vives, décollent ordinairement le sein sur une étendue consi-

Étymologies. — Galactocèle : *Gala*, lait, *kélè*, tumeur. Tumeur laiteuse. (Voir pour les autres étymologies, *Tumeurs et Cancer*, pages 138 et 146.)

dérable et fusent très-souvent sous la peau des régions voisines ; les *abcès sous-cutanés* et les *abcès mammaires* déterminent promptement la rougeur, l'empâtement, l'induration douloureuse du sein. Après quelques jours de fièvre, ils suppurent abondamment et forment parfois de vastes clapiers dans les tissus compromis ; mais ces foyers purulents ne présentent jamais la gravité de ceux des *abcès sous-mammaires*. . .

Tumeurs laiteuses. — Galactocèle. — Il n'est pas rare, dans le cours de l'allaitement, où même quelques temps après les couches, chez les femmes qui n'ont pas soigneusement fait passer leur lait, que des *engorgements* plus ou moins volumineux se produisent sourdement dans l'une ou l'autre mamelle. La glande durcit, se gonfle, et l'on sent bientôt, sous la peau luisante et tendue, la présence d'un liquide tantôt crémeux, tantôt très-fluide, qui jamais ne contient d'autres éléments que ceux de la partie caséeuse ou de la partie séreuse du lait. Longtemps après leur formation, si l'art n'est point intervenu, ces tumeurs finissent par s'ouvrir d'elles-mêmes et la *fistule* qui souvent persiste après cette rupture, laisse chaque jour s'écouler au dehors, pendant de longues années encore, quelques gouttes de lait.

Adénômes. — Kystes. — Lipômes. — En raison même de sa grande surface et des éléments glanduleux, fibreux, cellulaires, etc., qui concourent à sa composition, le tissu de la mamelle est exposé à donner naissance à des tumeurs de toute nature, dont quelques-unes, fort heureusement, ne présentent aucune gravité. Les plus bénignes de ces tumeurs, les *lipômes*, offrent, à cette place, les mêmes caractères que dans toute autre région, et ne consistent guère qu'en bosselures molles, indolores, d'un volume peu considérable. Les *adénômes*, mobiles, n'adhérant pas à la peau, sont ordinairement formés de plusieurs lobes facilement appréciables au toucher. Les *kystes*, plus ou moins arrondis, globuleux, durs, acquièrent, à la longue, une élasticité toute spéciale, une fluctuation que l'on ne saurait méconnaître.

Cancer. — Cette terrible production pathologique ne se manifeste pas à la mamelle autrement que partout ailleurs; mais sur ce terrain éminemment favorable à son développement, le cancer éclôt avec une facilité redoutable ; il s'y présente sous toutes ses formes, il s'y propage avec une extraordinaire rapidité.

C'est d'abord une petite tumeur dure, arrondie, régulière, adhérant promptement à la peau qui ne perd point sa coloration normale, puis, déterminant, la nuit surtout, des douleurs, des élancements plus aigus au moment des règles, suivis quelquefois d'un écoulement de sérosité par le mamelon.

Plus tard, la tumeur fait saillie; la peau, rougie, prend une teinte livide, le mamelon se rétracte et s'enfonce, les veines sous-cutanées se dilatent; puis un horrible ulcère s'ouvre, laissant écouler une sanie fétide, mêlée de sang.

Sous l'aisselle et dans la région du cou, l'on sent alors rouler sous le doigt, les ganglions engorgés. Un dépérissement rapide mine la constitution; épuisée par la diarrhée, infiltrée, à bout de forces, la malade agonise et meurt.

Le cancer *encéphaloïde* et le *squirrhe* (Voir *Cancer* en général.) attaquent la mamelle avec une extrême fréquence, mais ne se développent pas indifféremment dans les mêmes tissus. Le premier se forme toujours dans la glande mammaire; le second débute tantôt par la peau, tantôt par le tissu cellulaire, tantôt par les conduits lactés. Il transforme quelquefois la mamelle en une masse dure comme du bois, constituant ainsi le *squirrhe ligneux;* il la racornit et la ratatine, souvent jusqu'à lui faire perdre les trois quarts de son volume et dans ce cas il est désigné sous le nom de *squirrhe atrophique.* Quel qu'il soit, d'ailleurs, le cancer, quand il n'est pas énergiquement combattu dès ses premières manifestations, suit à peu près invariablement la marche funeste que j'ai dû me borner à rappeler ici, l'ayant décrite avec détails, dans la première partie de cet ouvrage.

TRAITEMENT

Moyens hygiéniques et thérapeutiques. — Le sein, chez les femmes qui nourrissent, doit être l'objet de soins hygiéniques tout particuliers. Les jeunes mères éviteront presque sûrement les crevasses et les gerçures du mamelon en le lavant chaque jour, même avant que la lactation ne s'établisse, avec une décoction fraîche et légèrement astringente, de roses de Provins ; en l'enduisant de cérat très-pur ou de cold-cream, en tonifiant l'épiderme si délicat de l'aréole, par des lotions au vin aromatique ou mieux encore à la teinture de benjoin étendue d'eau.

Les mêmes précautions ajoutées à celles qu'il convient de prendre quand la femme veut faire passer son lait, purgations douces, protection du sein avec une couche d'ouate, etc., suffiront souvent à détourner les inflammations superficielles ou profondes qui presque toujours se terminent par de vastes abcès.

Les *excoriations* ou les *crevasses* dont il n'aura pas été possible de prévenir la formation, devront être pansées trois fois le jour avec la pommade à l'*extrait de ratanhia :* Axonge benzoïnée 15 grammes, extrait de ratanhia 2 grammes. Résistent-elles à ce moyen, on les cautérise légèrement avec le crayon de *nitrate d'argent ;* on les recouvre de *collodion élastique* et dans tous les cas, on empêche la succion de l'enfant d'être trop douloureuse, en coiffant le mamelon d'un *bout de sein* en caoutchouc.

Contre les *phlegmons* et les *abcès* de la mamelle, les émollients unis aux narcotiques : *cataplasmes laudanisés*, *pommades* à la *belladone :* Axonge 15 grammes, extrait de belladone 2 grammes, sont avant tout formellement indiqués. On soulève en même temps et l'on soutient le sein à l'aide d'un mouchoir qui se rattache derrière le cou; puis quand l'abcès est mûr, on se hâte, avant qu'il ne décolle les tissus, de l'ouvrir d'un coup de lancette. L'enfant qui tetterait une nourrice atteinte d'un phlegmon à la mamelle peut être laissé au sein tant que l'inflammation ne s'est point développée dans la glande elle-même. Il doit être, au contraire, sevré au plus vite, si la glande est compromise, afin qu'il ne soit pas exposé à sucer un lait mêlé de pus.

Le sevrage de l'enfant est encore indispensable dans les cas où s'est formé, dans la mamelle, un engorgement laiteux. Le *galactocèle* ne peut guérir, en effet, que si l'on arrête d'abord la sécrétion lactée et l'on y parvient aisément par les *purgations* répétées et l'emploi de tisanes *diurétiques*.

L'*incision* de la tumeur, sa cautérisation, son extirpation même, sont néamoins quelquefois nécessaires pour assurer la guérison.

Les tumeurs *adéniques*, les *kystes*, le *cancer* enfin, vigoureusement attaqués par les caustiques, tant qu'ils ne sont pas encore trop volumineux, peuvent être souvent plus sûrement et plus radicalement détruits que par l'opération tranchante. Relativement au choix des moyens à mettre alors en pratique, le lecteur voudra bien se reporter, d'ailleurs, à ce qui a été dit plus haut sur les *tumeurs* et le *cancer* en général.

MALADIES DES GLANDES SALIVAIRES.

Parotidite. — Oreillons. — Les glandes *parotides* situées en arrière de la mâchoire inférieure, au-devant et au-dessous de l'oreille, sont, de toutes les glandes qui fournissent la salive, les plus sujettes à l'inflammation.

La *parotidite* complique surtout les fièvres infectieuses et les

Étymologies. — PAROTIDE, PAROTIDITE : *para*, proche, *ôtos*, de l'oreille. Inflammation de la glande voisine de l'oreille.

maladies constitutionnelles graves, auxquels cas, elle se manifeste par un gonflement énorme de la glande, ayant la plus grande tendance à se terminer par un abcès. Dans les cas les plus simples, l'inflammation se montre souvent sous forme épidémique, presque toujours concurremment avec la rougeole, et les parotides gonflées sont alors désignées sous les noms d'*ourles* ou d'*oreillons* (Voir *Rougeole.*)

Contre la parotidite essentielle ou compliquant une plus grave maladie, les topiques chauds émollients présentent de moindres chances de succès que les résolutifs unis aux narcotiques. On devra donc, autant que possible, s'abstenir de cataplasmes et, de préférence, employer les badigeonnages à la *glycérine laudanisée* avec addition de quelques gouttes de *teinture d'iode*, ou bien recouvrir la joue d'une mince couche de *collodion élastique*, tout en se tenant prêt à donner issue au pus de l'abcès, aussitôt que l'on peut constater sa présence. — Les toniques, l'alcool sous forme de grog, le vin, le quinquina, etc., sont absolument indiqués lorsque la fluxion parotidienne se manifeste chez un malade débilité, dans le cours d'une fièvre grave.

Grenouillette. — C'est, ordinairement, dans le conduit excréteur de la glande *sous-maxillaire*, au-dessous de la partie antérieure de la langue, que se forme la *grenouillette*. La salive, gênée dans son cours par un obstacle quelconque, s'accumule dans le conduit, le dilate et bientôt, lui donne, de la sorte, l'apparence d'un kyste globuleux, qui soulevant la langue et l'élargissant, la fait ressembler plus ou moins, à une langue de grenouille.

La cure de cette petite tumeur s'obtient quelquefois par la seule introduction dans le conduit de la glande, d'une sonde fine qui lui rend sa perméabilité. Quand ce cathétérisme répété n'est point suivi de résultats, on ponctionne le kyste, on cautérise ses parois par l'injection d'une petite quantité de teinture d'iode, et le plus souvent, alors, la grenouillette ne récidive pas.

TABLEAU SYNOPTIQUE ET DIAGNOSTIQUE

DES MALADIES DES APPAREILS DE SÉCRÉTION

MALADIES DU FOIE.		Ictère ou jaunisse précédé ou non de douleurs.	Ictère ou jaunisse simple, fugace, survenant sans cause appréciable et sans vives douleurs.		**Ictère simple.** (*Jaunisse.*)
			Ictère léger, fugace, n'apparaissant jamais qu'après de très-vives douleurs dans le flanc et le ventre.		**Calculs biliaires.** (*Colique hépatique.*)
		Vomissements fréquents. Point de tumeur dans le flanc droit.	Ictère d'un jaune foncé, accompagnant ou précédant des douleurs pl. ou moins sourdes dans le flanc droit, s'irradiant vers l'épaule.	Point d'hémorrhagies.	**Hépatite simple.**
				Pays chauds. Hémorrhagies. État grave.	**Hépatite diffuse.** (*Ictère grave.*)
		Ictère verdâtre, persistant. Vomissements rares. Induration ou tumeur.			**Cancer du foie.**
		Point d'ictère. Teinte terreuse de la peau. Maigreur. Diminut. du foie.			**Cirrhose.**
MALADIES DES REINS ET DE LA VESSIE.		Douleurs lombaires pl. ou moins sourdes.	Fièvre. Urine peu ou pas albumineuse. Point d'hydropisie.		**Néphrite simple.**
			Fièvre rare. Urine très-albumineuse. Hydropisie. Œdème.		**Néphr. albumineuse.** (*Mal. de Bright.*)
		Douleurs aiguës, très-vives, s'irradiant dans le bas ventre et jusqu'au testicule, procédant par accès. Souvent graviers dans l'urine.			**Calculs rénaux.** (*Colique néphrétique*)
		Douleurs dans la vessie et le bas-ventre. Fréquents besoins d'uriner.	Fièvre. Très-pénible émiss. de l'urine. Mucosités.		**Cystite aiguë.**
			Point de fièvre.	Miction facile, mais très-fréquente. Glaires épaisses dans l'urine, mêlées de pus.	**Cystite chronique.** (*Catarrhe vésical.*)
				Urine mêlée de sables rouges ou blancs.	**Gravelle.**
				Émission intermittente, pesanteur. Urines troubles, sanguinolentes, après marche ou fatigue.	**Calcul vésical.** (*Pierre.*)
MALADIES DES ORGANES GÉNITO-URINAIRES	Chez l'homme.	Écoulement uréthral accompagné ou non d'inflammation et de douleur.	État inflammatoire.	Chaleur et cuisson dans le canal, rougeur du méat. Écoulement glaireux, modéré.	**Uréthrite simple.**
				Cuisson vive, surtout à la miction. Écoulement abondant, verdâtre.	**Uréth. blennorrhag.** (*Blennorrhagie.*)
			Point d'inflammation.	Écoulement muqueux, peu abondant. Miction difficile. Jet urinaire sans force et déformé.	**Rétrécissement uréthral.**
				Écoulem. spermatique involontaire.	**Spermatorrhée.**
		Gonflement ou tumeur du scrotum ou du testicule.	Empâtement douloureux, avec inflammation du testicule.		**Orchite aiguë.**
			Tumeur ovoïde globuleuse	Transparente, contenant un liquide clair. Peau normale, luisante, tendue.	**Hydrocèle.**
				Opaque, contenant du sang. Peau souvent violacée.	**Hématocèle.**
			Tumeur dure, en noyaux, limitée au testicule.		**Sarcocèle.**
			Tumeur molle vermiculée, s'allongeant vers le cordon.		**Varicocèle.**
	Chez la femme.	Douleurs ou tumeur dans le flanc.	Fièvre. Vomissem. Douleurs vives au palper.		**Ovarite aiguë.**
			Point de fièvre. Tumeur globuleuse, indolore, grossissant promptement.		**Kyste de l'ovaire.**
		Douleurs vives dans le bas-ventre, les aines et les cuisses.	Toucher douloureux	Col utérin tuméfié, utérus abaissé, lourd, très-sensible.	**Métrite aiguë.**
				Col granuleux ou ulcéré.	**Métrite du col.**
			Toucher non douloureux.	Tumeur molle ou très-dure, hémorrhagies fréquentes. Écoulement glaireux non fétide.	**Polype utérin.**
				Tumeur friable, saignante. Écoul. aqueux, très-fétide. Cachexie.	**Cancer utérin.**
		Inflammation vaginale ou vulvaire. Écoulement.	Inflamm. vaginale.	Écoulem. glair., blanch., modéré.	**Vaginite simple.**
				Écoulem. abond., purul., verdâtre.	**Vagin. blennorrhag.**
			Inflammation limitée à la vulve. Prurit. Souvent abcès.		**Vulvite.**
		Point d'inflammation ni de douleurs. Écoulem. blanch., abondant.			**Leucorrhée.**
MALADIES DE LA MAMELLE.		Gonflement inflammatoire. Douleurs continues. Rougeur à la peau.			**Abcès ou phlegmon.**
		Tumeur limitée, non inflammatoire.	Mobile n'adhérant pas à la peau.	Surface grenue ou lobée.	**Adénôme.**
				Surface lisse, arrondie.	**Kyste.**
				Tumeur élastique, fluctuante, se formant après l'accouchement.	**Galactocèle.** (*Tumeur laiteuse.*)
			Adhérant à la peau. Élancements douloureux. Engorgement des glandes de l'aisselle.		**Cancer du sein.**

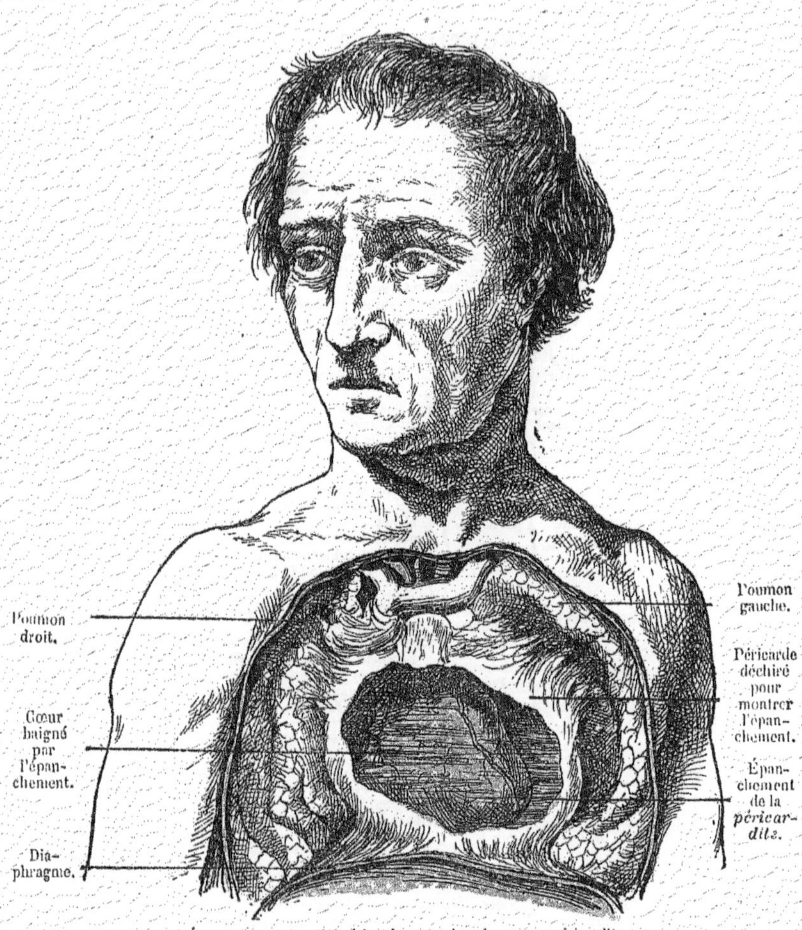

Épanchement dans le péricarde, occasionné par une péricardite.

MALADIES DE L'APPAREIL CIRCULATOIRE

Le *cœur* est l'organe central, l'agent essentiel de la circulation. Animé par deux nerfs de pareille importance, dont l'un, le *grand sympathique*, excite et presse ses battements, tandis que l'autre, le nerf *vague* ou *pneumogastrique*, les régularise et les modère, il fonctionne, à l'état normal, sans repos et sans trouble, aussi docile au frein qu'à l'éperon.

Son mouvement ainsi réglé, le cœur, véritable machine motrice du sang, en est encore, le récepteur et le distributeur.

Des quatre chambres qui le divisent, l'une, l'*oreillette droite,* est le vestibule où les veines caves déversent le sang noir revenant de toutes les parties du corps. La deuxième, le *ventricule droit,* reçoit le sang de la cavité précédente et, par l'artère pulmonaire, le lance dans les poumons où l'air apporté par les bronches, le revivifie, en le transformant, de veineux qu'il était, en sang artériel.

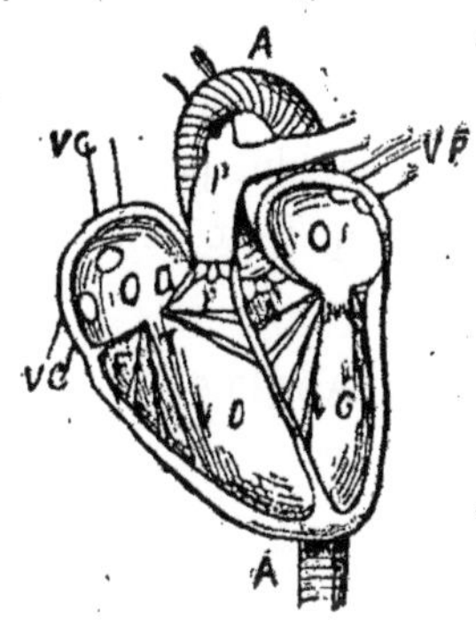

COUPE THÉORIQUE DU CŒUR.

A. Aorte. P. Artère pulmonaire.
O. D. Oreillette droite.
O. G. Oreillette gauche.
V. D. Ventricule droit.
V. G. Ventricule gauche.
T. Valvule tricuspide.
M. Valvule mitrale.
V. C. Veines caves.
V. P. Veines pulmonaires.

La troisième chambre, l'*oreillette gauche,* reçoit des poumons le sang chargé d'oxygène, et le verse dans la quatrième cavité, le *ventricule gauche,* dont les contractions énergiques poussent le liquide nourricier dans l'aorte et l'envoient, de là, par les artères, jusque dans les régions les plus reculées de l'économie.

Pour assurer et régulariser ce double jeu d'arrivée et de départ du sang, des soupapes ou *valvules,* s'ouvrant et se fermant avec une grande précision, sont placées au niveau des principaux orifices du cœur. A droite, entre l'oreillette et le ventricule, s'étend la valvule *tricuspide;* à gauche, l'orifice auriculo-ventriculaire analogue est occupé par la valvule *mitrale;* à l'entrée de l'artère pulmonaire et de l'aorte se trouvent trois petites valvules en forme de paniers à pigeons, les valvules *sigmoïdes,* qui, se rapprochant l'une de l'autre, dès que le sang les a franchies, l'empêchent absolument de refluer dans le ventricule qu'il vient de quitter.

Le cœur n'exécute point cet incessant travail de dilatations et de contractions successives, sans être doué d'une puissante énergie. Il la doit à ses épaisses fibres musculeuses ; à la remarquable solidité que présentent ses valvules, malgré leur ténuité, à la richesse du réseau nerveux qui l'anime. La membrane interne dont il est tapissé, l'*endocarde,* analogue aux séreuses articulaires, double les valvules, et les fortifie. La membrane externe dont il est recouvert, le *péricarde,* l'enveloppe de ses deux feuillets, comme la plèvre entoure le poumon, l'isole, et lui permet de glisser avec aisance, dans tous les mouvements qu'il accomplit.

MALADIES DU PÉRICARDE. — PÉRICARDITE.

CAUSES ET GENÈSE

L'inflammation du péricarde débute ordinairement à l'intérieur même du sac membraneux que forme l'enveloppe du cœur. C'est, le plus souvent, durant le cours d'un rhumatisme articulaire aigu, qu'elle se développe et la fréquence de cette complication grave doit, certainement, être attribuée à la similitude parfaite de la membrane péricardiaque avec celle qui tapisse la surface interne des articulations. Quelquefois la maladie éclate à la période ultime d'une fièvre infectieuse, variole, typhus, etc. Elle naît, souvent, d'une inflammation de la plèvre ou du poumon qui se propage au péricarde ; plus rarement elle est occasionnée par un refroidissement subit, même chez les rhumatisants.

EFFETS ET SYMPTOMES

La péricardite débute, en général, par un frisson suivi de fièvre, d'éblouissements, de vertiges, quelquefois par une syncope à laquelle succède bientôt une douleur vive, rappelant celle du point de côté, dans la pleurésie. Cependant, les battements du cœur sont

Étymologies. — PÉRICARDITE : *peri,* autour, *cardia,* cœur : inflammation de la membrane qui entoure le cœur. — HYDROPÉRICARDE : *udôr,* eau : hydropisie du péricarde.

intermittents, irréguliers, tumultueux; le malade, suffoqué, fait à chaque instant de violents efforts d'inspiration, comme pour soulever le poids qui l'oppresse.

Épanchement. — Ces divers phénomènes sont évidemment produits par l'épanchement plus ou moins considérable qui s'est formé dans la cavité du péricarde. Le liquide sécrété de la sorte, par la membrane enflammée, tantôt est jaune rougeâtre, opaque et bourbeux ; tantôt mêlé de sang en telle proportion que la péricardite en a été, dans certains cas, justement qualifiée d'*hémorrhagique*. Des flocons albumineux, des fausses membranes blanchâtres, flottent au sein de l'épanchement ou revêtent les parois de la séreuse, recouvrant alors le cœur et le péricarde d'une épaisse couche cotonneuse qui rappelle assez exactement l'aspect mamelonné de deux tartines de beurre brusquement écartées l'une de l'autre, après avoir été mises en contact.

Comme dans la pleurésie, ces exsudations fibrineuses souvent soudent entre eux les deux feuillets du péricarde, établissant ainsi des *adhérences* qui parfois s'incrustent de sels calcaires, mais qui dans certains cas aussi, lentement résorbées, ne laissent plus à la surface du cœur que des taches blanches, cartilagineuses et nacrées, désignées sous le nom de *plaques laiteuses*.

Parvenu à ses dernières limites, l'épanchement remplit la cavité péricardiaque autant qu'elle peut être distendue. Il refoule les poumons, le diaphragme et par la redoutable pression qu'il exerce sur l'organe, il peut occasionner la mort subite, en arrêtant tout à coup, les battements du cœur. Noyé dans cette masse liquide qui l'étreint et le gêne, celui-ci s'affaiblit de plus en plus. L'oreille appliquée contre la poitrine, n'en perçoit qu'à peine, à travers l'épanchement qui les masque, les battements profonds, mêlés de bruits anormaux. Tantôt ce sont des souffles, des bruits de râpe ayant leur siége dans le cœur même, tantôt des frôlements, des frottements, des froissements, des bruits de cuir neuf s'accomplissant entre les deux feuillets du péricarde. Telle est, alors, la pression du liquide, que la poitrine, au niveau du cœur, en est comme soulevée et que la paroi thoracique doucement percutée à ce niveau, ne donne plus, sur une très-grande étendue, que le son mat et plein de la pierre.

Hydropéricarde. — Hydropisie du cœur. — Le plus souvent, quand elle est combattue par un traitement énergique, la péricardite aiguë, quelque intense qu'elle soit, se termine par la guérison. Lentement, en ce cas, le liquide épanché se résorbe, l'oppression disparaît, la fièvre tombe, mais le cœur, trop longtemps comprimé, présente, parfois, alors, les premiers troubles d'une altération plus profonde et plus grave.

Il n'est pas rare, encore, surtout quand la péricardite a débuté sans accidents bien manifestes, comme il arrive à la dernière période d'une diathèse ou dans le cours d'une fièvre infectieuse, que l'épanchement, sourdement formé, soit constamment entretenu par une inflammation chronique de la membrane, auquel cas la maladie est plus spécialement désignée sous les noms d'*hydropéricarde* ou d'*hydropisie du cœur*.

TRAITEMENT

Moyens hygiéniques et thérapeutiques. — La seule hygiène à recommander contre la péricardite et, plus généralement, contre l'inflammation des membranes du cœur, ne diffère point de l'hygiène préventive du rhumatisme, exposée plus haut à la suite de la description détaillée des phénomènes arthritiques. Qu'elle frappe le péricarde ou, comme nous le verrons tout à l'heure, la membrane endocardiaque, l'inflammation presque toujours, en effet, se développe sous l'influence profonde du vice goutteux ou rhumatismal.

La maladie confirmée, en raison même de la grande analogie qu'elle présente avec la pleurésie aiguë, n'exige point un autre traitement actif que celui dont j'ai donné le détail à propos de l'épanchement thoracique. Une application de *sangsues* ou de *ventouses scarifiées,* au début, quand la fièvre et l'oppression surtout sont considérables; plus tard, des *vésicatoires volants* suivis de badigeonnages à la *teinture d'iode,* l'usage interne de l'*infusion de digitale* (0 gr. 60 centigrammes à 1 gramme de feuilles pour un litre d'eau); particulièrement indiquée, ici, pour modérer la fièvre et régulariser les battements du cœur; l'emploi des *diurétiques,* pariétaire, genêt, busserole, etc., additionnés de nitrate de potasse ou de bicarbonate de soude; le lait coupé; les *laxatifs* et *purgatifs* légers, le *calomel* entre autres (0 gr. 20 centigrammes en 4 paquets, à prendre de 3 en 3 heures); tels sont les moyens à mettre en pratique avant de ponctionner le péricarde pour donner issue au liquide, à moins que la situation exceptionnellement grave du patient, ne justifie le recours immédiat à l'opération.

MALADIES DE L'ENDOCARDE. — ENDOCARDITE.

CAUSES ET SYMPTOMES

Il n'est pas impossible que la membrane interne revêtant les cavités et constituant en partie, les valvules du cœur, ne s'enflamme à la suite de graves fautes d'hygiène, d'excès alcooliques ou des privations de tout genre que la misère impose; elle peut être engendrée encore par une fièvre éruptive ou par une albuminurie; mais dans le plus grand nombre des cas, l'inflammation de l'endocarde éclate dans le cours d'un rhumatisme articulaire et telle est la fréquence de cette complication, que l'on pourrait, scientifiquement, laisser à l'endocardite sa dénomination vulgaire de *rhumatisme du cœur*.

Végétations. — Embolies. — C'est, le plus souvent, au niveau de la valvule mitrale, que la séreuse endocardiaque s'enflamme tout

Étymologies. — ENDOCARDITE : *endos*, dans, *cardia*, cœur : inflammation de l'endocarde.

d'abord. Rouge au début, la membrane prend bientôt un aspect grisâtre; elle perd son poli, se couvre de rugosités fines où se suspendent des dépôts fibrineux et ces *végétations,* que le sang épaissit sans cesse, venant parfois à se rompre, sont lancées, par le flot sanguin, dans les artères dont elles bouchent les petits rameaux. Nous aurons l'occasion de revenir sur les graves accidents qui résultent de l'obturation artérielle par ces caillots migrateurs, ces dépôts de fibrine, désignés sous le nom d'*embolies*. Ils sont d'autant plus à redouter, dans l'endocardite, que celle-ci, dans certains cas, ne se borne point à produire les végétations que je viens de signaler.

Ulcérations. — Chez les sujets épuisés ou frappés d'une fièvre infectieuse, elle se complique d'*ulcérations* profondes, qui, non-seulement perforent l'endocarde ou le tissu même du cœur; mais qui versent encore, dans le torrent circulatoire, un produit septique, un véritable poison possédant la terrible propriété d'infecter l'économie et de coaguler en même temps le sang en épais caillots, d'où résultent autant d'embolies funestes.

Il est souvent difficile de saisir, dans le cours d'un rhumatisme articulaire aigu, le moment précis où l'endocardite se déclare, aussi le médecin doit-il alors surveiller de près le malade, l'ausculter fréquemment et se tenir pour ainsi dire aux aguets. Parfois c'est une simple recrudescence de la fièvre, qui marque le début de l'endocardite; puis, des souffles brusques voilent les bruits du cœur; l'organe s'affaiblit, le sang, ne recevant plus une suffisante impulsion, congestionne la tête, engorge les poumons, et le patient quand il n'est pas tué par une embolie, peut succomber rapidement aux progrès de l'asphyxie progressive.

L'endocardite ulcéreuse ou septique, particulièrement dangereuse, entraîne les accidents caractéristiques de l'empoisonnement infectieux, tels qu'on les observe dans la fièvre typhoïde ou l'infection purulente. Quand ces phénomènes tardent à se manifester, l'ulcération détruit les valvules ou les fibres musculaires du cœur, déterminant, en ce cas, une *myocardite* qui se termine par un anévrysme ou par la dégénérescence graisseuse du tissu cardiaque.

Le plus souvent, toutefois, c'est à l'inflammation chronique de l'endocarde que sont dues les altérations graves des valvules du cœur. La membrane, en effet, s'incruste, alors, de dépôts calcaires qui d'abord raidissent les soupapes, puis les racornissent, les déforment, les rendent absolument impropres à remplir leurs fonctions et finalement occasionnent comme nous le verrons tout à l'heure, l'*insuffisance valvulaire* ou le *rétrécissement* des orifices du cœur.

TRAITEMENT

Moyens hygiéniques et thérapeutiques. — Qu'elle frappe la membrane interne ou l'enveloppe externe, l'inflammation des séreuses cardiaques doit toujours être combattue à peu près de la même façon. Je me bornerai donc à rappeler, ici, les grands moyens à mettre en pratique contre la péricardite : *sangsues* ou *ventouses scarifiées* dans les cas intenses, caractérisés par une oppression subite et violente ; *diurétiques* : pariétaire, chiendent nitré, lait coupé d'eau de Vichy ; *digitale,* surtout, en infusion aqueuse et sous forme de granules de *digitaline* : 1 à 4 chaque jour. Au début, on prescrira, de préférence aux vésicatoires, l'application, sur la région du cœur, de compresses trempées dans une décoction tiède de morelle et de pavots. On insistera sur l'administration du *bicarbonate de soude,* 4 à 6 grammes en vingt-quatre heures, dans les boissons ; et l'on pourra même, chez les sujets robustes, seconder avantageusement son action de celle du *tartre stibié* : 0 gr. 20, à 0 gr. 30 centig. dans une potion gommeuse, dont le médecin devra minutieusement surveiller les effets. L'endocardite ulcéreuse et l'empoisonnement qu'elle détermine exigeront l'emploi rapide des *toniques* et des *antiseptiques* : alcool, vin, quinquina, cannelle, acide thymique, etc. Dans tous les cas il sera indispensable d'éloigner, autant que possible, du malade tout sujet d'inquiétude ou d'émotion.

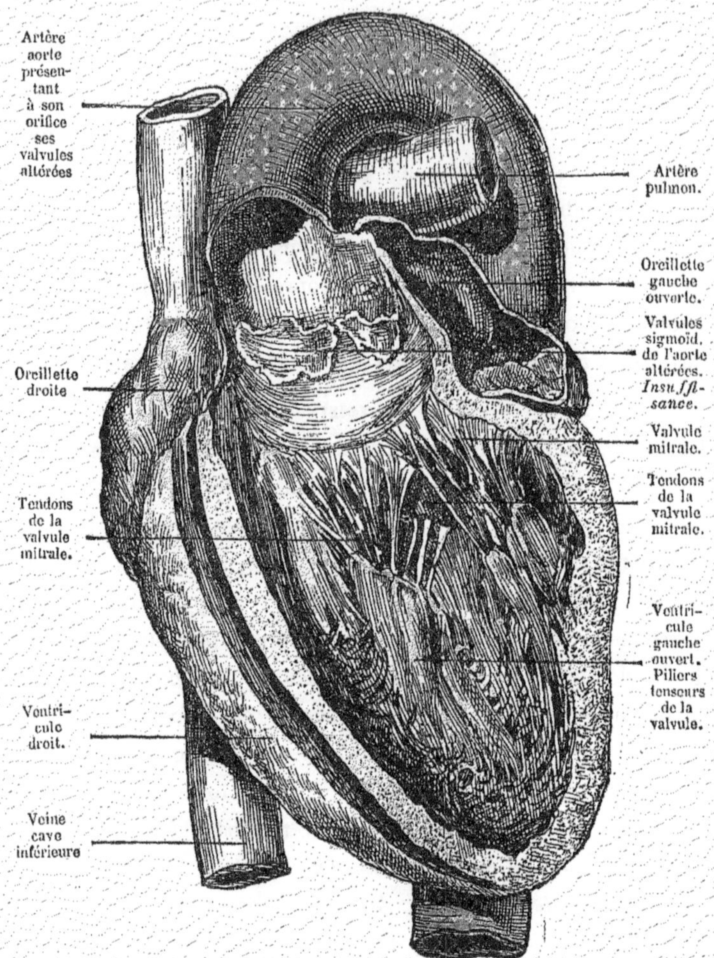

Ventricule gauche du cœur. — Lésion des valvules de l'aorte.

MALADIES DU COEUR. — LÉSIONS DES VALVULES.

CAUSES ET GENÈSE

Il suffit de l'altération la plus légère au niveau de l'un des orifices ou dans le tissu même d'une des valvules du cœur, pour déranger absolument le jeu régulier de l'organe, pour troubler la circulation et déterminer, dans l'économie, les plus graves désordres.

L'inflammation chronique dont elles sont presque toujours affectées, à la suite d'une violente attaque de rhumatisme est, malheureusement, pour les valvules cardiaques, une cause constante de lésions aussi profondes que variées.

Tantôt, amincies sur toute leur surface, elles se percent de petits trous qui leur donnent un aspect fenêtré ; tantôt elles se soudent aux parois du cœur, ou du vaisseau dont elles bordent l'ouverture ; quelquefois elles s'ossifient, se crispent, se ratatinent jusqu'à dégénérer en un simple bourrelet ne suffisant plus à clore, au moment opportun, l'orifice que doit obturer la valvule à l'état normal.

Ces diverses altérations permettent au sang lancé par le cœur, de refluer, de retomber dans les cavités qu'il vient de quitter et les valvules sont dites alors, *insuffisantes*.

Ce n'est point, exclusivement, toutefois, sur ces délicates et frêles soupapes du cœur, que les lésions se produisent. Le pourtour même des orifices cardiaques est fréquemment aussi, compromis par l'inflammation. La membrane qui le tapisse, s'épaissit, se racornit, se rétracte ; elle s'incruste, comme les valvules, d'ossifications ou de dépôts calcaires, désignés sous le nom d'*athéromes* et de ces altérations diverses résulte un *rétrécissement* de l'orifice qui retarde et gêne considérablement le passage du sang.

Toutes les valvules, tous les orifices du cœur indistinctement, peuvent être le siége de ces lésions graves ; mais c'est principalement dans le cœur gauche, soit à l'orifice de l'aorte, soit au niveau de la valvule mitrale, que se produisent surtout, sous l'influence du

Étymologies. — VALVULES SIGMOÏDES : *sigma*, *S* de l'alphabet grec, *eidos*, ressemblance : les valvules de l'aorte ont la forme d'un *sigma*. — V. MITRALE : *mitra*, mitre d'évêque. — V. TRISCUPIDE : *tres*, trois, *cuspis*, pointe : la valvule a trois pointes. — ATHÉRÔME : *Athèra*, bouillie. De l'aspect du dépôt. — ASYSTOLIE : *a* privatif, *sustolê*, contraction : défaut de contraction. — SPHYGMOGRAPHE : *sphygmos*, pouls, *graphô*, j'écris : instrument qui trace les battements du pouls.

rhumatisme et de la goutte, ces redoutables accidents. Le cœur, altéré de la sorte, est comme une pompe dont les clapets et les soupapes, laissant fuir le liquide, ne l'aspirent et ne le refoulent plus qu'imparfaitement. La circulation du sang en est profondément troublée et malgré l'identité de la plupart des désordres provoqués par ces diverses lésions, il est ordinairement possible, au médecin expert, de déterminer exactement la valvule insuffisante ou de préciser quel est l'orifice rétréci.

EFFETS ET SYMPTOMES

Troubles généraux. — Très-rarement, les maladies organiques du cœur occasionnent une douleur appréciable. Elles s'annoncent, surtout, par des palpitations intermittentes, une oppression plus ou moins pénible. Ce n'est guère qu'à leur dernière période qu'elles donnent lieu, parfois, à de violents accès névralgiques, à des crises d'*angine de poitrine* assez intenses pour tuer le malade; mais ces derniers accidents sont en général précédés de plusieurs autres phénomènes qui révèlent les troubles extrêmes de la circulation.

Encombrés par le sang qui s'y accumule, les *poumons* n'absorbent plus que très-difficilement l'oxygène de l'air. Ils s'engorgent et de cet engouement, sans cesse entretenu, résultent des suffocations, des catarrhes, des accès d'asthme, des hémoptysies, des apoplexies pulmonaires.

La gêne de la circulation dans le tronc et les rameaux de la *veine cave supérieure,* détermine la congestion cérébrale, qui se traduit par la coloration bleue, la *cyanose,* des lèvres et du visage; par la rougeur et l'injection des pommettes, par des éblouissements, des vertiges, des tintements d'oreille, des pertes subites de connaissance, etc.

L'obstacle au cours du sang dans la *veine cave inférieure,* s'annonce d'abord par le gonflement, l'infiltration, l'œdème des jambes, au niveau des malléoles. Plus tard, les viscères abdominaux s'engorgent à leur tour. Le foie se congestionne, comprimant de plus en plus la veine-porte ; un épanchement se forme dans le péritoine et tandis que l'hydropisie emplit lentement l'abdomen, les reins congestionnés laissent passer l'albumine. Rapidement, alors, l'infiltration se généralise. L'hydropisie des membres inférieurs se confond avec l'ascite péritonéale. Les mains, les bras, le visage bouffis, donnent au patient une lamentable ressemblance avec un monstre en baudruche et le malheureux, en effet, enfle bientôt à tel point, que sa peau, fendillée, crevassée, par l'extrême tension qu'elle éprouve, laisse suinter, comme par autant de fonticules, la sérosité claire dont elle est infiltrée. Ce sont là, d'ailleurs, d'ultimes accidents qui n'ont pas même le temps de se manifester chez tous les malades et qui dans la plupart des cas sont aussitôt suivis de la grangrène de la peau, de l'empoisonnement et de la mort.

Insuffisance valvulaire. — Dès qu'une valvule s'altère et ne remplit plus exactement ses fonctions, un phénomène curieux autant qu'utile se passe dans le cœur. L'organe réagit de lui-même et lutte contre le mal qui le frappe; il grossit, s'hypertrophie et, devenu plus fort, il supplée par une poussée plus active, à l'insuffisance de la valvule atteinte; il oppose plus de force à l'obstaclo que fait au cours du sang, l'orifice rétréci. Cette compensation, malheureusement, n'est que palliative et provisoire. L'hypertrophie, qualifiée d'abord de « providentielle, » devient bientôt insuffisante à son tour. Le jeu régulier du cœur ne pouvant pas être maintenu, elle constitue même, à la longue, un danger de plus. Le ventricule, agrandi, ne se contracte pas assez énergiquement sur le sang qu'il contient et cette faiblesse des contractions, cette *asystolie,* pour employer le terme technique, est bientôt suivie des troubles circulatoires généraux dont on vient de lire la description.

Rétrécissement des orifices. — Rarement les orifices du cœur se rétrécissent sans que les valvules correspondantes soient plus ou moins lésées. L'inflammation qui les atteint, les racornit et les déforme, presque toujours a commencé par la portion de membrane dont les soupapes sont formées. L'athérome seul, par les dépôts calcaires dont il épaissit l'endocarde, peut diminuer le calibre des orifices avant d'ossifier les valvules; mais la réaction du cœur contre l'obstacle n'en est pas sensiblement modifiée.

DIAGNOSTIC

Les moindres lésions cardiaques ayant pour résultat immédiat d'altérer l'harmonie, le rythme ou la netteté des bruits normaux du cœur, en même temps qu'elles modifient les battements de l'organe et par conséquent les pulsations artérielles, c'est par l'auscultation, surtout, et par l'examen du pouls, que le médecin peut diagnostiquer et déterminer d'une façon précise l'affection dont le malade est atteint.

Auscultation. — Appliquée contre la poitrine, l'oreille, dans tous les cas, entend un *bruit de souffle* qui masque plus ou moins les deux bruits normaux, le *tic-tac* régulier du cœur.

Entendu *à la base* de l'organe, vers le point où l'aorte commence et durant le second temps, — *tac* — des battements du cœur, le bruit de souffle annonce l'*insuffisance des valvules de l'aorte.*

Entendu *à la pointe* du cœur, sous la mamelle gauche, au début du premier temps, — *tic* — il révèle l'*insuffisance de la valvule mitrale.*

Entendu *à la base*, pendant le premier temps, — *tic* — il est l'indice d'un *rétrécissement de l'orifice aortique.*

Entendu *à la pointe*, un peu *avant* le premier temps, — *tic* — il caractérise le *rétrécissement de l'orifice auriculo-ventriculaire* ou *mitral.*

Beaucoup plus rares et presque toujours liées aux précédentes, les altérations de l'*orifice pulmonaire* et *tricuspide* n'apportent point à ces divers symptômes de notables changements.

Le souffle occasionné par la lésion cardiaque, en général, est doux à l'oreille et plus ou moins semblable au bruit que l'on fait en soufflant dans un tube; mais quelquefois il présente une sonorité particulière, un grincement, une stridulation musicale qui le font alors désigner, suivant la ressemblance que l'on croit saisir, sous les noms de *bruit de râpe, de lime, de scie, de diable* ou de *toupie, etc.* Ces diverses variétés du souffle se manifestent surtout à la dernière période des maladies du cœur, notamment quand les lésions valvulaires sont compliquées d'un rétrécissement.

Examen du pouls. — Dans les cas, ordinairement complexes, où l'auscultation ne permet pas de préciser suffisamment le siége du mal, le médecin, pour asseoir son diagnostic, non-seulement a la ressource d'interroger le pouls, mais celle, plus grande encore, d'obtenir de l'artère elle-même, la révélation écrite, des désordres de la circulation. L'appareil enregistreur, — on pourrait dire le greffier, — capable de reproduire ainsi la déposition du témoin, se nomme le *sphygmographe,* et se compose essentiellement d'une aiguille dont une extrémité pèse sur le pouls, tandis que l'autre, imbibée d'encre, appuie légèrement sur une bande de papier enroulée autour d'un cylindre tournant.

TRACÉS SPHYGMOGRAPHIQUES DU POULS

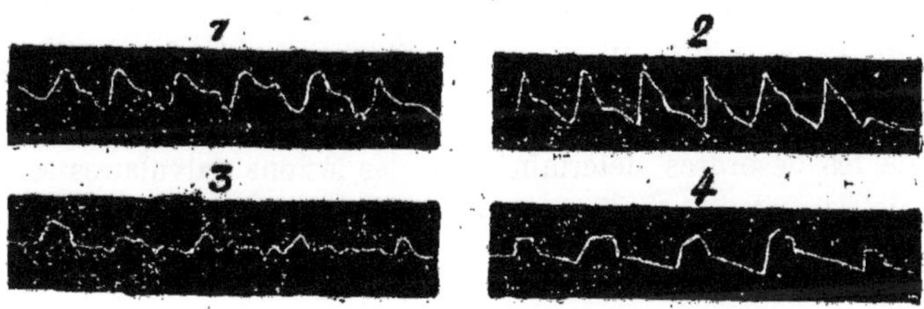

1. Pouls normal. 2. Pouls de l'insuffisance aortique.
3. Pouls de l'insuffisance mitrale. 4. Pouls du rétrécissement athéromateux de l'aorte.

Soulevée par le battement artériel, l'aiguille trace une série d'oscillations variant, on le conçoit, de hauteur, d'étendue, de netteté, etc., selon la force, la durée, la régularité de l'impulsion qui les détermine et cette déclaration *palpitante*, — c'est le cas de le dire, — cet aveu de son mal par l'organe même qui en est atteint, ne peut plus laisser au médecin, sur le siége et la nature de la lésion, le moindre doute. Mieux qu'une longue description, les tracés sphygmographiques ci-dessus montreront quelles profondes différences, séparent du pouls normal, les pulsations irrégulières déterminées par une maladie du cœur.

HYPERTROPHIE DU CŒUR.

L'augmentation de volume du cœur est presque toujours précédée d'une lésion valvulaire. L'organe, comme il a été dit plus haut, lutte, en ce cas, pour compenser l'insuffisance ou vaincre le rétrécissement et l'hypertrophie est la conséquence forcée de cet excès de travail. De simples palpitations nerveuses, trop fréquentes ou trop intenses, peuvent aussi provoquer le développement de la maladie organique. En tout cas et quelles qu'aient été ses causes déterminantes, celle-ci tantôt dilate les ventricules, en même temps que les parois du cœur s'épaississent, constituant ainsi une hypertrophie *excentrique*, autrefois désignée sous le nom d'*anévrysme actif;* tantôt elle rétrécit les cavités, tantôt, encore, elle les laisse intactes, se bornant à fortifier outre mesure le tissu de l'organe jusqu'à ce qu'enfin, ce dernier, comme il arrive souvent, dégénère et s'atrophie.

Tous les désordres déterminés par les lésions valvulaires se présentent successivement, dans le cours d'une hypertrophie du cœur. Parvenue à son complet développement, la maladie se trahit encore par la violence des pulsations cardiaques, la plénitude et la

Étymologies. — Hypertrophie : *uper* au-dessus, *trophè*, nutrition : excès de nutrition et de volume.

force du pouls, la congestion cérébrale, l'anxiété, l'oppression, les crachements de sang, la voussure de la paroi pectorale, l'ébranlement de toute la poitrine à chaque battement de l'organe hypertrophié. Ces divers symptômes, quand l'apoplexie pulmonaire ou cérébrale n'emporte point le malade, ne se terminent pas autrement, d'ailleurs, que ceux des lésions valvulaires ou du rétrécissement des orifices du cœur.

TRAITEMENT

Moyens hygiéniques. — Les émotions, les soucis, les peines morales aussi bien que les fatigues physiques, exercent une telle influence sur le fonctionnement régulier du cœur, que toute personne atteinte d'une affection, même légère, de cet organe, doit aussitôt s'épargner les tracas inséparables d'une vie active. Tout effort, tout excès, en pareil cas, pouvant être dangereux, la sobriété, le calme, l'abstinence de tout plaisir vénérien se recommandent au malade comme les premiers et les plus surs moyens à mettre en pratique.

Moyens thérapeutiques. — Il n'est pas inutile, chez les personnes pléthoriques, de prévenir par une *saignée* du bras ou l'application des *sangsues,* les accidents congestifs qui peuvent être provoqués par une maladie du cœur. Le plus souvent, toutefois, comme dans l'*endocardite,* l'usage, quotidien des *alcalins,* des *diurétiques* et de la *digitale,* suffit à remplir les plus pressantes indications. (Voir *Endocardite.*)

La *vératrine,* l'*aconit,* à doses minimes, les *bromures alcalins,* etc., parfois réussissent encore quand les moyens précédents restent sans effet; les *purgatifs drastiques*, pilules écossaises, scammonée, eau-de-vie allemande, colchique, et les *diurétiques* puissants, acétate de potasse, vin scillitique amer, etc., trouvent enfin leur emploi, dès que l'hydropisie commence à se manifester. (Voir *Palpitations nerveuses*, *Anévrysme, Ascite,* etc.)

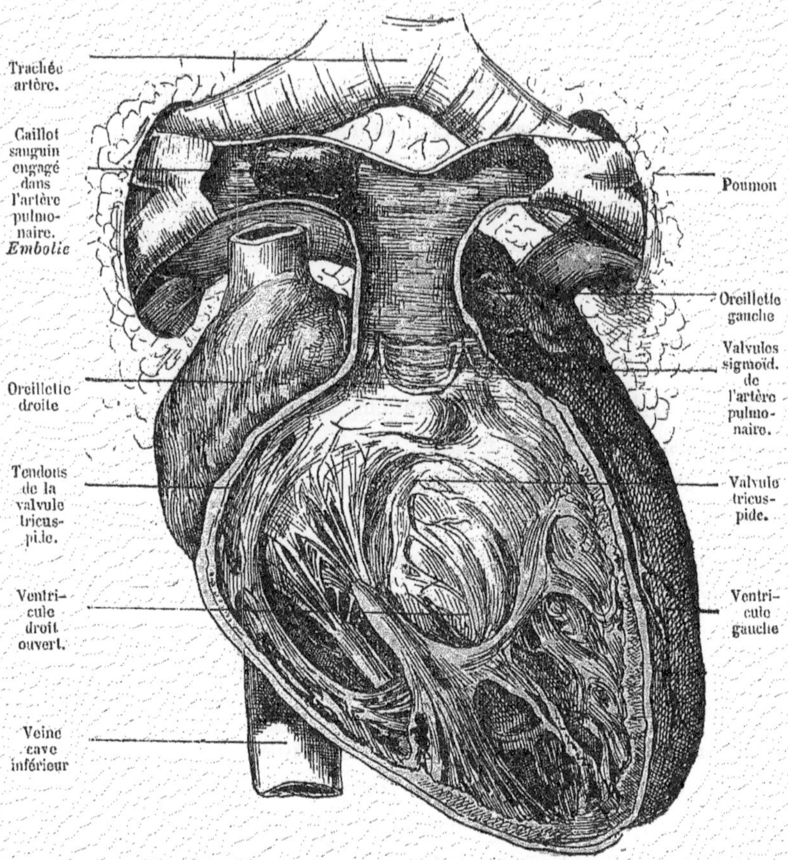

Ventricule droit du cœur. — Embolie de l'artère pulmonaire.

NÉVROSES DU CŒUR. — PALPITATIONS. — SYNCOPE.

CAUSES ET GENÈSE

Il n'est pas extraordinaire qu'en ce temps d'agitation et de fièvre morale, les maladies du cœur se présentent si fréquemment à notre observation.

Le système circulatoire tout entier obéit à des nerfs à ce point impressionnables, que la moindre émotion suffit à les troubler, et qu'aussitôt le cœur exprime, par ses battements précipités, le désordre qui s'est un instant produit dans l'économie.

Les nerfs qui président à la régulière distribution du sang dans les tissus sont de deux ordres : les uns, nommés *vaso-moteurs,* tiennent surtout les vaisseaux sous leur dépendance; les autres enveloppent le cœur lui-même d'une sorte de réseau nerveux, le *plexus cardiaque,* composé des rameaux mêlés du nerf *vague* et du *grand sympathique.*

Une jeune fille éprouve-t-elle une vive émotion? L'impression reçue par son cerveau se réfléchit aussitôt sur les nerfs vaso-moteurs qui tiennent dans une tension normale les vaisseaux sanguins du visage.

Ces nerfs influencés exagèrent alors, ou cessent momentanément leur action, et le visage, véritable miroir du sentiment, soudain pâlit ou rougit, suivant que les vaisseaux se contractent ou se dilatent.

Si léger soit-il, ce trouble circulatoire retentit encore sur le cœur; mais les battements du cœur sont si doux, quand l'émotion qui les a fait naître est agréable, que je ne chercherai point le remède d'un mal charmant dont on ne veut pas être guéri...

Plus sérieuses sont les palpitations qui reconnaissent pour cause un trouble des nerfs du plexus cardiaque.

J'ai dit, tout à l'heure, que deux nerfs, le nerf *vague* ou *pneumogastrique,* et le nerf *grand sympathique,* concouraient à la formation de ce réseau.

L'un et l'autre s'y entrelacent, tout en conservant chacun son indépendance et sa spécialité d'action. Le sympathique, en effet, excite et presse les battements du cœur; le pneumogastrique les modère. Celui-ci, comme je l'ai déjà fait entendre, est pour ainsi dire, le frein, celui-là l'éperon du cœur; et c'est à la juste

Étymologies. — Syncope : *suncópè* : arrêt du cœur. — Lipothymie : *leipein,* manquer; *thumos,* âme : manque d'âme ou de connaissance.

pondération de ces deux influences contraires que l'organe, à l'état normal, doit la précision et la régularité de son fonctionnement.

Trop nombreuses, malheureusement, sont les causes qui peuvent rompre l'admirable équilibre des deux nerfs. Les émotions vives, les travaux intellectuels prolongés, les veilles, les excès, les fatigues de toutes sortes, l'abus du théâtre et des plaisirs, en surexcitant le sympathique; les affections de la poitrine et de l'estomac, en retentissant sur le nerf vague, amènent bientôt les palpitations.

La maladie peut être provoquée encore par l'*anémie*, qui, non-seulement, affaiblit tous les organes, mais altère profondément aussi la composition du sang : par le *rhumatisme*, enfin, qui détermine des palpitations d'autant plus graves qu'elles sont ordinairement l'indice d'une inflammation de la membrane interne du cœur.

EFFETS ET SYMPTOMES

C'est ordinairement par accès, plus ou moins éloignés, que les palpitations se manifestent, précédées quelquefois d'une douleur vague, et presque toujours suivies d'une pénible sensation d'étouffement. Souvent, dans un fort paroxysme, le visage pâlit, les extrémités se refroidissent, l'oppression devient considérable; il semble au malade que le cœur, subitement gonflé, remplit toute la poitrine, et, dans ce cas, la syncope seule, ou tout au moins la défaillance, mettent fin à l'accès.

Syncope. — La perte de connaissance ne succède forcément pas toujours aux palpitations; mais aussitôt qu'elle se manifeste, le cœur cesse de battre et le sang n'étant plus porté au cerveau, l'évanouissement est d'autant plus rapide et complet, que les contractions de l'organe sont moins énergiques. La défaillance ou *lipothymie*, ne peut même, à cet égard, être considérée que comme le premier degré de la syncope.

Chez le malade qui se sent défaillir, la respiration et la circulation, quoique très-affaiblies, persistent encore, tandis que dans la perte complète de connaissance, l'arrêt momentané du cœur entraîne nécessairement la suspension du mouvement respiratoire.

Après s'être longtemps renouvelées, il n'est pas rare que les palpitations engendrent l'*anévrysme* ou l'*hypertrophie* du cœur, caractérisés par la dilatation de l'organe, ou l'épaississement de ses parois. Quand la maladie est de nature *rhumatismale,* elle frappe plutôt les valvules dont les orifices du cœur sont pourvus, et l'on entend alors, souvent même à distance, les bruits anormaux indiquant la présence de ces graves lésions. (Voir *Endocardite,* etc.)

On a décrit aussi, depuis peu d'années, sous le nom de *goître exophthalmique*, une sorte de dilatation du cœur compliquée de goître, et de la saillie progressive des yeux hors des orbites. C'est à la paralysie complète et simultanée des vaso-moteurs cardiaques et cervicaux, qu'est due cette redoutable affection, sur laquelle, un peu plus loin, nous aurons à revenir.

TRAITEMENT

Moyens hygiéniques et thérapeutiques. — Quand elles dépendent, seulement, d'une des fautes d'hygiène qui suffisent, si souvent, à les provoquer, les palpitations nerveuses cèdent sans peine, au repos, à l'abstinence de tout excès, au calme physique et moral que procure une vie tranquille.

Sont-elles occasionnées par une dyspepsie habituelle, ou résultent-elles d'une profonde anémie, le seul traitement de ces dernières affections les fera disparaître. Dans les cas rebelles, toutefois, on leur opposera directement, avec succès, les préparations antispasmodiques, les *bromures de sodium* ou de *potassium,* à la dose de 1 à 3 gr. chaque jour; la *teinture éthérée* de *digitale :* 5 à 15 gouttes; l'*éther sulfurique* ou l'*eau distillée de laurier-cerise,* 10 à 40 gouttes, dans une petite quantité d'eau sucrée. (Voir *Nervosisme.*)

La *syncope* et la *défaillance* étant déterminées par le brusque retrait du sang du cerveau, presque toujours il suffit, pour les faire cesser, de coucher horizontalement le malade. On aurait recours au cas où se prolongerait la perte de connaissance, aux aspersions d'eau froide sur le visage, aux frictions sur la poitrine, aux applications de sinapismes sur les membres, aux inspirations nasales de vinaigre, d'ammoniaque ou d'éther.

ANGINE DE POITRINE.

CAUSES ET SYMPTOMES

Rarement primitive, l'*angine de poitrine* est une névralgie violente des nerfs cardiaques, intéressant surtout les rameaux du nerf pneumogastrique. Elle ne se manifeste guère que durant le cours d'une maladie grave du cœur ou des gros vaisseaux qui s'y rattachent et c'est presque toujours avec une soudaine brutalité qu'elle éclate. Saisi tout à coup, en plein sommeil aussi bien que pendant le travail, le malade éprouve, dans la région du cœur, une douleur poignante. Anxieux, immobile, blême d'épouvante, il étouffe et se sent près de mourir. Les battements cardiaques, rares, inégaux, intermittents, s'affaiblissent, parfois, jusqu'à devenir à peine appréciables. La respiration, relativement libre au cas d'une angine essentielle, est, au contraire, plus ou moins troublée, quand la maladie est sous la dépendance d'une lésion du cœur. La douleur atroce qui caractérise l'angine de poitrine, siége ordinairement à gauche, au niveau du mamelon; mais souvent elle s'irradie, en suivant les nerfs sous-cutanés, vers l'épaule et le bras jusqu'au coude; ou même en sens inverse, du côté de l'épigastre, et des organes génitaux.

L'accès presque toujours finit brusquement, comme il a commencé,

Étymologies. — ANGINE DE POITRINE : *angere* : suffoquer.

laissant le malade inquiet, fatigué, tourmenté par la crainte de souffrir encore; quelquefois il se termine par des éructations gazeuses, une abondante émission d'urine ou des vomissements. Il est rare qu'une première attaque dure plus de quelques secondes et présente un sérieux danger; mais il suffit, pour que l'accès reparaisse, d'une émotion vive, d'un effort, d'un excès de table, d'une longue marche, de l'ascension trop rapide d'un escalier. Ces nouvelles attaques, de plus en plus violentes, exposent, au contraire, le malade à la mort subite et c'est malheureusement par une de ces foudroyantes crises d'angine de poitrine, que se terminent trop souvent les anévrysmes de l'aorte ou les maladies organiques du cœur.

TRAITEMENT

Il n'est possible, on le comprend, de répondre efficacement à l'attaque instantanée de la névralgie cardiaque, que par des médicaments d'une haute puissance, capables d'enrayer aussitôt ce redoutable accident.

L'*extrait d'opium* à la dose de 0, 05 à 0, 15 centigr. dans une potion gommeuse additionnée d'*éther* ou de quelques gouttes de *chloroforme*, l'*eau de laurier-cerise*, 10 à 15 grammes, et la *teinture de digitale*, 5 à 10 gouttes, dans une petite quantité d'eau sucrée, sont alors d'utiles moyens à mettre en pratique, de préférence même à ces irritantes injections de *morphine* dont on a tant abusé depuis quelques années; mais le médicament véritablement indiqué contre l'angine pectorale est le *nitrite d'amyle*, dont on administre à l'aide d'un appareil ou simplement sur un linge, 5 à 10 gouttes en inhalation. Instantanément, par son influence directe sur le bulbe cérébral et le nerf pneumogastrique, cet éther à l'odeur suave, peut couper court à l'accès, sans que nul inconvénient puisse jamais résulter de la prudente administration de cette énergique substance.

Contre le retour des attaques, le seul traitement utile ne diffère point de celui qui doit être appliqué à la maladie organique dont l'angine, ordinairement, n'est que le symptôme. Les moyens hygiéniques, en ce cas, auront surtout une efficacité réelle qui sera toujours très-avantageusement secondée, d'ailleurs, par les divers agents de la médication antispasmodique. (Voir *Nervosisme, Névralgies.*)

COAGULATION DU SANG. — EMBOLIE.

Nous avons eu déjà l'occasion d'étudier, en décrivant les effets de l'*endocardite,* la redoutable formation, dans le cœur, de caillots sanguins susceptibles d'être emportés par le courant circulatoire, pour aller obturer à distance, les vaisseaux du système artériel.

Cette coagulation funeste du sang dans les canaux mêmes qui le doivent distribuer aux organes, a reçu des médecins allemands le nom de *thrombose* et nous savons aujourd'hui qu'elle peut se produire, non-seulement dans le cœur, mais aussi sur un point quelconque de l'appareil circulatoire, chaque fois que la paroi d'un vaisseau s'enflamme ou que le cours du sang se ralentit.

La thrombose est donc à redouter dans tous les cas d'*artérite,* de *phlébite,* de dégénérescence, de dilatation anévrysmale ou variqueuse, de compression, de déchirure des parois vasculaires; dans toutes les circonstances, enfin, où le cœur manque de force pour donner au sang l'impulsion nécessaire à sa libre circulation.

Le caillot sanguin formé dans l'intérieur d'une artère ou d'une veine, est désigné sous le nom de *thrombus,* tant qu'il adhère aux parois du vaisseau. Souvent il y reste attaché jusqu'à ce qu'un brusque mouvement, un effort, un excès, rompe ses adhérences

Étymologies. — EMBOLIE : *en*, dans, *bolis*, projectile. — THROMBOSE : *thrombos*, caillot sanguin. — PHLEGMATIA ALBA DOLENS : Inflammation blanche douloureuse. (Cette dénomination inexacte ne devrait pas être conservée.)

et le mobilise. Le sang l'entraîne alors, le chasse, le pousse d'un vaisseau plus large dans un plus étroit et ce caillot migrateur, ce thrombus mobilisé constitue l'*embolie* proprement dite.

Suivant la situation, la nature et le calibre des vaisseaux qu'elle obstrue, la thrombose occasionne des accidents et des désordres variables. Ce sont, dans les organes, des congestions, des engorgements, des *infarctus* hémorrhagiques auxquels succèdent presque fatalement, la gangrène ou la nécrose. La stase prolongée du sang dans les veines, assez fréquente aux membres inférieurs chez les femmes en couches et les malades au dernier degré du marasme, se traduit par un gonflement, une infiltration, une hydropisie douloureuse connue sous le nom de *phlegmatia alba dolens,* et dégénérant parfois en une véritable coagulation du sang compliquée de *phlébite.*

L'arrêt de la circulation dans les artères, détermine d'abord des fourmillements, des élancements aigus, puis une extrême sensation de froid, précédant de peu l'insensibilité des tissus et la gangrène. Ce dernier phénomène quelque caractéristique qu'il soit, alors, de l'occlusion artérielle, n'est cependant pas toujours causé par un caillot sanguin. Le rétrécissement athéromateux des artères peut engendrer aussi la gangrène des extrémités et la plus grande fréquence de cet accident chez les vieillards l'a fait trop exclusivement désigner sous le nom de *gangrène sénile.* L'embolie de l'artère pulmonaire souvent provoquée par la coagulation de la fibrine à la dernière période des maladies constitutionnelles ou dans le cours d'une fièvre infectieuse, occasionne fatalement la mort subite, en fermant au sang lancé par le ventricule, la voie des poumons.

Quand se manifestent, chez un malade, les terribles phénomènes de la coagulation du sang, l'art, le plus souvent, est impuissant à les combattre ; seul alors, le traitement dirigé contre l'affection dont l'embolie n'est que la conséquence, peut conjurer et prévenir cette formidable complication.

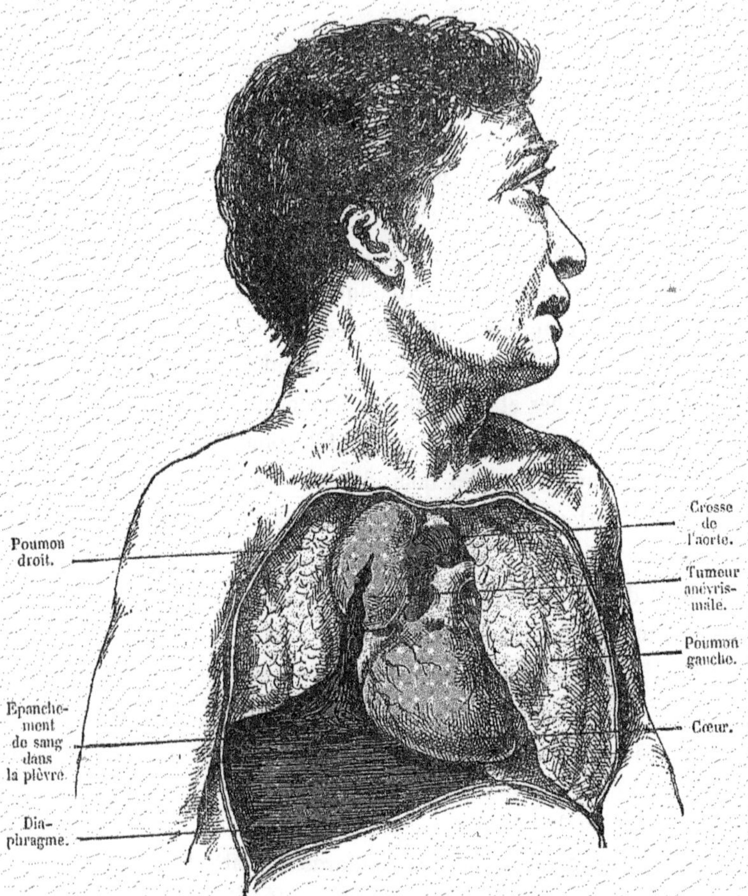

Rupture d'un anévrysme de l'aorte dans la cavité thoracique.

MALADIES DES ARTÈRES. — ANÉVRYSMES.

CAUSES ET GENÈSE

Par son mode de formation et par les redoutables accidents qu'il occasionne, l'*anévrysme* est une des plus étranges et des plus cruelles maladies qui puissent affliger l'humanité.

Pour bien comprendre sa genèse, il est bon de se souvenir que les parois des artères sont faites de trois enveloppes ou tuniques superposées, dont l'une, l'*interne*, en contact avec le sang, est souvent frappée d'une inflammation plus ou moins étendue, désignée sous le nom d'*artérite*, tandis que la seconde ou tunique moyenne, est, plus fréquemment, encore, atteinte de la dégénérescence calcaire ou graisseuse qui constitue l'*athérôme* artériel.

Anévrysmes spontanés. — Toute artère ayant subi l'une ou l'autre de ces altérations, ne possède plus ni son élasticité, ni sa force normales. La tunique compromise craque sous l'effort du sang; elle s'éraille, se crevasse, et l'ondée sanguine agissant toujours sur ce point faible avec la même énergie, tantôt dilate uniformément, en cet endroit, la paroi du vaisseau, tantôt fait seulement saillir, soit en dehors, soit au travers de la tunique rompue, les enveloppes restées saines.

Des deux façons, l'anévrysme, — *vrai* dans le premier cas, *mixte*, dans le second, — s'est spontanément développé. Le sang, par son effort continu, l'agrandit de plus en plus. Il s'insinue entre les tuniques, les décolle, les *dissèque* sur une étendue parfois considérable et, par ses incessantes poussées, transforme bientôt la dilatation anévrysmale en une poche volumineuse, en un véritable *sac*, dont les parois, à mesure qu'elles s'étendent, vont s'amincissant de jour en jour, jusqu'au moment où ne pouvant prêter davantage, elles éclatent tout à coup, comme un ballon trop fortement gonflé, pour laisser s'échapper à flots, par leur déchirure, le sang qu'elles contenaient.

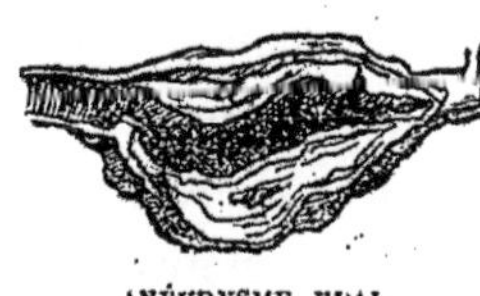

ANÉVRYSME VRAI.

A. A. Caillots fibrineux renforçant le sac. — B. Canal artériel.

Tel est le mode habituel de terminaison des anévrysmes. La nature, cependant, avec une sorte d'intelligence de la gravité de la situation, semble s'évertuer à retarder autant que possible, cet instant fatal. Des caillots, en effet, à mesure que le sac se distend, se déposent et s'entassent contre

Étymologies. — ANÉVRYSME : *aneurunein* : dilater.

les tuniques amincies qui le constituent. Ils les doublent et les fortifient bientôt d'une épaisse couche fibrineuse malheureusement trop faible encore, dans la plupart des cas et, présentant aussi l'inconvénient d'exposer le malade aux funestes conséquences d'une embolie.

Anévrysmes traumatiques. — Les gros troncs artériels, profondément situés, notamment l'aorte, les carotides, l'artère poplitée logée dans le creux du genou, etc., ne sont presque toujours atteints que d'anévrysmes spontanés. Plus fréquemment les artères des membres, celle du bras surtout, au pli du coude, présentent des anévrysmes accidentels ou *traumatiques*, consécutifs à la blessure produite par un instrument piquant.

Tantôt, en ce cas, l'artère seule ayant été lésée, un épanchement de sang a eu lieu dans les tissus entourant le vaisseau et l'on a désigné, avec raison, sous le nom d'*anévrysme faux*, ce foyer sanguin, qui ne devrait même pas être considéré comme un anévrysme.

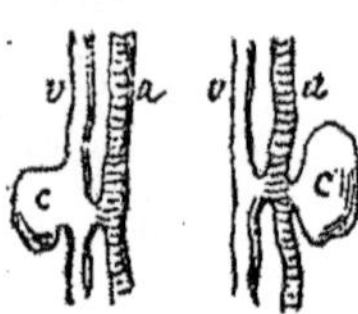

ANÉVRYSME ARTÉRIOSO-VEINEUX.

a Artèr. *v* Veine *c* Dilatation
Anévrysme variqueux veineux. Anévrysme variqueux artériel.

Tantôt la veine avoisinant l'artère a été blessée en même temps que cette dernière et cette double perforation ayant mis en communication les deux vaisseaux, a provoqué la formation d'un *anévrysme artérioso-veineux* ou *varice anévrysmale*, dont on distingue trois variétés, suivant que la dilatation caractéristique siége sur l'artère, sur la veine, ou simultanément sur les deux vaisseaux qu'elle réunit.

Toutes les causes qui déterminent ou favorisent la dégénérescence athéromateuse et l'inflammation des artères, le vice rhumatismal, l'alcoolisme, la syphilis, exercent, par cela même, une influence d'autant plus considérable sur le développement de l'anévrysme, que le malade, par ses habitudes, est plus exposé aux fatigues, aux excès, aux émotions, aux tracas d'une vie active. Ces mauvaises conditions hygiéniques peuvent avoir, encore, la plus fâcheuse conséquence sur la marche et la durée de la maladie. Presque toujours, en effet, c'est un accès de colère, un mouvement brusque, un effort, qui provoquent la rupture instantanée de la tumeur anévrysmale.

EFFETS ET SYMPTOMES

Suivant qu'ils sont profonds ou superficiels et suivant aussi le calibre et la situation des vaisseaux qu'ils intéressent, les anévrysmes, tous plus ou moins semblables par leur évolution anatomique, peuvent occasionner des phénomènes pathologiques extrêmement variés.

Anévrysmes de l'aorte. — Sur l'aorte, les tumeurs anévrysmales occupent, le plus souvent, la courbure même ou la portion ascendante du vaisseau, immédiatement au dessus du cœur. L'incurvation de l'artère, par l'obstacle qu'elle oppose au libre cours du sang, facilite beaucoup, en effet, la formation de l'anévrysme dans toute l'étendue de la crosse aortique, où le choc de l'ondée sanguine est plus violent que partout ailleurs.

Quelle que soit sa situation sur le vaisseau, la dilatation anévrysmale ne se révèle, généralement qu'après avoir acquis un certain volume, par des palpitations, des douleurs, de la gêne à respirer, bientôt suivies d'une voussure assez prononcée de la poitrine au niveau de la tumeur et d'autres phénomènes beaucoup plus graves.

L'afflux et le remous du sang dans le sac anévrysmal occasionnent alors un bruit de souffle d'une rudesse extrême, accompagné d'un frémissement vibratoire ou *thrill*, perceptible au toucher comme à l'oreille et ressemblant, tantôt au ronflement d'une toupie, tantôt au ron-ron d'un chat que l'on caresse.

La tumeur, en se développant, refoule les organes voisins, usant parfois les côtes et les parois de la poitrine, jusqu'à venir faire saillie sous la peau. Déviés ou comprimés par elle, les bronches, la trachée, les poumons, sont de moins en moins accessibles à l'air et le malade suffoque. L'œsophage, repoussé contre la colonne vertébrale, ne laisse plus passer les aliments; la compression des nerfs du larynx entraîne la perte de la voix; le refoulement des gros troncs veineux détermine promptement l'hydropisie, l'œdème des membres supérieurs ou la congestion cérébrale. Telle est, parfois, l'intensité de quelques-uns de ces phénomènes, que le malade peut en mourir avant même que l'anévrysme n'ait atteint tout son développement; dans la plupart des cas, cependant, la tumeur parvenue à ses dernières limites, se rompt tout à coup et le sang, s'épanchant à flots dans la plèvre, les bronches ou l'œsophage, le patient, sans même avoir toujours le temps de pousser un cri, tombe foudroyé.

Anévrysmes des artères extérieures. — Ce n'est pas seulement sur la crosse de l'aorte, mais aussi sur toute la portion descendante de ce vaisseau, dans le thorax et l'abdomen, que peuvent se former des anévrysmes. Il n'est même pas très-rare d'observer simultanément, chez un seul malade, plusieurs dilatations artérielles et sur le cadavre de certains sujets il a été donné d'en découvrir un si grand nombre, que l'on a pu dire sans trop d'exagération, que ces malheureux avaient succombé à une véritable *diathèse anévrysmale*.

Les gros troncs artériels des membres sont toutefois, après la crosse aortique, le siége de prédilection de l'anévrysme, et c'est principalement au pli du coude, sur l'*artère humérale*, au cou, sur les *carotides*, dans le creux du genou, sur l'*artère poplitée*, que la poche anévrysmale se développe.

Au début, et quelle que soit l'artère intéressée, le malade n'éprouve guère qu'une douleur vague, un empâtement de la région vers laquelle se dirige le rameau artériel; mais ces accidents qui, déjà, révèlent la compression des nerfs et des veines avoisinant l'artère, s'expliquent bientôt par l'apparition d'un tumeur globuleuse, diminuant de volume quand par une pression douce l'on fait refluer dans le vaisseau le sang qui la remplit et présentant en outre le frémissement où les bruits anormaux, caractéristiques de l'anévrysme.

Anévrysmes artérioso-veineux. — Il est souvent possible, à l'intensité toute particulière de ces derniers symptômes, de distinguer alors de la dilatation simplement artérielle, la *varice anévrysmale,* qui présente le frémissement vibratoire au plus haut degré. Presque toujours, aussi, les veines avoisinant l'anévrysme se dilatent alors considérablement et battent, sous le doigt qui les explore, à l'unisson des vaisseaux artériels. Une sensation constante de refroidissement, de pesanteur, de fourmillements dans le membre malade caractérise enfin plus spécialement l'anévrysme artérioso-veineux.

Dans tous les cas, la tumeur développée suit désormais, dans son évolution, la même marche que l'anévrysme de l'aorte. La peau qu'elle soulève et distend, chaque jour s'amincit davantage; elle bleuit, se mortifie, se gangrène, et cette dernière résistance vaincue, l'anévrysme, au-dessous de l'eschare cutanée, ne tarde pas à se rompre à son tour.

Quelque fréquente que soit cette funeste terminaison des tumeurs anévrysmales, il ne faudrait point, toutefois, la considérer comme une règle sans exceptions. La guérison spontanée de la tumeur s'observe quelquefois et se produit, tantôt par une inflammation du sac anévrysmal, tantôt, — et beaucoup plus sûrement, — par la coagulation fibrineuse des caillots qui doublent et fortifient les parois de la poche. Dans ce dernier cas, la tumeur durcit, cesse de battre, diminue de volume et disparaît même absolument au bout de quelques années; mais ce sont là des dénouements beaucoup trop rares, en somme, pour que le malade, dans l'attente d'une guérison naturelle, puisse jamais se dispenser de se soumettre au traitement rationnel.

TRAITEMENT

Moyens hygiéniques. — La sévère hygiène recommandée aux malades souffrant d'une maladie du cœur, doit être, plus rigoureusement, encore, imposée à ceux dont l'existence est à tout moment menacée par le développement progressif d'un anévrysme de l'aorte. Eloignés de tout tracas, préservés de toute peine, libres de tout travail, mais aussi résignés à fuir toute fête, tout plaisir, toute joie, ils pourront vivre ainsi, dans le calme physique et moral et conjurer, pendant de longues années, tout accident funeste. Un régime doux et léger, l'usage quotidien de viandes blanches, de légumes frais, de laitage, l'abstinence complète de toute boisson stimulante, le séjour à la campagne, enfin, contribueront beaucoup à leur soulagement et suffiront, parfois, à leur assurer une santé relative, dont une médication rationnelle pourra, dans un grand nombre de cas, presque indéfiniment prolonger la durée.

Moyens thérapeutiques. — Pas à pas la thérapeutique des anévrysmes internes doit suivre la marche du mal, la devancer et la retarder quand c'est possible, l'atténuer au moins, toutes les fois que la progression de la tumeur se traduit par la violence ou l'exagération des phénomènes habituels.

Les anciens médecins pratiquaient volontiers la *saignée* coup sur coup, contre la dilatation de l'aorte et débilitaient ainsi le malade jusqu'à l'épuisement, sans, pour cela, modifier d'une façon notable la tension toujours croissante du sac anévrysmal.

Aujourd'hui cette méthode spoliative n'est guère appliquée, même avec les plus grands ménagements, que chez les individus pléthoriques et la médication des anévrysmes de l'aorte ne diffère pas sensiblement de celle des maladies organiques du cœur. La *digitale* et la *digitaline* prudemment administrées, constituent la base du traitement. Le *bromure de potassium*, le *chloral*, la *belladone* la *codéine*, la *morphine*, en sirops, deviennent, par moment, des adjuvants utiles; les *diurétiques* et les *purgatifs hydragogues* rendent surtout de bons services quand l'œdème et l'hydropisie commencent à se manifester. Il est toujours bon, d'ailleurs, d'entretenir, à l'aide de quelque *laxatif* doux, une légère dérivation sur l'intestin, de tenir chauds les membres inférieurs et d'appliquer sur la tumeur, sans toutefois la comprimer quand elle fait saillie au dehors, des compresses mouillées ou même une vessie remplie de fragments de glace. (Voir *Endocardite*, etc.)

Moyens chirurgicaux. — Contre les anévrysmes accessibles aux moyens directs et tous les anévrysmes externes sont plus ou moins dans ce cas, l'intervention chirurgicale, ordinairement indiquée, est quelquefois toute-puissante. Souvent c'est par la *compression* de l'artère au-dessus de la tumeur, notamment dans le cas d'un anévrysme poplité, que l'on empêche le sang d'entrer dans le sac anévrysmal et que l'on obtient ainsi l'atrophie de ce dernier, quand il est possible aux rameaux artériels de suppléer sans inconvénients pour la circulation, le vaisseau malade. C'est avec les doigts d'aides intelligents, mieux encore qu'au moyen des pelotes inventées pour cet usage, qu'il convient d'exercer pendant plusieurs jours sur l'artère une pression soutenue.

D'autres fois, au lieu de la comprimer, il est préférable de lier l'artère, et suivant la situation du vaisseau, la *ligature* peut être faite efficacement, à l'aide d'un simple fil, soit au-dessus, soit au-dessous, soit au deux bouts de l'anévrysme.

Dans le but de provoquer dans la poche anévrysmale, la formation de caillots protecteurs, on peut, enfin, recourir à l'*électropuncture* ou directement *injecter* dans la tumeur au moyen d'une petite seringue, quelques gouttes d'une solution de chloral ou de perchlorure de fer; mais la pratique de ces injections coagulantes exige une extrême prudence et la guérison n'est jamais aussi sûre que lorsqu'elle est définitivement obtenue par la ligature ou la compression.

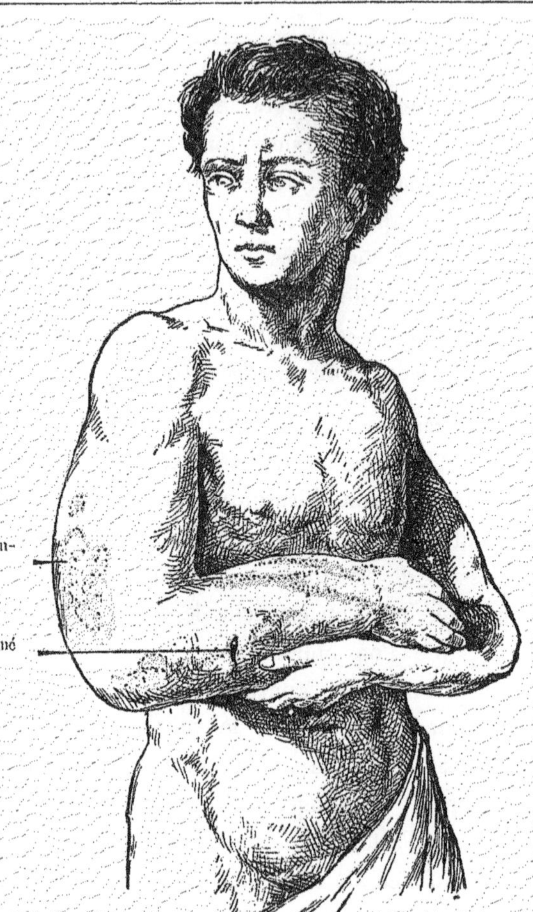

Phlébite profonde des veines du bras à la période de suppuration.

MALADIES DES VEINES. — PHLÉBITE.

CAUSES ET SYMPTOMES

L'inflammation des veines, incomparablement plus fréquente que celle des vaisseaux artériels, est désignée sous le nom de *phlébite*.

Au temps, encore peu éloigné, où la plupart des maladies étaient combattues par les émissions sanguines, la phlébite, déterminée par la piqûre d'une lancette malpropre, suivait très-souvent la saignée. De nos jours, on la voit succéder, de même, aux blessures envenimées; à la pénétration, dans les veines, d'un virus ou d'une substance putride, et plus souvent, peut-être, on l'observe à la dernière période d'une maladie infectieuse ou constitutionnelle, dans le cours d'une fièvre typhoïde, d'une variole grave ou chez les femmes récemment accouchées.

Phlébite superficielle. — Quand l'inflammation du vaisseau résulte d'une simple piqûre, la petite plaie produite par l'instrument vulnérant ne se cicatrise pas. Ses bords se gonflent et rougissent; ses lèvres tuméfiées et douloureuses, laissent bientôt suinter du pus et la veine sous-jacente alors se dilate et s'engorge à son tour. Elle apparaît, bleuâtre d'abord, rougeâtre ensuite, dure au toucher, comme un cordon noueux, sous la peau qu'elle soulève; puis, à mesure que l'inflammation se propage le long de la membrane interne du vaisseau, le sang s'y coagule en caillots épais et rapidement, le gonflement, l'œdème, la lourdeur du membre que la veine occupe, annoncent l'interruption complète de la circulation.

Comme dans toute maladie inflammatoire, la fièvre éclate et redouble d'intensité, tandis que la région compromise s'infiltre de plus en plus. La peau tendue, livide, marquée çà et là de marbrures rouges, se couvre, enfin, sur plusieurs points, de vésicules ou *phlyctènes* remplies d'un liquide roussâtre et la gangrène qui se manifeste en ces endroits, n'empêche point de vastes abcès de décoller les tissus et de les perforer sur d'autres.

Phlébite profonde. — Quand elle débute spontanément par les vaisseaux profonds, — dans les veines de l'épaisseur du mollet, par exemple, — comme il peut arriver à la suite d'une fatigue excessive, d'une marche forcée, etc., la phlébite n'occasionne d'abord qu'une douleur vague, bientôt suivie, toutefois de l'empâtement de

Étymologies. — PHLÉBITE : *phlebs*, veine : inflammation des veines.

la région, de l'œdème, de tous les graves symptômes, enfin, qui révèlent la coagulation du sang et l'arrêt de la circulation. Pendant que ces derniers phénomènes se manifestent, l'induration des veines sous-cutanées ne tarde point, d'ailleurs, à venir éclairer le diagnostic. La phlébite, alors, est générale et ses accidents consécutifs ne diffèrent malheureusement pas de ceux qui succèdent, ordinairement, à la phlébite superficielle.

Dans un grand nombre de cas, l'inflammation, dès le début, détermine, dans la paroi même de la veine affectée, de petits abcès qui, s'ouvrant dans le vaisseau, provoquent aussitôt les redoutables phénomènes de l'infection purulente. Quelquefois, cependants, la phlébite ne suppurant pas, est simplement *adhésive;* mais le sang coagulé dans la veine s'en détache, alors, très-souvent, sous forme d'*embolie,* pour aller, jusque dans le cœur, obstruer l'artère pulmonaire.

TRAITEMENT

Moyens hygiéniques et thérapeutiques. — Comme toutes les inflammations qu'il est possible de combattre par des applications locales, la phlébite peut être sinon guérie, au moins limitée, dès son début, par l'emploi des topiques émollients et des médicaments antiphlogistiques. Une application de *sangsues,* quand les phénomènes inflammatoires sont très-accusés, produit quelquefois une détente salutaire; mais les *cataplasmes* de fécule ou de farine de lin, arrosés de laudanum, les *bains* à l'eau de sureau, de pavots ou de fleurs de mauves, sont toujours de la plus grande utilité. Les badigeonnages au *collodion élastique,* les lotions fréquentes au *thymol,* coupé d'eau tiède, surtout lorsque une piqûre envenimée a déterminé la phlébite; les onctions à l'*onguent napolitain belladoné,* peuvent rendre aussi localement, de très-bons services; à la condition, toutefois, que la fièvre et l'infection purulente soient en même temps combattues par l'administration interne des *toniques,* alcool, vin, quinquina, sulfate de quinine : 1 à 2 grammes chaque jour, et des *antiseptiques* puissants : acide thymique ou phénique, alcoolature d'aconit, etc., déjà recommandés contre les maladies infectieuses. (Voir *Infection purulente, etc.*) Durant toute la période inflammatoire, le membre doit être placé dans une situation légèrement déclive, l'extrémité un peu surélevée, et si l'on est assez heureux pour voir la résolution du mal se manifester, on l'aide puissamment à s'accomplir en exerçant au moyen d'une bande de toile, une douce compression sur le membre, préalablement enveloppé d'une épaisse couche d'ouate.

VARICES.

CAUSES ET GENÈSE

On entend, généralement, sous le nom de *varices,* le gonflement et la déformation des veines occasionnés par la stase momentanée du sang dans ces vaisseaux.

Ordinairement, c'est aux membres inférieurs, le long des jambes et des cuisses, c'est-à-dire sur tout le parcours des veines *saphènes,* qu'elles se développent ; mais on en voit aussi se former sur la langue, les lèvres, et plus fréquemment, encore, on observe des *varicocèles* et des *hémorrhoïdes,* qui ne sont pas autre chose que les varices du cordon spermatique et du rectum.

Quelle que soit la région affectée, les veines variqueuses tantôt restent droites, ou *rectilignes,* tantôt se recourbent en replis sinueux qui leur ont valu le nom de varices *serpentines.* Parfois elles se groupent sur certains points, où elles forment de véritables *tumeurs* analogues, par les bosselures et les flexuosités qu'elles présentent, à des amas de sangsues.

Les veines étant destinées à ramener au cœur le sang distribué

Étymologies. — VARICES : *varix* : dilatation veineuse. — PHLÉBOLITHE : *phlebs*, veine, *lithos* pierre : calcul des veines.

par les artères, il est facile de comprendre que toute pression, toute constriction exercée par une veine, aura pour effet immédiat, de gêner la circulation en retour et de produire ainsi la dilatation progressive du vaisseau immédiatement au-dessous du point comprimé.

Ainsi s'expliquent les varices occasionnées par une jarretière, une ceinture trop serrées; celles qui résultent de la compression d'une veine par une tumeur; celles qui se manifestent aux derniers temps de la grossesse.

L'on comprend encore que sous la seule influence de la pesanteur, des varices puissent se former aux membres inférieurs chez les personnes surtout qui, par habitude ou par métier, restent trop longtemps debout ou se livrent à des marches excessives. Les compositeurs d'imprimerie, les blanchisseuses, les frotteurs, les cuisiniers, les laquais, les portefaix, les conducteurs d'omnibus, etc., très-communément sont atteints de varices qui se sont, petit à petit, développées de cette façon. Il n'est pas impossible, enfin, que l'usage habituel de la chaufferette n'occasionne à la longue, chez les femmes, les mêmes accidents.

EFFETS ET SYMPTOMES

Varices superficielles. — La dilatation variqueuse des veines sous-cutanées se produit presque toujours insensiblement et pour ainsi dire à l'insu du malade qui, lui-même, à la saillie, à la coloration bleue de la veine, reconnaît aisément la varice, aussitôt qu'elle est formée. Bientôt les petites tumeurs sinueuses caractérisant la déformation du vaisseau se multiplient considérablement et proéminent à tel point, dans certains cas, que le membre où elles siégent en est véritablement difforme. J'ai eu l'occasion de voir un malheureux garçon atteint, au plus haut degré, d'une infirmité de ce genre. D'énormes varices couvraient ses jambes et ses cuisses de hautes saillies violacées, qui d'autant plus accentuées qu'elles étaient situées plus bas, faisaient ressembler le membre au tronc rugueux d'un gros chêne et par le monstrueux empâtement qu'elles déterminaient ainsi, rendaient tout mouvement impossible.

Varices profondes. — Quand la dilatation veineuse commence, au contraire, par les vaisseaux profonds, le gonflement uniforme de la jambe, la gêne, la douleur à la marche, apparaissent tout d'abord, et parfois il est assez difficile de préciser si le malade est simplement atteint d'un empâtement variqueux, ou s'il est menacé d'une phlébite.

Il n'est malheureusement pas très-rare, d'ailleurs, que l'inflammation de la veine, dans le cas d'une varice profonde, n'en suive de très-près la dilatation. La coagulation du sang et l'embolie sont alors aussi beaucoup plus à craindre et quand cette dernière complication ne se produit pas, il est assez fréquent que les caillots formés, s'incrustant de sels calcaires, acquièrent une dureté pierreuse qui les a fait désigner sous le nom de *phlébolithes*.

Ulcères variqueux. — Parvenues à l'extrême degré de tension qu'elles puissent atteindre, les varices superficielles se rompent souvent en même temps que la peau qui les couvre et dont elles ont lentement usé la résistance. A la suite d'une marche pénible, d'une station debout un peu prolongée, il peut arriver que le sang jaillisse tout à coup, par la fissure qui se produit, comme si la veine avait été piquée par une lancette; mais ordinairement l'infiltration sanguine se fait sur une assez grande surface, dans la peau du jarret, qui prend alors une teinte lie de vin caractéristique. Cette même région ne tarde point, d'ailleurs, à se crevasser, à se mortifier par places et des *ulcères* livides, à bords décollés et saignants, à suppuration fétide, résultent de ces pertes de substance presque toujours extrêmement rebelles à la cicatrisation.

TRAITEMENT

Moyens hygiéniques et préventifs. — L'hygiène préventive des varices se déduit aisément de la connaissance complète des causes qui peuvent occasionner cette pénible et dangereuse infirmité. Averties des inconvénients que présentent à cet égard certaines professions, les personnes déjà prédisposées aux dilatations variqueuses devront choisir une autre carrière et celles qui depuis longtemps exerçant un de ces métiers pénibles, ne se résoudraient point à le quitter, éviteront au moins toutes les fautes d'hygiène qui favoriseraient la stase du sang dans les membres inférieurs.

Aussitôt qu'une dilatation veineuse se manifeste, il est prudent de comprimer la région affectée au moyen d'une *bande roulée*, d'un *bracelet* ou d'un *bas lacé* de fort coutil, et mieux encore d'un de ces bas en *tissu élastique* si communément usités aujourd'hui.

Moyens thérapeutiques. — A moins qu'elles ne présentent par leur siége ou leur volume une gravité toute exceptionnelle, les varices ne doivent être traitées ni par la *ligature*, ni par la *cautérisation*, ni par les *injections coagulantes*, que la chirurgie offre, comme suprême ressource, au malade fatigué de son infirmité. Outre le bas élastique destiné à les comprimer pendant la journée, on peut très-avantageusement, chaque soir, appliquer sur le membre variqueux préalablement étendu sur un coussin qui le tient élevé, des compresses mouillées d'une solution de *sulfate* ou de *perchlorure de fer* : 40 gr. pour un litre d'eau.

L'hémorrhagie résultant de la rupture d'une varice pourrait être promptement arrêtée par des morceaux d'*amadou* trempés dans les mêmes solutions et maintenus à l'aide d'une bande. Les ulcères, comme toutes les plaies de mauvaise nature, devraient être pansés trois à quatre fois par jour à la *glycérine thymique*, lavés au *vin aromatique* et soigneusement recouverts d'une bandelette de diachylon.

MALADIES DES VAISSEAUX LYMPHATIQUES.

Angioleucite. — Il suffit d'une piqûre envenimée, d'une excoriation, d'une fissure à la peau, pour enflammer le fin réseau vasculaire qui verse dans le torrent circulatoire la lymphe recueillie dans nos tissus. De longues traînées rouges, bientôt suivies d'un gonflement, d'une inflammation profonde, parfois même, comme dans la phlébite, de la suppuration de la région affectée, caractérisent l'angioleucite aiguë, dont le signe essentiel est de provoquer, simultanément, une *adénite*, c'est-à-dire l'engorgement des ganglions lymphatiques où vont aboutir les vaisseaux enflammés.

Adénite. — Bubon. — Le plus souvent, quand l'angioleucite est virulente, ces ganglions retardent un peu la pénétration dans le sang de l'élément funeste et par conséquent l'infection de l'économie; mais bientôt, comme nous l'avons vu à propos de la syphilis, de la morve, etc., ils s'abcèdent eux-mêmes et sont alors, totalement détruits par la suppuration. A ces inflammations ganglionnaires aiguës et de mauvaise nature, convient surtout la dénomination de *bubons*. Les adénites chroniques, si fréquentes dans le cours de la scrofulose, de la syphilis, de la tuberculose, ne sont presque jamais précédées d'une agioleucite et si, dans un grand nombre de cas, elles suppurent après une inflammation lente et sourde, très-souvent elles rétrogradent et disparaissent progressivement, comme elles se sont formées.

Le traitement de l'angioleucite ne diffère point essentiellement de celui qui vient d'être recommandé contre la phlébite. La médication de l'inflammation ganglionnaire chronique est absolument subordonnée, aussi, à celle de la maladie générale dont l'adénite dépend. (Voir *Scrofulose, Syphilis, etc.*)

Étymologies. — ANGIOLEUCITE : *angéion* : vaisseau, *leukon*, blanc : inflammation des vaisseaux de la lymphe ou sang blanc. — **Synonymie** : *lymphangite*. ADÉNITE : *adèn*, glande. — BUBON : *boubôn*, aine.

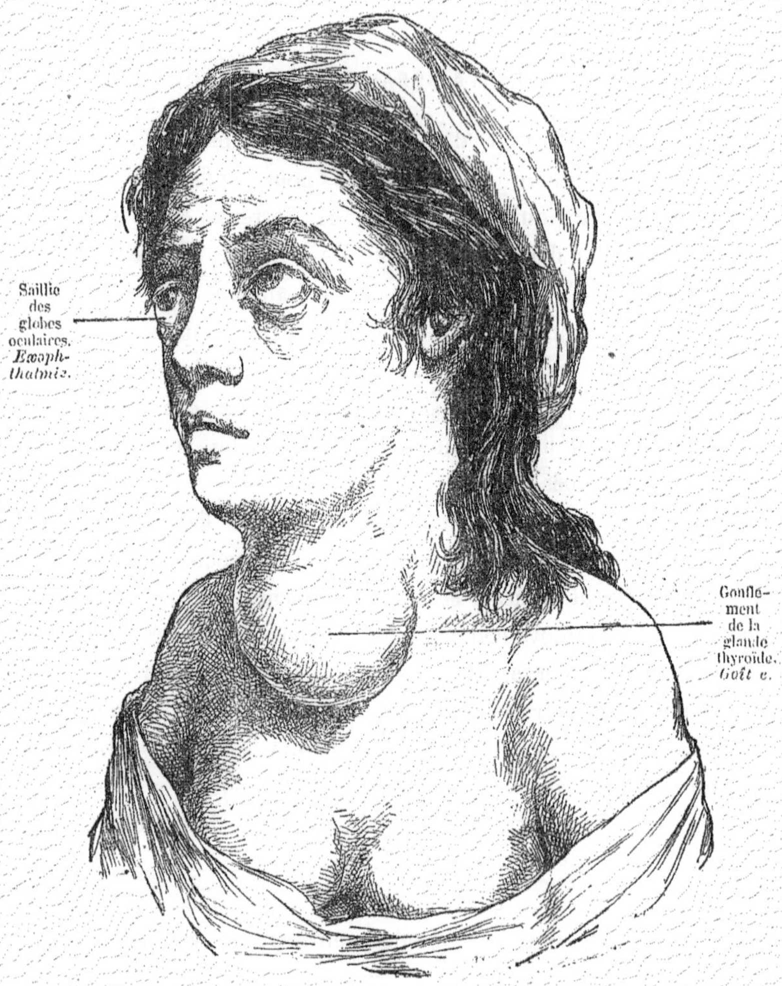

Manifestations externes du goitre exophthalmique.

MALADIES DES GLANDES VASCULAIRES SANGUINES.

Les physiologistes modernes qualifient de *glandes vasculaires sanguines* un certain nombre d'organes dont les fonctions, relativement peu importantes, ne sont pas encore bien nettement démontrées, mais qui semblent tous, être intimement liés au système circulatoire.

Le *thymus,* qui, chez l'enfant, disparaît peu de temps après la naissance et qui constitue chez les jeunes animaux de l'espèce bovine, cette masse friable et charnue que l'on nomme le *ris de veau;* la *glande* ou *corps thyroïde,* dont les deux lobes, cachés sous la peau du cou, pendent de chaque côté du larynx; la *rate,* principal centre de fabrication des globules du sang; les *capsules surrénales,* dont les reins sont coiffés comme d'un bonnet phrygien; telles sont les glandes vasculaires sanguines, plus connues encore, comme nous l'allons voir, par les maladies dont elles peuvent être frappées, que par le rôle qu'elles jouent, à l'état normal, dans l'économie.

MALADIES DU CORPS THYROIDE. — GOITRE.

CAUSES ET GENÈSE

On réserve aujourd'hui le nom de *goître* au gonflement progressif et permanent de la glande thyroïde, dont l'inflammation aiguë, relativement rare d'ailleurs, et toujours passagère, a reçu la dénomination de *thyroïdite.*

Le goître règne à l'état *endémique* dans les vallées humides et sombres des contrées montagneuses, où souvent il est lié à une maladie plus fâcheuse encore, au *crétinisme.* Il est incomparablement plus fréquent chez les femmes que chez les hommes et, dans un grand nombre de familles, il se transmet certainement par hérédité. En France, les goîtreux abondent surtout, comme il est facile de le constater sur ma Carte pathologique, dans les vallées des Alpes, des Vosges, de l'Auvergne et des Pyrénées, mais ils constituent principalement le fond même de la population, dans les villages les plus reculés

Étymologies. — GOÎTRE ou GOÊTRE : de *cou âtre*, cou noir, ou bien de *guttur*, gosier. — G. EXOPHTALMIQUE : *ophtalmos*, œil, *ex*, hors de (sous-entendu) l'orbite. — **Synonymie** : *gros cou*, *grosse gorge*, *gongrone*, *tumeur strumeuse*.

de l'Isère et de la Savoie. En dehors de ces conditions de localité, les causes déterminantes du goître sont encore assez confuses. On a, tour à tour, invoqué, pour expliquer sa fréquence, l'influence de l'altitude, l'humidité de l'atmosphère, l'excessive fraîcheur ou la désoxygénation des eaux potables fournies par la fonte des neiges et des glaciers; l'excès des sels magnésiens, des fluorures, des sulfures, ou contrairement, l'absence de l'iode, de l'acide carbonique, des chlorures, etc., dans ces mêmes eaux.

Le goître, cependant, n'est pas exclusivement cantonné dans les régions montagneuses. On l'observe aussi, parfois, en tout pays, chez les personnes exerçant une profession pénible, celles, surtout, qui portant habituellement des fardeaux, sont forcées de tendre le cou et de l'appuyer contre le collet plus ou moins dur de leur vêtement. C'est bien, sans doute, à cette dernière cause, que sont dues les petites épidémies de goître observées dans des lycées ou des casernes, chez les jeunes gens et les militaires dont la gorge était plus particulièrement serrée par le collet de l'uniforme. Les marches fatigantes en pays de montagnes, paraissent favoriser aussi, la production de ces accidents.

EFFETS ET SYMPTOMES

Le goître ne consiste pas toujours dans la simple augmentation de volume du corps thyroïde. Tantôt ce sont les lacunes mêmes et les cellules dont la glande est criblée, qui s'agrandissent, auquel cas la tumeur est dite *glandulaire;* tantôt ce sont les parties solides et charnues qui s'épaississent pour constituer ainsi le goître *fibreux*. Ces deux formes principales de l'hypertrophie ne sont d'ailleurs pas immuables; très-souvent, au contraire, elles subissent des modifications profondes et suivant les individus affectés, il n'est pas rare qu'un goître simple ne se transforme en un *goître kystique,* dont les cavités s'emplissent de sang ou de matière *colloïde,* en un *goître vasculaire,* remarquable par l'extrême dilatation de ses vaisseaux; ou même, à la longue en un véritable kyste fibro-cartilagineux d'une dureté caractéristique.

Quelle que soit sa structure, le goître se développe lentement. Il se présente à la partie antérieure du cou sous l'aspect d'une tumeur arrondie, lisse, indolente, s'élevant et s'abaissant avec le larynx pendant la déglutition, s'accroissant d'une façon continue ou par intervalles, et susceptible d'acquérir, en peu de temps, un volume énorme. On a vu des goîtres pendre jusqu'à l'abdomen, comme une besace; d'autres entourer le cou comme d'un collier monstrueux, sans occasionner de plus graves accidents qu'une gêne relative à laquelle le malade semble promptement s'habituer.

Goître suffocant. — Il est tellement exceptionnel, du reste, qu'une tumeur de ce genre provoque des douleurs, qu'à une certaine époque, à Saint-Jean-de-Maurienne, dans les Alpes, il était de bon ton d'être goîtreux! Dans certains cas, cependant, surtout lorsque la tumeur au lieu de faire saillie en avant, glisse le long de la trachée et plonge, dans le thorax, de fréquents accès de suffocation se manifestent, et maintes fois, par la pression constante qu'ils exercent sur les voies aériennes, ces *goîtres suffocants*, ont, de la sorte, occasionné la mort.

Goître exophthalmique. — Il peut arriver encore que le gonflement du corps thyroïde ne soit que le symptôme ou le phénomène accessoire d'une maladie plus profonde et plus sérieuse. Tel est le *goître exophthalmique*, ainsi nommé parce qu'il s'accompagne toujours d'une saillie progressive des yeux hors de l'orbite, laquelle, aussi bien que la tumeur thyroïdienne, est intimement liée à une névrose des nerfs cardiaques, occasionnant de fréquentes palpitations de cœur. (*Voir la figure.*)

Connu aussi sous les dénominations de *maladie de Graves* et *de Basedow,* du nom des auteurs qui, les premiers, l'ont spécialement étudié, le goître exophthalmique est plus commun chez la femme que chez l'homme, et n'éclate guère qu'à la faveur d'une anémie considérable ou de toute autre diathèse ayant assez profondément débilité la constitution pour affaiblir ou paralyser à la fois les nerfs qui président aux mouvements du cœur et des artères du cou. Ces complications multiples font du goître exophthalmique une affection bien plus grave, en somme, que le goître simple. Il n'est point rare, en effet, que la maladie se termine par les phénomènes ultimes d'une lésion du cœur, par l'épuisement, l'apoplexie pulmonaire ou l'hémorrhagie cérébrale.

TRAITEMENT

Moyens hygiéniques et préventifs. — Des médecins dévoués, des administrateurs intelligents, ont suffisamment démontré que le goître endémique et sa conséquence aussi triste qu'inévitable, le crétinisme, pouvaient être absolument bannis des contrées qu'ils affligent par de simples soins hygiéniques. Il suffit, pour cela d'interdire l'usage des eaux provenant des sources suspectes, de prescrire l'assainissement et l'aération des chaumières, d'ouvrir des voies de communication qui permettent aux gens des villages plus particulièrement frappés, de multiplier leurs relations avec les pays voisins, de recommander aux individus prédisposés, de s'abstenir de tout effort soutenu, de porter de lourdes charges, de crier, de chanter, etc ; mais souvent, il faut bien le dire, les paysans de ces contrées deshéritées, d'autant plus arriérés qu'ils descendent presque tous de crétins, quand ils ne sont pas crétins eux-mêmes, opposent une résistance absolue à ces prescriptions, à ces mesures sanitaires, qu'ils considèrent volontiers comme de simples vexations.

Moyens thérapeutiques. — L'*iode* est un médicament héroïque contre le goître. Employé sous la forme d'*iodure de potassium*, de *teinture d'iode*, de *vin*, de *biscuits*, de *cigares iodés*, il agit à coup sûr, même aux plus faibles doses. Quelques prises d'iodure de potassium mêlées au sel de cuisine, suffiraient certainement dans la plupart des contrées où le mal est endémique, à guérir un grand nombre de goîtreux. A l'extérieur, l'application des pommades ou des teintures iodurées peut être un adjuvant fort utile du traitement interne. Les colliers et les sachets à l'*éponge calcinée*, que l'on portait autrefois contre le goître, ne devaient bien certainement qu'à l'iode contenu dans l'éponge, leur incontestable efficacité.

Cette médication, parfois un peu lente, mais toujours sûre, doit être préférée dans tous les cas, au traitement chirurgical, l'*injection* de teinture d'iode dans la tumeur, l'*incision* ou l'*extirpation* du goître, n'offrant de réels avantages que lorsqu'il est indispensable, en présence, d'une suffocation imminente, par exemple, de porter au malade un rapide secours.

Le goître exophthalmique étant presque toujours lié à la chlorose, exige l'emploi simultané des *toniques* et des *sédatifs*, fer, quinquina, bromure de potassium, digitale, etc., seuls capables de maîtriser un peu les palpitations excessives du cœur. (Voir *Palpitations*.)

MALADIES DE LA RATE. — SPLÉNITE.

L'inflammation aiguë ou chronique de la rate, la *splénite*, ne se présente guère que sous l'influence d'une intoxication paludéenne ou dans le cours de toute autre maladie infectieuse. Elle s'annonce surtout, par un gonflement considérable de l'organe, qui forme, dans le flanc droit, une tumeur large, arrondie, aplatie en gâteau, et se laissant facilement délimiter à la percussion ou par le palper du ventre. L'hypertrophie de la rate succède souvent à la splénite et comme cette dernière elle ne peut être efficacement combattue que par le *sulfate de quinine*, combiné aux divers autres agents de la médication fébrifuge. (Voir *Fièvre paludéenne*.)

Étymologies. — Splénite : *splèn*, rate : inflammation de la rate.

MALADIES DES CAPSULES SURRÉNALES. — MALADIE BRONZÉE.

On désigne, en pathologie, sous le nom de *maladie bronzée* ou de *maladie d'Addison,* un ensemble de phénomènes morbides assez complexes, parmi lesquels apparaissent surtout une coloration brune de la peau, des troubles gastriques rebelles, et simultanément, une faiblesse qui de jour en jour augmente, jusqu'à ce qu'elle entraîne le malade au tombeau.

Ces accidents, ordinairement occasionnés par une dégénérescence scrofuleuse ou caséeuse des capsules surrénales, sont plus directement provoqués par l'excitation constante que ces lésions profondes exercent d'abord sur le nerf grand sympathique et bientôt sur l'ensemble du système nerveux.

Au début, le malade éprouve un malaise, un découragement, une lassitude insurmontables, qui se compliquent, presque aussitôt, de douleurs lombaires, de vomissements et de crampes d'estomac. En même temps, la peau, d'un jaune brun dès les premiers accidents, prend une teinte de plus en plus bronzée, assez intense pour donner bientôt au patient accablé, l'aspect d'un mulâtre. A ce moment, tout effort, tout mouvement, même, tant est grande la prostration, peuvent être suivis d'une syncope et c'est par l'aggravation constante de ces derniers phénomènes que la mort généralement arrive, à la fin de la première, ou dans le cours de la seconde année.

La médication stimulante et tonique, *alcool, vin, fer,* et *quinquina,* seule a le pouvoir de retarder cet épuisement mortel qui dans la maladie d'Addison, mine sourdement le malade. Quand les accidents nerveux prédominent, les *bromures alcalins* peuvent rendre aussi momentanément de bons services; mais leur influence par trop dépressive, ne permet pas d'en continuer l'usage au delà de quelques jours.

TABLEAU SYNOPTIQUE ET DIAGNOSTIQUE

DES

MALADIES DE L'APPAREIL CIRCULATOIRE

MALADIES DU CŒUR.	Début ordinairem. brusque et nettement accusé. Oppression, palpitations, syncope, etc., le plus souvent dans le cours d'un rhumatisme articulaire aigu.	Douleur parfois très-vive au niveau du sein gauche. Bruits du cœur sourds et profonds. Souffles et frottement. Étouffement progressif et matité très-étendue au-devant du cœur, souvent en dehors de l'état rhumatismal.				**Péricardite.**
		Douleur nulle ou très-modérée. Bruits du cœur appréciables, mais couverts par le souffle. Peu ou point de frottement ni de matité. Presque toujours rhumatisme articulaire aigu concomitant.				**Endocardite.**
	Début incertain, vague, plus ou moins éloigné. Oppression, palpitations, syncope, etc chez un sujet rhumatisant.	Augmentation du volume et de l'impulsion du cœur. Voussure de la poitrine. Force et plénitude du pouls. Congestion de la face.				**Hypertrophie.**
		Volume du cœur normal. Impulsions modérées. Point de voussure au niveau du cœur. Bruits de souffle souvent rudes et musicaux.	Bruits de souffle liés aux bruits du cœur.	Au premier temps.	A la *base*, avec propagation dans les grosses artères.	**Lésion valvulaire de l'aorte.**
					A la *pointe* du cœur.	**Insuffisance mitrale.**
				Au deuxième temps.	A la *base*.	**Insuffisance aortique.**
					A la *pointe*.	**Rétrécissement mitral.**
			Bruits de souffle distincts des bruits du cœur siégeant vers la base. Voussure. Frémissement vibratoire. Aphonie ou sifflement laryngien. Suffocation, face bouffie.			**Anévrysme de l'aorte.**
	Accidents intermittents passagers, très-souv. symptomatiques d'une lésion organique.	Oppression, battements du cœur précipités, souvent suivis de syncope.				**Palpitations nerveuses.**
		Accès de douleur vive, aiguë, s'irradiant vers l'épaule. Angoisse et suffocation				**Angine de poitrine.**
MALADIES DES VAISSEAUX	Tumeur globuleuse, pulsatile, diminuant à la pression. Point de phénomènes inflammatoir.	Frémissement, bruit de souffle dans la tumeur. Point de pouls veineux.				**Anévrysme artériel.**
		Frémissement vibratoire considérable. Souffle rude. Pouls veineux.				**Anévrysme artérioso-veineux.**
	Gonflement douloureux sur le trajet d'un vaisseau. Empâtement de la région ; très-souv phénomènes inflammatoires.	Douleur profonde sur le trajet d'une artère. Refroidissement. Engourdissement. Gangrène.				**Artérite.**
		Empâtement douloureux sur le trajet d'une veine. Rougeur et saillie du vaisseau s'il est superficiel. Œdème, abcès, gangrène.				**Phlébite.**
		Traînées ou taches rouges. Gonflement des ganglions au-dessus du point enflammé.				**Angioleucite.**
MALADIES DES GLANDES VASCULAIRES.	Tumeur lisse, indolente, située à la partie antérieure du cou, s'élevant et s'abaissant avec le larynx pendant la déglutition.	Point de palpitations du cœur ni de saillie des yeux.				**Goitre simple.**
		Palpitations cardiaques et saillie des yeux accompagnant la tuméfaction du cou.				**Goitre exophthalmique.**
	Douleur sourde, gonflement et tumeur dans le flanc gauche ; rate hypertrophiée.					**Splénite.**
	Coloration brune de la peau donnant au malade l'aspect d'un mulâtre. Lassitude extrême. Douleurs lombaires ; troubles gastriques et vomissements.					**Maladie bronzée.**

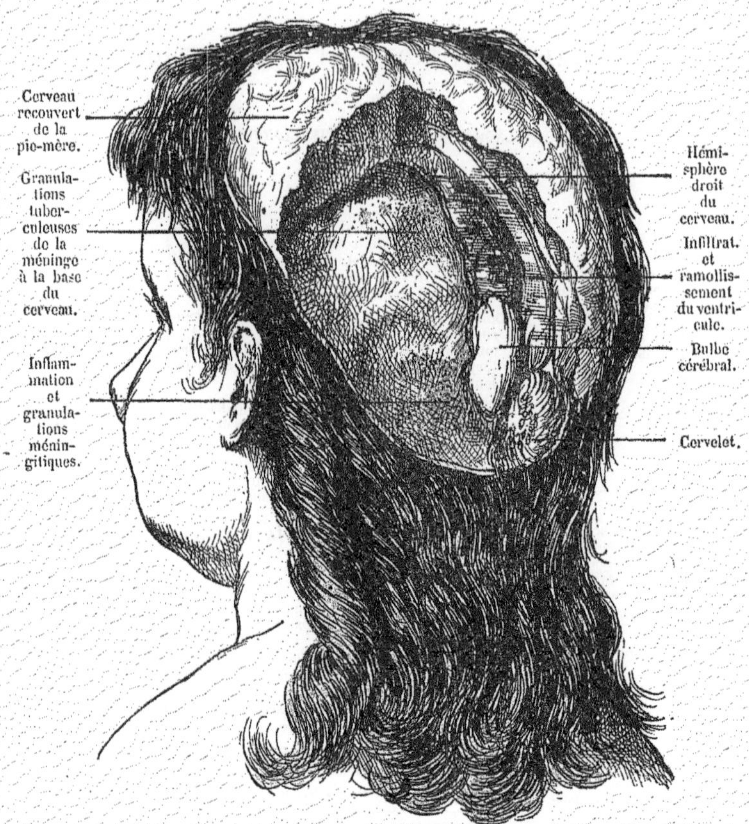

Lésions caractéristiques de la méningite tuberculeuse.

MALADIES DE L'APPAREIL INNERVATEUR.

MALADIES DES MÉNINGES. — MÉNINGITE.

Le plus important des organes du corps humain, celui par lequel l'homme pense, sent et se meut, le *cerveau,* n'est point seulement défendu par l'épaisse boîte crânienne qui le protège de toutes parts. Il est encore enveloppé de trois membranes distinctes et superposées, les *méningés*, qui le soutiennent, le fortifient et l'empêchent de reposer directement sur les parois osseuses.

La plus extérieure de ces membranes, la *dure-mère,* offre la résistance et la roideur du parchemin. Elle recouvre, comme un tapis nacré, les os du crâne et se double, du côté du cerveau, de la deuxième méninge, l'*arachnoïde,* ainsi nommée de sa vague ressemblance avec une toile d'araignée.

L'arachnoïde est la membrane séreuse des centres nerveux. Elle remplit, ici, le rôle de la plèvre autour du poumon, du péricarde autour du cœur, du péritoine, dans la cavité abdominale et s'isole de la troisième méninge, la *pie-mère*, par une couche de liquide séreux, assez épaisse pour soutenir le cerveau et lui faire un moelleux coussin.

Essentiellement composée de tissu cellulaire et d'un réseau de fins vaisseaux, la pie-mère, souple et mince, est immédiatement appliquée sur la substance cérébrale, dont elle revêt les moindres circonvolutions et qu'elle maintient sur tous les points uniformément, sans l'étrangler ni l'étreindre.

Les méninges ne protègent pas seulement le cerveau, elles accompagnent aussi, dans tout son trajet, la moelle épinière et dans le conduit vertébral, autant que dans le crâne, elles peuvent être, isolément ou simultanément frappées d'une inflammation toujours grave, que l'on désigne sous le nom de *méningite*.

I. — MÉNINGITE SIMPLE.

Méningite cérébrale. — En dehors de toute cause prédisposante, l'inflammation des méninges peut être directement occasionnée, chez les enfants surtout, par l'exposition prolongée au soleil, un brusque refroidissement, une chute, un coup violent sur la tête. etc.

Étymologies. — MÉNINGITE : *méninx,* membrane : inflammation des membranes (du cerveau.) — PACHYMÉNINGITE : *pakùs*, épais, dur : méningite de la dure-mère.

Synonymie : *Fièvre cérébrale.— Phrénésie.*

Elle débute, en général, après quelques jours de malaise, par de violentes douleurs frontales, arrachant au patient des cris soudains, et suivies de vomissements, de convulsions, d'un assoupissement invincible.

Limitée à la dure-mère, la maladie, désignée sous le nom de *pachyméningite*, est peut-être plus fréquente chez les aliénés alcooliques et chez les vieillards. Elle détermine, en ce cas, un épaississement considérable de la méninge, qu'elle double de fausses membranes nouvellement formées et se complique souvent, soit d'une infiltration sanguine, d'un *hæmatome* circonscrit, soit, au contraire, d'un épanchement véritable, d'une *hémorrhagie méningée*, qui, tout à coup, donne à l'inflammation les caractères alarmants de l'apoplexie cérébrale.

Le rhumatisme n'épargne pas plus la séreuse du cerveau que celles des articulations et du cœur qu'il frappe avec une prédilection si marquée. Un violent délire, des convulsions, un prompt affaissement, survenant au cours d'un rhumatisme articulaire aigu, annoncent la *méningite rhumatismale*, qui souvent a tué le malade avant que l'on ait pu lui porter secours.

Méningite rachidienne. — Les méninges protectrices de la moelle, quand elles s'enflamment, déterminent d'aussi funestes lésions que celles qui se produisent, dans les mêmes circonstances, sur les membranes du cerveau. De douloureux élancements dans la région affectée du rachis, une raideur convulsive des muscles du tronc, forçant la tête à se renverser en arrière, une complète prostration des forces, caractérisent la *méningite rachidienne* et la différencient nettement des maladies de la moelle ou des vertèbres qui l'accompagnent presque toujours.

Méningite cérébro-spinale. — Quelquefois, enfin, chez certains sujets surmenés par d'excessives fatigues, éclatent des accidents complexes, simulant le typhus et provoqués par l'inflammation simultanée des méninges de la moelle et du cerveau. Cette *méningite* *cérébro-spinale* se présente surtout sous la forme épidémique et sévit plus spécialement sur les troupes en garnison. Plusieurs fois déjà, depuis le commencement de ce siècle, notammment de 1837 à 1848, un certain nombre de nos grandes villes, Bayonne, Rochefort, Versailles, Toulouse, Avignon, Marseille, et plus tard presque toutes nos places fortes de l'Est ont été cruellement éprouvées par cette redoutable maladie *.

II. — MÉNINGITE TUBERCULEUSE.

CAUSES ET GENÈSE

La tuberculose héréditaire, comme je l'ai déjà dit dans la première partie de cet ouvrage, n'attend généralement pas, pour se manifester, le commencement de l'âge adulte.

Dans la première enfance elle affecte quelquefois les ganglions du mésentère, au voisinage de l'intestin, donnant ainsi naissance à la funeste maladie que l'on a désignée sous le nom de *carreau* et beaucoup plus fréquemment elle se jette sur les méninges dont le cerveau est enveloppé, pour engendrer les graves accidents de la *méningite tuberculeuse.*

C'est de deux à sept ans, que les enfants sont surtout exposés aux coups de la méningite. Une simple insolation suffit au mal, jusqu'alors latent et caché, pour qu'il éclate, aussi l'observe-t-on plus communément à la fin du printemps et pendant l'été.

Malgré la fâcheuse influence que peut avoir sur l'explosion de la maladie une mauvaise hygiène, les enfants des familles riches ne sont pas plus épargnés que les autres, et l'on voit, quoique plus rarement, il est vrai, des enfants en apparence sains et robustes, être frappés aussi bien que ceux dont la santé délicate a toujours inquiété les parents.

Mais comme une cruelle réalité vient souvent justifier les inquié-

* Voir la *Carte pathologique de la France*, par le Dr J. Rengade, Paris, 1876.

tudes maternelles ! Que de fois, le médecin, entrevoyant le péril, est forcé d'avouer la triste vérité à la mère qui la soupçonne !

EFFETS ET SYMPTOMES

C'est qu'il est trop facile, quelquefois, d'entrevoir, au seul aspect de l'enfant, les signes funestes du mal.

Cette constitution délicate, ce teint blême, ces chairs molles, cette poitrine étroite et sujette aux bronchites de longue durée, tout, chez ce pauvre petit, jusqu'à l'abondance de la chevelure, à l'éclat des yeux, à la précocité de l'intelligence, révèle la prédisposition fatale à la redoutable maladie.

Il vit ainsi, cependant, gai, joyeux, sans souffrir autrement que de quelques maux de tête revenant à de longs intervalles avec une fièvre éphémère; quand un jour, enfin, on s'aperçoit que l'enfant maigrit, qu'il perd l'appétit, que son caractère change.

Devenu triste, irritable, taciturne, il n'a plus de goût à ses jouets; il quitte ses petits camarades pour aller pleurer à l'écart; il se jette parfois, épouvanté, dans les bras de sa mère qui s'alarme véritablement alors, si jusqu'à présent elle n'a pas compris!...

Mais il est déjà bien tard, quoique ces phénomènes précurseurs puissent ainsi durer de un à trois mois, pour conjurer le mal envahissant. Dans les méninges où elle s'est développée, l'inflammation tuberculeuse s'étend chaque jour. Des *granulations miliaires,* analogues à celles de la phthisie aiguë, se forment autour des vaisseaux de la pie-mère, à la base du cerveau. Un liquide tantôt limpide, tantôt trouble et floconneux, s'épanche dans les ventricules, dont il imbibe et ramollit les parois.

L'enfant éprouve alors de plus violents maux de tête, le cauchemar trouble ses nuits, des secousses musculaires, des grincements de dents, agitent son sommeil. Puis, un matin, des vomissements se déclarent, le pouls irrégulier s'élève et retombe, un abattement profond s'empare du malade qui ferme les yeux, et dont les sourcils froncés, le visage tantôt pâle, tantôt rouge, expriment l'anéantissement et la douleur.

Soudain, et par intervalles, s'arrachant en sursaut à la torpeur qui l'accable, le pauvre petit porte la main à son front et pousse un cri terrible : « *Oh! ma tête! ma tête!* » C'est alors la fièvre cérébrale dans toute son intensité. Désormais, vaincu par la douleur, l'enfant, malgré qu'il entende et reconnaisse encore ceux qui l'entourent, a perdu toutes ses facultés affectives. Il est indifférent à toute consolation, à toute marque de tendresse. Il ne répond plus, et des convulsions rapides, des contractures musculaires, une étrange fixité du regard, annoncent bientôt la fin de cette lamentable agonie...

La pratique médicale a beau nous donner, avec l'habitude, la force d'assister aux drames de cette nature. Il n'est point de plus douloureux spectacle que de voir mourir l'enfant qui devrait vivre, et que notre art, trop souvent, est impuissant à sauver.

Et pourtant, si la médication la plus énergique ne réussit que très-rarement à triompher de la méningite confirmée, nous pouvons certainement beaucoup, pour empêcher l'explosion de la maladie, toutes les fois que la constitution de l'enfant et les antécédents de la famille nous donnent, à cet égard, de sérieuses inquiétudes.

TRAITEMENT

Moyens hygiéniques et préventifs. — Après avoir été durant quinze à dix-huit mois allaité par une bonne nourrice, l'enfant prédisposé aux accidents méningitiques sera laissé à la campagne, libre de tout travail intellectuel, jusqu'après sept ans. Une personne dévouée devra veiller sur son hygiène, lui défendre les jeux au grand soleil, l'habituer doucement à la fatigue corporelle, lui donner une alimentation tonique aidée par l'usage quotidien des ferrugineux, des amers, des préparations iodurées.

Endormie par ces moyens préventifs, la tuberculose, après huit ans, cesse en général de menacer les méninges, souvent, il est vrai, pour se tourner d'un autre côté; mais, si le mal a perdu cette première partie, sa pernicieuse influence en est fortement ébranlée et le médecin a toutes les chances de le battre une seconde fois, si par hasard, vers la vingtième année, il tente un nouvel effort sur les organes respiratoires.

Moyens thérapeutiques. — Simple ou tuberculeuse, la méningite est si terrible, quand elle éclate, qu'il est urgent de lui opposer, sans perdre un instant, le traitement le plus actif.

L'application, sur le crâne, d'une vessie pleine de *glace*, l'administration d'un lavement purgatif à l'*huile de ricin* : 40 à 50 gr.; dans certains cas, si la face est congestionnée, une petite saignée locale, déterminée au moyen de 3 à 4 *sangsues* derrière chaque oreille, ou plus simplement, l'application de *sinapismes* sur les membres inférieurs; tels sont les premiers moyens à mettre en pratique.

Contre certaines méningites tuberculeuses à marche lente, quelques médecins paraissent avoir employé, avec succès, la *vésication* directe du cuir chevelu préalablement rasé, ou la friction de la peau du crâne avec la *pommade stibiée;* mais ces moyens véritablement barbares sont loin de donner toujours de bons résultats et, dans tous les cas, ils doivent être soutenus par les agents de la médication tonique et dépurative : l'*iodure de fer* ou de *sodium,* le *quinquina,* les *sirops amers* de gentiane, d'écorces d'oranges, d'érysimum, etc., combinés aux aliments les plus nourrissants, aux bains salés, au séjour à la campagne, dans une localité où il soit possible de se préserver de l'extrême chaleur autant que de l'humidité.

La *méningite rachidienne* ou *cérébro-spinale* est justiciable des mêmes moyens. Les *révulsifs* énergiques appliqués sur la colonne vertébrale; le *calomel,* à doses réfractées, 0 gr. 10 en vingt-quatre heures; le *sulfate de quinine,* 0 gr. 30 chaque jour, et les *narco-*

tiques, ont parfois réussi à conjurer les ultimes phénomènes qui généralement résultent de ces funestes lésions. (Voir *Myélite*.)

TUMEURS DE L'ENCÉPHALE.

Fréquemment, les méninges, la dure-mère et l'arachnoïde surtout, sont envahies par le *cancer* et l'on a désigné sous le nom de *fongus* toutes les tumeurs de ce genre qui se développent sur les membrânes cérébrales.

La substance même du cerveau, cependant, peut subir aussi la *dégénérescence cancéreuse* et trop souvent la *tuberculose* et la *syphilis* y forment encore des tumeurs, jaunâtres dans le premier cas, d'un gris rougeâtre dans le second, d'une consistance molle et comme caséeuse. Des *kystes à échinocoques*, analogues à ceux qui se produisent dans le foie, des *anévrysmes*, des *enchondrômes*, des *exostoses*, des tumeurs de toute nature, en un mot, peuvent prendre naissance à l'intérieur du crâne et donner lieu, par la compression qu'elles exercent sur l'encéphale, à des symptômes de la plus haute gravité.

De violents maux de tête, des vertiges, du délire, des vomissements, des attaques d'épilepsie plus ou moins rapprochées, des troubles de l'ouïe et de la vue, des paralysies partielles, du strabisme, l'affaiblissement progressif et fatal des facultés intellectuelles, telles sont les diverses phases de l'évolution d'une tumeur cérébrale; et quoiqu'il soit possible, dans certains cas, de reconnaître, aux antécédents du malade, la dégénérescence cancéreuse, syphilitique ou tuberculeuse; de soupçonner l'anévrysme aux accès apoplectiques, et les échinocoques parasitaires à la prédominance des attaques épileptiformes qui se manifestent par intervalles; les ressources de l'art, contre ces redoutables accidents, sont toujours très-limitées et le médecin doit le plus souvent se borner à combattre les symptômes, au fur et à mesure qu'ils se présentent. (Voir *Epilepsie*, *Méningite*, *Apoplexie*, *etc*.)

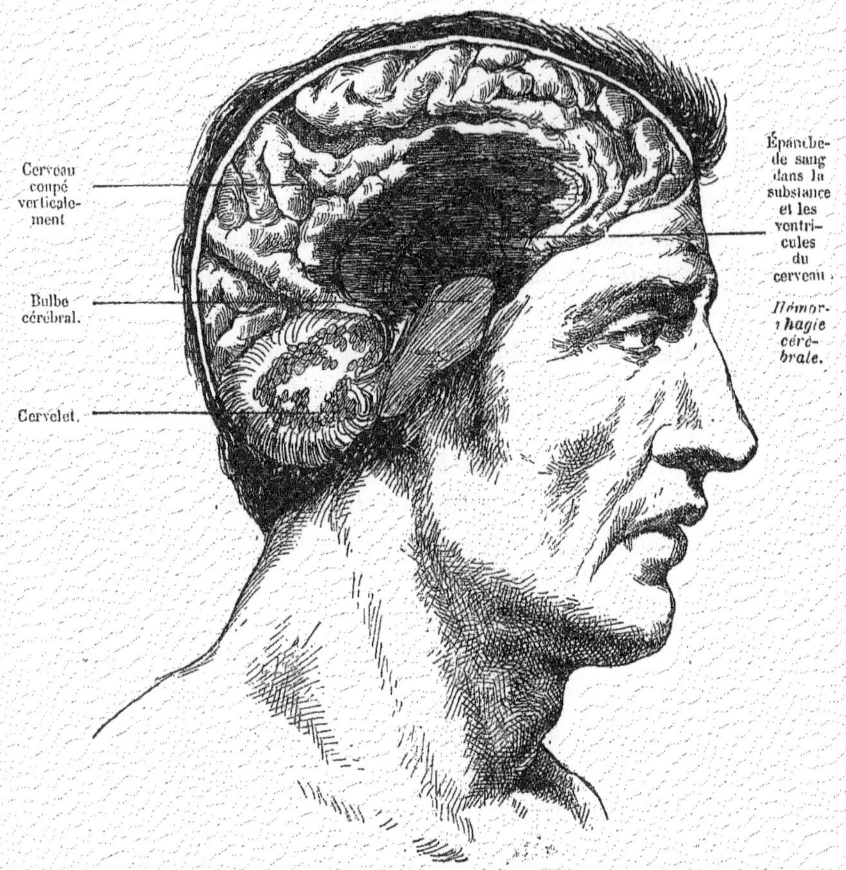

Lésions caractéristiques de l'hémorrhagie cérébrale. — Apoplexie foudroyante.

MALADIES DU CERVEAU. — CONGESTION CÉRÉBRALE — APOPLEXIE

CAUSES ET GENÈSE

Dans les difficiles conditions d'existence où nous place, trop souvent, la vie sociale actuelle, tant de causes facilitent ou provoquent l'afflux du sang au cerveau, que la *congestion cérébrale* et l'*apoplexie* sont devenues, de nos jours, extrêmement fréquentes.

Les hommes robustes, pléthoriques, à tempérament sanguin, y sont d'autant plus prédisposés, que leurs pères, presque toujours constitués comme eux, ont souvent été frappés des mêmes accidents; précédent fâcheux, qui, pour les descendants, a réellement établi une sorte d'hérédité funeste.

C'est, généralement, en hiver, à la suite d'un froid intense et subit; aux premiers jours chauds, après une insolation prolongée et souvent, pendant la nuit, quand la situation horizontale favorise la congestion, que les accidents se manifestent.

Un excès, un effort, une indigestion, peuvent immédiatement les provoquer, de même que l'excessive constriction par un corset, une ceinture, une cravate, la constipation habituelle, l'abus du tabac et des préparations narcotiques, le travail intellectuel trop longtemps soutenu, les préparent lentement ou les facilitent. L'alcoolisme, dans ces dernières années surtout, a de beaucoup accru le nombre des décès par apoplexie et sous la puissante influence de l'insolation, les hémorrhagies cérébrales d'origine alcoolique se sont plusieurs fois multipliées, dans certaines villes américaines, jusqu'à simuler de véritables épidémies.

Les maladies organiques du cœur, l'hypertrophie notamment, par la violente impulsion qu'elle donne aux ondes sanguines, augmentent enfin considérablement, la tension du sang dans le cerveau et se terminent, souvent, par des phénomènes apoplectiques.

EFFETS ET SYMPTOMES

Congestion cérébrale. — Des bouffées de chaleur au visage, de fréquents vertiges, de rapides éblouissements, sont les plus constants et les premiers symptômes de la congestion cérébrale. A ces accidents seuls peut même se borner toute la maladie, qui, chez

Étymologies. — CONGESTION : *congerere*, amasser. — APOPLEXIE : *apoplessô*, je frappe de stupeur. — HÉMIPLÉGIE : *hêmisus*, moitié, *plessein*, frapper. Paralysie d'une moitié du corps. — PARALYSIE : *paralucin*, relâcher, délier.

Synonymie : *Coup de sang, transport au cerveau, attaque*, etc.

certaines personnes, se reproduit, alors, à de fréquents intervalles; mais qui se complique bientôt, quand elle suit son cours, d'une rougeur vive de la face, d'un étonnement subit, d'un égarement, dont la perte de connaissance, plus ou moins complète, est la conséquence habituelle. Parfois, en pareil cas, le malade est à peu près insensible et ses bras, soulevés, retombent inertes le long de son corps; mais cette inquiétante prostration n'est ordinairement que passagère. Le sang affluant au cerveau, n'a point encore assez d'impulsion pour briser les minces vaisseaux capillaires qui le contiennent et se répandre, en la déchirant, dans la substance cérébrale. Celle-ci en est seulement injectée et présente, çà et là, de nombreuses petites taches sanguines qui lui donnent un aspect sablé ou pointillé, des plus caractéristiques.

Hémorrhagie cérébrale. — Apoplexie. — La tension du sang dans les vaisseaux est-elle suffisante, au contraire, pour faire éclater les minces parois des capillaires, et le tissu cérébral est-il assez peu résistant pour céder aussi sous l'effort, immédiatement, sur un ou plusieurs points du cerveau, se produit une hémorrhagie véritable. Plus ou moins abondant, suivant le volume des vaisseaux rompus, le sang s'épanche dans le tissu nerveux qui s'entr'ouvre, pour s'y coaguler en caillots épais, parfois aussi volumineux que le poing et pesant jusqu'à deux ou trois cents grammes.

Rarement, le malade frappé de la sorte, éprouve, les symptômes précurseurs de la congestion cérébrale. Le plus souvent, sans même avoir conscience de son état, il tombe comme foudroyé, les membres d'abord raidis, contractés, ou tordus par quelques convulsions rapides; mais bientôt inertes, insensibles et, ceux d'un même côté du corps, presque toujours paralysés.

Les yeux, cependant, sont agités de mouvements convulsifs, sous les paupières qui retombent; la bouche grimace; les lèvres s'ouvrent et se ferment bruyamment, comme si le malade simulait l'action de fumer la pipe. La gorge, dont le mouvement et la sensibilité sont fort émoussés, laisse difficilement passer les boissons; et la langue, quand il est encore possible au patient de la tirer, se dévie précisément du côté opposé à celui où s'est fait, dans le cerveau, l'épanchement hémorrhagique.

Hémiplégie. — Dans les cas de moyenne intensité, la plupart des accidents que je viens de signaler disparaissent progressivement, à l'exception de la paralysie qui persiste parfois, même sans amélioration sensible, jusqu'à ce que l'hémorrhagie cérébrale se renouvelle. Cette suppression plus ou moins complète du mouvement et de la sensibilité d'une moitié du corps, est désignée sous le nom d'*hémiplégie*.

L'entre-croisement des fibres nerveuses dans le bulbe cérébral, explique comment elle se produit toujours du côté opposé à celui du foyer apoplectique et pourquoi la paralysie ne diminue point tant que le caillot formé par le sang épanché comprime la substance cérébrale.

TERMINAISONS. — RÉCIDIVES.

L'*apoplexie foudroyante* peut tuer en quelques heures; mais généralement, après l'attaque, la vie persiste encore durant deux ou trois jours, sans que le malade plongé dans le plus profond assoupissement, manifeste aucune douleur ou donne le moindre signe d'intelligence. Le pouls est plein, intermittent, irrégulier, la respiration gênée et bruyante, l'intestin et la vessie paralysés, les pupilles oculaires immobiles et la mort survient ainsi, doucement, par l'extinction lente et successive de toutes les fonctions organiques.

L'*apoplexie légère* permet, au contraire, au malade, de reprendre presque toujours ses occupations. A peine, dans les cas les plus simples, s'il reste un peu d'engourdissement et d'hébétude. La résorption progressive du caillot et la cicatrisation relative du foyer apoplectique laissent, petit à petit, reparaître la sensibilité, le mouvement, la force même, dans les membres paralysés. Il faut absolument que la compression cérébrale ne cesse point d'exister pour que l'hémiplégie persiste et malheureusement, dans ces cas, encore assez fréquents, le malade incomplétement guéri, se trouve toujours sous le coup d'une nouvelle atteinte.

Tous les sujets apoplectiques, d'ailleurs, sont exposés, on le sait, à des récidives d'autant plus redoutables que la précédente *attaque* aura présenté plus de gravité. Il est proverbïal, aujourd'hui, de répéter à propos de l'apoplexie cérébrale ces mots d'un grand médecin : « La première attaque est une sommation sans frais, la deuxième, une sommation avec frais, la troisième, une sommation avec contrainte. »

DIAGNOSTIC

Apoplexie séreuse. — Hydrocéphalie aiguë. — Quand un rhumatisant, un goutteux, un malade atteint d'un œdème des jambes ou de toute autre hydropisie, sont tout à coups frappés d'accidents apoplectiques, il est fort peu probable que ces phénomènes soient occasionnés par une infiltration de sang dans la substance cérébrale. C'est bien plutôt, alors, d'un épanchement de sérosité qu'il s'agit, soit que le liquide occupe les ventricules du cerveau, comme il arrive dans le plus grand nombre des cas, soit qu'il s'accumule rapidement dans la cavité de l'arachnoïde.

Cette *apoplexie séreuse,* désignée aussi sous le nom d'*hydrocéphalie aiguë,* n'est donc, presque toujours, que l'ultime complication d'une maladie chronique et ne paraît même point pouvoir se produire inopinément, en pleine santé, comme l'hémorrhagie cérébrale.

Apoplexie nerveuse. — La subite suppression des fonctions du cerveau par une violente émotion, l'*apoplexie nerveuse*, quoique mise en doute par un très-grand nombre de médecins, semble, cependant, n'être pas impossible. Peut-être est-il indispensable, à vrai dire, qu'elle soit depuis longtemps préparée, comme la précédente, par une maladie antérieure ou par un extrême épuisement.

Apoplexie méningée. — L'inflammation des méninges s'accompagne souvent, comme nous l'avons vu plus haut, d'un épanchement de sang dans la séreuse arachnoïdienne.

Il est parfois, alors, bien difficile de préciser, si l'hémorrhagie s'accomplit en dehors ou dans la substance même de l'encéphale. Dans le premier cas, cependant, si le choc apoplectique n'est point foudroyant, le malade est simplement plongé dans un assoupissement graduel et profond, un coma sans paralysie; et quand, au contraire, la marche est rapide, il est tué plus promptement encore, par l'hémorrhagie méningée, que par l'apoplexie cérébrale. Au point de vue du traitement, cette subtile distinction n'offre d'ailleurs aucune importance.

RAMOLLISSEMENT DU CERVEAU. — ENCÉPHALITE.

Encéphalite aiguë. — A la suite d'une insolation, d'un coup violent sur le crâne, d'un érysipèle du cuir chevelu, et même d'une irritation profonde provoquée par l'alcoolisme, l'abus des plaisirs vénériens, ou par un excès de travail intellectuel, la substance cérébrale est susceptible de s'enflammer sur une étendue variable et cette *encéphalite aiguë* se caractérise aussitôt par une vive douleur de tête, des vomissements, des convulsions, des paralysies, des contractures, un délire plus ou moins violent, puis une dépression rapide qui peut en quelques jours, être suivie de mort.

Encéphalite chronique. — Sclérose. — L'*encephalite chronique,* au contraire, essentiellement lente dans sa marche, succède, le plus

Étymologies. — ENCÉPHALITE : *en*, dans, *képhalê*, tête : encéphale ou cerveau. Inflammation du cerveau. — SCLÉROSE : *skléros*, dur.

souvent, à une hémorrhagie cérébrale de moyenne intensité. Ramollie et réduite par places à l'état d'une bouillie d'un jaune serin, toute criblée, sur d'autres points, de petits noyaux *scléreux* d'une dureté cartilagineuse, la substance du cerveau perd graduellement alors, toutes ses propriétés. La déchéance intellectuelle du malade suit pas à pas sa déchéance physique. Engourdi, hébété, sans forces, il demeure sans une complète inertie des journées entières, bredouille, perd l'usage de la parole, grince des dents, rit ou pleure sans motifs. A peine si de temps en temps, quelques douleurs, de l'agitation, des contractures, du délire, annoncent que le mal impitoyable se hâte de terminer son œuvre et d'éteindre le dernier souffle de vie dans un organisme épuisé.

TRAITEMENT.

Moyens hygiéniques et préventifs. — Les personnes pléthoriques et, par cela même, prédisposées aux congestions cérébrales, sont tenues, pour éviter l'apoplexie, à suivre une hygiène des plus rigoureuses. Elles devront surtout régler leur alimentation quotidienne en proscrivant de leurs repas le vin pur, le café, les liqueurs alcooliques; en préférant aux viandes, aux mets échauffants, les légumes frais et les fruits. Les excès de toute nature, les veilles, les travaux intellectuels prolongés, le séjour dans un appartement trop chaud, en hiver, la promenade au soleil, en été, leur seront sévèrement interdits. Leur chambre à coucher sera toujours tenue fraîche; le lit, sans alcôve et sans rideaux, se composera d'un matelas et d'oreillers de crin; les fonctions intestinales enfin, devront quotidiennement s'accomplir et dans le cas où le simple effort naturel n'y suffirait point, il serait indiqué de recourir soit à l'aloës, à la dose de deux à trois grumeaux chaque soir; soit aux eaux laxatives de Pullna, de Bimenstorf, d'Hunyadi Janos, etc.

Moyens thérapeutiques. — La *saignée* est encore aujourd'hui regardée par un grand nombre de médecins, comme le seul moyen capable d'enrayer les graves accidents de l'apoplexie cérébrale; mais la pratique prouve, malheureusement, qu'il est inutile dans les cas légers et complétement insuffisant contre l'hémorrhagie foudroyante.

Pour secourir utilement une personne frappée d'une congestion cérébrale, on se hâtera de la porter dans un lieu frais, spacieux, aéré. On la couchera sur un lit un peu dur, la tête haute et les vêtements desserrés. On mouillera son front d'eau très-froide et l'on y maintiendra soit une vessie pleine de *glace*, soient des compresses trempées d'*eau glacée*. De nombreux *sinapismes* seront promenés sur les jambes, les cuisses, la poitrine. Après un *lavement purgatif* au *sulfate de soude :* 20 gr; ou plus simplement au *sel de cuisine :* 20 à 30 gr; dans un verre d'eau, on donnera pour boisson, de la limonade au citron, du sirop de groseilles ou de cerises, de l'eau rougie, etc...

Jusqu'à ce que tout danger ait disparu, les révulsifs et les réfrigérants seront continués dans une sage mesure et l'on administrera chaque jour, soit un verre de limonade purgative, soit pareille quantité d'eau de Birmenstorf ou de Pullna.

Il ne sera pas inutile, afin de prévenir les récidives, de recommander au malade l'usage quotidien, à ses repas, des eaux bicarbonatées sodiques de Vals ou de Vichy; à défaut, la solution économique de *bicarbonate de soude :* 5 grammes pour un litre d'eau.

Contre les paralysies consécutives, on pourra, d'abord, recourir aux *frictions alcooliques* stimulantes; plus tard, à l'*électricité*, pratiquée avec la plus grande prudence. Les *toniques* et les *reconstituants*, quinquina, phosphate de fer et de chaux, etc, combinés aux *antispasmodiques*, bromure de potassium, belladone, etc., seront indiqués, enfin, contre la faiblesse extrême et les désordres nerveux qu'entraîne fatalement le ramollissement du cerveau.

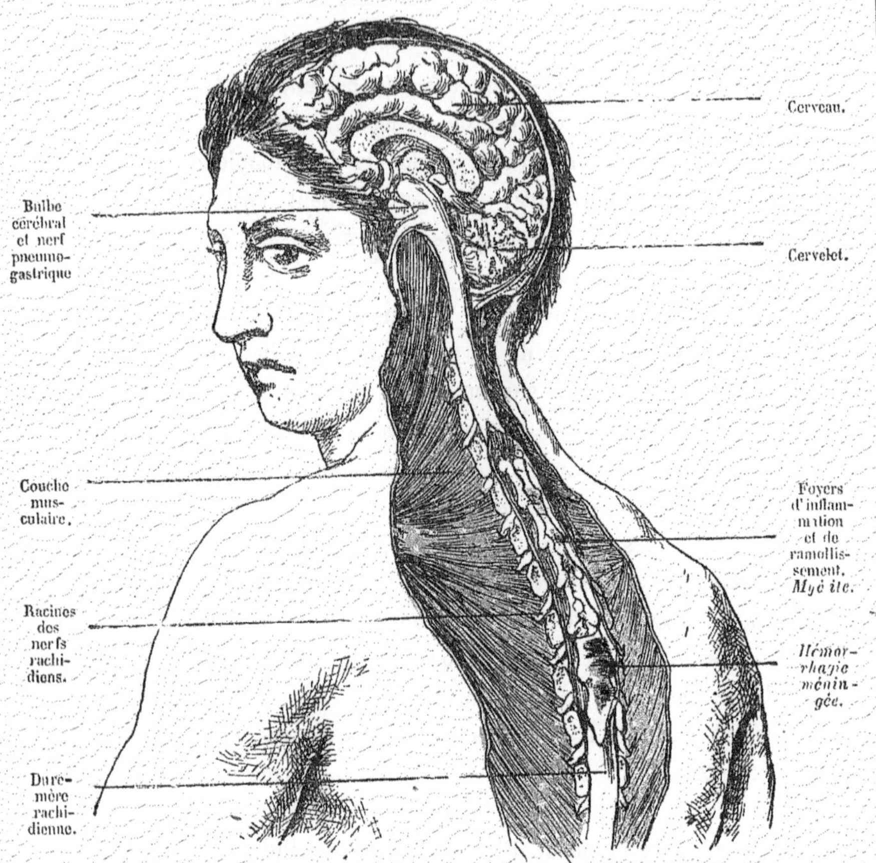

Lésions graves de la moelle épinière dans la myélite chronique.

MALADIES DE LA MOELLE ÉPINIÈRE. — MYÉLITE.

Enfermée dans le long canal osseux que lui forme la colonne vertébrale et protégée, comme le cerveau, qu'elle continue, par une triple méninge, la *moelle épinière,* depuis le bulbe cérébral où elle commence, jusqu'au sacrum où elle finit, donne naissance à trente et une paires de nerfs à la fois *moteurs* et *sensitifs.*

Cette double propriété, les nerfs rachidiens la tiennent, eux-mêmes, du gros tronc nerveux dont ils émanent, la moelle étant, dans toute sa longueur, composée de six cordons accouplés et reliés entre eux comme les éléments d'une pile : les deux cordons antérieurs présidant au *mouvement*; les deux postérieurs à la *sensibilité*.

Naissant de la moelle par une double racine, l'une antérieure, l'autre postérieure, séparées par le cordon latéral, les nerfs rachidiens possèdent donc, aussi, la double propriété de l'axe nerveux. A l'état normal, en même temps qu'ils transmettent aux muscles le mouvement, ils rapportent à la moelle et, par son intermédiaire, au cerveau, les sensations qu'ils perçoivent; mais, dans l'état pathologique, leurs racines étant espacées par les cordons latéraux d'une façon notable, on conçoit que les nerfs puissent perdre séparément, suivant le point lésé de la moelle, l'une ou l'autre de leurs facultés; la faculté *motrice*, quand le mal siége dans la partie antérieure ou les cordons *moteurs*; la faculté *sensitive*, quand l'altération a frappé la partie postérieure ou les cordons *sensitifs*.

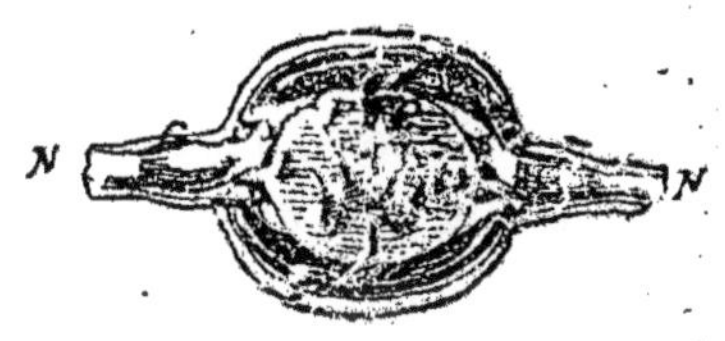

COUPE TRANSVERSALE DE LA MOELLE ÉPINIÈRE

aa Cordons antérieurs. *pp* Cordons postérieurs. *ll* Cordons latéraux. *nn* nerfs rachidiens. *mm* racines antérieures *motrices*. *ss* racines postérieures *sensitives*.

Ainsi s'expliquent, dans la grande majorité des cas, les phénomènes caractéristiques des lésions de la moelle épinière et de la plupart des névroses :

La *paralysie*, abolition du mouvement;

L'*ataxie*, incoordination du mouvement;

L'*anesthésie*, abolition de la sensibilité;

L'*hyperesthésie*, exagération de la sensibilité;

Étymologies. — Myélite : *muelos*, moelle : inflammation de la moelle. — Paralysie : *paralucin*, relâcher. — Paraplégie : *para*, mal, mauvais : *plessein*, frapper. — Anesthésie : *a* privatif; *esthésis*, sensibilité : perte de la sensibilité. — Hyperesthésie : *hyper*, au-dessus : exagération de la sensibilité.

Et beaucoup d'autres symptômes que nous aurons à signaler, en étudiant ces redoutables et singulières maladies.

CAUSES ET GENÈSE DE LA MYÉLITE

L'inflammation de la moelle est la conséquence, à peu près fatale, de toutes les altérations osseuses de la colonne vertébrale et des nombreuses lésions qui peuvent affecter aussi les méninges rachidiennes ; mais en dehors de ce mode d'origine, la *myélite* est le plus souvent occasionnée par de graves fautes d'hygiène, parmi lesquelles la transition brusque du chaud au froid, l'excessive chaleur à laquelle sont exposés surtout les boulangers, les violents efforts, l'excès des plaisirs de l'amour, l'accomplissement de l'acte vénérien dans la station debout, etc., doivent être considérées comme les plus dangereuses.

Le rhumatisme, la goutte, l'alcoolisme, la syphilis, l'infection typhoïde et plus encore les maladies graves de la vessie, paraissent exercer, sur le développement de la myélite, une influence bien manifeste; les accouchements trop fréquents y prédisposent aussi les femmes dont la constitution est entachée de quelqu'une des diathèses que je viens d'énumérer ; dans les mêmes conditions, enfin, mais principalement, quand les parents ont présenté des accidents de même nature, les jeunes enfants peuvent être frappés tout à coup d'une inflammation rapide de la moelle, caractérisée par des symptômes redoutables de myélite aiguë, décrits, jusqu'à ce jour, sous le nom de *paralysie essentielle de l'enfance.*

EFFETS ET SYMPTOMES

I. — MYÉLITE AIGUE.

Ordinairement limitée à une portion restreinte de la moelle, la myélite s'y manifeste, le plus souvent, sous la forme de petits foyers inflammatoires qui promptement, amènent la dégénérescence graisseuse, le ramollissement, ou même la suppuration du tissu compromis.

Dès leur début, ces lésions se révèlent par une fièvre très-accusée, de vives douleurs dorsales s'irradiant en ceinture autour du tronc ou directement vers les membres et surtout par la paralysie des divers organes dont les nerfs émanent de toute la portion de la moelle sous-jacente au point enflammé.

Cette paralysie presque toujours frappe à la fois les deux membres inférieurs, auquel cas elle est désignée sous le nom de *paraplégie ;* mais elle peut en même temps, s'étendre aux viscères contenus dans l'abdomen, se trahissant, alors, par une constipation opiniâtre, une rétention plus ou moins complète de l'urine, une forte constriction du ventre, suivant qu'elle atteint, tour à tour, le rectum, la vessie ou les muscles abdominaux.

Cette perte de la motilité, n'exclut point, d'ailleurs, la production d'autres phénomènes ; aussi n'est-il point rare d'observer, simultanément, dans les régions paralysées, des fourmillements, des contractures, une exagération de la sensibilité assez intense pour offrir tous les caractères de l'*hyperesthésie,* ou même, parfois, de vives douleurs dans des régions insensibles au contact, c'est-à-dire une véritable *anesthésie douloureuse.*

La lésion de la moelle interrompant toute communication du cerveau avec les organes paralysés, ceux-ci restent absolument sourds à l'impulsion cérébrale et n'obéissent plus à la volonté ; mais ils exécutent, encore, tous les mouvements réflexes que la moelle saine peut déterminer indépendamment du contrôle du cerveau et ce dernier n'exerçant plus, alors, son action modératrice, ces mouvements sont toujours, au début du mal, considérablement exagérés. Ils ne diminuent même qu'au fur et à mesure que la myélite s'étend vers la partie inférieure de la moelle et leur cessation définitive annonce, par conséquent, la désorganisation complète de l'axe nerveux, par l'inflammation.

Dans le plus grand nombre des cas, la myélite aiguë progresse de la sorte et quand elle ne tue pas rapidement le malade elle le laisse ordinairement, frappé d'une paraplégie chronique dont il est difficile de prévoir la durée. Quelquefois, cependant, au lieu de progresser de haut en bas, l'inflammation suit une marche ascendante, paralysant tour à tour, à mesure qu'elle s'élève, les membres supérieurs, les filets nerveux de la région cervicale qui se rendent à l'œil et au cœur; puis, enfin, le nerf *pneumogastrique* et supprimant ainsi les fonctions des organes thoraciques, essentielles à la vie.

II. — MYÉLITE CHRONIQUE.

Si l'on veut bien se reporter à ce qui a été dit plus haut sur la physiologie de la moelle, il sera facile de s'expliquer les grandes différences que peuvent présenter, suivant la partie de l'organe affectée, les symptômes de la myélite.

Les cordons antérieurs et latéraux de la moelle étant destinés à la *motilité*, la lésion limitée à ces cordons se traduira par une *paraplégie* chronique, c'est-à-dire par la paralysie des membres inférieurs, avec intégrité parfaite de la sensibilité.

Les cordons postérieurs donnant naissance aux racines *sensibles* des nerfs rachidiens, leurs altération laissera toute possibilité aux mouvements; mais la *sensibilité* sera détruite et la perte plus ou moins complète occasionnera, quand le malade voudra se mouvoir, les défauts de coordination désignés sous le nom d'*ataxie locomotrice*.

La myélite chronique détermine dans la moelle des lésions semblables à celles que l'encéphalite produit dans le cerveau: des foyers de ramollissement sur certains points; sur d'autres, une dégénérescence *scléreuse* entraînant la compression et l'atrophie des éléments nerveux.

Sclérose antéro-latérale. — Paraplégie chronique. — Rarement, quand la paralysie se déclare, elle est d'emblée, assez intense pour anéantir tout à coup, le mouvement. Le malade, quoique très-affaibli, peut encore marcher en s'appuyant sur une canne; mais alors, tantôt il fauche, en avançant la jambe, tantôt, il ne progresse qu'en faisant glisser son pied sur le sol. A la longue, toutefois, la faiblesse musculaire s'accentue à tel point que la station debout finit même par devenir impossible, ou bien la paralysie se complique d'une insensibilité rapide, annonçant l'extension de la sclérose aux cordons postérieurs de la moelle et se révélant par les désordres habituels de l'ataxie.

Sclérose postérieure. — Ataxie locomotrice. — On sait quelle extrême difficulté l'on éprouve à se lever et à se tenir debout, quand on a laissé, par hasard, s'engourdir sa jambe. La situation pénible où l'on se trouve alors est celle de l'ataxique dont la sensibilité plantaire est assez émoussée pour qu'il ne sente plus, sous ses pieds, le sol qui le supporte ou qu'il lui semble en être séparé par une épaisse couche de coton.

Affligé de la sorte, le malade ne fait plus un pas sans craindre et sans risquer de tomber. Ce n'est qu'à grand'peine qu'il se tient en équilibre et sitôt qu'il essaye de marcher, il oscille, trébuche, chancelle, n'avançant que par saccades, jetant, pour ainsi dire, ses jambes l'une au devant de l'autre et les ramenant tour à tour avec une involontaire brusquerie.

Veut-il se retourner, ses pieds s'entre-choquent; il vacille, il tombe souvent, s'il ne trouve, assez tôt, un point d'appui. Dans les ténèbres, ces accidents s'aggravent encore. Ne sentant plus le sol et ne distinguant plus les objets qui l'entourent, l'ataxique peut véritablement alors se croire comme suspendu en l'air. Il n'ose remuer et dans ces conditions, assurément, il ne pourrait aller bien loin, sans faire une chute.

Précédés, ordinairement, de douleurs fulgurantes autour du tronc et dans les membres, ces phénomènes, souvent, encore, se compliquent de tremblements, de spasmes, de troubles de la vision, de désordres sérieux, enfin, dans les organes génito-urinaires.

L'ataxie locomotrice, comme la paraplégie, peut ainsi se prolonger durant un certain nombre d'années. Il est rare, toutefois, qu'après douze ou quinze ans au plus ; dans la grande majorité des cas, beaucoup plutôt, le malade ne succombe point, soit à quelque complication vers la poitrine, l'intestin ou la vessie ; soit à des gangrènes locales, favorisées par la perturbation profonde qui s'est lentement accomplie dans la nutrition des tissus.

TRAITEMENT

Moyens hygiéniques et préventifs. — La complète énumération que j'ai faite, plus haut, des causes de la myélite, notamment des fautes graves d'hygiène qui la peuvent provoquer, me permet de ne point insister, ici, sur le traitement préventif de cette cruelle maladie.

Que les personnes exposées, par leur état ou leur constitution, à contracter une inflammation de la moelle redoublent donc de vigilance à cet égard. Qu'elles évitent les brusques refroidissements, l'excès des plaisirs, les fatigues de toute nature.

Moyens thérapeutiques. — Contre la myélite confirmée un trop grand nombre de médecins, de nos jours encore, mettent en jeu le vieil arsenal de la médecine barbare : moxas, sétons, cautères, pointes de feu. Tout cela est inutile. Le patient n'en recueille jamais que de plus atroces souffrances et pas le moindre profit.

L'*électricité*, judicieusement appliquée, peut, en revanche, être extrêmement utile, aussi bien contre la paraplégie que contre l'ataxie locomotrice, et j'ai maintes fois eu l'occasion de constater sa réelle efficacité.

Pour obtenir de ce précieux agent tout le bien que l'on est en droit d'en attendre, il ne faut point, toutefois, y recourir tandis que la myélite, encore aiguë, détermine une fièvre notable. Mais aussitôt que la maladie passe à l'état chronique, il est indiqué d'appliquer tous les deux ou trois jours et pendant dix minutes, sur la colonne vertébrale, un courant continu *descendant*, ou dirigé de la moelle vers les nerfs. Il suffit, pour cela, de placer le rhéophore positif dans la région dorsale de la moelle, le négatif étant tour à tour porté sur la région lombaire et sur les muscles des membres paralysés.

L'*hydrothérapie*, moins active que l'électricité, peut toutefois, encore, dans certains cas, être un adjuvant utile et, quand elle réussit, une saison annuelle aux *eaux* de Néris, Bourbon-l'Archambault, Baréges, Saint-Amand, la Malou, Gastein, Ragatz ou Wiesbaden, complète avantageusement cette médication.

Aux douleurs qui se manifestent, souvent, au niveau du point malade, l'on opposera très-avantageusement aussi, les *pulvérisations d'éther*, les badigeonnages d'*huile de jusquiame*, de *laudanum* et de *chloroforme* mêlés par parties égales ; l'administration interne, enfin, dans les cas d'ataxie, de la *codéine* ou de la *belladone* à la dose de 0 gr., 02 à 0 gr. 05 centigrammes, ou mieux, si les souffrances provoquent une excitation marquée, le *bromure de potassium*, à la dose de 4 à 5 grammes chaque jour.

Le *phosphore*, le *nitrate d'argent*, l'*essence de térébenthine*, l'*iodure de potassium*, tour à tour vantés, n'ont produit que très-rarement un soulagement appréciable. Mieux vaut, substituer à ces altérants la médication reconstituante et tonique par les *phosphates de fer et de chaux*, le *quinquina*, l'*hypophosphite de chaux* ou *de soude, etc.*, en secondant son action de celle des *bains stimulants* de Baréges, des *douches sulfureuses*, des *fumigations thérébenthinées*, des *frictions alcooliques* pratiquées sur les membres insensibles ou paralysés.

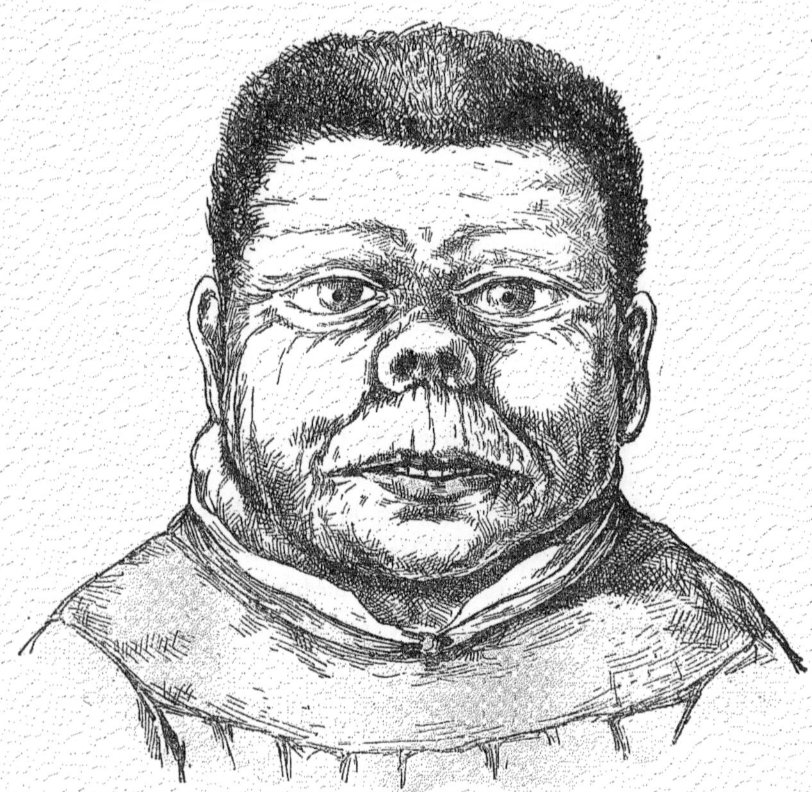

Physionomie d'un crétin complet à l'âge de quinze ans

NÉVROSES.

On désigne, sous le nom de *névroses*, un certain nombre de maladies ou de troubles du système nerveux se manifestant, d'habitude, par accès irréguliers, sans provoquer jamais de fièvre et presque toujours indépendamment de toute lésion qui les puisse expliquer.

Quelques-unes de ces névroses, se traduisant surtout par une profonde perturbation des facultés intellectuelles, constituent le groupe des *névroses cérébrales ;* certaines autres, occasionnant, en même temps que des troubles cérébraux des désordres momentanés dans les organes directement innervés par la moelle épinière, composent la série des *névroses cérébro-spinales ;* les dernières, enfin, paraissant exclusivement siéger dans les nerfs, sans intéresser ni le cerveau ni la moelle, peuvent être étudiées sous le titre générique de *névroses des rameaux nerveux.*

NÉVROSES CÉRÉBRALES. — IDIOTIE. — IMBÉCILLITÉ.

Les *névroses cérébrales* ou *vésanies,* dont nous nous occuperons tout d'abord, se présentent elles-mêmes à l'observateur, sous deux formes bien distinctes ; les unes, l'*idiotie,* le *crétinisme,* la *démence,* étant caractérisées par le développement imparfait ou la destruction graduelle des facultés intellectuelles, les autres, la *folie commune* et ses diverses variétés, offrant, pour caractère essentiel, une perversion profonde de l'intelligence, un délire partiel ou général sous l'influence duquel le malade accomplit la plupart de ses actes.

CAUSES ET GENÈSE DE L'IDIOTIE.

Les *idiots* le sont, souvent, dès la naissance et cette triste infirmité presque toujours, alors, est héréditaire, soit que l'un ou l'autre des parents souffre lui-même de quelque névrose grave ou d'accidents alcooliques, soit que l'enfant résulte d'un mariage consanguin, soit enfin, circonstance plus déplorable encore, parce que l'un de ses générateurs s'est trouvé, au moment de la conception, en état d'ivresse.

Acquise, l'idiotie succède, non-seulement aux inflammations des

Étymologies. — NÉVROSES : *neuron*, nerf : maladies des nerfs. — IDIOTIE : mot créé par Pinel pour désigner l'oblitération des facultés intellectuelles et affectives. — IMBÉCILLITÉ : *imbecillitas*, faiblesse.

méninges et de l'encéphale, à l'épilepsie, aux convulsions, si fréquentes dans le jeune âge; mais encore aux coups sur la tête, aux mauvais traitements dont tant de pauvres enfants sont victimes; à l'absurde coutume qu'ont les nourrices et les sages-femmes, dans certains pays, de serrer circulairement d'un bandeau la tête du nouveau-né, soi-disant pour la maintenir et lui donner meilleure forme.

EFFETS ET SYMPTOMES

L'idiotie n'est point une maladie à caractères définis et constants. Acquise ou congénitale, l'oblitération intellectuelle se présente, au contraire, à tous les degrés et ces notables différences existant entre les idiots, permettent de classer ces infirmes en plusieurs catégories à partir de l'être absolument obtus qui n'a ni sensibilité, ni parole, jusqu'à l'individu d'apparence trompeuse, que ses actes déraisonnables, suivant qu'ils sont étranges ou criminels, font simplement taxer d'excentrique ou de véritable scélérat.

I. **Idiots complets.** — Les malheureux dépourvus de toute lueur intellectuelle sont parfois à tel point stupides, qu'ils ne savent même pas manger seuls, ou bien, s'ils ont l'instinct de porter un aliment à leur bouche, ils avalent indistinctement tout ce qui leur tombe sous la main, de la terre, des cailloux, du linge, des matières fécales. A Bicêtre, où je fus interne en 1864, j'eus l'occasion d'observer un grand nombre de ces pauvres déshérités vivant d'une existence purement végétative. La plupart, scrofuleux et rachitiques, la tête atrophiée, les membres grêles, le teint blême et pâle, les sens émoussés, la sensibilité obtuse, présentaient un arrêt de développement de tout l'organisme. Quelques-uns, âgés de seize à vingt ans, n'en paraissaient pas avoir plus de six. Un grand nombre étaient souvent frappés de paralysies partielles ou d'accès d'épilepsie.

II. **Idiots au deuxième degré.** — Chez les sujets dont l'intelligence n'est pas complètement éteinte, l'appétit et le goût se manifestent par l'expression de quelques désirs. Il est de ces infortunés qui savent reconnaître les soins que l'on a pour eux; d'autres finissent par acquérir des notions, plus ou moins précises, sur leur âge, le lieu de leur naissance, la succession des jours et des mois, etc. On en voit qui possèdent, au plus haut degré, une aptitude, une faculté spéciales; l'instinct de la musique par exemple, ou celui du calcul; parfois c'est l'esprit d'imitation qui domine et telle est, chez le plus grand nombre, la surexcitation du sens génital, qu'ils s'épuisent souvent, soit dans la solitude, soit entre eux, quand ils ne sont pas surveillés, aux pratiques les plus obscènes. Ce vice capital n'est d'ailleurs point le seul dont soient affligés les idiots de cette catégorie. La plupart sont encore voleurs, gloutons, paresseux, irascibles, méchants, poltrons, etc., défauts qu'ils partagent, du reste, avec les simples imbéciles.

III. **Imbéciles.** — S'il est vrai que ceux-ci n'aient guère plus de sens moral que les précédents, ils ne leur ressemblent plus, toutefois, au point de vue physique. On rencontre, en effet, des imbéciles d'une conformation parfaite, vigoureux, de haute taille, remarquables, même, par la régularité du visage et l'harmonie des traits. Chez eux, point de balancement automatique du corps, ni d'écoulement involontaire de la salive, comme chez les idiots. Ils sont susceptibles d'une certaine éducation; mais incapables de s'élever jusqu'à la conception d'une œuvre quelconque. Dans le monde on les reconnaît souvent à leur crédulité, à la bizarrerie de leurs actions, à l'extrême facilité avec laquelle ils s'irritent, se découragent ou se laissent entraîner vers les pires défauts, l'ivrognerie et la débauche. Il n'est pas rare que les imbéciles soient pris de violents accès de mélancolie ou portés à des « coups de tête » qui les poussent à commettre des actes extravagants ou même criminels. Impropres au travail, indociles, menteurs, ils répandent partout le malheur ou le désordre et finissent souvent par la cour d'assises ou le suicide.

IV. **Enfants arriérés.** — Généralement souffreteux, malingres, lymphatiques, les enfants arriérés ne présentent ni la petitesse du crâne, ni les autres vices physiques des idiots. Leur intelligence n'est point obtuse, mais seulement retardée, comme le développement du corps. Les sentiments affectifs et moraux existent chez eux à l'état rudimentaire et l'éducation, quelque difficile qu'elle soit, les développe toujours de plus en plus.

TRAITEMENT

Moyens hygiéniques et moraux. — Les trop fréquentes causes de l'idiotie congénitale indiquent assez quels grands devoirs s'imposent aux époux désireux de procréer des enfants sains d'esprit et de corps. Je me suis assez longuement étendu sur ce point, dans les préliminaires de cet ouvrage, pour n'avoir plus ici qu'à rappeler combien il importe, à cet égard, que les mariages s'accomplissent toujours, physiologiquement, dans les meilleures conditions possibles.

La débauche et l'orgie, dans certains milieux, précèdent souvent l'acte conjugal. Que les imprudents ou les misérables dont les sens assoupis ont besoin de tels stimulants, sachent bien que la naissance d'un enfant épileptique ou idiot peut être le châtiment de leurs vices !

Aimez et protégez vos enfants ; veillez sur leur éducation, répéterai-je encore aux parents qui s'imaginent avoir fait tout leur devoir, quand ils ont mis un pauvre petit être au monde.

Et si, malheureusement, par une cause quelconque, l'intelligence ne luit point pour cet infortuné, redoublez envers lui, de vigilance et de zèle. On obtient souvent beaucoup d'une bonne hygiène, de l'exercice en plein air, de petits travaux manuels que l'on fait progressivement exécuter aux enfants dont on veut développer l'intelligence. Patiemment on parvient à faire lire, chanter, écrire, compter beaucoup d'entre eux ; mais ce qu'il ne faut jamais oublier, c'est que le dévouement et les soins constants, en pareil cas, font toujours plus que les meilleures méthodes.

CRÉTINISME.

CAUSES ET SYMPTOMES

Le *crétinisme* est une sorte d'idiotie endémique, souvent associée au *goître*, et sévissant, avec ce dernier, dans les contrées montagneuses, sur les habitants des vallées les plus profondes et les plus froides.

Les différentes causes sous l'influence desquelles il paraît se développer, ne diffèrent donc pas, essentiellement, de celles que nous avons étudiées à propos du goître (*Voir ce mot*), et quoique les deux maladies se compliquent l'une l'autre, dans un grand nombre de cas, tous les crétins, cependant, ne sont pas fatalement goîtreux.

De même qu'il existe plusieurs catégories d'idiots, on peut admettre, suivant le degré de leur dégradation, des crétins de plusieurs classes.

Les *crétins complets,* vivant uniquement de la vie végétative, manquent absolument de facultés intellectuelles et sont inaptes à la reproduction ; ils ont le front bas, les paupières gonflées, le nez épaté, la bouche large, les lèvres volumineuses et longues, le cou gros et court, les yeux ternes, la face plate, le teint blafard, comme on en peut juger par la reproduction exacte, en tête de ce chapitre, du portrait d'un crétin complet qui vivait encore à Bicêtre, il y a une douzaine d'années.

Étymologies. — CRÉTIN : de *chrétien*, d'après Fodéré, ces idiots étant autrefois regardés comme des bienheureux, ou de *creta*, craie, en faisant allusion à la pâleur terreuse de leur teint.

Synonymie. — *Cagots*, *capots*, *imbéciles*, *fols*, *fous*, *marrons*, *gogos*, *foulitres*, *tourtous*, *etc*.

Les *demi-crétins*, quoique très-obtus, sont remarquables, au contraire, par le développement de l'instinct et des organes génitaux. Il leur est ordinairement possible d'acquérir quelques connaissances très-restreintes, mais ils demeurent toujours incapables d'accomplir le moindre travail.

Les *crétineux*, malgré leur ressemblance physique avec les précédents, qui ne diffèrent souvent, eux-mêmes, que très-peu, des crétins complets, possèdent parfois assez d'intelligence pour apprendre à lire et à compter. Ils sont aptes à la reproduction, expriment leurs pensées par la parole et se livrent volontiers aux travaux des champs.

TRAITEMENT.

Le crétinisme cède, comme le goître, aux grands moyens que l'hygiène et la civilisation, de concert, ont mis en œuvre contre ces déplorables endémies (Voir *Goître*). Vénérés autrefois comme des saints, les crétins, aujourd'hui, sont, en effet, considérés avec raison, comme des êtres deux fois malades, physiquement et moralement; aussi dans les pays peuplés encore de ces malheureux, les médecins et les administrateurs ont-ils le devoir d'unir leurs efforts pour faire disparaître, à jamais, ces honteux spécimens de l'homme dégradé, dégénéré, descendu plus bas que la brute.

L'air et le soleil, aidés d'une alimentation nourrissante et saine, sont les grands agents du traitement hygiénique à faire suivre aux crétins. Les sombres masures où ces malheureux végètent, dans la plus complète incurie, devraient être remplacées par des habitations aérées, claires, bâties à mi-côteau. Des voies de communication facilement praticables, répandraient utilement, dans les villages isolés, le mouvement et la vie; peut-être, enfin, serait-ce un acte de justice et d'humanité plutôt qu'un attentat à la liberté individuelle, d'empêcher, par une loi formelle, ces misérables et tristes idiots, de se marier entre eux.

DÉMENCE.

La *démence* est l'affaiblissement graduel de l'intelligence, sans aliénation mentale, ni délire. Elle diffère de l'idiotie, disait Esquirol, en ce que l'homme en démence, privé des biens dont il jouissait autrefois, est comme un riche devenu pauvre; tandis que l'idiot a toujours été dans l'infortune et la misère.

Fréquente chez les vieillards, à la suite d'une vie de labeurs, d'excès ou de souffrances de tout genre, elle débute, ordinairement, par la perte de la mémoire, la lenteur de la parole et de la pensée, la disparition des sentiments affectueux et de la sensibilité, pour se terminer, tôt ou tard, par l'affaissement complet des forces morales et physiques.

A la première période de cette décrépitude intellectuelle, le malade, incohérent quand il parle, triste, apathique, indifférent à tout ce qui l'entoure ou s'occupant à des riens, est, suivant l'expression consacrée, simplement « tombé en enfance ; » à la dernière période, c'est un lamentable gâteux, dénué de tout sentiment, de toute pudeur et n'ayant même plus l'instinct de porter à sa bouche les aliments qui soutiennent sa triste existence.

Très-fréquemment, la démence succède encore aux accès répétés de l'épilepsie, de l'hystérie, à l'apoplexie cérébrale, aux diverses formes de l'aliénation mentale. Dans ces dernières conditions elle progresse même avec bien plus de rapidité que lorsqu'elle est simplement *sénile;* et dans aucun cas, malheureusement, il n'est possible de l'empêcher ni de retarder sa marche.

La démence est une agonie, l'agonie fatale de l'intelligence et toute thérapeutique est impuissante contre cette lente extinction de l'organe de la pensée.

Étymologies. — DÉMENCE : *amentia*, perte de l'esprit.

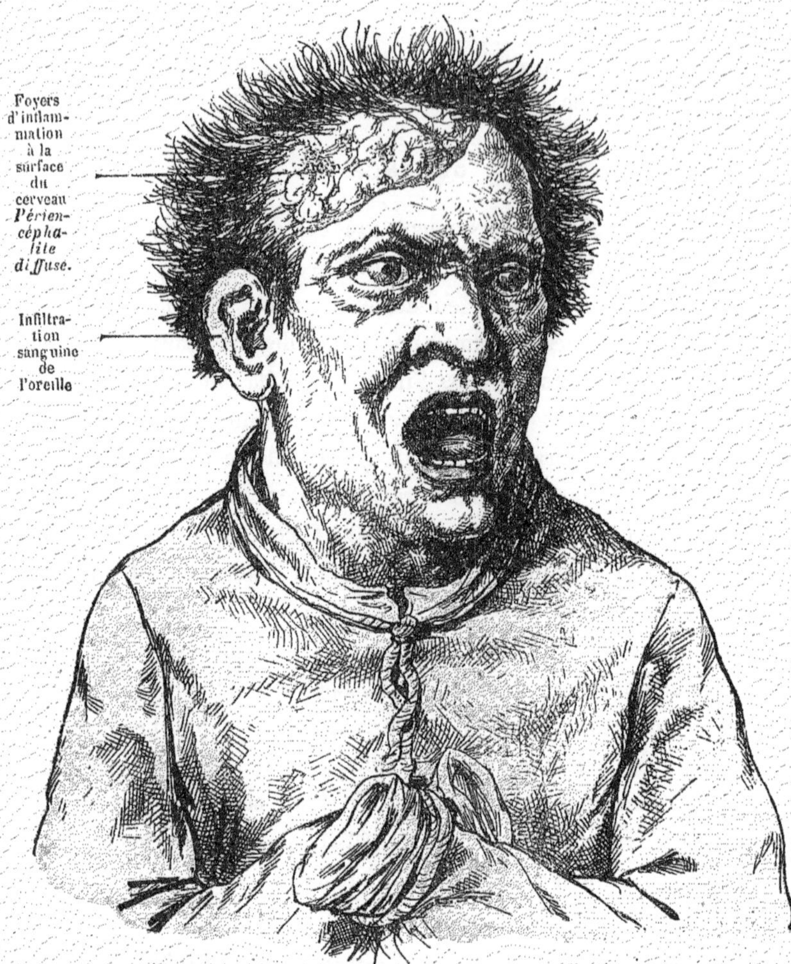

Physionomie d'un aliéné atteint de paralysie générale, dans un accès de fureur.

ALIÉNATION MENTALE. — FOLIE.

La *folie commune* et ses diverses variétés, confondues sous le nom collectif d'*aliénation mentale,* se caractérisent par le trouble partiel ou total de l'intelligence et des sens, entraînant, avec la perversion des sentiments affectifs, celle de tous les actes dictés ou contrôlés par la raison, chez l'homme sain.

La folie ne consiste souvent qu'en un simple *délire* exerçant, suivant sa nature, une influence variable sur les actes de l'individu; quelquefois, au contraire, elle termine ou complique une maladie antérieure, *l'épilepsie, l'hystérie, l'état puerpéral, l'alcoolisme, etc.*, et selon son mode d'origine, la névrose présente, dans son allure et sa marche, d'essentielles différences dont on doit toujours tenir compte, que l'on se propose de combattre ou simplement d'étudier cette redoutable maladie.

CAUSES ET GENÈSE

On sait le rôle funeste que joue l'hérédité dans la genèse des maladies mentales. Il est si considérable, que les médecins aliénistes en ont pu déterminer les lois et les formuler, pour ainsi dire, en axiomes.

La folie de la mère, disent-ils, est plus fréquemment héréditaire que celle du père. Elle se transmet plus souvent aux filles qu'aux garçons, tandis que la folie du père, au contraire, atteint plus fréquemment les garçons que les filles. Les femmes, plus sujettes que les hommes aux névroses, aux passions, aux crises physiologiques, seraient, en plus grand nombre aussi, frappées d'aliénation mentale, si le terrible fléau de l'alcoolisme, sévissant presque exclusivement sur le sexe masculin, ne rétablissait, à peu près, la balance.

Dans le jeune âge, le cerveau, si facilement impressionnable, peut être fatalement ébranlé par les frayeurs stupides que de sottes

Étymologies. — ALIÉNATION MENTALE : *alienus*, étranger. Absence d'esprit. — MANIE : *méné*, lune : les maladies mentales étaient dues, suivant les anciens, à l'influence de la lune. — MONOMANIE : *monos*, seul : manie partielle. — LYPÉMANIE : *lupê*, tristesse : manie triste ou mélancolie. — NOSOMANIE : *nosos*, maladie. — ÉROTOMANIE : *eros*, amour. — THÉOMANIE : *theós*, Dieu. — ZOANTHROPIE : *zoôn*, animal, *anthropos*, homme. — PYROMANIE : *pur*, feu : manie incendiaire. — KLOPÉMANIE : *klopè*, vol. — DIPSOMANIE : *dipsa*, soif. — PÉRIENCÉPHALITE : *péri*, autour, *encéphalite*, inflammation du cerveau.

personnes se plaisent à faire aux enfants et surtout par l'exagération de l'éducation religieuse qui, non-seulement, refoule les instincts et les penchants naturels; mais encore entretient la croyance aux démons et peuple les pauvres esprits de rêves ou d'idées mystiques.

Plus tard, les luttes quotidiennes à soutenir pour s'amasser une fortune ou se faire un nom, les émotions violentes, les amours contrariés, les espérances déçues, les ambitions trompées, les agitations politiques, favorisent grandement encore la production de la folie.

Chez quelques personnes, les grandes névroses, l'état de grossesse, l'âge critique, sont autant de causes occasionnelles de l'aliénation mentale. Tôt ou tard, enfin, l'homme adonné à l'ivrognerie perd définitivement l'intelligence après avoir été assez peu soucieux de sa raison et de sa dignité pour noyer habituellement l'une et l'autre dans un verre d'eau-de-vie.

EFFETS ET SYMPTOMES

I. — FOLIE COMMUNE.

Délire aigu. — Généralement la folie s'annonce par un notable changement dans le caractère et les habitudes du malade, par de la tristesse, de la bizarrerie d'humeur, une inexplicable irritabilité. qui ne sont pas ordinairement sans donner quelque inquiétude à ses proches.

Mais, souvent, aussi, ce mal terrible débute d'emblée par une violente exaltation, une incohérence extrême dans les idées et les paroles, un délire furieux qui pousse l'aliéné à crier, à vociférer, à se ruer aveuglément sur les personnes qui l'approchent, à renverser, à briser tout ce qui lui tombe sous la main. D'épouvantables homicides, d'irréparables malheurs, peuvent être commis ainsi par cet homme inconscient qui s'agite, va, court, se précipite, la bouche écumante, les yeux injectés, le regard sinistre, pire que la bête fauve ou le chien enragé.

Cette folie aiguë survenant dans un état de santé apparente diffère considérablement du délire simple si fréquent dans le cours des maladies graves. Ses accès, en effet, durent beaucoup plus longtemps ; ils tendent, en même temps qu'à se renouveler, à s'aggraver sans cesse et ne se terminent, parfois, que par un affaissement rapide, promptement suivi de mort.

Délire général. — Manie. — Un trouble profond des facultés intellectuelles, compliqué d'une perpétuelle agitation, d'actes tumultueux, d'accès de violence, caractérise la manie aiguë. Rarement une véritable fureur emporte le malade ; mais constamment il se démène, babille, crachote et dans une même minute, passe tour à tour, de la tristesse à la joie, de la colère à la douceur, du rire aux larmes, tant sont rapides et fugaces les sensations qu'il éprouve, les impressions qu'il reçoit.

Dans certains cas, quelques hallucinations seules viennent, çà et là, troubler le maniaque et celui-ci, durant les intervalles de lucidité, parle et se conduit avec toutes les apparences de la raison. Cette sorte de manie chronique, dite aussi *manie raisonnante* ou *transitoire,* trompe rarement la perspicacité du médecin. Ce n'est jamais, toutefois, qu'avec une extrême prudence, que l'homme de l'art, connaissant toute la gravité de son jugement, doit alors se prononcer.

Délire partiel. — Monomanie. — La folie partielle, la perversion limitée de l'intelligence, se traduit par l'exagération d'une idée, d'un sentiment, d'une passion, d'un instinct, qui bientôt absorbe toutes les facultés du malade.

Telle est la *lypémanie,* cette *mélancolie* profonde, qui peuple d'hallucinations et de chimères le cerveau du patient, au point de l'empêcher, dans la crainte du poison, de toucher à sa nourriture, ou de lui faire chercher, jusque dans le suicide, un refuge contre ses ennemis. Le *nosomane* est un mélancolique hypochondriaque, atteint, en imagination, des plus cruelles maladies. L'*érotomane*, un amoureux sans espoir, un incompris, un jaloux qui rêve, en silence, à l'objet aimé.

Très-fréquente à toutes les époques de mysticisme et de superstition, la *monomanie religieuse* frappe surtout, dans les campagnes, les couvents et les cloîtres, les faibles esprits. Elle engendre les *théomanes*, se disant tous plus ou moins envoyés de Dieu, quand ils ne s'annonçent pas comme étant Dieu lui-même; les *démonomanes*, les *incubes* et les *succubes*, possédés du démon; les *zoanthropes*, qui se croient transformés en un animal immonde ou féroce dont ils imitent l'allure, les instincts, et les cris.

Plus terrible, la *monomanie homicide* pousse insensiblement l'aliéné au crime et souvent le malheureux lutte contre ce fatal penchant, durant des années entières, jusqu'au jour où ne pouvant plus le maîtriser, il assouvit enfin, — parfois sur ses propres enfants, le misérable! — cet horrible besoin de tuer et de voir couler du sang!

La *pyromanie* ou monomanie incendiaire, la *klopémanie* qui pousse le malade à voler et la *dipsomanie* qui le porte à s'enivrer chaque jour, sont encore des formes communes de l'aliénation mentale. Mais la folie la plus fréquente, peut-être à notre époque est cette affection complexe des méninges et du cerveau que l'on connaît sous le nom de *paralysie générale progressive* et qui, d'après les recherches modernes, paraît-être toujours, anatomiquement constituée par une inflammation disséminée de la pie-mère et de la substance grise cérébrale, très-adhérentes entre elles au niveau des points enflammés.

Paralysie générale progressive. — Désignée encore, depuis que ces importantes lésions ont été constatées, sous le nom de *périencéphalite* ou de *méningo-encéphalite diffuse*, la *paralysie générale* commence ordinairement par un embarras manifeste de la parole, la perte de la mémoire, l'affaiblissement graduel de toutes les facultés.

L'un des plus remarquables symptômes de la première période est toutefois le *délire des grandeurs,* qui diffère de la monomanie ambitieuse par la mobilité, la multiplicité, l'incohérence même des idées délirantes.

Le malade, quelle que soit sa condition sociale, exprime bientôt les sentiments d'une ambition démesurée. Exagérant son mérite personnel, il s'enorgueillit de ses aptitudes, de ses talents, de sa situation; il tire vanité de ses actes et de ses paroles. Ce rapide changement de caractère étonne, surprend les personnes vivant auprès de lui; mais il ne les choque point encore, et ce n'est qu'un peu plus tard, quand l'exagération devient de l'absurdité, que l'on s'aperçoit, à n'en point douter, que le malheureux est fou.

Le visage rayonnant d'une joie continuelle, d'une absolue satisfaction, celui-ci, désormais, se dit roi, prince, pape, empereur. Il peut tout, il est le maître de tout. Il habite des palais somptueux, il remue l'or et les diamants à la pelle; il comble d'honneurs et de richesses ses amis, ses parents, les personnes qui pendant une ou deux minutes causent avec lui.

Tel autre n'a point ses idées tournées vers la fortune mais vers la gloire. Il est un messie, un grand conquérant, un poëte illustre, un artiste de génie. Il se nomme Jésus-Christ, Napoléon, Corneille, Michel-Ange; tout le monde le reconnaît.

Ces graves désordres intellectuels ne se traduisent cependant pas toujours sous la forme du délire ambitieux. Quelquefois, au contraire, le malade est triste, soucieux, hypochondriaque. Il s'inquiète de sa santé, de ses affaires, se tourmente à tout propos et bientôt, de véritables hallucinations de tous les sens viennent, pour ainsi dire, donner corps à ses craintes et les justifier.

Torturé par cet affreux *délire de persécution,* le malheureux voit des assassins armés contre lui, des monstres prêts à le dévorer, des magnétiseurs, des démons, des voleurs, des personnages étranges et mystérieux acharnés à sa perte. Ces gens-là constamment le guettent, le surveillent, le poursuivent. Ils sont cachés dans sa maison, dans cette alcôve. Il les entend. Leurs injures l'irritent, leurs menaces l'effrayent. Il leur répond. Il s'emporte, il s'arme contre eux, il court les dénoncer à la police. Autour de lui, chacun cherche à l'empoisonner, à lui nuire. Il trouve aux mets qu'on lui sert un goût particulier qui lui révèle la présence du poison.

A ces troubles profonds de l'intelligence succèdent bientôt l'abolition complète de la parole, des congestions dans les centres nerveux, l'infiltration sanguine des oreilles, etc., puis un affaiblissement plus ou moins rapide des forces, précédant de peu l'extrême décrépitude qui termine la maladie.

II. FOLIES COMPLIQUÉES.

Folie hystérique. — Folie épileptique. — Les grandes névroses convulsives, l'hystérie et l'épilepsie entre autres, présentent souvent, dans les intervalles des violents accès qu'elles déterminent, une *folie* plus ou moins continue et marquée par des accidents spéciaux sur lesquels nous aurons, un peu plus loin, l'occasion de revenir (Voir *Hystérie, Épilepsie.*)

Folie puerpérale. — La grossesse et l'état puerpéral déterminent parfois, aussi, des troubles intellectuels considérables se traduisant par une agitation excessive, une mélancolie profonde, des hallucinations effrayantes ou de véritables crises de fureur. De toutes les variétés de l'aliénation mentale la folie puerpérale est cependant la moins inquiétante et celle dont on obtient le plus rapidement la guérison.

Folie alcoolique. — Il n'en est malheureusement pas de même de la folie déterminée par *l'alcoolisme,* le terrible *delirium tremens,* ainsi nommé du tremblement ou du frémissement des doigts, qui toujours accompagne le délire furieux, l'extrême agitation, les effroyables hallucinations dont, tour à tour, est affligé le malade. Dans ses nuits sans sommeil, l'alcoolique se croit assailli par des animaux immondes. Il se lève, crie, se démène, se roule à terre et se tord dans les convulsions de l'épilepsie, jusqu'à ce que le retour plus ou moins fréquent de ces redoutables crises amène, enfin, les ultimes accidents de la paralysie générale.

TRAITEMENT

Moyens hygiéniques et thérapeutiques. — L'incurabilité presque absolue de la folie doit inspirer les plus sérieuses réflexions à tous ceux qui par leurs mauvaises habitudes ou leurs vices courent, presque à coup sûr, au-devant de cette lamentable agonie de l'intelligence, pire que la mort. Dans les familles où la folie est malheureusement héréditaire, l'isolement, la vie à la campagne, le calme et le repos intellectuel, devront être conseillés comme les plus sûrs moyens de prévenir l'explosion du délire.

Aidés de l'*hydrothérapie* et de l'usage modéré, durant les crises d'excessive agitation, des médicaments antispasmodiques et narcotiques, *bromure de potassium*, 3 à 5 gram.; *chloral*, 2 à 4 gram.; extrait thébaïque 0, 10 à 0, 15 centigr., etc. ces mêmes soins hygiéniques constitueront aussi la seule médication de la maladie confirmée.

Quand l'aliéné, en proie à la fureur, devient dangereux pour ceux qui l'entourent, il est indispensable, enfin, de le revêtir de la camisole ou de l'enfermer dans une cellule où il ne risque point de se blesser lui-même ; mais ces mesures de sécurité doivent toujours être prises avec tous les ménagements dus au triste état du malade, et malheureusement, dans les asiles, les gardiens échappant à la surveillance médicale, se montrent, à cet égard, trop souvent, d'une odieuse brutalité.

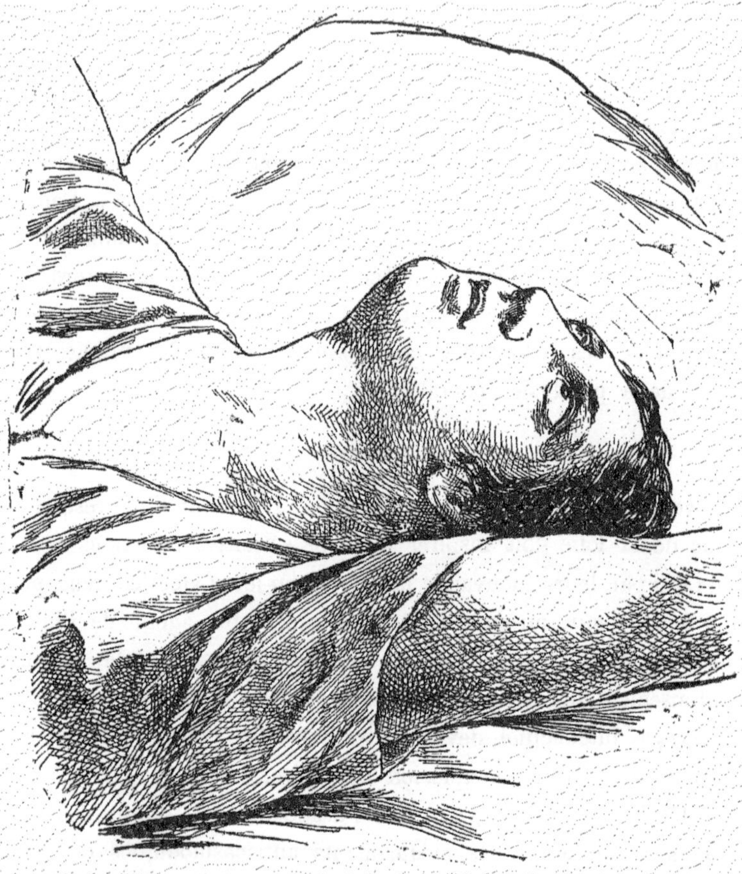

Attitude d'une hystérique à la période cataleptique de l'accès et durant la phase de crucifiement.

NÉVROSES CÉRÉBRO-SPINALES. — NERVOSISME. — HYSTÉRIE.

CAUSES ET GENÈSE

L'organisme, à l'état normal, est soumis à deux influences nerveuses, l'une émanant du cerveau, l'autre de la moelle épinière et l'équilibre physiologique indispensable au parfait accomplissement de toutes les fonctions n'est jamais obtenu, dans l'économie, que par l'absolue subordination de l'activité de la moelle à celle du cerveau.

L'ordre et l'harmonie, dans le corps humain comme dans tout État policé, ne peuvent exister que par cette sorte de hiérarchie des pouvoirs et cette juste pondération des forces; aussi, dès que l'innervation médullaire l'emporte sur l'innervation cérébrale, le trouble morbide éclate-t-il aussitôt et le *nervosisme* est-il immédiatement constitué.

Chez la femme, dont le cerveau ne possède point la puissance fonctionnelle de celui de l'homme, ce simple désaccord entre les deux activités nerveuses tend de plus en plus à s'aggraver jusqu'à ce que l'influence de la moelle l'emportant tout à fait sur celle du cerveau, les simples phénomènes du nervosisme s'effacent lentement devant les accidents graves de l'*hystérie* confirmée.

Qu'elle se présente à l'état rudimentaire ou dans toute la violence de ses manifestations, l'hystérie, comme toutes les névroses, est souvent transmise par hérédité.

L'anémie et la diathèse herpétique favorisent au moins toujours son développement, si même elles ne suffisent pas quelquefois sans autre antécédent, à lui donner naissance; mais la maladie, suivant la théorie que j'exposais tout à l'heure, se prépare plutôt lentement et pour ainsi dire de longue main, chez les personnes délicates et nerveuses dont la sensibilité native et l'impressionnabilité ne sont point suffisamment tempérées par les forces cérébrales, le raisonnement et la volonté.

Il est donc aisé de comprendre quel rôle considérable une mauvaise éducation donnée à l'enfant, peut jouer, à cet égard, dans la genèse de la névrose. Que l'on en rencontre fréquemment, dans nos villes, de ces fillettes frêles et blêmes, qui trépignent à la moindre impatience, pleurent de colère et de rage pour une insi-

Étymologies. — NERVOSISME : *neuron*, nerf : état nerveux. — HYSTÉRIE : *ustéra*, utérus : de l'ancienne opinion que l'utérus était toujours le siége de la maladie. — CATALEPSIE : *katalepsis* surprise, chute. — ACCÈS CLONIQUE, *klonos* : agitation. — A. TONIQUE : *tonos*, tension. — NYMPHOMANIE : *numphê*, nymphe, *mania*, manie.

Synonymie. — *Vapeurs, maux de nerfs, attaques de nerfs, passion hystérique, suffocation utérine, etc.*

gnifiante contrariété, se prennent d'une véritable passion pour un oiseau, un chat, un chien, s'exaltent ou s'émeuvent à l'excès, à la lecture d'un roman ou de quelque touchante anecdote!... La raison, chez ces enfants, n'équilibre point la sensibilité; l'innervation cérébrale ne maîtrise point l'innervation spinale et si l'éducation ne rétablit point l'équilibre, en faisant dompter l'impressionnabilité prédominante par le raisonnement et la volonté, presque fatalement ces jeunes sensitives seront atteintes, à la puberté, d'accidents hystériques.

Ce n'est guère avant cette époque, d'ailleurs, que la maladie, dans quelque cas que ce soit, éclate ou se caractérise. La fréquentation du monde, l'éclosion rapide des sentiments affectifs, l'irrésistible besoin de plaire et d'aimer qui se manifeste chez la jeune fille, l'instinct génital, enfin, qui s'éveille à cet âge, ou se montre plus ardent; toutes ces excitations morales et physiques hâtent d'autant plus l'évolution de l'hystérie, que la malade s'étant progressivement habituée à céder aux impulsions de cette nature, ne possède plus, désormais, assez d'énergie cérébrale pour y résister ni même pour vouloir se défendre.

L'organisme étant prédisposé de la sorte, il est aisé de deviner quelle influence immédiate peuvent avoir, sur l'explosion de la névrose, un amour contrarié, un mariage stérile, un veuvage prématuré, une désillusion profonde occasionnée par une union mal assortie où la femme n'a trouvé aucune des satisfactions qui lui étaient promises.

Il ne faut point admettre, en effet, comme le professaient, pourtant, nos devanciers, que l'hystérie est toujours uniquement provoquée par l'insuffisance ou l'abstinence complète des jouissances sexuelles. La fréquence de la maladie chez les courtisanes et chez les jeunes filles ardentes qui se livrent à l'onanisme, contredit formellement cette opinion et nous pouvons observer chaque jour, des femmes mariées qui tout en étant à cet égard, absolument satisfaites, n'en souffrent pas moins d'accidents hystériques, soit parce que le caractère ou l'intelligence de leur mari ne répond point à leur idéal ; soit parce que leur fortune ou leur position sociale est de beaucoup inférieure à celle qu'elles avaient rêvée.

Et pourtant, c'est bien souvent dans l'appareil génital de la femme, que paraît être la source de l'hystérie. Non-seulement en effet, la plupart des maladies chroniques de l'utérus, mais encore les seuls désordres menstruels occasionnés par l'anémie ont une incontestable influence sur le développement ou le retour des crises. Romberg et plusieurs autres physiologistes* ont provoqué des accès convulsifs très-caractérisés, par la seule pression exercée au niveau des ovaires, chez quelques malades ; fréquemment, enfin, il m'a été donné de voir, chez de jeunes femmes, des accidents hystériques d'une extrême intensité céder, en peu de jours, au simple traitement d'une déviation utérine ou d'une métrite du col, quand les ferrugineux et les antispasmodiques, depuis longtemps administrés, n'avaient produit aucun résultat.

EFFETS ET SYMPTOMES

État nerveux — Nervosisme. — Les premiers phénomènes de l'hystérie, ceux qui par leur groupement chez un même sujet, constituent l'*état nerveux* ou *nervosisme,* peuvent être communs à l'homme et à la femme.

Ils débutent ordinairement par un notable changement dans le caractère, une excessive impressionnabilité, une irritabilité qui se traduit par de fréquentes impatiences contre les gens et contre les choses. Des idées tristes, une noire hypochondrie affligent constamment le malade que le moindre travail énerve et qui, las bientôt de tout ce qu'il entreprend, éprouve le besoin de changer sans cesse, de se déplacer, de voyager.

A ces premiers accidents ne tardent pas à s'ajouter diverses

* ROMBERG : *Traité des maladies nerveuses*, Berlin 1857. — JACCOUD : *Traité de pathologie interne*, Paris 1873. — BOUCHUT : *Du Nervosisme*, Paris 1877.

manifestations sur les principaux organes. Des dyspepsies flatulentes, d'une opiniâtre persistance, troublent les fonctions de l'estomac; le cœur souffre de palpitations assez intenses, parfois, pour déterminer une syncope; des spasmes provoqués par la sensation d'une boule, — la *boule hystérique* — qui du bas-ventre remonte vers la gorge, occasionnent des étranglements ou des suffocations extrêmement pénibles. Puis, éclatent, à la moindre occasion, des névralgies rebelles, à la tête, dans l'abdomen, les cuisses, les intervalles intercostaux, les mamelles. D'alternatives sensations de froid et de chaud se manifestent; à la plus légère émotion, de subites pâleurs du visage succèdent à de vives rougeurs.

Accès hystérique. — Tel est le nervosisme dans ses grandes phases et chez l'homme, à l'époque fiévreuse où nous vivons, il n'est pas rare de constater un état nerveux caractérisé par la plupart de ces phénomènes. Ce ne sont là, cependant, que les prodromes de l'hystérie et quand on les observe chez la femme, presque fatalement ils sont tôt ou tard suivis des accès convulsifs qui constituent l'*attaque hystérique*.

Ces accès, généralement sont annoncés par des frissons, des bâillements, des spasmes à la gorge, des frémissements dans les membres et surtout, par d'irrésistibles besoins de rire ou de pleurer, accompagnés, parfois, d'un incessant bavardage.

Soudain, au milieu de cette agitation, la crise éclate. L'hystérique tombe en poussant des cris, mais, contrairement à l'épileptique, elle ne perd point connaissance et malgré qu'elle soit raidie par la convulsion, elle peut ordinairement éviter de se blesser dans sa chute. Alors, le cou tendu, la tête déjetée en arrière, le corps arc-bouté sur la nuque et les talons, elle est saisie de telles secousses, que les efforts de plusieurs personnes ne suffisent pas à la maintenir. Elle entend encore, cependant, elle perçoit ce qui se passe autour d'elle, mais frémissante, éperdue, se sentant suffoquer, elle déchire ses vêtements, porte ses mains à sa gorge comme pour se débarrasser de l'obstacle qui l'étouffe et, dans certains cas, en proie à quelque excitation folle, elle imprime au bassin de telles saccades, que les anciens médecins allaient jusqu'à qualifier de *libidineuse*, cette forme d'hystérie. Bientôt, pourtant, tous ces phénomènes s'apaisent. Des éructations gazeuses se produisent, en même temps que s'écoulent quelques mucosités vaginales et souvent une involontaire émission de larmes, un flux urinaire abondant, mettent fin à l'accès.

Chez certaines hystériques, l'attaque *clonique* ou convulsive que je viens de décrire, ne se manifeste pas toujours. Elle est parfois remplacée par un accès *tonique*, borné à la suffocation, aux spasmes, à des grincements de dents, à des grimaces nerveuses désignées sous le nom de rire sardonique et suivies aussitôt de l'émission terminale des larmes ou des gaz.

Catalepsie. — Plus fréquemment, après quelques secousses, un état de syncope ou d'extase succède à la convulsion. La malade alors tend et raidit les bras, les place dans l'attitude du crucifiement et calme, immobile, les yeux fixes, la physionomie empreinte d'une inexprimable douceur, elle reste plongée dans la catalepsie pendant des heures entières.

Il n'est même pas très-rare, du reste, qu'à ces phénomènes de mort apparente soient bornés tous les symptômes de la maladie. L'hystérique, en ce cas, est prise, tout à coup, de l'extase caractéristique. Quoi qu'elle fasse, elle s'arrête instantanément, comme pétrifiée, n'ayant plus la conscience ni le pouvoir de donner à ses membres une autre position que celle qu'ils présentaient d'abord ou que l'on a voulu leur faire prendre.

Hyperesthésie. — Anesthésie. — Paralysie. — Les attaques d'hystérie se renouvellent, suivant le tempérament des malades, à de très-variables intervalles ; mais elles se montrent surtout aux époques menstruelles et presque toujours à la suite d'une contrariété. Les périodes de repos qui les séparent sont toujours troublées, d'ailleurs, par les phénomènes du nervosisme, exagérés encore ou compliqués d'autres accidents.

La sensibilité, par exemple, est à tel point surexcitée, chez quelques malades, que l'acuïté de leurs sens s'élève jusqu'à la douleur. Un rayon de lumière les éblouit, le moindre bruit les fait tressaillir ; elles s'évanouissent au parfum d'une rose. Un simple contact sur certains points du corps leur arrache des cris et souvent, à la tête, un élancement aigu, le *clou hystérique,* leur donne la sensation d'une pointe qui pénétrerait dans les tissus.

Parfois au lieu de cette *hyperesthésie* c'est le phénomène contraire, une *anesthésie*, que l'on observe. Çà et là, sur une surface plus ou moins étendue, ou même dans toute une moitié du corps, la malade est à la fois insensible au pincement, à la piqûre, au chatouillement, à la chaleur, au froid, ou seulement à telle ou telle de ces excitations tactiles.

A la longue, apparaissent des *contractures musculaires,* des *paralysies,* une *aphonie* passagère, des *hallucinations,* enfin, trop fréquents avant-coureurs de la mélancolie ou des effrayants accès d'onanisme qui constituent la *nymphomanie,* l'une des formes les plus communes de la *folie hystérique.*

TRAITEMENT

Moyens préventifs, hygiéniques et moraux. — Contre une maladie dépendant, autant que l'hystérie, de l'influence et de l'état de fonctions cérébrales, le traitement moral doit posséder, on le conçoit, une incontestable puissance ; aussi, dès le jeune âge, une éducation bien dirigée et plus tard, quand le médecin est assez perspicace pour deviner la cause intime de l'affection, ou la malade assez confiante pour la révéler, la persuasion d'une part, la raison et la volonté de l'autre, sont-ils les plus sûrs moyens à mettre en pratique pour rétablir la bonne harmonie entre le pouvoir innervateur de la moelle et celui du cerveau. La distraction, les voyages, le calme de l'esprit, deviennent, ici, des modificateurs de premier ordre. Le mariage, autrefois préconisé comme le souverain remède contre l'hystérie, ne remplit parfaitement le but, que lorsqu'il apporte avec l'apaisement des désirs sexuels, la satisfaction plus douce que le véritable amour exige et le contentement du cœur.

Moyens thérapeutiques. — Antispasmodiques. — Par les nombreuses ressources qu'elle offre au médecin, la médication antispasmodique judicieusement appliquée, peut être, dans la plupart des cas, extrêmement favorable. Les hautes doses auxquelles il convient d'administrer les préparations bromurées pour qu'elles soient vraiment efficaces, m'ont fait toutefois depuis longtemps renoncer au *bromure de potassium,* toujours trop irritant quand on en veut prolonger l'usage. Le *bromure de sodium,* à la dose de 2 à 5 gr. chaque jour est, alors, bien préférable et quand un état nerveux excessif rend la malade particulièrement intolérante et difficile, je n'hésite pas à substituer à cet énergique médicament, suivant les cas, les *bromures d'ammonium, de camphre* ou *de fer,* sauf à leur associer, comme adjuvants, les *valérianates de zinc,* ou *d'ammoniaque,* 5 à 20 centigr., la *belladone,* 1 à 5 centigr., le *haschich,* 10 à 20 centigr. ou l'*asa fœtida,* 2 à 6 gr. en lavement.

Pendant l'attaque d'hystérie, il suffit, le plus souvent, de desserrer les vêtements de la malade, de la garantir des chutes et des coups, sans lutter contre elle ; de lui faire prendre, dans un peu d'eau sucrée, quelques gouttes d'*éther,* de lui couvrir le front de compresses mouillées d'eau fraîche puis arrosées d'*eau de Cologne,* de *mélisse* ou de *thymol.* Quand l'agitation se prolonge ou s'exagère, l'inhalation de 10 à 12 gouttes de *nitrite d'amyle,* versées sur un mouchoir, peut couper court à l'accès.

Cette active médication doit être toujours complétée, d'ailleurs, par l'*hydrothérapie : douches, bains tièdes, bains de mer,* etc., par le traitement direct, enfin, des maladies de l'appareil génital qui pourraient occasionner ou compliquer les désordres hystériques.

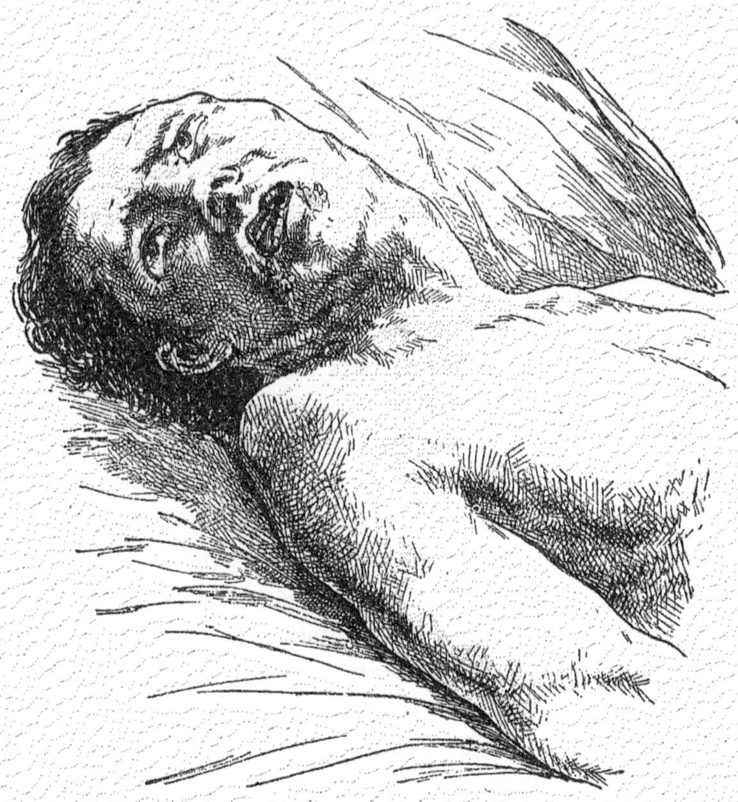

Attitude et physionomie d'un épileptique dans un accès de haut mal.

EPILEPSIE.

CAUSES ET GENÈSE

De très-curieuses expériences physiologiques, faites, depuis quelques années, sur les animaux vivants, ont péremptoirement démontré que l'*épilepsie* dépendait toujours d'une excitation anormale du *bulbe cérébral*.

Qu'elle résulte d'une altération de l'organe même ou d'une irritation plus ou moins éloignée, cette surexcitation bulbaire immédiatement donne lieu aux phénomènes caractéristiques de l'attaque, les *convulsions générales et symétriques;* la *perte subite de connaissance,* cette dernière occasionnée par une rapide anémie du cerveau.

Dans le premier cas, une simple congestion du tissu nerveux, une minime dilatation des vaisseaux qui le nourrissent, suffit à provoquer l'accès. Dans le second cas, l'irritation, qu'elle siège dans le crâne, la bouche, l'intestin, l'utérus, etc., est transmise au bulbe par un nerf, comme par un fil électrique; mais toujours, *directe* ou *réflexe, essentielle* ou *symptomatique,* l'épilepsie est produite par le même mécanisme et caractérisée par les mêmes accidents.

Pour que l'attaque se renouvelle, ce n'est pas assez, cependant, que la cause persiste. Il faut encore qu'une notable quantité de force nerveuse, accumulée dans les cellules bulbaires, s'en échappe tout à coup, phénomène qui rend l'accès épileptique absolument comparable à la brusque décharge d'une bouteille de Leyde ou de l'appareil électrique de certains poissons.

Commune en tous pays, et très-souvent héréditaire, l'épilepsie frappe surtout les sujets impressionnables. Chez les enfants, elle est encore désignée sous le nom d'*éclampsie* et peut être provoquée par une méningite, une dentition pénible ou par des vers intestinaux.

Pendant l'adolescence et l'âge adulte, ses principales causes occasionnelles sont la masturbation, l'excès des plaisirs vénériens, l'abus des boissons alcooliques et particulièrement de l'absinthe, comme l'ont si bien prouvé les intéressantes expériences de mon savant collègue et ami V. Magnan *. Les fortes émotions, les chagrins prolongés exercent pareillement, une influence considérable sur la production de la névrose et nulle impression morale n'est

Étymologies. — ÉPILEPSIE : *epilambanein*, saisir, surprendre tout à coup.
Synonymie. — *Mal-caduc, haut mal, mal des comices, mal saint, mal sacré, mal divin, maladie d'Hercule, maladie des lunatiques, etc.*

* V. MAGNAN : *Recherches sur les centres nerveux*, Paris, 1876.

plus redoutable, à cet égard, qu'une vive frayeur ; que le sentiment de répulsion ou d'effroi inspiré par la seule vue d'une attaque.

A Bicêtre, où j'eus l'occasion en 1864, de réunir de très-curieux documents sur l'épilepsie *, il était rare, quand un malade était frappé d'un accès, qu'aussitôt, deux ; trois, quatre autres de ses voisins ne tombassent pas après lui. Plusieurs fois, en revenant de la visite, ou le soir, en me couchant, je fus pris moi-même, d'un malaise étrange qui ne laissa pas à certains jours, de me donner quelque inquiétude, mais que je ne ressentis plus après avoir quitté l'hôpital.

N'est-il pas incontestable, d'ailleurs, que la plupart des névroses peuvent se reproduire et se propager par simple imitation? Les folies épidémiques qui se manifestent sous forme de démonopathie ou de possession, dans les couvents et les cloîtres, les exemples si fréquents de mélancoliques allant se pendre ou se noyer à la place même où d'autres se sont suicidés avant eux, ne reconnaissent certainement pas d'autre cause. Je n'oublierai jamais, pour ma part, que l'année même de mon internat, à Bicêtre, le médecin en chef du service des aliénés, notre excellent maître le docteur M*** poussé sans doute, aussi, par cette impulsion terrible, un matin, chez lui, se donna la mort, en s'ouvrant la gorge d'un coup de rasoir!

EFFETS ET SYMPTOMES

Quelle que soit la cause qui l'ait déterminée, l'épilepsie débute, ordinairement, à l'improviste, sans prodomes, et suivant l'intensité de l'irritation bulbaire qui l'occasionne, elle procède tantôt par violentes attaques connues sous le nom de *haut mal*, tantôt par de simples et rapides troubles cérébraux constituant le *petit mal* ou vertige épileptique.

* J. Rengadé et E. Reynaud : *Recherches statistiques sur les accidents produits par l'accès épileptique*, Paris 1865.

Haut mal — Attaque d'épilepsie. — Chez un grand nombre de malades, un malaise tout spécial, l'*aura épileptique*, marque le début de l'accès. Le plus souvent il consiste en une subite sensation de chaleur ou de froid, partant de l'extrémité d'un membre pour gagner immédiatement le cerveau. C'est, quelquefois, une odeur, un éblouissement, une hallucination d'un instant, précédant la chute comme l'éclair annonce le tonnerre. Si rapide est ce phénomène, que le malade foudroyé, tombe, ayant à peine le temps de pousser un cri, à l'endroit même où il est placé ; dans la rue, dans le feu, dans l'eau, sans en avoir conscience et sans avoir pu se garantir.

Une pâleur fugitive, trahissant l'anémie cérébrale blêmit d'abord son visage, en même temps qu'une raideur tétanique contracte tous les muscles de son corps ; mais bientôt les convulsions commencent et ce sont des secousses d'une violence telle, que le malade tressaute, se tord, se roule à terre, ou se soulève par brusques saccades pour retomber sur le ventre ou sur le dos. La respiration se trouvant à peu près suspendue, la face, alors, se congestionne et bouffie, violacée, livide, elle grimace, horriblement. Les yeux hagards, roulent dans l'orbite, les mâchoires s'entre-choquent, hachant la langue entre les dents et de la bouche, tordue par la convulsion, s'échappe, mêlée de sang, une salive écumeuse.

En quelques minutes, cependant, ces formidables désordres se calment. La respiration se rétablit et souvent, d'involontaires évacuations précèdent un profond assoupissement accompagné de ronflements sonores, pendant lequel le malade répare, au moins en partie, les forces qu'il a perdues. Au réveil, nul souvenir ne lui reste de cette effroyable crise dont il ne se rend compte que par l'extrême lassitude, les contusions, les morsures à la langue et les divers autres accidents qui peuvent avoir été produits par la violence même de l'accès.

Petit mal. — Vertige épileptique. — Limité aux troubles cérébraux, à la simple suspension des fonctions intellectuelles, l'accès épileptique est toujours, de très-courte durée. Un *vertige*, assez intense, parfois, pour faire tomber le malade, qui, dans ce cas, cependant, se relève aussitôt, une absence momentanée au cours d'une conversation ou d'un travail assidu, constituent, généralement, tous les phénomènes de l'attaque épileptique incomplète, désignée sous ls nom de *petit mal*.

Épilepsie larvée. — Hystéro-épilepsie. — Quelquefois la névrose se présente encore sous la forme *larvée*, c'est-à-dire sous le masque d'une *névralgie faciale*, d'une crise d'*angine de poitrine*, d'un accès de *délire aigu*. Chez la femme, elle affecte surtout ces allures anormales et se combine souvent avec certains accidents hystériques pour donner lieu à des attaques mixtes, constituant l'*hystéro-épilepsie*.

MARCHE, RÉCIDIVES, TERMINAISONS.

La névrose franche est très-variable dans sa marche et les accès qui la caractérisent se renouvellent après des intervalles de repos fort irréguliers. A Bicêtre, dans un service de 300 épileptiques, quelques-uns n'étaient frappés qu'une ou deux fois l'an, d'autres présentaient, en peu de jours, des séries de plusieurs attaques quotidiennes.

Contrairement à l'opinion des anciens, la lune ne paraît pas influer sur la fréquence des crises; mais l'époque menstruelle, chez la femme, le temps orageux, les émotions vives, le spasme vénérien en favorisent certainement le retour. Tôt ou tard, enfin, quand elle n'est point activement combattue, l'épilepsie, par la fréquence même de ses attaques, modifie profondément les facultés intellectuelles et la *folie* qu'elle entraîne se caractérise ordinairement, par la tendance au suicide ou par de redoutables paroxysmes de fureur.

TRAITEMENT.

Moyens hygiéniques et préventifs. — Dès sa naissance, l'enfant malheureusement issu d'un père ou d'une mère épileptiques, doit être entouré de soins hygiéniques tout particuliers. Une bonne nourrice lui donnera le sein ; il sera baigné chaque jour et l'on s'efforcera de prévenir au moment de l'évolution dentaire, tout accident nerveux.

Plus tard, il faudra surveiller ses habitudes, le laisser vivre à la campagne loin de toute excitation malsaine et lui interdire un travail intellectuel trop assidu. A l'adulte malade s'adressent aussi ces dernières recommandations ; mais, dès que l'épilepsie se manifeste par ses grands ou petits accès, il est indispensable de rechercher à quelle influence ils se rattachent et de diriger le traitement suivant le résultat qu'aura pu fournir une minutieuse investigation. Il a suffi, souvent, d'un topique appliqué, d'un vermifuge administré, d'une vicieuse habitude corrigée, pour faire cesser une épilepsie vainement combattue, pendant de longues années par les antispasmodiques.

Moyens thérapeutiques. — Contre la névrose essentielle, ces derniers médicaments seuls présentent, cependant, une véritable efficacité. Les *bromures alcalins*, ceux de *sodium* et de *potassium*, surtout, peuvent rapidement donner d'excellents résultats, à la condition d'être progressivement élevés de 2 à 8 gram. chaque jour et continués longtemps encore, après la disparition des accès. Il en est de même du *nitrite d'amyle*, dont j'ai déjà signalé les excellents effets contre l'attaque d'hystérie et que le malade peut inhaler, aussi sûrement que possible, à la dose quotidienne de 10 à 12 gouttes, au moyen de mon gazogène inhalateur.

Les *sels de zinc, oxyde, valérianate* et *lactate*, à la dose moyenne, de 1 à 2 gram., ont aussi donné de nombreux succès ; mais peut-être devrait-on les remplacer, définitivement, par le *bromure de zinc*, dont l'indication serait plus rationnelle encore. Dans certains cas, le *sulfate ammoniacal de cuivre*, 5 à 30 centig., a paru plus utile que tout autre médicament. Je le crois cependant bien inférieur en général, non-seulement aux préparations bromurées, mais encore aux antispasmodiques végétaux, la *belladone*, administrée en pilules, jusqu'à 10 ou 12 centigr. progressivement; le *haschich*, ou *chanvre indien*, 10 à 15 centig., le *sélin des marais*, 2 à 5 gram., en deux fois, chaque jour.

La *valériane*, le *lamier blanc*, le *galiet*, la *joubarbe*, *l'indigo* et cent autres médicaments tour à tour préconisés, ne possèdent contre la névrose qu'une action des plus restreintes et ne doivent entrer qu'à titre d'auxiliaires dans un traitement actif.

Accès. — Quand le malade est averti, par quelque signe précurseur, de l'approche de l'attaque, il n'est pas impossible d'empêcher l'accès de se produire en faisant une prompte ligature du membre au-dessus du point où siége l'*aura*. Rarement, il est vrai, l'épileptique retire de cette opération quelque bénéfice. Non-seulement en effet, un plus pénible malaise succède à l'accès avorté, mais l'attaque suivante est encore beaucoup plus violente et plus rapprochée. Il faut donc se borner, quand c'est possible, à préserver le malade de tout accident, à le coucher sur son lit, à mouiller son front de compresses froides, à le maintenir, enfin, sans risquer de le blesser, quand l'accès se prolonge ou se reproduit coup sur coup, avec une extrême intensité.

NYMPHOMANIE. — SATYRIASIS.

Nymphomanie. — Quand, chez la femme, elles se terminent par la démence et la folie, les deux grandes névroses que nous venons d'étudier, l'hystérie et l'épilepsie, occasionnent, souvent, une surexcitation morbide extrêmement violente de l'instinct génital.

La *nymphomanie*, cependant, n'est pas toujours fatalement pré-

Étymologies. — NYMPHOMANIE : *numphê*, nymphe, *mania*, manie : *Fureur utérine, utéromanie.* — SATYRIASIS : *saturoi*, les satyres : ces êtres mythologiques ayant une grande réputation de lubricité. — PRIAPISME : *priapos*, priape : membre viril.

cédée d'accidents hystériques. Parfois, au contraire, cette triste fureur se montre d'emblée chez les femmes nerveuses, ardentes, exaltées ou même, ce qui est bien plus lamentable encore, chez de malheureuses petites filles innocentes de toute mauvaise passion.

La nymphomane peut, physiquement, souffrir d'une chaleur vive, d'un prurit intense aux organes génitaux; mais bientôt, sous cette influence, ses yeux s'animent, son imagination s'enflamme, son esprit s'égare et folle, elle se livre, avec une épouvantable frénésie, à d'obscènes attouchements ou se jette, au mépris de toute pudeur, de toute raison, dans les bras du premier homme qu'elle rencontre. On a vu de ces misérables, appeler au secours de leurs sens, jusqu'à des animaux, jusqu'à des chiens; mais généralement, après quelques-uns de ces horribles paroxysmes, les forces brisées ne se relèvent plus et des sueurs froides, des contractures, des hoquets convulsifs, annoncent bientôt la mort prochaine.

Satyriasis. — La nymphomanie, spéciale à la femme, est représentée, chez l'homme, par une névrose du même genre, mais heureusement, plus rare peut-être, le *satyriasis*, caractérisé par de douloureuses érections, un *priapisme* incessant, accompagné d'hallucinations et de délire. Nuit et jour obsédé par des images lascives, abattu par des pollutions répétées et toujours dévoré par un feu plus ardent, le malade, à la seule vue d'une femme, est pris de véritables accès de fureur. Emporté par ses déraisonnables transports, il s'élance sur elle, sans s'inquiéter de sa beauté ni de son âge, et repoussé, le malheureux se roule à terre, dans les plus affreuses convulsions.

Pour combattre ces surexcitations épouvantables, l'isolement à la campagne, le calme intellectuel, l'exercice physique, l'hydrothérapie, sont les moyens hygiéniques les plus utiles et, dans la plupart des cas, les *boissons alcalines* et *diurétiques*, le *bromure de potassium*, le *camphre*, le *nymphæa*, fournissent les principaux éléments d'une bonne médication.

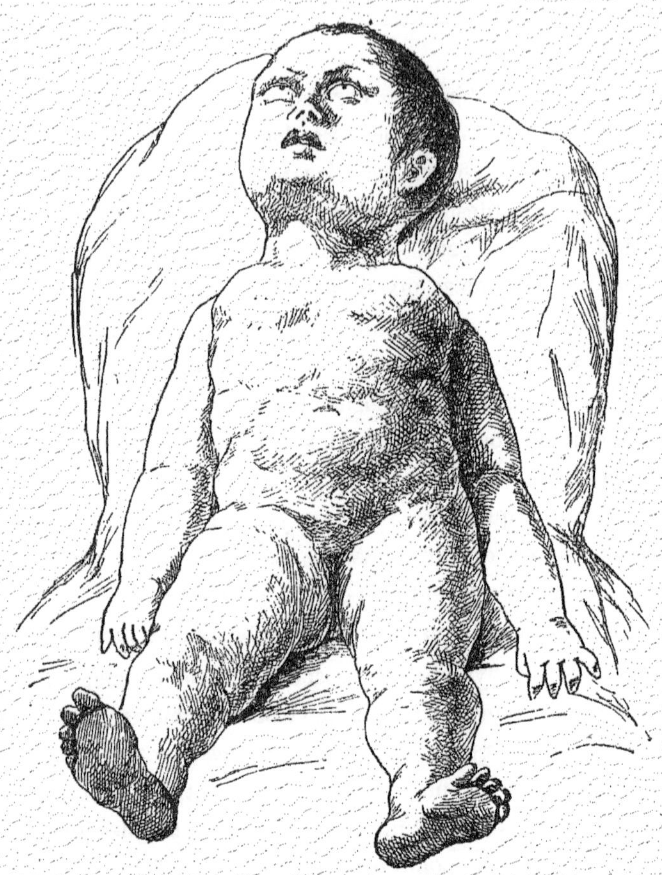

Attitude d'un jeune enfant atteint de convulsions éclamptiques.

CONVULSIONS DES ENFANTS. — ÉCLAMPSIE.

CAUSES ET GENÈSE

Les convulsions dont les jeunes enfants, au moindre dérangement de leur santé, peuvent être subitement atteints, sont, autant que le croup, l'épouvantail des mères et trop souvent, en effet, de pauvres petits êtres, une heure avant pleins de vie et de joie, succombent à ces violentes attaques d'*éclampsie*, dont les causes, malheureusement, sont aussi diverses qu'imprévues.

Et pourtant, quelque effrayantes et redoutées qu'elles soient, ces crises nerveuses ne présentent pas, fatalement, une issue funeste. Le plus grand nombre, au contraire, sont essentiellement rapides, fugitives et ne laissent après elles qu'une simple fatigue, une lassitude sans gravité.

Ces convulsions bénignes éclatent souvent au début d'une fièvre éruptive ou de toute autre maladie aiguë. Elles sont, en outre, fréquemment occasionnées par une dentition pénible, une constipation habituelle, une diarrhée précédée ou non de douloureuses coliques, une simple indigestion même; par un trouble quelconque, en un mot, des voies digestives. Les vers intestinaux surtout, exercent à cet égard, une influence depuis si longtemps reconnue, qu'en tout pays on désigne vulgairement sous le nom d'*attaques de vers,* les accidents éclamptiques.

Chez les enfants impressionnables à l'excès, une forte émotion, une frayeur subite, un accès de colère ou de gaieté, suffisent encore à provoquer des convulsions ordinairement passagères. Il n'est pas impossible, enfin, qu'un nourrisson soit frappé d'éclampsie entre les bras de sa mère, si tout à coup, tandis qu'elle lui donne le sein, celle ci vient à ressentir une excessive douleur, une violente commotion physique ou morale.

Dans ces dernières circonstances, les convulsions, en raison du jeune âge de l'enfant peuvent être extrêmement dangereuses; mais le plus souvent, l'éclampsie véritablement grave est le prélude ou la conséquence de désordres beaucoup plus profonds.

Tantôt, alors, les attaques, revenant à des intervalles plus ou moins éloignés, ne diffèrent point des phénomènes habituels de l'*épilepsie.* Tantôt, continues, rapides, foudroyantes parfois, elles annoncent la *méningite;* tantôt, enfin, liées à quelque altération du tissu des reins, à l'albuminurie, à l'excès de l'urée

Étymologies. — Convulsion : *convellere*, secouer, ébranler. — Éclampsie : *eclampein*, éclater, faire explosion, de la subite manifestation des attaques.

dans le sang, après trois ou quatre assauts précipités elles emportent le malade. (Voir *Urémie, Néphrite, etc.*)

Caractérisée par l'ensemble de ces derniers accidents, l'*éclampsie urémique* est bien plus rare, d'ailleurs, chez les enfants que chez les adultes. Les jeunes femmes, surtout, en sont particulièrement menacées au cours de la première grossesse et toujours très-redoutable en pareil cas, la maladie ne permet d'espérer le salut qu'au prix d'une périlleuse et prompte délivrance.

EFFETS ET SYMPTOMES

L'attaque d'éclampsie, quelle que soit sa nature, ne diffère pas essentiellement de l'accès épileptique. Elle débute, ordinairement, par une perte subite de connaissance, une raideur tétanique de tout le corps, bientôt suivies de secousses brusques et rapides.

La tête déjetée en arrière, le visage d'abord pâle, puis violacé, l'enfant grince des dents et roule ses yeux, insensible à toutes les excitations extérieures.

En quelques secondes, quand l'accès n'offre point de gravité, ces phénomènes disparaissent et le petit malade, dans bien des cas, retrouve aussitôt sa bonne humeur. Les convulsions, au contraire, se prolongent quand elles sont graves et si, par moment, elles semblent se ralentir ou cesser, l'enfant n'en reste pas moins plongé dans un assoupissement extrême, une prostration qui laisse deviner la mort.

Des paralysies ou des contractures partielles, le strabisme, le torticolis, la chute de la paupière supérieure, la rétraction des doigts, le pied bot, etc., succèdent généralement aux violentes attaques, dans les cas relativement heureux.

TRAITEMENT

Moyens hygiéniques et thérapeutiques. — Toutes les mères comprendront, je l'espère, par ce que je viens de dire, qu'un enfant n'est point fatalement perdu parce qu'il est atteint de convulsions et qu'en présence d'un accident de ce genre, il convient d'abord, au lieu de se laisser gagner par l'épouvante, de porter au pauvre petit malade un secours intelligent.

Débarrassé de tout vêtement qui pourrait le gêner, l'enfant sera donc couché sur un lit un peu dur, la tête haute et si c'est possible à proximité d'une fenêtre laissant pénétrer de l'air frais.

Loin de lui verser dans la bouche et la gorge, comme on est toujours si prompt à le faire, une plus ou moins grande quantité d'eau qui, ne pouvant être avalée par le patient, risque de l'étouffer, que l'on se borne, alors, à couvrir son front de compresses mouillées d'eau froide, puis arrosées de *thymol, d'eau de Cologne* ou de *mélisse*, plutôt que de cette irritante *eau sédative* dont on fait si inconsidérément usage en pareil cas.

Quelques *frictions sèches*, un ou deux *sinapismes* promenés sur les membres, au besoin, l'inhalation de quelques gouttes de *vinaigre* ou d'*éther*, versées sur un mouchoir; un *lavement* au miel ou à l'huile, rempliront toutes les indications urgentes.

La crise passée, l'on s'occupera d'en rechercher les causes pour les combattre par tous les moyens rationnels et l'on se hâtera dans tous les cas, de recourir à la médication antispasmodique, afin de prévenir le retour des convulsions. (Voir *Epilepsie, Vers intestinaux, Dentition, etc.*)

CHORÉE. — TICS CONVULSIFS. — TREMBLEMENT.

CAUSES ET GENÈSE

Les grandes névroses convulsives que nous venons d'étudier, bouleversent à la fois, comme je l'ai fait comprendre à propos de l'hystérie, l'activité nerveuse de la moelle épinière et celle du cerveau. La *chorée* et la *paralysie agitante*, dont nous allons maintenant nous occuper, tout en déterminant dans un grand nombre de cas, des troubles cérébraux très-sensibles, se caractérisent surtout par l'ataxie des mouvements et les désordres de l'innervation spinale.

La plus remarquable de ces névroses, la *chorée* ou *danse de Saint-Guy*, frappe surtout les enfants et particulièrement les jeunes filles, au moment de la deuxième dentition, ou plus tard, à la puberté. On l'observe aussi, quoique bien plus rarement, chez les femmes enceintes, mais, quelle que soit sa cause déterminante, elle semble n'éclater jamais que sous l'influence d'une prédisposition innée ou même héréditaire. Comme l'hystérie, elle est souvent précédée d'ailleurs, de tous les phénomènes du nervosisme et dans ces conditions, une émotion vive, un accès de colère, une frayeur suffisent, pour que les accidents caractéristiques se manifestent. La névrose, fréquemment encore est provoquée par un rhumatisme articulaire, une maladie du cœur ou par des vers intestinaux; elle peut succéder aux spasmes énervants de l'onanisme, à l'épuisement d'une longue anémie et se développer enfin, par imitation, comme l'ont maintes fois prouvé les *chorées épidémiques* du moyen âge et celles qui, de nos jours, se développent encore si souvent, dans les pensionnats de jeunes filles.

EFFETS ET SYMPTOMES

Chorée commune. — Ordinairement limitée à une région du corps, à un groupe de muscles, la chorée consiste essentiellement en un défaut d'harmonie et de coordination des mouvements. Elle commence par d'involontaires et rapides contractions qui font grimacer le visage, par de simples troubles dans la préhension des objets d'où résultent des maladresses sans nombre, attirant à l'enfant, qui ne les mérite pas, des corrections d'autant plus stupides, qu'elles ne manquent jamais d'exagérer le mal, en surexcitant de plus en plus, le petit malade.

Étymologies. — CHORÉE : *choreia*, danse. — TIC : mot imitatif pour désigner la secousse brusque occasionnée par le spasme facial.

Synonymie. — *Danse de Saint-Guy ou de Saint-Witt*, du nom d'un saint vénéré en Souabe, et dont les reliques passaient pour guérir les choréiques. — Le *tarentisme* qui régnait en Italie, ne paraît avoir été qu'une *chorée épidémique*.

Bientôt cependant, le désordre des muscles est à tel point prononcé, qu'il devient impossible de méconnaître un état morbide. Ce sont alors, d'incessantes grimaces donnant à la physionomie les expressions les plus diverses; de brusques oscillations de la tête, de rapides soubresauts, des traînements de jambe, des gestes désordonnés, une agitation perpétuelle, enfin, qui se continue, même quand le malade est couché, par des bonds assez violents parfois, pour le jeter hors de son lit.

Cette « folie musculaire, » comme l'a qualifiée Bouillaud, se généralise rarement, mais elle s'étend parfois à toute une moitié du corps et cette *hémichorée* seule est assez intense, ordinairement, pour mettre en danger les jours du malade. La névrose, à ce degré, se complique fréquemment, d'ailleurs, de troubles intellectuels, d'hallucinations visuelles, d'un délire maniaque, enfin, présentant, presque toujours, une extrême gravité.

Tics convulsifs. — Il n'est pas rare de constater, chez certaines personnes, des mouvements, des gestes bizarres, de grimaçantes contractions du visage, surtout, véritables *chorées partielles* passées à l'état d'habitude et dont il est très-difficile de se débarrasser. Le *tic convulsif de la face* ou *spasme facial,* consistant en brusques secousses qui font cligner la paupière et tirent en dehors le coin des lèvres; le *tic rotatoire,* qui tantôt donne à la tête un mouvement de va-et-vient, tantôt la tient courbée par un *torticolis,* sont les formes les plus fréquentes de cette névrose; mais des *crampes* de même nature et plus ou moins passagères, se manifestent souvent sur d'autres points du corps.

Paralysie agitante. — Tremblement. — Chez le vieillard, la chorée est remplacée par la *paralysie agitante* ou *tremblement*, qui succède, en général, à de vives impressions morales, aux privations, aux fatigues de tout genre et qui, limitée d'abord au branlement de la tête, à la trémulation des doigts, finit, souvent, par rendre absolument impossibles la marche et la préhension des aliments.

Dans le plus grand nombre des cas, les phénomènes de la paralysie agitante sont liés, d'ailleurs, à de profondes lésions de la protubérance ou de la base du cerveau.

TRAITEMENT

Moyens hygiéniques et thérapeutiques. — La chorée se développant surtout chez les enfants débilités par l'anémie et surexcités par le nervosisme, les soins hygiéniques déjà recommandés contre la chlorose et l'hystérie, sont encore ici, tout à fait applicables.

Contre la névrose confirmée, les *antispasmodiques* seuls peuvent produire de bons effets; mais il faut préférer aux *narcotiques* à haute dose, trop bénévolement administrés par Trousseau, les *bromures alcalins de sodium* ou *de potassium,* à la dose de 2 à 6 gram. chaque jour. L'*hydrate de chloral,* à dose moitié moindre, est aussi fort utile et quand les désordres des mouvements, par leur exagération même, deviennent dangereux, les *inhalations* de *chloroforme* et les *douches d'éther* pratiquées quotidiennement pendant trois ou quatre minutes, sur la colonne vertébrale, au moyen d'un pulvérisateur, amènent un prompt soulagement, indice d'une guérison prochaine.

Les *bains de mer,* l'*hydrothérapie,* la *gymnastique,* complètent très-heureusement, cette médication. L'*électricité,* relativement peu efficace contre les accidents choréiques, est au contraire, à peu près exclusivement active contre la paralysie agitante et le tic convulsif.

TÉTANOS.

Très-différent des névroses précédentes par sa genèse et ses causes, le *tétanos* consiste en une telle exagération de l'activité nerveuse de la moelle, qu'il en résulte la crampe et le spasme progressifs de la plupart des muscles.

Étymologies. — Tétanos : *teino,* je tends : tension des muscles. — Trismus : *trismos,* grincement. — Opisthotonos : *opisthein,* en arrière, *tonos,* tension. — Emprosthotonos : *emprosthen,* en avant. — Pleurosthotonos : *pleurothen,* sur le côté.

C'est, généralement, d'une influence extérieure que naît la rigidité tétanique. Un brusque refroidissement, le sommeil sur la terre humide, une plaie tranchante ou contuse de la main ou des doigts, une simple petite plaie avec corps étranger, surtout, suffisent à provoquer cet accident redoutable. Les nouveau-nés après la ligature du cordon sont quelquefois frappés de tétanos; la maladie, enfin, se développe, avec une prédilection marquée, chez les Indiens et les nègres.

Quelle que soit son origine, la convulsion se présente sous différents aspects, à mesure qu'elle se généralise. C'est d'abord le *trismus*, qui raidit la mâchoire et fait grimacer le visage d'un rire sardonique contrastant affreusement avec les tortures atroces qu'endure le patient; puis une raideur générale du tronc, occasionnant tantôt l'*opisthotonos* qui ploie le corps en arrière et le force à s'arc-bouter sur la nuque et les talons; tantôt l'*emprosthotonos* qui le courbe en avant; tantôt enfin, le *pleurosthotonos* qui le fléchit sur un des côtés.

Cette terrible situation, de temps en temps interrompue par quelques détentes passagères ne se prolonge pas, ordinairement, au-delà de quelques jours. Dans les intervalles de repos le moindre attouchement réveille aussitôt le spasme et bientôt la suspension des mouvements respiratoires vient terminer cette lamentable agonie.

Toute thérapeutique est généralement impuissante contre le tétanos. L'*opium*, la *belladone*, le *chloral* à haute dose, les *inhalations* de *chloroforme*, la *fève de Calabar* en teinture, le *curare* en injections sous-cutanées, les *bains chauds*, les *applications de glace* sur la colonne vertébrale, etc. ne comptent, en somme, qu'un petit nombre de succès douteux. En revanche, peut-être serait-il bien souvent possible d'empêcher cette complication redoutable d'éclater à la suite d'une blessure, si l'on suivait toujours, en pareil cas, les recommandations exposées plus loin à propos du pansement des plaies.

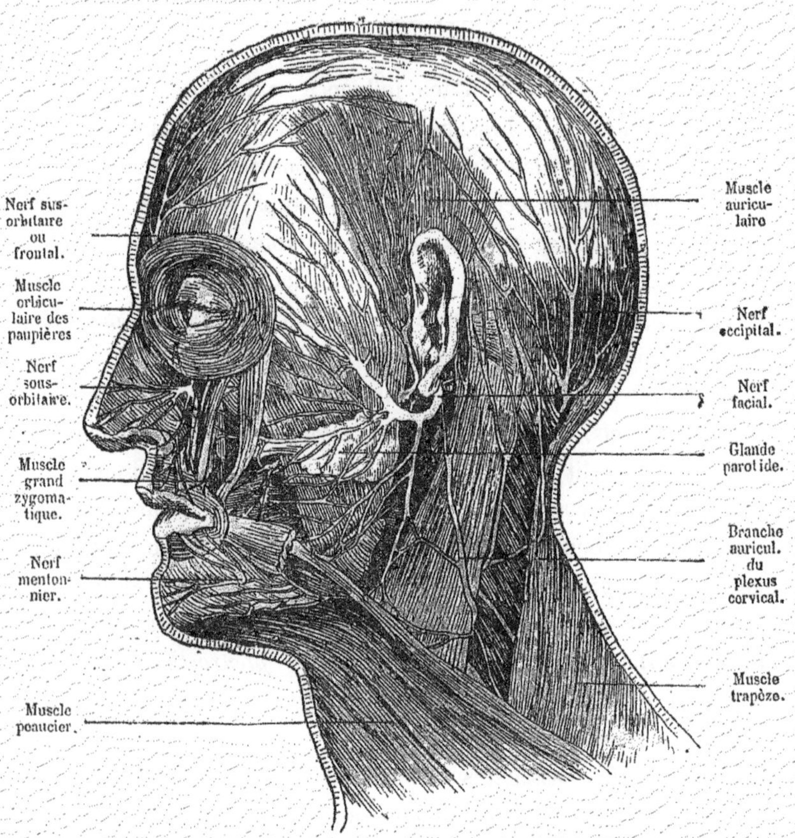

Nerf facial — Muscles du visage immobilisés par la paralysie faciale.

NÉVROSES DES RAMEAUX NERVEUX. — NÉVRALGIES.

CAUSES ET GENÈSE

Indépendamment de la moelle épinière et du cerveau, les nerfs peuvent être isolément atteints de névroses spéciales, caractérisées tantôt par une surexcitation douloureuse de la sensibilité constituant la *névralgie,* tantôt par une abolition du sentiment ou du mouvement occasionnant, dans le premier cas, une *anesthésie,* dans le second cas, une *paralysie partielle;* tantôt, enfin, par un état spasmodique, donnant lieu à la *contracture* des muscles auxquels le nerf malade se distribue.

Aussi diverses que multiples sont les causes des *névralgies*. L'inflammation ou la simple congestion du nerf, une lésion quelconque des organes innervés par ses rameaux, une plaie, par exemple, une cicatrice, une carie, l'altération du sang par l'herpétisme, le rhumatisme, la syphilis ou même la seule chlorose, une lente intoxication, enfin, par le miasme des marais, le mercure ou le plomb, etc., telles sont les principales influences qui favorisent au plus haut degré, le développement de l'hyperesthésie nerveuse. Un courant d'air, un coup de vent, l'impression du froid humide, suffisent, dans ces circonstances, à faire éclater l'accès névralgique, dont les phénomènes, loin de varier avec le nerf affecté, se présentent, au contraire toujours, et dans tous les cas avec les mêmes caractères.

EFFETS ET SYMPTÔMES

Tous les nerfs, indistinctement, peuvent être frappés de névralgie ; mais sur quelques-uns d'entre eux l'hyperesthésie douloureuse se développe surtout avec une extrême fréquence.

Tels sont le *nerf trifacial* ou *trijumeau,* dont la surexcitation morbide constitue la *névralgie de la face,* et la *migraine ;* les *nerfs intercostaux,* où siège la *névralgie intercostale ;* le grand *nerf sciatique,* très-souvent affecté de la douloureuse névralgie de ce nom.

Névralgie faciale. — A la moindre occasion se développe, chez les personnes prédisposées, la névralgie de la face.

La simple impression du froid humide sur le visage, la présence dans la bouche, d'une dent gâtée, c'est assez pour qu'une fluxion légère se manifeste, bientôt suivie de douleurs vagues puis d'élancements qui suivent le trajet des ramifications nerveuses.

Généralement, un seul côté de la face est atteint ; mais l'accès

Étymologies. — Névralgie : *neuron*, nerf, *algos*, souffrance. — Migraine ou Hémicranie : *hémisus*, moitié, *crânion*, crâne. — Sciatique : *iskion*, hanche : névralgie du nerf de la hanche.

névralgique est quelquefois si violent, que la douleur retentit jusque dans la nuque et les épaules, et que, certains malades, ne pouvant la supporter, se roulent à terre en poussant des cris.

En même temps, le visage s'anime, l'œil est rouge et larmoyant, la narine se dessèche, les dents semblent ébranlées, le simple contact des cheveux fait éprouver une sensation extrêmement pénible.

Par moments, les élancements redoublent, et ces éclairs douloureux donnent à la physionomie l'expression de la plus vive souffrance, jusqu'à ce que l'écoulement de quelques larmes ou de mucosités nasales vienne mettre un terme à l'accès.

La névralgie, cependant, n'a point disparu pour cela. Sur tous les points où ils sont superficiellement placés, les nerfs sont encore sourdement endoloris, et la moindre pression au niveau du sourcil, de la racine du nez, du bord inférieur de la pommette, réveille d'atroces douleurs.

Plusieurs fois dans la journée, d'ailleurs, les crises se renouvellent et ces paroxysmes sont d'autant plus fréquents, que la maladie est plus ancienne. Souvent ils se reproduisent avec une régularité remarquable, et quelquefois ils sont annoncés au malade par les sensations les plus diverses, telles qu'un sentiment de froid, un frémissement ou des traînées rouges sur le visage, une odeur désagréable, etc.

Il est rare que la névralgie de la face, sérieusement traitée à son début, se prolonge au delà de quelques jours. Elle est relativement de plus longue durée quand elle n'est point intermittente, et l'on a vu de malheureux malades vivre dix, quinze et vingt années, avec cette maladie cruelle.

Quelques-uns, épuisés et découragés, succombent alors à l'excès des souffrances; il en est qui, moins tolérants, cherchent dans le suicide la fin de leurs maux.

Migraine. — Hémicrânie. — Névrose complexe du nerf grand sympathique et du trijumeau, la *migraine* dépend surtout de la constitution individuelle et succède, le plus souvent, aux veilles prolongées, aux excès de travail intellectuel, à la fatigue des yeux, aux mauvaises digestions occasionnées par une dyspepsie habituelle.

La violente douleur de tête qu'elle détermine, ne diffère pas, sensiblement, de celle de la névralgie faciale. Dans bon nombre de cas, cependant, elle est plus continue, moins limitée, et presque toujours elle s'accompagne de vertiges, de nausées, de vomissements, enfin, qui provoquent l'expulsion d'une bile verdâtre très-amère. La migraine, d'ailleurs, ne récidive pas aussi fréquemment que la névralgie et rarement ses accès se continuent au delà de quelques heures.

Névralgie intercostale. — Des élancements aigus, siégeant dans les espaces intercostaux et s'exaspérant à la pression, caractérisent la névralgie intercostale. Plus marquées au niveau des points d'émergence des nerfs, en avant, au bord du sternum, en arrière, près des vertèbres et, sur les côtés, au-dessous de l'aisselle, ces douleurs, gênant considérablement la respiration, parfois rayonnent dans le dos, vers l'estomac et jusque dans le bras, quand elles ne donnent pas au malade la cruelle sensation d'un stylet qui, de part en part, traverserait la poitrine.

Névralgie sciatique. — Étendue à tout le nerf sciatique ou seulement à quelques-uns de ses rameaux, la *sciatique* débute, ordinairement, par une pénible sensation de brûlure ou de froid, un engourdissement dégénérant bientôt en une pesanteur douloureuse. De vifs élancements, de fulgurantes irradiations se manifestent, enfin, sur plusieurs points du membre et le malade, quelque robuste qu'il soit, gémit, cloué sur son lit par la souffrance. Ces atroces paroxysmes se produisent surtout le soir, au commencement de la nuit et persistent parfois, avec une certaine ténacité, plusieurs jours de suite ; mais ils ne récidivent heureusement pas, à beaucoup près, aussi fréquemment que les accès de névralgie faciale.

TRAITEMENT.

Moyens hygiéniques et thérapeutiques. — Les névralgies étant, le plus souvent, liées à toute autre maladie générale ou locale, il convient, avant tout, de rechercher, pour la combattre par un traitement rationnel, cette affection primitive, qui provoque ou tient sous sa dépendance l'hyperesthésie nerveuse.

Les accidents douloureux seront, eux-mêmes, attaqués à l'intérieur, par les narcotiques et les antispasmodiques, l'*extrait* d'*opium*, la *belladone*, l'*aconit*, 0,05 à 0,10 centigr. progressivement ; les *préparations bromurées*, les *pilules de Méglin* composées de jusquiame, de valériane et d'oxyde de zinc en parties égales.

Le *sulfate de quinine* étant très-efficace contre le retour des accès peut être administré à la dose de 0,10 à 0,30 centigr. en pilules, mais si la névralgie, comme il arrive si fréquemment, est sous la dépendance de l'herpétisme, mieux vaut encore recourir à l'*arséniate de soude* à la dose de 3 à 6 milligr. chaque jour. Le *chloroforme*, l'*éther chlorhydrique* ou le *nitrite d'amyle* en inhalations, suffisent, dans un grand nombre de cas, à dompter immédiatement la douleur névralgique.

En même temps que cette active médication est mise en œuvre, le mal doit être localement combattu, d'ailleurs, par les applications calmantes, les *mouches d'opium*, les *liniments* au laudanum et au chloroforme. Quelquefois, l'injection sous-cutanée de quelques gouttes de *chlorhydrate de morphine* en solution aqueuse au 100° procure un soulagement immédiat mais beaucoup moins durable, en général, que celui qui peut être obtenu par l'application de petits *vésicatoires volants* sur le siége même de la douleur. L'*électricité*, contre la sciatique surtout, donne ordinairement de très-bons résultats. Il n'est pas impossible, enfin, dans les cas rebelles, d'obtenir par la *cautérisation au fer rouge* ou par la *résection* du nerf malade une guérison vainement demandée à tout autre moyen.

ANESTHÉSIE DU TRIJUMEAU. — PARALYSIE FACIALE.

Anesthésie du trijumeau. — Les mêmes causes qui surexcitent la sensibilité du nerf trijumeau peuvent aussi l'abolir ou l'éteindre et provoquer, au lieu de l'*hyperesthésie* que nous venons d'éudier, l'*anesthésie* de la face.

Cette singulière affection se traduit par une insensibilité absolue de la peau du visage, celui-ci conservant ses mouvements dans toute leur intégrité. Une piqûre, un pincement, une brûlure ne sont point perçus. On peut, impunément, irriter la narine, les lèvres, la muqueuse même, de l'œil, du côté malade. La vision, cependant est quelquefois alors fort affaiblie ; la sécrétion des larmes s'arrête ; l'œil même s'enflamme et souvent l'abolition du mouvement, la paralysie faciale, vient compliquer la perte de la sensibilité.

Paralysie faciale. — Qu'elle succède à l'anesthésie, ou, comme c'est le cas habituel, qu'elle en soit tout à fait indépendante, la paralysie faciale ne siége plus dans le nerf trijumeau, mais bien dans le nerf facial qui préside aux mouvements de la plupart des muscles de la face. Elle est, le plus souvent, occasionnée par un coup de vent, un courant d'air et du côté frappé, le visage, dès qu'elle se produit, devient aussitôt impassible. Seul, le côté resté sain, conserve encore, quand on parle ou quand on rit, son expression accoutumée et ce bizarre contraste ne laisse pas de donner à la physionomie un aspect assez étrange. Bientôt, pourtant, les paupières paralysées étant immobiles, l'œil reste ouvert, il larmoie et cette *lagophthalmie,* qui peut durer, comme la paralysie faciale, de quelques jours à plusieurs mois, n'est, souvent, que le prélude d'affections graves de la cornée ou de la conjonctive oculaires.

Contre l'anesthésie et la paralysie faciales, quelques frictions stimulantes à l'*alcool thymique,* l'application de *papiers sinapisés* ou de petits *vésicatoires volants,* l'*électricité* enfin, constituent la seule médication véritablement efficace.

CONTRACTURE MUSCULAIRE. — CRAMPES.

Contracture des extrémités. — Toutes les causes qui chez les enfants déterminent des accidents éclamptiques et, chez les adultes, les diverses névroses, le rhumatisme, les troubles menstruels, l'état puerpéral, etc., peuvent, dans certains cas, donner lieu à des *contractures,* à des *rétractions* musculaires siégeant surtout à l'extrémité des membres, dans les doigts, ou les orteils et constituant ainsi, des déformations tantôt continues tantôt intermittentes.

Précédées ordinairement d'une sensation de fatigue ou de fourmillement dans les membres, ces crampes spasmodiques ne sont pas sans analogie avec le tétanos. Le plus souvent elles tiennent les orteils ou les doigts courbés comme des griffes; mais il n'est pas rare que le spasme s'étende à d'autres muscles, même à ceux du visage ou du tronc. Tout effort tenté pour redresser les parties tétanisées provoque des douleurs intolérables et souvent une rougeur diffuse, un gonflement œdémateux des mêmes régions.

Crampes. — Certaines substances toxiques, la strychnine entre autres et diverses maladies algides telles que le choléra, l'impression du froid, la mauvaise position d'un membre, etc., peuvent fréquemment, encore occasionner des crampes momentanées fort douloureuses.

C'est, enfin, parmi ces dernières névroses qu'il convient de placer les *crampes professionnelles,* notamment la *crampe des écrivains,* constituée par une faiblesse paralytique, un spasme du pouce et de l'index quand elle atteint les personnes faisant profession d'écrire, mais pouvant intéresser aussi les autres doigts, chez les pianistes, les compositeurs d'imprimerie, les tailleurs, chez tous les ouvriers enfin, dont le travail manuel exige beaucoup de patience ou de minutie.

Comme les anesthésies et les paralysies essentielles, les contractures et les crampes ne peuvent être plus efficacement combattues que par les *frictions stimulantes* et l'*électricité.*

Étymologies. — CONTRACTURE : *contrahere*, resserrer. — CRAMPE : mot imitatif, pour désigner, une chose qui se crispe, se raidit, se rétrécit.

Synonymie. — *Contracture spasmodique, essentielle, tétanie, tétanille, tétanos intermittent, etc.*

TABLEAU SYNOPTIQUE ET DIAGNOSTIQUE

DES MALADIES DE L'APPAREIL INNERVATEUR

MALADIES DE L'ENCÉPHALE ET DE SES ENVELOPPES.	Début ordinairement brusque.	Début marqué par des éblouissements, des vertiges ou par une perte subite de connaissance. Convulsions passagères.	Accidents passagers; vertiges, pesanteur ou douleur de tête.		Congestion cérébr.
			Accidents persistants. Assoupissement profond. Coma. Paralysie d'une moitié du corps. *Hémiplégie*. Peu ou point de fièvre.	Sujet robuste, pléthorique.	Hémorrhagie céréb. (*Apoplexie.*)
				Sujet débilité, hydropique.	Hydrocéphalie aiguë. (*Apoplexie séreuse.*)
			Fièvre très-marquée. Vomissements, contractures, convulsions plutôt que paralysie.		Encéphalite aiguë.
		Début marqué par de très-violents maux de tête. Vomissements. Convulsions. Délire.	Accidents bornés aux désordres cérébraux.		Méningite aiguë.
			Phénomènes d'inflammation spinale, raideur des muscles dorsaux. Élancements. État typhique..		Méningite cérébro-spinale.
	Début toujours plus ou moins lent.	Douleurs de tête très-violentes. Terreur, excitations, vomissements, convulsions, assoupissement. Jeune âge.			Méningite tubercul.
		Violents maux de tête. Vertiges. Attaques épileptiformes. Paralysie partielle. Age adulte.			Tumeur encéphaliq.
		Affaiblissement cérébral progressif. Hébétude. Perte de la parole et des facultés intellectuelles.			Ramollissement cérébral.
MALADIES DE LA MOELLE ÉPINIÈRE	État fébrile.	Point de paralysie ni d'anesthésie, au moins au début.			Méningite rachid.
		Douleurs en ceinture ou vers les membres. Hyperesthésie, paraplégie consécutive.			Myélite aiguë.
	Pas de fièvre. Paralysie.	Affaiblissement des membres inférieurs. Marche impossible ou très-pénible, sans désordre des mouvements.			Paraplégie.
		Marche possible mais oscillante et caractérisée par le désordre des mouvements.			Ataxie locomotrice.
NÉVROSES CÉRÉBRALES.	Arrêt congénital du développement intellectuel.			Sans complication.	Idiotie.
				Souvent compliqué de goître.	Crétinisme.
	Délire sans lésions du mouvement.	Délire général.		Avec excitation.	Manie.
				Avec dépression.	Mélancolie.
		Délire partiel.		Sans dépression.	Monomanie.
				Dépress. progressive	Démence.
	Délire ambitieux ou de persécution, avec affaiblissement progressif et lésions du mouvement.				Paralysie générale.
NÉVROSES CÉRÉBRO-SPINALES.	Attaques convulsives séparées par des intervalles de repos complet.	Perte de connaissance, pâleur, puis congestion de la face. Convulsions violentes, salive écumeuse.		Age adulte.	Epilepsie.
				Jeune âge.	Éclampsie.
		Point de perte de connaissance. Sensation d'étouffement, d'étranglement. — Point d'écume. Sexe féminin.			Hystérie.
	Point d'attaques convulsives. Phénomènes nerveux continus.	État nerveux habituel, inquiétude, irritabilité, sans désordre des mouvements.			Nervosisme.
		Ataxie considérable. Gestes désordonnés, soubresauts. Enfance et adolescence.			Chorée.
		Tremblement progressif de la tête et des mains. Vieillesse.			Paralysie agitante.
	Raideur et spasme musculaire du tronc et de la mâchoire le plus souvent à la suite d'une plaie.				Tétanos.
NÉVROSES DES RAMEAUX NERVEUX.	Élancements aigus et points douloureux intermittents sur le trajet d'un nerf.	D'un côté de la tête et du visage.		Sans vomissements.	Névralgie faciale.
				Vomissements.	Migraine.
		Dans l'intervalle des côtes.			Névralgie intercostale.
		Le long de la cuisse, de la jambe et du pied.			Név. sciatique.
	Crampe passagère ou permanente siégeant aux extrémités.				Contracture.
	Perte du mouvement dans une région limitée.				Paralysie partielle.
	Abolition du sentiment dans une région limitée.				Anesthésie partielle.

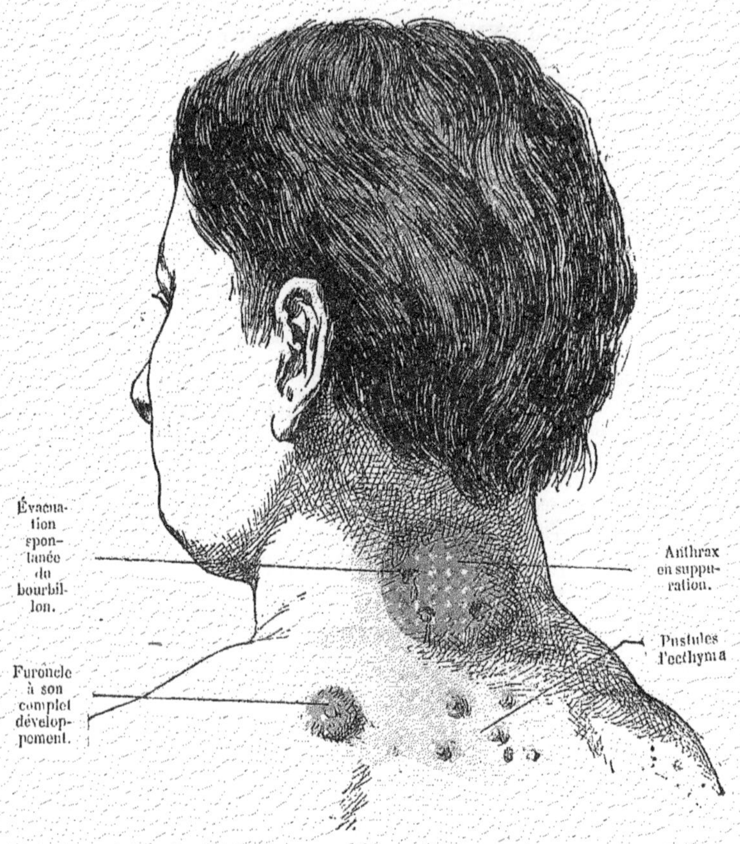

Évolution du furoncle et de l'anthrax.

MALADIES DES ORGANES DES SENS.

Les organes des sens doivent aux nerfs spéciaux qu'ils reçoivent de l'axe cérébro-spinal, la haute faculté qui leur a été dévolue de mettre l'organisme en rapport avec le monde extérieur.

La peau perçoit la température, la forme et la consistance des corps, l'œil les voit, l'oreille entend les bruits ou les sons qu'ils émettent ; la langue et le nez apprécient, autant que c'est utile, leur saveur et leur odeur.

Les divers sens ne sont donc, à vrai dire, que des commis de l'appareil innervateur, des fonctionnaires chargés, chacun en ce qui le concerne, de recueillir des impressions et de les transmettre au cerveau.

En ne les considérant qu'à ce point de vue, peut-être ne devrions-nous décrire ici que les maladies des nerfs du toucher, de la vue, de l'ouïe, du goût et de l'odorat; mais ces dernières ont une telle connivence avec les autres affections dont peut être atteint l'organe, qu'il n'est pas plus possible en théorie qu'en pratique de les étudier séparément.

MALADIES DE LA PEAU. — ÉRUPTIONS.

CARACTÈRES DISTINCTIFS

La plupart des éruptions qui se produisent à la surface de la peau, ne sont, ordinairement, comme nous l'avons vu en traitant de l'histoire des diathèses, que les manifestations extérieures de ces maladies constitutionnelles, que l'expression visible d'une altération profonde du sang.

L'*herpétisme*, l'*arthritisme*, la *syphilis*, la *scrofulose* se trahissent, à diverses époques de leur évolution, par des éruptions cutanées très-souvent de même espèce, mais présentant toujours un aspect, une marque, un cachet spécial, suivant la diathèse qui les a provoquées et dont elles dépendent.

Ces caractères distinctifs ont été, d'ailleurs, aussi clairement que possible, exposés à propos de la description détaillée de chacune des diathèses. Nous nous contenterons donc, de les rappeler et de les résumer succintement ici.

Herpétides. — Le vice herpétique engendre surtout l'*eczéma*, caractérisé par de grandes taches rouges, symétriques, tenaces, rapidement couvertes de vésicules suintantes dont le liquide irritant se concrète en écailles jaunâtres. A cette *dartre vive* succèdent, plus tard, des *dartres sèches;* le *pityriasis*, qui s'exfolie en pellicules abondantes, le *psoriasis*, qui se montre surtout aux mains, sous forme de plaques sèches et fendillées.

Arthritides. — L'*herpès* et ses nombreuses espèces, le *zona* et l'*herpès circiné* entre autres, ordinairement précédés de quelques poussées d'*érythème*, émanent du vice arthritique ou rhumatismal. Ces éruptions, toujours limitées et jamais symétriques, se distinguent, en outre des herpétides par leur tendance à se transformer, surtout à la période tertiaire de la diathèse, en diverses autres éruptions fugitives, en pustules d'*acné*, d'*ecthyma*, en élevures d'*urticaire*, le plus souvent accompagnées de névralgies et de vives démangeaisons.

Syphilides. — Ordinairement précédées d'un chancre ou de toute autre lésion infectante, les syphilides se présentent, successivement, sous forme d'une *roséole* pâle, disséminée sur la poitrine et l'abdomen, de *papules* arrondies et d'un rouge de cuivre, occupant surtout le visage, de pustules d'*ecthyma* ou d'*acné* tendant toujours à l'ulcération, de *psoriasis* écailleux crevassant la paume des mains; de *bulles* et de *tubercules*, enfin, qui, dans le plus grand nombre des cas se terminent par des ulcérations rongeantes. La forme arrondie, la teinte rouge de cuivre, l'absence de toute vive démangeaison caractérisent surtout les éruptions syphilitiques.

Scrofulides. — De fréquentes *rougeurs érythémateuses*, les *gourmes* et l'*impetigo* dans le jeune âge et, plus tard, des *eczémas*, des *acnés*, des *ecthymas* laissant toujours après eux des ulcérations livides, annoncent généralement, quand ils se montrent sur des sujets lymphatiques, blêmes ou bouffis, une constitution profondément entachée de scrofulose. Ces éruptions tenaces, par leur marche torpide, et leur coloration violacée se distinguent aisément des syphilides, dont elles se rapprochent par l'absence de prurit et l'extrême tendance à l'ulcération.

TRAITEMENT

Moyens hygiéniques et thérapeutiques. — Il n'est pas de médicament, dans la matière médicale, qui n'ait été localement appliqué contre toutes les éruptions cutanées indistinctement. Je me garderai bien de suivre ou de recommander ici cet aveugle empirisme. Les maladies de la peau dépendant, le plus souvent, d'un vice constitutionnel, c'est contre ce dernier que doit être à peu près exclusivement dirigée la médication active.

Aussi, conseillerai-je, avant tout, aux malades, de se défier des mille et une pommades préconisées contre les dartres par des commères ou des médicastres sans autorité.

L'emploi des *topiques émollients,* cataplasmes de fécule, glycérine, amidon, décoctions de fleurs de mauve ou de sureau, quand l'éruption détermine une vive inflammation du derme; les *lotions antiseptiques* au thymol, contre la suppuration et la mauvaise odeur; les simples *pommades* calmantes au soufre, au goudron, au carbonate de soude : (2 gr., pour 15 gr. d'axonge benzoïnée,) s'il existe une cuisson pénible ou de vives démangeaisons; les *bains alcalins* amidonnés ou les *bains sulfureux,* etc., suffisent en général à toutes les exigences de la médication locale et contribuent efficacement à la guérison, si le traitement interne indiqué par la nature de l'éruption est en même temps rationnellement prescrit et ponctuellement exécuté. (Voir *Herpétisme, Arthritisme, Syphilis, Scrofulose, etc.*)

INFLAMMATIONS. — FURONCLE. — ANTHRAX

CAUSES ET GENÈSE

Quand la peau s'enflamme sur un point très-limité de sa surface, une petite tumeur dure, rouge, douloureuse, proéminente, se forme en cet endroit. C'est le *furoncle,* plus connu sous le nom de *clou,* quand l'élevure est simple; c'est un *anthrax,*

Étymologies. — FURONCLE : *furor*, fureur, par allusion à la violence de l'inflammation du furoncle. — ANTHRAX : *anthrax*, charbon : l'*anthrax bénin* dont il est ici question présente quelque ressemblance avec l'*anthrax malin* ou *charbonneux*. (Voyez *Pustule maligne*.) — ECTHYMA : *ecthuein*, sortir avec violence, faire éruption.

lorsque la tumeur est constituée par un groupe de furoncles fondus ensemble et suppurant de compagnie.

Toute irritation chimique ou mécanique de la peau, la pénétration dans les pores, d'une poussière métallique, l'application d'une pommade, d'un vésicatoire, le simple frottement du collet de l'uniforme chez les jeunes soldats et la pression de la selle chez les cavaliers novices, peuvent occasionner la formation d'un furoncle ou d'un anthrax.

L'embarras gastrique y prédispose et certaines personnes, bien portantes d'ailleurs, y sont particulièrement sujettes. Il n'est pas rare d'observer, à la fin d'une fièvre grave, après la variole ou la fièvre typhoïde, par exemple, une éruption de nombreux petits clous. Chez la plupart des diabétiques, enfin, les furoncles et les anthrax se succèdent avec une inquiétante fréquence et c'est là, bien souvent, le premier signe auquel on reconnaît la glycosurie.

EFFETS ET SYMPTOMES

Furoncle ou clou. — Le furoncle se développe, avec une prédilection marquée, sur tous les points du corps où le tissu cellulaire est abondant et la peau épaisse; à la nuque, aux fesses, à la partie postérieure des cuisses, etc.

Aux doigts, il occasionne le *panaris anthracoïde,* toujours fort douloureux; au visage, il peut être le point de départ d'une phlébite profonde, d'une inflammation des sinus du crâne, assez étendue pour être promptement suivie de mort.

Quelle que soit la région qu'il occupe, le furoncle débute par une petite élevure rouge, saillante, douloureuse, atteignant, en deux ou trois jours, le volume d'une noix et se creusant bientôt, à son sommet, d'un petit orifice arrondi en cratère, qui, lentement, donne issue aux débris purulents d'une matière jaunâtre désignée sous le nom de *bourbillon.*

La durée du furoncle et sa gravité dépendent absolument de l'élimination plus ou moins rapide de ces parcelles de tissu graisseux mortifié par l'inflammation. Il est rare, toutefois, que le mal se complique ou se prolonge au delà de dix à douze jours.

Anthrax. — Constitué par la réunion de plusieurs furoncles, l'anthrax, à sa première période, présente à peu près la même marche que le clou. Bientôt, pourtant, il s'en distingue par la fièvre intense qui l'accompagne; par son volume énorme, par l'élimination de ses bourbillons à travers les nombreux orifices dont il est criblé à la façon d'une pomme d'arrosoir.

La suppuration de l'anthrax est toujours longue et difficile; aussi, le plus souvent, toute la peau comprise entre les divers cratères de la tumeur, frappée de gangrène, se détache-t-elle en lambeaux. De cette lente élimination résulte une vaste plaie qui ne se ferme qu'à grand'peine et dont l'interminable suppuration ne laisse pas, dans certains cas, d'affaiblir considérablement le malade et d'aggraver beaucoup sa situation.

Ecthyma. — Au voisinage des éruptions furonculeuses, et sur un point quelconque du corps à la suite d'une fièvre grave, apparaissent, souvent, des groupes de tout petits clous sans bourbillon, dont la pointe blanchit rapidement et se dessèche. Ce sont des pustules d'*ecthyma aigu*, différant surtout, par la promptitude de leur évolution, de l'*ecthyma chronique* et constitutionnel, qui toujours tend à s'ulcérer.

TRAITEMENT

Moyens hygiéniques et thérapeutiques. — Il est difficile de prévoir et par conséquent de prévenir la formation d'un anthrax ou d'un simple furoncle. Les bains fréquents, les ablutions quotidiennes, tous les soins hygiéniques, enfin, que la propreté de la peau réclame, en seront les plus sûrs préservatifs.

On appliquera sur la tumeur naissante des *cataplasmes émollients* de fécule ou de farine de lin, préalablement arrosés, si la douleur est vive, de quelques gouttes de laudanum. D'un coup de lancette ou de bistouri l'on facilitera l'issue du bourbillon, avant même que le clou ne se perfore.

Une large incision en croix, faite, en temps opportun, dans l'épaisseur d'un anthrax peut souvent empêcher la gangrène de la peau et diminuer de plusieurs jours la durée du mal. Quand toutefois, celui-ci, comme il arrive si fréquemment, se termine par une large eschare, il convient de laver et de panser la plaie, quatre ou cinq fois par jour, avec de l'eau tiédie additionnée d'une suffisante quantité d'*eau de vie ou* de *thymol*. On soutient, en même temps, avec des vins généreux au quinquina les forces du malade, on prescrit un léger purgatif et généralement on évite ainsi toute complication fâcheuse.

HYPERTROPHIES. — DURILLONS. — MAL PERFORANT

Comme je l'ai déjà fait entendre en traitant des tumeurs, toute irritation prolongée dans un tissu quelconque détermine, en peu de temps, l'hypertrophie et la prolifération des éléments de ce tissu ; mais nul autre organe, plus que la peau n'est sujet aux accidents de ce genre.

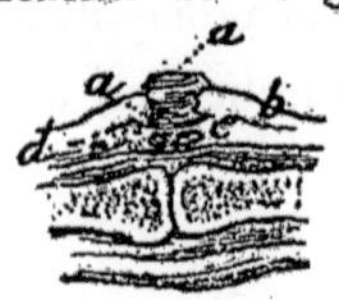

COUPE D'UN COR AU NIVEAU D'UNE ARTICULATION.

aa. *Clou*, partie centr.
b. Épiderme.
c. Bourse séreuse.
d. Derme.

Durillons. — Cors. — Verrues. — C'est presque toujours, en effet, au frottement, à la pression exercés par un outil ou par une chaussure étroite, que sont dues les diverses hypertrophies de l'épiderme siégeant à la main ou au pied ; le *durillon* et les *cornes*, constitués par un simple épaississement des cellules épidermiques ; la *verrue* et le *poireau*, véritables papilles allongées et coiffées d'épiderme ; le *cor*, durillon épais et profond, reposant

Étymologies. — COR : par allusion à la nature cornée de cette excroissance. — VERRUE : *verrucca*, rugosité. — CHÉLOÏDE : *kélè*, pince d'écrevisse : de la forme qu'affectent souvent ces petites tumeurs.

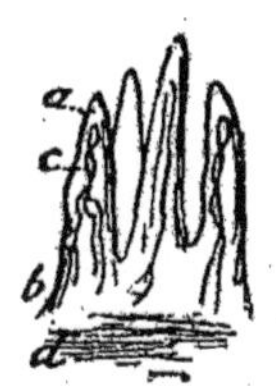

COUPE D'UNE VERRUE
a. Épiderme.
b. Papille dermique.
c. Vaisseaux.
d. Derme.

sur une petite bourse séreuse et dont la partie centrale, désignée sous le nom de *clou*, tantôt s'indure et s'épaissit pour former un *oignon*, tantôt, pour dégénérer en *œil de perdrix*, se ramollit et s'ulcère.

Mal perforant. — Chéloïdes. — Aux mêmes causes et plus encore, peut-être, à la malpropreté, l'on doit attribuer le *mal perforant* du pied, qui perce et détruit les tissus jusqu'aux os, déterminant ainsi des caries ou des nécroses graves. Aux hypertrophies cutanées enfin, se rattachent les *chéloïdes* ou *sclérèmes*, sortes de petites tumeurs fibreuses, plus communes chez la femme et ne présentant en général aucune gravité.

TRAITEMENT

Moyens hygiéniques et thérapeutiques. — La mode et la coquetterie chez les femmes, le travail manuel chez les hommes, occasionnant la plupart des maux généralement peu dangereux, mais toujours fort désagréables, que je viens de signaler, il suffirait, le plus souvent, pour s'en garantir, d'un peu de raison et de quelques précautions hygiéniques. Les bottines à talons élevés, si contraires aux règles physiologiques de la marche ou de la station debout devraient surtout, à cet égard, être absolument proscrites; mais elles ne le sont, d'habitude, qu'après avoir produit les accidents dont il eût été si facile de se préserver en portant d'autres chaussures.

L'*extirpation* et la *cautérisation* constituent, — le mal étant fait, — les seuls moyens capables de le combattre. Les *cors*, préalablement ramollis dans l'eau tiède, doivent être prudemment coupés avec un rasoir ou légèrement touchés avec un pinceau mouillé d'*acide acétique*. Les *verrues* cautérisées par l'*acide nitrique*, se désagrégent promptement et l'on peut, avec al même facilité, détruire toute autre tumeur au moyen de la *potasse caustique*.

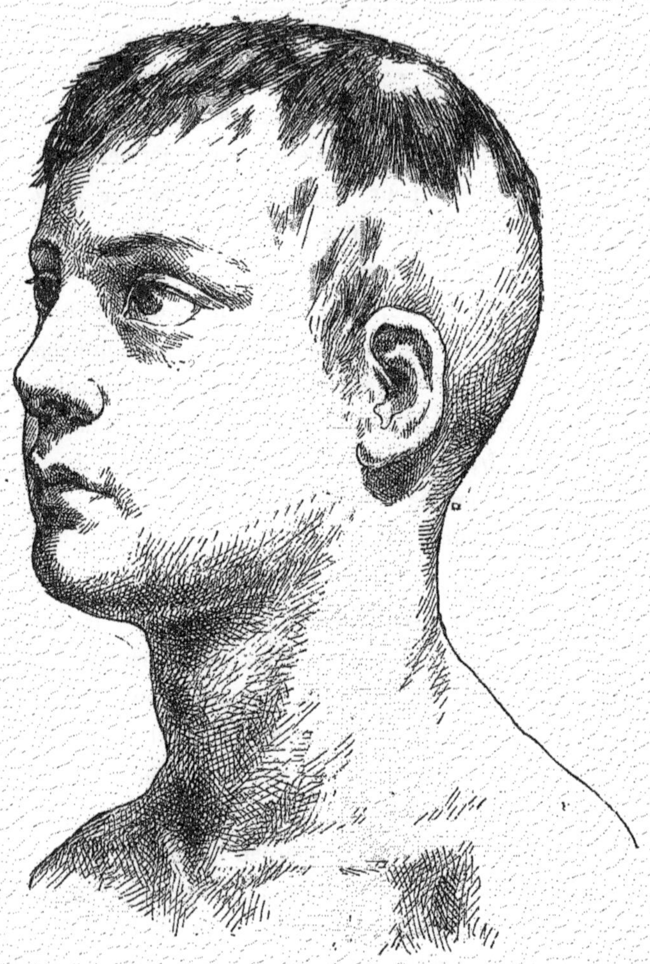

Alopécie caractéristique de la teigne pelade.

MALADIES DES ONGLES. — ONYXIS. — ONGLE INCARNÉ.

CAUSES ET GENÈSE

Fréquemment, les ongles, comme les poils et les cheveux, sont altérés par diverses maladies constitutionnelles, notamment par la syphilis qui, dans un grand nombre de cas, provoque leur déformation ou leur chute. Les piqûres, les contusions, la pression continue d'une chaussure étroite, l'inflammation du bout des doigts par un panaris, même superficiel, souvent encore déterminent des inflammations unguéales plus ou moins douloureuses, connues sous le nom d'*onyxis* et dont la plus commune, caractérisée par l'incarnation de l'ongle, est à peu près exclusive au gros orteil.

EFFETS ET SYMPTOMES

Onyxis latéral. — Ongle incarné. — C'est, ordinairement, avec une certaine lenteur, que l'onyxis latéral se développe. Il est d'abord précédé de douleurs sourdes vers le bord interne de l'ongle qui semble s'enfoncer sous le bourrelet charnu formé, de chaque côté, par la peau de l'orteil.

La tuméfaction douloureuse de ce repli cutané, bientôt s'ulcère, saigne et bourgeonne. L'ongle, de plus en plus recouvert, est souvent encore, décollé par une suppuration fétide. Il est alors extrêmement sensible à la pression et le seul contact du soulier provoque de vives souffrances.

Onyxis sous-unguéal. — Onglade. — L'inflammation de l'ongle ne se limite pas toujours à l'un de ses côtés. Quand un corps étranger, une écharde, une paillette métallique, ont pénétré sous la lame cornée, celle-ci présente bientôt au point malade, une tache jaunâtre, formée par du pus qui soulève l'ongle et le décolle jusqu'à ce qu'il soit fait jour à l'extérieur.

Dans quelques cas, c'est, au contraire, le pourtour de l'ongle qui d'abord s'enflamme, s'ulcère et cette variété d'onyxis, désignée sous le nom d'*onglade*, détermine aussi d'habitude l'élimination de l'ongle, quand elle s'est développée sous l'influence de la syphilis.

TRAITEMENT.

Moyens hygiéniques et thérapeutiques. — Quelque précaution que l'on prenne, il est souvent difficile, après avoir porté une mauvaise

Etymologies : ONYXIS : *onux*, ongle. Inflammation de l'ongle.— Synonymie : *Ongle entré dans les chairs.*

chaussure, d'empêcher un ongle d'entrer dans les chairs. Avec un peu de soin, toutefois et dès le début des accidents, toute personne patiente et propre peut encore arrêter le mal commençant et le guérir.

Il suffit, pour cela, de glisser, chaque jour, une petite lame d'amadou entre l'ongle et le bourrelet qui le recouvre et, ce premier pansement fait, de toucher, avec le crayon de *nitrate d'argent* toute la surface ulcéreuse.

Complété par quelques lotions au thymol, au vin aromatique, à l'alcool, ce petit traitement épargne au malade la pénible opération de l'*ablation* de l'ongle, toujours fort douloureuse, quelle que soit l'habileté du chirurgien appelé à la pratiquer.

Outre les cautérisations locales, les attouchements à la teinture d'iode et les lotions détersives, l'onglade exige que l'on combatte activement la maladie constitutionnelle qui l'entretient et qui l'a provoquée.

PARASITES DE LA PEAU.

Nous avons eu déjà l'occasion, dans le cours de cet ouvrage, d'étudier un certain nombre de maladies parasitaires, les unes, telles que le *muguet* des enfants, occasionnées par de microscopiques végétaux, des champignons infimes; les autres, déterminées par la présence, dans le tube digestif ou dans l'épaisseur des tissus, d'animaux parfaitement organisés de la classe des *helminthes*.

Ce parasitisme interne n'est, malheureusement pas le seul dont l'homme puisse être affecté. La peau, chez les gens malpropres

Etymologies. — PARASITES : *para* auprès, *sitos*, nourriture. TEIGNE, *tinea*, larve qui ronge la laine, la teigne faveuse paraissant aussi ronger les cheveux. FAVUS : *favus*, rayon de miel, de la couleur et de l'aspect des champignons de la teigne. PELADE : qui pèle le cuir chevelu. MENTAGRE : *mentum*, menton, *agra*, capture : maladie qui s'empare du menton. — PITYRIASIS. *Pituron*, son. Les écailles du pityriasis ressemblent à du son — GALE : *galla* : noix de galle, excroissance produite sur les chênes par la piqûre d'*insectes parasites*. — SARCOPTE : *sarx*, chair, *coptein*, couper. — POU : *phtheir*, d'où *phthiriase*, maladie pédiculaire ou misérables, chez les enfants mal tenus et débilités, est plus fréquemment encore, en effet, le siège d'affections parasitaires et les êtres vivants qui les engendrent peuvent-être aussi, répartis en deux groupes, les végétaux et les animaux.

I. — PARASITES VÉGÉTAUX.

Teignes. — Les diverses maladies de la peau et du cuir chevelu désignées aujourd'hui sous le nom de *teignes* sont produites par des champignons microscopiques offrant entre eux une grande parenté.

Comme tous les végétaux de la même classe, ces moisissures humaines se reproduisent par des *spores* que le moindre contact enlève, que l'air emporte et dont l'abondante production explique bien non-seulement l'extrême facilité avec laquelle la teigne se transmet d'un individu à l'autre, mais encore la rapidité de son développement et sa ténacité chez quiconque, est atteint.

CHAMPIGNONS DE LA TEIGNE

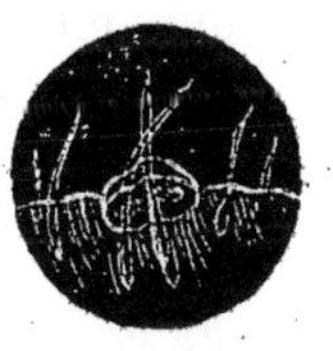

Achorion de Schœnlein ou Favus.

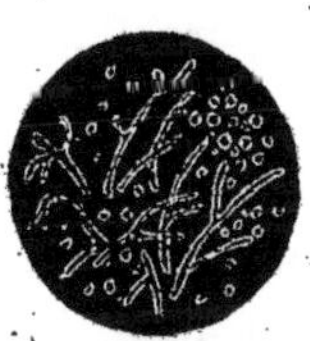

Microspore d'Audouin.

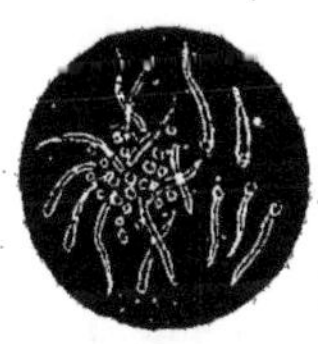

Microspore pellicule.

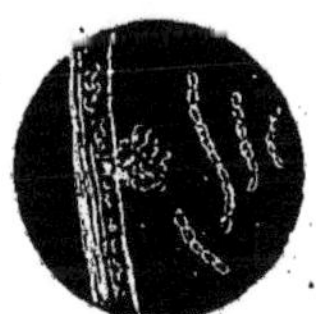

Trichophyte tonsurant.

Teigne faveuse. — Favus. — Le champignon de la *teigne commune* ou *faveuse*, l'*achorion de Schœnlein*, plus connu sous le nom de *favus*, se présente sous la forme d'une petite pustule jaune de soufre, légèrement creusée en godet. Il se développe ordinairement sous l'épiderme du cuir chevelu, mais on peut aussi l'observer sur tout autre point du corps. Presque toujours un ou plusieurs cheveux le traversent; mais à mesure que d'autres *favi* naissent et s'accroissent pour se réunir en plaques inégales et rugueuses, les cheveux sont refoulés, étouffés, collés par mèches et la tête est bientôt recouverte d'une sorte de calotte épaisse, exhalant une odeur fétide qui rappelle celle de l'urine de chat. Au-dessous de cette carapace crevassée, la peau vivement irritée saigne, s'ulcère et souvent des poux en grand nombre, des éruptions d'eczéma ou d'impetigo, compliquent cette dégoûtante et pénible maladie.

Teigne tondante. — Herpès tonsurant. — Caractérisée par la formation de véritables tonsures sur divers points du cuir chevelu, la *teigne tondante* est produite par un champignon de si minime taille, le *trichophyte tonsurant,* qu'il prend naissance et se développe à l'intérieur même du cheveu.

Dès que les spores de ce parasite se sont formés, le poil se brise à deux ou trois millimètres au-dessus de l'épiderme et la peau, dans les endroits atteints, ne présente bientôt plus que des tronçons de cheveux à peine visibles.

Teigne décalvante. — Pelade. — Tout autre est la calvitie partielle, l'*alopécie* déterminée par le *microspore d'Audouin* qui produit la *teigne décalvante* ou *pelade*. Ici les cheveux ne sont plus coupés par plaques arrondies, à peu de distance de l'épiderme. Ils tombent entièrement, par bouquets, par masses, laissant, sur de grandes surfaces, la peau dénudée, blanche et lisse. (*Voir la figure.*)

Mentagre. — Pityriasis. — Le microspore d'Audouin vit sur l'épiderme, en dehors du cheveu. Deux autres champignons du même genre occasionnent encore, sur l'homme, l'un, la *mentagre,* caractérisée par une éruption, dans les poils de la barbe, de pustules suintantes et tenaces; l'autre, le *microspore pellicule,* de petites taches rougeâtres, semblables à de minces écailles de son, parfois groupées en très-grand nombre sur le ventre et la poitrine et constituant l'inoffensive affection désignée sous le nom de *pityriasis versicolor*.

II. — PARASITES ANIMAUX.

Gale ou Psore — Des *acariens* parfaitement connus aujourd'hui, les *sarcoptes de la gale*, occasionnent, en s'insinuant sous l'épiderme, cette désagréable maladie dont il était autrefois, si difficile de se débarrasser. Leur petite taille les rendant éminemment transmissibles par le contact, ces parasites, sitôt qu'ils sont déposés sur la peau des doigts, se creusent des *sillons* sous l'épiderme et provoquent, ainsi, des démangeaisons vives, intolérables surtout, le soir, à l'heure où le sarcopte prolonge ses galeries. En même temps, apparaissent, entre les doigts, de nombreuses vésicules rosées, que le malade écorche et qui se couvrent rapidement de croûtes noirâtres colorées par du sang desséché. Abandonnée à elle-même, l'éruption *psorique* peut se propager au poignet, gagner les bras, la poitrine et se compliquer, en s'étendant à tout le corps, d'inflammations cutanées beaucoup plus graves.

SARCOPTES DE LA GALE

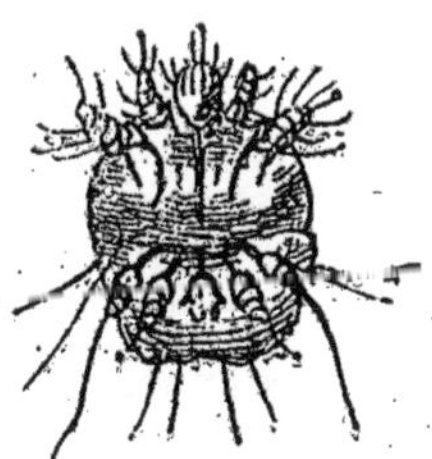

Sarcopte mâle

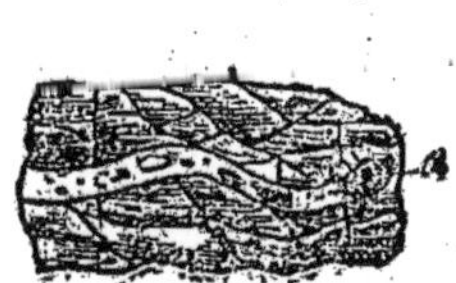

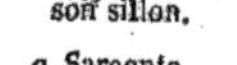

Sarcopte creusant son sillon.

a Sarcopte.

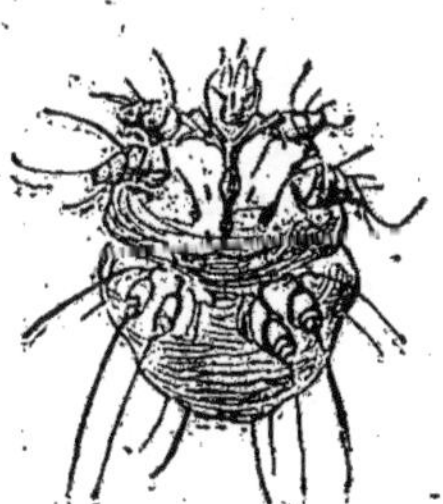

Sarcopte femelle

Poux — Les trois espèces de *poux* qui vivent sur l'homme, le *pou de la tête*, le *pou du pubis* et le *pou du corps* occasionnent presque toujours, outre un prurit intense, une éruption papuleuse rouge, le *prurigo pédiculaire*; mais seul, le pou du corps foisonne chez les adultes et les vieillards, à la fin des maladies chroniques et constitue ainsi la *phthiriase*, souvent précédée de véritables tumeurs pleines de poux qui se sont, en grand nombre, insinués sous la peau.

Demodex. — Dans la matière grasse qu'une pression légère fait sortir, sous forme de ver, des follicules de la peau voisins des ailes du nez, se trouvent souvent de petits animaux, les *demodex,* dont la présence n'a d'autre inconvénient, d'ailleurs, que d'exagérer la sécrétion de la substance sébacée, d'obstruer ainsi le conduit de la glande et de donner lieu aux affections, d'ailleurs légères, connues sous les noms d'*acné ponctuée,* de *tannes* et de *comédons.*

TRAITEMENT.

Moyens hygiéniques et thérapeutiques. — On se préserve des parasites de la peau comme, de toute maladie contagieuse, en s'éloignant des individus atteints et surtout en évitant de se servir des objets de toilette dont ils font usage habituellement. Dans les pensionnats où la *teigne tonsurante* est fort commune, on est souvent obligé pour en empêcher la propagation, de renvoyer chez leurs parents les élèves dès qu'ils en sont affectés.

Contre toutes les teignes, les solutions parasiticides énergiques sont seules efficaces et dans un grand nombre de cas il est indispensable de les faire précéder de l'*épilation.*

Les lotions quotidiennes au *sublimé* (1 gr., pour 150 gr. d'eau distillée,) recommandées par Bazin, sont ici particulièrement utiles. Elle peuvent-être avantageusement suivies d'une application de pommade au *turbith minéral* ou à l'*huile de cade :* 2 gr., pour 15 gr. d'axonge benzoïnée.

Contre les poux du corps ou du pubis, la lotion au *sublimé* plus propre que les onctions à l'*onguent gris,* prescrites en pareil cas, n'est pas moins active.

La *gale,* autrefois si rebelle, est aujourd'hui guérie en quelques heures par une ou deux applications de la *pommade* d'*Helmerich :* (Axonge 60 gr., soufre sublimé 15 gr., sous-carbonate de potasse 8 gr.) après un grand bain, précédé lui-même d'une friction générale au *savon noir.* L'*essence de térébenthine* ou l'*huile de pétrole*, souvent aussi suffisent à tuer les parasites en deux ou trois jours.

MALADIES DU TISSU CELLULAIRE. — PHLEGMON.

A la suite d'une contusion, d'une piqûre, de la pénétration d'un corps étranger, etc., le tissu cellulo-graisseux qui double la peau, souvent s'enflamme et celle-ci, au niveau du point malade, rougit, s'échauffe et bientôt forme une tumeur où se manifestent, à la moindre pression surtout, des douleurs extrêmement aiguës.

C'est là le *phlegmon, simple* ou *circonscrit*, quand il n'occupe qu'une région limitée; *diffus*, quand, s'étendant sur une grande surface, il intéresse, par exemple, un membre tout entier. Cette dernière forme de l'inflammation du tissu cellulaire est particulièrement grave; mais elle ne diffère point, dans son évolution du phlegmon circonscrit, dont la terminaison la plus ordinaire est la suppuration. En deux ou trois jours au plus, celle-ci, s'établissant, donne lieu à une fièvre plus ou moins vive, qui tombe quand le pus est formé. La tumeur primitive est alors devenue un *abcès chaud*, qui peut s'ouvrir spontanément si le chirurgien n'intervient pas assez tôt pour lui frayer une issue; mais dans le cas d'un phlegmon diffus, cette suppuration se faisant sur plusieurs points à la fois, décolle la peau sur une vaste surface, la mortifie et promptement épuise le malade quand elle n'empoisonne pas son sang. (Voir *Infection purulente.*)

Le phlegmon du doigt, dont nous aurons à nous occuper à propos des *plaies* de la main, est spécialement désigné sous le nom de *panaris*.

Au début, les *cataplasmes émollients* laudanisés; à la période de suppuration l'*incision* des abcès et l'*injection*, dans les foyers purulents, de solutions antiseptiques tièdes à l'*alcool thymique*, constituent le meilleur traitement des phlegmons.

Etymologies PHLEGMON : *phlégo*, je brûle : l'inflammation phlegmoneuse déterminant une vive cuisson. — ABCÈS : *abscessio*, de *abscedere* séparer : désagrégation, décomposition.

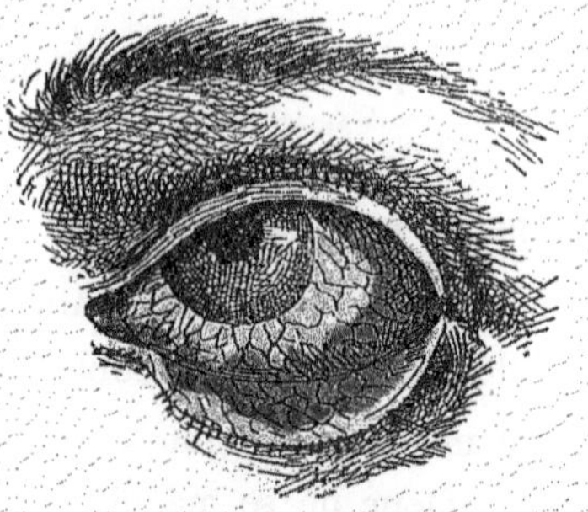

Conjonctivite simple ou catarrhale.

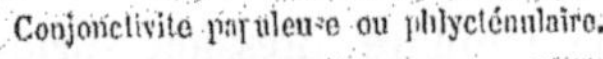

Conjonctivite papuleuse ou phlycténulaire.

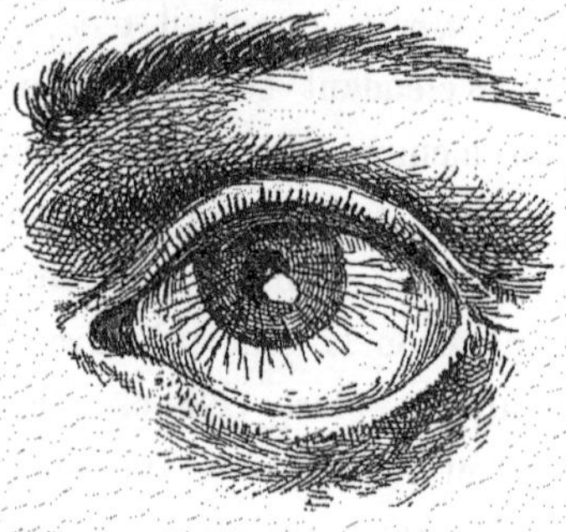

Kératite papuleuse superficielle.

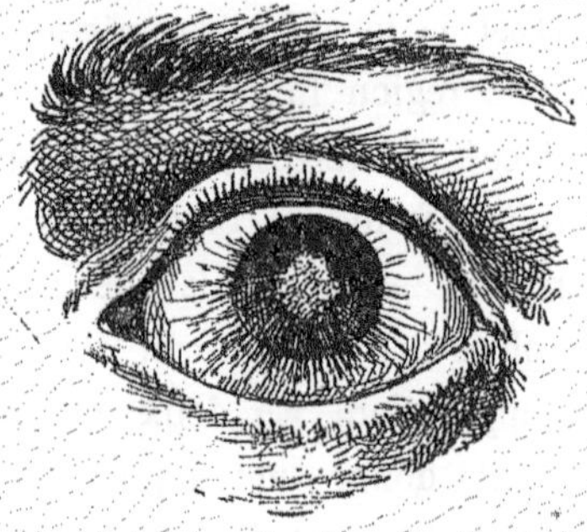

Kératite interstitielle ou profonde.

Inflammations superficielles des yeux. — Ophthalmies.

MALADIES DES YEUX. — OPHTHALMIES.

I. INFLAMMATIONS EXTERNES.

EXPLORATION DE L'ŒIL. — OPHTHALMOSCOPIE.

Entouré, dans la cavité de l'orbite qu'il occupe, d'une épaisse couche de muscles et de graisse, le globe de l'œil est encore protégé, en avant, par les *paupières* garnies de leurs cils et revêtu, dans toute cette partie apparente, d'une fine muqueuse, la *conjonctive*, que des larmes, régulièrement sécrétées, tiennent constamment humide. Transparente au niveau de la cornée qu'elle recouvre, la conjonctive s'étend, du centre vitré de l'œil, sur la partie blanche ou *sclérotique* et doublant ensuite la face interne des paupières elle vient se souder à la peau sur leur bord libre, à la base même des cils.

Cette surface extérieure de l'organe de la vision est le siége de quelques-unes de ses maladies inflammatoires les plus communes, les *ophthalmies*, chacune, suivant son espèce, intéressant telle ou telle partie de la muqueuse; mais les lésions organiques graves s'accomplissent toutes à l'intérieur même du globe oculaire, sur l'*iris*, ce mince rideau percé à son centre de la *pupille* ou *prunelle* qui s'agrandit dans l'ombre et se resserre au plein jour; sur le *cristallin*, véritable lentille translucide, dont le rôle est de projeter au fond de l'œil l'image des objets; sur la *choroïde* qui, doublant à l'intérieur la coque scléroticale éteint, par sa surface noire l'excès des rayons lumineux; sur la *rétine* enfin, la membrane sensible, émanée du nerf optique et possédant l'étonnante et merveilleuse faculté de la vision.

Ophthalmoscope. = Il est facile, sans l'intermédiaire d'aucun instrument, de reconnaître et de distinguer les diverses affections de la surface externe de l'œil ; mais on ne saurait se prononcer en toute connaissance de cause, sur telle ou telle maladie profonde du globe oculaire, avant d'avoir minutieusement exploré l'intérieur de l'œil au moyen de l'*ophthalmoscope*.

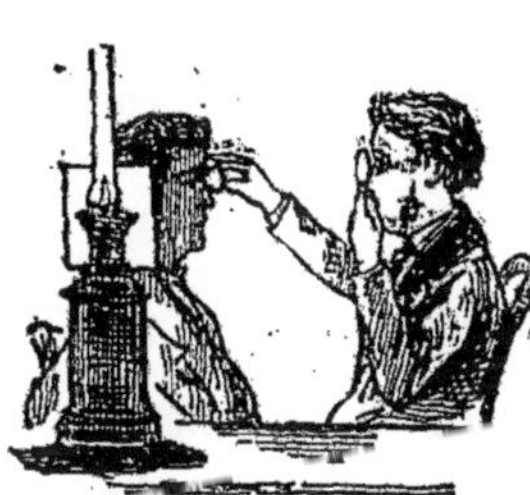

EXPLORATION DU FOND DE L'ŒIL A L'OPHTHALMOSCOPE.

Essentiellement composé d'un miroir réflecteur percé, à son centre, d'une petite ouverture à travers laquelle l'observateur dirige son

Étymologies. — OPHTHALMIE : OPHTHALMOSCOPIE : *Ophthalmos*, œil. *Skopein*, regarder, explorer. — BLÉPHARITE : *Blépharon*, paupière. — ANKYLOBLÉPHARON : *ankylè*, frein, arrêt, soudure des paupières. — SYMBLÉPHARON : *sun*, avec : soudure avec l'*œil* sous-entendu. — ECTROPION : ENTROPION : *trépo*, je renverse : *ek*, en dehors, *en*, en dedans. — TRICHIASIS : *trix*, cheveu, cil. — ORGEOLET : le furoncle des paupières a la forme d'un grain d'*orge*. — CONJONCTIVITE : de *conjonctive*, muqueuse qui *joint* l'œil aux paupières. — CHEMOSIS : *Kémé*, trou. La cornée entourée du chemosis paraît être au fond d'un trou. — KÉRATITE, *kéras*, Cornée. — PHOTOPHOBIE : *phos*, lumière, *phobos* frayeur. — HYPOPYON : *upo*, sous, *puôn*, pus; pus sous la cornée. — STAPHYLÔME : *staphulê*, grain de raisin. De l'aspect de la cornée. — PTERYGION : *pteryx*, voile, drapeau.

rayon visuel et d'une lentille bi-convexe, tenue plus ou moins près de l'œil du malade jusqu'à ce qu'elle donne une image nette, l'ophthalmoscope est surtout destiné à projeter sur la rétine une vive lumière. Dans ce but, le réflecteur pourrait être éclairé par le soleil ; mais il vaut mieux se servir d'une lampe, séparée du malade par un écran vertical. Réfléchie par le miroir ophthalmoscopique, sa lumière est directement envoyée par l'observateur au fond de l'œil qu'il examine, et la *rétine* se montre alors sous la forme d'un disque rouge, présentant vers sa partie centrale une grosse tache ronde d'un blanc jaunâtre, la *papille du nerf optique*, du milieu de laquelle émergent de fines artérioles roses et des veinules plus foncées. Le centre exact du fond de l'œil est marqué, lui-même, par une plus petite *tache jaune* qui ne se confond point avec la papille. Au-dessous de la rétine, enfin et par transparence, on aperçoit souvent la *choroïde*, où rampent de nombreux vaisseaux.

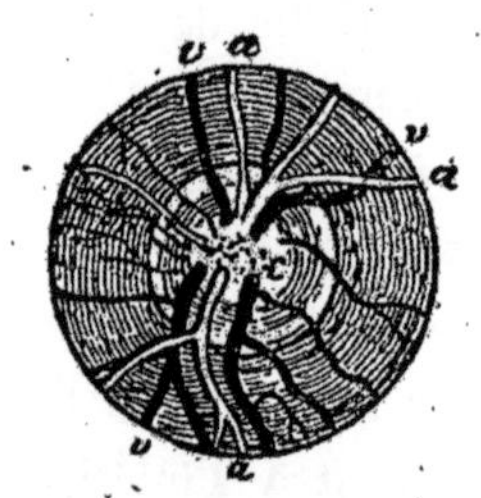

LE FOND DE L'ŒIL VU A L'OPHTHALMOSCOPE.
a artères, *v* veines.
C papille du nerf optique.

CAUSES ET SYMPTOMES DES OPHTHALMIES

Malgré que la superficie de la conjonctive soit extrêmement limitée, les phénomènes morbides provoqués par l'inflammation varient considérablement, suivant le point intéressé de la membrane.

Blépharite. — Lésions des paupières. — Siége-t-elle seulement, comme il est si fréquent de l'observer à la suite d'une exposition prolongée au serein, dans les nuits fraîches de l'été, sur la muqueuse, ordinairement rosée, qui tapisse la face interne de la paupière, elle constitue la *blépharite*, caractérisée par une rougeur vive et par la sécrétion surabondante d'épaisses mucosités qui, le matin, font les yeux chassieux et tiennent les cils agglutinés.

La *blépharite ciliaire*, commune surtout chez les personnes herpétiques ou lymphatiques, est ordinairement bornée à la base des cils; mais elle n'en détermine pas moins une vive sécrétion de mucosités qui se dessèchent en croûtes jaunâtres.

L'inflammation palpébrale se complique souvent, de petits furoncles désignés sous le nom d'*orgeolets* récidivant parfois avec une facilité désespérante. Il n'est pas rare, non plus, qu'elle détermine, à la longue, tantôt une adhérence des paupières entre elles, un *ankyloblépharon*, disent les oculistes, occupant surtout l'angle externe de l'œil; tantôt un *symblépharon* caractérisé par la soudure des paupières au globe oculaire même.

Dans certains cas, cependant, c'est plutôt l'*ectropion*, renversement de la paupière en dehors, ou son renversement en dedans, l'*entropion*, qui succèdent à la blépharite et cette dernière lésion s'accompagne, presque toujours, d'une déviation fort pénible des cils ou *trichiasis* provoquant une très-vive irritation de la conjonctive.

Conjonctivite. — Chemosis. — Limitée à cette portion de membrane qui recouvre le blanc des yeux, l'inflammation de la muqueuse oculaire porte le nom de *conjonctivite*. C'est une ophthalmie d'une extrême fréquence et dont on distingue de nombreuses espèces; mais ces dernières ont pour caractères communs, outre la rougeur intense et vasculaire de l'œil, le gonflement œdémateux de la muqueuse sous la forme d'un bourrelet infiltré d'un liquide séreux ou rouge de sang et désigné sous le nom de *chemosis*. Ces lésions déterminent des picotements, des élancements, une sensation grains de sable sous la paupière, un *larmoiement* considérable, ou parfois, au contraire, un tarissement complet des larmes, une sécheresse de l'œil qualifiée de *xérophthalmie*.

Conjonctivite catarrhale. — La conjonctivite *catarrhale*, la plus commune et la plus simple de toutes, se limite ordinairement à ces désordres. Le plus souvent, elle est déterminée par la fraîcheur du soir, surtout chez les individus rhumatisants ou lymphatiques,

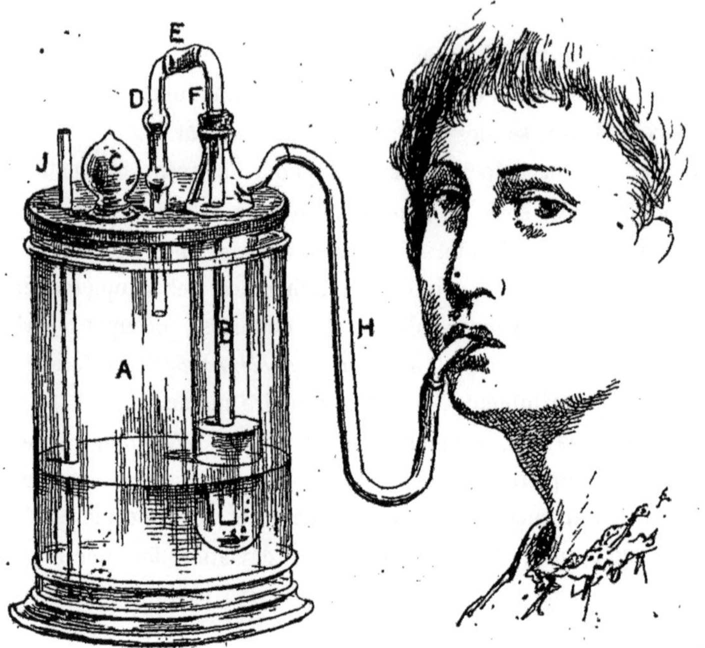

Le Gazogène inhalateur.

THÉRAPEUTIQUE RESPIRATOIRE.

TRAITEMENT RATIONNEL ET DIRECT

Des Maladies de la Poitrine, de la Gorge et des Fosses nasales des Névralgies et des Névroses

PAR

L'INHALATION DES GAZ, DES VAPEURS ET DES MÉDICAMENTS VOLATILS

Les remarquables résultats qu'obtiennent aujourd'hui, par l'emploi des *médicaments gazeux et volatils,* dans le traitement des maladies des voies respiratoires et des névroses, tous les médecins qui suivent les progrès de la science, exigent que nous fassions pleinement connaître une méthode que nous ne cessons, depuis douze ans, de préconiser et de rendre pratique.

La récente introduction, dans la *thérapeutique respiratoire,* de nouveaux agents d'une activité considérable, recommandés par les plus éminents praticiens*, nous invite, d'ailleurs, à montrer comment doivent être généralement administrées ces énergiques substances, afin que leur usage soit toujours efficace et dépourvu de tout danger.

Les plus actifs de ces précieux médicaments, susceptibles d'être, *en quelques secondes,* portés par l'inhalation jusqu'au sang et dans tous les organes, par la voie directe des poumons, peuvent être énumérés dans l'ordre suivant :

Acide carbonique gazeux, — iode, chlore, goudron, térébenthine, créosote, — acide thymique et phénique, — éthers, iodure d'éthyle, nitrite d'amyle, chloroforme, essences oxygénées.

Leur emploi, si rationnel dans un grand nombre de maladies, est surtout indispensable dans tout traitement sérieux des affections bronchiques ou pulmonaires, et d'après le grand nombre de nos observations personnelles**, jointes à celles de nos devanciers, le tableau de leurs indications, doit être dressé comme il suit :

MALADIES	MÉDICATION
Phthisie pulmonaire au début. (Oppression, toux, élancements douloureux.)	**Gaz carbonique et Créosote de hêtre.**
Phthisie pulmonaire confirmée. (Crachats, hémoptysie, fièvre, sueurs.)	**Gaz carbonique et mixture iodo balsamique.**
Catarrhe pulmonaire et bronchique. *Cavernes. — Gangrène du poumon.* — (Crachats fétides.)	**Gaz carbonique et mixture thymique.**
Bronchite chronique simple. *Catarrhe sec. — Emphysème.*	**Gaz carbonique et mixture iodo-balsamique.**
Asthme sec et humide. *Oppression. Spasmes. Toux nerveuse. — Angine de poitrine.*	**Gaz carbonique et Iodure d'éthyle ou Nitrite d'amyle.** (5 à 6 gouttes trois fois par jour.)
Laryngite et pharyngite chroniques. (Granuleuse ou tuberculeuse, phthisie laryngée.)	**Gaz carbonique et mixture iodo-balsamique.**
Coryza chronique. Ozène. *Sécrétions fétides des fosses nasales.*	**Gaz carbonique et mixt-iodo-balsamique ou thymique.** (En inhalations nasales.)
Névroses. — *Névralgie faciale. — Epilepsie. — Hystérie. — Angine de poitrine.*	**Nitrite d'amyle.** En inhalations nasales ou buccales. (3 à 6 gouttes, trois fois par jour.)

* Voir le rapport de M. le prof. G. Sée à l'Acad. de médecine sur l'efficacité des inhalations d'*iodure d'éthyle* contre l'asthme : février 1878.

** Les premières de ces observations ont été publiées en 1873 par le Dr J. Rengade, dans la brochure intitulée : *La Médecine pneumatique*, dont une nouvelle édition doit paraître prochainement.

Le *seul appareil* qui permette d'administrer isolément ou simultanément, suivant les cas, les *médicaments volatils et gazeux,*

LE GAZOGÈNE INHALATEUR

présente, outre la grande simplicité de son fonctionnement, toutes les conditions de sécurité désirables.

MODE D'EMPLOI DU GAZOGÈNE INHALATEUR

L'appareil étant disposé comme le représente la figure placée en tête de cette notice, on y introduit successivement :

1º *La mixture,* ou le liquide volatil.

2º *Les substances* dont la réaction produit l'acide carbonique.

1º — *Introduction du médicament volatil.*

1º Enlever le tube F, en faisant glisser l'anneau de caoutchouc E.

2º Verser dans la clôche B, jusqu'au tiers de la hauteur, la mixture ou le liquide volatil.

3º Replacer bien exactement le tube F et l'anneau de caoutchouc.

2º — *Préparation du gaz carbonique.*

1º Enlever le bouchon C, pour verser dans le grand vase de l'*eau simple* jusqu'au tiers de la hauteur.

2º Verser dans l'eau *une dose de chacun des sels effervescents*, pour obtenir immédiatement le gaz carbonique.

3º Le bouchon rapidement replacé, aspirer aussitôt, lentement, mais profondément, par le tube H, le gaz et les vapeurs.

On doit fréquemmment, sinon après chaque inhalation, changer l'eau du vase. Pour déboucher celui-ci : *Presser doucement et tout autour avec le pouce, le bouchon de caoutchouc, en le soulevant peu à peu,* afin de ne point briser par une brusque secousse, la cloche intérieure.

Ne toucher au liquide volatil que pour en ajouter, quand il s'est évaporé ou épaissi.

Dosage. — *On fait deux à quatre inhalations gazeuses par jour, le matin, le soir, et dans la journée, avant ou après les repas,* et de plus, quand c'est utile, autant d'inhalations des *liquides volatils*, sans dégagement de gaz.

Pour les consultations écrites ou verbales, s'adresser directement, à M. le Doct[r] J. Rengade, 2, avenue Trudaine, à Paris.

Pour l'envoi de l'appareil et des produits, écrire à M. Gelin, pharmacien, 38, rue Rochechouart.

mais elle peut être également occasionnée par un courant d'air froid, des poussières, des vapeurs, des gaz irritants, agissant directement sur la muqueuse ; aussi l'observe-t-on fréquemment dans les filatures, chez les plâtriers, les ouvriers qui manient la fleur de soufre ou les couleurs arsenicales, etc. La *mitte* des égoutiers et des vidangeurs, provoquée par les émanations ammoniacales et sulfurées, n'est qu'une inflammation de même nature.

Conjonctivite papuleuse. — La conjonctivite *papuleuse,* qui frappe souvent les enfants scrofuleux se distingue de la catarrhale par l'apparition, sur la membrane enflammée, d'une petite élevure blanchâtre présentant une extrême tendance à l'ulcération.

Conjonctivite purulente. — Plus grave encore la conjonctivite *purulente,* des nouveau-nés, s'accompagne d'un énorme gonflement des paupières et d'une sécrétion de pus virulent, qui rend cette redoutable ophtalmie extrêmement contagieuse. Sous la tuméfaction qui le couvre, l'œil est attaqué par ce liquide corrosif comme par un acide. Il s'enflamme avec d'atroces douleurs, se perce, se vide et dès lors est irrévocablement perdu. Quelquefois on observe l'exsudation, sur la membrane, d'une *couenne* analogue à celle du croup et de l'angine couenneuse ; mais cette forme *diphthéritique* de la conjonctivite, n'enlève rien à sa gravité.

Conjonctivite granuleuse. — Ces ophthalmies redoutables ne doivent pas être confondues avec la non moins cruelle conjonctivite *granuleuse* qui recouvre la surface muqueuse tout entière de *granulations* veloutées, arrondies et sécrétant des mucosités purulentes éminemment propres à transmettre la maladie. C'est ainsi, d'ailleurs, que la conjonctivite granuleuse a pu régner épidémiquement à diverses époques, sur les armées européennes, après avoir été probablement rapportée d'Égypte par les troupes de Bonaparte, en 1799.

Kératite. — L'inflammation de la cornée complique, le plus souvent, les conjonctivites graves et s'annonce ordinairement par la crainte de la lumière, la *photophobie*. Quand, à la suite ou dans le cours d'une ophthalmie, le malade cache ses yeux pour éviter le jour qui réveille ses douleurs, on peut sûrement affirmer qu'une kératite se déclare.

Kératite superficielle. — Limitée à la surface de la cornée, la kératite tantôt débute par une papule ou *phlyctène* qui lui donne beaucoup d'analogie avec la conjonctivite papuleuse, tantôt par le développement excessif de petits vaisseaux sanguins dont la trame opaque forme sur la membrane vitrée, au-devant de la prunelle, une sorte de voile épais désigné sous le nom de *pannus*.

Kératite interstitielle ou profonde. — Intéresse-t-elle profondément le tissu cornéen, la kératite, dite *interstitielle*, se caractérise par une opacité d'un gris bleuâtre, disposée en nappe uniforme ou finement ponctuée. Souvent, alors elle s'accompagne d'une simple vascularisation rayonnante ou bien, quand elle est intense, de véritables petits *abcès* qui s'ouvrent à la surface de la cornée pour laisser après eux des *ulcères*, quand ils ne se vident pas dans la chambre antérieure de l'œil pour former un *hypopyon* au-devant de l'iris.

Taies de la cornée. — Aux kératites succèdent presque toujours, dans l'épaisseur de la cornée, des taches ou *taies* plus ou moins opaques : le *néphélion*, presque transparent et présentant l'aspect d'un petit nuage ; l'*albugo* d'un blanc mat ou jaunâtre, le *leucôme*, enfin, qui dérive ordinairement d'un ulcère cicatrisé.

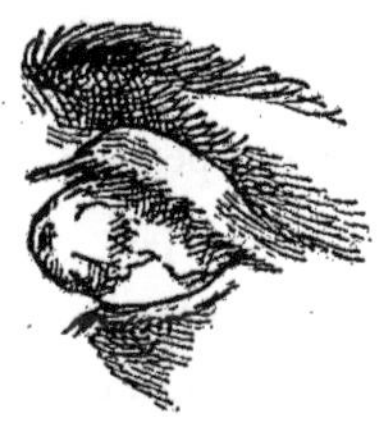

STAPHYLÔME TOTAL.

Staphylôme. — Amincie, voilée et plus ou moins détruite par l'ulcération, la cornée, dans certains cas, n'est plus assez résistante pour supporter la pression interne des liquides de l'œil. L'iris, poussé sur elle, se colle à sa surface, et cette *synéchie* étant constituée, la cornée impropre à la vision, bombe en avant pour former une tumeur hémisphérique, le *staphylôme* quelquefois *par-*

tiel quand il ne se produit que sur un point de la membrane, mais finissant, dans un grand nombre de cas, par la comprendre tout entière et par devenir *total*.

Ptérygion. — A la suite de certaines ophthalmies, mais le plus souvent sans cause connue, la conjonctive s'épaissit vers l'angle interne de l'œil et présente bientôt, en cet endroit, une sorte de bourrelet triangulaire, opaque, jaunâtre, dont la pointe se prolonge jusque vers le centre de la cornée. Connue sous le nom de *ptérygion*, cette singulière excroissance gêne seulement la vue sans la compromettre et le malade en peut, d'ailleurs, être aisément débarrassé par une petite opération.

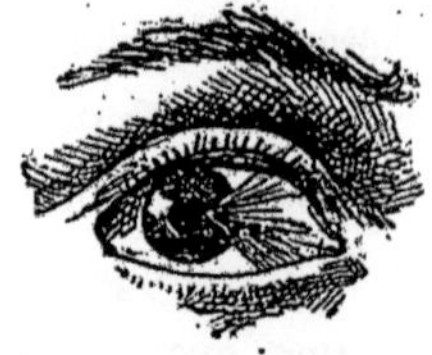

PTÉRYGION.

Tumeur et fistule lacrymales. — Plus fréquemment l'obstruction des conduits lacrymaux, par lesquels les larmes s'écoulent, succède aux inflammations de la conjonctive oculaire ou palpébrale. On voit alors se former à l'angle nasal de l'œil une *tumeur* du volume d'un pois, gonflée par les larmes qui refluent au dehors, jusqu'à ce que ses parois s'enflamment et se percent pour donner issue, par une étroite *fistule* à la sécrétion lacrymale.

Contre cette désagréable infirmité, les médicaments sont trop souvent inefficaces, mais il est parfois possible de la prévenir, en rétablissant par l'introduction de *sondes dilatatrices* ou même d'une *canule* à demeure, la perméabilité des conduits.

TRAITEMENT DES OPHTHALMIES

Moyens hygiéniques et préventifs. — Si les conjonctivites simples provoquées ordinairement par le froid humide chez les personnes prédisposées, sont rarement dangereuses, il n'en est pas de même des ophthalmies virulentes, qui joignent, à l'intensité de leurs effets, une facilité de transmission des plus redoutables. Aussi dès qu'une conjonctivite suspecte se déclare dans une famille, est-il essentiel d'isoler d'abord le malade et de prendre pour le soigner les plus grandes précautions. C'est surtout quand le mal éclate parmi les jeunes enfants, si sujets à la terrible conjonctivite purulente, qu'il faut déployer une prudence extrême. Les linges, les éponges servant aux fréquents lavages de l'organe malade ne doivent pas même servir à nettoyer l'œil qui pourrait être resté sain. Il est aussi nécessaire d'ailleurs, de veiller sur soi que sur les autres et par des ablutions, renouvelées après chaque pansement, de se préserver des atteintes du redoutable virus. Dans tous les cas, le repos de l'œil sous un bandeau de soie noire, le séjour dans une chambre obscure, un régime doux et rafraîchissant, des douches tièdes et fréquentes devront être prescrits comme d'utiles adjuvants à la guérison.

Moyens thérapeutiques. — Contre toutes les ophthalmies indistinctement, il est avantageux d'établir d'abord une dérivation intestinale au moyen des *purgatifs* doux : *calomel,* 05 à 0 gr. 10 centigr. — *huile de ricin,* 30 gr. ou *limonade citro-magnésienne,* tout en agissant dans le même but au voisinage de l'œil par de petits *vésicatoires* volants placés derrière l'oreille, des badigeonnages à la *teinture d'iode* ou même par l'application à la tempe de deux ou trois *sangsues.*

Localement, contre la *blépharite* et la *conjonctivite* on peut employer, suivant l'intensité de l'inflammation, l'un des *collyres* suivants dont on versera prudemment entre les paupières une à deux gouttes, deux ou trois fois par jour :

1° Borax. . . 0 gr. 50 c. à 1 gr.	2° Sulf. de zinc. 0 gr. 05 à 10 centigr.	3° Nitrate d'argent. . . 0 gr. 05
Eau distillée. . . . . . . 30 gr.	Eau dist. de roses . . . . . 30 gr.	Eau dist. de roses . . . . 30 gr.

Contre la *kératite* il est préférable de s'en tenir aux collyres à l'*atropine* : (Sulfat. d'atropine 0 gr. 05 : Eau dist. 30.) qui dilatent la pupille sans irriter la surface de l'œil.

Les *taies de la cornée* sont parfois très-efficacement traitées par l'insufflation de calomel en poudre impalpable ; le *staphylôme* et les diverses altérations des paupières nécessitent presque toujours l'intervention du chirurgien.

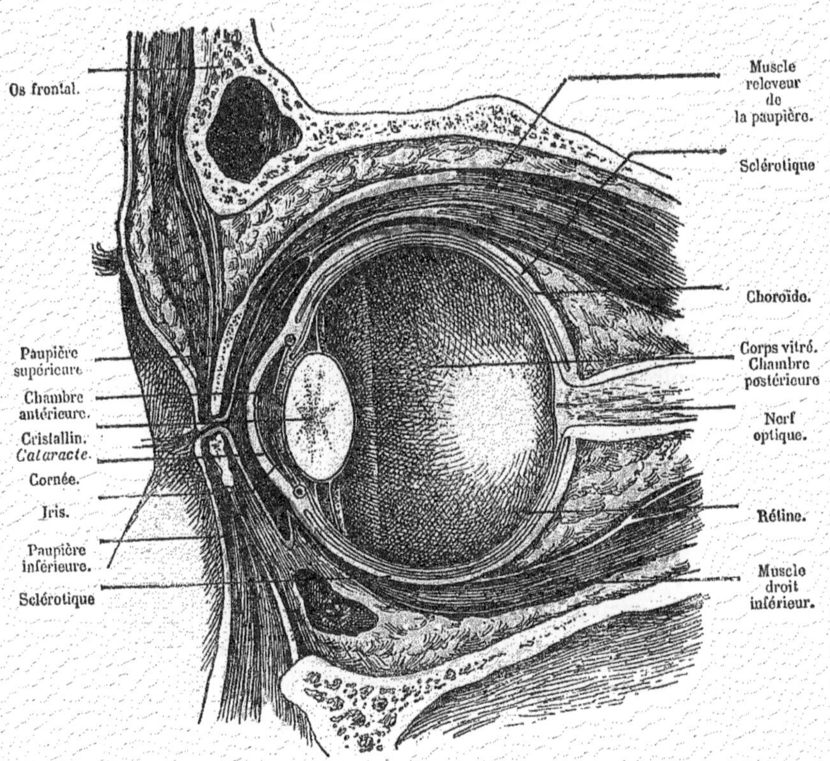

Coupe verticale du globe oculaire. — Cataracte étoilée.

II. — INFLAMMATIONS INTERNES.

CAUSES ET SYMPTOMES

Les diverses membranes qui concourent à former le globe de l'œil ou revêtent intérieurement ses parois, l'*iris*, la *sclérotique*, la *choroïde*, la *rétine*, peuvent être, comme la conjonctive, isolément ou simultanément frappées d'inflammation. C'est ordinairement, à la suite de travaux minutieux, de veilles prolongées à la lueur d'une lampe ou du gaz et sous l'influence d'une altération du sang ou d'un vice constitutionnel, que ces ophthalmies se développent. La plupart ont une longue durée et par elles-mêmes ou par les complications dont elles s'accompagnent, il n'est pas rare qu'elles affectent gravement le sens de la vue.

Iritis. — L'iris s'enflamme surtout sous l'influence de l'intoxication syphilitique, mais parfois aussi, dans le cours du rhumatisme ou de la goutte. La maladie s'annonce d'abord, par des douleurs aiguës et des troubles de la vision que suivent de près une rougeur en auréole autour de la cornée, le changement de couleur de la membrane, le rétrécissement considérable, l'adhérence, enfin, de la pupille à la capsule du cristallin. Ces soudures ou *synéchies* s'accompagnent souvent d'exsudats plastiques, dont l'opacité peut voiler la vue ou l'éteindre complètement en quelques semaines.

Choroïdite. — L'inflammation de la choroïde débute par de légers troubles visuels, par l'interposition, au-devant des objets, d'un brouillard ; de *scotômes* ou *mouches volantes*, par une sensibilité plus ou moins vive du globe de l'œil. A ces premiers phénomènes se borne la choroïdite *séreuse*, particulièrement fréquente dans le cours de l'âge adulte et chez les femmes au moment de la ménopause ; mais ces mêmes accidents s'aggravent beaucoup dans la choroïdite *exsudative* ou *plastique* et se compliquent, en outre, d'une rougeur assez intense, parfois, pour faire craindre, avec la suppuration, la perte de l'organe.

Scléro-choroïdite. — Fréquemment la sclérotique, sous-jacente à la choroïde, s'enflamme en même temps que cette dernière et de cette double inflammation résultent bientôt, l'amincissement partiel des membranes, puis, des bosselures de la coque oculaire constituant autant de *staphylômes* de la sclérotique. Caractérisée par des troubles progressifs de la vue, cette affection frappe tantôt la partie antérieure, tantôt le fond de l'œil et se développe surtout chez les myopes. La choroïdite plastique, qui l'accompagne

Etymologies. — Iritis : inflammation de l'iris. — Choroïde, Choroïdite : *korion*, chorion, *eidos*, ressemblance. La choroïde ressemble à l'enveloppe de l'œuf humain ou chorion. — Rétine, Rétinite : *rete*, rets, lacet, de l'apparence du tissu rétinien. — Glaucome : *glaucos*, vert de mer ; le fond de l'œil présentant cette coloration dans le glaucome.

le plus souvent, se reconnaît, à l'ophthalmoscope, à ses exsudats blanchâtres, laissant après eux, quand ils sont résorbés, une *atrophie* de la choroïde et toujours bien différents du pointillé grisâtre uniforme que détermine, sur le fond de l'œil, la *choroïdite séreuse*.

LÉSIONS DU FOND DE L'ŒIL VUES A L'OPHTHALMOSCOPE.

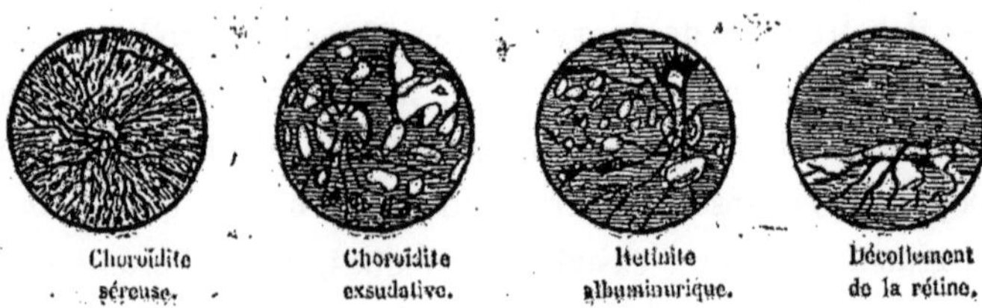

Choroïdite séreuse. Choroïdite exsudative. Rétinite albuminurique. Décollement de la rétine.

Rétinite. — Les altérations graves du sang, l'albuminurie et le diabète par exemple, doivent être classées parmi les plus fréquentes causes de l'inflammation de la rétine. Souvent précédée de congestion ou d'œdème, la *rétinite* se révèle par des troubles variables de la vision, par une *héméralopie* surtout, qui ne permet plus au malade de distinguer les objets pour peu que le jour baisse. Vue à l'ophthalmoscope, la membrane paraît tigrée, dans le cas d'une rétinite simple. Elle est couverte d'exsudats blanchâtres, quand l'inflammation est provoquée par l'albuminurie.

Décollement de la rétine. — Ces diverses altérations entraînent fréquemment, d'ailleurs, le *décollement de la rétine*, dont le premier effet est de masquer la vue d'une moitié des objets, jusqu'à ce que la chute complète de la membrane vienne frapper l'œil malade d'une cécité absolue.

Hydropisies de l'œil. — **Glaucome.** — Les ophthalmies internes que nous venons de passer en revue se compliquent souvent, la choroïdite surtout, d'*hydropisies* oculaires, dont la plus commune est le *glaucome*. Caractérisée par l'augmentation de pression des liquides de l'œil et le refoulement consécutif de la papille optique, cette dernière affection se reconnaît à l'insensibilité de la cornée, due à la compression que subit cette membrane ; à la diminution du champ visuel, à la teinte verdâtre du fond de l'œil, à l'apparition de zones irisées autour des flammes. A l'état aigu, le glaucome occasionne, en outre, des douleurs extrêmement violentes, durant lesquelles l'œil se trouble à tel point que l'examen à l'ophthalmoscope est tout à fait impossible.

TRAITEMENT

Moyens hygiéniques et thérapeutiques. — Les soins hygiéniques et les agents dérivatifs recommandés contre les ophthalmies externes, conservent contre les inflammations profondes de l'œil toute leur efficacité, mais il ne faut jamais appliquer au traitement de ces dernières affections les collyres astringents qui seraient alors fort nuisibles.

Contre l'*iritis* constitutionnelle, le traitement antisyphilitique donne souvent les meilleurs résultats et le *collyre* à *l'atropine* instillé matin et soir peut alors empêcher, en dilatant la pupille, les soudures de l'iris au cristallin. L'*épanchement* de sang ou de pus dans les chambres oculaires, le *glaucome* et les *hydropisies* nécessitent ordinairement soit la ponction de l'organe, soit la déchirure chirurgicale de l'iris connue sous le nom d'*iridectomie*.

CATARACTE

CAUSES ET SYMPTOMES

La *cataracte* est constituée par l'opacité du cristallin ou de la mince capsule qui l'enveloppe. En même temps que la lentille oculaire perd de sa transparence, la vue perd de sa netteté; mais les troubles visuels varient considérablement suivant la nature de la cataracte et la place qu'elle occupe.

Tantôt, en effet, l'opacité dépend d'un dépôt crayeux sous-jacent à la capsule et déterminant ainsi la cataracte *dure* ou *calcaire;* tantôt elle est produite par l'infiltration dans l'épaisseur du cristallin, d'un liquide blanchâtre ou floconneux constituant

Etymologies. — CATARACTE ; *Katarractès*, chute d'eau. L'on attribuait autrefois la cataracte à la chute d'une humeur sur le cristallin.

la cataracte *molle*. Dans certains cas, c'est par le centre même de la lentille, par le noyau, que l'obscurcissement commence. C'est au pourtour de l'organe qu'il se forme dans la cataracte *zonulaire;* et dans les cataractes *étoilées, pointillées, striées, etc.*; c'est à la fois sur plusieurs points du cristallin qu'il se manifeste.

La cataracte souvent résulte d'une blessure de l'œil ou d'une inflammation de ses membranes, surtout quand l'ophthalmie est sous la dépendance d'un vice constitutionnel. Spontanée, elle est quelquefois héréditaire, à tel point que l'on voit même des enfants venir au monde affligés de cette triste infirmité; mais c'est ordinairement au début de la vieillesse, de 50 à 60 ans, que la cataracte est véritablement commune. Les transpirations abondantes, celles entre autres qui sont provoquées par les bains de vapeur dépouillant le corps d'une grande quantité d'eau, favorisent certainement la production de la maladie et peut-être est-ce parce que les paysans, soumis à de rudes fatigues, transpirent plus que les citadins, qu'ils sont aussi plus souvent affectés de cataracte.

Il est ordinairement facile, sans le secours d'aucun instrument, de distinguer l'opacité du cristallin quand elle est complète; mais, au début, la cataracte ne se révèle guère que par l'obscurcissement progressif de la vue, toujours meilleure le soir ou dans l'ombre, quand la pupille plus dilatée découvre davantage la lentille, qu'en pleine lumière ou dans la journée, alors que la prunelle se rétrécit et se contracte. La cécité, chez les vieillards, ne se produit d'ailleurs qu'à la longue et les deux yeux, d'habitude, sont alors successivement atteints.

TRAITEMENT

Opération. — Soins consécutifs. — Tout traitement médical est impuissant contre la cataracte; mais l'opération chirurgicale prudemment exécutée, est en général suivie d'excellents résultats. On *abaissait* autrefois la cataracte en refoulant le cristallin dans la chambre postérieure de l'œil à l'aide d'une aiguille; on l'*extrait*, aujourd'hui, en faisant sortir par une incision pratiquée à la cornée, la lentille devenue opaque.

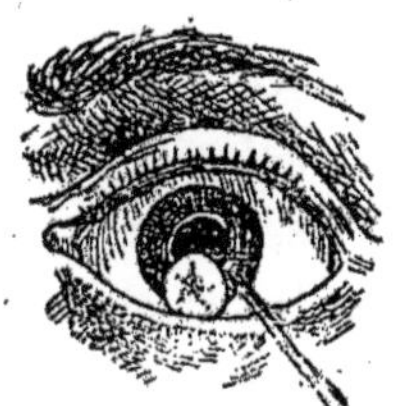

OPÉRATION DE LA CATARACTE.
Extraction du cristallin.

Après l'opération, le malade doit rester couché quelques jours dans une chambre obscure, l'œil tenu fermé par des bandelettes de sparadrap. Afin de prévenir toute complication grave, on lui recommande le plus grand calme, une alimentation légère et quand il est possible de lui laisser revoir le jour, on remplace le cristallin absent par des lunettes à verres convexes qui remplissent absolument le même usage que la lentille disparue.

NÉVROSES DE L'ŒIL. — TROUBLES DE LA VUE.

Amaurose. — Amblyopie. — Avant la découverte de l'ophthalmoscope par Helmoltz, en 1851, les médecins ignorant les inflammations oculaires internes attribuaient volontiers à l'*amaurose* tous les troubles de la vue qui ne dépendaient pas notoirement d'une cataracte ou d'une maladie de la moitié antérieure de l'œil. Aujourd'hui nous savons, à n'en plus douter, que la plupart de ces phénomènes résultent d'une choroïdite, d'un glaucome, d'une rétinite, etc., et l'amaurose essentielle, autrefois si commune, ne se présente plus que très-rarement, à notre observation.

Elle débute en général, par une faiblesse de la vue, une *amblyopie* qui fait d'abord paraître tous les objets vagues et confus; puis elle dégénère en une cécité variable, au cours de laquelle peuvent se produire les troubles visuels les plus bizarres. L'abus du tabac et de l'alcool, l'hystérie et les altérations graves du sang, le diabète, l'albuminurie, la chlorose, occasionnent un

Étymologies. — AMAUROSE : *amauroó*, j'obscurcis. — **Synonymie** : *Goutte sereine, cataracte noire.* — AMBLYOPIE : *amblùs*, obtus, *ops*, œil. — HÉMÉRALOPIE : *héméra*, jour. — NYCTALOPIE : *nux*, nuit, *optomaï*, je vois. — MYOPIE : *muein*, cligner, *ops*, œil. — HYPERMÉTROPIE : *uper*, au-delà *metron*, mesure, *ops*, œil. Au-delà de la limite de l'œil. — PRESBYTIE : *presbùs*, vieillard. — ASTIGMATISME : *à*, privatif, *stigmè*, point. Qui n'est pas au point — STRABISME : *strabos*, louche. DIPLOPIE : *diploós*, double. — DALTONISME : Le chimiste Dalton ne distinguait pas le rouge du bleu.

grand nombre de ces amblyopies amaurotiques. Les malades tiennent la tête haute et, les yeux grands ouverts, ils cherchent avidement la lumière et le jour, contrairement aux cataractés qui baissent la tête et voient mieux dans l'ombre. Certains d'entre eux, plus particulièrement affectés d'*héméralopie*, sont presque aveugles dès que le jour baisse; d'autres, atteints au contraire, de *nyctalopie*, y voient mieux au crépuscule. Quelques-uns, enfin, présentent, même dès la naissance cette singulière cécité d'une ou de plusieurs couleurs bien connue aujourd'hui sous le nom de *daltonisme* ou de *dyschromatopsie*.

Myopie. — Dans l'œil normal l'image des objets se peint nettement sur la rétine comme sur la plaque dépolie d'un appareil photographique. Se forme t-elle en avant de la membrane sensible, cette image n'est plus au point. Ses contours sont indécis et confus; l'œil est *myope* et ce vice de l'organe est dû, soit à l'exagération de courbure de la cornée, soit à l'élongation maladive du globe oculaire. Le myope ne voit bien que les objets placés près de l'œil, à une distance moindre que celle de la vision normale, dont la moyenne est de 30 centimètres, et souvent il cligne les paupières pour empêcher l'accès d'une lumière trop vive, qui lui brouille davantage la vue.

Hypermétropie. — Presbytie. — Le phénomène inverse se produit-il? Les rayons lumineux vont-ils, pour ainsi dire, porter l'image au delà de la rétine? L'œil, est *hypermétrope* et ce défaut est dû soit au raccourcissement de l'œil, soit à la faiblesse de réfraction des milieux qui le composent. C'est donc à tort que l'on oppose habituellement à la myopie, la *presbytie* ou *presbyopie* dont la plupart des vieillards sont atteints; cette dernière infirmité étant occasionnée par la perte de l'accommodation, c'est-à-dire de la faculté que l'œil possède de s'adapter de lui-même à la vision des objets. Le presbyte ne voit bien que les objets éloignés; l'hypermétrope pour mettre sa rétine au point, est obligé à des efforts considérables qui l'empêchent de se livrer à tout travail minutieux.

Astigmatisme. — De la *myopie* il faut distinguer encore l'*astigmatisme*, vice de réfraction de l'œil dépendant le plus souvent d'une irrégularité de courbure de la cornée ou du cristallin et presque toujours consécutif, quand il n'est pas congénital, aux cicatrices résultant d'une kératite ulcéreuse. L'astigmate non-seulement voit trouble, comme le myope, mais encore il ne peut apercevoir à la fois deux lignes qui se croisent et les formes arrondies lui paraissent ovales ou même brisées.

Strabisme ou loucherie. — La déviation de l'œil constituant le *strabisme* ou *loucherie* se produit convulsivement dans le cours d'une méningite, d'une dentition pénible, d'une attaque d'éclampsie; mais elle peut encore dépendre d'une paralysie des muscles moteurs ou d'une compression par une tumeur de l'orbite. Quand l'un des yeux est seul atteint, il regarde ordinairement vers le nez. Sont-ils simultanément affectés, le strabisme est *convergent* quand ils sont tournés en dedans; il est *divergent*, quand ils regardent en dehors. Toute personne qui louche est en même temps frappée de *diplopie*. Elle voit double, parce que l'objet regardé ne se peint plus en un point identique sur chaque rétine; mais, avec le temps, une des deux images souvent s'affaiblit et le malade finit par n'en plus voir qu'une seule.

TRAITEMENT

Lunettes. — On remédie à la myopie par des lunettes à verres biconcaves; par des lunettes à verres convexes, à l'hypermétropie et à la presbytie; par des lunettes à verres cylindriques, à l'astigmatisme. La diplopie même du strabisme peut être efficacement combattue par des lunettes à verres prismatiques; mais la loucherie congénitale ou paralytique ne cède guère qu'à la section du muscle qui tient l'œil dévié. Quelle que soit l'affection, le choix des lunettes sera d'ailleurs, toujours fait avec une extrême prudence et l'on évitera, surtout, de prendre des verres trop forts, qui ne manqueraient pas, en peu de temps, de compliquer de simples troubles visuels d'accidents beaucoup plus graves.

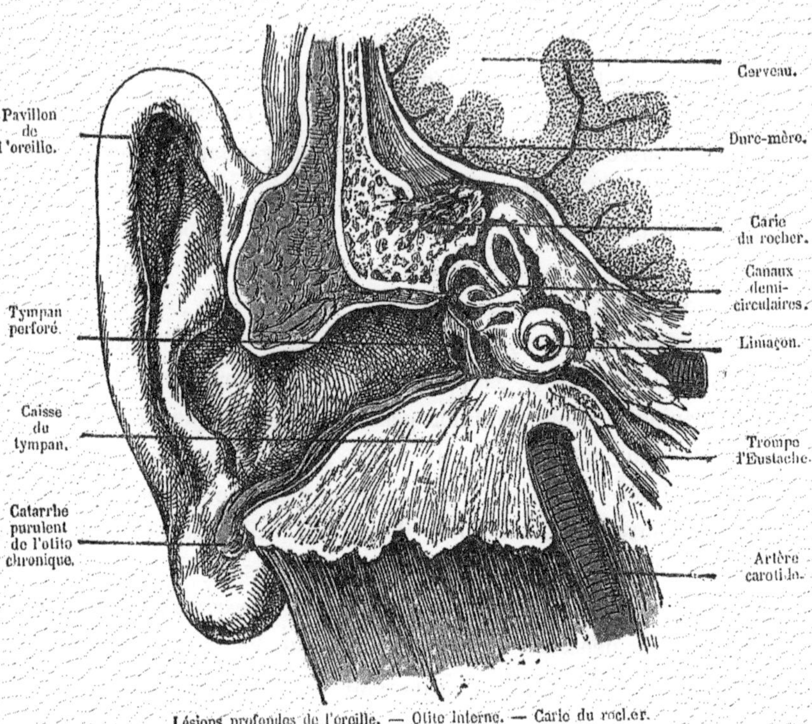

Lésions profondes de l'oreille. — Otite interne. — Carie du rocher.

MALADIES DES OREILLES. — OTITE. — OTORRHÉE.

CAUSES ET GENÈSE

L'oreille, dans les diverses parties qui la constituent, peut être frappée d'inflammations aiguës ou chroniques précédant presque toujours les quelques autres maladies susceptibles de se développer dans cet organe complexe entre tous et d'une délicatesse extrême.

Connues sous le nom d'*otites,* ces inflammations tantôt sont limitées au conduit externe de l'oreille et ne dépassent pas la membrane du tympan ; tantôt, au contraire, elles se développent profondément dans l'oreille interne, au delà de la cloison sonore et vibrante qui sépare les deux moitiés de l'appareil auditif.

Otite externe. — Chez les personnes qui ne le débarrassent pas avec tous les soins désirables, de la sécrétion grasse ou *cérumen* qui s'y peut accumuler, le conduit de l'oreille s'enflamme souvent sous l'influence du froid ou consécutivement à l'irritation dont il est le siége; mais, c'est ordinairement au cours d'une fièvre éruptive, après la rougeole, par exemple, et chez les enfants lymphatiques ou débilités que l'otite se déclare.

De vives démangeaisons, la sécheresse et la rougeur du conduit précèdent ordinairement les bourdonnements et les douleurs dont l'inflammation s'accompagne. Dans certains cas une abondante suppuration marque la dernière phase de la maladie. Quelquefois des furoncles occasionnant des élancements extrêmement aigus la compliquent; il n'est pas rare, enfin, chez les sujets scrofuleux ou syphilitiques, ou même à la période ultime d'une fièvre grave que l'inflammation, après avoir détruit le tissu cellulaire sous-cutané, n'atteigne le périoste de l'os temporal et ne détermine, outre d'intarissables abcès s'accompagnant de vives douleurs, une carie du rocher assez profonde parfois pour s'étendre jusqu'aux enveloppes du cerveau et provoquer une méningite.

Otite interne. — Ce n'est plus le conduit auditif, mais l'oreille même, que l'otite interne compromet dans ses parties essentielles; aussi la surdité, très-rare ou passagère dans le cours de la maladie précédente, se manifeste-t-elle ici dès le début de l'inflammation.

Tous les autres symptômes, la fièvre et la douleur surtout, sont aussi très-exagérés; la distension de la caisse du tympan par le pus occasionne, notamment, des élancements intolérables qui ne cessent guère qu'après la rupture de l'abcès dans le conduit auditif, à travers le tympan déchiré.

Outre les diverses influences constitutionnelles qui favorisent son

Étymologies. — Otite : *ous*, *otos*, oreille : inflammation de l'oreille. — Otorrhée : *ous*, oreille, *réin*, couler : écoulement d'oreille. — Myringite : Dénomination choisie par Lincke et Wilde, au lieu du mot *tympanite*, employé déjà pour désigner le gonflement du ventre par des gaz.

développement, l'otite interne succède souvent aux inflammations de l'arrière-gorge dont la tendance habituelle est de se propager jusqu'à la caisse du tympan, par la trompe d'Eustache. C'est ainsi qu'elle complique avec une extrême fréquence, chez les enfants, l'angine qui se montre constamment dans le cours de toute fièvre éruptive. Fréquemment encore, l'otite interne se développe, après un refroidissement, chez les rhumatisants et les herpétiques. Il n'est pas rare, enfin, qu'elle n'éclate, comme la phthisie laryngée, au dernier degré de la tuberculose. Quelle que soit, d'ailleurs, la cause qui l'ait provoquée, l'inflammation profonde de l'oreille est toujours une affection sérieuse qui trop souvent frappe le malade d'une incurable surdité, quand elle ne se termine pas, chez les jeunes enfants surtout, par de redoutables accidents méningitiques.

Inflammation du tympan. — Myringite. — La mince cloison vibrante tendue, comme la peau d'un tambour, entre le conduit auditif et l'oreille interne pour transmettre à celle-ci les impressions sonores qu'elle reçoit du dehors, la membrane du tympan, ne s'enflamme guère indépendamment des parties avoisinantes. Dans certains cas, toutefois, après un brusque ébranlement déterminé soit par un bruit aigu, soit par un coup violent, un accès de toux, un éternument, un effort, ou bien sous l'action directe d'un objet pointu, un cure-oreille, une épingle, une paille trop profondément introduits, le tympan ayant été déchiré ou rompu, l'inflammation de la membrane peut immédiatement succéder à cette lésion toujours très-douloureuse.

L'injection d'un liquide froid ou la simple pénétration de l'eau quand on se baigne à la mer ou dans une rivière, très-souvent encore occasionnent une myringite aiguë; mais, dans ce cas, l'inflammation débute d'emblée et sans avoir été précédée d'une hémorrhagie par l'oreille, comme il arrive d'habitude quand une forte commotion a préalablement déchiré le tympan.

EXAMEN OTOSCOPIQUE DE LA MEMBRANE DU TYMPAN.

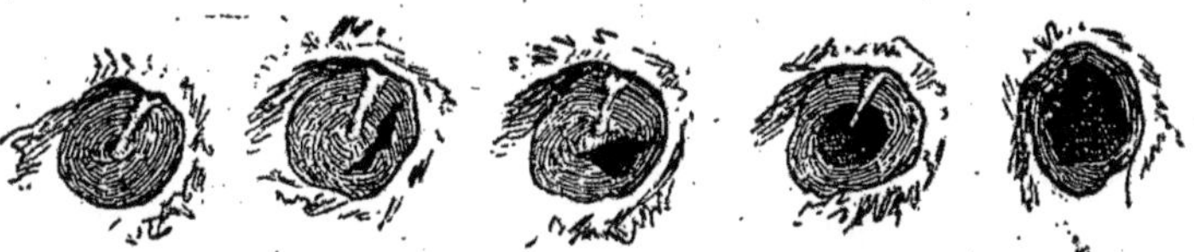

Tympan normal. Déchirures accidentelles du tympan. Perforations du tympan dans l'otite interne.

Les vives douleurs de la myringite aiguë s'accompagnent, en général, de bourdonnements intenses, d'une surdité plus ou moins prononcée, de phénomènes fébriles et nerveux caractérisés par de l'agitation, de l'insomnie, du délire et ne s'apaisant, dans le plus grand nombre des cas, que par la suppuration ou même l'ulcération de la membrane. Il est rare, du reste, que la myringite persiste sans que l'oreille interne elle-même ne soit gravement attaquée.

COMPLICATIONS. TERMINAISONS. SUITES.

Otorrhée. — Catarrhe de l'oreille. — Un abondant écoulement de sérosité roussâtre, mêlée de pus et de mucosités fétides, constitue le catarrhe de l'oreille scientifiquement connu sous le nom d'*otorrhée*. Habituellement il succède aux otites terminées par suppuration et sa persistance en pareil cas annonce toujours la présence d'une lésion plus ou moins profonde. Ordinairement, quand il est clair et mêlé de débris osseux, l'écoulement révèle une carie du rocher; simplement purulent ou muqueux il peut dépendre de la syphilis ou de la scrofulose. Souvent abolie quand le catarrhe provient d'une otite profonde, l'ouïe est au moins toujours diminuée tant que l'écoulement persiste. Quand il cesse, de graves accidents cérébraux peuvent éclater tout à coup et rapidement emporter le malade.

Polypes. — L'inflammation de l'oreille et l'otorrhée qui lui succède si fréquemment se compliquent, parfois, de granulations ou d'excroissances volumineuses présentant la plus grande analogie avec les polypes du larynx et des fosses nasales.

Ordinairement molles et friables, ces tumeurs, outre le catarrhe qu'elles entretiennent, déterminent parfois des vertiges, des névralgies, des vomissements, des syncopes. Du fond de la caisse ou du voisinage du tympan où elles s'attachent, progressivement elles avancent vers l'extérieur et le polype, d'abord caché, se montre bientôt à l'orifice du conduit auditif externe.

TRAITEMENT.

Exploration de l'oreille. — Dans l'épaisseur de l'os temporal où elle est enclavée, l'oreille n'est guère plus accessible à nos moyens d'investigation que l'œil au fond de l'orbite. De même que l'on éclaire la rétine à l'aide de l'ophthalmoscope, il est, cependant, facile de projeter sur le tympan une vive lumière et l'on désigne sous le nom d'*otoscope* le spéculum spécial, en forme d'entonnoir qui, préalablement introduit dans le conduit auditif, permet aisément, d'apercevoir la membrane.

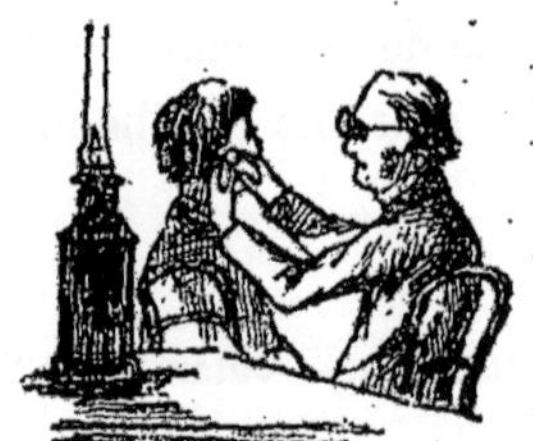

EXPLORATION DE LA MEMBRANE DU TYMPAN.

Moyens hygiéniques et thérapeutiques. — Externe ou interne l'otite aiguë doit toujours être énergiquement attaquée, dès qu'elle se manifeste, par l'application de trois à quatre *sangsues* au-devant de l'oreille et, simultanément, par une *purgation* à la limonade citro-magnésienne, à la scammonée ou au calomel. Un peu plus tard, cette utile dérivation peut être entretenue au moyen de petits *vésicatoires* appliqués derrière l'oreille ou par des badigeonnages à la *teinture d'iode*, fréquemment répétés. Localement, au lieu des topiques huileux trop recommandés en pareil cas, mieux vaut administrer en lui faisant incliner la tête du côté sain, soit des *injections,* soit des *instillations d'eau chaude,* additionnées quand les douleurs sont trop vives, de quelques gouttes de *laudanum*. Ces petits bains que l'on renouvelle plusieurs fois par jour soulagent beaucoup mieux que les préparations pharmaceutiques les plus complexes.

Après la suppuration et contre l'otorrhée chronique, les mêmes moyens locaux doivent être continués ; mais à l'eau chaude laudanisée il est préférable de substituer alors les injections tièdes à l'*eau de feuilles de noyer* en y mêlant quelques gouttes de thymol ou de teinture d'iode, pour combattre l'extrême fétidité de l'écoulement. Les *douches gazeuses* d'acide carbonique, pratiquées au moyen du gazogène inhalateur, rendraient aussi de très-grands services dans tous les cas d'otorrhée ou d'otite interne, soit que les fluides aériformes et volatils fournis par l'appareil, fussent envoyés par les fosses nasales, suivant la méthode de Politzer, jusqu'aux trompes d'Eustache ; soit, dans les cas, surtout, d'une perforation du tympan, que la douche fût directement administrée par le conduit auditif. Il est superflu d'ajouter qu'un traitement général bien ordonné doit être dirigé contre le vice scrofuleux, syphilitique ou dartreux, qui presque toujours a favorisé le développement de l'otite. L'excision rapide par une ligature est le seul moyen de triompher d'un polype de l'oreille, à quelque profondeur qu'il soit situé.

NÉVROSES DE L'OREILLE. — OTALGIE — SURDITÉ.

La plupart des maladies de l'oreille présentent un certain nombre de phénomènes communs, névralgie, bourdonnements, surdité, etc., presque tous susceptibles, cependant, de se manifester en dehors de toute autre affection locale.

Otalgie. — Bourdonnements. — De ce nombre est la névralgie de l'oreille, l'*otalgie*, caractérisée, comme toutes les névroses de ce genre, par une douleur vive, lancinante et se renouvelant à des intervalles plus ou moins éloignés.

Étymologies. — OTALGIE : *oûs, ôtos*, oreille, *algos*, souffrance. Douleur d'oreille.

Tels sont encore les divers bruits qui passagèrement ou sans répit sont perçus par l'oreille et que le malade désigne, suivant les comparaisons qu'il peut établir, sous les noms de *bourdonnements*, de *tintements d'oreille*, de *tintouin*, *etc.* Ces bruits, en effet, rappellent le plus souvent, le bourdonnement d'un insecte, le sifflement du vent dans les arbres, le son d'une cloche, d'une contre-basse, le fracas d'une chute d'eau ou le crépitement d'un liquide en ébullition; mais, quels qu'ils soient, ils résultent toujours d'une irritation des nerfs auditifs, et se montrent dans l'anémie, la chlorose, la congestion cérébrale, ou consécutivement à l'absorption de certains médicaments, le sulfate de quinine par exemple, aussi bien que dans les maladies inflammatoires de l'organe, qu'elles siégent en avant ou en arrière de la membrane du tympan.

Surdité. — Surdi-mutité. — Permanente ou passagère, la surdité complique un grand nombre d'affections de l'appareil auditif. Accompagnée de vertiges, de vomissements et de phénomènes apoplectiques, elle caractérise plus particulièrement une forme complexe de l'otite interne, la *maladie de Ménière*, ainsi désignée du nom de l'auteur qui la décrivit, il y a une vingtaine d'années, pour la première fois; mais dans certains cas, essentiellement nerveuse, elle se manifeste indépendamment de toute lésion de l'oreille ou du cerveau.

La faculté de parler étant absolument subordonnée à celle d'ouïr, la surdité dont l'enfant est affligé dès la naissance ou frappé dans les premiers temps de la vie, se complique, forcément, d'une mutité congénitale ou d'une perte rapide de la parole. Rarement en effet, les sourds-muets sont atteints de lésions plus ou moins profondes de l'appareil vocal ou des centres nerveux. C'est l'oreille, chez la plupart, qui seule est altérée dans ses parties essentielles et la perte de l'ouïe est par conséquent alors la cause première de la mutité.

TRAITEMENT.

Moyens hygiéniques et thérapeutiques. — Les douloureuses et pénibles affections dont l'oreille peut-être atteinte, laissent assez comprendre toute l'utilité des soins de propreté que cet organe réclame. Les oreilles des enfants, surtout, doivent être l'objet d'un minutieux entretien; mais en les nettoyant chaque jour, il faut bien se garder d'injecter ou de laisser pénétrer dans le conduit auditif, même quelques gouttes d'eau froide.

L'otalgie n'exige pas d'autre traitement local que celui de la névralgie faciale. Les bourdonnements et les bruits peuvent souvent être calmés de la même manière, ou même par l'introduction de boulettes de coton enduites de *glycérine laudanisée.* Souvent, alors, les *douches gazeuses* sont aussi très-efficaces, soit qu'on les administre par le conduit auditif, soit par les fosses nasales et la trompe d'Eustache, à l'aide de la sonde d'Itard qui permet de les porter jusque dans la caisse du tympan.

Le traitement de la surdité doit nécessairement varier avec la cause dont cette triste infirmité résulte.

Les enfants sourds-muets, recevront une éducation spéciale qui souvent leur permettra de déchiffrer les mots sur les lèvres de l'interlocuteur qu'ils n'entendent pas et d'entrer, de la sorte, en relation avec lui; les personnes simplement dures d'oreille, s'aideront, pour entendre, d'un *cornet acoustique,* dont le plus simple est toujours le meilleur; dans les cas, enfin, où la surdité ne dépendrait bien que d'une lésion du tympan, il sera souvent possible de rendre l'ouïe au malade en introduisant avec précaution, dans le conduit auditif, un disque de caoutchouc qui remplit l'office de la membrane vibrante et mérite bien, alors, le nom de *tympan artificiel,* que lui donna Toynbee, son inventeur.

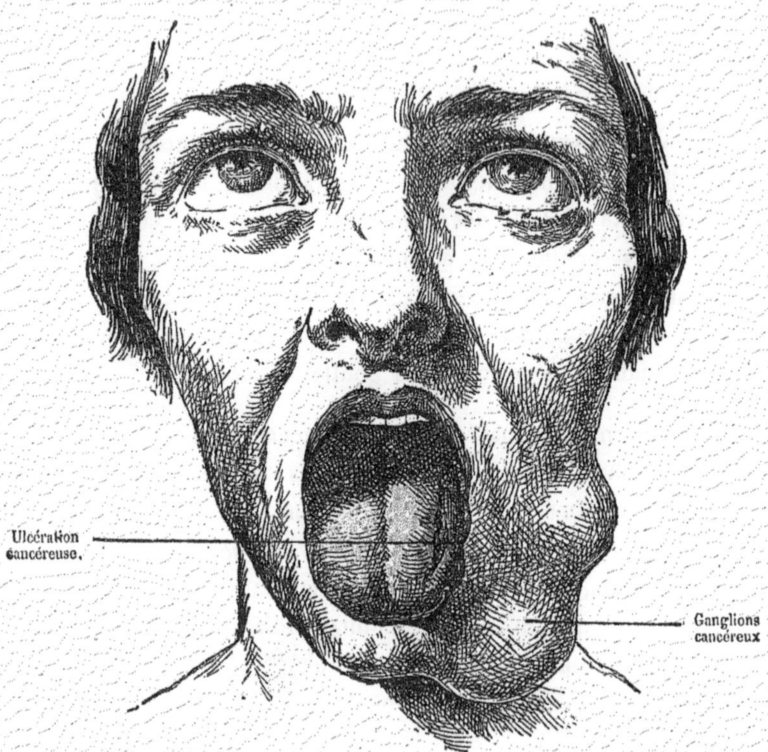

Cancer ulcéré de la langue. — Dégénérescence des ganglions.

MALADIES DE LA LANGUE.

CAUSES ET SYMPTOMES

Autant par la situation qu'il occupe que par ses multiples fonctions, le délicat organe du goût, la *langue,* est sujet à de nombreux accidents, à de fréquentes lésions qui ne laissent pas, quelquefois, d'être extrêmement graves.

Inflammation de la langue. — Glossite. — Non-seulement la surface de la langue s'enflamme habituellement dans le cours des grandes fièvres, et de toutes les maladies aiguës de la muqueuse buccale; à chaque instant elle peut être encore irritée par le contact d'un aliment trop chaud ou malsain, d'une substance toxique ou malpropre, par la saillie tranchante d'une dent brisée, par la fumée du tabac ou le tuyau d'une pipe, elle est souvent mordue pendant le travail de la mastication, quelquefois même hachée au cours d'un accès d'épilepsie et les malades abondent, dans les maisons d'aliénés, qui de ce dernier chef, sont atteints de *glossite chronique.*

Superficielle, l'inflammation de la langue se borne, cependant, à la rougeur et à la sécheresse de l'organe, qui peut se couvrir, çà et là, d'une éruption aphtheuse; mais quand le tissu est compromis dans toute son épaisseur, la langue tuméfiée remplit bientôt la bouche au point de suffoquer le malade, si l'abcès qu'elle renferme n'est point rapidement ouvert. Dans ces cas redoutables que la gangrène souvent termine, la bouche exhale une odeur fétide et toutes les fonctions buccales, la mastication, la déglutition, la parole, sont complétement suspendues.

Tumeurs. — Hypertrophie. — Les tout jeunes enfants prennent souvent l'habitude, après avoir tetté, de continuer les mouvements de succion et de glisser la langue entre les lèvres. Il est rare que de ce petit manége, qui les fatigue un peu, résultent de plus graves conséquences; c'est ainsi, pourtant, que débute toujours, chez quelques-uns d'entre eux, le gonflement puis la chute de l'organe hors de la bouche, constituant la pénible et hideuse tuméfaction connue sous les noms de *macroglossie* ou de *langue de veau.*

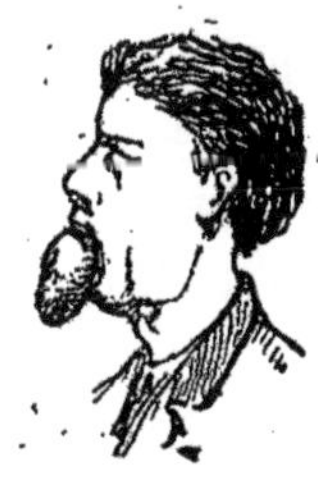

HYPERTROPHIE DE LA LANGUE.

Les sujets atteints de cette triste difformité ne peuvent plus rentrer la langue dans la bouche. Énorme, congestionné, livide, l'organe reste tiré au-devant du menton, rendant impossible la préhension des aliments et la prononciation des mots, gênant la respiration, puis enfin, déterminant un tel dépérissement, que l'intervention du chirurgien devient absolument nécessaire.

Etymologies. — GLOSSITE : *glossa*, langue. Inflammation de la langue. — MACROGLOSSIE : *glossa*, langue, *macros*, gros. Grosse langue.

Cancer de la langue. — Cette hypertrophie totale de la langue est heureusement assez rare ; je me rappelle, cependant, en avoir vu, dans mon enfance, un cas qui m'effraya beaucoup. En revanche, les tumeurs de mauvaise nature se développent avec une extrême facilité dans le tissu lingual, le *cancer* entre autres, qui presque toujours est un *épithéliôme* succèdant à certaines rugosités grisâtres de la langue connues sous le nom de *plaques des fumeurs*. Interstitiel ou profond, le mal débute souvent en avant de l'amygdale et sur le bord de la langue, pouvant en ce cas, avoir été provoqué soit par la pression d'une pipe à court tuyau, soit par le frottement d'une dent depuis longtemps cassée. Quel qu'ait été son mode de genèse, le cancer de la langue est d'ailleurs, toujours aussi cruel que terrible. L'ulcération qui le caractérise, se présente sous la forme d'une crevasse bourgeonnante, dure sur certains points, mollasse sur d'autres, laissant suinter une sanie fétide et saignant au moindre contact. Le malade, en proie à diverses souffrances, évite en parlant, de remuer la langue ; une abondante salive ruisselle de sa bouche qui, bientôt, ne peut plus même s'ouvrir pour recevoir les aliments ; les ganglions sous-maxillaires dégénèrent en tumeurs cancéreuses et ce n'est jamais qu'après une lente agonie que le patient est délivré de cette lamentable existence.

ULCÈRES DE LA LANGUE.

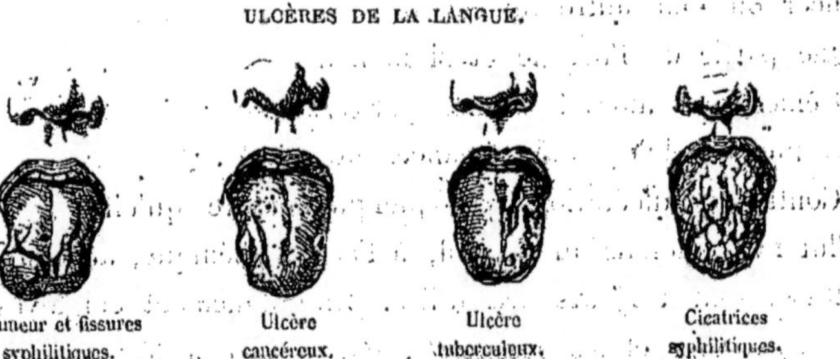

Tumeur et fissures syphilitiques. — Ulcère cancéreux. — Ulcère tuberculeux. — Cicatrices syphilitiques.

Syphilis. — Tuberculose. — Toutes les fissures de la langue ne présentent cependant pas cette terminaison fatale. Il est des *ulcé-*

rations simples, qui guérissent en peu de jours après l'extirpation des chicots qui les ont pu causer. Il en est d'autres, de nature syphilitique, consistant ordinairement en crevasses tortueuses, multiples, presque toujours accompagnées de *tumeurs gommeuses* qui font paraître la langue comme rembourrée de noisettes et laissant, après elles, de nombreuses cicatrices dont l'organe est profondément fissuré. Plus rarement, enfin, la langue peut être le siége d'*ulcérations tuberculeuses* irrégulières, à base dure, piquetées sur les bords de points jaunâtres et généralement liées à la tuberculose des poumons.

TRAITEMENT

Moyens hygiéniques et thérapeutiques. — A l'inflammation superficielle de la langue on ne peut opposer une plus active médication que celle de l'inflammation générale de la bouche (collutoires au chlorate de potasse, gargarismes émollients, dérivatifs intestinaux etc.), décrite, dans tous ses détails à propos de la stomatite. (*Voir ce mot.*) Mais la glossite profonde, compliquée d'un abcès, exige souvent que le chirurgien, d'un coup de lancette, ouvre le foyer purulent pour empêcher une suffocation toujours imminente.

La simple hypertrophie de la langue nécessite autant que le cancer ou tout autre tumeur de mauvaise nature, l'*amputation* d'une partie de l'organe et si le malade se résout à ces moyens extrêmes, c'est alors la section par *écrasement* ou par *ligature* qui présente les plus grandes chances de succès.

Contre les ulcérations, de quelque nature qu'elles soient, les collutoires détersifs au thymol, à l'acide phénique, au chlorate de potasse, sont toujours très-utiles. Simultanément employés avec les *dépuratifs* et les *reconstituants*, quand la lésion est entretenue par un vice constitutionnel, ils suffisent même, souvent, à triompher d'un mal ordinairement très-rebelle.

MALADIES DU NEZ.

CAUSES ET SYMPTOMES

Les fosses nasales constituant les parties essentielles de l'organe de l'odorat et formant, à la fois, la grande entrée des voies aériennes, la véritable étude des maladies du nez a dû logiquement, être placée, dans cet ouvrage, en tête de la série des *maladies de l'appareil respiratoire,* à laquelle le lecteur voudra bien se reporter. Nous ne nous occuperons donc ici, pour compléter la pathologie spéciale du nez, que de deux affections plus particulières encore, peut-être, à l'organe du toucher qu'à celui de l'odorat; mais se développant presque toujours avec une prédilection marquée sur la peau de la région nasale.

Lupus. — Dartre rongeante. — On distingue deux espèces de lupus : l'une *ulcéreuse,* l'autre simplement *tuberculeuse,* sans ulcération. Le *lupus exedens* ou *rongeant,* débute par des tubercules indolents et durs qui, lentement, s'entament, se recouvrent d'une croûte rugueuse et bientôt dégénèrent en un ulcère livide, dont les bords chaque jour s'étendent aux dépens des tissus. La peau, les cartilages, la cloison du nez, tour à tour sont attaqués et réduits en putrilage. Le mal, de nature scrofuleuse ou syphilitique, devient parfois, alors, réellement *vorace* et ne laisse plus, à la place du nez, qu'une large ouverture noirâtre, hideuse, en tout pareille à celle que l'on voit sur une tête de mort.

Lupus non rongeant. — Les tubercules rougeâtres du *lupus non exedens,* tout en ne s'ulcérant pas, tendent constamment à s'accroître par leur bord extérieur et laissent après eux, à mesure qu'ils progressent, des cicatrices blanchâtres, analogues à celles d'une brûlure. Cette forme rampante ou *serpigineuse* du lupus, n'est pas moins tenace, d'ailleurs, que la forme ulcéreuse; mais on l'a vue disparaître spontanément, à la suite d'une autre éruption ou d'un érysipèle.

Etymologies. — LUPUS : *loup,* par allusion à la nature rongeante de ces ulcères. — *Exedens* : dévorant. — **Synonymie** : *Dartre rongeante, esthiomène.* — ACNÉ pour *acmé* : efflorescence. — **Synonymie** : *Goutte rose, couperose.*

Acné rosacée. — Couperose. — Sous l'influence d'un vice constitutionnel et quelquefois à la suite d'excès alcooliques ou de l'absorption de certains médicaments tels que l'iode, le brome, le mercure, etc., la pointe et les ailes du nez se couvrent de nombreuses pustules à base rouge que la seule rapidité de leur évolution différencierait suffisamment de la dartre rongeante. Ces éruptions acnéiques présentent un certain nombre d'espèces et de variétés plus au moins fugaces, dont la plupart ont été déjà décrites dans la symptomatologie des maladies qu'elles caractérisent; mais il en est une particulièrement rebelle, l'*acné rosacée* ou *couperose,* qui laisse après elle, sur tous les points où elle s'est développée, des taches rouges d'où s'élèvent constamment de nouvelles pustules, déterminant à la longue de véritables indurations tuberculeuses dans l'épaisseur de la peau. Malgré sa ténacité, la couperose ne s'ulcère jamais comme le lupus; mais elle n'en constitue pas moins chez les jeunes femmes surtout, une affection souvent douloureuse et toujours extrêmement pénible.

TRAITEMENT

Moyens hygiéniques et thérapeutiques. — Contre la dartre rongeante, les préparations *iodurées* et *ferrugineuses,* peuvent n'être pas absolument inutiles; mais l'ulcération même doit être directement attaquée par les caustiques énergiques : les *acides thymique* ou *phénique* purs, les pâtes au *chlorure de zinc,* la pommade de Rochard à l'*iodure* de *chlorure mercureux,* etc.

L'*acné rosacée* légère a pu, dans certains cas, être efficacement combattue par l'*eau ammoniacale* tiède, ou les lotions au *sublimé :* (1 gr. pour 100 gr. d'eau alcoolisée) mais dans les cas rebelles, on ne peut guère attendre de bons résultats que de la pommade à l'*iodure de chlorure mercureux,* employée selon la méthode du Dr Rochard *, par séries de trois jours, à huit jours d'intervalle.

(*) *Traitement des Maladies de la peau,* par le Dr F. Rochard. Paris, 1877.

TABLEAU SYNOPTIQUE ET DIAGNOSTIQUE

DES MALADIES DES ORGANES DES SENS

MALADIES DE LA PEAU.	Éruptions ou phénomènes inflammatoires.	Éruptions de taches, vésicules ou pustules ordinairement disséminées et liées à un état morbide constitutionnel.	Éruptions souvent symétriques, étendues, vésiculeuses, puis sèches, accompagnées de névralgies.	**Herpétides.**
			Éruptions non symétriques, limitées, vésiculeuses, puis pustuleuses. Accidents rhumatismaux.	**Arthritides.**
			Éruptions arrondies, d'un rouge cuivré, précédées d'un chancre et n'occasionnant pas de prurit.	**Syphilides.**
			Éruptions irrégulières, violacées, torpides. Constitution scrofuleuse ou lymphatique.	**Scrofulides**
		Éruption vésiculeuse dans l'intervalle des doigts. Sillons. Démangeaisons vives, surtout le soir.		**Gale.**
		Éruption pustuleuse, suintante, limitée à la barbe ou au menton.		**Mentagre.**
		Inflammation vive de la peau, sur un espace plus ou moins étendu. — Tuméfactions rouges, aiguës, proéminentes, limitées et superficielles. Suppuration.	Boutons aigus, peu nombreux, suppurant au sommet.	**Ecthyma.**
			Tumeur conique s'ouvrant au sommet par un seul orifice.	**Furoncle.** (*Clou.*)
			Tumeur globuleuse s'ouvrant par plusieurs orifices.	**Anthrax.**
		Inflammation vive de la peau, sur un espace plus ou moins étendu. — Empâtement inflammatoire large et profond. Fièvre et abcès.	Inflammation bornée à une petite surface. Vive rougeur.	**Phlegmon circonscrit.**
			Inflammation étendue à un espace considérable.	**Phlegmon diffus.**
	Point d'éruption ni d'inflammation. Hypertrophies ou simples taches épidermiques.		Épaississement, puis ulcération de l'épiderme à la suite d'une pression continue.	**Cor. — Durillon.**
			Papule épidermique, saillante et souvent ramifiée.	**Verrue.**
			Minces écailles sus-épidermiques rougeâtres et constituées par un parasite végétal.	**Pityriasis.**
	Affection parasitaire limitée au cuir chevelu ou à la barbe.		Pustules jaunâtres, en plaques rugueuses, exhalant une odeur fétide.	**Teigne faveuse.**
			Chute des cheveux par plaques arrondies, simulant des tonsures.	**Teigne tondante.**
			Chute des cheveux par touffes inégales, calvitie progressive.	**Teigne décalvante.**
	Ulcération bornée au pourtour des ongles.		Tuméfaction, puis ulcération du repli latéral de l'ongle. Incarnation.	**Onyxis.** (*Ongle incarné.*)
			Inflammation du lit ou du pourtour unguéal. Chute de l'ongle.	**Onglade.**
MALADIES DE LA LANGUE.	Hypertrophie considérable, lente et sans fièvre. Saillie et prolapsus définitif de la langue hors de la bouche.			**Macroglossie.**
	Rougeur, douleur et gonflement inflammatoire de la langue. Fièvre vive. Parfois abcès.			**Glossite.**
	Ulcérations profondes.		Simple fissure sur le bord de la langue sans induration ni bourgeonnements.	**Ulcère simple.**
			Ulcération irrégulière, profonde, saignante. Élancements très-douloureux. Engorgement rapide des ganglions.	**Ulcère cancéreux.** (*Cancer lingual.*)
			Crevasses multiples, souvent précédées de tumeurs globuleuses; hémorrhagies rares. Peu ou point de douleur. Engorgement nul ou tardif des ganglions. Antécédents syphilitiques.	**Ulcères syphilitiques.**
			Ulcération profonde, à base dure, bordée de points jaunâtres. Sujet tuberculeux.	**Ulcère tuberculeux.**

MALADIES DES PAUPIÈRES.	Renversement de la paupière.		En dehors.	**Ectropion.**
			En dedans.	**Entropion.**
	Soudure des paupières.		Entre elles.	**Ankyloblépharon.**
			Avec l'œil.	**Symblépharon.**
	Développement à l'angle interne de l'œil d'une petite tumeur pleine de larmes. Larmoiement.			**Tumeur lacrymale.**
	Rougeur vive de la face interne de la paupière, surtout au niveau des cils.			**Blépharite ciliaire.**
MALADIES DES YEUX.	Inflammations et lésions externes du globe oculaire.	Inflammation de la conjonctive au niveau du blanc de l'œil. Cornée saine au moins au début. Larmoiement.	Rougeur vasculaire avec gonflement ou chemosis.	**Conjonctivite catarrhale.**
			Rougeur avec élévure pustuleuse tendant à l'ulcération.	**Conjonctivite papuleuse.**
			Gonflement énorme des paupières, pus très-âcre, contagieux, corrodant le globe de l'œil.	**Conjonctivite purulente.**
			Muqueuse couverte de granulations. Pus très-contagieux.	**Conjonctivite granuleuse.**
		Inflammation de la cornée. Photophobie.	Cornée voilée, souvent avec papule tendant à l'ulcération.	**Kératite superficielle.**
			Opacité d'un gris bleuâtre uniforme ou ponctuée.	**Kératite interstitielle.**
		Surface oculaire revêtue d'un bourrelet membraneux triangulaire, à sommet sur la cornée.		**Ptérygion.**
		Saillie globuleuse de la cornée, avec opacités et souvent ulcérations.		**Staphylôme.**
	Inflammations et lésions internes du globe oculaire.	Troubles visuels provoqués par des lésions appréciables seulement à l'ophthalmoscope.	Pointillé grisâtre du fond de l'œil. Mouches volantes.	**Choroïdite séreuse.**
			Exsudats blanchâtres, puis atrophie. Myopie antérieure.	**Scléro-choroïdite.**
			Rétine tigrée. Héméralopie.	**Rétinite simple.**
			Rétine couverte d'exsudats. Albuminurie.	**Rétinite albumineuse.**
			Renversement de la rétine. Vision d'une moitié des objets.	**Décollement de la rétine.**
		Troubles visuels provoqués par des lésions ordinairement appréciables, à simple vue.	Auréole autour de la cornée. Rétrécissement de la pupille et soudure de l'iris.	**Iritis.**
			Douleurs très-vives, trouble et teinte verdâtre du fond de l'œil. Cornée insensible.	**Glaucome.**
			Opacité du cristallin. Vue meilleure le soir. Vieillards.	**Cataracte.**
	Troubles de la vue, sans inflammation ni lésion appréciable	Vision confuse, plus mauvaise le soir. Amblyopie non corrigée par les lunettes.		**Amaurose.**
		Vue confuse à distance, bonne à proximité de l'œil, rétablie par les lunettes biconcaves.		**Myopie.**
		Vue bonne à distance, mauvaise à proximité, rétablie par les lunettes convexes.		**Presbytie.**
		Vue fatigante, pénible, exigeant de grands efforts, rétablie par les lunettes convexes.		**Hypermétropie.**
		Vue confuse. Impossibilité de distinguer à la fois deux lignes croisées.		**Astigmatisme.**
	Déviation permanente ou passagère d'un seul ou des deux yeux. Vue double.			**Strabisme.** (*Loucherie.*)
MALADIES DES OREILLES.	Douleurs vives aiguës.	Douleurs et bruits continus. Fièvre.	Ouïe obtuse, mais conservée, démangeaisons. Suppuration fréquente, sans perforation du tympan.	**Otite externe.**
			Surdité. Fièvre intense. Elancements. Ecoulement de pus après perforation du tympan.	**Otite interne.**
		Douleurs et bruits intermittents. Point de fièvre.		**Otalgie.**
	Douleurs sourdes ou nulles.	Ecoulement abondant. Ouïe obtuse. Point de fièvre.		**Otorrhée.**
		Point d'écoulement ni de fièvre. Bruits continus.		**Bourdonnements nerveux.**
MALADIES DU NEZ.	Tubercules rares rougeâtres ou violacés à développement lent.		Ulcération consécutive rongeante, détruisant promptement les tissus.	**Lupus rongeant.**
			Point d'ulcération consécutive. Extension ou dessication des tubercules.	**Lupus non rongeant.**
	Pustules multiples à suppuration rapide, reposant sur une surface rouge, plus ou moins étendue.			**Acné rosacée.**

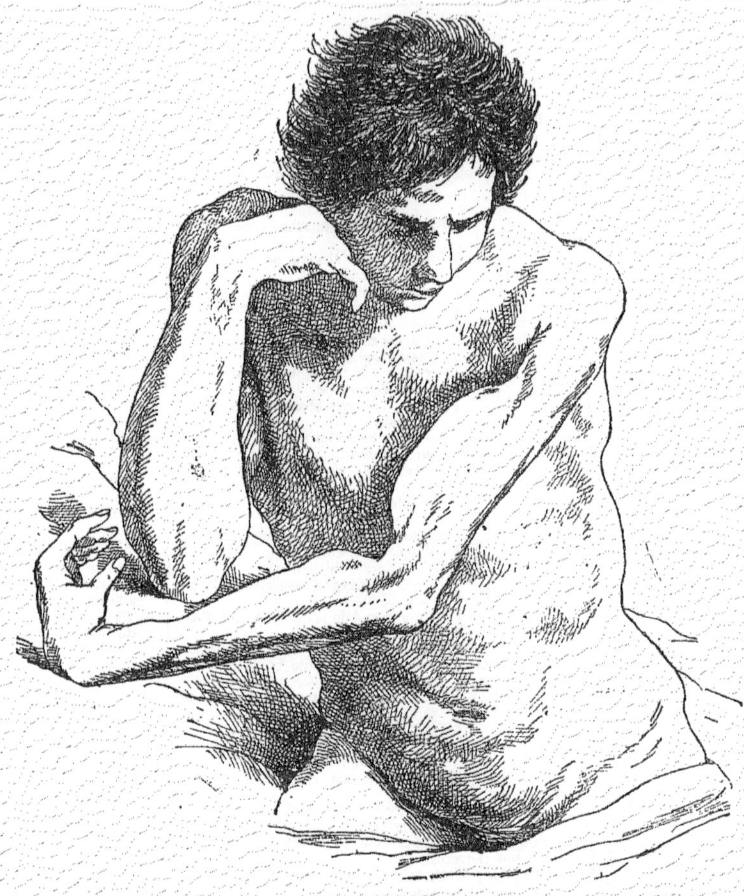

Atrophie progressive des muscles extenseurs du bras. — Attitude du membre paralysé.

MALADIES DE L'APPAREIL LOCOMOTEUR.

MALADIES DES MUSCLES. — ATROPHIE MUSCULAIRE.

Les *muscles* sont les organes du mouvement. Composés de longues fibres contractiles, ils donnent à l'homme d'autant plus de force qu'ils sont plus volumineux et leur tissu, constituant la *chair* proprement dite, malgré la grande place qu'il occupe dans l'économie et la prise considérable qu'il offre aux influences morbides, est bien plus rarement atteint qu'aucun autre.

Il faut, dans un brusque effort, dans ce que l'on nomme par exemple, un *tour de reins*, la complète rupture de quelques fibres musculaires, pour que l'organe, au point lésé, fasse endurer au malade une vive douleur. Niée par la plupart des médecins, l'inflammation du muscle, la *myosite*, est au moins une véritable curiosité ; le froid humide seul, chez un grand nombre de personnes, détermine directement sur le tissu musculo-fibreux la gêne, la raideur et l'engourdissement douloureux qui caractérisent les affections rhumatismales.

Mais, si, par sa nature même, le muscle est peu sujet aux maladies, en revanche, par l'intermédiaire des nerfs qu'il reçoit, est-il quelquefois atteint dans ses fonctions ou même dans sa structure intime.

Nous savons déjà comment il est frappé de *paralysie*, quand une altération quelconque a lésé ses nerfs moteurs ou la région de la moelle d'où ces derniers tirent leurs racines ; nous allons maintenant étudier comment son tissu dégénère et s'*atrophie* quand le mal intéresse ses nerfs *trophiques*, c'est-à-dire ceux qui, fournis par le grand sympathique, président à la nutrition des éléments dont le muscle est composé.

CAUSES ET SYMPTÔMES DE L'ATROPHIE PROGRESSIVE

L'*atrophie musculaire progressive* est essentiellement caractérisée par la diminution de volume, la décoloration et la dégénérescence graisseuse des muscles frappés.

Plus fréquente chez l'homme que chez la femme et quelquefois héréditaire, la maladie n'est certainement pas sans relation avec le vice rhumatismal. L'humidité, les excès, les fatigues, paraissent encore avoir sur sa production une influence certaine ; dans un petit nombre de cas, enfin, elle a semblé directement dériver de la syphilis ou d'une intoxication saturnine.

Étymologies. — Atrophie : *a*, privatif, *trophè*, nourriture. Dénutrition. — Myosite ou myite : *mûs*, muscle. Inflammation des muscles. — Synonymie : *Paralysie musculaire progressive*. — *Paralysie atrophique*, etc.

Quelle que soit la cause déterminante c'est presque toujours, d'ailleurs, une altération quelconque des nerfs trophiques du muscle, qui prélude à l'atrophie.

Désormais incapables de se nourrir, les fibres contractiles ne présentent plus au microscope, la texture finement striée qui les caractérise. Elles sont pâles, remplies de granulations graisseuses, considérablement réduites de volume et souvent déformées.

Rarement la maladie débute par des élancements névralgiques ou des douleurs rhumatoïdes. Dans le plus grand nombre des cas, c'est l'amaigrissement, puis l'affaissement de certains muscles qui tout d'abord éveille l'attention du malade et presque toujours ce sont les muscles saillants de la main, à la base du pouce, qui s'atrophient les premiers.

Bientôt, sur d'autres points du membre et sans aucune régularité, s'accusent des creux d'autant plus apparents qu'ils ne sont ordinairement produits que par l'atrophie d'un même groupe de muscles, les antagonistes conservant toute leur intégrité. Ces déformations se montrent surtout quand les *extenseurs* étant primitivement atteints, l'action des *fléchisseurs* se continue sans être équilibrée par les muscles malades. L'épaule, alors, est aplatie, le biceps proéminent, la main recourbée et les doigts souvent ployés en forme de griffe.

Aux membres inférieurs qui ne tardent pas à être frappés à leur tour, s'observent des phénomènes semblables. A mesure que l'amaigrissement fait des progrès, les forces diminuent et se perdent; les muscles n'obéissant plus à la volonté, tout mouvement devient impossible; incapable de se soutenir sur ses jambes, le malade, comme une masse inerte, reste affaissé sur son lit. L'atrophie continuant ses progrès il ne peut plus même, bientôt, porter les aliments à sa bouche et cette lamentable situation peut malheureusement se prolonger pendant de longs mois, de longues années, jusqu'à ce que la paralysie gagnant les muscles de la déglutition ou de la respiration, l'épuisement ou l'asphyxie viennent enfin y mettre un terme.

TRAITEMENT

Moyens hygiéniques et thérapeutiques. — Trop souvent l'atrophie musculaire progressive est au-dessus des ressources de l'art et l'incertitude des causes qui l'occasionnent empêche même que l'on puisse, afin de la prévenir, formuler des règles hygiéniques précises.

L'hydrothérapie aidée des bains sulfureux, la galvanisation du grand sympathique dans la région du cou, les massages et les frictions stimulantes, sans triompher absolument de la maladie, peuvent quelquefois l'arrêter dans sa marche. Dans quelques cas, enfin, où l'atrophie était manifestement de nature syphilitique, les préparations iodurées ont aussi donné de très-bons résultats.

SYNOVITE DES TENDONS. — KYSTES SYNOVIAUX.

CAUSES ET SYMPTOMES

Synovite tendineuse. — Dans les gaînes fibreuses dont ils sont enveloppés, les tendons des muscles, pour glisser facilement, sont revêtus, comme les surfaces osseuses dans les articulations, d'une membrane synoviale qui fournit constamment un liquide onctueux, désigné sous le nom de *synovie.*

A la suite de violents efforts musculaires, de mouvements brusques et répétés, ce petit appareil graisseur s'irrite et s'enflamme; aussi la synovite tendineuse est-elle surtout fréquente chez les blanchisseuses qui tordent le linge, les menuisiers dont la main serre fortement l'outil, les pianistes de profession qui, par goût ou par besoin, poussent l'exercice de leur art jusqu'à la fatigue.

Le premier effet de l'inflammation des gaînes tendineuses est

Étymologies. — SYNOVITE : *sun*, avec, *ôon*, œuf. La synovie ressemble à l'albumine de l'œuf. — **Synonymie** : *Crépitation des tendons* ou *aï*, du bruit particulier que fait le tendon enflammé, quand on le presse. — HYGROMA : *ugros*, humide : l'hygroma est une hydropisie.

de déterminer, entre les deux surfaces en contact, un léger bruit de frottement, une crépitation douloureuse que l'on a très-justement comparée au frôlement de la soie ou mieux au bruit que donne la neige ou l'amidon quand on les presse. En même temps la surface de la peau rougit au niveau du point malade et dans la gaîne même se produit un épanchement accompagné de la formation, sur les parois de la membrane, de petites végétations blanchâtres dures, qui parfois s'en détachent pour flotter dans le liquide, semblables, le plus souvent, à des grains de riz.

Il n'est pas rare, alors, que la maladie, jusque là peu sérieuse, ne s'aggrave jusqu'à se terminer par des abcès profonds, laissant généralement après eux d'intarissables fistules.

Kystes synoviaux. — Quand, au lieu de suppurer, la synovite tendineuse passe à l'état chronique, elle se complique souvent de petits kystes globuleux, pleins d'un liquide plus ou moins clair où flottent, presque toujours, de nombreux corps riziformes. Ces *kystes synoviaux* se développent surtout au niveau du poignet, à la paume de la main, quelquefois au cou-de-pied ou dans le creux du genou. Rarement ils s'enflamment et suppurent; mais ils ne guérissent pas, non plus, spontanément et le malade n'en peut guère être débarrassé que par l'intervention chirurgicale.

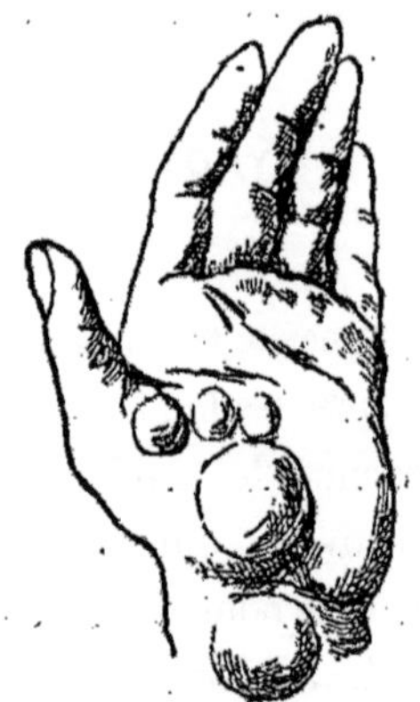

KYSTES SYNOVIAUX DE LA MAIN ET DU POIGNET.

Hygroma. — Sur tous les points du corps où s'exerce une pression habituelle se forment de petits sacs synoviaux, des *bourses séreuses* dont le but est précisément de protéger les organes sous-jacents et de faciliter le glissement des parties les unes sur les autres. Ces membranes closes n'existent pas nécessairement chez tous les sujets; mais elles s'organisent, suivant les besoins, au-devant de la rotule, chez les couvreurs, les maçons, les personnes dévotes qui s'agenouillent fréquemment; aux malléoles, chez les tailleurs, au cou-de-pied chez les frotteurs, à l'épaule, chez les portefaix; sous les durillons des orteils, enfin, chez quiconque supporte trop longtemps une chaussure étroite.

Semblables aux gaînes tendineuses par leur structure, les bourses séreuses leur ressemblent aussi par les maladies qui les peuvent affecter : l'*inflammation*, presque toujours provoquée par une chute, un coup, une irritation quelconque et l'*hydropisie* qui généralement succède aux phénomènes inflammatoires. Désigné sous le nom d'*hygroma*, l'épanchement qui se fait dans les bourses séreuses ne diffère pas, non plus, de celui des kystes synoviaux. Il contient ordinairement comme ce dernier, des grains albumineux, riziformes et ne se résorbe de lui-même qu'avec les plus grandes difficultés.

TRAITEMENT.

Moyens hygiéniques et thérapeutiques. — L'inflammation aiguë des gaînes tendineuses doit être aussitôt combattue par la cessation immédiate du travail musculaire excessif qui peut l'avoir occasionnée. La région douloureuse est couverte de cataplasmes chauds laudanisés et si la suppuration se déclare, l'on se hâte, par une incision, de lui ouvrir une issue au dehors.

Contre l'hydropisie des gaînes et des bourses séreuses, les compresses trempées d'un liquide résolutif, *arnica, extrait de Saturne, etc.*, les badigeonnages même à la *teinture d'iode*, sont généralement inefficaces. Les *vésicatoires* suivis d'une *compression* continue réussissent quelquefois; mais la cure radicale exige ordinairement la *ponction* du kyste suivie d'une *injection iodée* et cette opération ne doit jamais être alors pratiquée qu'avec une extrême prudence.

MALADIES DES NERFS. — NÉVRITE. — NÉVROME

CAUSES ET SYMPTOMES

Outre les phénomènes morbides déjà décrits sous le nom de *névroses,* dont ils peuvent être le siége en dehors de toute lésion appréciable, les nerfs sont sujets, comme tous les autres organes, à de véritables altérations de tissu qui, plus ou moins, troublent leurs fonctions et modifient leurs propriétés.

Névrite. — L'inflammation ou *névrite,* gonfle et ramollit la substance du nerf. Elle se manifeste ordinairement sous l'influence de la syphilis ou de la diathèse rhumatismale et donne lieu, comme la névralgie, à de très-vifs élancements, plus localisés, toutefois, et moins intermittents que les douleurs aigües d'une simple névrose.

Dans un grand nombre de cas, des engourdissements ou des paralysies passagères se produisent, au cours de l'inflammation. Sur le trajet du nerf on observe parfois une insensibilité plus ou moins étendue, ou, tout au contraire, une sensation pénible de chaleur ou de froid. Assez fréquemment des spasmes, des contractures, des convulsions partielles se manifestent encore dans la région sous-jacente au point affecté.

L'importance du nerf enflammé donne enfin à certaines névrites une gravité toute exceptionnelle. Telle est la *névrite optique,* dont la terminaison presque fatale est l'atrophie du nerf de la vue, précédant toujours l'amaurose et la cécité.

Névrôme. — On désigne sous le nom de *névrômes* de petites tumeurs fibreuses, développées sur l'enveloppe ou dans le tissu même du nerf. Ce sont, ordinairement, de simples nodosités de la grosseur d'un pois ou d'une noisette, mais pouvant atteindre un volume beaucoup plus considérable, quand par exception, elles ne causent

Étymologies. — NÉVRITE, NÉVRÔME, *neurôn*, nerf.

point au malade d'assez vives douleurs pour le décider à s'en débarrasser au plus vite.

Le caractère essentiel du névrôme est, en effet, de donner lieu, au moindre contact, et parfois même sans la moindre provocation, à des élancements d'une telle acuïté qu'ils forcent le malade à pousser des cris et déterminent souvent, chez les femmes surtout, de véritables syncopes.

A mesure que le névrôme augmente de volume, ces douleurs elles-mêmes se renouvellent avec plus d'intensité, puis elles reparaissent à de courts intervalles, débutant, alors, par une sorte de vibration comparable à une secousse électrique et se terminant, après d'intolérables exacerbations, par l'engourdissement de tout un membre.

Il est rare que les névrômes douloureux se présentent en grand nombre chez le même sujet. En revanche, les névrômes indolores ne se rencontrent presque jamais isolément et leur multiplicité provoque des troubles généraux, de l'agitation, de l'insomnie, des convulsions, un rapide affaissement, plutôt que des accidents névralgiques.

TRAITEMENT.

Moyens hygiéniques et thérapeutiques. — Comme la névralgie, la névrite peut être combattue par les applications narcotiques les plus propres à calmer les douleurs : *laudanum, chloroforme,* en badigeonnages, etc.; et par la dérivation locale à l'aide de petits *vésicatoires volants,* si les premiers moyens ne suffisent pas. La médication doit toujours être, en pareil cas, énergique et rapide, afin que le nerf malade soit au moins préservé du ramollissement qui ne manquerait pas d'entraîner la paralysie dans toute la région sous-jacente au point enflammé. Contre le névrôme, *l'extirpation* seule peut être recommandée et s'il est possible d'énucléer la tumeur sans couper le nerf, l'opérateur a le devoir d'y parvenir, même au prix de quelques difficultés à vaincre.

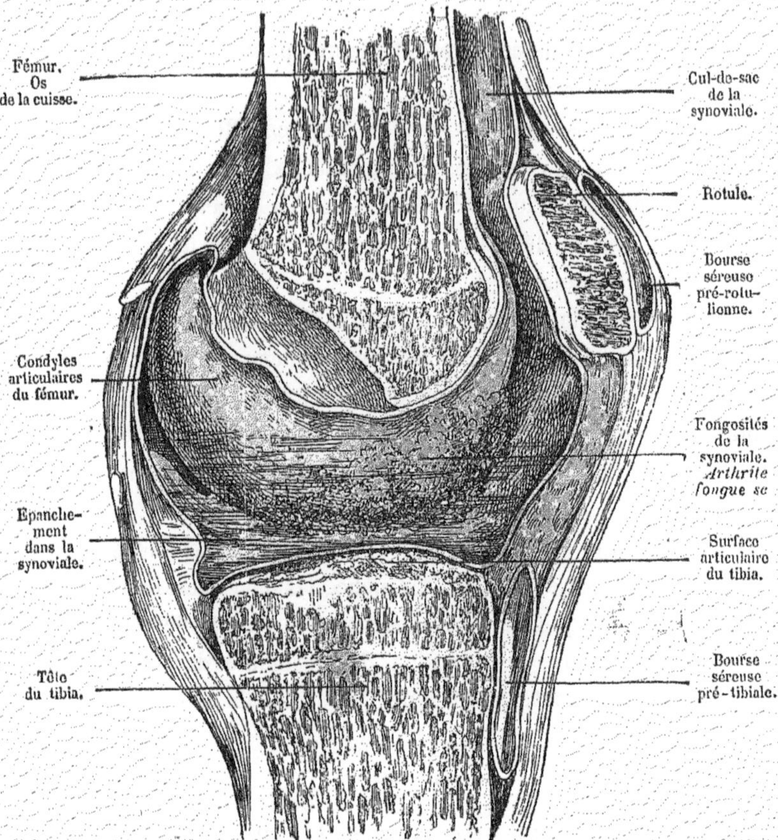

Coupe verticale d'un genou atteint d'arthrite fongueuse.

MALADIES DES ARTICULATIONS. — ARTHRITE.

CAUSES ET GENÈSE

Pour accomplir sans peine et sans usure les divers mouvements qu'elle doit exécuter, toute articulation est intérieurement tapissée d'une mince membrane tenue constamment humide par la sécrétion d'une petite quantité de *synovie*.

A l'état normal, ce liquide qui graisse, pour ainsi dire, la jointure, n'est sécrété qu'autant qu'il est nécessaire au libre jeu de l'organe ; mais la membrane qui le fournit étant malheureusement très-sujette à s'enflammer, la synovie qu'elle produit alors en excès, s'accumule dans l'article et c'est, ordinairement, par ces premiers phénomènes, que débute toute maladie grave des articulations.

Qu'elle se présente sous la forme aiguë, ou d'emblée sous la forme chronique, l'inflammation de la synoviale articulaire est généralement connue aujourd'hui sous le nom d'*arthrite.*

L'*arthrite aiguë* peut être subitement provoquée par une chute, un coup violent sur l'articulation ; mais elle constitue surtout le symptôme essentiel du rhumatisme articulaire et de la goutte. Elle peut compliquer l'état puerpéral, la blennorrhagie, l'infection purulente et même éclater, par sympathie, après la simple introduction d'une sonde dans le canal de l'urèthre.

Rarement, quand elle se montre sous la forme chronique, l'inflammation succède à l'arthrite aiguë. Dans ces conditions elle est presque toujours encore, liée au vice rhumatismal ou scrofuleux et c'est d'habitude, en pareil cas, sous la provocation directe du froid ou de l'humidité qu'elle se manifeste.

EFFETS ET SYMPTOMES

I. — ARTHRITE AIGUE.

Arthrite simple. — Quelle que soit la cause qui l'ait provoquée, l'arthrite aiguë débute par une douleur intense dans l'articulation compromise et par la vive rougeur, le gonflement des tissus qui recouvrent l'organe enflammé. La fièvre s'allume, la langue saburrale trahit l'embarras de l'estomac, l'urine est épaisse et trouble ; un violent mal de tête se déclare, souvent suivi de délire chez les enfants.

Etymologies. — ARTHRITE : *arthron*, articulation. — HYDARTHROSE : *udor*, eau, *arthron*, articulation. Hydropisie articulaire. — TUMEUR BLANCHE : De la décoloration de la peau qui recouvre l'articulation malade. — COXALGIE : *coxa*, hanche, *algos*, souffrance. — ANKYLOSE : *ankylè*, frein, arrêt ; l'articulation ankylosée étant immobile.

Cependant les souffrances locales s'exagèrent encore. Un épanchement séreux, parfois mêlé de sang, se forme dans la synoviale et l'articulation se tend de plus en plus, comme si elle en était remplie. Tout mouvement alors est impossible, tant les douleurs s'exagèrent pour peu que le malade bouge, ou même s'il éprouve au niveau de l'article, la moindre pression. Cloué dans son lit, l'homme le plus courageux ne peut alors s'empêcher de grincer des dents ou de pousser des cris.

Après quelques heures de ce paroxysme, lentement, toutefois, la douleur s'apaise si l'arthrite est de nature rhumatismale. Elle persiste, au contraire et s'élève jusqu'à la torture, si l'inflammation, comme il arrive trop souvent dans l'arthrite traumatique, se termine par la suppuration.

Dans les cas heureux où la guérison s'accentue, l'épanchement et l'enflure diminuent aussitôt que la douleur cesse; la fièvre tombe et l'article si gravement affecté, recouvre bientôt la pleine liberté de ses mouvements.

Arthrite fongueuse. — Trop fréquemment aussi, malheureusement et presque toujours sous l'influence profonde de la scrofulose, la synoviale enflammée se couvre de bourgeons charnus, de *fongosités* rouges et mollasses qui, de proche en proche, envahissent, les cartilages ou même se fixent aux os, dont les extrémités articulaires s'enflamment à leur tour, constituant ainsi d'interminables arthrites que la tumeur blanche ou l'ankylose terminent fatalement. (*Voir la figure.*)

C'est à la continuité des douleurs, à la persistance de l'enflure, à la décoloration progressive de la peau que l'on peut soupçonner, en pareil cas, le développement de la tumeur blanche. Pour atténuer un peu leurs souffrances, les malades tiennent le membre à demi-fléchi, mais si cette attitude leur procure, d'abord, quelque soulagement, elle n'empêche pas l'arthrite de suivre son cours et bientôt la sécheresse de la langue, la teinte terreuse de la peau, de rapides frissons suivis de sueurs froides annoncent la suppuration profonde et la formation des abcès.

II. — ARTHRITE CHRONIQUE.

Hydarthrose. — Hydropisie articulaire. — On réserve habituellement le nom d'*hydarthrose* à l'accumulation plus ou moins lente, dans une articulation, du liquide sécrété en dehors de toute inflammation aiguë, par la membrane synoviale.

L'hydropisie articulaire, en effet, s'accomplit presque toujours sourdement, insensiblement, sans provoquer d'autres symptômes qu'un peu de raideur et de gêne. Comme elle affecte plus particulièrement le genou, le malade, cependant, ne marche plus avec la même aisance et bientôt l'épanchement augmente avec une telle rapidité, que la distension de la synoviale et la déformation du genou ne permettent plus de fléchir le membre.

La jambe étant maintenue horizontale, il est facile, alors, de reconnaître, en exerçant une douce pression sur la rotule, que celle-ci, soulevée, repose sur une épaisse couche de liquide, un véritable coussin d'eau, qui la sépare de l'articulation.

Pour se rendre bien compte de ce phénomène, il est quelquefois utile, quand l'épanchement n'est pas très-abondant, d'embrasser la jointure des deux mains, — le doigt indicateur de la main droite restant libre — afin de ramener sous la rotule tout le liquide qui pourrait séjourner dans les parties déclives de la synoviale.

La simple pression de l'index sur l'os soulevé refoule alors celui-ci contre les surfaces articulaires et l'on peut assez exactement apprécier l'abondance de l'épanchement par la difficulté que l'on éprouve à rétablir le contact entre les parties qu'il sépare.

Dans un grand nombre de cas, le liquide, incolore ou de couleur citrine, contient, comme celui des kystes synoviaux, des corps étrangers plus ou moins volumineux qui, par leur seule présence dans la jointure, sont des sujets d'irritation perpétuelle. Il suffit, en effet, que quelqu'un d'entre eux s'engage, durant la marche, dans l'emboîtement des os, pour qu'aussitôt le malade ressente une douleur tellement aiguë qu'il en peut perdre connaissance et tomber à la renverse.

Quand l'hydarthrose débute par un de ces brusques accidents il n'est pas rare qu'elle présente l'allure aiguë de l'arthrite. L'épanchement alors est rapide et parfois mêlé de sang; mais quand l'hydropisie, comme c'est le cas le plus ordinaire, a sourdement commencé, le liquide, à peine coloré, peut, à la longue assez abondamment s'accumuler dans l'article pour que les os s'écartant, il devienne possible de plier en avant, comme celle d'un polichinelle, la jambe du malade.

L'hydarthrose récidive avec une extrême facilité chez les rhumatisants placés dans de mauvaises conditions hygiéniques. Activement combattue dès qu'elle se manifeste, elle peut se résoudre plusieurs fois, sans laisser de traces; mais il n'est pas rare, non plus, qu'à la longue, elle se complique de fongosités et dégénère en tumeur blanche.

Tumeur blanche. — Coxalgie. — Précédée ou non d'autres accidents inflammatoires, la tumeur blanche se révèle par de vives douleurs articulaires, souvent intermittentes, mais retentissant jusque dans la jointure située immédiatement au-dessous de celle où siége le mal.

Elle se développe sur toutes les articulations indistinctement; mais avec une prédilection marquée sur les plus volumineuses, le coude, l'épaule, le genou, le cou-de-pied, la hanche, plus spécialement connue, quand elle affecte cette dernière, sous le nom de *coxalgie*.

Peu de temps après la douleur, se forme une tuméfaction dure tendue, luisante, englobant l'articulation compromise, que le malade tient à demi fléchie. A ce niveau, la peau, d'un blanc pâle et presque livide, ne rougit, par places, que lorsque les douleurs s'exaspèrent, annonçant la formation d'abcès sous-cutanés qui tantôt s'ouvrent au dehors, tantôt se font jour dans l'articulation même.

Cette suppuration fâcheuse est le début des accidents graves qui trop souvent compliquent la maladie. Attaqués et détruits par le pus qui les baigne, les ligaments ne maintiennent plus les surfaces articulaires qui se séparent et se luxent d'elles-mêmes; la peau décolorée, amincie, bleuâtre, se perce d'intarissables fistules donnant issue à des sérosités roussâtres qui souvent entraînent de minimes fragments d'os cariés.

A ce moment, d'ailleurs, ces accidents locaux s'accompagnent d'un état général vraiment lamentable. Les malheureux enfants qui, dans nos grandes villes, sont si fréquemment atteints de tumeurs blanches, cloués dans leur lit ou se soutenant à peine, amaigris, blêmes, rongés par la fièvre, minés par la scrofule, sans souffle et sans voix, excitent surtout, alors, la compassion et la pitié. Un petit nombre n'échappe à la mort qu'au prix d'une ankylose ou d'une incurable infirmité; la plupart succombent à l'épuisement, au marasme lentement amenés par cette triste agonie.

Arthrite sèche. — A la suite d'arthrites rhumatismales plus ou moins répétées, la synoviale articulaire finit parfois par perdre ses propriétés essentielles et ne sécrète plus la synovie en suffisante quantité pour assurer le libre jeu de l'article. Il en résulte d'abord une sécheresse, puis un dépolissage, une usure lente des cartilages, que traduisent bientôt quand on applique la main sur l'articulation, des craquements osseux très-sensibles. Rarement de plus graves accidents succèdent à ces premiers phénomènes; mais l'*arthrite sèche* ainsi constituée n'est guère susceptible de guérir et reste longtemps stationnaire.

Ankylose. — Au cours des diverses maladies que nous venons d'étudier, l'articulation malade s'immobilise quelquefois et cette *ankylose* dont elle est frappée, est dite *vraie* ou *fausse*, suivant que les surfaces articulaires sont complétement soudées entre elles, ou momentanément unies par quelques brides de tissu fibreux.

Presque toujours formée par la soudure intime des extrémités osseuses, l'*ankylose vraie* ne permet plus aux malades de faire exécuter à la jointure le moindre mouvement. Il n'en est pas de même de l'*ankylose fausse*, beaucoup plus fréquente, d'ailleurs, que la précédente et n'offrant jamais une résistance telle qu'il ne soit pas possible de fléchir un peu l'article immobilisé. Dans certains cas, cependant, le malade se raidit alors et contracte ses muscles avec tant d'énergie, que sa résistance même peut être une cause d'erreur et qu'il est utile de faire inhaler au patient quelques vapeurs de chloroforme, pour apprécier, pendant son sommeil, jusqu'à quel point l'ankylose existe. Ce diagnostic est d'autant plus nécessaire, d'ailleurs, que la fausse ankylose est presque toujours curable, tandis qu'il est, le plus souvent, inutile de tenter un traitement quelconque, contre l'ankylose vraie.

TRAITEMENT

Moyens hygiéniques et thérapeutiques. — Dès qu'une articulation devient douloureuse ou s'enflamme, le premier soin à prendre est de la placer dans le plus complet repos et de telle façon que si, malheureusement, elle s'ankylosait, il n'en résultât pas une attitude vicieuse. Il est bon de se souvenir, alors, que le coude doit toujours être tenu dans la demi-flexion, la hanche et le genou dans l'extension complète, et le pied relevé sur la jambe, à angle droit.

L'arthrite aiguë de moyenne intensité, celle notamment que l'on observe au cours du rhumatisme, cède généralement aux badigeonnages à l'*huile de jusquiame laudanisée,* aux onctions légères à l'*onguent napolitain belladoné,* aux *cataplasmes émol-*

lients, aux *lotions calmantes.* Dans les cas redoutables ou la suppuration est à craindre, l'application d'une douzaine de *sangsues* ou d'un sachet plein de *glace* peut suffire à la prévenir. (Voir *Rhumatisme.*)

Le repos, aidé d'une compression légère chaque jour pratiquée sur la jointure à l'aide d'une genouillère élastique ou d'une bande de toile, est souvent aussi tout-puissant contre l'hydarthrose commençante. Quand l'épanchement est considérable, il faut l'attaquer, en outre, par l'application de larges *vésicatoires volants,* auxquels on substitue, quand l'épiderme s'est régénéré, de fréquents badigeonnages à la *teinture d'iode.*. Pour éviter les récidives, il est absolument nécessaire, après la guérison, de toujours porter une genouillère.

La tumeur blanche n'étant, habituellement, qu'une des manifestations de la scrofulose (Voir ce mot) il est souvent possible de la prévenir en instituant de bonne heure, contre la diathèse, le traitement rationnel que j'ai déjà fait connaître et dont j'ai l'occasion de constater les bons effets chaque jour. Mais, si le mal redouté se déclare, les applications locales d'*iode* alternant avec les *vésicatoires,* doivent venir en aide à la médication reconstituante et dépurative qui sera rigoureusement maintenue. L'*immobilisation* de la jointure dans un appareil à demeure, empêche quelquefois la formation des abcès, complication fâcheuse contre laquelle, malheureusement, il ne reste guère d'autre ressource que l'*amputation* ou la *résection* des os.

Pour guérir l'ankylose vraie, c'est encore à la *résection* qu'il faut recourir si l'on a l'espoir d'établir, de la sorte, une articulation fibreuse ou *pseudarthose.* Quand l'ankylose est incomplète il suffit, de faire chaque jour exécuter à l'articulation quelques mouvements méthodiques, pour lui rendre, au moins en partie, la souplesse qu'elle a perdue.

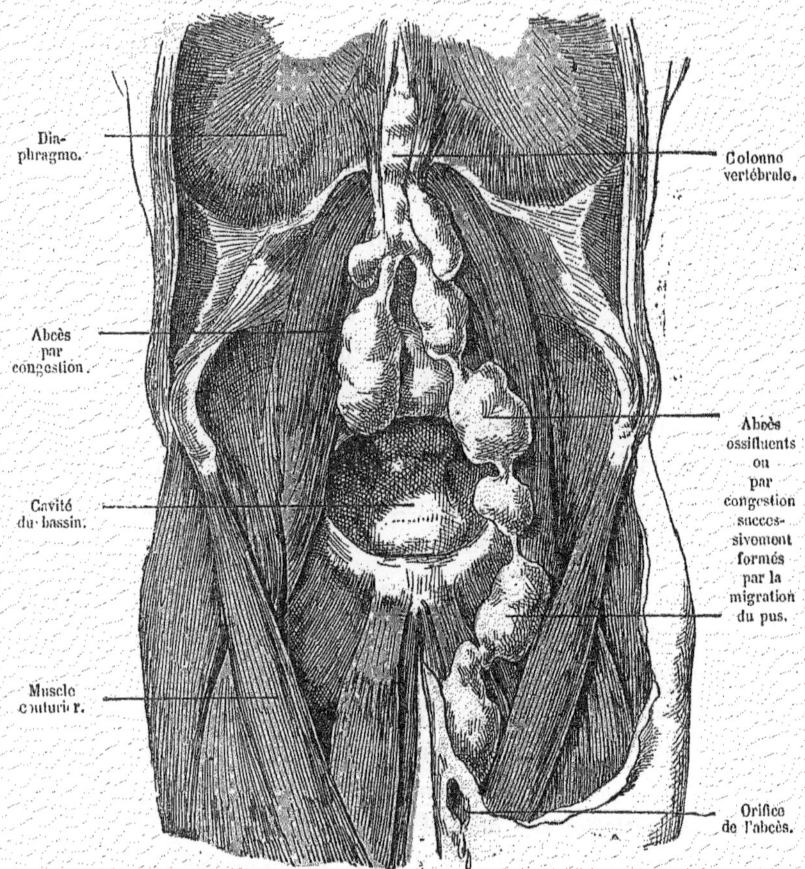

Abcès ossifluents alimentés par une carie tuberculeuse de la colonne vertébrale ou mal de Pott.

MALADIES DES OS. — OSTÉITE.

CAUSES ET GENÈSE.

Malgré leur dureté pierreuse, leur texture compacte et serrée, les os sont extrêmement sujets à l'inflammation et ce phénomène morbide, quand il siége dans leur tissu, est spécialement désigné sous le nom d'*ostéite*.

A la suite d'une forte contusion sur un os superficiellement placé, l'ostéite souvent se déclare et complique la lésion traumatique. D'habitude, cependant, l'inflammation se développe spontanément dans le cours d'une maladie constitutionnelle et de ces influences internes les plus à redouter sont bien certainement la syphilis et la scrofulose. (*Voir ces mots.*)

Certaines substances toxiques, le phosphore et le mercure entre autres, ont été légitimement accusées, aussi, d'altérer le tissu des os. Il est vrai de dire, pourtant, qu'à cet égard, l'on a beaucoup exagéré la malfaisante action du mercure et que cet énergique médicament, quelque dangereux qu'il soit quand il est imprudemment administré, ne mérite certainement pas absolument la terrible réputation qui lui a été faite.

EFFETS ET SYMPTOMES

Périostite. — Tous les os sont revêtus d'une membrane fibreuse intimement adhérente à leur surface, le *périoste*, dont l'inflammation, quand elle se produit indépendamment de celle du tissu osseux, constitue la *périostite*.

Ce n'est guère qu'à l'état chronique et surtout à la période tertiaire de la syphilis, que l'on observe isolément l'inflammation périostique. Elle occasionne alors, pendant la nuit, de vives douleurs dites *ostéocopes*, auxquelles souvent succèdent des exostoses ou même des caries, des nécroses plus ou moins étendues.

Ostéite. — L'inflammation de l'enveloppe osseuse est si fréquemment compliquée de celle du tissu de l'os, qu'il est ordinairement impossible, au moins à leur début, d'affirmer que les deux maladies ne sont pas liées l'une à l'autre.

L'ostéite, en effet, donne lieu, comme l'imflammation du périoste, à des douleurs nocturnes, s'accompagnant toujours d'une légère rougeur de la peau et d'un gonflement des parties molles au niveau du point enflammé. Plus que la périostite, cependant,

Étymologies. — OSTÉITE : *ostéon*, os. — PÉRIOSTITE : *péri*, autour, *ostéon*, os. — CARIE : *caries*, décomposition. — NÉCROSE : *necros*, mort. Mortification de l'os. — **Synonymie** : L'ostéo-périostite est encore décrite sous les noms d'*ostéite épiphysaire*, d'*ostéo-myélite*, de *nécrose aiguë*, de *décollement des épiphyses*, etc.

elle provoque des troubles généraux très-marqués, de l'agitation, de la fièvre, à la suite desquels souvent se forment de profonds abcès laissant après eux, quand ils ne sont pas mortels, la carie ou la nécrose.

Ostéo périostite. — Chez les jeunes gens, à la suite d'un refroidissement ou d'une fatigue excessive, il n'est pas très-rare d'observer une *ostéo-périostite* aiguë, à marche rapide, que ses apparentes analogies avec la fièvre typhoïde ont fait encore qualifier de *typhus des membres*.

C'est généralement au voisinage du genou, à l'union des cartilages articulaires avec les os de la jambe, que l'inflammation débute, frappant à la fois le périoste qui se détache et le tissu osseux qui suppure ou se nécrose. Les extrémités de l'os encore tendres et mal soudées, les épiphyses, sont pareillement décollées par le pus et souvent, une arthrite suppurante compromet gravement l'articulation elle-même.

Des accidents locaux d'une telle intensité, ne peuvent que s'accompagner, on le conçoit, de phénomènes généraux d'une extrême violence; aussi, dans la plupart des cas, le malade tour à tour en proie aux frissons, à la fièvre, au délire, à des convulsions répétées, tombe-t-il, enfin, dans cet état d'absolue prostration, qui donne à l'ostéo-périostite aiguë sa grande ressemblance avec la fièvre typhoïde.

Carie. — Malgré qu'elle succède le plus souvent à l'inflammation des os, la carie, sous les mêmes influences, peut cependant, se développer quelquefois indépendamment de l'ostéite. Cette désagrégation moléculaire de l'os constitue, d'ailleurs, un phénomène pathologique des plus complexes.

La carie attaque de préférence les petits os du pied ou de la main, les maxillaires, les os du crâne, les vertèbres et l'extrémité des os longs au voisinage des jointures. Elle débute, comme l'ostéite par des douleurs sourdes, plus aiguës pendant la nuit et provoque bientôt la formation d'un abcès qui se fait jour à travers le gonflement des parties molles, pour donner issue à un liquide clair et jaunâtre, mêlé de sang ou de pus.

Cette humeur intarissable charrie de petits fragments osseux détachés de l'os vermoulu qui craque et crépite d'une façon toute spéciale, quand on introduit jusqu'à lui, par l'orifice fistuleux, la pointe d'un stylet. La désagrégation de l'os ne s'accomplissant qu'avec une extrême lenteur, la durée de la carie est toujours très-longue; mais la maladie peut entraîner, dans son cours, les complications les plus graves: la méningite, la pleurésie, la myélite, la tumeur blanche, suivant qu'elle occupe le crâne, les côtes, les vertèbres ou les extrémités articulaires des os.

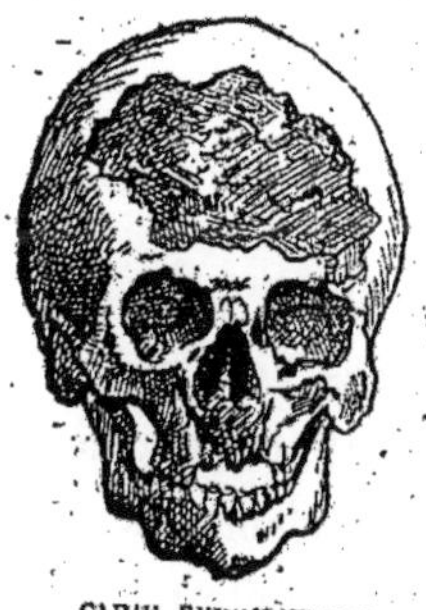

CARIE SYPHILITIQUE DES OS DU CRANE.

Nécrose. — La nécrose est la mortification, la gangrène du tissu osseux.

Comme l'ostéite et la carie elle peut, en dehors de toute autre cause, se produire sous la seule influence d'un mauvais état constitutionnel; mais on l'observe surtout à la suite d'une contusion, d'une brûlure, d'une lente intoxication par le phosphore et dans ce dernier cas elle affecte presque exclusivement l'os de la mâchoire inférieure dans une certaine étendue.

Au lieu de progresser, comme la carie, lentement et de proche en proche, la nécrose frappe d'un seul coup toute une portion de l'os et ce fragment nécrosé, désigné sous le nom de *séquestre,* devenu dès lors inutile à l'économie, en doit être éliminé comme un corps étranger.

Facile dans un grand nombre de cas, cette expulsion s'opère par un abcès plus ou moins vaste, à la suite duquel l'os nécrosé débarrassé de sa partie morte, se répare et se cicatrise; mais quelquefois le séquestre enclavé dans le tissu resté sain ne peut en être éliminé par les seuls efforts de la nature et les abcès, au grand détriment du malade, se succèdent ou s'éternisent sous forme de clapiers purulents, de cloaques fistuleux, à travers lesquels la percussion de l'os par un stylet donne à l'oreille la sensation caractéristique du choc d'un morceau de bois.

TRAITEMENT

Moyens hygiéniques et thérapeutiques. — L'inflammation des os pouvant être, dans le plus grand nombre des cas, considérée comme l'ultime expression d'une maladie constitutionnelle, les divers moyens hygiéniques et thérapeutiques applicables à la diathèse doivent convenir de tous points à ses manifestations locales. Il est malheureusement un peu tard, quand ces accidents se produisent, pour mettre en pratique un traitement qui, prescrit en temps opportun et judicieusement dirigé, eût le plus souvent suffi, en mettant obstacle à la marche du mal, à préserver le patient de ses dernières atteintes. (Voir *Syphilis, Scrofulose, etc.*)

La périostite et l'ostéite aiguës, quand elles provoquent une vive inflammation des tissus superficiels, peuvent être avantageusement combattues par les *cataplasmes* émollients laudanisés, de fréquentes onctions à l'*onguent napolitain* ou même, selon la pratique de quelques chirurgiens, par l'application immédiate d'une douzaine de *sangsues*. Si l'on n'empêche pas, ainsi, la formation de l'abcès, on se hâte, dès que le pus soulève la peau, de lui ouvrir une issue et l'on s'assure alors de la nature précise de la lésion, en sondant l'os malade avec un stylet, par les fistules qui s'établissent.

Au cas d'une nécrose, il est indiqué de favoriser, même au prix d'une opération chirurgicale, l'élimination du séquestre. S'il existe une carie on fait, localement, des badigeonnages répétés à la *teinture d'iode* et, lorsque c'est possible, on porte sur l'os attaqué une pointe de feu. Dans tous les cas, les injections détersives et désinfectantes au thymol, à l'acide phénique, à l'eau alcoolisée ou légèrement iodée, sont extrêmement utiles pour assainir les trajets fistuleux, empêcher la stagnation du pus dans les clapiers et prévenir ainsi l'infection purulente. La *médication tonique et reconstituante* par l'iodure ou le chlorure de fer, le phosphate de chaux, le quinquina, les vins généreux est aussi formellement indiquée et ne peut que venir en aide à la salutaire action des moyens locaux.

TUBERCULOSE DES OS. — MAL DE POTT.

CAUSES ET SYMPTÔMES

La redoutable diathèse dont les manifestations sur les méninges et les poumons constituent la méningite granuleuse et la phthisie pulmonaire, la *tuberculose* attaque aussi les os de la colonne vertébrale et provoque chez les enfants ou les adolescents une carie toute spéciale des vertèbres, le *mal de Pott,* ainsi désigné du nom du chirurgien anglais qui, vers le milieu du siècle dernier, le décrivit pour la première fois.

Enkystés ou disséminés dans le tissu osseux, les tubercules ne s'y développent pas autrement que dans l'épaisseur des poumons. La douleur sourde qu'ils déterminent dès leur apparition, loin de laisser soupçonner la gravité des accidents qui se préparent, n'inquiète même pas le malade et ce n'est jamais qu'avec une lenteur extrême que ces productions morbides accomplissent leur évolution. Dès que les tubercules se ramollissent, la maladie, cependant, se montre avec tous ses caractères de haute gravité, confirmés bientôt par l'amaigrissement excessif et l'état de consomption du malade. Les os attaqués fournissent une abondante quantité de pus, qui, de proche en proche, s'infiltre dans les

Synonymie : *Mal cervical, mal vertébral.*

gaînes des muscles, le long de la colonne vertébrale, décollant les parties les moins résistantes, fusant à travers les autres et se collectant, de la sorte, en une série d'abcès par congestion, dont le dernier formé sert de déversoir à tous et vient s'ouvrir soit au pli de l'aine, soit à la face interne de la cuisse. (*Voir la figure.*)

A ce moment, la situation du malade est extrêmement critique. Réduites à l'état de coques fragiles, les vertèbres tout à coup peuvent s'affaisser sous le poids qu'elles supportent et le corps brusquement se plie, comme s'écroule un édifice miné par la base. De cet effroyable accident résulte aussitôt une gibbosité dorsale plus ou moins proéminente et la terrible secousse produite par un tel affaissement peut même, en déterminant la rupture d'un abcès dans le péritoine, la compression de la moelle épinière ou toute autre grave lésion être rapidement suivie de mort ; mais, quand cette funeste terminaison du mal n'est point immédiate, la nature, dans un admirable effort, provoque la formation de stalactites, de contre-forts osseux qui soutiennent, comme autant d'étais, la colonne vertébrale, pour empêcher son complet écroulement

Dans le plus grand nombre des cas, malheureusement, cette réparation naturelle ne fait que prolonger les jours du patient qui succombe, après une lente agonie, tantôt à l'épuisement résultant d'une longue suppuration, tantôt aux rapides accidents de la phthisie pulmonaire.

TRAITEMENT

Moyens hygiéniques et thérapeutiques. — Le traitement général de la tuberculose et de la scrofule ne saurait être trop tôt prescrit aux enfants délicats et souffreteux dont la physionomie laisse deviner une prédisposition fâcheuse aux plus cruelles manifestations de ces redoutables diathèses. Aidée d'une bonne hygiène, la médication tonique suffirait, bien souvent, à les en garantir.

La maladie déclarée il n'est pas toujours impossible de l'enrayer par des révulsifs, *vésicatoires* ou *cautères* appliqués au niveau du point douloureux, de chaque côté de la colonne vertébrale; mais l'immobilisation du tronc est en pareil cas, bien plus efficace et l'on doit se résoudre à coucher les petits malades dans une gouttière matelassée, à laquelle, du reste, ils s'habituent facilement. L'appareil étant, un an ou deux, laissé à demeure, les vertèbres souvent s'ankylosent au point de ne plus permettre la flexion du corps; mais cet inconvénient, qui n'altère pas autrement la santé, semblera toujours bien minime, en présence des terribles accidents qu'entraîne le mal de Pott.

TUMEURS DES OS.

Outre la tuberculose, la plupart des productions morbides susceptibles de se développer dans les organes charnus du corps humain peuvent aussi se former dans l'épaisseur des os. Les tumeurs *cancéreuses, kystiques, fibreuses,* etc., prenant ordinairement naissance dans la moelle même, dilatent progressivement les os jusqu'à les transformer en coques minces, qui leur donnent l'apparence d'avoir été soufflés.

Décrit par les anciens auteurs sous la dénomination caractéristique de *spina ventosa,* ce singulier phénomène s'accomplit généralement, en raison de sa marche extrêmement lente, sans douleurs bien vives. Il n'est pas impossible, toutefois, qu'il affecte une allure relativement rapide quand il est occasionné par la formation, dans le canal médullaire de l'os, d'une *tumeur érectile* ou d'un abcès.

En dehors de ces diverses lésions, la syphilis tertiaire provoque souvent, à la surface externe de l'os, comme nous l'avons déjà vu, de dures *exostoses,* et nous savons aussi que chez les jeunes enfants surtout, quelquefois chez les adultes, le squelette presque tout entier se déforme, sous l'influence du *rachitisme* ou de l'*ostéomalacie.* (Voir *Tumeurs, Syphilis, Rachitisme, etc.*)

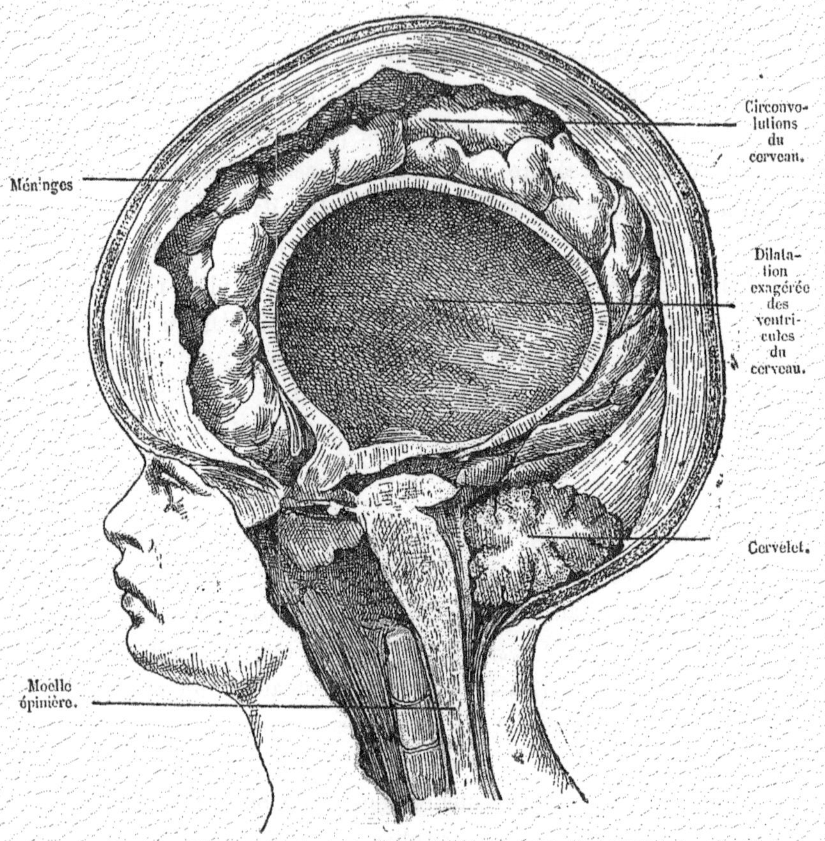

Déformation du crâne et du cerveau chez un enfant hydrocéphale.

VICES DE CONFORMATION.

CAUSES ET GENÈSE

Ce n'est pas seulement dans sa constitution intime, dans l'atome fécondant qui lui a donné l'être, ni dans le sang dont sa mère l'a formé, qu'un innocent et faible enfant peut être atteint en venant au monde.

Le germe morbide dont il a pu recevoir le fatal héritage ne court pas toujours dans ses veines, ou ne se fixe pas profondément dans l'épaisseur de ses tissus.

Plus tristement, sinon plus malheureusement encore, le nouveau-né peut entrer dans la vie, frappé d'une *difformité* visible à tous les yeux, qui bientôt fera de cet enfant un être à part au milieu des hommes, l'exposant, tant que durera sa lamentable existence, à la commisération, à la pitié des bons, au dégoût, à la risée des méchants ou des imbéciles.

Et quel navrant désespoir, quelle désolation dans une famille, quand au lieu du frais et rose bébé tant désiré, souhaité, attendu, elle s'augmente d'un pauvre petit corps imparfait, atrophié, contourné, d'un *monstre* en un mot, dont les souffrances et les malheurs vont s'ajouter au nombre déjà trop considérable, ici-bas, des douleurs et des misères humaines !

Ils sont bien plus fréquents qu'on ne se l'imagine, les enfants affectés, dès leur naissance, d'un vice de conformation.

Les plus difformes, il est vrai, les véritables monstres, meurent prématurément dans le sein maternel d'où ils sont expulsés avant terme. Beaucoup d'autres, impropres à la vie aérienne, succombent peu de temps après avoir été mis au jour. Il en est encore un nombre important qui ne dépassent jamais, en raison même de leur imperfection constitutionnelle, les limites de la première enfance et ce ne sont plus, enfin, que les moins anormaux qui vivent parmi nous.

Sans doute on voit de temps en temps quelqu'un de ces êtres bizarres s'habituer et se faire, pour ainsi dire, à l'existence commune, en dépit des anomalies dont il peut être affecté. Les monstres-doubles, en particulier, jouissent quelquefois de ce singulier privilége; mais c'est encore une telle exception, un tel hasard, que le sujet vivant possède toujours le triste avantage de passer

Étymologies. — Hydrocéphalie : *udor*, eau, *képhalè*, tête. Hydropisie de la tête. — Bec-de-lièvre : La lèvre affectée de cette anomalie est divisée comme celle du lièvre. — Hydrorachis : *udor*, eau, *rachis*, colonne vertébrale. Hydropisie de la colonne vertébrale. — Spina bifida : épine à deux pointes. — Scoliose : *skolios*, tortueux. — Main-bot, Pied-bot : le vieux mot français *bot*, signifie mousse, tronqué, obtus. — Cyanose : *kuanos*, bleuâtre. Maladie bleue. — Hermaphrodisme : *Hermès*, Mercure, *Aphrodité*, Vénus. Alliance de Mercure et de Vénus ou du sexe mâle au sexe femelle.

pour un « phénomène » et de piquer au plus haut point la curiosité des simples mortels. Les célèbres frères Siamois dont on fit si grand bruit, il y a quelques années et la curieuse Millie-Christine, « la femme à deux têtes » récemment exhibée à Paris, sont de remarquables exemples de cette vitalité accordée à des individus si différents du type ordinaire ; mais ce n'est point de ces sujets exceptionnels que nous devons nous occuper ici, quand le nombre de ceux qui chaque jour étalent sous nos yeux leurs pénibles infirmités est encore si considérable.

Nous sommes bien loin de savoir au juste sous quelles influences l'évolution de l'œuf humain ne s'accomplit pas toujours régulièrement dans la cavité utérine et quelles perturbations graves y peuvent contrarier le développement normal de l'embryon. Il est incontestable qu'un accident éprouvé par la femme enceinte, une chute, un coup violent sur le bas-ventre ont parfois le plus fâcheux retentissement sur le fœtus; mais il n'est point aussi certain qu'une émotion vive, une frayeur, un accès de colère, puissent être suivis des mêmes graves conséquences sur le produit de la conception. L'étroitesse du bassin, la mauvaise implantation du placenta, la compression exagérée de l'utérus par un corset ou l'irritation de l'organe par de coupables manœuvres pratiquées dans le but de déterminer l'avortement paraissent, enfin, dans certains cas, avoir exercé sur la déformation de l'enfant une influence manifeste.

EFFETS ET SYMPTÔMES

Quelle qu'ait été leur cause déterminante, les monstruosités et les vices de conformation consistent essentiellement, soit dans la juxtaposition plus ou moins complète de deux individus ou seulement de certains organes ; soit, au contraire, dans l'absence ou l'arrêt de développement de quelques parties, membres ou viscères, plus ou moins indispensables à l'existence ; soit enfin, dans un simple dérangement, une déviation des organes normaux.

Ces anomalies peuvent en outre se présenter sur tous les points du corps indistinctement; aussi devrons-nous successivement les considérer dans chaque grande région et dans les principaux viscères.

I. — TÊTE.

Hydrocéphalie. — L'hydropisie de la tête, caractérisée par le développement exagéré des ventricules du cerveau, constitue l'une des plus fréquentes monstruosités congénitales, l'*hydrocéphalie chronique*, dont les symptômes, sauf l'acuïté, ne diffèrent pas sensiblement de ceux auxquels peut donner lieu l'apoplexie séreuse. (Voir ce mot.) Refoulé par le liquide épanché dans ses cavités, le cerveau se dilate de toutes parts aplatissant ses circonvolutions contre les os du crâne qui cèdent à leur tour et ne peuvent plus se souder entre eux. L'imbécillité, l'idiotie, l'affaiblissement de toutes les fonctions nerveuses résultent de cet état pathologique, ordinairement assez grave pour se terminer bientôt par de mortelles convulsions, mais qui, dans certains cas, cependant, laisse encore au malade, impuissant à soutenir sa tête, la force d'être traîné dans les foires par des parents ou des industriels assez lâches pour faire leur profit de cette inhumaine et scandaleuse exhibition.

Bec-de-lièvre. — Les vices de conformation par arrêt de développement se présentent souvent sur la ligne médiane de la tête et du visage. C'est ainsi que la lèvre supérieure est souvent divisée verticalement au-dessus du nez, par une incision profonde, constituant le *bec-de-lièvre* et le plus souvent occasionnée par l'incomplète soudure des deux moitiés de l'organe. Très-fréquemment encore et par de semblables causes, le voile du palais, la luette, la voûte palatine peuvent être fendus dans toute leur longueur ou faire même absolument défaut.

II. — TRONC.

Hydrorachis. — Spina bifida. — L'hydropisie congénitale de la colonne vertébrale, l'*hydrorachis* est à la moelle épinière ce que l'hydrocéphalie est au cerveau. L'épanchement qui remplit le canal rachidien empêchant la soudure des vertèbres, il en résulte que celles-ci présentent en arrière une double épine et la dénomination de *spina bifida* convient bien à cette étrange difformité.

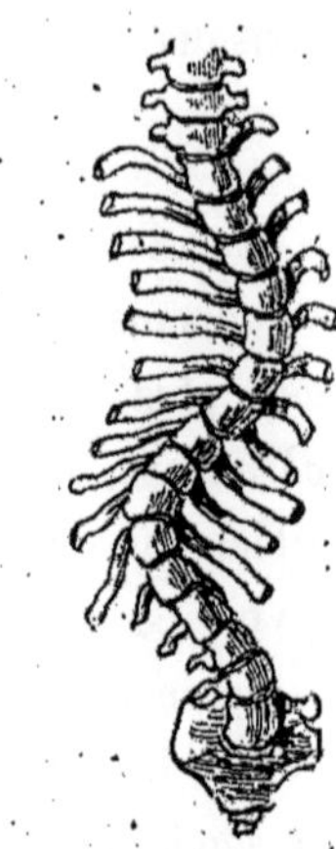

INCURVATION DE LA COLONNE VERTÉBRALE. SCOLIOSE.

Scoliose. — Rarement, à vrai dire, la colonne vertébrale est affectée d'une telle anomalie. Le plus souvent elle présente, quand elle est mal conformée, une ou plusieurs incurvations latérales, qui constituent la *scoliose* et suivant leur degré de courbure rendent le sujet plus ou moins contrefait. Dans un grand nombre de cas, les os du bassin sont aussi plus ou moins déviés, quand la colonne vertébrale est atteinte et cette difformité, chez la femme, peut entraîner les plus funestes conséquences, au cas d'une grossesse ou d'un accouchement.

III. — MEMBRES.

Main-bot. — Pied-bot. — Certains monstres naissent sans jambes et sans bras et chez d'autres les membres ne consistent qu'en de petits moignons à l'extrémité desquels se développent souvent un pied, une main très-réguliers, mais restant toujours de minime taille.

VARIÉTÉS DU PIED-BOT.

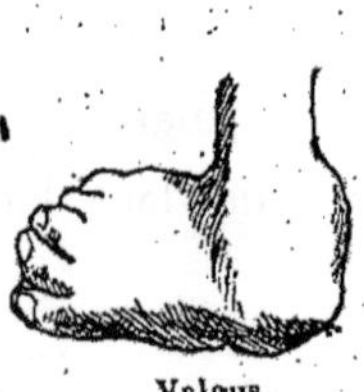

Valgus.

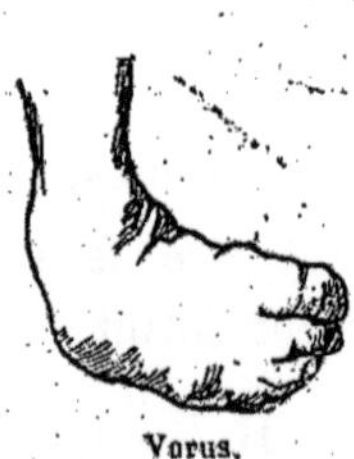

Varus.

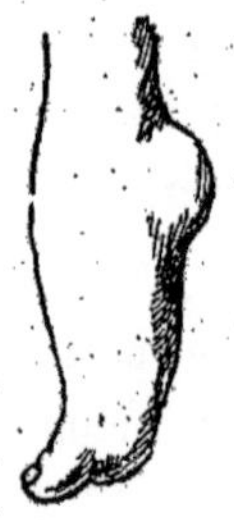

Equin.

Le plus souvent, toutefois, les extrémités sont seulement déviées de leur direction normale ou fort peu déformées et l'on désigne sous les noms de *main-bot* et de *pied-bot* ces diverses anomalies, suivant l'organe qu'elles intéressent.

Le pied-bot est le plus fréquent, peut-être de tous les vices de conformation. Est-il dévié en dehors, le pied est dit *valgus;* il est *varus* s'il est tourné en dedans; *équin*, quand le talon étant fortement relevé, le malade marche sur ses orteils. La contracture ou la rétraction de certains muscles est la cause la plus habituelle du pied-bot; aussi peut-on souvent très-efficacement y remédier en incisant sous la peau les tendons des muscles rétractés.

IV. — VISCÈRES.

Déplacement. — Inversion. — Il semblerait, tant l'ordre le plus parfait préside à l'arrangement de nos organes, que la moindre anomalie dans la disposition des viscères devrait empêcher leur fonctionnement ou déterminer les troubles les plus funestes. Il n'en est rien. Parfois la nature se plaît à « changer tout cela », comme les médecins de Molière et l'on peut constater, chez quelques individus, la présence du cœur à droite, celle du foie à gauche sans que l'équilibre physiologique de ces personnes souffre aucunement de cette *inversion*.

Persistance du trou de Botal. — Cyanose. — Plus grave est l'arrêt de développement de certains viscères, celui du cœur entre autres, qui pourtant n'intéresse, en général, qu'un point très-restreint de l'organe, le *trou de Botal*, dont le rôle est de faire communiquer entre elles, chez le fœtus, les deux oreillettes. Si cet orifice n'est point obturé à la naissance, le sang artériel se mêle au sang veineux et ce désordre, révélé par le bleuissement constant des lèvres et de la peau, caractéristique de la *cyanose*, est, le plus souvent, incompatible avec la vie.

Imperforation. — De même, cependant, que certaines ouvertures qui devraient se fermer, restent béantes, certaines autres, qui devraient s'ouvrir, demeurent au contraire, obstinément fermées;

aussi n'est-il point rare que des enfants viennent au monde avec une *imperforation* de l'anus, du vagin, de la matrice ou de tout autre orifice naturel.

Hermaphrodisme. — Parmi tous les viscères, les organes de la génération, d'ailleurs, sont les plus sujets aux anomalies et cela chez tous les êtres organisés, animaux ou végétaux. Dans l'espèce humaine, en effet, les hermaphrodites sont assez fréquents et l'on peut en distinguer de nombreuses variétés, suivant que le sexe mâle l'emporte chez eux, sur le sexe femelle, ou réciproquement.

TRAITEMENT.

La plupart des monstruosités et des vices de conformation congénitaux, les plus pénibles à voir et les plus graves, sont malheureusement au-dessus des ressources de l'art. La *ponction du crâne* tentée contre l'hydrocéphalie n'a jamais donné d'assez satisfaisants résultats pour mériter d'être recommandée : en revanche le bec de lièvre et la division du voile du palais peuvent être opérés chez les enfants ou les adultes avec les plus grandes chances de succès.

Aux déviations de la colonne vertébrale on peut opposer, outre la médication rationnelle du rachitisme, les divers appareils orthopédiques employés dans ce but, des corsets de cuir et d'acier, par exemple, qui, tout en soutenant le malade, favorisent le redressement des courbures osseuses ou du moins les empêchent de s'aggraver.

La section sous-cutanée des tendons, la *ténotomie*, aidée de la judicieuse application d'appareils contentifs peut, dans un grand nombre de cas, triompher du pied-bot et permettre même au chirurgien de redresser complétement le membre difforme.

Très-fréquemment, enfin, il est possible, au cas d'une imperforation de l'anus ou du vagin, de pratiquer à ces organes une ouverture artificielle destinée à rendre au malade les mêmes services que l'orifice naturel dont la nature, distraite sans doute en le formant, ne l'a point gratifié...

TABLEAU SYNOPTIQUE ET DIAGNOSTIQUE

DES MALADIES DE L'APPAREIL LOCOMOTEUR.

MALADIES DES MUSCLES.	Amaigrissement progressif d'une région du corps, frappant un même groupe musculaire. Point de phénomènes inflammatoires.			**Atrophie progressive.**
	Point d'amaigrissement ni de tuméfaction. Rougeur inflammatoire et crépitation douloureuse sur le trajet d'un tendon.			**Synovite tendineuse.**
	Tuméfaction globuleuse sous-cutanée, fluctuante à la pression.	Au niveau du poignet ou de toute autre articulation.		**Kyste synovial.**
		En avant de la rotule ou sur tout autre point en dehors d'une articulation.		**Hygroma.**
MALADIES DES NERFS.	Élancements aigus sur le tendon d'un nerf ou ses ramifications.	Point de tumeur sur le nerf.	Élancements localisés, continus.	**Névrite.**
			Élancements s'irradiant au loin et revenant par intervalles.	**Névralgie.**
		Petite tumeur douloureuse, siégeant sur le nerf.		**Névrôme.**
MALADIES DES ARTICULATIONS.	Inflammation vive, rougeur, douleur, gonflement rapide de l'articulation.	Évolution rapide. Cessation prompte des douleurs, puis du gonflement. Suppuration rare.		**Arthrite simple aiguë.**
		Évolution lente. Persistance des douleurs et du gonflement. Suppuration tardive, mais fréquente.		**Arthrite fongueuse.**
	Inflammation nulle ou chronique. Gonflement nul ou progressif.	Gonflement constant.	Fluctuation dans l'article. Point de douleurs vives ni d'abcès.	**Hydarthrose.**
			Point de fluctuation. Tuméfaction tendue, luisante, abcès fréquents.	**Tumeur blanche.**
		Gonflement rare ou nul.	Jointure mobile. Craquements.	**Arthrite sèche.**
			Jointure immobile.	**Ankylose.**
MALADIES DES OS.	Douleurs profondes, nocturnes. Inflammation lente ou rapide des tissus superficiels.	Inflammation des tissus superficiels au début. Abcès consécutifs.	Fièvre légère, point de phénomènes typhiques.	**Ostéo-périostite simple.**
			Phénomènes typhiques. État général grave.	**Ostéo-périostite épiphysaire.**
		Fistules dans les tissus superficiels, après un abcès.	Désagrégation du tissu osseux sensible au contact d'un stylet.	**Carie.**
			Point de désagrégation. Bruit sec de l'os au contact du stylet.	**Nécrose.**
	Douleurs vertébrales, sourdes. État de consomption. Abcès internes venant aboutir à l'aine ou à la cuisse.			**Mal de Pott.**
VICES DE CONFORMATION	de la tête.	Développement exagéré du crâne, phénomènes de compression cérébrale. Idiotie.		**Hydrocéphalie.**
		Fissure verticale divisant profondément la lèvre supérieure et se prolongeant parfois jusqu'au voile du palais.		**Bec-de-lièvre.**
	du tronc.	Incurvation latérale de la colonne vertébrale.		**Scoliose.**
		Tuméfaction au niveau de la colonne vertébrale, sensation de deux épines osseuses.		**Spina bifida.**
	des membres.	Déviation et déformation d'un seul ou des deux pieds,	en dehors.	**Pied-bot valgus.**
			en dedans.	**Pied-bot varus.**
			verticales, le talon en haut.	**Pied-bot équin.**
	des viscères.	Coloration bleue des lèvres et des téguments, asphyxie progressive.		**Cyanose.**
		Réunion plus ou moins complète des sexes chez un même individu.		**Hermaphrodisme.**

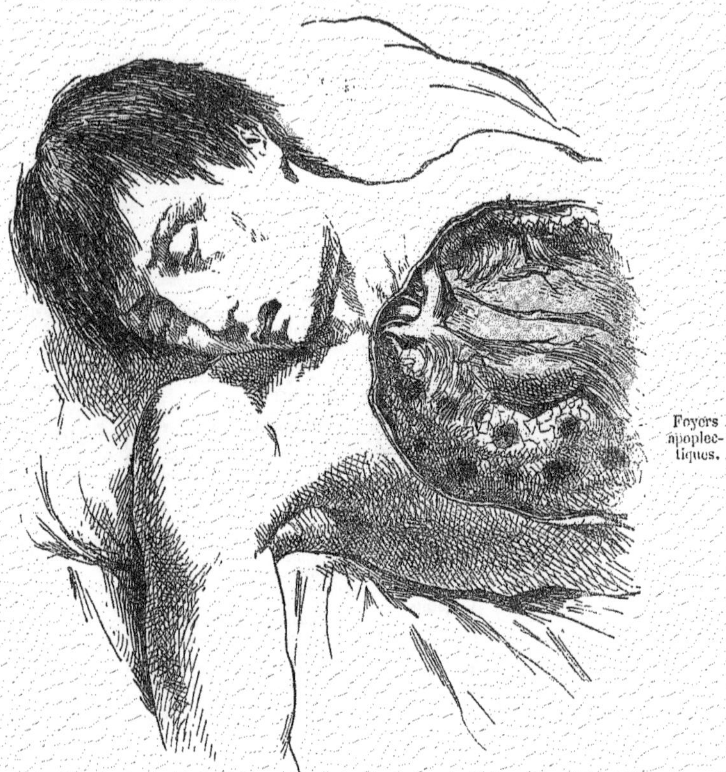

Asphyxie par submersion. — État des poumons chez un noyé.

LIVRE III. — MALADIES ACCIDENTELLES.

ASPHYXIE

CAUSES ET GENÈSE.

Les maladies qui nous viennent par accident, en dehors de toute influence épidémique ou constitutionnelle, tiennent une grande place dans la pathologie humaine et peut-être n'en est-il point de plus cruelles, autant par la façon dont elles nous frappent que par les souffrances qu'elles nous imposent, ou même par l'extrême gravité qui peut en résulter tout d'abord.

Les insalubres et pénibles travaux auxquels tant d'ouvriers

sont assujettis, les conditions, trop souvent périlleuses, où nous placent suivant notre fortune ou notre profession, les nécessités de la vie sociale, les déceptions et les découragements qu'entraînent les mauvaises affaires, la débauche, les douleurs physiques et morales de toute nature, etc., telles sont les causes premières de ces maux qui par la soudaineté de leur début semblent, il est vrai, tout à fait fortuits; mais qui, certainement, nous seraient presque toujours épargnés si, moins ambitieux ou plus sages, nous mettions notre étude et nos soins à rester dans les conditions d'absolue sécurité que nous procurerait une vie normale.

Entre toutes ces maladies accidentelles, l'une des plus redoutables est assurément l'*asphyxie*.

Il est facile, étant connue la théorie chimique de la révivification du sang dans les poumons, de s'expliquer les troubles profonds engendrés par un accident si rapidement funeste.

De quelque façon que l'asphyxie se produise, elle consiste toujours, en effet, dans la suspension plus ou moins prolongée des phénomènes de l'hématose.

Ne rencontrant plus, dans les vésicules pulmonaires, la quantité d'air indispensable à la combustion du carbone qu'il apporte, le sang, loin de s'en débarrasser, reste chargé de cet élément désormais nuisible aux fonctions vitales. Il le promène de nouveau dans toute l'économie, au lieu d'y transporter l'oxygène qui stimule ou met en jeu les organes et ceux-ci, privés de ce moteur essentiel, successivement s'arrêtent, pour ne plus reprendre bientôt, leur fonctionnement.

EFFETS ET SYMPTOMES

Loin d'être toujours identiques, les désordres profonds causés par l'asphyxie présentent, au contraire, d'assez notables différences suivant la promptitude avec laquelle ce funeste accident a déterminé la mort.

Étymologies. — ASPHYXIE : *a*, privatif, *sphygmos*, pouls. Manque de pouls.

Dans le cas où l'agonie n'a été que de très-courte durée, le sang, quoique devenu noir, est resté fluide; les cavités du cœur ne contiennent pas de caillots, les poumons, distendus par le sang, présentent, çà et là d'épais noyaux d'engorgement, des foyers apoplectiques superficiels et des ecchymoses d'une étendue variable.

Le foie est de même fortement congestionné, les membres, enfin, d'une rigidité complète et persistante.

Quand, au contraire, la mort a tardé à se produire et que les organes se sont, pour ainsi dire, successivement éteints, le sang, coagulé en partie, encombre de caillots noirs les cavités droites du cœur et les veines cérébrales. Les poumons moins engorgés s'affaissent, les bronches sont obstruées d'une écume sanguinolente, le cerveau lui-même est, sur plusieurs points, fortement congestionné.

Ces dernières lésions, d'ailleurs, sont tout à fait comparables à celles qui se produisent à la période ultime de toutes les maladies des voies respiratoires dont l'asphyxie est l'inévitable conséquence : le croup, l'œdème de la glotte, la congestion pulmonaire, la pneumonie, etc.

A ces graves désordres correspond une série de symptômes d'autant plus accusés que la marche de l'asphyxie est aussi plus rapide.

L'anxiété, l'angoisse, un subit sentiment de suffocation marquent les premiers troubles de l'hématose. Les yeux hagards et saillants, l'esprit égaré par le vertige, le visage bouffi, les lèvres et les paupières livides, le malade trébuche et souvent perd connaissance. La poitrine alors ne se dilate plus, le cœur s'affaiblit, la peau se couvre de marbrures violettes, le pouls se ralentit et s'efface, annonçant la suspension promptement mortelle, de la circulation.

Dans cette situation critique des soins intelligents sont-ils cependant, assez tôt prodigués, c'est encore le cœur qui le premier se réveille et ses contractions, de plus en plus énergiques, rétablissent bientôt le cours régulier du sang. Le plus souvent une réaction d'une extrême intensité succède même à cette reprise du travail respiratoire et l'on doit souvent, alors, combattre l'excès fébrile des mouvements du cœur, comme tout à l'heure on en combattait la faiblesse ou le défaut.

Les phénomènes asphyxiques varient considérablement encore, selon la cause immédiate qui les a provoqués; aussi, pour les bien connaître, faut-il grouper sous plusieurs chefs les différents modes d'asphyxie et successivement décrire :

I° L'*asphyxie par submersion,* qui ne se produit pas, comme on pourrait le croire, par l'introduction de l'eau dans les voies aériennes, mais bien par l'empêchement que fait le liquide à la pénétration de l'air dans les poumons.

II° L'*asphyxie par suffocation,* déterminée par un obstacle mécanique à la respiration, soit par l'étranglement au niveau du cou, comme c'est le cas chez les pendus, soit par la compression directe de la poitrine, comme on l'observe chez les personnes écrasées dans une foule ou surprises par un éboulement, etc.

III° L'*asphyxie par défaut ou par viciation de l'air,* occasionnée soit par une raréfaction de l'air respirable, soit par la pénétration, dans les poumons, d'un gaz délétère ou d'une émanation méphitique impropre au moins à la respiration, quand elle n'est pas, à la fois, plus ou moins toxique.

IV° L'*asphyxie des nouveau-nés*, dont la faiblesse native de l'enfant est la cause essentielle,

I. — Asphyxie par submersion.

Il serait difficile d'imaginer une mort plus cruelle que celle de l'homme qui se noie, une agonie durant laquelle les souffrances morales et physiques à la fois, soient plus intimement liées et plus intenses.

Un grand nombre de désespérés, cependant, choisissent pour mettre fin à leurs jours ce mode de supplice et si la ferme volonté de mourir atténue un peu, chez ces malheureux, les angoisses de l'asphyxie, le désir de vivre et l'instinct de la conservation les augmente, en revanche, considérablement, chez l'infortuné qui vainement s'épuise à défendre, contre le flot qui l'engloutit sa misérable existence.

Comment dépeindre les déchirantes visions, le tourbillonnement de sinistres pensées qui, dans cette lutte suprême, viennent en foule l'assaillir?

Bonheurs passés, joies futures, rêves et projets, espérances et souvenirs, larmes, désespoir, misère de ceux qu'il aime, douce voix, et charmants sourires des petits enfants, tendres sollicitudes, inépuisable dévouement de la femme, tranquillité du foyer; tout ce qui s'était emparé du cœur et de l'âme se heurte et s'entre-choque dans le cerveau du malheureux!... La mort impitoyable arrache comme une touffe d'herbe toutes ces fibres délicates, dont les racines saignantes emportent par lambeaux le sol qui les nourrissait!

A cet horrible supplice du cœur et de l'esprit, ajoutez les tortures physiques. L'asphyxie, de ses doigts de fer, serre la gorge, étreint la poitrine, écrase la tête du patient qui déjà suffoqué, halluciné, ébloui, perd l'usage de ses forces. L'air et l'eau pénètrent à la fois dans sa poitrine haletante. Ses poumons, violemment irrités au contact du liquide et surexcités par l'épouvante de la douleur, réagissent brusquement. D'incessants accès de toux épuisent ou paralysent ses efforts; il lutte en vain contre le spectre hideux qui le submerge. Le vertige s'empare de sa pensée; des éclairs jaillissent sous son crâne; ses yeux voient danser des auréoles flamboyantes, des essaims d'étincelles, des spirales de lueurs;... des tintements métalliques assourdissent ses oreilles; de rapides secousses ébranlent tout son corps; un tremblement continuel agite ses bras et ses mains tendues cherchent encore à saisir un point d'appui qui n'existe pas...

Le visage alors est livide, tuméfié, bleuâtre, les lèvres, béantes et gonflées, sont marbrées de taches violettes; des réseaux de sang voilent le globe de l'œil. Les battements du cœur, tout à l'heure rapides, maintenant inégaux, faibles, intermittents, vont se ralentissant de plus en plus comme les oscillations d'une pendule qui s'arrête... Çà et là, quelques frémissements nerveux, incertains comme ces étincelles qui courent dans le charbon d'un papier brûlé, déterminent encore quelques contractions dans les fibres des muscles; mais ce sont-là les dernières manifestations de la vie qui s'éteint. Le corps devenu cadavre, les flots soulèvent cette masse inerte qu'ils se refusent à ensevelir; l'emportent sur leurs croupes verdâtres, et la rejettent à la terre, à qui désormais, elle appartient.

TRAITEMENT DE L'ASPHYXIE PAR SUBMERSION.

Secours aux noyés. — Pour retirer de l'eau une personne qui se noie, il ne suffit pas d'écouter uniquement son courage et de se précipiter aveuglément à son secours. Une minute de réflexion décide la plupart du temps de la vie du sauveteur et de celle du noyé.

Les vêtements embarrassant beaucoup la nage et mettant entrave à tous les mouvements, il vaut mieux, avant de se jeter à l'eau, se débarrasser au moins des plus incommodes.

Après avoir plongé à l'endroit où l'on a vu disparaître le noyé, il est prudent, si celui-ci n'a pas complétement perdu connaissance, de ne lui tendre qu'une main et de l'empêcher avec l'autre de vous enlacer ou de se cramponner à vous.

Dès qu'on a pu le saisir, on s'efforce de le ramener vers la rive, et si l'on découvre une maison dans le voisinage, le mieux est de l'y faire transporter sur-le-champ.

Premiers soins. — Position. — En tout cas, le premier soin à prendre est de déshabiller le noyé le plus promptement possible.

Il ne faut pas hésiter à déchirer, à couper les vêtements, pour avoir plus tôt fait. On le couche alors sur le côté, en maintenant sa tête un peu haute. Cette position lui permet de vomir l'eau qu'il a bue, et facilite la sortie de tout le liquide contenu dans les voies aériennes.

Réchauffement. — Aussitôt que le noyé sera débarrassé de ses vêtements mouillés, on ne devra penser qu'à le réchauffer par tous les moyens possibles.

Si malheureusement on ne peut avoir à sa disposition du linge chaud, une couverture, des serviettes, des briques ou des fers à repasser chauffés aussi ; si l'on n'a pas même la ressource de coucher et de rouler le malheureux dans le foin ou la paille, il faut que les assistants l'enveloppent de leurs paletots et de leurs gilets ; car la chaleur est tout à fait indispensable.

En même temps on relèvera, au moyen d'une cuiller la base de la langue qui souvent pèse sur le larynx et peut obturer le conduit de l'air, on chatouillera la luette pour favoriser le vomissement de l'eau avalée et l'on aura recours aux frictions sèches pour rétablir la circulation du sang.

Frictions. — Les frictions ne doivent jamais être négligées ; c'est un des meilleurs moyens à mettre en pratique. Une serviette, un linge un peu rude, une brosse, un bouchon de foin ou de paille et même deux grosses mains un peu calleuses suffisent à réveiller le sang endormi. On devra frotter vigoureusement sur le tronc, sur les membres, sans se lasser, jusqu'à ce que la chaleur et avec elle la vie reparaissent.

Si la respiration ne se hâte pas de se rétablir il faut s'empresser de la rappeler en faisant exécuter à la paroi thoracique des mouvements artificiels d'inspiration et d'expiration.

Respiration artificielle. — Pour y parvenir, on couche le noyé sur le dos ; on place un coussin, un rouleau sous ses épaules, de façon à ce que la poitrine soit un peu soulevée ; et l'on s'installe commodément au delà de la tête, afin d'exécuter avec régularité les mouvements d'élévation et d'abaissement.

RESPIRATION ARTIFICIELLE.

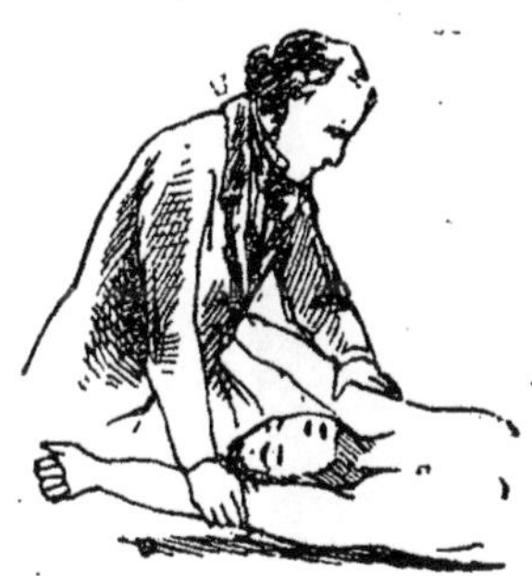

On élève les bras.

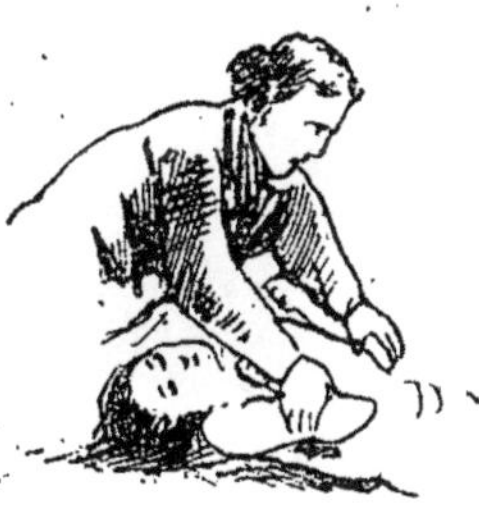

On les ramène sur le thorax.

On saisit les deux bras au-dessus du coude, on les élève sans brusquerie, on les porte horizontalement en arrière; puis on les ramène doucement sur les côtés du thorax, pour recommencer presque aussitôt le mouvement d'élévation.

Si tous ces moyens ne produisent aucun résultat, il faut sans tarder recourir à l'insufflation. On insuffle de l'air dans les poumons d'un noyé soit à l'aide d'un tube, soit avec un soufflet; mais alors il faut agir très-modérément pour ne pas remplir la poitrine outre mesure, et provoquer ainsi la déchirure des cellules pulmonaires.

L'insufflation bouche à bouche, que l'on pratique en collant ses lèvres à celles du malade pour souffler de l'air dans sa bouche peut être, en ce cas, employée avec avantage.

Le chatouillement des narines avec les barbes d'une plume est une petite ressource que l'on ne doit pas négliger. Un lavement d'eau salée amène quelquefois un bon résultat; mais il faut se défier des fumigations de tabac. Un flacon d'alcali volatil, dont on fait sentir les vapeurs irritantes, peut rendre aussi de bons services. Souvent, dès qu'on l'approche de ses narines, le noyé rouvre les yeux; il reprend haleine, il éternue, il est sauvé!...

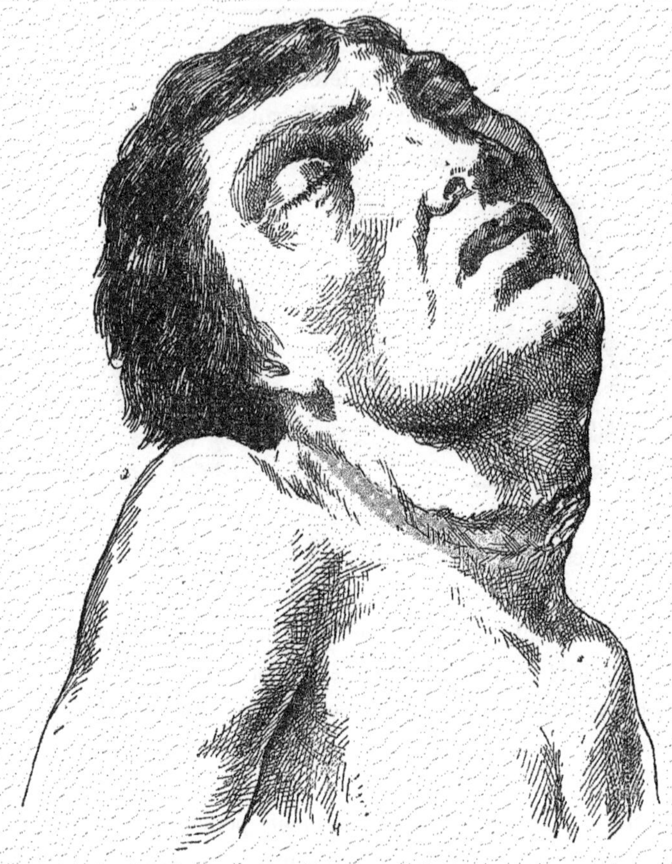

Asphyxie par strangulation. — Un pendu.

II. — ASPHYXIE PAR SUFFOCATION.

CAUSES ET GENÈSE

L'asphyxie par suffocation se produit chaque fois qu'une action mécanique extérieure ou qu'un obstacle solide quelconque s'oppose à la pénétration de l'air dans les poumons.

De ce chef il convient donc de distraire l'asphyxie par submersion et celle par défaut ou par viciation de l'air respirable, quoique, à vrai dire, le malade dans tous les cas, périsse réellement suffoqué.

Ainsi restreint et limité, le groupe de l'asphyxie par suffocation comprend encore tous les accidents asphyxiques causés par l'étranglement ou la pendaison, par l'engagement d'un corps étranger, noyau de fruit, arête de poisson, etc., dans les voies aériennes (voir *Corps étrangers*), par la compression de la poitrine dans une foule ou sous un éboulement, etc.; mais, de toutes ces causes, c'est, malheureusement, la pendaison qui fournit le plus grand nombre de cas, soit qu'elle ait été volontaire, comme il est trop fréquent de le constater, soit qu'elle ait été infligée, suivant la législation encore en vigueur dans certains pays, pour punir le crime.

Dans l'asphyxie par strangulation se produisent, avec une extrême rapidité, tous les grands désordres qu'entraîne la cessation subite de l'hématose. L'oxygénation du sang étant instantanément et totalement interrompue, la suspension des fonctions organiques est, elle-même, à peu près immédiate et tandis que ces phénomènes s'accomplissent, la constriction du cou s'opposant au reflux du sang par les veines jugulaires, provoque de son côté, la congestion du cerveau, d'où résulte la perte rapide de connaissance.

Ce double appel à la mort explique pourquoi certains individus ont été trouvés pendus dans de telles conditions qu'il leur eût certainement suffi du moindre effort pour se délivrer aussitôt, s'ils eussent éprouvé quelque souffrance. Il justifie aussi le maintien du supplice de la pendaison chez nos voisins d'outre-Manche qui n'aiment pas, avec raison, à voir couler le sang, même d'un scélérat; mais tout un abîme existe entre l'évidente absence d'agonie que l'on peut constater dans un grand nombre de cas de strangulation et cette prétendue sensation douce qui d'après un préjugé populaire serait invariablement ressentie par tous les pendus.

Maintes fois, à Paris, assistant dans ses fonctions le commissaire de police du quartier que j'habite, il m'a été donné d'observer de nombreux suicides par pendaison; mais chez les malheureux asphyxiés de la sorte, je n'ai jamais rien vu qui m'autorisât à croire que ces pauvres diables eussent, à s'étrangler, trouvé le moindre agrément.

La pendaison, d'ailleurs, n'amène point la mort aussi rapidement qu'elle entraîne la perte de connaissance et l'abolition de la douleur. Longtemps, en effet, après la strangulation, les suppliciés se débattent encore dans des convulsions assez effroyables pour avoir ému même au moyen âge, les magistrats et les bourreaux.

Aussi fut-il un temps où le bourreau de Lyon jouissait d'une réputation de dextérité bien supérieure à celle du bourreau de Paris. Aux yeux des connaisseurs, celui-ci n'entendait rien à son art: C'était un maladroit qui laissait le patient affreusement s'agiter au bout de la corde, tandis que le bourreau de Lyon, d'un seul coup paralysait et foudroyait son pendu, en lui imprimant une légère rotation qui, paraît-il, ne manquait pas de « grâce ».

Ce simple déplacement, en effet, devait, en tordant la colonne vertébrale, luxer les premières vertèbres cervicales et la compression de la moelle qui résultait de ce déplacement, occasionnait instantanément la mort.

Chez les pendus, bien plus fréquemment que chez les noyés, la face est livide et bouffie, les yeux parfois très-saillants, la langue pendante. Un sillon, bordé de bourrelets épais et striés de marbrures violettes, montre la profonde empreinte du lien constricteur. Les poumons, comme dans tous les cas d'asphyxie, sont gorgés d'un sang noir çà et là coagulé en noyaux apoplectiques.

Ces lésions internes ne diffèrent pas, non plus, quand la suffocation, au lieu d'avoir été déterminée par la pendaison, reconnaît pour cause l'engagement d'un corps étranger dans les voies aériennes, la compression de la poitrine ou l'étouffement sous un amas de terre subitement éboulée. Ce dernier accident n'est malheureusement que trop fréquent dans les houillères, après une explosion de grisou. Combien d'ouvriers en effet, dans ces lamentables catastrophes, survivraient aux désordres occasionnés par la détonation du gaz, si le plus souvent, toute issue leur étant fermée, ils n'étaient enterrés tout vivants au fond de ces galeries souterraines!

TRAITEMENT DE L'ASPHYXIE PAR SUFFOCATION.

Tous les moyens à mettre en pratique contre l'asphyxie par submersion, *frictions, respiration artificielle, insufflation, lavements salés, etc.* peuvent être avantageusement employés à secourir les gens étouffés ou pendus.

La prompte section de la corde est impérieusement indiquée, si l'on arrive assez tôt auprès d'un malheureux qui cherche à se suicider par strangulation et l'on doit bien se garder, en ce cas, d'écouter les commères ou les sots qui ne se croient pas autorisés à secourir un pendu avant d'avoir été prévenir le commissaire de police. Le misérable aurait le temps de mourir vingt fois, tandis que l'on accomplirait les formalités légales. Aussi doit-on rapidément encore, après avoir tranché le lien, déshabiller et coucher l'asphyxié sur le dos, le frictionner énergiquement, pratiquer la respiration artificielle et surtout couvrir ses jambes et ses cuisses de sinapismes, afin de rétablir la circulation et de dériver le sang qui, dans tout accident de ce genre, congestionne à la fois les poumons et le cerveau. Il n'est même pas inutile, dans certains cas où la congestion cérébrale est particulièrement à craindre, d'appliquer derrière chaque oreille, une demi-douzaine de sangsues.

Ces divers soins, intelligemment pratiqués, peuvent être suivis des meilleurs résultats à la condition qu'ils soient continués avec persévérance. Ce n'est parfois, et dans des cas d'asphyxie de toute nature, qu'après une heure d'efforts, que l'on est parvenu à faire reprendre ses sens au malade.

III. — ASPHYXIE PAR DÉFAUT OU PAR VICIATION DE L'AIR.

CAUSES ET GENÈSE.

Pour donner à notre sang les propriétés indispensables à l'entretien de la vie, l'air doit pénétrer en suffisante quantité dans les poumons et toujours dans un tel état de pureté qu'il ne puisse introduire dans l'économie aucun élément pernicieux ou susceptible de troubler en quoi que ce soit le parfait accomplissement des phénomènes respiratoires.

Chaque jour, malheureusement, par indifférence ou par nécessité, nous commettons tous plus ou moins, à cet égard, de graves fautes d'hygiène, soit en nous enfermant dans un appartement trop étroit, soit en n'aérant pas assez nos demeures, soit en prenant plaisir à séjourner dans des lieux de réunion où l'air promptement est vicié par les exhalaisons humaines et la combustion du gaz.

Rapide et dépassant une certaine limite, cette raréfaction ou cette viciation de l'air provoque immédiatement l'asphyxie; mais il est utile, au point de vue du traitement surtout, de distinguer du simple *manque d'air*, l'*asphyxie carbonique* et l'*asphyxie pestilentielle*.

Manque d'air. — A Paris et dans toutes les grandes villes, la police a beau s'opposer, par de sévères règlements, à la location des logements insalubres. Beaucoup de pauvres gens étouffent sous les toits ou dans les sous-sols des maisons de nos cités et dans les campagnes, où la place pourtant ne manque pas, bien des paysans aussi logent, pêle-mêle souvent avec les animaux, dans de sombres masures où l'air vicié par des émanations de toute sorte, ne se renouvelle pas.

Quand l'asphyxie se produit dans ces conditions, elle est ordinairement provoquée, à la fois par le manque d'air et l'altération de celui qu'a respiré le malade; mais un froid intense, en paralysant les muscles inspirateurs; une chaleur suffocante, en surchauffant l'atmosphère, peuvent encore occasionner l'asphyxie et c'est bien alors, la seule raréfaction de l'air qui donne liéu aux troubles caractéristiques de l'hématose.

Asphyxie carbonique. — Répandu en trop grande quantité dans l'atmosphère, — c'est-à-dire dans la proportion moyenne de *dix* à *vingt* pour *cent*, — l'*acide carbonique* endort et stupéfie les personnes qui le respirent, avant de les asphyxier. Aussi, les suicides par la vapeur du charbon sont-ils, malheureusement, d'une fréquence extrême. Un réchaud allumé dans une pièce étroite et soigneusement fermée laisse, en quelques secondes, dégager le gaz délétère en quantité suffisante pour amener la mort; mais une angoisse pénible souvent précède l'insensibilité absolue des derniers instants et l'on a trouvé de malheureux asphyxiés dans des attitudes qui disaient assez quelles souffrances cruelles ils avaient certainement endurées avant d'être à jamais délivrés de leurs maux. Dans ces cas d'asphyxie par le charbon, l'acide carbonique, d'ailleurs, n'est point le seul gaz funeste. Incapable d'entretenir l'hématose, il est asphyxiant sans être vénéneux, tandis qu'avec lui se dégage un autre gaz, l'*oxyde de carbone* qui paraît bien réellement, quoi qu'on en ait dit, être toxique en même temps qu'irrespirable.

L'asphyxie carbonique ne s'observe pas seulement chez les individus assez malheureux pour l'avoir volontairement préparée. Elle peut frapper aussi les personnes assez imprudentes pour s'endormir ou même travailler dans une pièce chauffée au charbon et mal aérée. Souvent encore elle résulte de l'inhalation du gaz carbonique qui s'exhale naturellement du sol dans les tourbières, les mines, les caves, les grottes, les galeries souterraines, ou de celui qui se dégage par torrents, des fermentations ou de certaines réactions chimiques; des raisins ou des pommes mis en cuve pour la fabrication du vin ou du cidre; des boulangeries où le pain fermente, des brasseries, des fours à chaux, etc. Dans ces dernières conditions, l'acide carbonique est ordinairement pur; aussi l'asphyxie qu'il occasionne ne se complique-t-elle jamais d'une intoxication.

Asphyxie pestilentielle. — Un véritable empoisonnement se produit, au contraire, toujours, quand les émanations délétères sont surtout composées d'*hydrogène sulfuré* plus ou moins chargé de molécules organiques. L'infection de l'air par un amas de matières animales en décomposition, engendre communément cette asphyxie pestilentielle; aussi les ouvriers vidangeurs et les égoutiers qui la désignent sous le nom de *plomb*, y sont-ils plus particulièrement exposés, quand ils procèdent, sans précaution, au curage des égouts et des fosses d'aisances.

TRAITEMENT DE L'ASPHYXIE PAR DÉFAUT OU VICIATION DE L'AIR

La plupart de ces asphyxies accidentelles pourraient être évitées par les plus élémentaires mesures de prudence et d'hygiène; par l'introduction préalable, dans les endroits suspects, d'une bougie allumée, qui s'éteint si l'atmosphère est chargée d'acide carbonique; par la désinfection des égouts et des fosses au moyen du chlore, du thymol, de l'eau phéniquée, d'une ventilation pure et simple.

Quand l'accident s'est produit, on ne saurait trouver mieux que le grand air pur pour ranimer le malade, aussi faut-il se hâter de l'y transporter et de recourir à l'*insufflation* en même temps qu'à la respiration artificielle. On ne doit pas craindre, en ce cas, de s'armer d'un soufflet de cuisine, d'y adapter un tube recourbé dont on introduit l'extrémité libre dans le larynx du patient, puis, d'injecter de l'air dans les poumons, graduellement et par secousses, de façon à imiter le jeu de la respiration aussi bien que possible.

Par ce même procédé l'on peut, encore, très-avantageusement combattre l'asphyxie pestilentielle, sans négliger, d'ailleurs, tous les autres moyens recommandés contre l'asphyxie par submersion. Au lieu d'alcali volatil on fera, cependant alors, respirer de préférence au malade, un flacon rempli de *chlore* ou les émanations d'une compresse imprégnée de *chlorure de chaux* et l'on chatouillera la luette pour faire vomir les matières putrides qui pourraient avoir été absorbées. Tout danger conjuré, peut-être sera-t-il avantageux, enfin, de prescrire encore une potion antiseptique et cordiale, simplement composée de quelques gouttes d'*éther*, de *menthe* ou d'*alcool thymique* dans un demi-verre d'eau sucrée.

IV. — ASPHYXIE DES NOUVEAU-NÉS.

La débilité native de l'enfant au moment de la naissance parfois empêche le mouvement respiratoire de s'établir et le nouveau-né court le risque de mourir asphyxié, pour peu que l'immobilité de la poitrine se prolonge.

Dans cet état de mort apparente, l'enfant tantôt est d'une pâleur extrême, quand l'asphyxie s'est rapidement produite, tantôt, au contraire, d'une teinte violacée intense, quand la suspension de l'hématose ne s'est opérée qu'avec une certaine lenteur. Peut-être, cependant, est-il moins gravement atteint ou moins près de mourir, s'il présente cette coloration apoplectique.

Parfois, en ce cas, il est encore possible, en effet, de percevoir en auscultant sa poitrine, un bruissement d'heureux augure dans la région du cœur; mais ce bruit n'existât-il point et l'enfant fut-il déjà, depuis une demi-heure, une heure même, venu au monde, qu'il ne faudrait point l'abandonner insouciamment, sans avoir tenté de l'arracher à une mort fatale.

Au cas où l'accoucheur ne serait pas présent, toute personne intelligente a le devoir de porter secours au petit être, et les divers moyens que nous venons d'étudier, frictions, insufflation, respiration artificielle, sinapisation, seraient encore, contre ce mode d'asphyxie, les plus rationnels et les plus utiles.

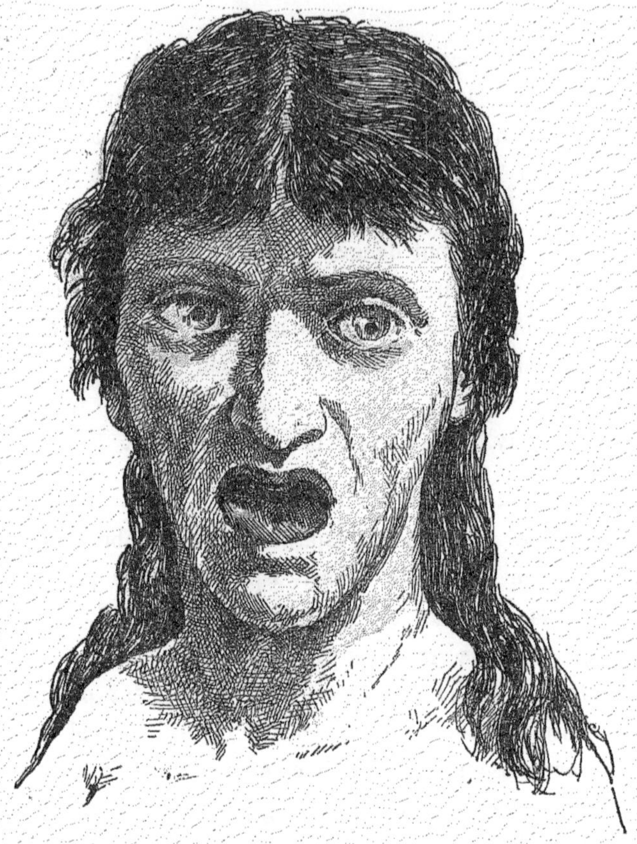

Altération des traits et lividité du visage dans l'empoisonnement aigu par l'arsenic.

EMPOISONNEMENT

CAUSES ET GENÈSE.

On désigne sous le nom d'empoisonnement tout état morbide provoqué par l'action spéciale qu'exercent sur l'économie, certaines substances nuisibles, appelées *poisons*.

A l'honneur de l'humanité, nous devons constater que la plupart des empoisonnements sont accidentels. Plus rarement, le malheureux à qui l'existence pèse, demande au poison la fin de ses maux ; mais trop souvent encore une main lâche et scélérate le verse, en secret, dans un but criminel.

Le nombre des poisons connus est considérable ; les règnes végétal et minéral fournissent les plus communs et les plus dangereux, et l'on en compte seulement quelques-uns de nature animale ; il en est de solides, plus ou moins solubles dans l'eau ; il en est de liquides ; d'autres, enfin, qui pour ne se présenter jamais que sous la forme de gaz ou de vapeurs n'en sont pas moins redoutables.

Nous savons déjà comment certains d'entre eux : l'hydrogène sulfuré, l'acide carbonique, l'oxyde de carbone tuent surtout en l'asphyxiant, celui qui les respire. Les vapeurs mercurielles, le chloroforme, l'hydrogène arsénié, etc., ne produisent pas, quand ils sont absorbés de la même façon, des intoxications moins funestes.

Le plus souvent il est vrai, c'est l'estomac qui reçoit le toxique dont l'action varie considérablement soit en rapidité, soit en intensité, suivant l'état de plénitude ou de vacuité de l'organe.

Certains poisons agissent localement sur les tissus et dans ce cas y déterminent presque toujours une irritation très-vive. Certains autres ne manifestent surtout leurs effets qu'après être passés, par absorption, dans le torrent circulatoire et la plupart de ces derniers se révèlent par de graves désordres cérébraux ou nerveux. Suivant l'activité du poison et la dose à laquelle il a été ingéré, les accidents qu'il occasionne sont violents, rapides, aigus et promptement ont une issue funeste ; ou bien, débutant d'une manière insensible, ils engendrent progressivement des phénomènes généraux très-variables, mais qui néanmoins finissent par exercer de profonds ravages dans l'économie.

De cette extrême différence dans la marche de l'intoxication résulte, on le conçoit, une divergence non moins absolue dans les moyens de la combattre, aussi devrons-nous envisager séparément :

1° — L'empoisonnement aigu ;

2° — L'empoisonnement lent ou chronique.

Étymologies. — INTOXICATION, TOXIQUE, *toxicon*, poison. — POISONS CORROSIFS : *corrodere* ronger, détruire. — HYPOSTHÉNISANTS : *hypo*, au dessous, *stenos*, force. — NÉVROSTHÉNIQUES, *neuron*, nerf ; *sténos*, force : Excitants des nerfs.

CLASSIFICATION DES POISONS

Il serait difficile d'ailleurs, sinon impossible, de grouper dans une étude collective les symptômes des divers empoisonnements. Quoique certains d'entre eux semblent provoquer dans l'organisme les mêmes graves désordres, beaucoup d'autres donnent lieu à des phénomènes absolument spéciaux et caractéristiques qu'il est de la plus haute importance de connaître et qu'une classification seule peut suffisament mettre en relief. Eu égard aux principaux effets qu'ils exercent sur l'économie, nous répartirons donc les divers toxiques dans les cinq groupes suivants :

1° Poisons irritants et corrosifs. — Ayant pour caractère essentiel d'irriter, de désorganiser et de détruire les tissus avec lesquels ils sont en contact, sans agir par absorption d'une façon notable. Les principaux sont : les *acides*, les *alcalis caustiques*, le *phosphore*, le *chlore*, l'*iode*, le *brome*, le *sulfure de potassium*, l'*alun*, le *nitrate d'argent*, les *végétaux drastiques*.

2° Poisons hyposthénisants. — Déterminant, en général, une vive irritation locale, mais occasionnant surtout, par absorption, une extrême prostration des forces. Ce sont : l'*arsenic*, le *mercure*, le *cuivre*, et leurs composés ; l'*émétique*, le *nitre*, le *sel d'oseille*, *etc*.

3° Poisons stupéfiants ou narcotico-âcres. — Agissant par absorption spécialement sur le système nerveux dont ils dépriment ou suppriment totalement l'activité. On peut grouper dans cette classe les *gaz* asphyxiants ou toxiques, les sels de *plomb*, l'*éther*, le *chloroforme*, les *solanées vireuses*, la *ciguë*, la *digitale*, les *champignons vénéneux*.

4° Poisons narcotiques. — Déterminant un ensemble de phénomènes, congestion de la face et du cerveau, prostration des forces, assoupissement profond, etc., désigné sous le nom de *narcotisme*. On peut citer : l'*opium* et ses divers principes actifs : la *morphine*, la *codéine*, la *narcéine* et leurs différents sels ; le *laudanum*, *etc*.

5° Poisons névrosthéniques. — Occasionnant une surexcitation extrême des centres nerveux, la moelle épinière et le cerveau. Par exemple : la *noix vomique*, la *strychnine*, la *brucine*, l'*acide prussique*, le *laurier cerise*, les *cantharides* l'*alcool*, *etc*.

TRAITEMENT GÉNÉRAL DE L'EMPOISONNEMENT

Trois indications formelles dominent toute la thérapeutique de l'empoisonnement. Il faut, dans tous les cas et quel que soit le poison :

1° L'*évacuer* par un *vomitif* et souvent, en outre par un *purgatif*.

2° Le *neutraliser* par un contre-poison.

3° Prodiguer enfin à l'empoisonné tous les soins qui peuvent lui être utiles.

Dans l'étude spéciale de chaque empoisonnement, on verra comment ces indications doivent être remplies ou modifiées suivant la substance toxique. Afin que cet exposé fût plus facile à comprendre et véritablement pratique, j'ai cru devoir mettre en regard de l'énumération des poisons et des effets qu'ils déterminent, le traitement immédiat à leur opposer.

I. — EMPOISONNEMENT AIGU.

POISONS IRRITANTS ET CORROSIFS.

EFFETS ET SYMPTOMES	TRAITEMENT
Acides. — *Acide sulfurique (huile de vitriol). Acide nitrique (eau-forte, eau seconde). Acide chlorhydrique (esprit de sel), etc.* Soif vive, sensations de brûlure dans la bouche et l'estomac. Douleurs atroces. Figure cadavéreuse. Lèvres et langue brûlées. Vomissements.	Faire promptement vomir. Délayer deux cuillerées à bouche de *magnésie* dans un litre d'eau, à prendre par verres, toutes les deux ou trois minutes. A défaut de magnésie, délayer de la *craie* ou deux ou trois *blancs d'œufs*. — Lait coupé, cataplasmes émollients sur le ventre.
Alcalis. — *Potasse et soude caustiques (pierre à cautère). Sous-carbonates de potasse et de soude (lessive des savonniers).*	Faire vomir. — Administrer deux cuillerés à bouche de *vinaigre* dans un verre d'eau. A défaut, *jus de citron*, ou *jus*

Ammoniaque liquide (alcali volatil). Chaux vive, etc. Mêmes douleurs que dans l'empoisonnement par les acides. Goût âcre. Odeur urineuse de l'haleine.

Métalloïdes et sels divers. — *Chlore (eau de javelle). Phosphore (allumettes chimiques). Iode, Brome, Alun, Nitrate d'argent (pierre infernale). Sulfure de potassium (foie de soufre), etc.* Douleurs violentes. Haleine exhalant une odeur souvent caractérisque. Coliques et vomissements. Déjections parfois sanguinolentes.

Végétaux drastiques. — *Renoncule, Clématite, Anémone, Chélidoine, Garou, Bryone, Colchique, Euphorbe, Narcisse des prés, Joubarbe, Ricin, Gomme-gutte, Coloquinte, Scammonée, Jalap.* Sécheresse et constriction à la gorge. Nausées, hoquet, prostration. Parfois convulsions et délire chez les enfants.

d'oseille, ou mieux *dix* grammes d'*acide tartrique* dans un litre d'eau. — Le poison neutralisé, recourir aux boissons émollientes. Bouillon de veau, lait coupé.

Faire vomir. — *Magnésie* délayée, comme plus haut, contre le chlore, l'eau de javelle et le phosphore. *Eau salée* en abondance contre le nitrate d'argent. — Dans tous les cas *lait* pur ou coupé, en abondance; décoction de guimauve, de graine de lin, etc.; pour boisson et lavements.

Faire vomir en chatouillant le fond de la bouche. — Donner du *café* par petites tasses; en lavement, s'il n'est pas supporté. Remplacer le café, s'il y a convulsions, par de la *magnésie* délayée ou du *bicarbonate de soude*. En cas de prostration, mêler au café un peu d'*eau-de-vie*, de *rhum*, ou d'*éther*.

POISONS HYPOSTHÉNISANTS.

EFFETS ET SYMPTOMES

Arsenic *et ses préparations, Acide arsénieux, Arséniate de soude, Sulfure jaune d'arsenic (orpiment). Sulfure rouge (réalgar). Oxyde noir d'arsenic (pou-*

TRAITEMENT

Faire promptement vomir en chatouillant la luette ou en donnant l'*émétique* : 5 à 10 centigr.

Magnésie délayée : deux cuillerées à bouche dans un litre d'eau;

dre aux mouches.) Mort aux rats, Pâte arsenicale, etc. Soif ardente. Vives douleurs à l'épigastre. Vomissements parfois mêlés de sang. Diarrhée fétide. Altération des traits, lividité du visage. Gêne extrême de la respiration. Refroidissement et prostration comme dans le choléra.

ou mieux, *Sesquioxyde de fer hydraté* à la dose de 4 à 8 gram. toutes les dix minutes, dans un demi-verre d'eau. A défaut, donner de l'*eau albumineuse :* 3 à 4 blancs d'œufs pour un litre d'eau, ou du *lait* coupé, ou même une décoction de guimauve. Lavements émollients. Cataplasmes.

Mercure *et ses composés : Bichlorure de mercure (sublimé corrosif). Protochlorure (calomel, mercure doux). Deutoxyde (précipité rouge). Onguent mercuriel* ou *Onguent gris, etc.* Constriction à la gorge, saveur métallique, hoquet ; haleine fétide. Refroidissement. Crampes. Vomissements.

Faire promptement vomir. Donner rapidement : *Protosulfure de fer,* 30 gram. dans un litre d'eau à prendre par verres à trois minutes d'intervalle. A défaut : *eau albumineuse*, comme ci-dessus. *Lait.* Décoction de *graine de lin* ou de *guimauve* en lavement.

Cuivre *et ses sels : Sous-carbonate de cuivre (vert-de-gris). Sous acétate (Verdet.) Sulfate de cuivre (vitriol bleu, couperose bleue, cristaux de Vénus). Oxyde de cuivre ammoniacal (eau céleste).* Soif très-vive, saveur métallique. Vomissements, renvois ayant le goût du cuivre. Coliques. Diarrhée mêlée de sang.

Même traitement que dans l'empoisonnement par les sels de mercure.

C'est par les ustensiles de cuisine mal étamés que se produisent la plupart des empoisonnements par le cuivre, surtout quand on a laissé les aliments s'y refroidir, le vert-de-gris s'y formant alors en quantité considérable.

Emétique. — *Sels d'antimoine. Sulfure d'antimoine (kermès minéral, soufre doré, etc.) Azotate de potasse (nitre). Oxalate de po-*

Faire vomir en chatouillant la luette. Contre l'émétique décoction d'*écorce de chêne,* ou de *noix de galle* ou de *quinquina* (30 gram.

tassé (sel d'oseille, etc.) Vomissements très-fréquents. Selles abondantes. Crampes douloureuses. Constriction à la gorge, gêne respiratoire. Excessive prostration.	pour un litre d'eau). Plus tard, 5 à 10 centigr. d'*opium*, ou *sirop diacode*, par cuillerées à bouche. — Contre les sels de potasse : *magnésie* délayée ; *bicarbonate de soude*.

POISONS STUPÉFIANTS OU NARCOTICO-ACRES.

EFFETS ET SYMPTOMES	TRAITEMENT
Gaz asphyxiants et toxiques. — *Acide carbonique. Oxyde de carbone. Hydrogène sulfuré. Hydrogène carboné (grisou). Ether. Chloroforme.* Symptômes asphyxiques. Perte de connaissance.	Traitement de l'asphyxie par viciation de l'air (Voir ce mot.) Contre l'hydrogène sulfuré, faire respirer du *chlore*. — Air pur, frictions, respiration artificielle, contre l'éther et le chloroforme.
Solanées vireuses. — *Tabac. Datura. Belladone. Jusquiame, etc. Ciguë. Digitale. Aconit. Ellébore.* Assoupissement accompagné souvent d'hallucinations et de délire ; sans vomissements ni coliques.	Faire vomir par l'*émétique* : (10 à 15 centigr. dans deux verres d'eau tiède.) Purger ensuite avec *eau de Sedlitz* ou *sulfate de soude* : 30 gram. ou *sel de cuisine* 40 gram. Limonade au citron. Café.
Champignons vénéneux. — Effets lents et tardifs. Vomissements, soif ardente, congestion, ballonnement du ventre. Prostration.	Faire vomir. Purger ensuite. Infusion de tilleul, ou d'oranger additionnée de quelques gouttes d'éther. Lait. Cataplasmes.
Plomb et ses composés: — *Carbonate de plomb (céruse, blanc de fard.) Sous-acétate de plomb extrait de saturne). Oxydes : (litharge, massicot, minium). Oxydes d'étain, (sel d'étain, potée d'étain etc.)* — Saveur sucrée. Coliques sèches, coloration bleue des gencives. Grand abattement.	Faire vomir en chatouillant la luette. Donner rapidement plusieurs verres de *limonade sulfurique* : (Acide sulfurique, 2 gram. pour un litre d'eau sucrée). Purger avec *eau de Sedlitz* ou *limonade citro-magnésienne*, ou *sel de cuisine*. Lait. Boissons adoucissantes. — Lavements purgatifs.

POISONS NARCOTIQUES.

EFFETS ET SYMPTOMES	TRAITEMENT
Opium, ses dérivés et ses composés : *morphine, codéine, narcéine, laudanum, pavot, etc.* Assoupissement. Congestion. Prostration. Quelquefois vomissements, douleurs et surexcitation excessive.	Faire vomir par l'*émétique*. Donner du *café à l'eau* par tasses, tous les quarts d'heure. Même infusion en lavement. — Frictions. Sinapismes pour combattre l'assoupissement. Purgatif doux.

POISONS NÉVROSTHÉNIQUES.

EFFETS ET SYMPTOMES	TRAITEMENT
Noix vomique. — *Strychnine, Brucine, et leurs composés.* — Accidents tétaniques. Crampes et rigidités douloureuses. Contractions spasmodiques passagères.	Faire vomir au plus vite. Donner à boire, rapidement une solution d'*iodure ioduré de potassium. (Iod. de potassium; 1 gr; iode, 0 gr. 40 centigr.; eau un litre.)*
Acide prussique. — *Laurier-cerise, laurier-rose. Amandes amères. Cyanure de potassium.* Effets rapides souvent foudroyants, analogues à ceux des narcotiques.	Faire vomir promptement; puis donner par verres, de l'*eau vinaigrée*, de la *limonade* au citron. Faire inhaler sur une compresse, du *chlore* ou de l'*ammoniaque*.
Cantharides. *Vésicatoires.* — Vomissements, urines difficiles, rouges, ardentes, mêlées de sang et de fausses membranes.	Faire vomir par l'eau tiède. Décoction de mauves, graine de lin, guimauve, additionnée d'une prise de *camphre*. Lait. Cataplasmes.
Alcool. — *Eau-de-vie. Excès de boisson, ivresse alcoolique.*	Faire vomir. — *Thé* léger ou *tilleul* additionnés de cinq à six gouttes d'*ammoniaque*. — Contre l'intoxication par les poissons vénéneux, les viandes gâtées, les aliments frelatés, mêmes infusions additionnées de quelques gouttes d'*éther*, d'*eau de mélisse*, ou *d'alcool thymique*.
Poissons vénéneux. — *moules, homards, lamproies, viandes gâtées.* Indigestion, prostration, sommeil. — Urticaire dans les cas d'empoisonnement par les poissons vénéneux, souvent convulsions et délire. (Voir *Urticaire*.)	

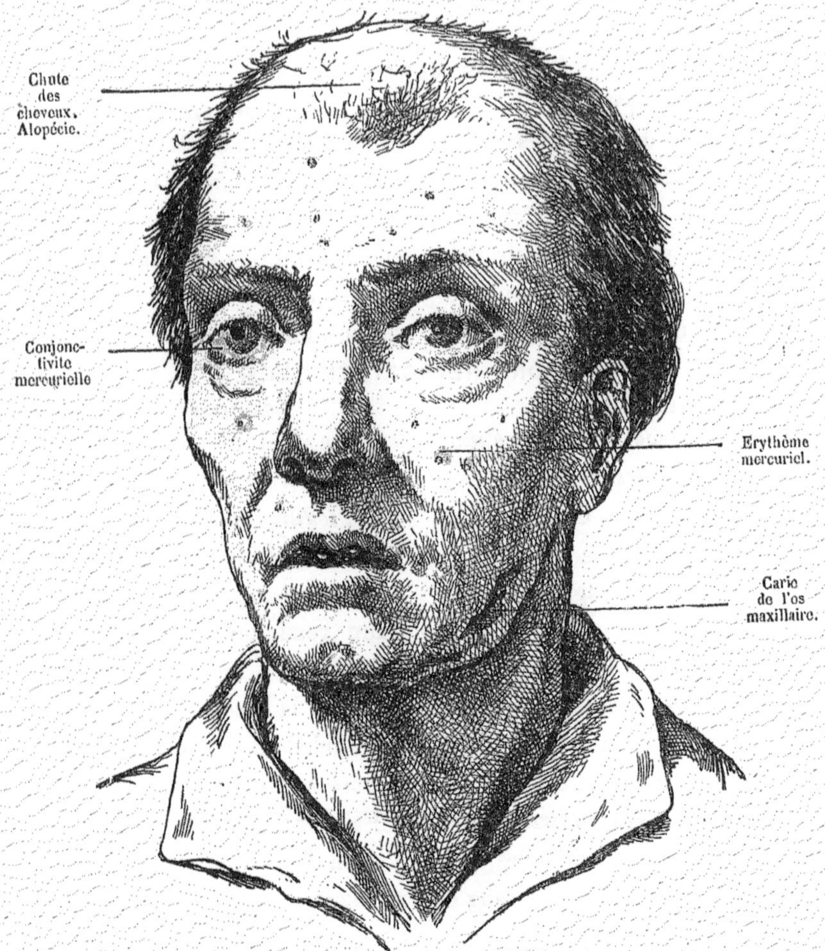

Accidents caractéristiques de l'intoxication lente par le mercure.

II. — EMPOISONNEMENT LENT OU CHRONIQUE.

CAUSES ET GENÈSE.

Ce serait une longue et difficile tâche de nombrer et d'énumérer les divers poisons qui sans cesse, dans les grandes agglomérations humaines surtout, altèrent et compromettent plus ou moins, la santé publique.

Il en est que l'industrie utilise ; il en est qu'elle produit et rejette dans l'atmosphère ou dans le sol. Quelques-uns se dégagent spontanément de la terre et des eaux ; quelques autres sont employés à satisfaire de vicieuses habitudes que nous nous sommes créées. Certains d'entre eux sont frauduleusement introduits dans nos substances alimentaires ; un grand nombre, enfin, servant à combattre les maux dont nous souffrons, peuvent eux-mêmes engendrer, quand ils sont imprudemment administrés, de véritables maladies artificielles.

C'est par groupes, on le voit, qu'il est utile d'étudier ces divers poisons, si l'on veut méthodiquement les décrire et les bien connaître.

Intoxications professionnelles. — Les empoisonnements auxquels donnent lieu certaines branches d'industrie, s'observent surtout chez les ouvriers qui manipulent le *mercure*, le *plomb*, l'*arsenic* ou les diverses préparations contenant, même en minime proportion, quelqu'une de ces dangereuses substances. Le poison, tantôt est absorbé par la peau après un assez long contact ; tantôt il pénètre, sous forme de poussières ou de vapeurs dans la bouche ou les voies aériennes et dans ce cas, l'intoxication, beaucoup plus rapide peut, très-promptement aussi, devenir funeste.

C'est de cette dernière façon surtout, que le *mercure*, facilement volatil, empoisonne non-seulement les ouvriers qui l'extraient du sol, mais aussi les étameurs de glaces, les doreurs sur métaux, les chapeliers, etc., qui tous utilisent, dans leur profession, le métal brut ou diverses préparations mercurielles.

Les différents sels de *plomb*, d'un si fréquent usage dans les arts et l'industrie, sévissent par leurs émanations ou par simple contact, sur de très-nombreux travailleurs. Les plus fréquemment

Étymologies. — HYDRARGYRISME : *hydrargyros*, vif-argent, mercure. — SATURNISME : Le plomb avait été dédié à Saturne par les alchimistes. Les coliques de plomb sont encore désignées sous les noms de *coliques des peintres*, *coliques saturnines*, etc. — ERGOTISME : L'empoisonnement par l'*ergot du seigle* était aussi connu au moyen âge sous les noms d'*acrodynie*, *feu de saint Antoine*, etc. — PELLAGRE : *pellis agra*, peau rugueuse.

atteints, cependant, sont les ouvriers qui fabriquent la céruse, les broyeurs de couleurs, les peintres, les ouvriers en papiers peints, les émailleurs, les doreurs, les fondeurs en caractères, les imprimeurs, les plombiers, les potiers de terre, etc. Il suffit, d'ailleurs, que l'on habite un appartement trop fraîchement peint à la céruse ou que l'on brûle de vieux bois enduits de cette couleur, pour qu'aussitôt l'intoxication se produise.

Les poussières *arsenicales* occasionnent, de même, de graves accidents aux fabricants de papiers de couleurs ou de fleurs artificielles. Dans vingt autres industries, enfin, le *cuivre*, l'*étain*, l'*antimoine*, l'*aniline*, le *sulfure de carbone*, *etc.*, peuvent exercer à la longue, sur les personnes qui les manipulent habituellement, une très-fâcheuse influence.

Intoxications par l'usage de substances nuisibles ou sophistiquées. — Il est à peine croyable que des êtres doués de raison mais trop faibles, sans doute, pour rompre avec de mauvaises habitudes, trouvent une sorte de plaisir à s'empoisonner : c'est par milliers, cependant, qu'il faudrait compter les gens de cette espèce. On sait quelles nombreuses victimes l'*absinthe* et l'*alcool* font chaque jour dans nos cités ; on n'ignore pas que l'abus du *tabac* paralyse l'esprit et les forces ; et pourtant, malgré les terribles exemples qui frappent leurs yeux, buveurs et fumeurs endurcis, continuent à fumer et à boire !...

L'intoxication en ce cas, n'est point toujours occasionnée, d'ailleurs, par l'usage immodéré des spiritueux. La plupart des boissons d'une consommation courante, les vins en particulier, sont journellement frelatés par de cupides marchands qui ne craignent pas de corriger le mauvais goût d'un liquide par un sel de *plomb*, ou de relever sa couleur au moyen de la *fuchsine*.

Malgré la vigilance de la police, un grand nombre de denrées et de substances alimentaires sont encore l'objet de semblables sophistications et c'est, malheureusement, sur les vivres de première nécessité, le pain, le chocolat, le café, etc., que d'odieux spéculateurs pratiquent surtout ces adultérations coupables. Certains poisons naturels enfin, les *champignons du seigle* et *du maïs,* par exemple, souvent altèrent les farines plus spécialement consommées sur place, dans les villages du midi de la France et quelques autres localités.

Intoxications thérapeutiques. — Maladies artificielles. — Il n'est pas jusqu'aux médicaments qui ne soient susceptibles de devenir poisons; aussi dit-on parfois avec quelque raison, en parlant d'un remède, qu'il est « pire que le mal. »

Il est notoire, du reste, que certaines substances médicamenteuses, jouissent de la singulière propriété de déterminer, chez l'homme, divers accidents morbides, présentant, avec ceux de plusieurs maladies naturelles et spontanées, une étonnante ressemblance.

La *belladone,* non-seulement fait apparaître à la surface de la peau de larges *taches rouges,* mais elle occasionne encore une véritable *angine* et divers autres accidents analogues à ceux que l'on observe dans le cours de la fièvre scarlatine.

D'autres médicaments, l'*iode,* l'*arsenic,* le *mercure,* quand ils ont été trop longtemps continués, provoquent des éruptions ressemblant beaucoup à certaines dartres, à l'*acné,* à l'*eczéma* par exemple. Ils déterminent, secondairement, comme les virus des maladies constitutionnelles, des *angines,* des *coryzas,* des *catarrhes,* puis des accidents tertiaires profonds; des *névralgies,* des *palpitations,* des *vertiges,* une véritable maladie artificielle, en un mot, qui peut devenir, en se prolongeant, extrêmement dangereuse.

EFFETS ET SYMPTOMES

Hydrargyrisme. — L'intoxication causée par l'usage excessif des préparations mercurielles, l'*hydrargyrisme* débute par une salivation abondante, inoffensive d'abord, mais à laquelle, succèdent, sans tarder, une angine ulcéreuse, un catarrhe grave des voies digestives, des éruptions d'érythème, de roséole et d'eczéma, des inflammations oculaires intenses, une altération profonde du sang et du système nerveux.

Agité d'un tremblement continuel, le malade perd toute aptitude au travail et toutes ses forces physiques. Consumé par le poison qui le mine, il est successivement frappé de douleurs vives dans les articulations, de paralysies, de caries osseuses, d'hydropisies du visage et des membres, de la perte graduelle de toutes ses facultés.

Saturnisme. — L'empoisonnement lent par le plomb donne aux sujets affectés un teint blême, d'un jaune pâle et les frappe souvent, dès le début, de coliques sèches d'une terrible intensité, durant lesquelles le malade, en proie aux plus vives douleurs, se tord dans son lit ou se comprime désespérément le ventre.

Des vomissements bilieux verdâtres souvent accompagnent ces premiers accidents ; puis, de plus en plus, les tissus se décolorent, l'haleine est infecte, les gencives saignantes se bordent d'un liseré bleuâtre, des élancements aigus éclatent dans les jointures, des paralysies rebelles immobilisent surtout les muscles extenseurs des doigts. Plus tard, les centres nerveux s'affectant à leur tour, le malade, après des vertiges, des éblouissements répétés, succombe tantôt au plus profond épuisement, tantôt à des convulsions que l'asphyxie ou l'apoplexie terminent.

Arsenicisme. — L'intoxication arsenicale chronique se révèle d'abord par des troubles digestifs, du malaise, de la fatigue, bientôt suivis de violentes douleurs de tête, d'une sensibilité excessive des yeux à la lumière, de névralgies intenses, de fourmillements dans les membres, et d'une invincible apathie.

Le sommeil est agité ou troublé par des cauchemars ; l'appétit se perd de plus en plus ; un amaigrissement rapide se manifeste et précède de peu une consomption véritable, compliquée de paralysie, d'ulcérations de la peau, d'une dégénérescence graisseuse du foie, d'inflammations intestinales ou pulmonaires de la dernière gravité.

Alcoolisme. — Absinthisme. — Les liqueurs alcooliques prises en excès, en même temps qu'elles frappent la raison, exercent aussi, sur la muqueuse de l'estomac, la plus fâcheuse influence. L'appétit se perd ; le malade vomit tous les matins une abondante pituite ; puis, la voix rauque, affaibli, trébuchant, les instincts pervertis, il est pris d'un tremblement progressif qui bientôt s'accompagne de maux de tête, d'hallucinations, de troubles intellectuels constituant l'état morbide grave désigné sous le nom de *delirium tremens*. La folie alors éclate, furieuse, entrecoupée, comme il a été dit plus haut (Voir *Folie*), d'accès convulsifs épileptiformes, particulièrement fréquents lorsque le malade a fait abus de l'absinthe et dont la terminaison fatale est la paralysie générale et la mort.

Ergotisme. — Pellagre. — *L'ergot du seigle* et le *champignon du maïs* occasionnent à la longue des accidents généraux et locaux qui présentent entre eux une certaine analogie. Des spasmes, des maux de tête, des vertiges, de violentes convulsions se manifestent dans l'un et l'autre empoisonnement ; mais tandis que l'*ergotisme* se termine souvent par la gangrène des extrémités, la *pellagre* ne provoque guère sur le dos des mains qu'une éruption érysipélateuse sèche et fendillée, qui se détache bientôt par larges écailles.

Morphinisme. — Certains malades abusent de l'opium et durant ces dernières années il a été fort à la mode, dans le monde médical, de larder de coups d'aiguille de pauvres patients, afin de leur faire plus rapidement absorber par la voie sous-cutanée, des solutions de *morphine*. De véritables empoisonnements ont résulté de cette médecine par trop piquante, et j'en ai, pour ma part, observé plusieurs cas. Contrairement aux effets que produit l'opium dans l'empoisonnement aigu, le morphinisme chronique se caractérise surtout par une vive agitation nocturne, des cauchemars, des maux de tête, des vomissements, de vives démangeaisons, une surexcitation nerveuse excessive. De ces accidents pourraient être rapprochés ceux qui sont occasionnés par l'abus du *tabac*, avec cette différence, pourtant que, dans l'intoxication lente des fumeurs, le symptôme prédominant est constitué par la dépression morale et physique.

Iodisme. — L'empoisonnement iodique succède presque toujours à l'usage exagéré de l'*iodure de potassium*. La saturation de l'économie par ce médicament s'annonce par des éruptions d'urticaire, d'érythème, d'acné, d'eczéma, de prurigo. Simultanément, un coryza, une angine, se déclarent, et l'analyse chimique révèle la présence du sel médicamenteux dans les abondantes sécrétions de la gorge et du nez.

Bientôt des maux de tête, des éblouissements, des tintements d'oreille, des vertiges se manifestent. C'est l'*ivresse iodique* que le malade compare quelquefois lui-même à l'enivrement par l'alcool. A ce moment se produit aussi un amaigrissement rapide. Les glandes diminuent de volume ; chez la femme les seins s'atrophient ; l'altération grave du sang amène enfin les désordres caractéristiques d'une extrême anémie.

TRAITEMENT.

Moyens hygiéniques et préventifs. — Les ouvriers qui fabriquent ou manipulent les nombreuses substances toxiques utilisées dans les arts et l'industrie doivent demander à la plus scrupuleuse hygiène l'immunité contre l'empoisonnement dont ils sont sans cesse menacés. L'aération constante des ateliers, une propreté rigoureuse, des ablutions à grande eau en quittant le travail pour aller, dans un milieu plus salubre, prendre les repas, l'usage, au besoin, de voiles de gaze ou de respirateurs contre l'inhalation des poussières, tels sont les principaux moyens à mettre en pratique pour se garantir à peu près sûrement d'une intoxication professionnelle.

Le bon sens et la raison préserveront l'homme intelligent et sage de l'empoisonnement que peut entraîner une habitude vicieuse; l'intoxication thérapeutique, enfin, sera désormais de plus en plus rare, à mesure que les médecins seront plus prudents et plus éclairés, les malades moins ignorants de leurs maux et plus aptes à seconder l'homme de l'art qui leur apporte le précieux concours de son savoir et de son expérience.

Moyens thérapeutiques. — Toute intoxication chronique, aussi bien que l'empoisonnement aigu, doit être traitée par les évacuants d'abord, par les contre-poisons appropriés, ensuite. La médication, toutefois, doit être, alors, lente et progressive comme le mal l'a été lui-même et ce n'est jamais qu'après l'avoir longtemps poursuivie, que le malade sentira se rétablir sa santé compromise.

Les *toniques* et les *reconstituants,* aidés de quelques purgations douces et de l'usage quotidien des boissons *alcalines,* combattront utilement la cachexie mercurielle, l'iodisme et l'empoisonnement arsenical. Les mêmes agents réparateurs combinés aux *sulfureux* seront encore indiqués contre l'intoxication saturnine après que l'on aura, par des *vomitifs* et des *purgatifs* énergiques débarrassé l'économie du poison absorbé; c'est, enfin, par une *désaccoutumance progressive* et soutenue que l'on préviendra les funestes effets de l'alcoolisme.

Dans tous les cas, il sera nécessaire, d'ailleurs, pour débarrasser les organes du principe malfaisant dont ils sont fatalement imprégnés, d'agir sur tous les émonctoires par les *diurétiques,* les *sudorifiques,* les *laxatifs* légers, afin de chasser, par toutes ces portes à la fois, le poison emmagasiné dans les tissus.

Les boissons émollientes et douces, le lait entre autres, copieusement administrées, peuvent servir à cet entraînement avec grand avantage. C'est une véritable lessive que l'on doit, en ce cas, faire subir à l'organisme pour le replacer dans les conditions normales indispensables à la santé.

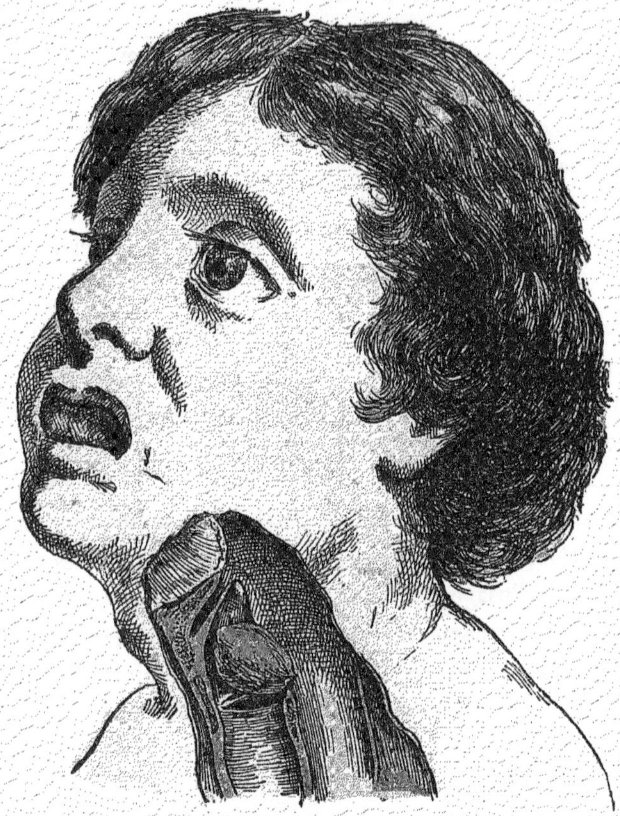

Corps étrangers des voies aériennes. — Enfant étouffé par un noyau de fruit.

CORPS ÉTRANGERS DANS LES VOIES NATURELLES.

Nous entendons simplement ici, sous la dénomination de *corps étranger,* tout objet, tout corps solide ou liquide qui s'étant accidentellement introduit dans l'organisme, y détermine, selon sa nature, sa forme et le siége qu'il occupe, des phénomènes morbides plus ou moins graves.

Nous n'avons donc pas à revenir, suivant la confusion fâcheuse qui règne, à cet égard, dans la plupart des ouvrages de médecine, sur les polypes, les calculs, les helminthes, etc., dont la présence, dans certaines régions, peut occasionner des désordres analogues à ceux que produirait un corps étranger; notre classification nous ayant d'ailleurs permis de les étudier, avec plus d'opportunité, dans les organes mêmes qu'ils affectent.

C'est principalement dans les *voies aériennes* et *digestives* que pénètrent les corps étrangers. Il en est qui peuvent être mécaniquement engagés dans les *voies génito-urinaires* et très-fréquemment un grand nombre d'autres, de plus petite taille, s'introduisent dans le *conduit de l'oreille* ou se logent sous la paupière, à la surface même de la *muqueuse des yeux*. Nous les étudierons, successivement, dans ces divers organes.

I. CORPS ÉTRANGERS DES VOIES AÉRIENNES.

MODE D'INTRODUCTION. — NATURE DES CORPS ÉTRANGERS.

Des objets de toute nature, des aliments solides ou liquides, des poussières plus ou moins volumineuses peuvent accidentellement pénétrer dans les conduits de l'air. Il n'est pas très-rare, d'observer des corps étrangers dans les fosses nasales; mais les plus redoutables sont ceux qui s'introduisent dans le larynx et la trachée.

Souvent c'est l'imprudence, chez les enfants surtout, quelquefois la forfanterie, une sotte gageure, qui sont la cause première de ces déglutitions malheureuses, dont les effets, dans un trop grand nombre de cas, sont promptement mortels. Fréquemment, un subit accès de toux, un éclat de rire tandis que l'on mange, produisent aussi, quoique à un moindre degré, les mêmes accidents et sans doute il n'est personne qui, par expérience, ne sache ce que c'est que « d'avaler de travers ».

Outre les divers corps étrangers qui viennent du dehors, il n'est pas impossible, enfin, que des vers intestinaux remontant dans l'œsophage, des mucosités ou des matières alimentaires refluant de l'estomac dans un effort de vomissement, ne pénètrent aussi dans les canaux aériens.

En raison même de leur fluidité, les liquides ont une facilité toute particulière à s'insinuer dans le larynx pendant la déglutition. Les corps solides, ronds et lisses (haricots, pois, fèves, etc.), sont aussi très-sujets à faire fausse route et d'autant plus dangereux qu'ils acquièrent bientôt, en s'imprégnant de mucosités, un volume beaucoup plus considérable. Quelques autres, (morceau de sucre, dragée, pilule,) peuvent se dissoudre avant d'avoir déterminé aucun funeste accident; il en est de durs et de secs, (bille, noyau) qui s'enclavent trop aisément dans le vestibule de la glotte; d'autres, plus ou moins aplatis ou rugueux, (pièce de monnaie, fragment d'os ou de métal) qui, suivant la position prise, peuvent n'obstruer qu'incomplétement le passage de l'air; on en voit d'étroits et d'aigus (épingle, aiguille, épi de graminée) qui glissent rapidement pour aller s'implanter dans les parois de la trachée ou des bronches.

Il n'est pas, enfin, jusqu'à des insectes, des mouches, qui, par hasard, n'aient pu s'insinuer dans les voies aériennes et maintes fois il a été possible de constater chez des personnes ayant bu sans précaution de l'eau d'une source ou d'une mare, la présence, dans la cavité du larynx, de petites sangsues de cheval.

EFFETS ET SYMPTOMES

Dès qu'un aliment solide ou liquide, un objet, un corps quelconque, au lieu de descendre directement dans l'œsophage pour tomber dans l'estomac, touche la muqueuse des voies aériennes, un violent effort d'expulsion résulte aussitôt de ce contact et le corps étranger, s'il est liquide ou d'un petit volume, est immédiatement projeté au dehors.

Trop volumineux, il s'enclave, au contraire, au-dessus de la glotte ou bien, franchissant pendant une forte inspiration, l'orifice glottique, il pénètre jusque dans le larynx pour descendre ensuite dans la trachée ou les bronches.

L'accident est terrible, dans ces derniers cas. Instantanément, le malade étouffe. La face est rouge, violacée, anxieuse, les veines du cou gonflées, les yeux saillants, hagards, et la mort peut survenir en quelques minutes.

Parfois, cependant, si le corps étranger traverse la glotte, après une suffocation brusque et quelques accès de toux convulsive un calme momentané se rétablit ; toute menace d'asphyxie disparaît et l'on peut croire le malade sauvé, quand, tout à coup, ces effroyables symptômes recommencent. C'est qu'alors, le corps étranger parvenu dans la trachée, tantôt, par la position qu'il prend, laisse à peu près libre le passage de l'air, tantôt au contraire, l'obstrue complétement et met obstacle à l'hématose.

Dans ces conditions, il est d'ailleurs possible, quoique le malade ne puisse préciser le siége du corps étranger, d'entendre, par l'auscultation, un bruit de grelottement ou de soupape, permettant d'apprécier assez exactement la place qu'il occupe. Si l'objet n'est point assez volumineux pour empêcher totalement la respiration, son séjour prolongé dans les voies aériennes peut, du reste, n'être pas incompatible avec la vie, quoique, à vrai dire, son expulsion doive tôt ou tard s'opérer, soit dans un effort de toux par l'orifice de la glotte, soit par un abcès, une gangrène pulmonaire assez redoutable, parfois, pour entraîner la mort.

Ce sont les objets longs et pointus, les épingles, les aiguilles, les épis de graminées, etc., qui s'éliminent surtout, suivant ce mode pathologique. On a vu de ces corps étrangers traverser ainsi le poumon de part en part, pour venir après un certain temps, se faire jour entre deux côtes.

TRAITEMENT

Les parents ne sauraient trop attentivement surveiller les jeunes enfants qui, dans leurs jeux, portent si volontiers à la bouche des billes, des noyaux, des noisettes, des pois ou des haricots secs, ne soupçonnant pas qu'à la moindre surprise, dans un éclat de rire ou de voix, une telle imprudence peut instantanément leur coûter la vie.

Quel effroyable événement dans une famille, quand un pauvre petit être que l'on est impuissant ou maladroit à secourir succombe en quelques instants, à cette horrible asphyxie provoquée par sa seule ignorance du danger, par sa seule innocence !

Les gens raisonnables et sensés pour s'épargner tout accident semblable devront éviter de porter à la bouche des épingles, des aiguilles, des épis, des brins de paille, etc. ; s'abstenir durant les repas, de toute hilarité bruyante ; convenablement mâcher leurs aliments, et par-dessus tout, ne jamais exposer leur vie, comme tant de fanfarons, pour le stupide plaisir de gagner quelque pari ridicule.

Extraction. — Expulsion. — Quand le mal est fait, cependant, quel secours donner au malheureux qui se sentant étouffer, anxieux, terrifié, vous implore et vous supplie?...

Immédiatement essayez, en portant le doigt au fond de la bouche, de provoquer un effort de vomissement. La tentative est-elle inutile, étendez-le patient sur une table, la tête légèrement pendante en dehors, engagez le à tousser, tandis que de votre côté, vous comprimez doucement sa poitrine et si vous n'obtenez rien encore, tâchez, avec le doigt, un tube, une sonde, une baleine, un fil d'archal recourbé, d'arriver jusque sur la glotte, afin, si le corps étranger s'y trouve, de l'en déloger en le repoussant non pas en bas, ce qui pourrait le faire descendre dans la trachée, mais en arrière, de telle sorte qu'il tombe dans l'œsophage ou soit expulsé par la bouche.

Dépêchez-vous, en tout cas, d'appeler un médecin, qui, s'il n'arrive pas trop tard, pourra souvent, au moyen d'une pince enlever l'obstacle ou même, comme dans le croup, pratiquer l'opération de la *trachéotomie*, si malheureusement le corps étranger, parvenu dans la trachée, ne peut en être extrait que par ce moyen suprême. Ne vous troublez pas surtout et conservez tout votre sang-froid, la présence d'esprit étant indispensable, alors, pour servir utilement le malade.

II. — CORPS ÉTRANGERS DES VOIES DIGESTIVES.

Corps étrangers de l'œsophage. — Quels que soient le volume, la forme et la nature d'un corps étranger avalé par mégarde, c'est toujours une circonstance heureuse, quand au lieu de dévier vers le larynx il suit directement le conduit alimentaire. Ce n'est pas, cependant, que des objets pointus, un fragment d'os, une arête de poisson, etc., ou trop volumineux, une bille, un noyau, etc., ne puissent s'implanter ou s'arrêter dans le pharynx ou l'œsophage ; mais fort souvent, en ce cas, il est possible d'apercevoir, dans la gorge, le corps étranger, de l'y saisir avec des pinces ou de le refouler doucement, soit à l'aide d'une petite éponge attachée au bout d'une baleine, soit, plus simplement, en faisant avaler au patient une bouchée de mie de pain. Un effort de vomissement, provoqué par la titillation de la luette, peut instantanément, aussi débarrasser le canal alimentaire. Il reste enfin, toujours, au médecin, la ressource de tenter l'extraction au moyen de sondes spécialement fabriquées pour cet usage ou de pratiquer, dans les cas d'extrême compression de la trachée soit la trachéotomie, soit l'incision de l'œsophage.

Corps étrangers de l'estomac et de l'intestin. — Parvenus dans l'estomac, les corps étrangers quand ils sont arrondis et peu volumineux suivent généralement l'intestin pour être expulsés avec les matières fécales. Anguleux ou pointus, ils peuvent déchirer les parois du tube digestif et déterminer après une vive inflammation, une péritonite mortelle ; aussi faut-il promptement tenter, par un vomitif ou par un purgatif doux, d'en débarrasser le malade ; trop volumineux enfin, comme dans le fameux cas de « l'homme à la fourchette », qui n'est point, d'ailleurs, sans précédent, ils doivent être extraits par l'œsophage, quand c'est possible, ou, dans le cas contraire, par une incision pratiquée à l'épigastre, par la *gastrotomie*.

Les corps étrangers les plus divers et les plus singuliers ont été introduits dans l'estomac. Des enfants, des fous ou des fanfarons ont avalé non-seulement des clefs, des couteaux, des fourchettes, des pièces de monnaie, mais aussi des animaux vivants, des anguilles, des couleuvres, des grenouilles, etc. Fréquemment on a constaté la déglutition d'aiguilles à coudre qui presque toujours ont franchi les membranes intestinales et sont venues sortir à la peau après un long trajet à travers les tissus. Dans l'intestin les noyaux, les graines de fruits, les poudres médicinales, etc., sont susceptibles de former avec les excréments de véritables *tumeurs stercorales* pouvant occasionner quand elles ne sont pas détruites à temps, par des purgations répétées, tous les graves accidents de l'occlusion (*Voir ce mot*), ou provoquer même une péritonite.

III. — CORPS ÉTRANGERS DES VOIES GÉNITO-URINAIRES.

La maladresse ordinairement et quelquefois d'inavouables pratiques vicieuses, telles sont les grandes causes de la présence de corps étrangers dans les voies génito-urinaires de l'homme et de la femme. Des fragments de sonde, des épingles, etc., peuvent ainsi pénétrer de l'urèthre dans la vessie; des pessaires, des éponges, des dés à coudre, s'engager dans la profondeur du vagin, d'où parfois il est difficile de les extraire.

Seul alors, un chirurgien habile est capable de retirer le corps étranger soit à l'aide du *spéculum*, quand il s'est perdu dans la cavité vaginale, soit, quand il a pénétré dans la vessie, au moyen de pinces fort ingénieuses qui permettent d'aller y saisir et d'en retirer une épingle, sans que le patient, plus heureux que sage, ait aucunement à souffrir de cette extraction.

IV. — CORPS ÉTRANGERS DE L'OREILLE ET DES FOSSES NASALES.

Des noyaux, de petits cailloux, des fragments de bois, des insectes vivants, etc., sont introduits ou pénètrent parfois dans le conduit auditif ou dans les fosses nasales et l'on peut se trouver fort embarrassé pour les en faire sortir. S'il est impossible de les saisir avec une pince, on essaye de les entraîner par des injections répétées à l'eau tiède et si l'on n'y peut encore parvenir, on porte jusque sur le corps étranger un fin pinceau enduit de colle forte ou de gomme arabique. On laisse l'adhérence s'établir et quand elle est parfaite on retire, en même temps que le pinceau, l'objet obturateur.

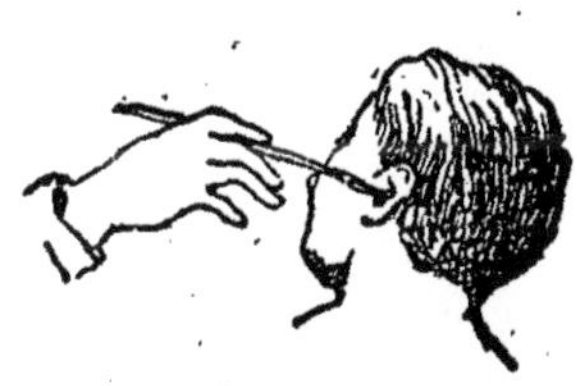

EXTRACTION au moyen du pinceau.

V. — CORPS ÉTRANGERS DE LA MUQUEUSE OCULAIRE.

Un coup de vent, un courant d'air, jettent souvent sur les yeux des poussières de toute nature; des parcelles métalliques ou pierreuses volant en éclats peuvent atteindre aussi la muqueuse oculaire et ces accidents d'une fréquence extrême, ne laissent pas ordinairement d'être fort douloureux. Évitez pourtant en pareil cas, de frotter l'œil malade, afin de ne pas augmenter, sans autre résultat, la congestion dont il est le siége. Mouchez-vous fortement, pour activer la sécrétion lacrymale; glissez enfin tout doucement sous la paupière, préalablement relevée, soit le bout, humecté de salive, d'un tortillon de papier, soit la pointe d'un pinceau très-doux ou les barbes d'une plume. Au cas de l'implantation dans la muqueuse, d'une paillette de fer, servez-vous d'un aimant qui s'en emparera mieux que ne le ferait une pince et lavez ensuite à l'eau fraîche, s'il reste, à la surface de l'œil quelque irritation.

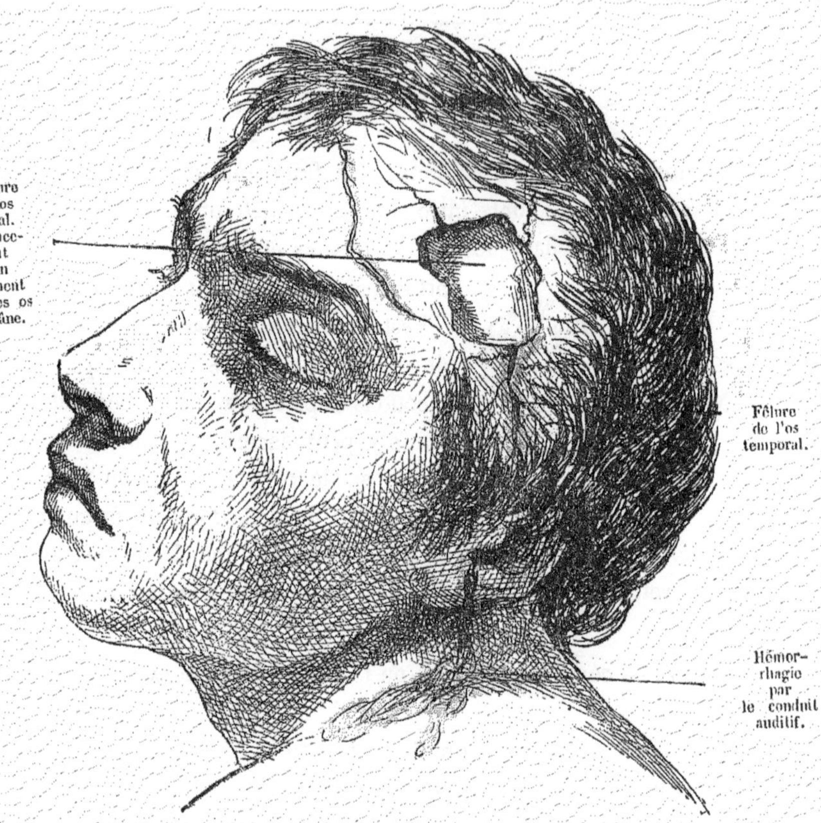

Fracture de la voûte du crâne par un instrument contondant.

FRACTURES.

CAUSES ET VARIÉTÉS.

Entre toutes les maladies accidentelles, les fractures des os occupent une place des plus importantes, autant par leur fréquence journalière que par les dangers qu'elles présentent ou le temps qu'elles exigent pour leur complète réparation.

Les os peuvent être directement brisés par un choc, un écrasement, dans une chute; ou se rompre par contre-coup, lorsque soumis à deux efforts agissant à chacune de leurs extrémités, ils éclatent vers leur partie moyenne, cédant parfois, en ce cas, à la seule contraction des muscles qui tirent en sens opposé.

C'est ainsi que l'on voit des vieillards, au moindre faux pas se casser la cuisse, par le seul effort qu'ils font en essayant de se retenir. L'âge avancé, d'ailleurs, et les diverses maladies constitutionnelles qui retentissent sur le tissu osseux, la syphilis et le cancer, entre autres, contribuent beaucoup à favoriser la rupture de l'os.

Quelle que soit la cause occasionnelle ou prédisposante, la fracture a le plus souvent lieu en un seul point ; auquel cas elle est *oblique*, en *bec de flûte*, ou simplement *transversale* et nette, sans irrégularités. Elle est dite *comminutive*, quand elle se produit sur plusieurs points de l'os à la fois ; *incomplète*, quand l'os étant flexible, comme c'est le cas chez les enfants, n'éclate qu'à moitié, l'autre moitié fléchissant plus ou moins sans se rompre.

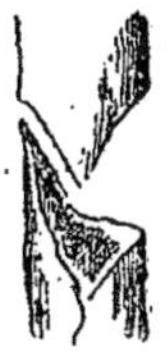

Fracture oblique, en bec de flûte.

EFFETS ET SYMPTOMES.

Il est aisé de comprendre combien, suivant la gravité de la lésion, l'importance et la situation de l'os compromis, doivent varier les accidents locaux et généraux dus ou liés à la fracture.

Dans tous les cas, outre une douleur vive, un gonflement volumineux se manifeste au niveau du point où l'os est rompu. Tout mouvement est aboli dans cette région ; le sang épanché dans les tissus lui donne une teinte bleuâtre et l'on s'aperçoit ordinairement, surtout quand la fracture intéresse les os d'un membre, que celui-ci, tantôt est raccourci, tantôt coudé, tantôt, enfin, tordu sur lui-même. Cette déformation produite par le déplacement des fragments osseux qui chevauchent l'un sur l'autre, est à tel point marquée, quelquefois, qu'il arrive aux extrémités de l'os brisé de percer la peau et de faire saillie au dehors.

Une pression légère exercée à cet endroit, suffit aussi pour rapprocher les deux fragments et l'on entend alors, quand ils

Étymologies. — FRACTURE : *frangere*, briser. — CAL : *calx*, chaux ; le tissu osseux étant essentiellement composé de phosphate de chaux.

se touchent, une crépitation profonde, occasionnée par le frôlement de leurs aspérités.

Tels sont les signes généraux des fractures. Un certain nombre d'autres phénomènes sont intimement liés, comme on le verra dans la description qui va suivre, à l'espèce même de l'os fracturé.

Fractures du crâne. — Le plus grand nombre des fractures du *crâne* reconnaissent pour cause, soit une chute sur la tête, du haut d'un endroit élevé, soit le choc direct ou le contre-coup d'un instrument contondant, asséné avec force. Dans quelques cas, le cuir chevelu se détachant sur une certaine surface, il est possible d'apercevoir le foyer même de la lésion qui tantôt consiste en une simple fêlure, tantôt en un véritable enfoncement avec pénétration d'une ou de plusieurs esquilles sous la voûte crânienne; mais quand la dénudation ne se produit point et que la fracture rayonne vers la base du crâne, il n'est pas toujours facile de la reconnaître, au premier examen du blessé. En pareille circonstance on pourra, cependant, soupçonner la fracture à l'écoulement d'une certaine quantité de sang ou de sérosité par l'oreille; à la paralysie d'un côté de la face, à l'apparition, plusieurs heures même après l'accident, d'une infiltration sanguine, d'une ecchymose sous la muqueuse oculaire, phénomènes malheureusement d'un très-fâcheux augure dans la grande majorité des cas.

Fractures de la mâchoire inférieure. — Les petits *os du nez* et les *dents* se cassent fréquemment quand on tombe la face contre terre; l'os *maxillaire inférieur,* quoique plus solide, peut se fracturer aussi, même sur plusieurs points. Le malade, en ce cas, souffre ordinairement beaucoup en ouvrant la bouche et la crépitation qu'il est facile de constater, permet de préciser exactement le siége de la lésion.

Fractures de la colonne vertébrale. — Heureusement assez rares, les fractures des *vertèbres,* s'accompagnent, presque toujours, d'une compression, d'une déchirure de la moelle ou d'un épanchement de sang qui, suivant la hauteur où ces accidents s'accomplissent, ont pour conséquence fatale la paralysie des régions sous-jacentes ou la mort instantanée.

Fractures de la clavicule. — Au nombre des plus fréquentes, au contraire, est la fracture de la *clavicule,* ordinairement caractérisée par un écart considérable des fragments osseux tirés, l'un en dedans et en haut, par les muscles du cou, l'autre en bas et en avant, par les muscles de la poitrine.

Le bras du côté blessé, soutenu par la main du côté opposé, ne peut accomplir aucun mouvement et le malade, pour diminuer la traction musculaire, tient la tête penchée sur l'épaule.

Fractures des côtes. — Les grands os plats de la poitrine, l'*omoplate* et le *sternum,* ne sont guère fracturés que dans un écrasement ou par un coup de feu; en revanche, les *côtes* doivent à leur situation et à leur courbure, de se casser avec une facilité extrême, pour peu qu'une forte pression s'exerce sur le thorax. Une vive douleur à l'inspiration constitue souvent l'unique symptôme d'une fracture de côtes. Quelquefois, cependant, les fragments de l'os, en se déplaçant, déchirent le poumon et de graves complications, la pneumonie, l'emphysème, un épanchement de sang dans la plèvre, peuvent immédiatement résulter de cette blessure.

Fractures du bassin. — Il faut encore un traumatisme considérable pour faire éclater les os du bassin. Presque toujours, en ce cas, si la fracture est comminutive, elle détermine, d'ailleurs, de tels accidents, que la lésion osseuse, au point de vue du traitement, est tout à fait secondaire. C'est alors la péritonite qu'il faut combattre et trop souvent en pareil cas, cette complication terrible est au-dessus des ressources de l'art.

Fractures du bras. — L'os du bras, l'*humérus,* est susceptible de se fracturer, non-seulement vers sa partie moyenne, mais surtout au niveau du col, relativement fragile, qui supporte son extrémité supérieure. La tête de l'os, elle-même, peut être divisée en plusieurs fragments dans l'intérieur de l'articulation de l'épaule, auquel cas une arthrite aiguë fort grave compromet souvent la consolidation naturelle du tissu osseux.

Fractures du coude. — Au coude, il n'est pas très-rare que les mêmes accidents se produisent et ne soient suivis de pareilles complications. Quelquefois l'extrémité crochue du cubitus, l'*olécrâne* se détache seule et tirée en haut par les muscles du bras, elle laisse au-dessous d'elle un vide assez large pour que l'on puisse aisément reconnaître la lésion.

Fractures de l'avant-bras. — Les deux os de l'avant-bras, le *radius* et le *cubitus*, sont parfois, simultanément cassés à la même hauteur. Dans les chutes sur la main qui sont fréquentes, il arrive pourtant, d'habitude, que le radius seul se brise au-dessus du poignet. Une vive douleur à ce niveau pourrait suffire à révéler la fracture; mais ordinairement la lésion se caractérise par la déformation en dos de fourchette du poignet, occasionnée par un écart plus ou moins considérable entre les deux fragments.

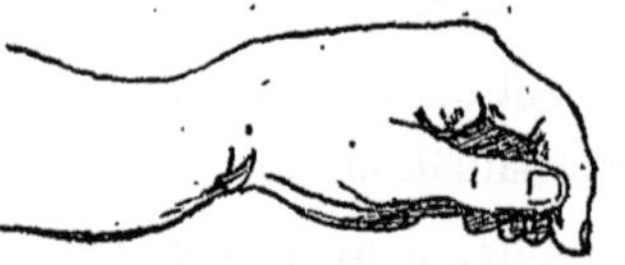

FRACTURE DU POIGNET.
Déformation en dos de fourchette.

Fractures de la cuisse. — De même que l'humérus et malgré son volume, l'os de la cuisse, le *fémur*, se casse fréquemment soit vers sa partie moyenne, soit, plus souvent encore, au niveau du col, au voisinage de la hanche et quelquefois aussi dans l'articulation même du genou. Le déplacement, dans les fractures du corps de l'os, est parfois si considérable, que le fragment supérieur, écarté en avant, en peut arriver à percer la peau.

Dans les fractures du col, si communes chez les vieillards, le membre, à peu près immobilisé, se raccourcit sensiblement par la traction des muscles et décrit un mouvement de rotation en dehors dont la déviation du pied dans le même sens permet aisément de se rendre compte.

Les fractures du fémur sont toujours d'une réparation lente et difficile; aussi n'est-il pas très-rare, quand elles guérissent, qu'elles laissent après elles une légère claudication.

Fractures de la rotule. — L'os arrondi qui maintient en avant l'articulation du genou, la *rotule,* se brise assez communément en travers, plus rarement dans le sens vertical. Atteint de la sorte, le malade n'est pas toujours capable de se relever; mais il peut quelquefois marcher à reculons, en traînant la jambe. La fracture souvent se complique d'une arthrite aiguë ou d'un simple épanchement dans le genou.

Fractures de la jambe. — Des deux os de la jambe, le *péroné,* plus superficiel et plus grêle, se fracture bien plus fréquemment aussi que le *tibia.* Il suffit d'un faux pas, d'une torsion du pied en dedans, pour que l'extrémité inférieure de l'os, la malléole externe, soit véritablement arrachée ou brisée, à quelques centimètres au-dessus des surfaces articulaires. La douleur, la crépitation des fragments, une dépression en coup de hache marquant l'intervalle qui les sépare, permettent ordinairement de distinguer la fracture d'une simple entorse avec laquelle on pourrait la confondre quelquefois.

Fractures des os de la main et du pied. — Les os volumineux du pied, les phalanges des doigts et des orteils, ne sont guère fracturés que par un écrasement des extrémités ou tout autre violent traumatisme. Le tétanos complique souvent ces graves blessures qui difficilement se cicatrisent et laissent parfois après elles l'ankylose ou d'autres difformités.

TRAITEMENT

Secours aux blessés. — Dès qu'une personne, chez elle ou dans la rue, est victime d'un accident, chacun s'empresse instinctivement autour d'elle et se hâte de lui porter secours. Pourquoi faut-il qu'un sentiment si louable et tant de bonne volonté soient trop souvent inutiles au malade quand ils n'augmentent même pas ses souffrances ou n'aggravent pas sa situation? C'est en pareil cas, malheureusement que pour trop bien faire l'on risque de faire beaucoup plus mal. Relevé par des aides inhabiles, tel malheureux qui vient de se casser la cuisse ou le bras, succombera peut-être aux suites de sa blessure, quand, avec quelques précautions il eût sans doute été sauvé.

Dans un membre fracturé, que l'on saisit au hasard, on détermine fatalement des douleurs et des désordres épouvantables; au cas d'une fracture de la colonne vertébrale, le blessé, mal soutenu, peut immédiatement expirer entre les bras de ceux qui pensaient le secourir.

Avant d'enlever de terre une personne blessée, il est donc indispensable, si l'on soupçonne une fracture, de s'assurer d'abord du siége de la lésion, afin, si c'est possible, d'appliquer aussitôt, un appareil provisoire, qui prévienne l'écart des fragments. Une ou deux personnes, en tout cas, auront soin de maintenir dans l'immobilité la plus parfaite le membre fracturé, tandis que deux ou trois autres prendront le blessé sous le siége et les épaules, pour le coucher sur un brancard.

Réduction des fractures. — Appareils contentifs. — Transporté dans son lit, le malade y sera rassuré, réconforté, définitivement pansé enfin, suivant les indications qui ressortiront de l'état de ses blessures. Les plaies, s'il en existe, seront d'abord traitées par les divers moyens indiqués plus loin; un appareil contentif solide et léger sera sans retard appliqué, au cas d'une fracture simple.

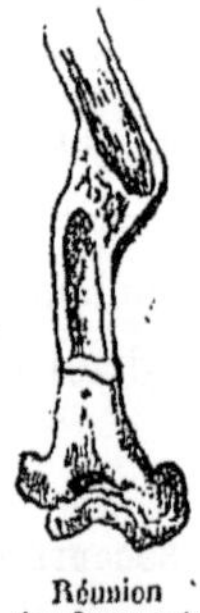

Réunion des fragments par un cal osseux.

On sait comment la nature répare d'elle-même les os fracturés. Un *cal* se forme entre les fragments, les réunit et les rattache. Ce travail spontané s'accomplit d'autant mieux, cependant, que le vide à combler est moins considérable; aussi, pour que le cal soit parfaitement solide et n'immobilise pas les fragments dans une direction vicieuse convient-il, ordinairement, de *réduire* la fracture et, de rétablir autant que possible le contact entre les surfaces osseuses.

Dans ce but, après avoir pratiqué sur les deux fragments une traction modérée, *extensive* et *contre-extensive,* afin de les replacer dans leur direction normale, on se contente d'exercer sur le plus saillant une douce pression, pour le rapprocher de l'autre.

Ce premier résultat obtenu, l'on procède à l'application de l'appareil contentif qui peut varier un peu suivant l'os fracturé, mais ne doit jamais trop fortement être serré sur les parties qu'il a seulement pour but de maintenir.

Dans certains cas, pour immobiliser, par exemple, la mâchoire fracturée, quelques tours de bande peuvent suffire.

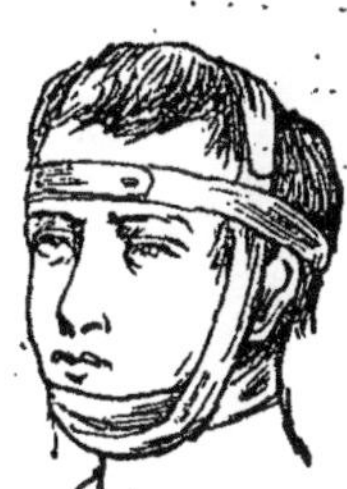

APPAREIL CONTENTIF des fractures de la machoire.

Pour les fractures des os longs on se sert généralement de coussinets garnis de balle d'avoine et de planchettes désignées sous le nom d'*attelles* ou d'*éclisses* que l'on assujettit au moyen d'une bande de toile; mais on peut employer encore, surtout au cas d'une fracture comminutive, des *gouttières* en métal, en bois, en carton, moins sujettes à se déranger.

Il suffit aussi, dans un grand nombre de cas, après avoir entouré le membre d'une bande sèche de toile fine, de recouvrir cette première enveloppe d'une deuxième bande enduite de *dextrine,* de *plâtre,* ou de *silicate de potasse,* pour enfermer la région blessée dans une véritable coque pierreuse qui ne permet plus le moindre déplacement.

APPAREIL DEXTRINÉ pour les fractures de la jambe.

A quelque appareil que l'on ait recours, on devra toujours veiller à ce qu'il ne provoque par une constriction excessive, aucun fâcheux accident et l'on n'en débarrassera guère le malade avant un mois ou six semaines, suivant la situation, le volume et les fonctions normales de l'os fracturé.

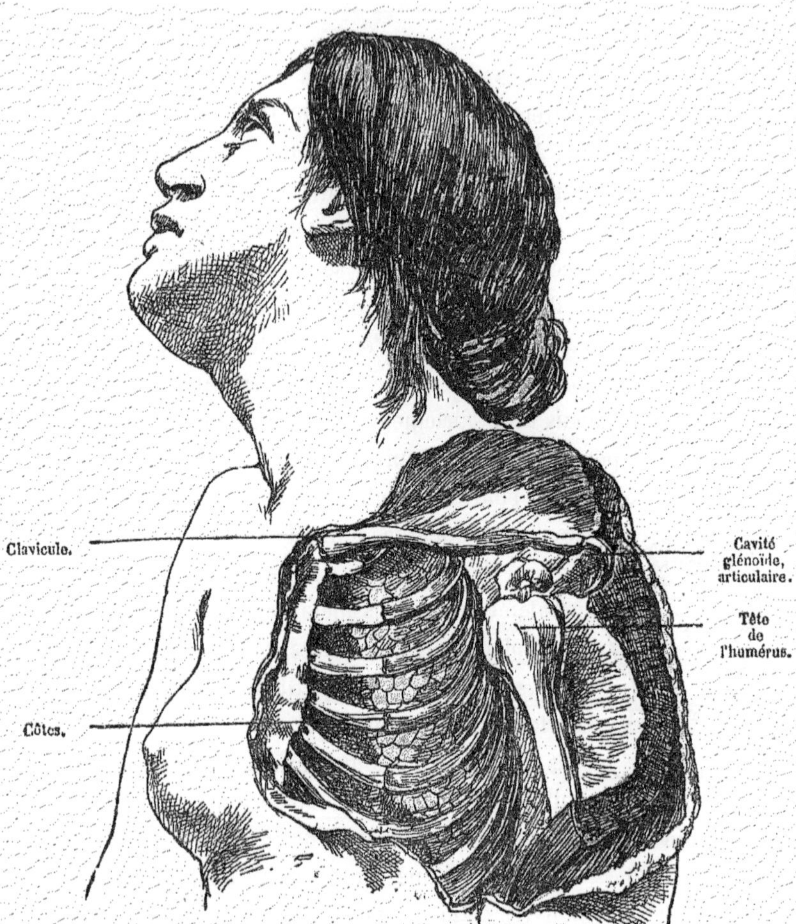

Luxation sous coracoïdienne de l'épaule. — Déplacement de la tête de l'humérus.

LUXATIONS.

CAUSES ET VARIÉTÉS.

La plupart des causes capables de déterminer la fracture d'un os peuvent, par un autre mécanisme, le déplacer seulement de sa position normale en lui faisant perdre ses rapports articulaires avec les os voisins.

On donne le nom de *luxation* à ce déplacement des surfaces

articulaires quand il est permanent et ne peut cesser que par une intervention chirurgicale; tandis que sous la dénomination d'*entorse,* on entend, au contraire, tout déplacement momentané qui, sitôt produit, cesse de lui-même.

Entorse. — L'*entorse* ou *foulure* se produit surtout au cou-de-pied quand, dans un faux pas, le pied tourne ou se fausse. Violemment tiraillés, les ligaments fibreux qui maintiennent l'articulation, souvent, alors, craquent et se rompent; les parties molles avoisinantes s'engorgent; de vives douleurs, un énorme gonflement, des extravasations sanguines se produisent à ce même niveau.

L'exploration de la région tuméfiée permet de constater cependant, que les surfaces osseuses, un moment séparées, ont repris leur situation normale. Les mouvements sont très-pénibles parfois, mais encore possibles et le repos seul suffit à rendre à l'article son libre fonctionnement.

Mécanisme de la luxation. — Quoique paraissant résulter d'un plus violent traumatisme, la luxation n'est pas toujours plus douloureuse que l'entorse et n'exige pas, pour se produire, un plus considérable effort.

Certaines articulations, celles de l'épaule et de la mâchoire surtout, se luxent avec une étonnante facilité chez quelques personnes et le déplacement, après s'être fait une fois, récidive souvent à la moindre occasion. Dans une même jointure les surfaces osseuses peuvent se déplacer en divers sens; en haut, en bas, en avant, en arrière; etc. Il est, cependant, toujours une de ces variétés qui se produit plus communément que tout autre, surtout après un premier déplacement.

Comme l'entorse et plus fréquemment encore, les luxations se compliquent, dans certains cas, d'une inflammation aiguë de la synoviale pouvant entraîner, chez les sujets lymphatiques ou débilités, la tumeur blanche ou l'ankylose.

Étymologies. — Luxation : *luxare,* déplacer. — Synonymie : *Déplacement, déboîtement.*

EFFETS ET SYMPTOMES

Les luxations, comme les fractures, se reconnaissent à des signes généraux, communs à tous les déplacements et donnent lieu à des phénomènes spéciaux variant avec l'articulation qui en est le siége.

Toujours et dans tous les cas, une vive douleur se manifeste au niveau de la jointure luxée ; les mouvements normaux sont impossibles, le membre dont l'articulation dépend, tantôt allongé, tantôt raccourci, présente, en outre, une attitude vicieuse, qui, jointe à la déformation articulaire, permet souvent d'apprécier la variété du déplacement. Il est, du reste, indispensable pour se faire une idée exacte et précise de ces désordres, de les considérer isolément dans l'étude de chaque luxation en particulier.

Luxations de la mâchoire. — C'est ordinairement un coup violent, une chute sur le menton, etc., qui déterminent la luxation du *maxillaire;* mais il n'est pas impossible qu'un accès de rire, un bâillement prolongé, n'occasionnent le même accident, aussi n'est-ce pas une exagération que de se servir à propos, dans le langage familier, de l'expression « bâiller à se décrocher la mâchoire. »

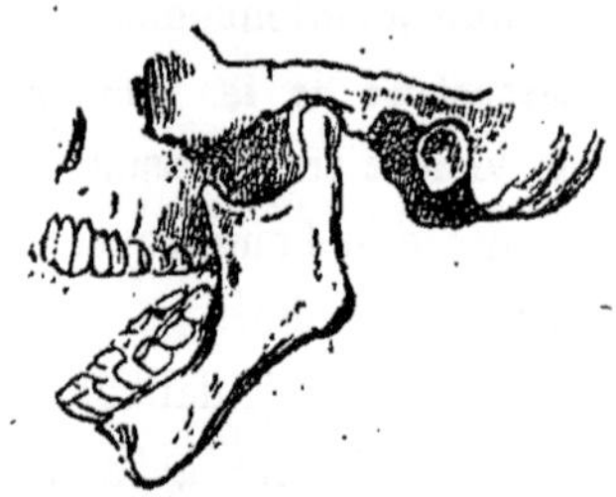
LUXATION DE LA MACHOIRE.

Le déplacement, en pareil cas, est toujours très-simple. Le condyle du maxillaire inférieur échappe, en avant, de la cavité articulaire creusée sur l'os temporal ; la bouche s'ouvre toute grande et ne peut plus se fermer, à moins qu'aussitôt, suivant le procédé des rebouteurs, le patient ne reçoive un vigoureux soufflet qui malheureusement, s'il ne la remet pas, brise infailliblement la mâchoire. Mieux vaut donc, une fois encore, employer la douceur que la force; introduire dans la bouche du malade les deux pouces préalablement enveloppés de linge, appuyer sur les dents et repousser en arrière le condyle, qui brusquement, alors, rentre dans sa cavité.

Luxations des vertèbres. — D'une rareté relative, les luxations des *vertèbres* présentent les mêmes dangers que les fractures des mêmes os. Un choc violent, la chute d'un corps lourd sur la nuque, la tête étant baissée, la strangulation par la pendaison, etc. telles en sont les causes les plus fréquentes. La compression de la moelle résultant de ces déplacements redoutables occasionne, d'ailleurs, presque instantanément aussi, la paralysie et la mort.

Luxations de la clavicule. — La *clavicule* est susceptible de se démettre, soit de son articulation avec l'omoplate au-dessus de l'épaule, soit de son articulation sternale à la base du cou. Dans les deux cas, l'extrémité de l'os fait aussitôt sous la peau une saillie considérable, qui ne laisse aucun doute sur le déplacement.

Luxations de l'épaule. — De toutes les luxations, celles de l'épaule sont les plus fréquentes, la tête de l'*humérus* étant logée dans une cavité relativement étroite, la cavité *glénoïde,* creusée à l'angle proéminent de l'*omoplate* et sur un point du corps particulièrement exposé aux chocs, aux chutes et aux coups. Aussi, distingue-t-on suivant la place où va se loger la tête humérale après le déplacement, quatre variétés de luxation de l'épaule dont les plus communes, la luxation *sous-glénoïdienne* et la luxation *sous-coracoïdienne,* se caractérisent comme il suit :

LUXATIONS DE L'ÉPAULE.

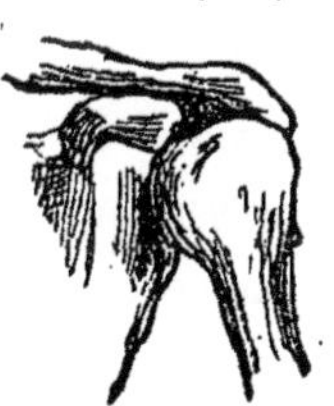

Articulation normale.

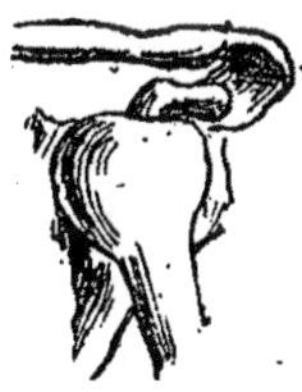

Luxation sous-coracoïdienne.

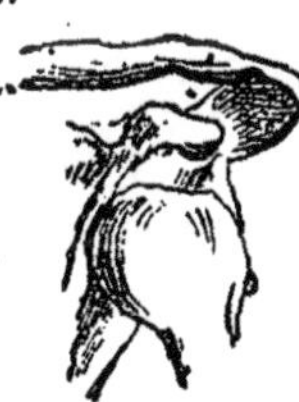

Luxation sous-glénoïdienne.

Luxation sous-glénoïdienne : La tête de l'humérus a glissé de haut en bas et s'est arrêtée sur le bord de l'omoplate, formant une saillie globuleuse sous la peau. Le bras est allongé, le coude très-écarté du tronc, les mouvements impossibles.

Luxation sous-coracoïdienne : La tête humérale plus élevée, moins accessible, s'est logée en dedans de l'omoplate, au-dessous de la saillie étroite et recourbée désignée sous le nom d'*apophyse coracoïde*. Le bras n'est pas sensiblement allongé, ni le coude fort éloigné du tronc. Les mouvements sont impossibles ; on sent, dans le creux de l'aisselle, la tête de l'os.

Dans la variété *intra-coracoïdienne*, relativement rare, la tête de l'humérus fait saillie sous la clavicule et le bras est notablement raccourci. Dans la luxation *sous-épineuse*, qui se fait sur le bord postérieur de l'omoplate, le bras est allongé, rapproché du tronc et le coude, très-proéminent, ne peut être reporté en arrière.

Luxations du coude. — Dans une chute sur la main, quand ils ne se fracturent pas, les deux os de l'avant-bras se luxent souvent de leur articulation humérale et font, en arrière, une saillie considérable. Le *radius*, parfois aussi, se déplace seul, tandis que le crochet du *cubitus*, l'*olécrâne*, se fracture. Bien plus rarement, par un choc sur le coude, la luxation se fait en avant ou sur les côtés.

Luxations du poignet. — Il est très-rare, aussi, que l'on se démette le poignet, dont la foulure et la fracture, en revanche, sont extrêmement fréquentes. Malgré l'autorité de Dupuytren, qui niait la possibilité d'un tel déplacement, les os du *carpe* formant la base et pour ainsi dire, le talon de la main, peuvent toutefois dans un brusque mouvement de torsion chevaucher sur les os de l'avant-bras, et constituer ainsi une luxation des plus complètes.

Luxations de la hanche. — Quoique beaucoup plus rares que celles de l'épaule les luxations accidentelles de la hanche présentent un certain nombre de variétés qu'il n'est pas seulement important de connaître, mais, surtout, au point de vue du traitement, de savoir distinguer d'une fracture du col du fémur. Suivant la situation que prend la tête de l'os après sa sortie de la cavité *cotyloïde* où cependant, à l'état normal, elle est solidement maintenue, on admet trois luxations principales, présentant les caractères ci-dessous :

Luxation ilio-ischiatique : La tête du fémur occupant la fosse iliaque, soulève et fait saillir la fesse. La cuisse est légèrement fléchie et tournée en dedans; le membre, dans sa totalité, raccourci de 2 à 4 centimètres.

Luxation ischio-pubienne : La tête fémorale est placée juste au-dessous de la cavité articulaire. La fesse est aplatie, abaissée; la cuisse fléchie, tournée en dehors; le membre allongé de 3 à 5 centimètres.

Luxation ilio-pubienne : La tête du fémur, placée dans l'aine, est très-accessible au toucher. La fesse est aplatie, la cuisse étendue et tournée en dehors, parfois en dedans si le déplacement est très-considérable. Le raccourcissement du membre varie de 1 à 3 centimètres au plus.

De ces trois variétés de luxation, la première seule pourrait être confondue avec une fracture du col du fémur; encore faudrait-il que le membre, dans ce dernier cas, fût tourné en dedans, ce qui est extrêmement rare. (Voir *Fractures.*)

Avant de tirer sur le membre, pour réduire la luxation, l'on devra, cependant, toujours, s'assurer que la tête de l'os est bien sortie de la cavité cotyloïde et que l'on ne risque point, par d'imprudentes manœuvres, d'occasionner d'irréparables désordres.

Luxations du genou. — Malgré son volume, l'articulation du genou n'étant pas des plus solides peut être luxée en tous sens; le plus souvent, toutefois, les *condyles* du fémur sont projetés en dedans, tandis que la tête du *tibia* proémine en dehors. La *rotule* participe, en général, à ces divers déplacements; mais parfois encore elle se luxe indépendamment des deux autres os, se plaçant tantôt en dehors, tantôt en dedans de la rainure où elle glisse et souvent aussi, — dans le cas, par exemple, de deux cavaliers qui se rencontrent et se heurtent, — se dressant verticalement, ou de champ, entre les deux condyles du fémur.

Luxations du pied. — Quoique beaucoup plus rare que l'entorse, la luxation du pied peut s'effectuer dans toutes les directions, mais surtout en dedans; encore faut-il une torsion violente et continue pour la produire, celle, par exemple, qui peut avoir lieu dans une chute de cheval, le pied restant pris dans l'étrier. L'astragale, sur lequel s'articulent les deux os de la jambe, se renverse alors en dehors et presque toujours en ce cas, la luxation se complique d'une fracture du péroné.

Luxations des doigts et des orteils. — A la main, les luxations de la première phalange du pouce sont assez fréquentes et c'est généralement, en arrière, que se déplace l'extrémité inférieure de l'os. Il est plus rare, soit à la main, soit au pied, que le même accident se produise sur les autres doigts. La luxation en tout cas, est toujours très-reconnaissable à la saillie considérable que forme l'os déplacé.

TRAITEMENT

Afin d'éviter toute complication grave, il est indispensable de réduire les luxations aussitôt que possible et de ne point imiter à cet égard, les insouciants ou les pusillanimes qui, s'obstinent, durant des semaines entières, à se barbouiller de pommade camphrée ou de tout autre topique, espérant bien que ces frictions anodines remettront tout en bon état. Il n'est pas impossible, en effet, qu'après plusieurs jours de repos une fausse articulation ne s'établisse dans les tissus occupés par les os déplacés et n'entretienne dans une illusion fâcheuse le malade qui voit sa situation s'améliorer. Mais, outre que cette jointure improvisée est toujours incapable de remplir les mêmes fonctions que l'articulation normale, elle entraîne bientôt de funestes désordres auxquels, malheureusement, il n'est plus temps alors de remédier.

Réduction. — Moyens contentifs. — Trois qualités sont indispensables à l'opérateur qui doit réduire une luxation : l'adresse, la force et la prudence. Le malade étant assis ou couché, suivant la situation de la jointure luxée, l'*extension* et la *contre-extension* seront pratiquées sur cette dernière au moyen de lacs, de bandes de toile, ou même par les mains d'aides intelligents qui, progressivement et sans secousses, tireront en sens inverse, dans la direction indiquée par l'opérateur.

Celui-ci, cependant, ayant saisi l'articulation démise, ne devra pas cesser de sentir sous ses doigts pendant la traction, les surfaces osseuses, afin de les réunir au moment opportun et de faire, aussitôt, suspendre les manœuvres de réduction, désormais inutiles.

Dans certains cas, la résistance musculaire de l'opéré présentant un obstacle insurmontable, il peut être utile, surtout au cas d'une luxation de la hanche ou de l'épaule, de lui faire respirer, pour en venir à bout, quelques vapeurs d'éther ou de chloroforme. Mais, dans les déplacements de la tête humérale, l'adresse et l'ingéniosité de l'opérateur valent ordinairement mieux que

RÉDUCTION DES LUXATIONS DE L'ÉPAULE.

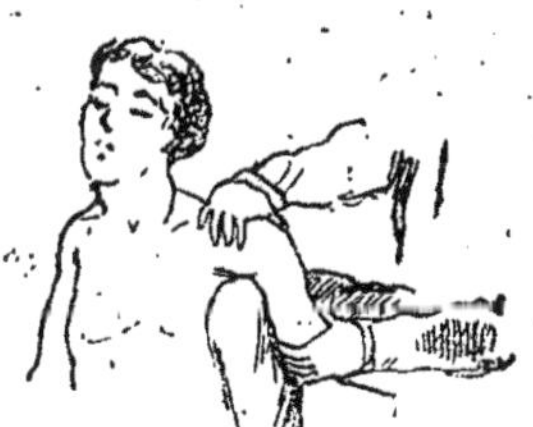

Procédé du genou.

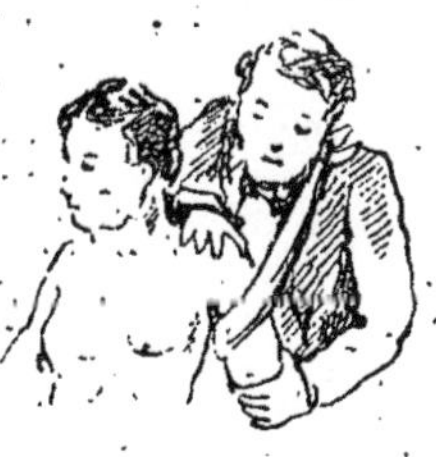

Procédé de la cravate.

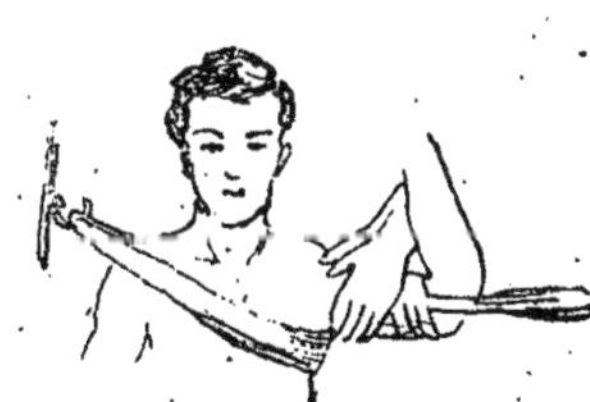

Traction progressive et continue.

toute autre pratique. Il n'est pas impossible, en effet, avec quelque dextérité, de réduire, sans le secours de personne, une luxation de l'épaule, soit en plaçant le genou sous l'aisselle du patient pour faire basculer l'humérus, soit en tirant sur l'extrémité de l'os au moyen d'une forte cravate passant à la fois, comme le montre la figure, sous le membre démis et sur les épaules de l'opérateur.

La luxation réduite, il suffit, pour la maintenir, de l'immobiliser, durant cinq à six jours, au moyen de quelques tours de bande, après quoi l'on fait progressivement reprendre à la jointure son fonctionnement normal.

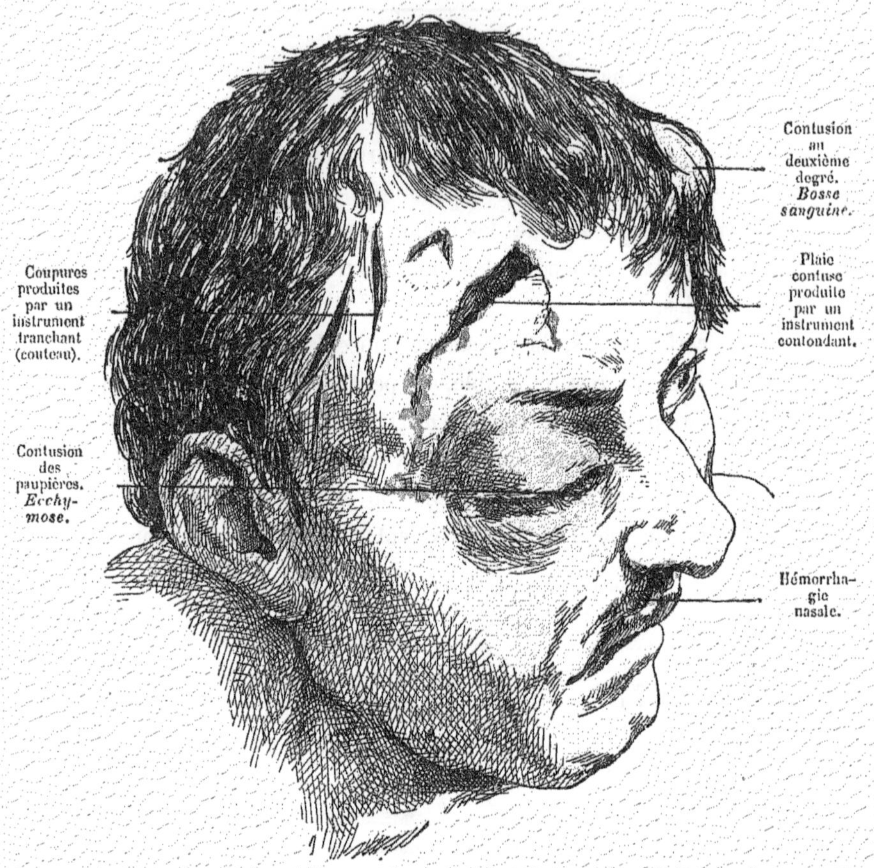

Plaies et contusions de la face, à la suite d'une rixe.

PLAIES ET CONTUSIONS.

CAUSES ET VARIÉTÉS

On donne le nom de *plaie* à toute solution de continuité des parties molles, instantanément occasionnée par une violence extérieure et tendant toujours à la guérison. Ce dernier caractère différencie essentiellement l'accident traumatique de l'*ulcère*, qui, bien à tort, est ordinairement qualifié de « plaie », dans le langage usuel.

Il serait impossible d'énumérer toutes les circonstances dans lesquelles des plaies peuvent être produites; tous les agents extérieurs susceptibles de léser plus ou moins gravement nos tissus. Les diverses armes, les nombreux outils et machines que l'homme invente chaque jour pour sa défense ou les besoins de son industrie, trop souvent sont employés à sa destruction ou lui sont accidentellement nuisibles; les périlleuses situations où le placent, sans cesse, les exigences de la vie sociale, multiplient à l'infini, pour ainsi dire, les lésions traumatiques dont il peut être frappé.

Classification des plaies. — En égard aux causes qui les occasionnent, les plaies comprennent donc un certain nombre de variétés, justifiant la classification suivante, généralement adoptée, aujourd'hui, par les chirurgiens :

1° *Plaies par instruments tranchants* ou *coupures*; 2° *Plaies par instruments piquants* ou *piqûres*; 3° *Plaies contuses*; 4° *Plaies par arrachement* et *par morsures*; 5° *Plaies empoisonnées.*

Les plaies sont encore dites : *simples*, lorsque la réunion ou cicatrisation paraît devoir se faire très-promptement, *compliquées*, lorsque tout autre accident s'ajoutant à la lésion principale, vient retarder ou modifier son traitement. De ces complications, les unes apparaissent au moment même de la blessure ou peu de temps après; ce sont les *complications primitives;* les autres surviennent plus tard; ce sont des *complications successives*. Au nombre des premières, l'*hémorrhagie*, la *douleur*, la *paralysie*, les *corps étrangers* méritent toute l'attention du chirurgien; les deuxièmes, non moins graves, sont les *hémorrhagies consécutives*, l'*inflammation*, la *pourriture d'hôpital*, le *tétanos* et la *résorption purulente*.

EFFETS ET SYMPTOMES.

I. — PLAIES PAR INSTRUMENTS TRANCHANTS. — COUPURES.

Division des tissus. — Une plaie, même simple, intéressant le plus souvent plusieurs tissus à la fois, doit être considérée, par cela même, comme une lésion complexe, dont les phénomènes sont susceptibles de se modifier plus ou moins, suivant la nature des tissus divisés.

Dans tous les cas, cependant et quel qu'ait été l'instrument vulnérant, couteau, rasoir, sabre, tranchet, outil, etc., la blessure donne lieu à une hémorrhagie parfois redoutable, quand une artère volumineuse étant lésée, un écartement notable des lèvres de la plaie maintient en outre le vaisseau béant. Une douleur vive, due à la section des filets nerveux et toujours exaspérée par le contact de l'air, s'y manifeste avec une intensité variable suivant les régions; entre les lèvres, enfin, et dans le foyer même de la blessure, s'accumulent des caillots qui souvent favorisent beaucoup la persistance de l'hémorrhagie.

Cicatrisation. — Lorsque les bords d'une plaie sont ramenés au contact, il n'est pas rare, si la blessure est d'ailleurs peu profonde et d'une médiocre étendue, que la douleur cesse avec l'écoulement du sang. Les parties irritées se tuméfient; un liquide prompt à se coaguler, la lymphe plastique, s'épanche à leur surface, s'épaissit, s'organise et constitue, de la sorte, un tissu cicatriciel qui ferme la plaie.

Suppuration. — Est-elle, au contraire, relativement étendue, large et profonde, la plaie, envahie d'abord par l'inflammation, ne tarde pas à se hérisser de mamelons rougeâtres, de bourgeons charnus, qui sécrètent un fluide séro-purulent, se changeant bientôt en un pus de bonne nature. Lentement ces bourgeons charnus s'accroissent, s'atteignent, se réunissent et, finalement, forment entre les lèvres de la plaie une cicatrice résistante.

Au cas d'une plaie qui ne suppure pas, si la lésion est étendue, le blessé peut avoir de la fièvre ; mais, si la suppuration s'établit, le mouvement fébrile est toujours considérable. Le pouls, alors est tendu, vibrant, accéléré, la peau chaude, l'appétit supprimé, l'urine rouge et rare. C'est la *fièvre traumatique* des chirurgiens, assez intense, parfois pour abattre promptement les forces du malade.

II. — PLAIES PAR INSTRUMENTS PIQUANTS. — PIQURES.

Plaies simples. — Les instruments piquants peuvent être armés d'une pointe très-acérée ; d'une pointe plus ou moins mousse ; il peuvent être, enfin, à la fois piquants et tranchants.

Dans une simple *piqûre,* la plaie saigne peu ou point ; les filaments nerveux sont intacts, la douleur très-supportable ; les tissus revenant sur eux-mêmes à la sortie de l'instrument, sont promptement réunis par une cicatrisation rapide.

Dans les blessures par instruments piquants, à pointe légèrement émoussée, tels que fleurets, clous, dents de fourche, etc., il y a compression et déchirure des tissus avant la piqûre. Ces plaies, toutefois, guérissent le plus souvent encore sans accidents et par réunion immédiate.

Les plaies occasionnées par instruments à la fois piquants et tranchants ne se referment pas d'elles-mêmes ; mais elles se cicatrisent facilement et sans inflammation, lorsqu'elles n'intéressent pas trop profondément les tissus. Quand, au contraire, elles sont *pénétrantes,* les phénomènes qu'elles présentent peuvent offrir une extrême gravité, s'ils résultent de la lésion d'un organe important.

Plaies pénétrantes. — On sait combien sont immédiatement funestes les lésions du cœur ou des gros vaisseaux par un instrument aigu plongé dans la poitrine. Les plaies des poumons, pour ne point causer instantanément la mort, ne sont guère plus bénignes. L'épanchement de sang, l'emphysème, la pneumonie qui les compliquent ordinairement, sont en effet, déjà par eux-mêmes, des accidents fort graves et la lésion seule de la plèvre peut avoir pour conséquence une pleurésie aiguë qui n'est pas sans danger.

Dans la région de l'abdomen, les plaies du foie, de l'estomac, de l'intestin, de la vessie, présentent encore une gravité tout exceptionnelle. Non-seulement, en effet, une péritonite mortelle peut résulter de la blessure du péritoine, mais aussi de l'épanchement, dans la cavité abdominale, du sang, de la bile, des excréments, de l'urine provenant des vaisseaux ou des organes lésés.

III. — CONTUSION ET PLAIES CONTUSES.

Contusion. — L'on doit entendre, sous le nom de *contusion*, toute meurtrissure ou lésion des tissus, produite par la pression de certains agents extérieurs, sans division des téguments. D'après la nature et la gravité de la lésion, Dupuytren admettait dans la contusion quatre degrés, caractérisés comme il suit :

Premier degré : Meurtrissure superficielle avec effusion de sang sous la peau, déterminant une *ecchymose* plus ou moins étendue, qui, violacée d'abord ou bleuâtre, devient bientôt verdâtre, jaunâtre, puis disparaît d'elle-même par résorption du sang infiltré.

Deuxième degré : Rupture sous-cutanée de vaisseaux importants. Épanchement de sang donnant lieu à de vastes ecchymoses noirâtres, à des *bosses sanguines* qui souvent dégénèrent en abcès.

Troisième degré : Altération profonde des parties contusionnées. Lividité, refroidissement, insensibilité des tissus. Le plus souvent une inflammation vive s'y déclare et se termine par la gangrène ou la suppuration.

Quatrième degré : Broiement, désorganisation complète des tissus. Gangrène consécutive.

Plaies contuses — Les *plaies contuses* sont, pour ainsi dire, des contusions complexes, comprenant, outre la meurtrissure, la déchirure des tissus. Tous les corps contondants, marteau, clef, cassetête, pioche, roue de voiture, etc., quand ils agissent obliquement, avec une certaine force, peuvent déterminer des plaies contuses ; mais les plus graves de ces accidents sont dus surtout aux projectiles lancés par les armes à feu, dont nous étudierons spécialement les redoutables effets, au chapitre suivant, en raison même de leur importance.

Les plaies contuses ordinaires sont, en général, déchiquetées, inégales, composées d'un ou de plusieurs lambeaux.

Leur teinte est violacée, livide, l'écoulement sanguin peu considérable; l'inflammation qui s'en empare se termine souvent par la gangrène ou tout au moins par la suppuration.

IV. — PLAIES PAR ARRACHEMENT ET PAR MORSURES.

Les *plaies par arrachement* sont le résultat d'une traction considérable exercée sur une partie du corps. Il peut y avoir, en ce cas, ablation complète d'un doigt, d'une main, d'un bras, d'une épaule, d'une jambe, selon la puissance de la traction. Les plus formidables de ces accidents sont occasionnés par les engrenages des machines à vapeur et c'est presque toujours, sur des ouvriers, des mécaniciens imprudents que l'on a l'occasion de les observer.

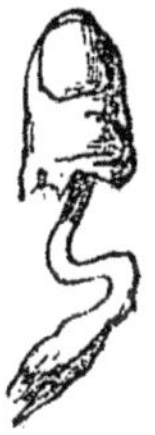

ARRACHEMENT du pouce et de son tendon.

Dans tous les cas, la plaie est très-irrégulière, l'hémorrhagie modérée, la douleur moins cruelle qu'on ne pourrait le supposer. Quand elles ne sont pas sans remède, ces atroces blessures guérissent presque toujours avec une grande facilité.

Il n'est pas rare que dans un effort, de véritables plaies par arrachement se produisent sous la peau. Des tendons, des fibres musculaires se rompent ainsi fréquemment avec une douleur très-vive désignée sous le nom de *coup de fouet.* La plupart de ces accidents se terminent, toutefois, sans complication.

Morsures. — Quoique présentant quelques caractères spéciaux, les morsures tiennent à la fois des plaies par arrachement, des contusions et des piqûres. Les animaux carnivores, en mordant, piquent, tordent, tirent et déchirent à la fois les tissus. La douleur en ce cas, est très-vive. La plaie s'enflamme et suppure, mais la guérison s'accomplit sans accident. Les morsures des solipèdes, celles du cheval, par exemple, sont plus graves, car elles produisent le broiement du tissu cellulaire. Très-souvent elles sont suivies de vastes abcès ou phlegmons des plus dangereux. Il en est de même des blessures occasionnées par la dent de l'homme.

TRAITEMENT DES PLAIES.

Pansement. — Topiques. — Le pansement des plaies simples n'offre point, en général, de grandes difficultés et toute personne intelligente, douée d'un peu d'adresse, serait apte à le pratiquer; mais il existe, sur cette opération de petite chirurgie un grand nombre de préjugés qu'il faut bien se garder de suivre, sous peine d'aggraver considérablement la situation d'un malheureux blessé.

La contusion simple, sans déchirure des tissus, n'exige d'abord, même quand elle intéresse une surface relativement considérable, que l'application de quelques topiques résolutifs. L'*eau froide*, en ce cas, est le meilleurs des médicaments dont on puisse faire usage; mais il est toujours bon, pour exercer sur les tissus une astriction utile et favoriser ainsi la résorption du sang épanché, d'y mêler une petite quantité de *thymol*, d'*arnica*, d'*alcoolat vulnéraire*, d'*extrait de saturne*, ou même de simple *eau-de-vie*, si l'on n'a pas autre chose sous la main. Les mélanges suivants méritent, à cet égard, d'être surtout recommandés :

1° Acide thymique alcoolisé ou Thymol-Doré. 10 gr. Eau simple. . . 100	2° Teinture d'arnica ou Alcoolat vulnéraire. 10 gr. Eau simple. . . 100	3° Extrait de Saturne 5 gr. Eau simple . . . 250 (*Eau blanche.*)

Les deux premières de ces préparations peuvent être, en outre, très-avantageusement employées en lavages, au cas où la contusion serait compliquée d'une plaie véritable, de la déchirure ou du broiement des tissus.

Réunion. — Suture. — Avant tout, cependant, si la plaie consiste en une solution de continuité plus ou moins étendue, coupure, piqûre ou déchirure, il est indiqué d'en rapprocher les lèvres le plutôt possible, afin de tenter la réunion immédiate qui réussit souvent, même au cas où l'un des lambeaux serait complétement détaché du corps.

Après avoir lavé la blessure à l'eau fraîche, on affronte donc ses deux bords et l'on s'efforce de les maintenir au contact, au moyen d'un appareil approprié. Si la plaie est d'une médiocre étendue et l'écartement peu considérable, de simples bandelettes de *diachylon* ou de *taffetas* d'*Angleterre*, transversalement placées, suffisent à prévenir tout déplacement.

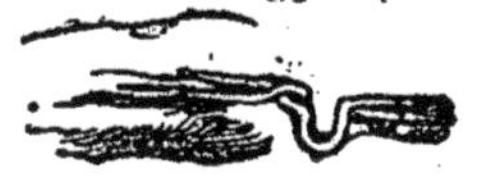
SERRE-FINE appliquée sur une plaie.

Sur certains points du corps, d'ailleurs, ce premier appareil peut être soutenu par l'application d'une bande de toile plus résistante et quand la réunion immédiate est possible, la soudure est assez rapide pour que la contention devienne inutile après deux ou trois jours.

Dans un grand nombre de cas, on peut employer, de préférence aux bandelettes agglutinatives, de toutes petites pinces à pression continue, les *serres-fines*, que l'on laisse quelques jours en place après leur avoir fait mordre les deux lèvres de la plaie; mais s'il s'agit de réunir une longue et profonde coupure, mieux vaut recourir, sans retard, à la *suture* de la plaie, soit à l'aide d'une aiguille munie d'un fil ciré, soit plutôt, au moyen d'épingles que l'on enfonce de distance en distance, d'un bord à l'autre et que l'on relie entre elles par plusieurs anses de fil.

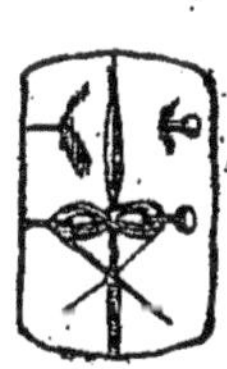
SUTURE d'une plaie.

Lorsque la suppuration s'établit, la plus grande propreté devient indispensable. Les pansements, les lotions et les irrigations antiseptiques au *thymol*, à l'*acide phénique*, à *l'eau alcoolisée, etc.*, doivent être pratiqués, selon l'abondance de la sécrétion purulente, plusieurs fois par jour et si quelque accident consécutif menace d'éclater, il importe, afin d'empêcher toute complication grave, de recourir immédiatement aux divers moyens indiqués au chapitre suivant.

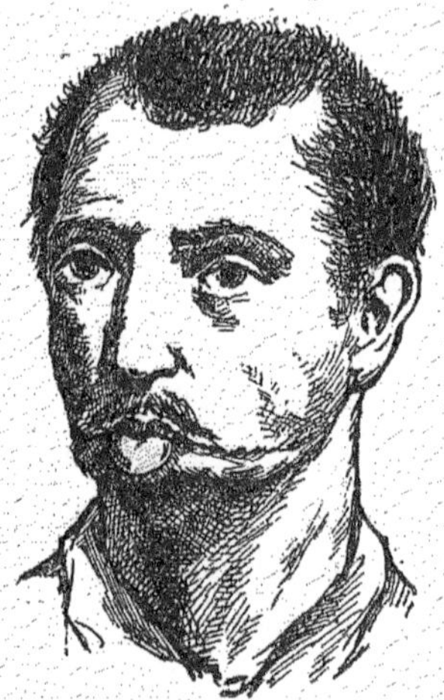

Ablation complète de la mâchoire inférieure par un éclat d'obus.

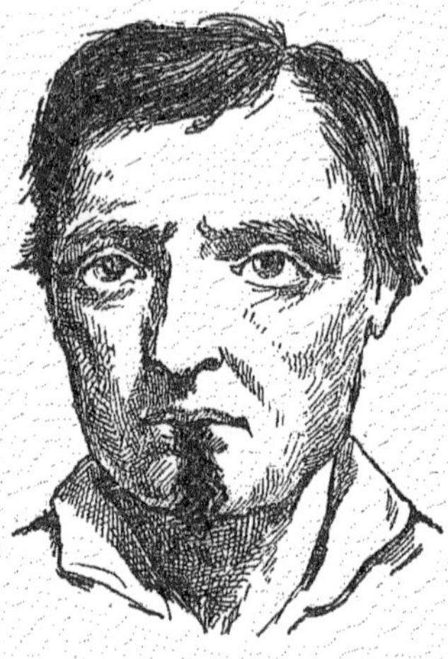

Ablation partielle de la mâchoire par un coup de pistolet tiré sous le menton.

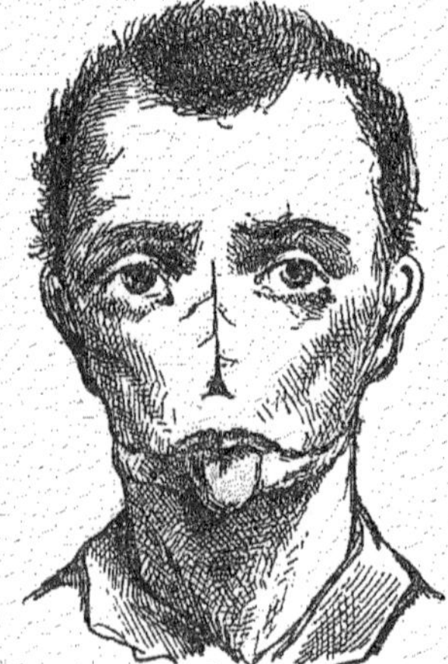

Ablation complète du nez et de la mâchoire par un coup de mitraille.

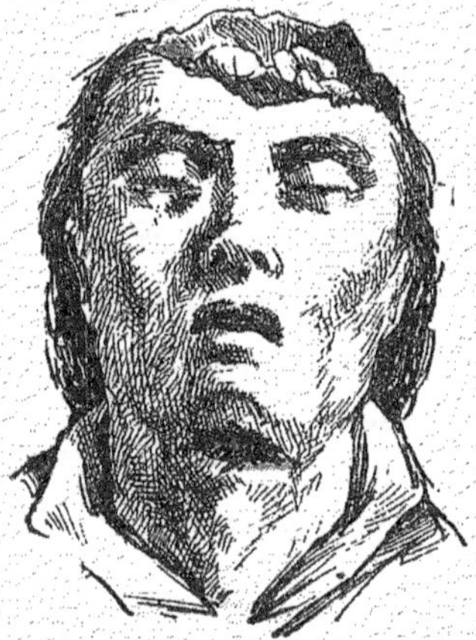

Effroyables désordres occasionnés par un coup de fusil tiré sous le menton.

PLAIES PAR ARMES A FEU. — PLAIES DE GUERRE.

CAUSES ET VARIÉTÉS.

Si la guerre est bien le plus épouvantable des fléaux, le médecin parmi tous les philanthropes, doit surtout la maudire, car nul autre n'est mieux placé que lui pour en suivre, pas à pas, les horribles conséquences, pour en saisir tous les abominables détails.

Un conquérant, dans la vaine exaltation de son orgueil, peut n'être point péniblement impressionné par l'affreux spectacle d'un champ de bataille couvert de morts. Ce sont là jeux de princes et les gens de guerre ne s'émeuvent pas pour si peu.

Mais s'il existe un homme sourd aux lamentables cris des blessés, impassible en présence des navrantes scènes de l'ambulance, indifférent aux mutilations hideuses de pauvres soldats, martyrisés par d'inconscients bourreaux, soldats comme eux; cet homme, s'il existe, doit être relégué hors des cadres de l'humanité, parmi les loups et les tigres.

Les *plaies par armes à feu* ne sont, en réalité, au point de vue anatomique, que des plaies contuses au dernier degré, ordinairement compliquées de fractures ou de la présence de projectiles jouant le rôle de corps étrangers.

La plupart de ces blessures sont faites, dans les batailles, par les meurtriers engins, pistolets, revolvers, fusils, canons, obus, etc, que l'homme perfectionne chaque jour; dans la vie civile on n'en observe, relativement, qu'un petit nombre, tantôt sur un chasseur imprudent, quelquefois à la suite d'une malheureuse tentative de suicide et plus rarement encore, fort heureusement, sur la victime de quelque lâche attentat.

EFFETS ET SYMPTOMES

Les phénomènes que présentent les plaies par armes à feu varient considérablement, on le conçoit, suivant la nature et le volume du projectile, l'impulsion qu'il a reçue, la distance à laquelle le coup a été tiré, etc.

Rondes ou coniques, les balles suivent parfois dans les tissus, un trajet des plus bizarres. Une saillie osseuse, la seule tension d'un muscle, suffisent à les faire dévier et telle balle qui frappe le front ou la poitrine en avant, peut, en glissant sous la peau, sur les os du crâne ou sur les côtes, aller, sans occasionner d'autres désordres, sortir en arrière, sur un point diamétralement opposé.

Généralement, l'orifice de sortie d'une balle qui traverse une région du corps est plus étroit que l'orifice d'entrée; mais le plus souvent, si le projectile rencontre une surface résistante, il reste dans les tissus : soit parmi les esquilles d'un os fracassé, soit dans la substance osseuse elle-même, d'où il est extrêmement difficile, alors, de le déloger.

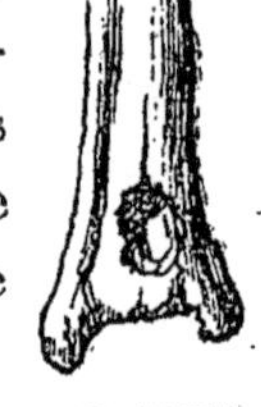
COUP DE FEU dans l'extrémité inférieure du tibia.

Les éclats d'obus, quand ils sont volumineux, occasionnent d'épouvantables blessures dont la cicatrisation, toutefois, est assez facile, à moins qu'un organe essentiel à la vie n'ait été lésé. D'un moindre volume ils s'engagent profondément dans les tissus d'où, parfois, en raison même de leur irrégularité, il est très-difficile de les extraire.

Les boulets enlèvent fréquemment un membre tout entier ou produisent, dans les parties molles, de larges échancrures qui se réparent souvent, comme les horribles plaies faites par les obus, sans aucune complication. Il n'est pas rare que de malheureux soldats survivent ainsi, non-seulement à la perte d'un membre, mais à l'ablation totale de la mâchoire, du nez, d'une partie du visage, incapables, en ce cas, de se nourrir d'aliments solides; forcés, par l'effroyable mutilation qu'ils ont subie, de vivre à l'écart et de traîner, jusqu'à la fin de leurs jours, une misérable existence.

Les accidents produits par les plombs de chasse varient surtout avec la distance à laquelle le coup a été tiré. De très-près, la charge fait balle et dans la plaie, pénètrent outre les projectiles, les bourres de la cartouche et des lambeaux de vêtements. Tiré de loin, le coup dissémine les plombs dans les tissus et si quelques-uns s'introduisent dans les cavités closes, le plus grand nombre reste logé dans les parties molles, d'où la suppuration chasse ordinairement tous ceux qui n'ont pu, d'abord, être enlevés.

Les malheureux qui demandent au suicide d'abréger leurs jours, placent ordinairement, pour se tuer, le canon de l'arme dans la bouche ou sous le menton. Il est assez commun, dans l'un et l'autre cas, qu'ils ne réussissent ainsi qu'à se mutiler affreusement. Quelquefois, au contraire, le cerveau et les os du crâne sont littéralement broyés par la décharge meurtrière, comme j'eus l'occasion de le constater un jour chez un pauvre hypochondriaque qui s'était tiré, sous le menton, un coup de fusil chargé de gros plomb de chasse. La cervelle, réduite en bouillie avait été projetée sur les murs et le plafond de la chambre; sur le plancher, la voûte du crâne gisait, dénudée de sa peau, comme le tesson d'un pot cassé.

Quand elles n'occasionnent pas instantanément la mort, les plaies graves par armes à feu provoquent aussitôt un certain nombre de symptômes alarmants; une pâleur subite, des nausées, un refroidissement suivi d'horripilations et de syncopes. Localement, leurs bords sont noirâtres, déchiquetés et quelquefois, quand le coup a été tiré à bout portant, brûlés par la poudre. Les corps étrangers, projectiles, lambeaux de vêtement, les esquilles osseuses, les hémorrhagies qui presque toujours les compliquent, trop souvent ne laissent au blessé que l'amputation, comme unique chance de salut.

ACCIDENTS ET COMPLICATIONS DES PLAIES

I. — Corps étrangers. — Projectiles.

De toutes les plaies ce sont bien certainement celles par armes à feu qui, le plus souvent, sont compliquées de la présence du projectile même qui les a causées ou de divers autres corps étrangers, boutons, morceaux de drap, de cuir, de métal, etc., entraînés par lui dans la blessure.

En restant enclavés dans les tissus, ces objets non-seulement empêcheraient la cicatrisation, mais occasionneraient encore d'interminables suppurations, des fistules, des inflammations consécutives, des caries, des nécroses et beaucoup d'autres accidents de la plus haute gravité.

Exploration — Le premier soin d'un chirurgien qui soupçonne leur présence est donc de les rechercher minutieusement afin de les extraire et pour cela, quand le palper seul ne lui fournit aucune indication, il introduit dans la plaie, soit le doigt indicateur, quand c'est possible; soit une *sonde,* un *stylet boutonné,* quand le trajet est très-étroit. Si le corps étranger n'est point d'une excessive dureté, si, par exemple, il s'agit de reconnaître la présence d'une balle, on fait pénétrer jusqu'au fond de la plaie une petite *pince à curettes* terminales qui, fortement pressée contre l'obstacle, puis refermée, ramène dans ses cuillers, de minimes fragments de plomb. Le *stylet de porcelaine* dont Nélaton se servit pour explorer la blessure de Garibaldi peut être employé au même usage, le projectile révélant alors sa présence par une empreinte caractéristique sur la tête rugueuse de l'instrument.

EXPLORATION DES PLAIES.

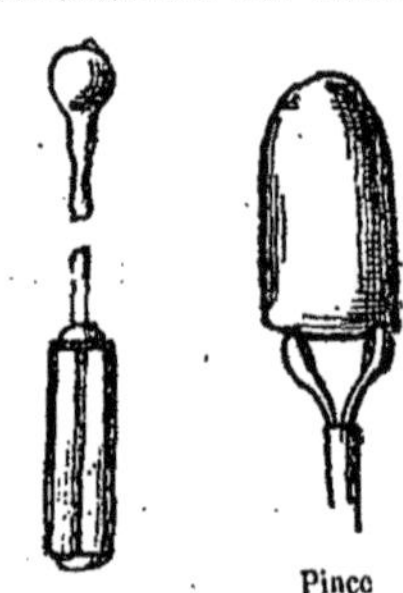

Stylet de Nélaton. — Pince exploratrice à curettes.

Extraction. — Le corps étranger reconnu, il est ordinairement facile de l'extraire au moyen d'une pince à mors aigus ou d'une sorte de vrille à canule, le *tire-fond,* qui fait partie de la trousse du chirurgien d'armée. Dans certains cas, il est, cependant, nécessaire d'agrandir l'orifice de la plaie par un *débridement* d'un à deux centimètres et quelquefois ce n'est qu'après de grands efforts, après s'être servi d'une spatule comme levier, que l'on parvient à détacher des os où ils se sont enclavés, une balle, un éclat d'obus ou tout autre projectile.

II. — Hémorrhagie traumatique.

Hémorrhagie. — Dans les plaies par armes à feu comme dans les blessures par instruments tranchants, l'hémorrhagie *primitive* qui se manifeste au moment de l'accident, peut être suivie même après plusieurs jours, d'une nouvelle perte de sang, d'une hémorrhagie *consécutive,* d'autant plus grave qu'elle n'a généralement pas été prévue.

Provient-il d'une artère, le sang, rouge, s'échappe en jets saccadés, isochrones aux battements du cœur. L'hémorrhagie s'arrête si l'on comprime, entre cet organe et la plaie, le vaisseau intéressé. Est-il fourni par une veine, le sang, noir, s'écoule en jet continu ou en nappe. L'hémorrhagie s'arrête quand on comprime le vaisseau entre la plaie et les extrémités.

Les plus dangereuses des hémorrhagies sont celles qui dépendent de la lésion de la principale veine d'un membre. Elles sont plus terribles que la lésion de l'artère correspondante, car on ne peut pratiquer la ligature de la veine sans s'exposer à faire périr le blessé.

Il est urgent, dans tous les cas, de mettre un terme à l'hémorrhagie aussi vite que possible et surtout avant que les accidents généraux graves, le refroidissement, la décoloration de la peau, les vomissements, les vertiges, la syncope, aient pu se manifester.

Hémostatiques. — Pour y parvenir, on aura recours, avant tout aux divers hémostatiques : à l'eau froide, pure ou mêlée de *thymol,* de *vinaigre, d'eau-de-vie;* à la *glace,* à la *poudre de colophane* et mieux encore à l'*amadou,* à la *charpie* imprégnés de *perchlorure de fer* liquide, plus ou moins coupé d'eau.

Compression. — Ligature. — Ces agents sont-ils insuffisants, on se hâte, si l'hémorrhagie est inquiétante, de pratiquer la *compression* de l'artère, soit à l'aide des doigts, des deux pouces appliqués l'un sur l'autre si l'on peut saisir à pleines mains la région occupée par le vaisseau; soit au moyen d'un bandage ou d'un *tourniquet* étreignant le membre entre ses deux pelotes.

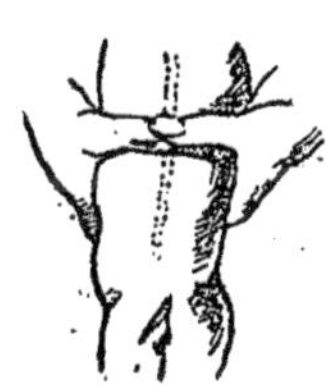

Compression digitale d'une artère.

L'hémorrhagie provisoirement arrêtée, il est indispensable, afin de prévenir son retour, de *cautériser* la plaie au nitrate d'argent, au chlorure de zinc et plus avantageusement au fer rouge ; ou bien, de rechercher l'artère qui donne du sang, pour en saisir l'extrémité avec une petite pince et pratiquer, à l'aide d'une anse de fil, sur le vaisseau saisi de la sorte, une ligature que l'on noue solidement.

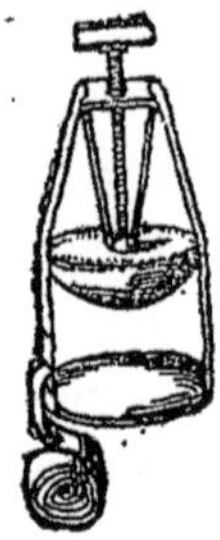

TOURNIQUET pour la compression des artères.

III. — PHÉNOMÈNES NERVEUX.

Douleur. — La douleur ne peut être véritablement considérée comme une complication des plaies, que lorsqu'elle est de trop longue durée ou d'une intensité tout à fait exceptionnelle. Elle détermine, en ce cas, dans le système nerveux, un ébranlement, qui n'est pas sans gravité. Souvent, des corps étrangers restés dans la plaie, un pansement mal fait, l'inflammation consécutive, l'occasionnent ou l'exaspèrent.

Délire nerveux. — Les troubles cérébraux qui succèdent aux grands traumatismes diffèrent du délire ordinaire par la cause même qui leur a donné naissance et l'absence complète de tout mouvement fébrile. Le malade a l'œil vif, le visage épanoui, la parole abondante et brève. Il babille, s'exalte, vocifère, le teint animé, le corps couvert de sueur et parfois perd à tel point la sensibilité, qu'il peut lui arriver, même au cas d'une fracture grave, d'arracher son appareil, et de marcher, sans éprouver la moindre douleur, sur le membre brisé.

Quelque effrayants que semblent ces phénomènes il est, en général, assez facile d'en triompher par l'administration de *potions calmantes*, de lavements au *laudanum* (12 à 15 gouttes), etc.

Tétanos. — Le plus redoutable des accidents qui puissent compliquer les plaies est le *tétanos traumatique*, essentiellement caractérisé par une contraction spasmodique, violente et permanente des muscles, une tension convulsive produisant une immobilité absolue. Toutes les blessures, mais surtout l'écrasement des doigts, peuvent causer le tétanos, dont malheureusement la terminaison habituelle est la mort par asphyxie. (Voir *Tétanos, Névroses.*)

IV. — Inflammation. — Infection purulente.

Une inflammation légère favorise la cicatrisation des plaies. Trop intense elle amène la suppuration et ce dernier phénomène, quand il se prolonge chez les sujets débilités ou d'une constitution douteuse, peut entraîner l'*infection purulente* dont nous avons étudié dans la première partie de cet ouvrage, les terribles effets. Des frissons irréguliers, du tremblement, des sueurs froides, une prompte altération de la physionomie, trahissent l'infection purulente. Un pus de mauvaise nature s'écoule de la plaie blafarde et le malade, empoisonné, succombe généralement à la formation d'abcès métastatiques dans le foie et les poumons.

V. — Pourriture d'hopital.

On désigne, sous ce nom, une sorte de dégénérescence putride, se montrant à la surface des plaies et pouvant présenter, dès son début, deux formes différentes.

Tantôt elle offre l'aspect de plusieurs ulcérations s'accroissant, se rapprochant et bientôt envahissant la plaie tout entière. C'est la *pourriture ulcéreuse*. Tantôt elle simule une fausse membrane grise, opaque, se réduisant en bouillie; c'est la *pourriture pulpeuse*. Sous quelque forme qu'elle apparaisse, la pourriture d'hôpital détruit tous les tissus et constitue une complication d'autant plus grave, qu'elle est presque toujours épidémique et frappe à la fois un grand nombre de blessés.

La propreté la plus minutieuse et les pansements antiseptiques au *thymol*, à l'*alcool*, à l'*acide phénique*, sont en général très-efficaces contre la pourriture des plaies, surtout après quelques cautérisations au *perchlorure de fer* pur. A l'intérieur, on administrera les toniques; autant que possible, enfin, l'on isolera les malades, afin de mettre obstacle à la propagation de l'épidémie.

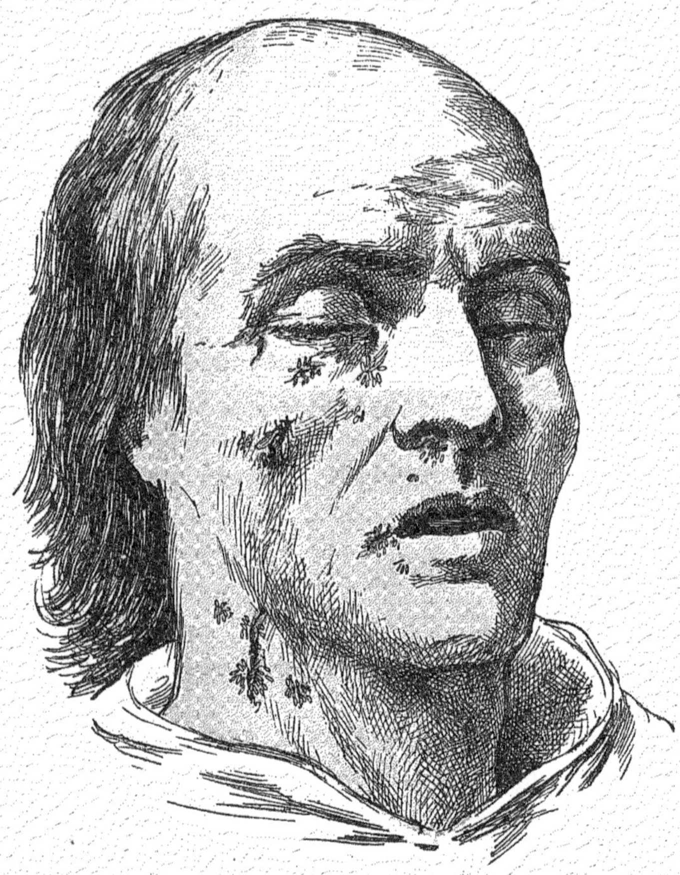

Éclosion de larves de mouches dans les cavités et sous la peau du visage.

PLAIES EMPOISONNÉES.

CAUSES ET VARIÉTÉS

Sous le nom général de *plaies empoisonnées,* on doit entendre toutes les blessures compliquées d'un empoisonnement par une substance vénéneuse déposée au sein même de la plaie.

Le toxique est le plus souvent un *venin* inoculé par les crochets ou l'aiguillon d'un animal venimeux; c'est parfois un *poison* minéral ou végétal, introduit dans la plaie par la pointe même de l'arme qui l'a produite; il n'est pas rare, enfin, que ce soit un de ces funestes *virus* dont nous avons, dans la première partie de ce livre, étudié la pernicieuse influence sur l'économie humaine.

De là, trois groupes naturels de *plaies empoisonnées*, dont les deux premiers seulement nous occuperont ici, le troisième ayant été traité, dans tous ses développements, aux articles *Syphilis, Morve, Rage, etc*, auxquels le lecteur voudra bien se reporter.

PLAIES ENVENIMÉES.

Animaux venimeux. — Un certain nombre d'animaux de petite taille ont reçu de la nature des armes fort peu terribles en apparence. mais, en réalité dangereuses entre toutes, par la propriété qu'elles possèdent de verser un poison subtil dans les plaies qu'elles occasionnent.

On sait combien sont redoutables, à cet égard, quelques espèces des serpents étrangers, les *Crotales* ou *serpents à sonnettes*, les *Cérastes cornus* de la Perse et de l'Egypte, les *Najas* ou *serpents à lunettes*, et les *Vipères* mêmes de nos contrées.

Les *Scorpions*, les *Araignées*, les *Scolopendres*, moins venimeux dans nos climats, peuvent occasionner, s'ils appartiennent à des espèces particulières aux pays chauds, des blessures souvent mortelles ; les *Abeilles*, les *Bourdons*, les *Guêpes*, les *Cousins* déterminent parfois, à la suite de piqûres multipliées, des accidents forts graves; les *Salamandres* et les *Crapauds* sécrètent une humeur âcre et visqueuse, qui mise en contact avec une plaie, ne laisse pas de produire des phénomènes d'intoxication bien manifestes.

Dans un mémoire que j'adressai à la *Société zoologique d'Acclimatation*, en février 1860 (*), je tentais de prouver, par quelques observations personnelles, combien était plus actif le venin des

(*) *Réponses au Questionnaire sur les Vipères de France*, rédigé par la Société zoologique d'acclimatation (1860).

vipères de nos climats aux premiers jours de l'été, aussitôt après l'hibernation de ces reptiles.

Beaucoup d'autres faits recueillis depuis cette époque, notamment par M. le Dr Viaud-Grandmarais, de Nantes, ne permettant plus de mettre en doute l'extrême gravité des blessures causées par la dent de la vipère, je n'insisterai pas plus longuement, ici, sur ce sujet; mais je profiterai de l'occasion que me fournit cette étude pathologique des venins, pour relever une erreur ayant cours dans un grand nombre de *Traités d'histoire naturelle*, relativement à l'humeur laiteuse sécrétée par les glandes de la salamandre terrestre. Au lieu de suinter, comme on le prétend, et de s'écouler, pour ainsi dire, en bavant, des pustules qui le renferment, ce liquide peut être projeté à distance par une contraction subite des muscles dorsaux de l'animal irrité.

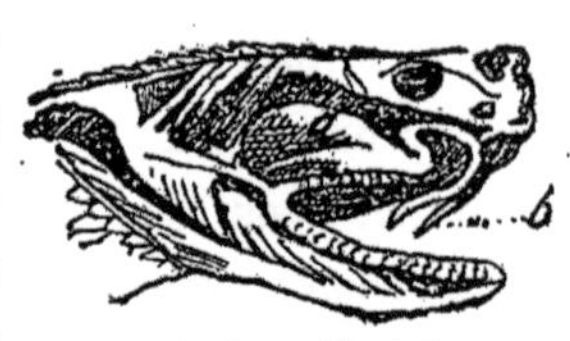

APPAREIL VÉNIMEUX d'un serpent. *a* glande. — *b* crochets.

Je me rappelle avoir été frappé de la sorte, un jour, par une grosse salamandre que j'avais prise dans une ruelle humide en herborisant. Le jet venimeux que le reptile me lança, m'atteignit en plein visage, mais je n'en éprouvai d'ailleurs, m'en étant débarrassé par un prompt lavage, aucun fâcheux accident.

Action des venins. — Les *venins*, quels qu'ils soient, n'agissent jamais, en effet, que lorsqu'ils sont déposés dans une plaie saignante. Ils ne déterminent point, comme les poisons septiques, l'infection putride du sang, et diffèrent enfin des *virus*, parce qu'ils sont des produits de sécrétion physiologique, éteignant leur action dans le corps qu'ils ont frappé.

Des simples piqûres causées par les insectes venimeux de nos contrées, ne résulte guère qu'une vive cuisson accompagnée d'une rougeur et d'un gonflement limités; mais des accidents beaucoup plus graves, locaux et généraux, succèdent parfois avec une extrême promptitude à la morsure des serpents.

Tandis qu'une tuméfaction énorme, parsemée de taches livides, envahit le membre blessé, que les piqûres des crochets venimeux s'enflamment, et qu'une vive et cuisante douleur s'étend depuis la plaie jusqu'aux viscères, une prostration extrême s'empare du malade ; une terrible anxiété le suffoque, des sueurs froides baignent son corps.

Bientôt, des vomissements et des syncopes se manifestent ; la peau, froide et visqueuse, prend une teinte jaune ; la vue et la raison s'égarent ; d'abondantes hémorrhagies, dans les cas promptement funestes, se produisent par les muqueuses de la bouche et du nez.

Cette terminaison fatale, ne succède point, d'ailleurs, seulement à la morsure des serpents étrangers réputés les plus venimeux. Un trop grand nombre d'exemples prouvent que les morsures de la *vipère aspic* de nos contrées suffisent aussi à donner la mort.

Mouches nuisibles. — Myasis. — Outre les mouches armées qui, la plupart, inoculent un venin spécialement sécrété par elles, un certain nombre d'insectes sont susceptibles de communiquer à l'homme un poison provenant d'une autre source et le plus souvent, recueilli sur un animal infecté. Tel est le cas des mouches dites *charbonneuses* qui, sans aiguillon ni tarière, peuvent transmettre la *pustule maligne* par le seul contact, sur un point éraillé de l'épiderme, de leurs pattes ou de leurs mandibules souillées d'une parcelle imperceptible du redoutable virus.

Chez les gens malpropres et les ivrognes qui tombent ou se couchent sur l'ordure, dans la rue, il arrive encore que les mouches carnassières de nos contrées, la grosse *mouche bleue de la viande*, la *mouche dorée* ou *César* et surtout la *mouche hominivore* de la Guyane, quoique dépourvues de venin, déposent souvent leurs œufs à l'entrée des fosses nasales, au coin des paupières ou des lèvres, sur tous les points du visage où se trouve une fissure, quelque superficielle qu'elle soit.

De ce parasitisme accidentel, connu sous le nom de *myasis*, dérivent bientôt, on le conçoit, des complications effroyables.

Dans les tissus où ils ont été déposés, les œufs ne tardent pas à éclore. Des larves en résultent, qui foisonnent et fourmillent dans la plaie, l'agrandissent, décollent les chairs en les rongeant et provoquent ainsi de tels désordres, une si prompte infection, qu'en peu de jours l'individu le plus robuste y succombe.

Employées dès le début, des injections antiseptiques et parasiticides au thymol, à l'acide phénique, au chloroforme, seraient assurément très-efficaces contre l'éclosion des œufs déposés à la surface de la peau par les mouches nuisibles. Les larves, après leur naissance, ne peuvent être malheureusement que très-difficilement atteintes dans les chairs qu'elles ont envahies.

PLAIES EMPOISONNÉES.

Les poisons susceptibles d'être introduits dans une plaie par un instrument, une arme préalablement imprégnés du toxique, sont heureusement assez rares; mais la plupart, spécialement préparés dans le but de donner la mort, occasionnent, en général, des accidents extrêmement funestes.

Plaies anatomiques. — Les médecins et les étudiants en médecine se blessent souvent, dans les amphithéâtres d'anatomie avec des scalpels ou divers autres instruments contaminés par le cadavre. Il en résulte quelquefois le développement, à l'endroit piqué, de bourgeons violacés disposés en demi-cercle et désignés sous le nom de *tubercules anatomiques*, tendant ordinairement à suppurer, ou du moins, particulièrement rebelles à la guérison. Ce sont là, des phénomènes d'une bénignité relative. Dans certains cas, plus malheureux, le poison cadavérique absorbé détermine, au contraire, des troubles généraux et locaux beaucoup plus graves; des frissons, une fièvre intense, une inflammation des vaisseaux lymphatiques avec induration des ganglions qui leur correspondent, une suppuration gangréneuse enfin, fatalement suivie de la résorption purulente et de la mort.

Plaies par armes empoisonnées. — Les peuplades sauvages qui ne connaissent encore que l'arc, comme arme de chasse et de guerre, ont la coutume d'empoisonner leurs flèches à l'aide d'extraits végétaux dont la composition n'est peut-être pas exactement connue des chimistes, mais dont les terribles effets ont été parfaitement étudiés depuis quelques années par les physiologistes les plus éminents.

Le *curare,* dont se servent surtout les indigènes de l'Amérique du Sud, a notamment fourni à Claude Bernard le sujet de très-intéressants travaux et d'expériences concluantes sur le fonctionnement du système nerveux.

C'est au Brésil et dans les forêts de la frontière péruvienne que que l'on fabrique le curare le plus actif. Les râpures d'une plante de la famille des strychnées, l'*Urari uva*, mêlées, selon toute probabilité, au suc d'une aroïdée, le *Taja* et d'une ménispermacée, l'*Eko* ou *Vani*, sont, dans ce but, concentrées, par l'ébullition, dans de petits pots de terre jusqu'à la consistance d'un cirage épais.

Trempées dans cette mixture, les flèches acquièrent la terrible propriété d'empoisonner les plaies et de déterminer, selon le degré de concentration du curare, des effets plus ou moins rapidement funestes.

Il est rare, en somme, qu'un blessé ne succombe pas à l'action du redoutable toxique et, dans ce cas, la plus affreuse agonie précède toujours ses derniers instants. Le curare, en effet, ne tue pas d'un seul coup ses victimes. Il les paralyse d'abord, sans altérer en rien leur sensibilité ni leur intelligence; de telle sorte que rendues immobiles, incapables de tout geste et de tout mouvement, elles sentent, au milieu d'atroces souffrances, la vie, goutte à goutte, pour ainsi dire, les fuir et leur échapper.

TRAITEMENT DES PLAIES EMPOISONNÉES

Moyens hygiéniques et thérapeutiques. — Pour arrêter ou faire disparaître les légers accidents occasionnés par la piqûre d'un insecte venimeux, il suffit de quelques lotions au *thymol*, à l'*eau ammoniacale* : (*ammoniaque* : une cuillerée à café, *eau* un verre) ; à l'*acide phénique* étendu : (*acide phénique*, 1 gr., *eau*, 100 gr.), etc. Mais l'intoxication par le venin des serpents, par un virus morbide ou la substance délétère imprégnant la pointe d'une arme empoisonnée exige des moyens plus énergiques.

Succion. — Le meilleur, en ce cas, est surtout le plus prompt; aussi la *succion* de la plaie doit-elle être aussitôt pratiquée, à la condition que le blessé ou la personne qui lui rend ce service ne présente, sur la langue ou les lèvres aucune solution de continuité. Les venins n'agissant qu'autant qu'ils sont versés dans une blessure, il est absolument sans danger de sucer une plaie empoisonnée de la sorte et ce moyen, vraiment héroïque, peut sauver la vie à une personne mortellement frappée.

La succion pratiquée ou non, il est toujours utile de lier ou de comprimer fortement le membre au-dessus de la blessure, pour empêcher ou retarder au moins la diffusion du venin dans le sang.

Cautérisation. — Ces précautions prises, on cautérise fortement la plaie, au *fer rouge*, quand c'est possible ; à l'*alcool thymique* ou *phénique*, à l'*ammoniaque pure*, ou bien encore, suivant le procédé des chasseurs piqués par un serpent ou mordus par un chien, à la *poudre de chasse*, dont on allume une forte prise dans le foyer même de la plaie.

On remplit enfin, les dernières indications, en prenant à l'intérieur 10 à 15 gouttes d'*alcool thymique* ou d'*ammoniaque* dans un verre d'eau, puis, par petites tasses, à de courts intervalles, du vin, du punch, du thé chauds, qui soutiennent les forces défaillantes et favorisent la circulation.

LÉSIONS DES CICATRICES.

La plupart des plaies se terminent par des *cicatrices* d'étendue et d'épaisseur variables, tantôt adhérentes aux tissus profonds, tantôt mobiles, mais susceptibles, dans un grand nombre de cas, de prendre une forme vicieuse ou de subir certaines altérations.

Le tissu cicatriciel manque en général de souplesse. Il est dur, fibreux, rétractile et parfois se resserre à tel point, qu'il donne lieu à des difformités toujours gênantes ou pénibles.

Les cicatrices sont particulièrement sujettes à s'enflammer. Les piqûres du *tatouage* produites, comme on sait, par l'implantation, dans le derme, de pointes d'aiguilles préalablement trempées dans une substance colorante, donnent souvent lieu, par exemple, même longtemps après avoir été pratiquées, à des *érysipèles* intenses, parfois suivis d'*angioleucites* et de *phlegmons diffus*.

Dans quelques circonstances, une prolifération plus ou moins active se manifestant dans le tissu cicatriciel, de gros bourgeons hypertrophiques se développent à sa surface, pour se transformer souvent, soit en tissu corné, soit, plus fâcheusement en un *épithéliôme* présentant tous les graves symptômes du cancer de la peau. Quelquefois, enfin, l'extrémité seule des nerfs aboutissant à la cicatrice, s'indure et s'hypertrophie jusqu'à former un *névrôme* plus ou moins volumineux, occasionnant de très-vives douleurs.

Contre ces divers accidents l'intervention chirurgicale est souvent nécessaire, toute cicatrice vicieuse ou dégénérée pouvant être avantageusement corrigée, suivant les cas, tantôt par un simple avivemement, tantôt par une opération d'*autoplastie* qui permet de substituer à la surface malade un lambeau de peau saine taillé dans le voisinage même du point à réparer.

Cicatrices vicieuses à la suite d'une brûlure.
Brûlure au deuxième degré. Phlyctènes.
Rétractions et déformations occasionnées par une brûlure.

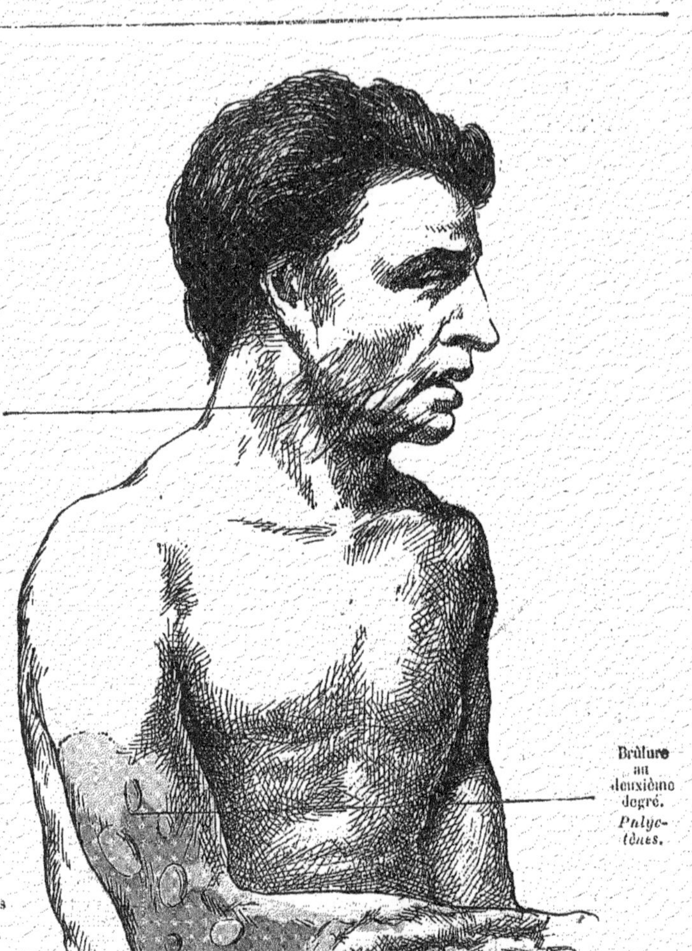

Lésions caractéristiques des brûlures anciennes et récentes.

BRULURES

CAUSES ET VARIÉTÉS

On donne le nom de *brûlure* à toute lésion superficielle ou profonde produite sur nos tissus par l'action du calorique.

Un grand nombre de personnes, par la profession qu'elles exercent, sont journellement sujettes à se brûler; mais la connaissance du danger tenant constamment leur prudence en éveil, la plupart des brûlures graves que nous avons l'occasion d'observer, sont absolument accidentelles.

Tous les corps en ignition ou possédant une température élevée peuvent occasionner des brûlures.

L'ardent soleil des premiers jours de l'été frappe la peau d'une inflammation érythémateuse, le *coup de soleil*, qui parfois atteint l'intensité de celle du phlegmon ou de l'érysipèle; le rayonnement d'un feu trop vif rougit de même le visage des cuisiniers et des ouvriers qui soufflent le verre; les gaz inflammables, les vapeurs du pétrole et de l'éther déterminent, trop souvent, de vastes et profondes brûlures.

Les plus dangereux des liquides bouillants, l'huile, le bouillon, l'eau chaude, causent chaque jour de nombreux accidents; d'imprévoyantes nourrices peuvent, à la longue, déterminer dans la bouche et la gorge des enfants qu'elles élèvent au biberon, des lésions graves, en leur faisant prendre habituellement du lait trop chaud.

Les acides concentrés et les caustiques, tout en ne donnant pas lieu à de véritables brûlures, n'en provoquent pas moins, sur tous les points du corps qu'ils atteignent, de rapides désorganisations qui présentent avec les lésions produites par le feu, la plus grande ressemblance.

Les substances solides en combustion, le soufre, le phosphore, les résines et les métaux rougis, détruisent profondément les tissus avec lesquels ils sont en contact. La foudre enfin, comme nous le verrons plus loin, peut carboniser, en partie, les individus qu'elle frappe.

Une extrême gravité résulte, en général, des vastes et profondes brûlures qui succèdent à la combustion des vêtements. Que de fois, au théâtre, dans les soirées, dans les bals, de malheureuses femmes s'étant imprudemment approchées d'une lumière ou d'un foyer, ont été, en quelques secondes, enveloppées par les flammes et brûlées vives avant que l'on ait pu leur porter secours !

EFFETS ET SYMPTOMES

Suivant leur nature et l'intensité de leur action les corps comburants exercent sur les tissus des effets plus ou moins prononcés, variant de la simple rougeur à la torréfaction complète.

Longtemps, toutefois, les chirurgiens n'admirent que trois degrés à la brûlure, nettement caractérisés, le premier, par la *rubéfaction*, le deuxième, par la *vésication*, le troisième, par la *mortification* du tissu intéressé; mais après les études spéciales du Dupuytren sur ce sujet, on reconnut aux brûlures six degrés reconnaissables aux signes suivants :

Premier degré : Rougeur diffuse de la peau, accompagnée d'un léger gonflement et d'une douleur cuisante. L'épiderme seul se dessèche et se détache. Une insolation, le rayonnement d'un feu trop vif, l'action passagère d'un liquide au-dessous de 100 degrés occasionnent, généralement, ces premiers phénomènes de la brûlure.

Deuxième degré : Rougeur vive, soulèvement de l'épiderme en vésicules ou *phlyctènes*, remplies d'un liquide séreux, jaunâtre. Au-dessous de ces ampoules, le derme, à vif, devient très-douloureux si l'air pénètre jusqu'à lui ; aussi, ne doit-on jamais déshabiller les brûlés, qu'avec les plus grandes précautions, afin d'éviter l'arrachement de l'épiderme. L'eau bouillante, l'huile, le bouillon sont les principaux agents des brûlures au deuxième degré.

Troisième degré : Mortification des couches superficielles de la peau. Vésicules remplies d'une sérosité sanguinolente. Douleur modérée au niveau des points les plus profondément atteints. L'huile bouillante, le phosphore, le soufre, les résines en ignition déterminent fréquemment le troisième degré de la brûlure.

Quatrième degré : Destruction de toute l'épaisseur de la peau et des filets nerveux qui s'y répandent; aussi, la douleur, très-vive au moment de la brûlure, cesse-t-elle promptement. L'eschare est sèche, dure, brunâtre, et résonne à la percussion, comme un morceau de bois.

Cinquième degré : Destruction de la peau, des muscles, des vaisseaux et des nerfs. Eschare dure, noire, sonore, insensible. Au moment où s'éliminent les parties mortifiées, de graves hémorrhagies peuvent se produire. A ce degré comme au précédent, la cicatrisation souvent vicieuse, laisse après elle des rétractions de tissu, des adhérences et d'autres difformités gênantes ou pénibles.

Sixième degré : Carbonisation complète d'un membre ou d'une région du corps. Elimination longue et dangereuse des eschares, rendant l'amputation presque toujours nécessaire.

Outre les accidents locaux qu'elles déterminent, les brûlures donnent lieu à des phénomènes généraux d'autant plus graves, qu'elles sont, elles-mêmes plus étendues. La douleur occasionnée par le contact de l'air sur le derme mis à nu est parfois tellement atroce, qu'elle peut suffire à donner la mort. La suppression des fonctions de la peau, même dans les brûlures superficielles, détermine la congestion des poumons et des méninges, l'ulcération de la muqueuse intestinale au niveau du duodénum, l'inflammation des reins ou de la vessie et ces complications redoutables s'accompagnent toujours d'une fièvre ardente, d'une soif excessive, d'une diarrhée sanguinolente, d'un violent délire auxquels succèdent bientôt les phénomènes ultimes de l'infection purulente et de l'urémie.

Combustion spontanée. — Il est quelquefois arrivé que des épileptiques, des individus adonnés à l'ivrognerie ont été trouvés complétement carbonisés dans leur chambre et l'on a pu croire qu'une *combustion spontanée* avait terminé la vie de ces malheureux. Bien peu de médecins, cependant, admettent, aujourd'hui, qu'un tel accident soit réalisable et je ne crois pas, non plus, que l'ivrogne même le plus imprégné d'alcool, puisse intérieurement s'allumer comme un bol de punch. Personne n'a jamais vu cet étrange phénomène spontanément se produire et, selon toute probabilité, les individus trouvés chez eux à l'état de charbon, n'ont si malheureusement succombé, que pour être tombés dans le feu ou pour avoir enflammé leurs vêtements par mégarde.

Accidents produits par la foudre. — Malgré qu'elle occasionne des accidents ordinairement fort complexes, de violentes commotions, des perturbations nerveuses, des paralysies plus ou moins durables, la foudre produit aussi sur la plupart des personnes qu'elle frappe, des brûlures souvent fort étendues et variant d'intensité, depuis la simple rubéfaction jusqu'à la carbonisation complète. Quoique déterminées par le fluide électrique, ces dernières lésions ne sont cependant pas, comme l'ont prétendu quelques chirurgiens, particulièrement rebelles à la guérison et n'exigent pas d'autre traitement que celui des brûlures ordinaires.

TRAITEMENT DES BRULURES

Il n'est guère possible, tant sont rapides les terribles effets du feu, de secourir à temps une personne qui se brûle ; à l'exception, peut-être, de ces cas effrayants où les vêtements ayant pris feu tout à coup, on se trouve là juste à point pour étouffer les flammes. Presque toujours, alors, on est assez heureux, en jetant aussitôt sur la personne qui brûle, une couverture, un tapis, un paletot dont on se dépouille à la hâte, pour l'arracher à l'épouvantable mort dont elle est menacée ; mais on doit, en tout cas, s'empresser de courir à elle, l'empêcher de fuir, la renverser même et la rouler à terre, si l'on ne dispose pas d'autres moyens.

Topiques. — Les *topiques* les plus divers ont été conseillés contre les brûlures et la plupart, *eau fraîche, eau blanche, huile d'olive, pulpe de pommes de terre, confitures, etc.*, peuvent selon les cas, être avantageusement utilisés ; mais on ne doit jamais perdre de vue, que le contact de l'air augmente considérablement les souffrances des brûlés et qu'avant tout, par conséquent, il convient de les en défendre. Dans ce but, on évitera donc soigneusement de déchirer les phlyctènes que l'on devra simplement percer et l'on versera sur les régions brûlées, de préférence à tout autre topique, un *liniment oléo-calcaire* ainsi composé : *huile d'amandes douces : 10 grammes; eau de chaux : 100 grammes*, mélangés et battus fortement.

A défaut de cette mixture on pourra recouvrir les brûlures d'une épaisse couche de *coton cardé* maintenue par une bande de toile, ou bien l'on plongera le malade, durant plusieurs heures dans un grand bain tiède que l'on réchauffera de temps en temps. S'il s'agit d'une lésion profonde, on emploiera pour le pansement des plaies au moment de l'élimination des eschares, des gâteaux de charpie enduits de *glycérine thymique* ou *phéniquée* au 100°; on s'efforcera de prévenir les cicatrices vicieuses et dans tous les cas on combattra les accidents généraux, la douleur surtout, par l'administration, à la dose quotidienne de 30 à 60 grammes, des sirops de *codéine* ou de *chloral*.

FROIDURES

CAUSES ET SYMPTOMES.

Le froid excessif détermine localement, sur nos tissus des lésions plus ou moins profondes désignées sous le nom d'*engelures* et, sur l'économie tout entière, des accidents généraux graves, un engourdissement léthargique promptement suivi de mort.

Engelures. — Une rougeur violacée de la peau, un léger gonflement du derme où se développe, par la chaleur, une démangeaison très-vive, constituent le premier degré de l'engelure, et le froid, chez un grand nombre de personnes, n'occasionne pas d'autre accident; mais le mal fréquemment s'aggrave, chez les enfants et les sujets lymphatiques, jusqu'à former des *gerçures*, des *crevasses* sanieuses et même de profondes *ulcérations*.

Dans certains cas, l'engelure, au lieu de fissurer ainsi la peau, détermine, d'abord, une extravasation de sang ou de sérosité sous l'épiderme, notamment aux endroits où celui-ci présente une certaine épaisseur.

Ces lésions, analogues à celle que provoque un fort pincement de la peau, s'observent communément à la plante des pieds, au talon, sous les orteils, où souvent alors elles se produisent sur une large surface, pour peu que le scorbut, comme il arrive si fréquemment dans les camps et les casernes, vienne favoriser l'action directe du froid.

Un refroidissement intense longtemps supporté peut encore déterminer d'emblée, comme une brûlure grave, la gangrène des parties congelées. C'est ainsi que des voyageurs, des soldats en campagne ont eu, par de rudes journées d'hiver, les orteils, le nez, les oreilles, parfois l'extrémité d'un membre complètement mortifiés.

Léthargie frigorique. — L'engourdissement par le froid qui se produit dans les mêmes circonstances, s'annonce toujours par un assoupissement, un besoin de repos qu'il faut bien se garder de satisfaire. « Quiconque se repose s'endort, disait Solander à ses compagnons égarés dans les déserts glacés de l'Amérique méridionale, et quiconque s'endort ne se réveille plus. »

Il n'est pas rare, en hiver, dans nos contrées, que des voyageurs, des voituriers, des facteurs ruraux, surpris par un froid exceptionnel, cèdent, sur leur route, à cette insurmontable nécessité de s'asseoir qui leur coûte la vie ; mais les plus tristes exemples de cette léthargie mortelle se sont produits à la suite de nos grands revers militaires, soit pendant la désastreuse retraite de Moscou, soit même durant le terrible hiver de 1870-71, sur les soldats mal équipés de notre armée de l'Est, qui fut si malheureusement rejetée en Suisse.

La mort, dans tous les cas de ce genre, est occasionnée par le refoulement du sang vers les organes thoraciques, par la congestion pulmonaire et les obstacles considérables apportés à l'hématose. Quelques minutes avant d'expirer, les malheureux frappés de la sorte sont affaiblis au point de ne pouvoir dilater leurs narines ni même ouvrir la bouche pour aspirer l'air qui leur fait défaut. Ils chancellent, trébuchent et tombent la face contre terre, désormais incapables d'accomplir le moindre mouvement.

TRAITEMENT.

Moyens hygiéniques et thérapeutiques. — Il serait facile de se préserver des engelures en se lavant, deux ou trois fois par jour à l'eau fraîche additionnée de *thymol*, de *vin aromatique*, d'*eau-de-vie camphrée* ou de tout autre liquide à la fois stimulant et balsamique, toilette hivernale que l'on ne saurait trop recommander aux femmes, aux enfants délicats.

Contre les engelures ulcérées et les congélations profondes des doigts, des oreilles, du nez, etc., il est indispensable d'employer les topiques à la *glycérine*, déjà prescrits contre les brûlures et les pansements antiseptiques au moment de l'élimination des parties gangrenées.

Dans aucune circonstance et moins que jamais s'il s'agit de secourir une personne frappée d'asphyxie frigorique, on ne devra d'abord avoir recours à la chaleur du feu, la mort instantanée pouvant être dans ce dernier cas, le résultat d'une telle imprudence.

Pour combattre utilement la léthargie par le froid, on réchauffera progressivement l'asphyxié, suivant la coutume des peuples du Nord, en le frictionnant d'abord avec de la neige, puis en le plongeant dans un bain à 12 ou 15°, dont on élèvera graduellement la température. Quelques cuillerées de vin vieux, du thé, du tilleul chauds, réveilleront la chaleur intérieure et le repos dans un bon lit, aidé de frictions sèches, mieux que tout autre moyen régularisera définitivement la circulation.

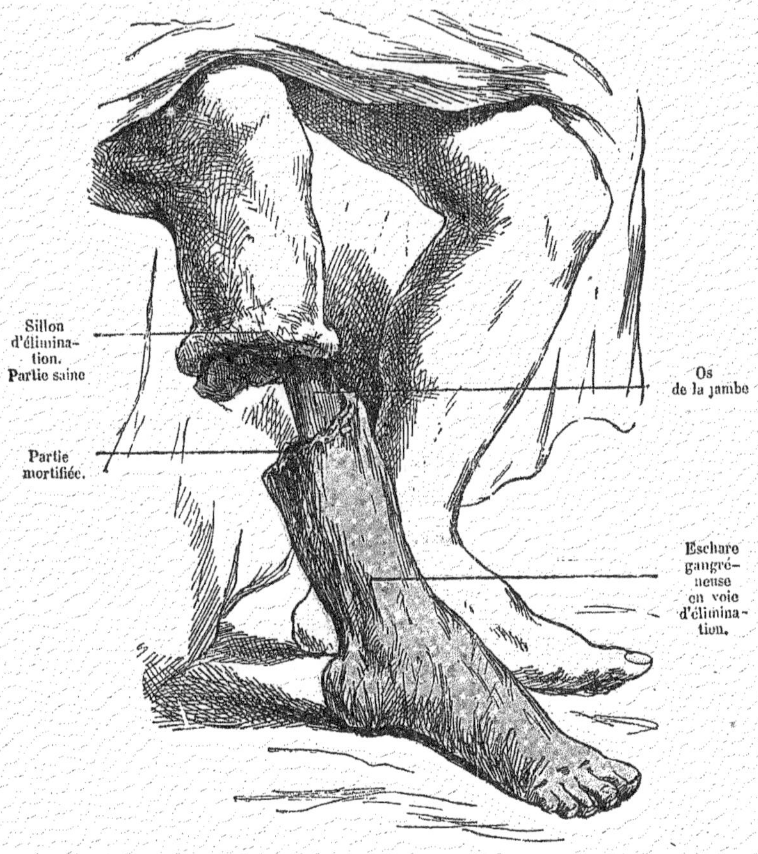

Gangrène sèche de la jambe et du pied.

GANGRÈNE.

CAUSES ET VARIÉTÉS

On pourrait définir la *gangrène*, une mort partielle, ce redoutable phénomène, étant essentiellement caractérisé, en effet, par l'extinction de la vie dans un espace limité du corps.

Quelle que soit son importance et sa situation, toute région, tout organe gangrené, désormais est inapte à faire partie intégrante de l'économie. Ce n'est plus qu'une *eschare*, qu'un véritable corps étranger, dont l'expulsion presque toujours a lieu par les seuls efforts de la nature et que le médecin, dans quelques cas seulement, doit faciliter.

La gangrène succède si fréquemment à certaines maladies, elle est occasionnée par de si différentes causes, que l'on ne saurait, sans ordre et sans méthode, la décrire ou l'étudier.

Gangrènes directes. — Les tissus, nous le savons déjà, peuvent être directement et d'emblée mortifiés par une violence traumatique. C'est ainsi que la gangrène résulte souvent d'une forte contusion, de la compression par une ligature trop serrée ou par un appareil à fracture, de l'action directe du feu ou du froid.

Gangrènes indirectes. — Indirectement, toute gêne à la circulation, tout obstacle à l'innervation, peut également déterminer la gangrène des régions soustraites à l'influence du sang ou du fluide nerveux; aussi l'anévrisme, l'embolie, la ligature d'un vaisseau dans une plaie, sont-ils fréquemment suivis de cette complication redoutable.

L'ossification des artères occasionne enfin la mortification des orteils ou des doigts chez le vieillard et cette *gangrène sénile* ou *spontanée* se manifestant surtout chez les individus habitués à se trop bien nourrir, en a été encore désignée sous le nom de *gangrène des gens riches*.

Gangrènes toxiques. — Peut-être serait-il injuste, à vrai dire, d'accuser toujours la bonne chère de si terribles accidents; un certain nombre de substances vénéneuses ou malsaines possédant la funeste propriété d'engendrer aussi la gangrène. Tel est le cas de l'ergot de seigle, qui mêlé à la farine en proportions plus ou moins considérables, détermine les graves phénomènes étudiés déjà sous les noms d'*ergotisme* et d'*acrodynie*. L'abus de l'opium, d'après certains auteurs, présente les mêmes inconvénients et l'on a vu la gangrène des extrémités succéder pareillement à l'usage, longtemps continué, des pommes de terres malades.

Étymologies. — GANGRÈNE : *graô*, je dévore. — ESCHARE : *eskara*, croûte. — Synonymie *sphacèle*.

EFFETS ET SYMPTOMES

Quelle que soit la cause qui lui ait donné naissance; qu'elle termine une inflammation locale ou qu'elle résulte d'une intoxication, la gangrène peut indifféremment se manifester sous la forme *sèche* ou sous la forme *humide*.

Gangrène sèche. — Produite par l'action directe du feu, dans le cas d'une brûlure profonde, occasionnée par un obstacle à la circulation artérielle ou déterminée par l'ingestion d'une substance toxique, l'eschare toutefois, est le plus souvent sèche, racornie, d'un brun verdâtre et d'une dureté comparable à celle de la pierre ou du bois. Dépouillés de tout liquide putride, les tissus mortifiés sont plus légers qu'à l'état normal et dépourvus de toute mauvaise odeur.

Gangrène humide. — Résultant ordinairement d'une compression ou d'un obstacle à la circulation veineuse, la gangrène humide se caractérise, au contraire, par le gonflement, l'infiltration et la teinte violacée de l'eschare. Gorgés d'un liquide infect, boursouflés par des bulles gazeuses, les tissus putréfiés se crevassent, se détachent par lambeaux et laissent échapper une odeur, à tel point nauséabonde, que l'atmosphère en est véritablement empestée.

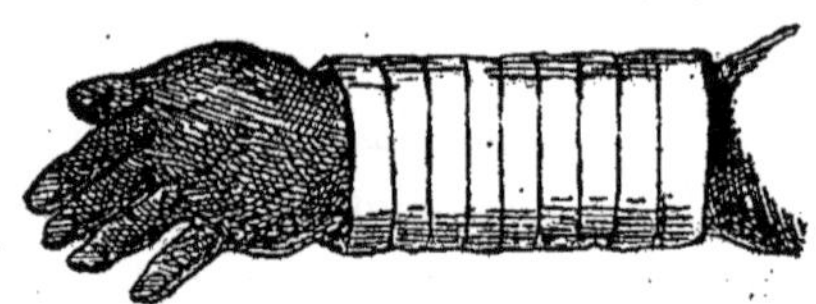

GANGRÈNE HUMIDE DE LA MAIN produite par la compression exagérée d'un appareil à fracture.

Élimination. — Cependant et quelle que soit la forme gangréneuse, un sillon d'élimination rougeâtre, au fond duquel apparaissent les bourgeons d'une plaie de bonne nature, se forme bientôt entre l'eschare et les tissus restés sains. Progressivement, la partie mortifiée se détache d'elle-même et le chirurgien n'est guère forcé d'intervenir que pour amputer les os mis à nu, quand, après la carbonisation d'un membre, par exemple, les parties molles se détachent dans toute leur épaisseur.

Rarement une douleur vive, mais parfois une assez forte fièvre accompagne ce travail d'élimination et dans les cas où l'eschare est volumineuse, la constitution du malade affaiblie, il peut arriver qu'un profond abattement se manifeste, bientôt suivi de diarrhée fétide, d'une extrême faiblesse du pouls, d'un hoquet enfin, qui sont en général du plus fâcheux augure, la mort ne tardant pas à résulter alors, soit d'un empoisonnement par la résorption des matières putrides, soit de l'épuisement excessif où le malade est tombé.

TRAITEMENT

Moyens hygiéniques et thérapeutiques. — En présence de l'élimination spontanée qui s'accomplit dans tous les cas de gangrène, le médecin ne peut que se borner au rôle d'auxiliaire intelligent ; mais il est des circonstances où ce mal redoutable doit être prévu, quand, par exemple, après l'application sur un membre, d'une ligature ou d'un appareil, un gonflement, un engourdissement se manifestent au-dessous des points trop fortement comprimés ; auxquels cas le premier soin de l'homme de l'art doit être de remédier immédiatement à cette excessive constriction qui serait fatalement suivie de la gangrène.

L'intervention médicale est encore utile lorsque les eschares étant gorgées de gaz infects et de liquides septiques, il est absolument indiqué de prévenir la résorption putride et de combattre l'insupportable odeur qui s'exhale des parties mortifiées.

Quelques médecins n'hésitent pas alors à carboniser complètement au *fer rouge* l'eschare en voie d'élimination ; mais elle peut être aussi, parfaitement momifiée et désinfectée au moyen d'un mélange à parties égales, d'*alun*, d'*azotate de potasse* et de *chlorure de sodium*, dont on saupoudre les tissus, préalablement incisés, si l'eschare est d'une épaisseur considérable.

Dans les cas ordinaires, les pansements à la *glycérine thymique* ou *phéniquée*, à la poudre de *charbon* et de *quinquina*, sont toutefois, très-suffisants; mais il est toujours bon de seconder ces moyens locaux de l'administration des reconstituants et de l'usage quotidien d'une alimentation puissamment réparatrice.

ULCÈRES.

CAUSES ET VARIÉTÉS.

L'*ulcère* est une solution de continuité des tissus produite par un travail destructif tendant toujours à s'étendre plutôt qu'à se cicatriser.

Sous l'influence d'un grand nombre de maladies constitutionnelles, la scrofule, le scorbut, la syphilis, des ulcérations se forment, avec une facilité extrême, sur différents points du corps, tantôt à la surface externe, tantôt dans les principaux organes, les bronches et les poumons par exemple, à la suite des bronchites graves ou dans le cours de la phthisie.

Mais, indépendamment de ces lésions symptomatiques, des ulcères spontanés souvent se développent aux jambes, avec une fréquence toute particulière chez les ouvriers habitués à travailler debout, les serruriers, les imprimeurs, les cuisiniers. Quoique simples et ne dépendant d'aucun vice constitutionnel, ils sont favorisés par l'épuisement et la débilité du sujet, par la présence d'anciennes varices, par une plaie, une contusion, une brûlure, un abcès accidentels; par le séjour, enfin, dans un local humide.

EFFETS ET SYMPTOMES

Ulcère simple. — Rarement l'ulcère simple apparaît et se montre d'emblée à la place qu'il occupe. Ordinairement une rougeur plus ou moins vive le précède; la peau, chaude, tendue, luisante à cet endroit, est le siége de vives démangeaisons qui forcent le malade à se gratter; et sur le point irrité se forment bientôt des excoriations, des crevasses qui s'agrandissent rapidement pour sécréter un pus de mauvaise nature.

Étymologies. — ULCÈRE : *elkos*, *ulcus*, ulcère.

Dans certains cas une véritable inflammation gangréneuse occupant toute la partie inférieure de la jambe, de minces eschares d'un noir de charbon se détachent çà et là, pour laisser le derme à vif au-dessous d'elles.

Ces solutions de continuité s'étendent, se rejoignent et l'ulcère qu'elles occasionnent détruit souvent, sur une étendue considérable, les tissus mortifiés.

Parvenu à son complet développement, l'ulcère est remarquable par sa forme plus ou moins arrondie, ses bords épais et durs, sa surface rougeâtre et suppurante, toute couverte de bourgeons charnus; mais un grand nombre de circonstances locales et générales peuvent changer ses caractères et l'on trouve décrits, dans la plupart des traités de pathologie, de nombreuses variétés d'ulcères qui, la plupart, ne sont à vrai dire, que des modifications du type simple et régulier.

Ulcères inflammatoires. — C'est ainsi, qu'à la suite d'une inflammation plus vive, de véritables douleurs parfois éclatent dans les tissus où siége l'ulcération. Tendus, rouges et luisants, ses bords peuvent être alors décollés par les abcès qui se forment dans leur épaisseur; mais ces ulcères inflammatoires perdent promptement cet aspect pour devenir souvent indolents, grisâtres, véritablement atoniques.

Ulcères calleux. — Dans ce dernier cas, il n'est pas rare, après un certain temps, que l'ulcère, très-rebelle à la cicatrisation, n'acquierre, à sa surface et sur ses bords, une dureté anormale qui lui a valu le nom d'*ulcère calleux*. La peau avoisinante est pâle, indurée, et le membre ordinairement empâté, au niveau des malléoles.

Ulcères variqueux. — Quelquefois ce sont des *varices* qui donnent à l'ulcère un aspect caractéristique, en colorant sa surface d'une teinte bleue ou violacée, en boursouflant ses bords qui saignent avec une facilité extrême, en déterminant, enfin, un gonflement du membre où se distinguent facilement les flexuosités des veines variqueuses.

De même qu'ils s'enflamment à la moindre cause, les ulcères, chez les sujets d'une mauvaise constitution, présentent à la cicatrisation une extrême résistance. On dit alors qu'il sont indolents, *atoniques*; mais cette forme sans gravité, cède généralement à l'emploi d'une médication reconstituante.

Il n'en est pas de même quand l'ulcère, se compliquant de *phagédénisme*, ronge, au contraire, les tissus au milieu desquels il s'est développé, les dévore, pour ainsi dire et les détruit sur une étendue souvent considérable. C'est principalement sous l'influence de certaines diathèses, la syphilis et la scrofulose entre autres, que les ulcères acquièrent cette malignité funeste dont les caustiques les plus énergiques ne peuvent pas toujours venir à bout.

Chez les mendiants et les gens peux soigneux, des vers, des larves de mouches, des moisissures parasistes, peuvent, enfin, se développer sur les ulcères et mettre au moins obstacle à leur cicatrisation; mais il suffit en général, de quelques soins de vulgaire propreté, pour ramener ces hideuses plaies à l'état d'ulcères simples.

TRAITEMENT

Moyens hygiéniques et thérapeutiques. — La situation horizontale et le repos absolu sont les premiers moyens à mettre en œuvre contre l'ulcère simple. Un grand nombre de ces lésions guérissent de la sorte, sans autre médication que des lotions quotidiennes au *thymol*, au *vin aromatique*, à l'*eau chlorurée*. Des cataplasmes émollients, maintenus pendant quelques heures, conviennent parfaitement contre l'inflammation et les callosités; l'application de bandelettes agglutinatives, exerçant sur les surfaces malades une pression légère, est plus particulièrement indiquée contre les ulcères atoniques et variqueux. Quelques cautérisations au nitrate d'argent répriment au besoin l'exubérance des bourgeons charnus; dans tous les cas enfin, les reconstituants et les toniques sont avantageusement employés pour soutenir les forces et faciliter le travail de réparation.

TABLEAU SYNOPTIQUE ET DIAGNOSTIQUE

DES MALADIES ACCIDENTELLES.

Maladie	Symptômes	Circonstances	Diagnostic
ASPHYXIE.	Étouffement, Angoisse, anxiété, vertiges, perte de connaissance. Bouffissure et lividité du visage. Marbrures violacées à la peau.	Après immersion dans l'eau.	**Asphyxie par submersion.**
		A la suite d'une strangulation, de la déglutition d'un corps étranger ou par toute action mécanique.	**Asphyxie par suffocation.**
		Après un séjour plus ou moins prolongé dans un milieu méphitique ou dans un fluide irrespirable.	**Asphyxie par défaut ou viciation de l'air.**
EMPOISONNEMENT.	Symptômes violents et rapides. Vomissements, coliques. Soif extrême, douleurs aiguës; ou bien stupéfaction, prostration, phénomènes nerveux.		**Empoisonnement aigu**
	Intoxication lente et progressive. Anémie, altération du sang, amaigrissement, éruptions, palpitations, cachexie.		**Empoisonnement lent ou chronique.**
FRACTURES ET LUXATIONS.	Déformation, douleur, mobilité, crépitation osseuse à la suite d'un coup, d'une chute, d'un effort, etc.		**Fracture.**
	Déplacement d'une extrémité osseuse au niveau d'une articulation. Mouvements impossibles ou difficiles. Déformation articulaire.		**Luxation.**
PLAIES ET CONTUSIONS.	Meurtrissure, ecchymose de la peau à la suite d'une violence extérieure, sans division des tissus.		**Contusion.**
	Division ou perforation des tissus. Hémorrhagie.	Point d'intoxication consécutive.	**Plaie simple.**
		Intoxication consécutive. Infection purulente. Prostation.	**Plaie empoisonnée.**
BRULURES ET ROIDURES.	Lésion superficielle ou profonde produite par l'action directe du feu ou d'un corps à température élevée.		**Brulure.**
	Lésion produite par le froid. Rougeurs. Ulcération, gangrène consécutive.		**Engelure.**
	Point de lésion locale. Engourdissement, somnolence, assoupissement occasionnés par le froid.		**Léthargie frigorique.**
GANGRÈNE.	Dessication et racornissement de la partie mortifiée.		**Gangrène sèche.**
	Infiltration, gonflement, œdème et putréfaction.		**Gangrène humide.**
ULCÈRES.	Fond rouge vif, sans bourgeons charnus. Bords tuméfiés; peau environnante enflammée, sans engorgement. Marche rapide.		**Ulcère inflammatoire.**
	Fond grisâtre, dur, lisse, bords indurés, peau avoisinante pâle, membre engorgé.		**Ulcère calleux.**
	Fond violacé, bourgeonnant. Bords engorgés, pâteux. Gonflement du membre. Varices.		**Ulcère variqueux.**

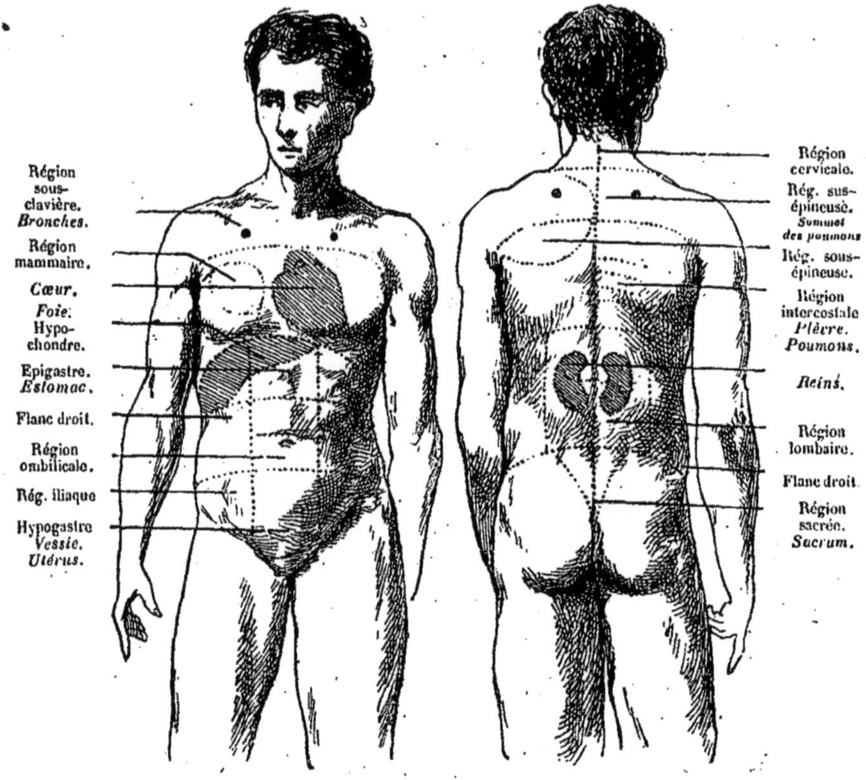

Régions anatomiques du corps humain avec la situation occupée par les principaux viscères.

APPENDICE. — MANUEL DU MALADE.

GUIDE DU MALADE CONSULTANT.

Jeunes ou vieux, faibles ou forts, la maladie nous aborde et nous frappe de deux façons bien distinctes; elle s'empare de notre organisme suivant deux modes bien différents qui ne sauraient être combattus par les mêmes moyens ni d'après une seule méthode.

Le système de défense, au contraire, doit toujours être de point en point opposé au système d'attaque; aussi le meilleur médecin, comme le général le plus habile, est-il celui qui possédant une science suffisante et doué d'une instinctive perspicacité, connaît encore le mieux, dans son art, la stratégie et la tactique.

Quand l'invasion du mal est brusque, rapide, aiguë, le malade, pris à l'improviste, conserve rarement la faculté de se défendre lui-même. Son parti le plus sage est de remettre alors ses pouvoirs au médecin de son choix et celui-ci, désormais, est investi de l'ingrate et difficile mission de lutter pour son client, de veiller sur lui, d'employer à son salut tout son talent, tout son zèle et toute sa conscience, — quand il en a.

La maladie, comme il arrive si souvent, ne présente-t-elle, au contraire, aucun début précis, aucune régularité d'allure? Sans être forcé de s'aliter, sans même rien changer à ses habitudes, le malade ne souffre-t-il que d'un mauvais état constitutionnel, engendrant une série plus ou moins continue d'accidents et de phénomènes chroniques, les conditions changent du tout au tout; et si l'homme de l'art doit être encore consulté sur la nature du mal et sur les moyens les plus propres à le combattre, le malade, à chaque instant, à toute heure de son existence, est obligé, par la variabilité même des accidents qu'il éprouve, d'être son propre médecin.

Comment le sera-t-il, cependant, s'il ignore tous les bienfaits qu'il peut retirer de l'observance d'une bonne hygiène? toutes les améliorations qu'il peut obtenir d'un régime judicieusement institué, tous les soulagements qu'il peut attendre d'une médication rationnelle, parfaitement adaptée à son mode spécial de malaise et de souffrance?...

Il importe au plus haut point qu'il soit instruit, qu'il se connaisse, et par conséquent, qu'il soit apte, d'abord, à s'étudier, à s'interroger, à se juger, à se comprendre, à faire, en un mot, l'examen physiologique de son corps, avec la même facilité qu'il ferait, en scrutant le fond de sa pensée, son examen de conscience. « Connais-toi toi-même, » répètent les sages depuis trois mille ans et la connaissance complète de soi implique assurément l'étude de l'être physique au moins autant, sinon plus, que celle de l'être moral.

Pour donner à chacun cette instruction préliminaire dont il serait puéril, aujourd'hui, de contester l'utilité, l'urgence absolue de vulgariser la science médicale s'impose d'elle-même et s'il m'est permis d'en juger par la faveur extraordinaire avec laquelle cet ouvrage même est accueilli; par les hauts encouragements, les nombreux témoignages de confiance et d'intérêt que veulent bien m'adresser mes lecteurs, je suis dûment autorisé à croire, malgré ce qu'en ont pu dire quelques esprits chagrins, que des livres du genre de celui-ci, pour mériter à tel point l'approbation du public intelligent, doivent certainement rendre à l'humanité quelques bons services.

Tous mes confrères n'ont-ils point, d'ailleurs, chaque jour, l'occasion de constater comme moi, combien les malades, ignorant les plus simples notions d'anatomie et de physiologie humaines, sont inhabiles à répondre d'une façon satisfaisante, aux questions qui leur sont nécessairement posées?... Il n'en est certainement pas un, sur cent, qui puisse rendre un compte exact et raisonné de ce qu'il éprouve; qui n'exagère ses souffrances ou ne s'en inquiète, au contraire, pas assez; qui ne les interprète au rebours de tout bon sens ou de toute raison, qui ne s'égare dans des détails oiseux dont nous n'avons que faire et qui, parfaitement incapable de discerner une médication rationnelle d'un traitement empirique, un médecin loyal d'un imposteur, n'essaye aveuglément de tous les systèmes, de toutes les méthodes ; ne se jette, à corps perdu, — c'est le mot, — dans le piége que lui tendent sans cesse tous les marchands de santé, depuis le professeur à la Faculté qui bat la grosse caisse du haut de sa chaire, jusqu'à l'herboriste du coin, qui lui vend en cachette, un remède secret.

Plus insuffisantes, encore, sont ces consultations « par correspondance » que les malades écrivent si volontiers et qui presque toujours nécessitent, avant qu'il soit possible au médecin de se former une juste opinion de la maladie pour laquelle il est consulté, l'ennuyeux échange de plusieurs lettres.

Il faut bien reconnaître, pourtant, que cette façon commode de prendre à distance et sans déplacement, l'avis d'un médecin qui lui inspire confiance, n'est pas sans présenter quelques réels avantages au malade qui veut bien y recourir. Les femmes, souvent, sont arrêtées quand elles ont à faire de pénibles aveux, par la crainte de subir l'interrogatoire et les explorations quelquefois brutales de certains médecins ; un grand nombre de malades sont retenus au lit ; beaucoup d'autres, pour des raisons majeures, désirent être traités incognito... etc.

La consultation par correspondance n'a donc pas besoin d'être justifiée. Elle est nécessaire et pratique ; elle peut même offrir plus de garanties qu'une simple consultation verbale, quand le médecin veut bien, à tête reposée, y consacrer tout le temps qu'elle exige.

Mais de quelque façon que ce soit, verbalement ou par écrit, le malade avant de s'adresser au médecin, ne saurait trop s'interroger, s'examiner lui-même, se rendre compte de ce qu'il éprouve, se mettre en mesure, enfin, de donner aux questions qui lui seront posées, des réponses précises. A cette condition seulement, la consultation qu'il va demander lui sera profitable, utile, avantageuse. S'il brouille le médecin, s'il l'égare ou l'ennuie, s'il se dérobe, à tout moment, à l'interrogatoire méthodique de l'homme de l'art, celui-ci finira certainement par lui rédiger une ordonnance ; — il n'est pas embarrassé pour si peu, — mais ce sera bien un hasard, si le remède, heureusement inoffensif en pareil cas, procure quelque soulagement à ce malheureux client qui ne l'en absorbera pas moins en toute confiance et les yeux fermés.

Connaissances indispensables au malade consultant.

Sans être tenu de connaître, dans tous ses détails, la structure et le fonctionnement des merveilleux appareils de l'économie humaine, il est bon que le malade, avant de se présenter au médecin, possède au moins, quelques notions précises sur la situation de ses principaux organes; qu'il soit, par exemple, bien sûr, qu'à droite se trouve le foie, le cœur à gauche; que l'estomac n'est pas dans la poitrine et qu'il ne peut « se décrocher »; que les muscles ne sont pas les nerfs; qu'il est impossible au sang de « se tourner » ou de « se glacer »; que les « humeurs » malfaisantes n'existent pas; que les accidents attribués au « lait répandu » sont purement imaginaires; que cent autres théories enfin, imaginées par des charlatans et propagées par des commères n'ont absolument aucune valeur.

Un simple coup d'œil jeté sur les figures placées en tête de ce chapitre lui montrera, mieux qu'une fastidieuse description, comment le corps humain peut être divisé en régions, en départements, pour ainsi dire, qui lui permettront d'assigner au docteur le siége précis de ces souffrances; de déterminer ou de soupçonner lui-même le viscère dont elles émanent; de comprendre quelles conséquences immédiates ou lointaines peut avoir la maladie de tel ou tel organe selon les rapports de ce dernier avec les organes voisins.

Pour se guider dans cet examen tout intime, le malade peut prévoir d'abord les plus importants, au moins, des renseignements qui lui seront demandés et chercher à les formuler d'avance en termes nets et précis. L'absolue vérité doit toujours sortir de sa bouche et son propre intérêt lui commande, avant tout, de ne rien taire, de ne rien déguiser, par un sentiment de pudeur exagérée ou de ridicule honte, de ce qui pourrait éclairer le diagnostic et décider du choix de la médication.

Le médecin, répète-t-on chaque jour, est un confesseur. Il l'est d'autant plus, en effet, qu'il sait lire sur les visages, mieux que le prêtre et deviner, au besoin, ce que l'on tient le plus à lui cacher. Étant lui-même du monde, il en voit de près tous les défauts, tous les vices, toutes les misères et loin d'anathématiser le pénitent contrit ou de le menacer en vain du feu de l'enfer, il le « brûle » aussitôt lui-même, — à la pierre infernale — si c'est utile et dans tous les cas lui donne ses soins, le rassure, le guérit enfin, quand c'est possible, en lui recommandant, pour toute mortification, de ne pécher plus.

Chaque médecin, dans une consultation verbale, interroge le malade à sa manière et celui-ci ne doit se préoccuper, alors, que de répondre catégoriquement aux questions qui lui sont adressées.

Dans la consultation écrite, les renseignements sont au contraire d'abord fournis par le malade lui-même, mais avec tant de lacunes comme je l'ai déjà dit, avec si peu de logique et de méthode, qu'il est rarement possible, sur de tels documents, de se faire une opinion et de formuler une médication sérieuse.

Pour obvier à cet inconvénient, un grand nombre de praticiens ont eu l'ingénieuse idée de rédiger des *Questionnaires* qui sollicitant une réponse directe, ne permettent pas au malade de se perdre dans des digressions inutiles et rapportent au médecin, sans confusion ni verbiage, tous les éléments nécessaires au diagnostic.

Guides précieux pour le malade qui peut, à loisir, s'étudier ainsi lui-même et ne répondre à la demande posée qu'après mûre réflexion, ces questionnaires, cependant, sont trop souvent un peu prolixes ou, tout au contraire, trop énigmatiques quelquefois. Quoique d'une concision relative, celui dont je me sers dans ma pratique quotidienne et que je reproduis ici, ne m'a jamais laissé, jusqu'à présent dans le doute ou l'embarras quand le malade s'est appliqué à le remplir avec toute la sincérité désirable ; encore est-il sans inconvénient de supprimer ou de laisser sans réponse, suivant les cas, telle ou telle partie des questions qu'il renferme.

Questionnaire.

Le malade doit seulement répondre quand il est en mesure de donner un renseignement positif et négliger toutes les questions qui ne comporteraient qu'une réponse négative.

Antécédents. — Quel est votre âge? Votre profession? Votre genre de vie? Quel a été votre état de santé jusqu'à présent?

Etes-vous sujet à la maladie dont vous êtes atteint? Vos père et mère en ont-ils été attaqués? L'avez-vous gagnée de quelqu'un? N'est-elle point le résultat de quelque excès, de quelque mauvaise habitude? Depuis quelle époque a-t-elle commencé? Comment vous a-t-elle pris? A-t-elle été déjà traitée et par quels moyens?

Phénomènes actuels. — Voies digestives : — Avez-vous la langue sèche? Est-elle couverte d'un enduit épais, gris, jaune, blanc? Avez-vous perdu l'appétit? Vous sentez-vous du dégoût pour les aliments? des envies de vomir? Éprouvez-vous un mauvais goût dans la bouche? des renvois âcres, brûlants? Vos digestions sont-elles lentes, difficiles, accompagnées d'éructations gazeuses, de borborygmes? Vomissez-vous? à jeun? après les repas? Quelle est la nature des vomissements? Avez-vous parfois vomi du sang? des matières noirâtres analogues à du marc de café? Souffrez-vous au creux de l'estomac? Ces douleurs sont-elles des élancements ou des pesanteurs? Éprouvez-vous des coliques? Êtes-vous sujet à la diarrhée, à la constipation? Avez-vous, quelquefois, remarqué du sang, des vers, dans les garde-robes?...

Sécrétions. — Transpirez-vous facilement? le jour ou la nuit? Les sueurs sont-elles générales, ou limitées à un seul point du corps? Êtes-vous sujet aux dartres, aux éruptions, aux boutons, aux démangeaisons? Avez-vous eu la jaunisse? s'est-elle produite après de violentes douleurs dans le flanc droit? Souffrez-vous des reins? constamment ou par intervalles? L'urine est-elle rare, abondante, claire, foncée, bourbeuse, mêlée de glaires, de pus, de sperme, de sang? Contient-elle des graviers, de l'albumine, du sucre? Urinez-vous souvent et sans difficulté?

Voies respiratoires. — Circulation. — Souffrez-vous de la gorge? La voix est-elle enrouée, affaiblie, éteinte? Toussez-vous? La toux est-elle sèche, grasse, quinteuse? Crachez-vous? à quel moment du jour ou de la nuit? Quelle est la quantité, la couleur, l'épaisseur des crachats? Avez-vous craché du sang? en crachez-vous encore? Éprouvez-vous de l'oppression? constamment, ou par accès? Souffrez-vous en quelque point de la poitrine? entre les épaules? Ressentez-vous des palpitations? Êtes-vous sujet aux syncopes? Quel est, en une minute, le nombre des battements du pouls?

Système nerveux. — Locomotion. — Dormez-vous bien? Êtes-vous sujet à des bizarreries d'humeur, à des maux de tête, à des névralgies, à des crampes, à des éblouissements; à des vertiges? à de violentes crises de nerfs? Les sentez-vous approcher? Au moment de l'accès, perdez-vous connaissance? Etes-vous frappé d'engourdissement, de paralysie? Éprouvez-vous des troubles de la vue, des bourdonnements, des tintements d'oreille? Avez-vous maigri, perdu vos forces? Vos jambes enflent-elles quelquefois? Souffrez-vous de douleurs articulaires?

La femme doit répondre en outre aux questions suivantes : Êtes-vous mariée? veuve? enceinte? Avez-vous eu déjà des enfants? les avez-vous nourris? Vos couches ont-elles été bonnes? Êtes-vous encore réglée? régulièrement? abondamment? Combien de temps durent vos règles? les attendez-vous? Êtes-vous sujette aux flueurs blanches? aux hémorrhagies? Éprouvez-vous des douleurs, des élancements, des tiraillements dans le bas-ventre?

Pour un jeune enfant, il est utile de répondre encore aux questions : Quel est très-exactement son âge? Est-il bien conformé? comment le nourrit-on? A-t-il fait ses dents? Combien en a-t-il actuellement? A-t-il souffert pour les mettre? A-t-il le ventre gros? Rend-il des vers, de la diarrhée verte? A-t-il eu des gourmes? Dort-il tranquille? Est-il inquiet, triste, agité, sujet aux convulsions? Se plaint-il parfois de souffrir de la tête?

Après avoir nettement répondu à ces diverses questions, il est bien entendu que le malade, s'il a quelque observation à présenter, quelque détail intéressant à faire connaître, ne doit point négliger d'en parler. Une particularité, même de peu d'importance, peut souvent jeter une vive lumière sur un ensemble de phénomènes obscurs et faciliter singulièrement le diagnostic. Le narrateur, cependant, aura toujours soin, dans ses descriptions, d'éviter toute emphase, tout récit pompeux des accidents qu'il éprouve, de se tenir en garde, enfin, contre les trop faciles écarts de son imagination.

Selon les réponses qui lui sont faites, le médecin détermine la nature de la maladie, en découvre les causes, en pronostique la marche, l'issue, les complications possibles et finalement, dans une ordonnance claire et précise, que le malade doit suivre de point en point, il indique les moyens les plus rationnels de combattre le mal et de le guérir.

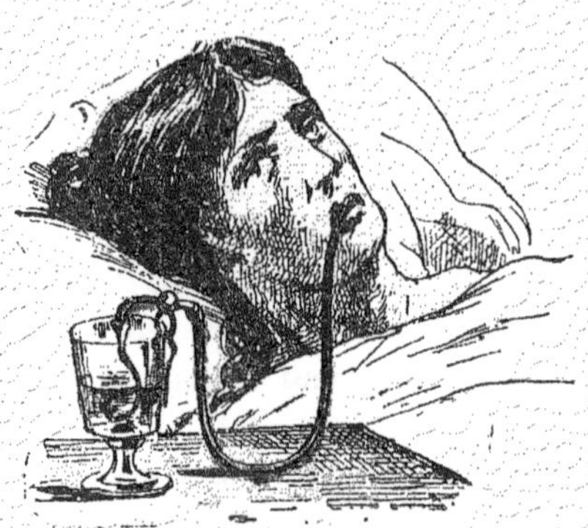

Ingestion d'un médicament au moyen du tube alimentaire.

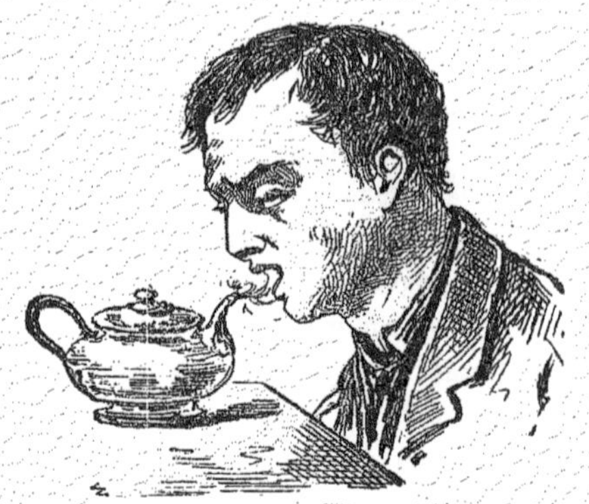

Fumigation à la théière.

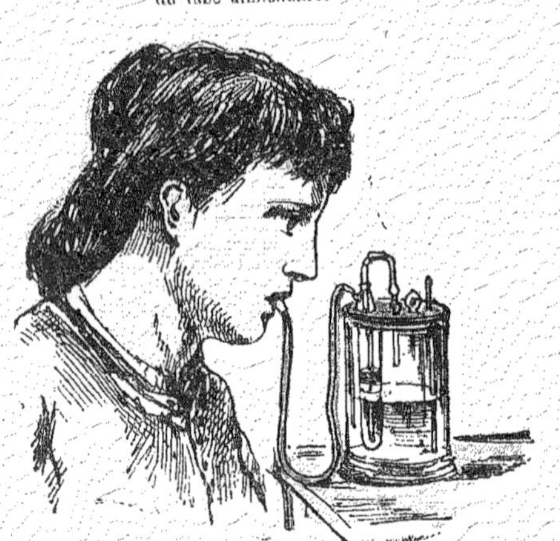

Inhalation balsamique et gazeuse, au moyen du gazogène inhalateur.

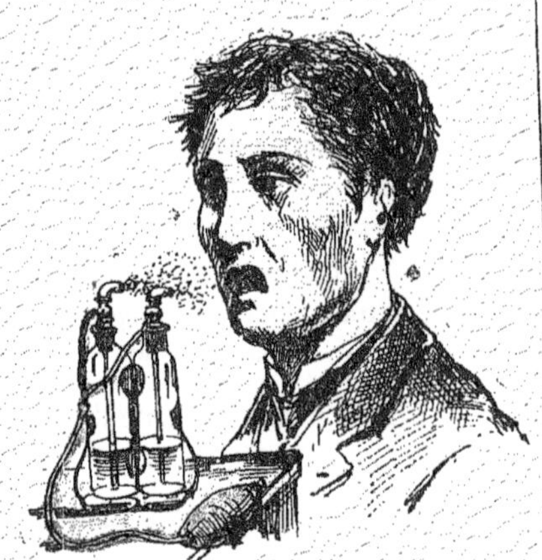

Pulvérisation réactive par le pulvérisateur à réactions.

ADMINISTRATION DES MÉDICAMENTS.

Pour celui qui souffre et désire être promptement soulagé de ses maux, ce n'est pas tout que d'avoir appris d'un médecin par quels moyens il lui sera possible de calmer ses souffrances et de reconquérir la santé perdue.

Il est essentiel, encore, qu'il se pénètre bien des indications de l'ordonnance ; qu'il les comprenne et sache mettre en pratique sans les exagérer ni les atténuer, les diverses prescriptions qui lui ont été indiquées dans la juste mesure où elles doivent être surtout efficaces.

L'administration de certains médicaments exige, d'ailleurs, des précautions, des manipulations plus ou moins minutieuses ou compliquées, qu'il est indispensable de connaître. L'application de certains agents thérapeutiques ne peut même être faite que par des mains expérimentées; il est donc absolument utile que le malade ou ses serviteurs soient instruits de cet *art de soigner ceux qui souffrent,* que les femmes excellent à pratiquer et qui peut-être, autant que la couture et le piano, devrait entrer dans le programme d'éducation de toute jeune fille.

MÉDICAMENTS EMPLOYÉS A L'INTÉRIEUR.

ADMINISTRATION DES MÉDICAMENTS SOLIDES ET LIQUIDES

Poudres. — Pilules. — Cachets, etc. — L'arsenal thérapeutique est encombré de médicaments que les médecins et les pharmaciens s'évertuent à présenter aux malades sous les formes les plus variées et les plus agréables.

Certaines de ces préparations, solides et dures, telles que les *poudres,* les *pilules,* les *granules,* les *capsules,* les *cachets, etc.* sont, en général, facilement acceptées par le malade, qui les prend sans répugnance et sans difficulté. Les poudres amères ou nauséeuses, soigneusement enrobées dans un pain azyme, les pilules et les capsules volumineuses, peuvent être administrées dans une cuillerée d'eau ou de tisane, entre deux couches de confitures, ou dans la cavité d'un pruneau bien cuit, dont on a retiré le noyau. La poudre de *calomel,* si souvent prescrite aux enfants, ne doit être jamais donnée que dans une cuillerée d'eau sucrée, à longue distance de toute boisson acide, qui d'un médicament inoffensif, pourrait faire un poison dangereux.

Étymologies. — PILULE : *pilula,* petite boule. — POTION : *potare,* boire. — ELECTUAIRE : *eligere,* choisir, extraire. — LOOCH : mot arabe, médicament liquide, sucré. — INHALATION : *inhalare,* porter en dedans. — PULVÉRISATION : *pulvis,* poussière.

Opiats. — Extraits. — Électuaires. — De consistance molle ou demi-molle, les *opiats,* les *extraits* et les *électuaires,* sont plus facilement avalés, aussi, quand on a pris soin de les envelopper d'une hostie préalablement placée sur une cuillère et rendue suffisamment souple par l'imbibition de quelques gouttes d'eau.

Potions. — Sirops. — Vins. — Teintures. — Les préparations liquides ou sirupeuses, les *potions, loochs, sirops, vins, élixirs, etc.,* se prennent, suivant l'indication du médecin, par petites ou grandes cuillerées, à des intervalles réguliers, indiqués sur l'ordonnance. Certains sirops peuvent être délayés dans une petite quantité d'eau ou d'une tisane adjuvante. Quelques médicaments particulièrement actifs, les *teintures,* les *éthers,* le *laudanum,* les *liqueurs arsenicales,* *etc.,* doivent être minutieusement dosés au moyen d'un compte-gouttes et pris exactement aux heures et dans les conditions fixées par le docteur.

Huiles. — On a imaginé bien des moyens d'administrer l'*huile de foie de morue,* d'une si répugnante odeur et d'un goût si détestable. Le meilleur consiste à plonger préalablement dans un mélange de huit parties d'eau-de-vie pour deux parties d'eau, la cuillère qui doit servir à l'ingestion de l'huile, puis à se laver la bouche avec le même mélange, aussitôt après la déglutition du corps gras. L'*huile de ricin,* si fréquemment employée dans la médecine des enfants, peut être donnée en émulsion, battue dans du bouillon froid, dans un lait de poule, ou du café noir très-fort. Quelques personnes préfèrent, toutefois, la mêler au jus de citron, dont l'acidité prévient les nausées en masquant l'écœurante saveur de l'huile.

Tisanes. — Destinées à désaltérer le malade, les *tisanes* se préparent de différentes façons, suivant le degré de solubilité des éléments dont elles se composent. Une simple *solution* suffit quand le médicament consiste en une substance, un sel, un sirop plus ou moins solubles, l'acide tartrique, la gomme, le sirop de cerises, par exemple, etc. La *macération* prolongée dans l'eau froide est nécessaire quand il s'agit de dépouiller certains végétaux ligneux; le quassia, le quinquina, la gentiane, etc. On doit recourir à l'*infusion,* c'est-à-dire à l'immersion dans l'eau bouillante pendant quelques minutes, si l'on veut obtenir le principe actif des feuilles ou des fleurs médicinales, le thé, le tilleul, l'hysope, l'oranger la bourrache, la violette, etc.; à la *décoction,* c'est-à-dire à l'ébullition continue, jusqu'à réduction d'une partie du liquide, quand il s'agit de traiter les graines, les racines ou les écorces de quelques plantes, l'orge, le riz, le gruau, le lichen, les fruits pectoraux, la chicorée, etc.

Modérément sucrées, les tisanes sont données à volonté, froides ou chaudes, suivant l'indication du médecin. L'*eau vineuse* et le *grog à l'eau-de-vie,* constituent, dans la plupart des cas, les meilleures tisanes.

Apozèmes. — On désigne, sous le nom d'*apozèmes,* des macérations ou des décoctions concentrées, actives, différant des tisanes en ce qu'elles doivent être prises plus spécialement à certaines heures de la journée, d'après des indications précises.

Les *apozèmes vermifuges* au *cousso* ou à la *racine de grenadier* et l'*apozème blanc,* ou *décoction blanche de Sydenham,* sont ordinairement préparés par le pharmacien. L'*apozème* d'*oseille* ou *bouillon aux herbes,* usité comme laxatif, se prépare en faisant bouillir dans un litre d'eau salée, où l'on a mis fondre une noix de beurre, quelques feuilles fraîches de laitue, d'oseille, de poirée et de cerfeuil.

Sucs d'herbes. — Plus actifs que les tisanes, les sucs d'herbes s'obtiennent en pilant ensemble, dans un mortier, plusieurs plantes médicinales dont on exprime le suc pour le filtrer encore avant de s'en servir. Le *suc d'herbes dépuratif,* que l'on prend au printemps, est fourni par un mélange, à parties égales, de feuilles fraîches de laitue, de fumeterre, de cresson et de chicorée.

Eaux minérales. — Un grand nombre d'*eaux minérales* sont prescrites comme eaux de table et servent à couper le vin au moment des repas. Quelques-unes, les *eaux sulfureuses* entre autres, doivent être prises le matin, à jeun, pures ou coupées de lait. On y mêle aussi quelquefois un sirop balsamique, celui de Tolu, par exemple, pour en masquer la désagréable saveur.

Vomitifs. — Les *vomitifs* dont on fait le plus souvent usage, sont l'*ipécacuanha* et le *tartre stibié*.

Aux tout jeunes enfants on ne prescrit guère que le *sirop d'ipéca*, à la dose de deux à trois cuillerées à café; mais il n'est pas rare que ce seul médicament ne produise aucun effet; aussi vaut-il mieux toujours, quel que soit l'âge de l'enfant, ajouter au sirop quelques centigrammes de poudre.

Aux adultes, l'ipéca doit être donné sous cette dernière forme, dans une grande quantité d'eau tiède, à la dose 1 à 3 grammes. Il peut être utile, toutefois, chez les sujets robustes, de l'associer à 5 ou 10 centigrammes de tartre stibié.

Le vomitif est généralement pris en trois doses, à cinq minutes d'intervalle et chaque fois dans un grand verre d'eau chaude ou d'une infusion légère de fleurs de mauve ou de tilleul. Il est bon de marcher un peu, sans se refroidir, pour faciliter l'action du médicament et de boire encore, après chaque vomissement, un verre d'eau tiède. Quand la deuxième dose a donné de suffisants résultats, le malade, s'il se sent trop fatigué, peut s'abstenir de prendre la troisième. Il doit alors se tenir tranquille et garder la diète au moins une heure ou deux après les derniers vomissements.

Il n'est pas toujours facile d'administrer à un jeune enfant, une potion vomitive. On n'y parvient guère qu'en plaçant sur ses genoux le petit malade. Après l'avoir couché sur le dos, on lui pince doucement le nez et l'on profite, pour lui ingurgiter le sirop, du moment où il ouvre la bouche. Il crie, alors, mais immédiatement on le relève et le médicament est aussitôt avalé.

Purgatifs. — C'est le matin, à jeun, que doivent être pris la plupart des *purgatifs,* limonades, huile de ricin, eaux salines naturelles, etc., en une seule, deux ou trois fois, à quelques minutes d'intervalle, suivant la quantité du liquide. Dès que l'action commence à se manifester, on la seconde utilement en buvant quelques tasses de bouillon aux herbes, de tilleul ou de thé léger. Les refroidissements, en tout cas, doivent être soigneusement évités au cours de la purgation, de même que toute alimentation copieuse. Les *laxatifs* doux, la magnésie, la rhubarbe, la podophylle, les grains de santé, l'aloès, n'agissant qu'avec une certaine lenteur, peuvent être pris au repas du soir, ou, plus tard encore, à l'heure du coucher.

Tous les instruments et les ustensiles usuels, la cuiller, le verre, la tasse, suffisent ordinairement à l'administration des médicaments par les voies digestives. Dans certains cas, cependant, le malade étant absolument cloué dans son lit, doit recevoir, au moyen d'une pipette, ou puiser lui-même dans un récipient à l'aide d'un chalumeau, les aliments et les remèdes qui lui ont été prescrits. Le *tube alimentaire* de Galante, s'adaptant facilement à tous les vases, est d'un usage fort commode en pareil cas.

ADMINISTRATION DES GAZ ET DES VAPEURS.

Ce n'est pas seulement sous la forme solide ou liquide, que les substances médicamenteuses sont maintenant administrées. La thérapeutique, au contraire, utilise de plus en plus, les médicaments à l'état de *gaz,* de *vapeurs,* ou de *poussières humides.*

Sous ces diverses formes, en effet, les substances actives possèdent le grand avantage d'avoir accès au sein d'organes essentiels, qui ne tolèrent point les médicaments solides ou liquides. Seules, entre toutes, elles peuvent, par la respiration, pénétrer directement, avec l'air, au centre même de la poitrine, jusque dans les cellules des poumons et s'y mêler au sang au moment précis où il y afflue pour s'y régénérer.

Tandis qu'un médicament administré par la bouche met souvent plusieurs heures à manifester son action, c'est en quelques secondes qu'il agit, quand il est introduit, par les voies de l'air, jusqu'à la muqueuse pulmonaire. N'est-il point incontestable, d'ailleurs, que la voie respiratoire est la véritable porte ouverte à toutes les maladies infectieuses dont les germes pénètrent en nous avec l'air que nous respirons et dans cet autre fait d'une importance capitale, le médecin ne doit-il pas trouver l'indication formelle d'administrer, par la même voie, les substances médicamenteuses reconnues efficaces contre ces fléaux divers? N'est-il point logique, en un mot, que par où le mal a passé le médicament pénètre et que, suivant la même route, il se glisse sur les traces de l'élément morbide, plutôt que de choisir, pour aller à sa rencontre, la voie peu sûre et détournée de l'estomac et de l'intestin?

Mais si la thérapeutique respiratoire dont j'ai, l'un des premiers, tenté de réunir les éléments épars sur une base scientifique*, présente de tels avantages pour le traitement des maladies en général, n'est-elle pas, à plus forte raison, nettement indiquée contre les maladies spéciales aux organes mêmes de la respiration? Si quelque médicament doit agir en ce cas, n'est-ce point celui qui sera directement envoyé au siége du mal, celui qui dans le foyer même de la lésion pourra s'attaquer à elle et pour ainsi dire, la combattre corps à corps? N'est-il point, enfin, d'une absolue évidence qu'il faut avant tout, envoyer au larynx, aux bronches, aux poumons malades, des médicaments qu'ils puissent admettre et recevoir?

Fumigations. — Portée à l'ébullition, l'eau entraîne aisément les principes actifs des substances médicamenteuses qu'elle tient en

* *Traitement des maladies des voies respiratoires, par l'administration des gaz, des vapeurs et des liquides pulvérisés*; par le Dr J. Rengade. Paris, 1866.

solution. Il est facile, au moyen d'une théière, d'une bouilloire ou d'appareils spéciaux qui ne sont guère plus commodes, d'obtenir ainsi les émanations actives d'une infusion de feuilles médicinales, tilleul, sureau, violettes, belladone, ou de solutions plus ou moins concentrées de goudron, d'iode, de thymol, etc. Mais ces fumigations ont l'inconvénient d'introduire, toujours dans les voies respiratoires, une trop grande quantité de vapeur d'eau.

Inhalations. — Les fumées et les vapeurs sèches obtenues par la combustion des médicaments, celles par exemple des cigarettes médicinales, des papiers et poudres antiasthmatiques etc., occasionnent, en général, une vive irritation à la gorge; par contre, l'inhalation des substances volatiles, l'iode, les éthers, les essences, etc., ou des gaz médicamenteux, l'oxygène, l'acide carbonique, le protoxyde d'azote etc., outre qu'elle est beaucoup plus active, ne présente aucun de ces inconvénients.

Les appareils imaginés pour l'administration des médicaments volatils sont assez nombreux. Le *gazogène inhalateur* que je recommande, présente l'avantage considérable de permettre l'inhalation simultanée de plusieurs substances, particulièrement celle d'un gaz combiné aux vapeurs d'un liquide volatil.

Pulvérisations. — Réduite en un brouillard d'une absolue ténuité, une solution médicamenteuse, une eau minérale, etc., peut être introduite, enfin, par une forte inhalation, dans les organes respiratoires. A l'aide des appareils de Sales-Girons, de Galante, de Mathieu, il est possible d'atteindre facilement ce but ; mais la pulvérisation même, faisant perdre à la plupart des liquides employés de la sorte, une partie de leur activité, j'imaginai en 1873 un *pulvérisateur à réactions,* qui fut présenté par M. Galante à l'Académie de médecine et qui, produisant à la fois deux brouillards dont l'un réagit sur l'autre, permet d'obtenir, à l'état naissant le médicament actif, sur le point précis où ses effets doivent se faire sentir. (*Voir les figures.*)

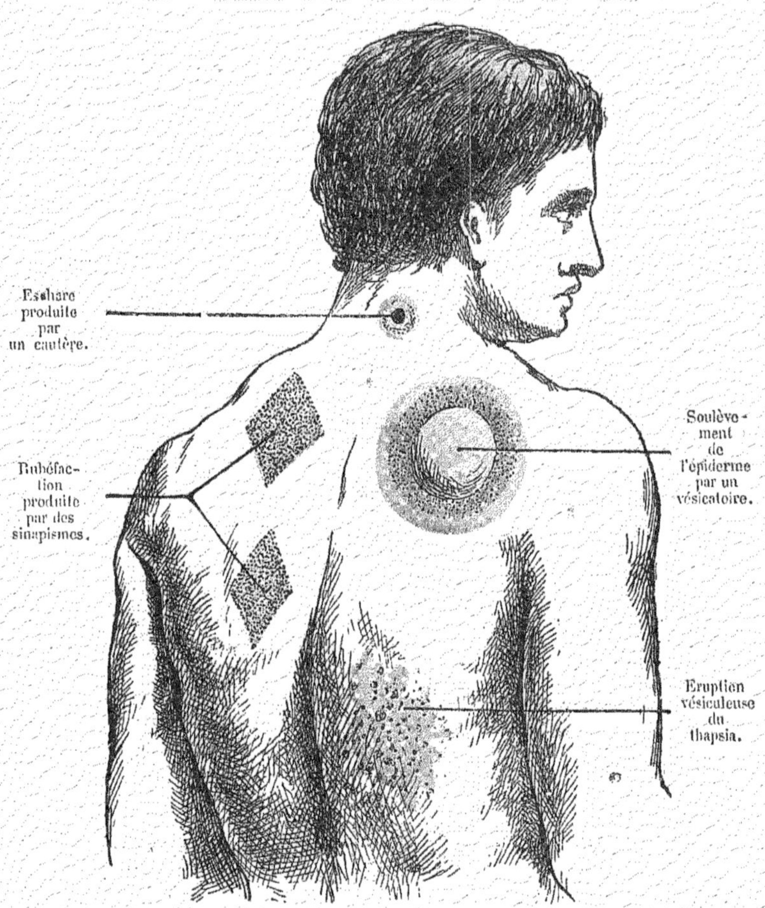

Effets comparatifs des révulsifs les plus usuels.

MÉDICAMENTS TOPIQUES.

TOPIQUES EXTERNES.

On comprend, sous le nom de *topiques*, tous les médicaments que l'on peut appliquer à la surface de la peau ou seulement à l'entrée des cavités naturelles et dont on ne fait jamais usage à l'intérieur.

Très-nombreux, ces médicaments présentent, en outre, un

mode d'action extrêmement varié. Il en est d'émollients, de maturatifs, d'astringents, de révulsifs, de caustiques; beaucoup dont l'effet, absolument local, est limité à la région même qu'ils occupent; quelques-uns, qui, par absorption, font sentir leur influence sur l'économie tout entière; mais sans nous préoccuper, ici, de les classer de telle ou telle façon, nous allons successivement étudier les plus importants et les plus usuels.

Cataplasmes. — Le topique émollient par excellence est le *cataplasme,* le traditionnel cataplasme de farine de lin. On le prépare en délayant, dans l'eau bouillante, la quantité de farine nécessaire à la composition d'un gâteau d'un centimètre d'épaisseur, assez large pour couvrir exactement la surface sur laquelle il doit être appliqué. La pâte, de la consistance d'une épaisse bouillie, est enveloppée d'une toile claire, à demi usée, d'un lambeau de gaze ou de mousseline, et le cataplasme ainsi fait est porté plus ou moins chaud, jamais brûlant, sur la partie malade.

La fécule de pomme de terre délayée dans l'eau fraîche et cuite doucement, la mie de pain, le son, l'orge, le riz crevé, la pomme reinette, les feuilles de laitue, de poirée, de ciguë, de belladone, etc., pareillement soumis à une cuisson prolongée, servent encore journellement à préparer des cataplasmes; mais il est plus commode de donner à ces topiques des propriétés calmantes et narcotiques en les arrosant de quelques gouttes de *laudanum* avant de les appliquer. Pour les maintenir chauds et longtemps humides, on peut les recouvrir d'un morceau de flanelle ou de taffetas gommé.

Corps gras. — Cérats. — Glycérolés. — Pommades. — Liniments. — Préparés par le pharmacien, la plupart de ces topiques ont pour base un corps gras, la cire, la glycérine, l'axonge, une huile médicinale, etc., servant d'excipient à un médicament plus actif. Ils s'emploient,

Étymologies. — TOPIQUES : *topos*, lieu, place. Médicaments que l'on applique localement. — CATAPLASME : *kataplassein*, appliquer dessus. — CÉRAT : *kéros*, cire. — EMPLATRE : *emplatto*, j'enduis. — SINAPISME : *sinapis*, moutarde. — VÉSICATOIRE : qui fait naître des *vésicules* sur la peau. — HYDROTHÉRAPIE : *udor*, eau, *thérapéia*, thérapie, traitement par l'eau.

suivant leur consistance, en onctions, en frictions, en badigeonnages, etc., et sont appliqués, soit à l'aide de la main, soit au moyen d'une spatule, d'un chiffon de flanelle ou d'un pinceau

Gâteau ou plumasseau de charpie.

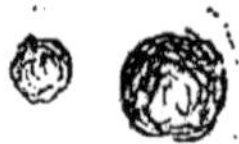
Boulettes de charpie.

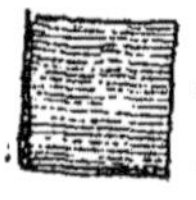
Compresse carrée.

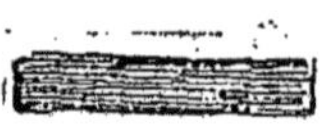
Compresse longuette.

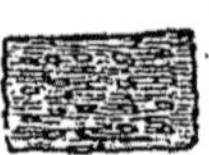
Linge troué ou fenêtré.

Les cérats et les glycérolés, plus spécialement destinés au pansement des plaies, sont étendus en mince couche sur les linges à pansement, les compresses pleines ou fenêtrées, les boulettes, les gâteaux ou plumasseaux de charpie, les papiers brouillards employés au pansement des vésicatoires, etc. Les onguents, les liniments, les pommades, directement déposés sur la peau, sont plutôt prescrits comme résolutifs, maturatifs ou calmants.

Agglutinatifs. — Emplâtres. — Sparadraps. — Collodion. — Les emplâtres sont des corps gras résineux, comme les onguents; mais ils diffèrent de ces derniers en ce qu'ils renferment toujours un oxyde métallique, de l'oxyde de plomb, ordinairement. Étendus sur des bandes de toile, ils constituent les *sparadraps* et sont usités comme agglutinatifs, pour la réunion des plaies. Le *diachylon* des hôpitaux, pour bien adhérer aux tissus, doit être modérément chauffé. Le *taffetas d'Angleterre,* simple composé d'ichtydcolle dissoute dans l'eau, ne s'attache bien, au contraire, qu'après avoir été préalablement humecté. Le *collodion,* qui résulte comme on sait, d'une solution de coton-poudre dans l'éther alcoolisé, peut dans certains cas, avantageusement remplacer les autres agglutinatifs. Appliqué à l'aide d'un pinceau, sur les surfaces malades, il les recouvre d'une véritable peau artificielle, qui les défend du contact de l'air.

Révulsifs. — Sinapismes. — Quand il s'agit d'attirer le sang, de pratiquer une révulsion rapide sur un point du corps, on peut, à la hâte, préparer un *sinapisme,* en délayant dans l'eau tiédie une petite quantité de farine de moutarde. Mieux vaut faire usage, cependant, des *papiers sinapisés* que l'on vend aujourd'hui dans toutes les pharmacies et que l'on se borne, avant leur application, à tremper dans l'eau tiède. Après six à huit minutes, le sinapisme a suffisamment rougi la peau. Il occasionne alors de vives douleurs et doit être promptement enlevé pour ne point faire désormais autant de mal qu'il a pu faire de bien.

Thapsia. — L'emplâtre de *thapsia,* si fréquemment usité contre les bronchites, doit ses propriétés irritantes à la résine d'une plante ombellifère, le *thapsia garganica,* commune en Algérie. Lente à se manifester, la rougeur qu'il occasionne s'accompagne d'une éruption vésiculeuse abondante, donnant lieu à de vives démangeaisons. Le thapsia doit être laissé en place pendant vingt-quatre heures; mais après avoir touché à l'emplâtre, il faut éviter, sous peine de voir l'éruption se généraliser, de porter les doigs sur le visage ou d'autres points du corps.. Malgré ces légers inconvénients, le thapsia remplace avec avantage l'huile de croton et surtout les anciens emplâtres émétisés, justement abandonnés aujourd'hui.

Vésicatoires. — Un grand nombre de substances irritantes, l'ammoniaque, le garou, la moutarde, peuvent déterminer la vésication de la peau; mais on se sert presque exclusivement, dans ce but, de la poudre de cantharides incorporée à un emplâtre composé d'axonge, de cire et de poix. Le vésicatoire est *volant* quand il ne doit pas suppurer; *permanent,* quand l'irritation qu'il détermine est assez longtemps entretenue pour produire la suppuration.

Vésicatoire volant : Taillé dans les dimensions indiquées, le vésicatoire doit être appliqué juste à l'endroit désigné par le médecin, sur la peau préalablement nettoyée et rasée. On l'y fixe solidement par quelques bandelettes de diachylon; au besoin par deux ou trois tours de bande et l'on n'y touche plus qu'après dix ou douze heures chez l'adulte, cinq à six heures chez l'enfant, pour l'enlever et percer d'un coup de ciseaux, sans la déchirer l'ampoule soulevée. Une sérosité plus ou moins épaisse s'écoule; on recouvre la surface irritée d'un papier brouillard enduit de cérat et ce pansement simple étant renouvelé deux fois dans la journée, le vésicatoire, au bout de quatre à cinq jours est généralement sec et cicatrisé.

Vésicatoire permanent : La suppuration doit elle être obtenue; au lieu de percer seulement la phlyctène soulevée par le vésicatoire, on enlève complètement l'épiderme aussi doucement que possible pour éviter au malade d'inutiles douleurs et sur la surface ainsi mise à nu on applique un papier épispastique préalablement enduit, pour cet usage, d'une pâte irritante à la cantharide et au garou. Renouvelé deux fois par jour, ce pansement provoque bientôt une abondante suppuration qui souvent finit par exhaler une fort mauvaise odeur.

Par son inutilité, plus encore que par la dégoûtante plaie qu'il entretient et par les ineffaçables cicatrices qu'il laisse après lui, ce topique barbare ne mérite point d'ailleurs, non plus que le cautère suppurant, la faveur que trop de médecins lui accordent encore. Je n'ai jamais cru, pour ma part, devoir recommander, dans aucun cas, ces horribles révulsifs et je me félicite, chaque jour, de les avoir absolument bannis de ma pratique.

Hydrothérapie. — Douches. — Les effets consécutifs à l'application de l'eau froide à la surface du corps sont bien connus de tout le monde. Après une ablution, un bain froid, presque toujours une réaction s'opère et la douce chaleur qui se manifeste à la peau ne laisse pas de procurer une agréable sensation de bien-être. Tel est le phénomène sur lequel est fondée toute l'hydrothérapie; mais ce mode de traitement des maladies, dont quelques médecins s'obstinent à faire une panacée, ne peut convenir à tous les maux, encore moins à tous les malades.

C'est surtout contre les névroses, particulièrement chez les sujets lymphatiques et mous, que l'hydrothérapie donne de bons résultats, encore qu'il soit nécessaire, ordinairement, de soutenir son action de celle des médicaments reconstituants et toniques.

Le mode hydrothérapique le plus simple, est l'affusion froide, la *douche en pluie* sur tout le corps, pratiquée soit à l'aide d'un arrosoir muni d'une pomme finement trouée, soit au moyen d'appareils spéciaux, l'éponge américaine ou l'appareil à bains de pluie que fabriquent aujourd'hui tous les quincailliers. La douche, pour être efficace, ne doit pas durer plus d'une minute. Il faut autant que possible, être en moiteur au moment de la recevoir, ne pas la faire tomber sur la tête, s'essuyer rapidement et se réchauffer aussitôt après, soit par une promenade, soit en se couchant dans un lit bien couvert.

La douche en pluie peut être remplacée par le *maillot humide* c'est-à-dire par l'enveloppement dans un drap mouillé que l'on applique à la hâte sur tout le corps en le frappant du plat de la main. A la douche générale on substitue avantageusement aussi, parfois, des douches plus ou moins fortes en *cercle*, en *jet*, à la *lance*, sur tel ou tel point du corps, suivant les cas et selon les recommandations du docteur. Quel que soit le mode employé, il est indispensable, en somme, que la réaction se manifeste au plus vite et le repos au lit, la marche, la gymnastique sont les plus sûres manières de l'obtenir.

Bains médicamenteux. — La thérapeutique utilise avec le plus grand succès, à l'occasion, les bains généraux ou locaux qui sont un des grands moyens d'action de l'hygiène.

Auprès de toutes les sources minérales renommées, se trouvent, comme on sait, des établissements thermaux où tous les ans, à la belle saison, sont envoyés de nombreux malades; mais il est toujours possible, dans les villes et chez soi, de remplacer, jusqu'à un certain point, les eaux naturelles par des bains médicamenteux artificiels et de prendre aussi, suivant les besoins, des bains de vapeurs, de gaz, d'air chaud, de lait, de gélatine, de sable ou de toute autre substance réputée salutaire.

Les bains les plus usités se préparent suivant les formules suivantes, en faisant simplement dissoudre dans une suffisante quantité d'eau, les médicaments indiqués :

Bain alcalin : Carbonate de soude du commerce, ou cristaux de soude : 125 à 250 grammes.

Bain amidonné : Amidon commun, 125 à 250 grammes.

Bain aromatique : Fleurs de sauge, thym, serpolet, hysope, lavande, menthe poivrée, etc., 500 grammes. Faire infuser pendant une heure dans quelques litres d'eau que l'on mêle à l'eau du bain. — On obtient le même résultat en versant dans la baignoire un flacon de thymol.

Bain de Barèges artificiel, Bain sulfureux : Sulfure de potasse : 30 à 60 grammes. Eau 500. Ajouter au bain.

Bain gélatineux : Colle de Flandre : 500 grammes. Faire dissoudre dans cinq litres d'eau bouillante; agiter et mêler au bain.

Bain ioduré : Iodure de potassium : 50 grammes pour un bain

Bain de mer artificiel, Bain salé : Sel gris, 2 à 8 kilogrammes; sulfate de soude cristallisé, 3 kilogrammes; chlorhydrate de chaux, 700 grammes; chlorhydrate de magnésie, 3 kilogrammes. Verser dans le bain.

Bain de Pennès : Carbonate de soude, 300 grammes; sel marin, 50 grammes; phosphate de soude, 10 grammes; sulfate de fer, 1 gramme; iodure de potassium, 1 gramme. Essences de lavande et de thym, 10 gouttes. — Mêler toutes ces substances et les ajouter au bain.

Bain de son, bain émollient. Son, 2 kilogrammes. Renfermer dans un sac de toile claire et jeter dans le bain.

Bain de tilleul. Bain calmant : Fleurs de tilleul, 1 kilogramme; faire infuser d'abord ou mêler directement au bain.

Bains de vapeur. — La *vapeur d'eau* simple ou chargée des émanations aromatiques de certaines plantes, le thym, la sauge, la lavande, l'hysope, etc., constitue une atmosphère médicamenteuse souvent très-efficace contre les affections rhumatismales, les névralgies, les catarrhes chroniques, les maladies rebelles de la peau, etc. L'*air sec* et *chaud* peut, de même, présenter quelque utilité en pareil cas et divers appareils, des boîtes, des caisses d'où seulement émerge la tête du malade, sont disposés, pour cet usage, dans un grand nombre d'établissements thermaux.

Quand il est impossible de se déplacer on peut, chez soi, construire à peu de frais un appareil de ce genre au moyen de quelques cerceaux d'inégale grandeur, maintenus par des montants et revêtus d'une couverture dont on ramène autour du cou le bord supérieur, le bord inférieur traînant sur le sol.

Le bain de vapeur humide, la fumigation, présente encore l'avantage de pouvoir être donné dans le lit même du malade, à l'aide d'un tuyau que l'on fait déboucher sous les couvertures. Il peut être avantageux, d'ailleurs, après ces bains toujours un peu fatigants, de recourir à la douche froide, aux frictions, au massage, pour augmenter la tonicité musculaire et la souplesse des articulations.

Les bains d'oxygène ou d'acide carbonique se prennent de la même manière, dans des récipients parfaitement clos, où pénétre seulement le gaz médicamenteux.

Bains locaux. — Pédiluves. — Il est souvent utile, au cas d'une congestion cérébrale, d'une angine, d'une névralgie, pour dériver le sang affluant à la tête, de prescrire un *manuluve* ou bain de mains, un *pédiluve*, ou bain de pieds et le plus souvent on mêle à ces bains locaux, pour les rendre plus actifs, quelque substance irritante. Le bain de pieds sinapisé le plus usuel se prépare en délayant 150 gram. de farine de moutarde dans une petite quantité d'eau tiède. Le malade ayant plongé les pieds dans ce mélange, on ajoute doucement de l'eau très-chaude et la peau rougit alors avec une extrême rapidité. A défaut de farine de moutarde on peut mêler à l'eau du bain 250 gram. de sel de cuisine, ou pareille quantité de cendres chaudes. La présence de varices aux jambes contre-indique absolument l'emploi du pédiluve sinapisé.

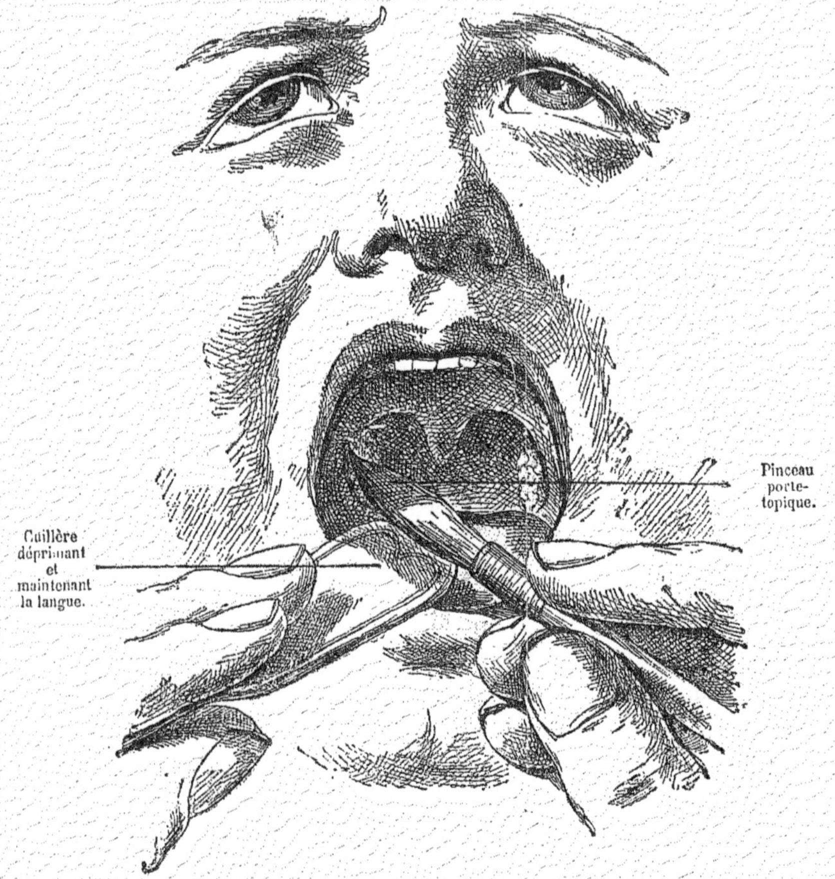

Application d'un topique sur l'amygdale, au moyen du pinceau.

TOPIQUES INTERNES

Dentifrices. — La parfumerie, depuis longtemps, a déchargé la pharmacie du soin de préparer les *dentifrices;* mais peut-être les dentistes, plus que les consommateurs, ont-ils véritablement gagné à cette substitution. Si l'on trouve, en effet, dans le commerce, quelques dentifrices inoffensifs et parfaitement composés, combien d'autres préparations de ce genre, tout en blanchissant les dents, en attaquent l'émail et finissent, à la longue, par altérer, d'une façon irrémédiable, ces organes si précieux.

Liquides ou pulvérulents, les dentifrices ne doivent renfermer aucun acide, ni contenir aucune substance capable de rayer ou de dépolir les dents.

L'eau fraîche, additionnée ou non de quelques gouttes d'eau-de-vie, de rhum, de thymol, d'eau de Botot, etc., constitue un des meilleurs dentifrices liquides; le charbon et la magnésie, en poudre impalpable, mêlés par parties égales, mieux que toute autre préparation plus complexe, suffisent au nettoyage et préviennent la carie des dents.

Collutoires. — Plus spécialement destinés à la muqueuse de la bouche et des gencives, les collutoires sont des topiques fluides très fréquemment prescrits aux enfants qui ne savent pas se gargariser. On les applique à l'aide d'un gros pinceau d'aquarelle, dont on badigeonne les surfaces malades plusieurs fois par jour.

Gargarismes. — Quand ils sont destinés à être portés dans l'arrière-gorge, les topiques liquides, bien connus sous le nom de *gargarismes,* agissent à la fois par leurs propriétés médicamenteuses et comme bains locaux. Malgré la facilité de cette petite opération, fort peu de personnes, cependant, savent convenablement se gargariser; les unes étant naturellement malhabiles, les autres craignant d'avaler le médicament qui doit, pour ainsi dire, rester en suspension dans le gosier.

Pour y parvenir, il est nécessaire, après avoir humé une gorgée du gargarisme, de renverser la tête en arrière, puis de chasser lentement, à travers le liquide, l'air accumulé dans les poumons. Il résulte de cette expiration prolongée, un bruit de glouglou annonçant que le médicament, soulevé par les bulles d'air, est projeté de tous côtés, sur les parois du pharynx et jusque dans les fosses nasales.

Étymologies. — DENTIFRICE : *dens*, dent, *fricare*, frotter. — ERRHIN : *en*, dans, *rin*, nez. — COLLYRE : *kollyrion*, emplâtre. — GARGARISME : *gargarizein*, se laver la bouche. — INJECTION : *injicere*, jeter dedans, injecter. — LAVEMENT : *lavare*, laver. — CLYSTÈRE, *kluzô*, je lave.

Avant de reprendre haleine on rejette le liquide, à moins que le médecin n'ait formellement recommandé de l'utiliser à la fois comme potion et comme gargarisme.

Contre certaines maladies de la gorge ou du larynx, il n'est pas rare que le malade ait à faire usage de topiques beaucoup plus actifs et généralement un peu plus consistants que les gargarismes ordinaires.

Un grand nombre de médicaments astringents, émollients ou caustiques, l'iode, le nitrate d'argent, les acides végétaux, etc., dissous dans un véhicule épais, tel que la glycérine, sont quotidiennement prescrits sous cette forme, et, comme les collutoires, ne peuvent être appliqués qu'au moyen d'un pinceau, d'un fragment d'éponge, ou d'un plumasseau de charpie monté sur une baleine.

Il n'est ordinairement pas difficile, en se plaçant devant une glace, le porte-topique d'une main, une cuillère de l'autre, pour abaisser la langue, de se faire à soi-même ces applications.

Gargarisme adoucissant :

Racine de guimauve. . . . 15 gr.
Tête de pavots. 15
Eau commune. 300
Faites bouillir jusqu'à réduction à 250 gr. et ajoutez :
Miel blanc . . . . 30 gr.

Gargarisme astringent :

Alun ou tannin . . . . . . 4 gr.
Sirop de mûres 60
Décoction d'orge 250
Faites dissoudre. Le sirop de mûres peut être remplacé par :
Miel rosat. . . . . 50 gr.

Errhins. — On donne ce nom bizarre et peu usité, à certaines poudres médicamenteuses destinées à être introduites dans les fosses nasales, de la même façon que le tabac à priser. Quelques-unes de ces préparations s'emploient contre le coryza, l'ozène, etc., d'autres ont pour but de provoquer l'éternûment.

Très en vogue autrefois, elles sont, aujourd'hui remplacées, dans bien des cas, par des badigeonnages au pinceau, des injections pratiquées à l'aide d'une petite seringue, ou même par des bains locaux administrés au moyen d'un petit appareil spécial, le *siphon de Weber,* qui permet de faire passer à travers les fosses nasales, un courant liquide continu.

Collyres. — Exclusivement usités dans le traitement des maladies des yeux, les *collyres* sont le plus souvent liquides, quelquefois pulvérulents, rarement à l'état de vapeurs. Au nombre des premiers, les plus communément employés possèdent des propriétés astringentes et le nitrate d'argent, le sulfate de zinc, le sulfate de cuivre, l'acétate de plomb, en constituent le principe actif. Quelques-uns contiennent de l'atropine ou de la belladone et sont destinés à dilater la pupille. Un certain nombre ont pour base l'oxyde rouge de mercure ou précipité rouge, le calomel, etc., et se présentent, généralement, sous la forme de glycérolés ou de pommades.

Les collyres pulvérulents sont ordinairement constitués par des poudres d'oxydes métalliques finement pulvérisés. Toutes les fumigations émollientes, balsamiques, stimulantes, etc., peuvent être prescrites, enfin, pour tenir lieu de collyres, dans un très grand nombre de cas.

L'application d'un collyre liquide présente en général, peu de difficultés. Le malade, assis sur une chaise, la tête renversée en arrière, on lui instille directement dans l'œil, dont les paupières sont tenues écartées, une à deux gouttes du topique. En se plaçant devant une glace, il peut, d'ailleurs, lui-même, à l'aide d'un compte-gouttes ou d'un pinceau, déposer le collyre sur la face interne de la paupière qu'il abaisse doucement.

Les collyres secs sont presque toujours insufflés au moyen d'un tube. C'est là, cependant, un procédé douloureux, dont on ne retire jamais un véritable avantage; aussi vaut-il mieux encore, quand c'est utile, se servir d'un fin pinceau, pour déposer, à la surface de l'œil, une poudre médicamenteuse.

Outre les collyres, on emploie assez fréquemment, contre les maladies des yeux, des bains locaux, émollients ou calmants, que l'on administre au moyen d'une *œillère*. Ce petit vase, en forme de coquetier ovale, est appliqué, plein du liquide prescrit, sur le globe oculaire. Tout en l'y maintenant solidement fixé, on penche la tête en arrière et l'on écarte doucement les paupières afin de mettre le topique en contact avec la surface même de l'œil.

Collyre astringent :

Sulfate de zinc	0 gr. 05
Eau distillée	30

Collyre résolutif :

Pierre divine	0 gr. 05
Eau distillée	30

Injections. — L'administration d'un liquide quelconque dans une cavité normale ou pathologique, au moyen d'une seringue, est désignée sous le nom d'*injection;* et c'est ainsi que l'on médicamente, habituellement, le conduit auditif, les fosses nasales, le canal de l'urèthre, le conduit vaginal, etc., à l'aide d'instruments dont le calibre varie suivant la quantité du liquide à injecter et la capacité de l'organe.

Dans le trajet des fistules, dans les clapiers purulents, etc., on pratique aussi, très fréquemment, des injections détersives, aromatiques, antiputrides, qui ne sont point, en somme, d'un plus difficile emploi quoique étant moins usuelles.

Les injections uréthrales s'administrent au moyen de petites seringues dont on introduit l'extrémité dans le méat urinaire. On pousse doucement le piston, et l'on conserve, dans le canal, le liquide médicamenteux pendant quelques minutes avant de le rejeter.

Les injections vaginales, pour être efficaces, doivent rester aussi quelques instants en contact avec la muqueuse des voies génitales; mais la femme ne parvient à les garder qu'en s'étendant, pour les prendre, sur son lit ou sur une chaise longue, préalablement garnis d'une toile cirée.

Injection astringente :

Alun ou tannin	5 gr.
Décoct. de feuilles de noyer	300

On peut remplacer l'alun par une à deux cuillerées de *thymol*.

Injection calmante :

Feuilles de morelle	15 gr.
Tête de pavots	15
Eau commune	500

Faites bouillir.

Lavements. — L'instrument le plus commode, pour l'administration d'une injection, est l'irrigateur Eguisier, qui, dans toutes les maisons, a remplacé la traditionnelle seringue à donner les clystères. Le vulgaire lavement, d'ailleurs, n'est encore qu'une injection pratiquée dans le rectum, mais peut-être est-ce, entre toutes les opérations de ce genre, celle qui demande le plus de dextérité. Dans les hôpitaux, les malades savent bien distinguer, à cet égard, un infirmier habile de celui qui ne l'est pas. On a, d'ailleurs, cité des exemples d'accidents graves, de déchirures de l'intestin par une canule poussée dans une mauvaise direction, et même de péritonites mortelles occasionnées par la pénétration, à travers une éraillure du péritoine, de quelques gouttes d'un lavement irritant.

Dans aucun cas, le topique, pour être efficace, ne doit être trop abondant. Le *lavement entier* de 500 grammes est rarement utile, à moins qu'il ne soit prescrit contre une opiniâtre constipation. Les lavements médicamenteux sont plutôt des *demi-lavements* de 250 grammes ou des *quarts* de 125 grammes seulement. La température du liquide ne doit jamais dépasser 30° ou 35°.

Lavement émollient :

Racine de guimauve . . . . 10 gr.
Eau commune. 300

Faites bouillir 15 minutes. — On ajoute quelquefois un ou deux jaunes d'œufs, ou bien :

Huile blanche . . . . . 20 à 60 gr.

Lavement laxatif :

Miel de mercuriale. . . . . . 60 gr.
Eau commune. 250

Lavement au miel :

Miel commun . . . . 60 gr.
Eau commune. 300

Lavement amidonné :

Amidon pulvérisé . . . . . 10 gr.
Eau commune. . . . . . . 300.

Délayez l'amidon dans 100 gr. d'eau froide, portez le reste de l'eau à l'ébullition, et versez-le sur le mélange d'eau et d'amidon.

Lavement laudanisé :

Décoction de guimauve. . . 250 gr.
Laudanum de Sydh. . V à XV gttes.

Lavement nourrissant :

Bouillon salé . . . . . 125 gr.
Jaune d'œuf. . . . . . . un ou deux

PANSEMENTS ET BANDAGES.

Pansement simple. — La cicatrisation d'une plaie quelconque est toujours l'œuvre de la nature bien plus que celle du chirurgien ; aussi le mot fameux d'Ambroise Paré : « *Je le pansai, Dieu le guérit,* » possède-t-il aujourd'hui toute la force d'un axiome.

Une propreté minutieuse est plus utile, à cet égard, que tous les onguents ; aussi quelle que soit la plaie dont on ait hâte d'obtenir la guérison, l'indication dominante est-elle d'en prévenir absolument la fétidité.

Dans ce but, on lavera la plaie au moins deux fois le jour en exprimant d'une éponge un filet d'eau tiède, additionnée de quelques gouttes d'eau-de-vie ou de thymol. On en nettoiera soigneusement les bords, et cette détersion opérée, on couvrira simplement la surface malade, suivant les cas, d'un linge troué, d'un plumasseau de charpie, ou même, si la suppuration n'est pas très abondante, d'un papier brouillard enduit d'une mince couche de cérat, de glycérine ou de beurre frais.

Si la plaie, bourgeonnante, dépassait le niveau des téguments, on toucherait tous les deux jours les bourgeons charnus avec le *crayon* de *nitrate d'argent,* et la cicatrisation s'accomplirait alors avec toute la régularité désirable.

Bandages. — Les *bandages* quotidiennement employés dans la pratique chirurgicale, ont pour but de maintenir les pièces de pansement enduites de topiques, de soutenir les parties malades ou d'exercer sur elles une certaine pression.

La charpie, la ouate, les compresses, les bandes de toile, etc., sont les matériaux essentiels des bandages, et rarement leur application présente quelque difficulté.

Suivant l'usage que l'on en veut faire, les bandes sont roulées à un ou deux chefs. Quand on les applique autour d'un membre, il est indispensable, afin d'éviter l'étranglement, de commencer le plus bas possible et de serrer uniformément chaque tour. Le ruban de toile doit, en outre, poser à plat dans toute sa largeur, et si la forme conique du membre ne le permet pas, on replie la bande sur elle-même, de telle façon que le *renversé,* pratiqué de la sorte, empêche la toile de faire un *godet.*

APPLICATION DES BANDES.

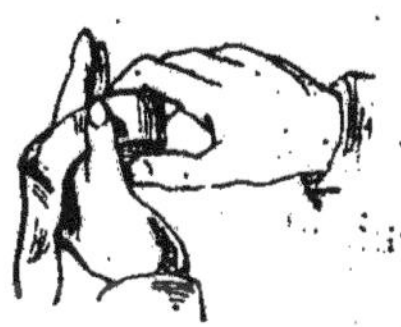

Manière de rouler une bande.

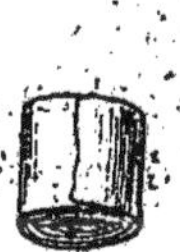

Bande roulée.

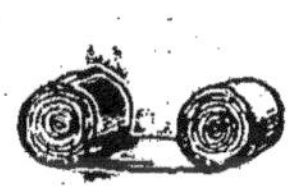

Bande à deux chefs.

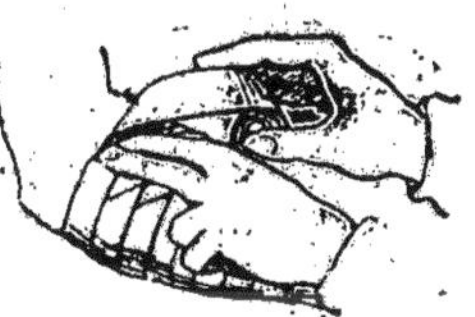

Manière de faire un renversé.

L'application du bandage terminée, on en fixe le chef par une épingle, à moins qu'il ne soit assez long pour être divisé en deux lanières que l'on noue ensemble en les serrant modérément.

Certains bandages doivent être défaits et replacés chaque jour. Il en est, au contraire, d'*inamovibles,* qui, destinés à rester plus ou moins longtemps à demeure, sont enduits, dans ce but, de substances agglutinantes dont la plupart, en se desséchant, donnent aux appareils une extrême rigidité. La dextrine, le plâtre, le silicate de potasse, mêlés à l'eau en proportions variables, servent surtout à cet usage. Ils durcissent très vite et transforment les bandages en véritables carapaces pierreuses, très solides et très légères tout à la fois.

Les bandages les plus usités sont le *bandage* ou *fronde de la tête ;* le *bandage oculaire* simple ou double; les *bandages en spirale* des membres, et les *bandages de corps,* munis de bretelles ou de sous-cuisses, suivant la hauteur à laquelle ils sont placés.

Dans un cas pressant, on suppléerait aux bandes de toile par des cravates, des mouchoirs, que l'on disposerait, suivant les besoins, en *bandeau,* en *écharpe,* en *bonnet,* pour couvrir et protéger les parties malades.

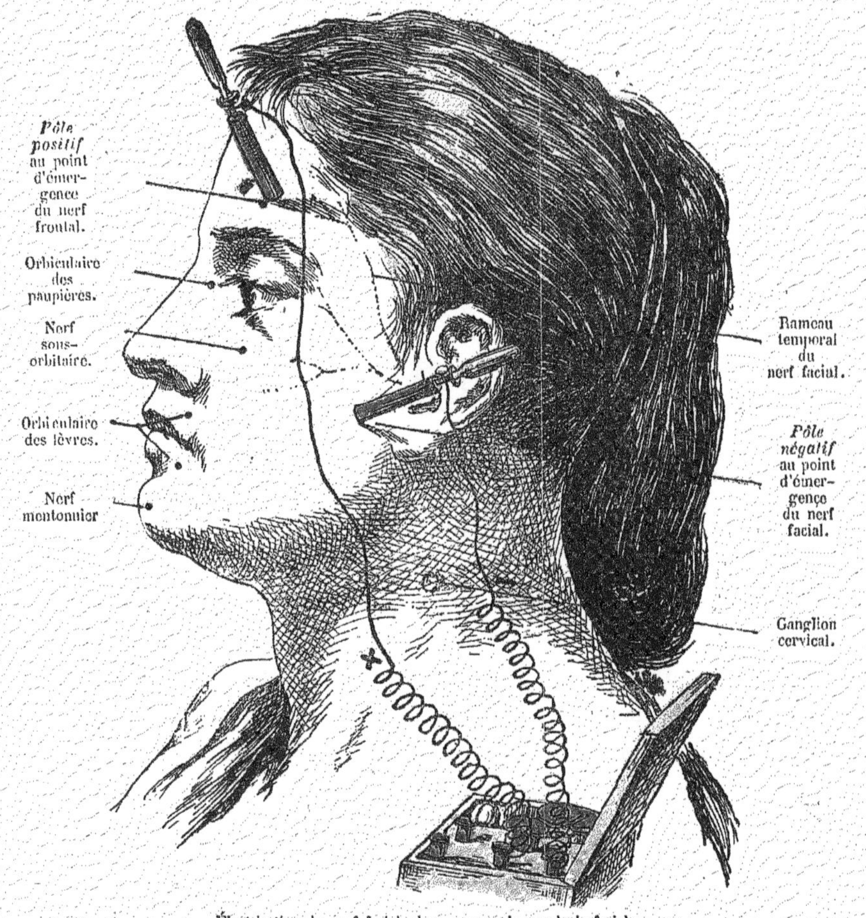

Électrisation du nerf facial, dans un cas de paralysie faciale.

PETITE CHIRURGIE

S'il est bon de posséder, à l'occasion, quelques connaissances en médecine, peut-être n'est-il pas inutile, non plus, de savoir assez de chirurgie pour oser, au besoin, pratiquer certaines petites opérations capables de rendre les plus grands services.

On raconte que Louis-Philippe, un jour, sauva la vie à son cocher frappé d'une apoplexie cérébrale, en lui ouvrant hardiment, d'un coup de lancette, la veine du bras. Il est beaucoup de circonstances analogues où tout homme intelligent peut être utile aux autres, sinon à soi-même; aussi ne saurais-je m'empêcher, dans ce livre, d'exposer, succinctement, les procédés de *petite chirurgie* qu'avec un peu d'adresse et de prudence, chacun, dans un cas urgent, pourrait aisément pratiquer.

CAUTÉRISATION.

Caustiques chimiques. — Cautères. — « Le mal qu'un médicament ne guérit pas, disaient les anciens, le fer le guérit; le mal que le fer ne guérit pas, le feu le guérit; le mal que le feu ne guérit pas est incurable. » Tout exagéré qu'il soit, cet axiome établit bien l'incontestable efficacité de la *cautérisation* contre un grand nombre de maladies, et nous savons, en effet, que trop souvent il n'est pas de plus sûr moyen de neutraliser un virus déposé dans une plaie, de détruire une production morbide de mauvaise nature.

On a imaginé bien des procédés de cautérisation. La chimie, à ce point de vue, fournit au chirurgien des substances d'une activité variable, les *caustiques,* dont quelques-uns, les *acides* et les *alcalis* concentrés, la *potasse,* le *chlorure de zinc,* le *sublimé corrosif,* les *pâtes arsenicales, etc.,* possèdent une extrême puissance de désorganisation, tandis que d'autres, le *nitrate d'argent,* l'*ammoniaque,* l'*iode,* les *acides végétaux, etc.*, exercent, sur les tissus, une action beaucoup moins énergique.

De tous les cautères, cependant, le plus rapide et le plus actif est le *feu,* qu'il soit appliqué sous la forme d'un *fer rouge,* ou qu'il consiste en une *flamme* assez intense pour désorganiser instantanément la partie touchée.

Les fers à cautère de l'arsenal chirurgical présentent diverses formes. On les forge en olive, en bouton, en couteau, etc., mais, dans un cas urgent, toute tige de fer d'une certaine lon-

Étymologies. — CAUTÉRISATION, CAUSTIQUES : *kaio*, je brûle. — PONCTION : *pungere*, piquer. — CATHÉTÉRISME : *kathiénai*, plonger. — ELECTRISATION : *electron*, succin, ambre jaune. Les phénomènes électriques ont été primitivement observés sur cette substance.

gueur, une pointe, une clef, un clou, peut être employée à cet usage.

On s'est avantageusement servi, quelquefois, pour cautériser, d'un jet de gaz allumé, dardé par un chalumeau. Le *thermo-cautère* de Paquelin, véritable fer rouge, dont l'incandescence est entretenue par un courant de vapeurs hydrocarburées, est plus fréquemment usité depuis quelque temps; dans certains cas, on emploie de préférence le *cautère électrique*; quelques vieux médecins, enfin, utilisent encore l'inutile et douloureux *moxa*, sorte de cartouche combustible qui brûle véritablement le malade à petit feu.

Procédés opératoires. — Pour modifier, par une cautérisation substitutive, la surface d'un ulcère ou d'une muqueuse enflammée, pour réprimer les bourgeons charnus d'une plaie, etc., il suffit de les toucher légèrement avec le plus portatif de tous les caustiques, le *crayon de nitrate d'argent*, désigné aussi sous le nom de *pierre infernale*.

Pour détruire de petites tumeurs ou neutraliser le venin, déposé dans une plaie, on peut se borner souvent au contact répété d'un pinceau trempé dans un *acide;* mais les tumeurs un peu volumineuses, ne peuvent être sérieusement attaquées qu'au moyen de la potasse caustique et de la chaux, combinées en proportions variables, pour former une poudre d'une causticité extrême, que l'on délaye, au moment de s'en servir, avec une petite quantité d'alcool.

Plus connu sous le nom de *pâte de Vienne*, le caustique, obtenu de la sorte, est prudemment appliqué, au moyen d'une spatule, sur la tumeur à détruire, les parties avoisinantes étant protégées par l'application préalable d'un large anneau de diachylon. En dix ou quinze minutes, le caustique ayant produit son effet, on enlève la pâte desséchée, on lave à l'eau tiède, et toute la partie mortifiée s'élimine d'elle-même, au bout de peu de jours.

C'est par le même procédé que l'on établit, sur un point quelconque du corps, un *cautère*, quand, sur ce point, — sans grand profit malheureusement pour le malade, — on croit utile de déterminer une suppuration prolongée.

La cautérisation au *fer rouge* s'emploie surtout en cas d'urgence, pour détruire, dans une plaie, un virus pernicieux. Chauffé à blanc, le métal produit une douleur beaucoup moins vive qu'au rouge-sombre ; il doit être tenu d'une main ferme et hardiment porté sur la plaie virulente pour être aussitôt relevé. L'opération faite, on enveloppe d'une compresse, mouillée d'eau fraîche, les parties cautérisées.

Contre certaines maladies rebelles, les tumeurs blanches, les névralgies opiniâtres, le fer rouge peut être encore employé comme révulsif et servir, soit à l'application de *pointes de feu*, soit à tracer, dans telle ou telle direction, des *stries* superficielles.

PONCTIONS.

Il n'est pas rare, à la suite d'une piqûre, d'une inflammation sous-cutanée, de la formation d'une ampoule, de la pénétration d'une écharde dans la peau, que l'on se trouve dans la nécessité de percer une phlyctène ou d'ouvrir un petit abcès. Malgré la délicatesse de ces minimes opérations, l'on parvient à les exécuter sans faire courir aucun danger au malade, en se servant, pour les pratiquer, de la pointe d'une aiguille ou d'une lancette acérée. On pique au point le plus ramolli, le plus fluctuant, la petite tumeur, et s'il s'agit d'un abcès, par une pression légère, on force le pus à s'échapper du foyer qui le contient.

Depuis quelque temps, pour calmer les douleurs névralgiques aiguës, on a mis à la mode les ponctions sous-cutanées accompagnées d'une injection de quelques gouttes d'un liquide calmant, tel que peut l'être une solution de morphine. La *seringue de Pravaz*, destinée à cet usage, est un petit instrument fort commode et tout à fait incapable, entre des mains prudentes, de causer le moindre accident. Durant ces dernières années, cependant, on a véritablement abusé des injections de morphine ; car, si la piqûre qu'elles nécessitent est inoffensive, il n'en est pas de même, à la longue, du médicament injecté.

CATHÉTÉRISME.

Au cas d'une inquiétante rétention d'urine, loin de tout secours, il suffirait, pour soulager immédiatement le malade et prévenir toute funeste complication, de vider promptement le réservoir urinaire.

C'est là l'opération du *cathétérisme,* peu facile ordinairement et dangereuse parfois, quand on la pratique au moyen d'une *sonde métallique;* mais, au contraire, d'une exécution fort simple et sans danger, quand on fait usage d'une *sonde en caoutchouc,* molle et flexible.

Chez la femme, d'ailleurs, moins sujette que l'homme à ces cruels accidents, le cathétérisme, même avec la sonde de métal, est aussi toujours plus praticable, et l'instrument, ayant été préalablement huilé, il est ordinairement facile, après en avoir introduit l'extrémité dans le méat urinaire, de le conduire jusqu'à la vessie en le poussant directement en arrière et en bas; mais, chez l'homme, un certain « tour de main » est indispensable pour mener à bien cette opération, et l'on ne peut tenter, sans expérience, d'introduire dans la vessie un autre instrument qu'une sonde de caoutchouc.

Pour y parvenir, la sonde ayant été trempée dans l'huile, on en présente l'extrémité à l'orifice de l'urèthre et, l'instrument étant saisi un à deux centimètres plus haut, on le pousse doucement, par petites portions, pour ainsi dire, dans le canal urinaire. Insensiblement, et sans être aucunement guidée, la sonde molle avance ainsi, de proche en proche, quand aucun rétrécissement ne l'en empêche, et bientôt, à la grande satisfaction du malade, le jet soudain de l'urine annonce que le siphon libérateur a pénétré dans la vessie.

TAMPONNEMENT.

Entre tous les accidents qui nécessitent une intervention rapide, un secours immédiat, l'hémorrhagie est certainement un des plus redoutables; aussi trouvera-t-on minutieusement décrits, dans cet ouvrage, à propos de chaque hémorrhagie en particulier, les divers moyens les plus propres à promptement arrêter une perte de sang.

Il ne me reste donc, ici, qu'à rappeler un procédé d'un emploi très facile au cas d'une hémorrhagie nasale abondante ou d'une perte utérine chez une femme épuisée : le procédé du *tamponnement*.

Un instrument spécial, la *sonde de Belloc*, permet au chirurgien de fermer les fosses nasales à l'aide d'un tampon de charpie, en arrière, aussi bien qu'en avant; mais, dans un grand nombre de cas, cette double obturation est inutile, et l'on doit commencer par mettre obstacle à l'hémorrhagie en introduisant, dans la narine, de longs tampons d'amadou, enduits, si c'est possible, d'une solution légère de perchlorure de fer. Adroitement poussés dans les fosses nasales, ces bouchons hémostatiques le plus souvent remplissent tout à fait le but que l'on s'est proposé.

Au cas d'une perte utérine inquiétante, l'introduction, dans le vagin, d'une éponge imprégnée de perchlorure de fer, de thymol, de vinaigre, ou même de morceaux de vieux linge rattachés les uns aux autres par un fil, en guise de queue de cerf volant, constituerait encore un tamponnement solide, que le sang ne pourrait franchir.

INOCULATION. — VACCINATION.

Quand sévit une épidémie de petite vérole, on peut, dans les campagnes, surtout, où les médecins sent rares, mettre un sérieux obstacle à la propagation du fléau et lui arracher de nombreuses victimes en vaccinant les jeunes enfants et toutes les personnes sur lesquelles le virus, inoculé depuis trop longtemps, n'a probablement plus d'influence.

Extrêmement simple et facile, la petite opération de la vaccine n'exige, pour être très heureusement pratiquée, qu'un peu de soin et d'adresse.

Avec la pointe d'une lancette tenue de la main droite, on déchire légèrement, sur le sujet vaccinifère dont on a fait choix, une pustule vaccinale parvenue au septième jour au moins de son évolution, mais n'ayant pas dépassé le neuvième. Dans le liquide clair qui s'en écoule, on trempe l'extrémité de l'instrument, et les doigts de la main gauche tendant la peau du sujet à vacciner, on pique obliquement les tissus, pour retirer doucement la lancette en l'essuyant dans la plaie, dès qu'elle a pénétré à deux ou trois millimètres. On renouvelle deux ou trois fois, à chaque bras, la même piqûre, en reprenant chaque fois du vaccin et toujours en évitant de piquer trop profondément, afin de ne pas faire couler le sang. On laisse, un moment, sécher à l'air les piqûres et l'on essuie la lancette avant de pratiquer d'autres vaccinations.

ÉLECTRISATION.

On sait le rôle de jour en jour plus important que joue l'électricité en thérapeutique. J'ai souvent eu l'occasion de signaler ses bons effets dans le cours de cet ouvrage, et je n'ai guère à m'occuper, ici, que des meilleurs moyens de produire et d'appliquer cet utile agent de médication. C'est particulièrement contre les maladies du système nerveux et de l'appareil locomoteur, les paralysies, les névralgies, et contre certains engorgements viscéraux, que l'électricité donne de bons résultats, à la condition, toutefois, qu'elle soit employée avec persévérance et fournie par de bons appareils.

On n'utilise plus guère, en médecine, que l'électricité dynamique produite par les piles et les appareils d'induction. Par leurs ingénieux travaux, plusieurs électriciens distingués, Breton, Gaiffe, Grenet, Remak, Trouvé, etc., ont, en effet, puissamment contribué à rendre l'emploi médical de l'électricité véritablement pratique et leurs appareils portatifs, d'un maniement aussi simple que d'un facile entretien, présentent au malade toute sécurité.

La pile de Daniell au sulfate de cuivre, modifiée par MM. Trouvé et Callaud, constitue notamment une source d'électricité des plus puissantes à la fois, et des plus économiques. Les appareils qu'elle sert à former, peuvent fonctionner durant plus de six mois, sans être alimentés et lorsque le sulfate de cuivre s'épuise, la simple immersion des batteries dans une solution de sel cuprique faite à chaud, rend aussitôt, aux éléments toute leur activité.

Dans le traitement des paralysies, on applique généralement le manipule en rapport avec le pôle négatif de la pile sur le point d'émergence du nerf paralysé. Le manipule positif est ensuite, successivement porté sur tous les points superficiels des rameaux secondaires et ces applications, plus ou moins répétées, suffisent, souvent à rétablir, en même temps que l'activité nerveuse, la mobilité musculaire dans toute la région où elle était abolie.

Contre les névralgies, l'électricité peut être employée, aussi, comme agent révulsif et dans ce cas, on fixe sur le manipule, une olive, une boule, un pinceau métalliques, dont les effets se traduisent aussitôt par une vive irritation des téguments.

C'est en associant l'élément au sulfate de cuivre au réservoir électrique, ou *pile secondaire*, imaginé par M. Gaston Planté, que, tout récemment encore, M. Trouvé a résolu le problème de l'application de la lumière électrique aux investigations médicales.

Le *polyscope* de l'ingénieux physicien ne nous permet plus, en effet, d'ignorer la nature d'un mal, quelque caché qu'il soit au fond des cavités du corps humain. Les différents réflecteurs qui s'adaptent à l'appareil, nous donnent le pouvoir de projeter une vive lumière au fond de la gorge, dans le larynx, les fosses nasales, la cavité du vagin, le conduit de l'oreille, et désormais dans ces organes dont l'exploration jusqu'à présent était si difficile, nulle lésion, si minime soit-elle, ne saurait se former sans être immédiatement découverte; se développer, sans pouvoir être rationnellement combattue.

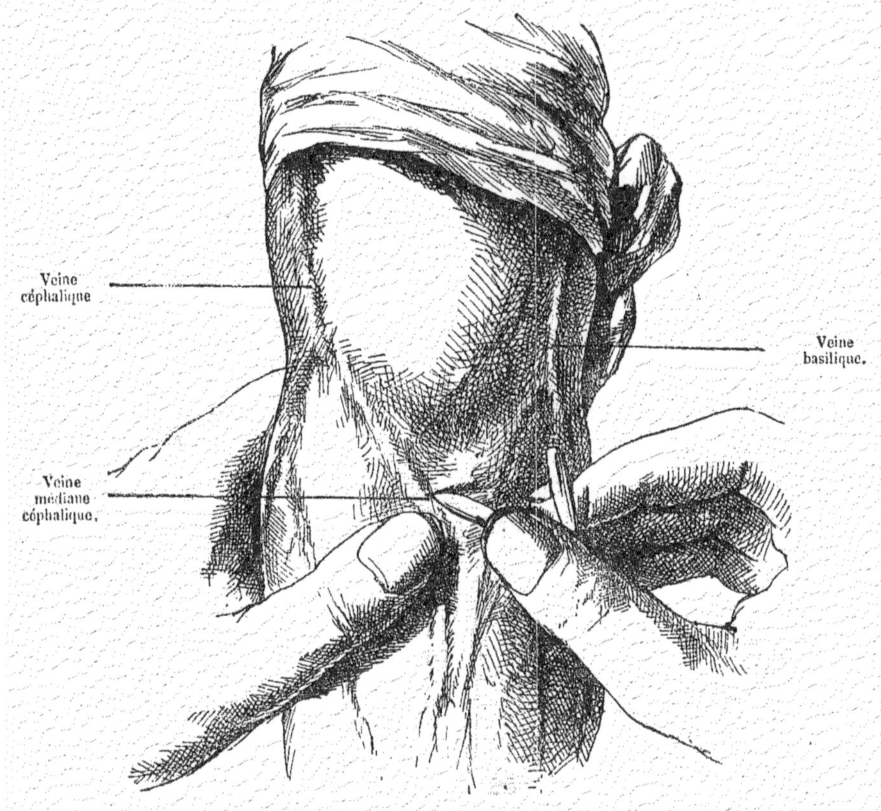

Position de la lancette dans la saignée du bras.

SAIGNÉE

La *saignée* ou *phlébotomie* a fait son temps, et nul chirurgien, à notre époque d'anémiques et de débilités, où l'alcool et le fer se placent au premier rang des agents thérapeutiques, n'oserait remettre à la mode cette petite opération dont nos devanciers abusèrent jusque vers le milieu de ce siècle, sans grand profit, pour leurs malades, assurément.

Un médecin ne sortait jamais, autrefois, sans sa lancette. A peine s'il y touche, de nos jours; encore dans la moitié des cas où il croit utile de s'en servir, agirait-il plus sagement en la laissant dans sa trousse.

Plusieurs fois, dans le cours de cet ouvrage, la saignée a cependant été mentionnée parmi les moyens thérapeutiques auxquels, à défaut d'une médication plus rationnelle, il peut être encore indiqué de recourir; aussi décrirai-je maintenant la façon de l'exécuter, quand, en présence d'un péril imminent, elle pourra sembler utile.

La saignée se pratique ordinairement sur les veines superficielles du pli du coude, quelquefois sur les veines du cou-de-pied. La veine la plus saillante est généralement choisie; au bras, c'est presque toujours la *médiane céphalique,* ou la *médiane basilique;* plus rarement, la *céphalique,* la *basilique* ou la *cubitale antérieure.* Au cou-de-pied c'est la *saphène interne,* placée en avant de la malléole.

Opération. — Avant de piquer la veine il est indispensable, afin de ne point exposer le malade à quelque accident grave, de s'assurer du parfait état et de l'absolue propreté de la lancette. On dispose aussi, tout d'abord, au-dessus du pli du coude, au moyen d'une bande ou d'un mouchoir, une ligature modérément serrée, ayant pour but d'interrompre la circulation veineuse, sans toutefois comprimer l'artère plus profondément située. Le patient abaissant le membre et remuant ses doigts, les veines gonflées proéminent aussitôt sous la peau, à moins que celle-ci ne soit doublée d'une épaisse couche de graisse.

Ces précautions prises, d'une main l'opérateur tend les tissus, en comprimant, du pouce, la veine qu'il a choisie et, de l'autre, il enfonce dans le vaisseau la pointe d'une lancette qu'il relève en obliquant un peu, de manière à couper nettement la veine et la peau sur une étendue de deux à trois millimètres. Le sang

Étymologies. — Phlébotomie : *plebs,* veine, *tomè,* incision. — Veine céphalique : *képhalè,* tête. C'était la veine que l'on devait saigner de préférence, contre les maux de tête. V. basilique, *basileus,* roi. Veine royale : de l'importance que les anciens attribuaient à ce vaisseau.

jaillit avec force, quand la saignée est bien exécutée; il s'écoule en bavant pour peu que l'incision faite à la peau ne corresponde pas exactement à la plaie faite à la veine. On le reçoit dans un vase ou dans une *palette* graduée, et, dès que l'on juge suffisante la quantité obtenue, on arrête l'écoulement en détachant la ligature. Lavée à l'eau fraîche et recouverte d'une compresse mouillée, que l'on maintient par quelques tours de bande, la petite plaie se ferme et se cicatrise rapidement.

VENTOUSES

On ne saigne pas seulement en tirant du sang d'une veine, mais encore en appliquant, sur tel ou tel point du corps, des ventouses ou des sangsues. Pour être locales et moins copieuses, ces dernières saignées ne fatiguent pas moins les malades, et leurs bons effets, comme ceux de la saignée générale, sont malheureusement aussi quelquefois bien plus apparents que réels.

Ventouses sèches. — La ventouse est, comme on sait, une petite cloche de verre dans laquelle on fait le vide pour l'appliquer ainsi sur les tissus qu'elle aspire fortement. On chasse l'air en chauffant l'intérieur du vase tantôt à la flamme d'une lampe à alcool, tantôt en y faisant brûler un morceau de papier ou d'étoupe. On peut aussi, quand la cloche est disposée pour cet usage, y faire le vide au moyen d'une petite pompe ou d'une poire en caoutchouc.

Appliquée sur les tissus, la ventouse les soulève et le sang afflue en cet endroit au point d'y déterminer bientôt une véritable ecchymose. C'est là le meilleur effet, à mon avis, que l'on puisse obtenir de l'appareil aspirateur. La *ventouse sèche*, retenant une certaine quantité de sang sur un point limité du corps, peut exercer, en effet, dans tous les cas de congestion pulmonaire ou d'asphyxie, sans débiliter le malade, une action équivalente au moins à celle de la saignée.

Ventouses scarifiées. — Il est facile, au moyen d'une ventouse, de tirer du sang d'une région quelconque, à la condition d'avoir préalablement incisé les tissus à l'endroit où l'on doit appliquer la cloche de verre. L'instrument, à l'aide duquel on pratique à la peau ces incisions indispensables, le *scarificateur*, consiste en une sorte de petite boîte métallique percée d'une double rangée de fines rainures à travers lesquelles passent rapidement et simultanément, quand on presse un ressort, les pointes d'une douzaine de lancettes. Tout effrayant qu'il paraisse, cet ingénieux instrument occasionne à peine quelques douleurs, tant est brusque la détente et le passage, à travers la peau, des lames qui le composent. Il suffit, sur les petites plaies produites de la sorte, d'appliquer la ventouse, pour faire aussitôt jaillir le sang. La cloche enlevée, on arrête intantanément l'hémorrhagie en lavant la surface incisée à l'eau fraîche.

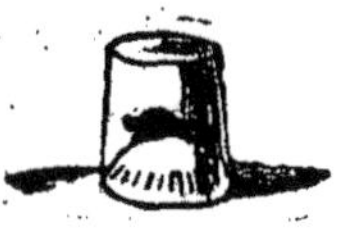
Ventouse scarifiée.

Sangsue artificielle. — Un de nos chirurgiens-dentistes les plus distingués, M. Levadour, a très heureusement modifié la ventouse en lui donnant la forme d'un tube dans lequel glisse à frottement un petit piston, retenu par un ressort en spirale. Après avoir, au moyen d'un scarificateur spécial, légèrement incisé la peau, l'opérateur applique sur la plaie le tube aspirateur dont il a refoulé le piston jusqu'à l'extrémité antérieure de la ventouse. Le ressort spiralé, réagissant alors, ramène doucement le piston vers le fond du tube et produit ainsi une aspiration continue, une véritable succion, tout à fait comparable à celle d'une sangsue naturelle. Outre qu'il est beaucoup plus portatif qu'une boîte à ventouses, ce petit appareil peut, dans tous les cas, remplacer avantageusement aussi les sangsues vivantes, dont on n'ignore pas les très nombreux inconvénients.

SANGSUES ARTIFICIELLES.

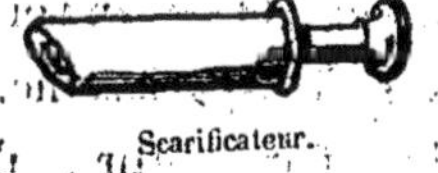
Scarificateur.

Ventouse.

SANGSUES

La *sangsue médicinale*, dont il existe plusieurs espèces également usitées, ne *prend* pas toujours facilement sur les tissus où l'on s'est proposé de la faire mordre. Il est indispensable, souvent, que la peau soit lavée à l'eau tiède et parfaitement détergée de tout topique gras dont on aurait d'abord pu faire usage.

Application. — Le meilleur moyen pour faire prendre les sangsues est de les placer dans un verre dont les parois ont été préalablement mouillées de vin ou dans un sachet de linge que l'on renverse sur le point où la saignée doit être pratiquée. Dès qu'elles ont mordu, on ne les touche plus que pour leur faire lâcher prise, quand on juge qu'elles ont tiré assez de sang. Si par un simple attouchement, les sangsues alors ne se détachaient pas, il faudrait bien se garder de les détacher de force, dans la crainte de briser leurs mâchoires dans les plaies. Une goutte de vin ou de vinaigre, un grain de sel, déposés sur les récalcitrantes, les forcerait immédiatement à se retirer.

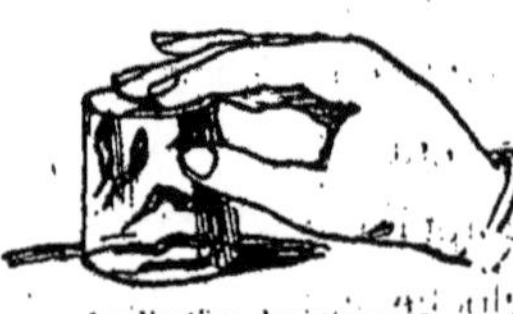
Application des sangsues.

Il peut accidentellement arriver qu'une sangsue, placée au voisinage d'un orifice naturel s'y introduise et pénètre dans la bouche, l'œsophage, le vagin, le rectum, etc. Pour l'en faire sortir, il faudrait aussitôt injecter ou faire boire de l'eau salée et prescrire même un vomitif, si l'annélide s'était malheureusement introduit jusque dans l'estomac.

Hémorrhagie consécutive. — Pansement. — S'il est utile de continuer la saignée après que les sangsues ont cessé de mordre, un cataplasme tiède de farine de lin, appliqué sur les morsures, suffit à entretenir l'hémorrhagie. Il est, au contraire, assez difficile, parfois, d'arrêter l'écoulement du sang, qui se continue par les piqûres.

Dans ce but, on se sert d'abord de petits morceaux d'amadou qu'il est possible, dans certains cas, de maintenir à l'aide d'une bande ; et si cet hémostatique est insuffisant, on saupoudre les plaies avec de l'alun, du sulfate de fer, de la colophane, ou mieux, on les touche avec un pinceau imprégné de perchlorure de fer. Rarement on est forcé d'en venir à la cautérisation au nitrate d'argent et presque jamais au fer rouge ; il ne faudrait cependant pas hésiter à recourir à ces moyens extrêmes chez un malade affaibli qui perdrait beaucoup de sang.

MASSAGE.

Usité depuis les temps les plus reculés dans l'extrême Orient, le massage est une méthode de curation de certaines maladies consistant dans la traction des ligaments articulaires, la pression, le pétrissage pour mieux dire, des muscles de telle ou telle région par le seul effort des doigts de l'opérateur.

Pour exécuter le massage, les doigts ayant été préalablement graissés afin de ne point excorier les tissus, il suffit d'exercer, avec la pulpe du pouce, des pressions aussi légères que possible, dans le sens des tendons et des fibres musculaires. Les quatre derniers doigts suivent le mouvement du premier, et la pression, de temps en temps interrompue, est reprise, plus énergique chaque fois, selon les effets obtenus et la tolérance du malade.

Après une séance de quinze minutes à une heure, suivant les cas, on fait exécuter aux parties massées quelques mouvements limités d'abord, puis se rapprochant de plus en plus des mouvements naturels. On cesse enfin les manœuvres quand elles sont devenues trop pénibles, et l'on recouvre la région d'une compresse imprégnée d'eau-de-vie.

Le massage produit souvent d'excellents résultats contre l'entorse, le rhumatisme, l'obésité, certaines affections articulaires. Il ne doit être pratiqué, cependant, qu'après un diagnostic bien établi, les pressions et tractions qu'il détermine pouvant causer d'irréparables accidents si, par exemple, on les exécutait sur une fracture de la jambe ou du poignet prise pour une simple foulure.

APPAREILS MÉCANIQUES.

Pour soulager l'homme qui souffre, le médecin a fait appel à la mécanique comme à toute autre science, et nos grands fabricants d'instruments de chirurgie, les Charrière, les Colin, les Galante, les Aubry, les Mathieu, construisent avec un art parfait d'ingénieux appareils d'une indiscutable utilité dans les cas les plus graves des maladies des articulations et des os; les fractures compliquées, les vieilles ankyloses, les déviations rachitiques, les difformités congénitales des membres ou du tronc.

Il n'est pas jusqu'à d'indispensables organes que la mécanique chirurgicale ne soit parvenue à remplacer, et les malheureuses victimes de quelque cruel accident ou des terribles engins de la guerre, souvent encore ont la précieuse ressource de pouvoir, par un membre artificiel, suppléer, au moins en partie, à celui qu'ils ont perdu.

C'est depuis ces dernières années, surtout, que la *prothèse,* dans toutes les branches de l'art chirurgical, a fait des progrès considérables, et ce ne sont plus les amputés seuls qui peuvent, désormais, bénéficier de ces ingénieux travaux.

On sait avec quelle perfection, aujourd'hui, les dentistes-mécaniciens, — plus utilement encore pour la nutrition que pour la beauté, — munissent de dents toutes neuves les maxillaires les plus dégarnis; on n'ignore pas que des organes, délicats entre tous, peuvent être, souvent, artificiellement reconstruits, grâce à d'ingénieuses applications de certains principes de physique.

Il n'est pas impossible, par exemple, en certains cas, de rétablir l'ouïe affaiblie ou perdue, à l'aide d'un tympan factice; le larynx artificiel, la « glotte parlante », est devenu, depuis peu de temps, un appareil de prothèse d'une application facile et fréquente. Il n'est pas jusqu'à la vue, enfin, que l'on n'ait tenté de rendre à toute une catégorie d'aveugles; en plaçant dans le moignon de leurs yeux atrophiés un prisme de cristal destiné à porter la lumière et l'image des objets sur le nerf optique.

A quelque usage qu'il soit destiné, tout appareil mécanique doit fonctionner librement, sans exiger du malade aucune fatigue, aucun effort, et sans occasionner surtout aucune pression douloureuse. Il est ordinairement indispensable, quand il doit s'appuyer directement sur les tissus, qu'il soit parfaitement matelassé. Toutes les pièces qui le composent, quand il est destiné à supporter le poids du corps, doivent préalablement avoir été soumises à l'épreuve.

A tout malade incapable de se mouvoir dans son lit, la mécanique seule, enfin, peut venir en aide, en donnant à la personne qui veille auprès du patient la facilité de le soulever ou de le retourner sans le moindre embarras, soit pour faire son lit, soit pour en changer les différentes pièces. Le lit mécanique de Dupont remplit, à cet égard, toutes les conditions désirables. Une seule personne suffit à le manœuvrer, et le malade, supporté par des sangles qu'une manivelle permet d'enrouler sur un treuil, est soulevé, déplacé dans tous les sens avec la plus grande douceur et la sécurité la plus parfaite. Les fauteuils mécaniques du même fabricant sont pareillement construits, d'ailleurs, avec une parfaite entente du bien-être à procurer au malade en ce qu'ils permettent de le voiturer commodément d'une pièce à l'autre et de l'exposer à l'air, à la lumière, au soleil, ces précieux adjuvants de toute médication sérieuse.

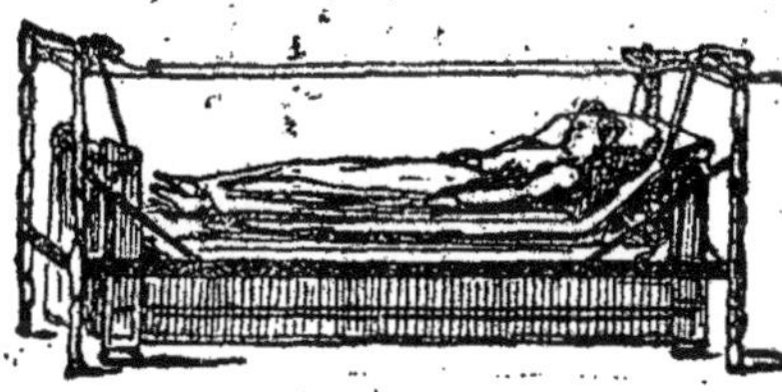

Lit mécanique.

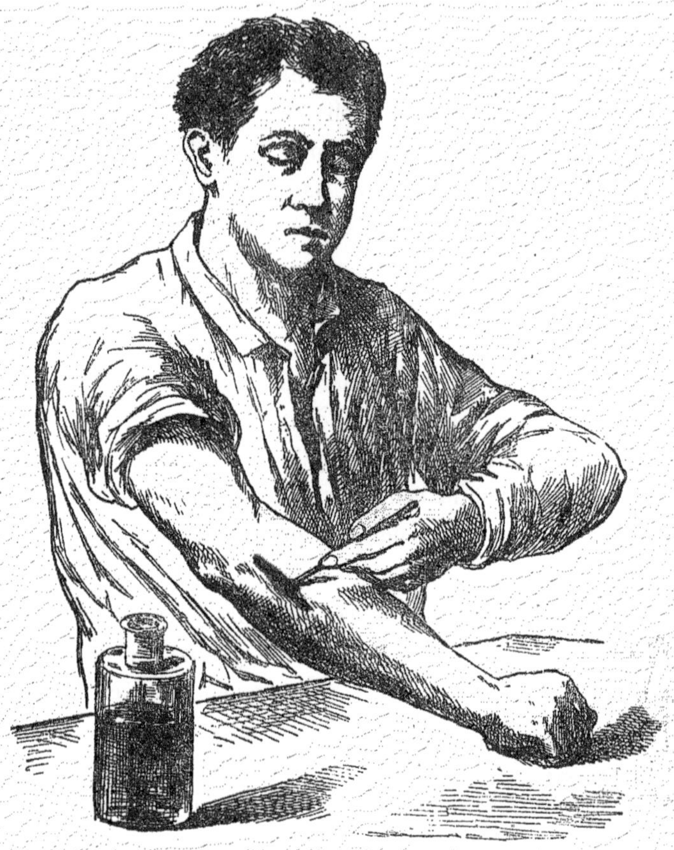

Application d'un caustique sur une plaie, au moyen d'un pinceau.

PHARMACIE DOMESTIQUE

A mesure que les connaissances médicales, les saines notions d'hygiène et de thérapeutique rationnelle ont de plus en plus pénétré dans le public, la pharmacie élémentaire est devenue une branche de l'économie domestique, et l'on trouve aujourd'hui, dans un grand nombre de ménages, soigneusement enfermée dans l'armoire au linge, une boîte à médicaments.

Cette officine portative, contenant un choix d'utiles substances, actives sans être nuisibles, peut être, en effet, d'un très grand secours à l'occasion, et dans les familles nombreuses, dans les pensionnats, les ateliers, les usines, les fermes, les châteaux, etc.; il arrive chaque jour, qu'un médicament administré à propos, dans un cas urgent, par une personne intelligente, suffit à prévenir une maladie, à conjurer un accident redoutable.

Il existe, dans tous les ouvrages relatifs à la vie pratique, des renseignements plus ou moins complets sur la pharmacie domestique, accompagnés d'une sèche énumération des médicaments qu'il est bon d'avoir constamment chez soi. Cette liste est généralement fort longue, et bon nombre des médicaments recommandés font au moins double emploi, quand ils ne sont pas absolument inutiles. Je suis d'avis qu'avec un petit nombre de remèdes bien choisis on remplit parfaitement, au contraire, toutes les indications urgentes, d'autant plus qu'il est souvent possible, en pareil cas, d'utiliser un certain nombre des substances servant à notre alimentation, à nos soins hygiéniques quotidiens.

Une vingtaine de médicaments d'excellente qualité, contenus dans des flacons bouchés à l'émeri, bien étiquetés et renfermés dans une boîte fermant à clef, c'est assez pour constituer une pharmacie d'urgence, qui toujours et contre quelque accident que ce soit, permettra de secourir efficacement le malade.

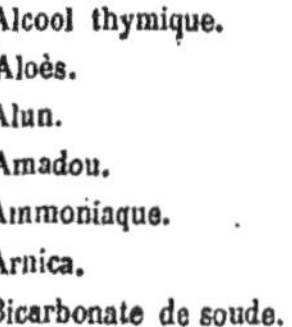

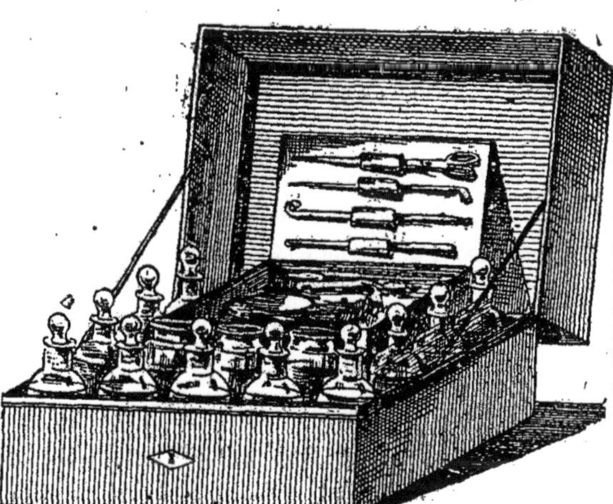

PHARMACIE PORTATIVE.

Ces médicaments sont énumérés ci-dessous dans l'ordre alphabétique, avec l'indication précise de leurs usages et de leur mode d'emploi :

MÉDICAMENTS USUELS.

Alcool thymique. — Thymol. — Agent précieux de désinfection. Antiseptique et antiputride des plus efficaces. L'*acide thymique alcoolisé*, au 10e s'emploie pur, à l'aide d'un pinceau, comme caustique, contre les plaies envenimées, piqûres, morsures, etc. A *l'intérieur*, 5 à 10 gouttes dans un verre d'eau, constituent une boisson antiseptique et stimulante agissant comme un excellent cordial après une chute, une morsure venimeuse, une violente émotion, etc. En *inhalations*, contre les expectorations fétides, la phthisie ulcéreuse et la gangrène du poumon. Le *Thymol-Doré*, solution sodique d'acide thymique, ne s'emploie que pour l'usage externe, en lotions, injections, applications topiques, c'est une eau de toilette hygiénique et d'un agréable parfum.

Aloès. — Purgatif drastique, déterminant, à petite dose, peu d'irritation locale et stimulant les fonctions de l'estomac. Contre la constipation, les maux de tête, la congestion cérébrale ou pulmonaire, les vers intestinaux, les règles difficiles ou les hémorrhoïdes supprimées. Dose : deux à trois *grumeaux* au repas du soir, dans une cuillerée de potage. Les personnes sujettes aux flux hémorrhoïdaux doivent s'en abstenir.

Alun. — Astringent utile, à petite dose ; poison irritant, à dose élevée. On l'emploie en *injections*, contre les écoulements muqueux, les flueurs blanches, les uréthrites chroniques, les hémorrhagies utérines, les plaies ou les ulcères saignants. En *gargarisme*, contre les angines de toute nature, etc. Dose : 5 à 10 gram. une cuillerée à café, en moyenne, pour un litre d'eau.

Amadou. — Hémostatique efficace. On l'emploie en plaques sur les plaies ; en tous petits fragments sur les piqûres de sangsues dont on veut arrêter l'écoulement. Contre l'hémorrhagie nasale on en fait pénétrer un long fragment dans la narine, en lui imprimant un mouvement de rotation. Il est, souvent, très avantageux d'imbiber l'amadou d'une petite quantité de perchlorure de fer pur ou coupé d'eau.

Ammoniaque. — Alcali volatil. — Caustique énergique, très usité à l'*extérieur*, pour cautériser les plaies venimeuses : piqûres de vipères, de mouches suspectes, morsures de chiens enragés, etc. Dans ce but, on doit presser la p'aie pour la faire saigner, on l'essuie et on y introduit la tige du bouchon de verre imprégnée d'alcali. — A l'*intérieur*, poison violent : 10 à 15 gouttes dans un verre d'eau sucrée, pour dissiper l'ivresse.

Arnica (teinture d'). — Vulnéraire estimé contre les contusions, coups, bosses, plaies contuses, etc. On l'emploie pur ou mêlé à l'eau en toutes proportions, pour en imbiber des compresses que l'on applique sur le siège du mal. — A l'intérieur, 15 à 20 gouttes dans un verre d'eau sucrée, comme cordial. L'*alcool thymique* est préférable.

Bicarbonate de soude. — Sel de Vichy. — Alcalin, diurétique, digestif et rafraîchissant, ce sel inoffensif est un médicament fort utile. A l'*intérieur :* une cuillerée à café : (5 gram.) dans un litre d'eau, pour couper le vin aux repas, contre les acidités, aigreurs, mauvaises digestions, jaunisse, congestion du foie, coliques, diarrhée verte des enfants, etc. A doses plus élevées : 5 à 10 gr. contre les congestions des reins, gravelle rouge, cystites, et les maladies de la peau, eczéma, lichen, etc. Aux mêmes doses, contre les empoisonnements par les acides. A l'*extérieur*, à toute dose en gargarismes, lotions, injections.

Créosote. — Caustique énergique, désinfectant puissant, utilisé surtout contre les névralgies dentaires. On en verse une goutte sur une boulette de coton que l'on introduit dans le creux de la dent cariée, en évitant de toucher les gencives. En lotions, 1 à 2 gram. dans un litre d'eau, contre les plaies de mauvaise nature. L'*alcool thymique*, moins irritant, mérite la préférence. La créosote de hêtre, en *inhalations*, est très avantageusement employé contre les catarrhes pulmonaires et la phthisie.

Émétique. — Tartre stibié. — Evacuant des plus sûrs et des plus commodes. Vénéneux à dose élevée. Très efficace en raison de la rapidité de son action, dans un cas d'empoisonnement grave. On en fait dissoudre 5 à 15 centigrammes dans trois verres d'eau tiède, que l'on donne en trois fois à dix minutes d'intervalle. Faire boire beaucoup d'eau tiède pour faciliter les vomissements.

Éther sulfurique. — Antispasmodique et stimulant très utile contre la plupart des névroses. On l'emploie à la dose de 10 à 20 gouttes dans une petite quantité d'eau sucrée, ou simplement sur un morceau de sucre pour combattre les accidents hystériques, les convulsions chez les enfants ou les adultes, les spasmes, les hoquets, les crampes d'estomac, l'aphonie nerveuse. On le fait respirer avec succès, contre les syncopes, les défaillances. On en peut badigeonner le front et les tempes contre la migraine et les névralgies.

Extrait de Saturne. — Sous-acétate de plomb. — Eau blanche. — Astringent énergique, mais vénéneux et ne s'employant pas à l'intérieur. En *lotions*, à la dose de 40 à 50 gouttes dans un verre d'eau, contre les brûlures au premier degré, sans excoriations. Associé à l'arnica, il constitue un très bon résolutif des entorses, meurtrissures, contusions. Mêler, pour cet emploi, une cuillerée à café de chacun des liquides à un verre d'eau, dans lequel on trempe les compresses. En *injections*, contre les écoulements, flueurs blanches : Une cuillerée à café pour un litre d'eau.

Glycérine. — Topique précieux, pouvant avantageusement remplacer la plupart des corps gras usuels : les huiles, les pommades, les cérats, le cold-cream ou l'axonge. Étendue pure, sur des plumasseaux de charpie ou des compresses, elle convient parfaitement au pansement simple des plaies. Elle s'emploie encore contre les gerçures, fissures, crevasses, les prurits et les démangeaisons. Elle se mêle, enfin, très facilement aux substances actives, laudanum, alcool thymique, arnica, perchlorure de fer, teinture d'iode, etc., qu'il peut être utile d'employer simultanément.

Iode (Teinture d').—Excellent résolutif, dépuratif des plus efficaces. Appliquée à l'*extérieur*, en *badigeonnages*, au moyen d'un pinceau, sur les glandes engorgées par le scrofule ou la syphilis, la teinture d'iode les *fond* et les résout en peu de temps. Elle agit très efficacement aussi, contre les douleurs rhumatismales, les indurations chroniques de toute nature, les hydarthroses, les tumeurs blanches, les inflammations profondes des organes contenus dans la poitrine ou dans l'abdomen. Mêlée à l'eau en proportions variables elle peut être injectée dans les abcès, les fistules, les foyers purulents qu'elle cicatrise. A l'*intérieur*, poison irritant à haute dose : 5 à 10 gouttes dans un verre d'eau sucrée contre les affections scrofuleuses et syphilitiques. En *inhalations*, contre la phthisie et les catarrhes chroniques.

Ipécacuanha. — Vomitif moins sûr que l'émétique, mais moins dangereux et moins violent. Très utile contre l'embarras gastrique, les empoisonnements, les angines et la plupart des maladies des enfants. Dose : 1 à 3 grammes, dans autant de verres d'eau tiède, à cinq minutes d'intervalle. Donner à boire beaucoup d'eau tiède pour faciliter les vomissements.

Laudanum de Sydenham — L'un des médicaments les plus précieux de la matière médicale. Narcotique et calmant. Très employé à l'*extérieur* pour apaiser les douleurs de toute nature, névralgiques, inflammatoires, etc., soit pur, en badigeonnages, soit mêlé à un excipient, la glycérine, l'huile, etc., soit, enfin, versé sur des cataplasmes, à la dose de 20 à 40 gouttes. D'une manipulation plus commode que l'*opium*, son principe actif, on le prescrit, à l'intérieur, à la dose de 5 à 15 gouttes dans une petite quantité d'eau sucrée pour calmer instantanément les plus violentes coliques, apaiser les gastralgies, la toux, les névralgies, les douleurs, les crampes, combattre les diarrées, le choléra les vomissements incoercibles, procurer le repos et le sommeil. En *lavements*, à la dose de 10 à 20 gouttes dans une petite quantité d'eau, il rend les mêmes services. Une ou deux gouttes, sur une boulette de coton, calment les douleurs de dents ou d'oreille. Le laudanum, enfin, peut être combiné à la plupart des autres médicaments. Les jeunes enfants, étant extrêmement sensibles à l'action des préparations opiacées, on doit cependant éviter d'administrer une préparation laudanisée à un enfant du premier âge.

Magnésie. — Carbonate de magnésie. — Magnésie anglaise. — Magnésie calcinée. — Laxatif doux à la dose d'une cuillerée à bouche au commencement des repas. Très utile contre certaines gastralgies, pour absorber, neutraliser les liquides acides et combattre les aigreurs. Dans les empoisonnements par les acides, l'employer à la dose de 30 à 50 grammes, délayés dans un litre d'eau, à prendre par verres, rapidement.

Nitrate d'argent. — Pierre infernale. — Poison violent à l'intérieur. D'un emploi quotidien à l'extérieur, sous forme de *crayon* ou *pierre infernale*, pour cautériser les plaies de mauvaise nature, les ulcérations, les aphthes; pour modifier la surface des muqueuses enflammées. En *solution*, à la dose de 5 à 10 centigram. pour 50 gram. d'eau distillée, il combat très efficacement les catarrhes aigus ou chroniques de toutes les muqueuses, les ophthalmies, l'uréthrite, la vaginite, les angines graves, etc. On l'applique alors sous forme de collyres, d'injections, ou de collutoires, plusieurs fois par jour.

Perchlorure de fer. — Hémostatique puissant, d'une extrême astringence, sans toutefois enflammer les plaies. A l'*extérieur* on l'emploie pur ou coupé d'eau, en *lotions*, *injections*, *applications*, sur un morceau d'amadou, pour arrêter les hémorrhagies, quelles qu'elles soient. Il est très utile aussi, sous les mêmes formes, contre l'angine couenneuse, l'érysipèle, les écoulements muqueux; les flueurs blanches, les sécrétions fétides des ulcères de mauvaise nature, etc. A l'*intérieur*, 15 à 20 gouttes dans un verre d'eau sucrée agissent très efficacement contre les crachements, vomissements de sang, les hémorrhagies nasales, vésicales, intestinales, etc. A dose double, 20 à 40 gouttes dans la même quantité d'eau, le perchlorure de fer peut être enfin employé avec succès contre le croup.

Sinapismes. — Papier sinapisé. — Les papiers-sinapismes sont d'excellents agents de dérivation présentant tous les avantages des cataplasmes de farine de moutarde, sans en avoir les inconvénients. Pour s'en servir, tremper la feuille dans une assiette pleine d'eau tiède, l'appliquer sur la peau et l'y maintenir cinq à dix minutes seulement.

C'est ordinairement sur les jambes et sur les cuisses que l'on promène les sinapismes, pour combattre les maux de tête, les congestions pulmonaires ou cérébrales, les crachements de sang, etc. On les applique aussi sur le lieu même de la douleur, contre les névralgies, points de côté, rhumatismes; entre les épaules ou sur la poitrine, contre l'asthme, l'oppression, la toux quinteuse et pénible, etc.

Sous-nitrate de bismuth. — Médicament d'une innocuité absolue quand il est pur, très efficace à la dose de 1 à 5 gram. contre la diarrhée, le flux bilieux et muqueux, la cholérine, les mauvaises digestions accompagnées d'éructations acides ou fétides. C'est le désinfectant par excellence du tube digestif. On l'administre aux enfants aussi bien qu'aux adultes, délayé dans une cuillerée d'eau sucrée, de lait, de bouillon, enveloppé d'un pain à chanter, etc. En *injections*, mêlé à une suffisante quantité d'eau, il est encore très utile contre les écoulements muqueux ou purulents du vagin ou de l'urèthre, et contre les ulcérations du col de l'utérus.

Sulfate de quinine. — Le fébrifuge le plus prompt et le plus sûr. On l'administre, en poudre, en pilules, en potion, à la dose quotidienne de 0 gr. 10 centigr. à 3 gr. contre la fièvre intermittente, le rhumatisme articulaire, la fièvre puerpérale, l'infection purulente, et surtout contre le retour possible de tout accès fébrile pernicieux. C'est encore un antinévralgique puissant, très efficace contre la névralgie faciale, la migraine, la sciatique, la gastralgie périodique, etc. Dans tous les cas, le médicament est d'autant plus actif qu'il est administré plus loin de la crise dont on veut empêcher le retour. Qu'il s'agisse d'une fièvre ou d'une névralgie, c'est donc toujours aussitôt après un accès, que l'on doit en faire usage, afin de prévenir l'accès suivant.

Vinaigre anglais. — Sels volatils anglais. — Mélange de carbonate d'ammoniaque et d'ammoniaque liquide, aromatisé de quelques gouttes d'essences de rose, de girofle, de cannelle, de thym, etc. On le fait respirer avec succès contre les vertiges, les pâmoisons, les défaillances, les syncopes, en plaçant le flacon sous les narines de la personne évanouie.

Accessoires pharmaceutiques. — Dans toute pharmacie portative doivent encore trouver place un certain nombre d'objets et d'instruments souvent utiles; du sparadrap ou du taffetas d'Angleterre, des bandes de toile de différentes longueurs, des compresses, de la charpie; une petite pince, une lancette, une paire de ciseaux, des pinceaux, un compte-gouttes, une petite balance, etc., objets plus ou moins nécessaires mais que chacun, d'ailleurs, peut, choisir à son gré.

A l'aide d'un petit nombre de médicaments actifs, il est possible, comme on voit, non seulement de faire face à toutes les indications urgentes qui se présentent dans un cas fortuit, mais encore de lutter avantageusement contre les plus graves symptômes des grandes maladies. Les médications complexes que celles-ci réclament, ont été, d'ailleurs, assez minutieusement exposées dans le cours de cet ouvrage, pour qu'il ne soit point encore nécessaire ici, d'entrer, à ce sujet, dans de plus longs détails.

Le fer, le quinquina, l'iode, le brome, le soufre, l'arsenic, la digitale, etc., sont les principaux agents du traitement soutenu que réclament les maladies organiques ou constitutionnelles, et la plupart de ces médicaments ne sont pas indignes, en effet, de la haute réputation qu'ils ont acquise. Judicieusement prescrits, préparés « selon l'art », ils rendent, chaque jour, aux malades, les plus grands services et ne déchoient point de la juste faveur qu'ils ont méritée, quand une foule de remèdes nouveaux, préconisés un jour par tous les organes de la réclame, retombent aussitôt dans l'oubli.

Mais ces précieux vétérans de la matière médicale sont encore des médicaments, et, quelque utiles qu'ils puissent être au rétablissement de la santé perdue, ils ne se feront jamais accepter que pour ce qu'ils sont; pour des remèdes, des « drogues ! »

Or, en terminant ce livre où j'ai dû montrer le triste tableau des souffrances et des infirmités humaines, c'est la santé absolue, la santé sans drogues, que je voudrais pouvoir donner à tous les hommes; c'est l'art de conserver ce bien suprême que je désire encore leur enseigner; nul repos, nul plaisir, nul bonheur n'existant, ici-bas, en dehors de la libre et pleine jouissance des facultés physiques et morales que nous a données la Nature!

TABLE ALPHABÉTIQUE

C

N

O

P

R

S

FIN DE LA TABLE ALPHABÉTIQUE.

F. Aureau. — Imprimerie de Lagny.

www.ingramcontent.com/pod-product-compliance
Ingram Content Group UK Ltd.
Pitfield, Milton Keynes, MK11 3LW, UK
UKHW020612230726
13926UKWH00005B/2349